ET SI DIDIER RAOULT AVAIT RAISON ?

DU MÊME AUTEUR

« Réussir un achat public durable », *Éditions du Moniteur, Méthodes,* avril 2008.

« Comment faire des économies en préservant ma planète », *Josette Lyon,* mai 2009.

GUY COURTOIS

ET SI DIDIER RAOULT AVAIT RAISON ?

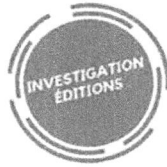

Investigation éditions
www.investigationeditions.com

*© Investigation éditions
1re édition, le 16 juillet 2020
ISBN (version papier) : 978-1-62676-583-2
Dépôt légal : août 2020*

À ma famille,
et à ma mère Gabriella Répaci-Courtois
qui m'a donné le goût de l'écriture.

TABLE DES MATIÈRES

N. B. : si ce livre raconte une histoire logique, chaque chapitre a été rédigé de façon à pouvoir être publié et lu de manière indépendante. Il est donc tout à fait possible de commencer par lire tout de suite les chapitres 15 (Le confinement versus la méthode Raoult), puis 17 (Une surmortalité évitable ?). Par ailleurs, les schémas de synthèse permettent de lire facilement ce livre dans le désordre, sans s'y perdre.

REMERCIEMENTS

« Se réunir est un début, rester ensemble est un progrès, travailler ensemble est la réussite ».

Henry Ford

Je dédie ce livre à Guillaume Grenier, président d'Art Fine Prints, qui m'a convaincu de me lancer dans l'aventure. Sans lui, ce livre n'existerait pas.

Je tiens aussi à remercier l'ensemble des personnes – près de 40 – qui ont contribué à la réalisation de ce livre. Elles sont classées par ordre alphabétique.

1. Oyekola Sodiq Ajibola
2. Dominique André
3. Daniel Arboleda
4. Xavier Azalbert
5. Rose Beau
6. Jean-Luc Boutin
7. Salomé Charnal
8. Lucie Chesné
9. Maureen Colomar
10. Aymeric de Tarlé
11. Mey Fassi Fehri
12. Virginie Fernandez
13. Nadia Gbané
14. Bernard Giral
15. Guillaume Grenier
16. Riki Hadiansyah
17. Sabrine Hervé
18. Nolwenn Le Pape
19. Pierre Leclerc
20. Leslie Lemoine
21. Jean-François Lesgards
22. Florian Levy
23. Lucile Linares
24. Lou Orru
25. Lou Pretti
26. Alexia Repetto
27. Lionel Réveillère
28. Mélissa Salé
29. Doria Tarakli
30. Neuf autres personnes qui ont souhaité garder l'anonymat.

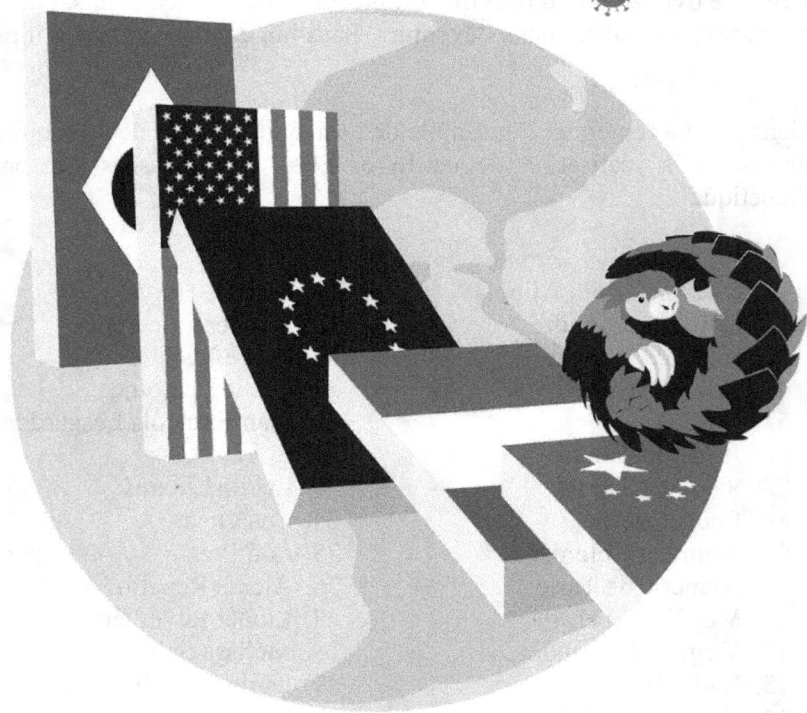

INTRODUCTION

« Guy Courtois reprend, dans son livre en 4 parties et 22 chapitres, les plus grands passages de l'histoire récente sur le Covid-19, en analysant avec réalisme les enjeux sanitaires, économiques, humains et de communication d'une situation sans précédent dans l'histoire de France, mais aussi à l'international. Il décrit, avec précision et une grande technicité, les forces en présence, les enjeux et les conséquences de ce qui est, encore à ce jour, l'une des épidémies les plus importantes de l'ère moderne. La bataille du repositionnement des médicaments génériques contre la prime au développement de nouvelles molécules ».

Xavier Azalbert

Un livre couvrant l'ensemble des problématiques liées à la crise sur une période vaste.

« Plus je lis sur le virus (coronavirus), sur les stratégies de lutte, sur le confinement et ses conséquences à terme, plus je trouve la controverse, et plus je suis dans l'incertitude. Alors il faut supporter toniquement l'incertitude. L'incertitude contient en elle le danger et aussi l'espoir ».

Edgar Morin, Tweet du 17 mars 2020

La crise sanitaire provoquée par le Covid-19[1] a, de manière tout à fait inédite, bouleversé le monde entier. Venu de Chine, probablement depuis un marché de Wuhan, le nouveau coronavirus est arrivé sur tous les continents et a infecté plus de 14 millions de personnes[2] avec, comme tragédie, la mort de plus de 500 000[3] d'entre elles[4] au 1er juillet 2020. Et, au moment où nous écrivons ces lignes, la crise n'est toujours pas terminée. Elle décline peu à peu en Europe et en Asie, avec des risques de

---

[1] N. B. : l'Académie française recommande d'employer le mot au féminin, car il s'agit d'une maladie. Néanmoins, l'usage courant aujourd'hui est masculin. Ainsi, nous avons décidé dans ce livre de suivre l'usage courant par simplicité pour le lecteur. De plus, nous avons écrit Covid-19, mais nous avons conservé la forme COVID-19, lorsque celle-ci était utilisée dans des citations ou dans des titres de nos références.

[2] Nombre de cas confirmés dans le monde. Le nombre réel est certainement beaucoup plus élevé. Par ailleurs, il est probable qu'il augmente significativement dans les mois à venir.

[3] Ibid.

[4] BARUCH J. & al., « Coronavirus : visualisez l'évolution de l'épidémie en France et dans le monde », France, *Le Monde*, [consulté le 1er juillet 2020].

« seconde vague » toujours présents, alors que la situation s'aggrave de jour en jour en Amérique latine.

Beaucoup diront qu'il est trop tôt pour sortir un livre, que nous manquons cruellement de recul. Mais notre livre est une analyse faisant une synthèse détaillée de tous les événements, décisions, et autres réflexions, survenus avant la date du 1er juillet 2020[5]. La situation sur la crise, les connaissances sur le virus, les décisions gouvernementales, à travers le monde et notamment en France, sont susceptibles de changer. Tous les événements ultérieurs à cette date ne sont donc pas pris en compte dans notre analyse. Ainsi, il va de soi que notre livre n'est évidemment pas complet, ni même parfait, et à certains égards, il est même très imparfait. Mais il se veut être une photographie, une analyse, réalisée au moment de cette date clé. En outre, nous avons tenté de poser la situation, les situations, à cette même date. Ce qui permet alors, nous l'espérons grandement, d'apporter une réflexion nourrie, nuancée et la plus large possible sur la problématique globale liée au Covid-19, tant en France qu'à l'étranger.

La philosophie de ce livre se fonde sur l'honnêteté et la précision intellectuelle. Notre volonté est d'offrir une approche factuelle, une analyse des faits. Il est le fruit d'une réflexion collective et de la mutualisation de diverses opinions, pour aboutir à un résultat final complet, sans être définitif, ni cathartique. En effet, ce livre n'est pas un pamphlet. Il n'est pas réalisé dans l'optique d'être à charge, ni même à décharge, de quiconque. Nous souhaitons livrer les faits bruts tout en leur accolant une analyse fine et détaillée, afin d'expliciter tous les enjeux se cachant derrière chaque décision, chaque chiffre, chaque problème. Et c'est dans la documentation, riche et variée, que cet ouvrage se distinguera sans doute des autres publications liées à la crise. Si vous êtes sensibilisé aux méthodes du conseil en stratégie[6], vous saurez que ce livre est né de la même démarche.

Évidemment, notre position est plus confortable que ne l'était celle de tant d'autres, avant et pendant la crise. Mais elle ne sera sans doute pas plus confortable après la crise. Il est aisé d'adopter une position de lucidité une fois les tourments passés. Mais les choses sont bien plus complexes lorsque l'on se trouve au cœur de la tempête et de la tourmente, avec le poids des responsabilités sur les épaules. Tout est différent quand on doit

---

[5] N. B. : nous avons ajouté quelques rares informations trouvées entre le 1er juillet et le 16 juillet, date de parution du livre, lorsque ces informations nous semblaient particulièrement importantes.
[6] Voir dans la rubrique *Histoire du livre* une brève explication de la démarche employée ici.

prendre, rapidement et efficacement, des décisions qui peuvent s'avérer lourdes de conséquences. Des implications qui peuvent impacter la vie de centaines, voire de milliers de personnes, tant dans l'immédiat que dans un avenir plus ou moins proche. Et surtout, on ne sait jamais combien de temps de telles conséquences peuvent durer. Roselyne Bachelot, ancienne ministre française de la Santé, qui a souvent été affublée d'une gestion calamiteuse de la grippe H1N1, soutient que « ceux qui se vautrent dans l'écharpe de la lucidité a posteriori ne méritent pas qu'on s'en préoccupe[7] ». Ces difficultés, nous en avons parfaitement conscience, et notre livre ne s'inscrit nullement dans une logique de jugement, mais plutôt dans celle de la compréhension. Nous cherchons simplement à savoir, à comprendre ce qui a fonctionné, ce qui n'a pas fonctionné, et surtout, l'origine et l'explication de ces dysfonctionnements[8].

Avoir une analyse et une approche stratégique de la crise du Covid-19 nous semble le meilleur moyen d'y faire face, tant au niveau mondial qu'au niveau des États.

En tant que consultants en stratégie, nous pensons que nous pouvons apporter un point de vue intéressant concernant cette crise. Une approche stratégique d'un défi comme celui de la pandémie de Covid-19 exige une compréhension globale des enjeux. C'est pourquoi nous pensons humblement qu'une approche stratégique peut contribuer à la résolution de cette pandémie. L'objectif de cet ouvrage est de mettre en avant l'approche qui nous semble la plus adéquate pour y faire face. Nous savons que parler de stratégie, pour un certain nombre de lecteurs, pourrait paraître surprenant, voire déplacé. Toutefois, il faut bien comprendre que définir une stratégie, l'avoir formalisée de façon simple et facilement compréhensible, c'est se donner la possibilité de :

- la partager au sein de la communauté internationale ;

- permettre à cette communauté d'en discuter de manière collaborative et intelligente ;

- la décliner au niveau des États ;

---

[7] « Masques, Didier Raoult, monde d'après : entretien avec Roselyne Bachelot, ex-ministre de la Santé », France, *Le Républicain Lorrain*, 3 mai 2020.

[8] C'est pourquoi, nous envisageons la possibilité d'une nouvelle édition, d'ici un an, afin de pouvoir prendre le recul nécessaire, ainsi que toutes les nouvelles informations que nous aurons collectées.

- la décliner auprès de l'ensemble des secteurs d'activité (hôpitaux, écoles, transports…) ;

- et enfin, s'assurer qu'elle soit comprise et acceptée par la population.

Pourquoi avons-nous choisi d'analyser les situations sous le prisme des affirmations, des méthodes de Didier Raoult ?

L'une des premières, et plus évidentes raisons, est qu'il a été, et restera longtemps, une figure clé de cette crise sanitaire. Et pas seulement en France. Autour de sa personne, de ses engagements, de ses propos, s'est cristallisée une dichotomie, qui a violemment déchiré une même communauté scientifique. Cette opposition, qui s'est quasiment muée en rupture manichéenne, entre les partisans de Didier Raoult et ses détracteurs, s'est étendue et a dépassé les frontières de la science. Partout, tout le monde avait un avis sur la question, devait se positionner, affirmer ou rejeter un quelconque soutien au professeur. Son nom était au bout de toutes les lèvres, particulièrement en France. Qui est à même d'affirmer ne jamais avoir entendu ce nom ? Alors que, pas une seule journée, pas une seule heure, ne s'écoulait sans que Didier Raoult ne soit évoqué, sans que l'on parle de lui, de son traitement, de ses études, et même de son apparence physique et vestimentaire… Mais cela ne s'est pas limité à la France. En Europe, en Afrique, en Asie, en Amérique, partout à travers le monde, on se déchirait, on se battait sur les techniques, les stratégies à mettre en œuvre pour enrayer cette pandémie. Et partout, on s'est querellé sur des sujets, des enjeux sur lesquels le professeur marseillais avait donné son avis. Cette opposition, qu'il a malgré lui contribué à créer, a donc beaucoup attiré l'attention sur sa personne. Tant et si bien qu'Emmanuel Macron, président de la République française, ira personnellement rendre visite à celui qu'il dit être l'incarnation d'un « phénomène social[9] ».

Pourquoi ? Pourquoi tant de véhémence, ou au contraire, tant d'admiration pour cet illustre, mais polémique, scientifique ? La réponse s'explique, en partie, par le fait que l'approche qu'il défendait, et qu'il défend toujours, entrait en contradiction avec celle que le gouvernement français a décidé de choisir. Cette approche, nous l'avons analysée, condensée, simplifiée, en la résumant en quatre piliers et un protocole de

---

[9] MAHRANE S., « Emmanuel Macron : « Didier Raoult incarne un phénomène social », France, *Le Point*, 28 mai 2020.

traitement. C'est ce que nous avons nommé la « méthode Raoult » et le « protocole de traitement Raoult ». 1-PROTÉGER, 2-TESTER, 3-ISOLER LES MALADES, 4-TRAITER. Et le protocole de traitement vient nourrir cette dernière étape, en permettant de traiter les malades par association d'un antibiotique (l'azithromycine) et de l'hydroxychloroquine. Cette approche se caractérise par cette volonté de renouer avec des méthodes plus cliniciennes, en s'attachant à replacer les malades au cœur de l'approche thérapeutique. Une fois de plus, cette vision de la médecine est loin de faire consensus, et un autre débat s'est cristallisé. Si Didier Raoult n'a pas eu grand mal à convaincre une partie de la population française, et même certaines personnalités étrangères, il n'est pas parvenu à souder autour de lui l'entièreté de la communauté scientifique, médicale et, par extension, médiatique et politique. D'autres médecins, experts, professeurs, chercheurs, spécialistes, sont plus enclins à accorder leur confiance à une approche plus méthodologique. Mais cela ne se limite pas à de simples, mais non sans conséquences, querelles de méthodes. D'autres enjeux et problématiques, plus ou moins obscurs et d'un autre niveau, se cachent derrière de tels conciliabules.

Un livre structuré qui n'est pas simplement une liste de toutes les problématiques, mais qui raconte une véritable histoire logique.

Ce livre s'articule autour de quatre grandes parties, s'assemblant pour retracer l'histoire autour de cette méthode Raoult. Cela aurait pu être un livre de fiction, mais c'est un nouveau genre. La réalité dépasse la fiction. Dans un premier temps, nous nous attacherons à définir, plus amplement et plus clairement, ce que sous-entend ce quadriptyque. Cette partie, nous l'avons intitulée : « Que penser de la méthode Raoult ? » Nous reviendrons sur les problématiques de protection, des tests, de l'isolement des malades, du traitement et, bien sûr, nous consacrerons une partie de notre réflexion au protocole de traitement Raoult, en détaillant les enjeux autour des antibiotiques et de l'hydroxychloroquine.

Puis, une fois que nous aurons saisi tous les questionnements autour de cette approche, nous chercherons à comprendre : « Pourquoi n'a-t-elle pas été appliquée ? » Cette question, nous y répondrons à travers sept grandes explications : en analysant la personnalité de Didier Raoult, en revenant sur l'impréparation globale des gouvernements, en décortiquant les enjeux et conséquences autour des lobbies, en retraçant le rôle joué par l'Organisation mondiale de la santé (OMS), en explicitant la polarisation des politiques, en comprenant les controverses liées aux études médicales, et enfin, en éclaircissant la position des médias dans cette crise. Il apparaît que les problématiques liées aux conflits d'intérêts sont particulièrement importantes pour expliquer en quoi les gestions de crise, à travers le monde, ont été biaisées. En effet, nous avons identifié les grands enjeux qui permettent d'expliquer les problèmes autour des lobbies pharmaceutiques. Des problèmes mis en lumière lors de cette crise, mais qui sont bien plus anciens et surtout bien plus courants qu'on ne le pense. Les laboratoires pharmaceutiques cherchent d'abord à maximiser leurs profits et, pour ce faire, n'hésitent pas à influencer toutes les personnes clés à différents niveaux décisionnels. Lors de la crise du Covid-19, on a pu assister à un véritable dénigrement, de leur part, du protocole de traitement Raoult, c'est-à-dire de la bithérapie que le professeur préconise d'utiliser pour traiter les malades. Et ce rejet systématique n'est pas sans hasard, car cela permettait à certaines industries pharmaceutiques de mettre en avant leurs propres traitements. Nous tenterons alors d'expliquer comment un manque de recul important vis-à-vis de ces politiques de lobbying plonge le monde face à une incompréhension générale. De plus, nous montrerons aussi que les efforts mis en place pour apporter plus de transparence ne sont pas suffisants pour venir à bout des dérives, plus ou moins légales et assez peu éthiques, issues de ces pratiques d'influence. Mais plus encore, cela nous permettra d'expliquer comment tout cela se conclut par la désastreuse gestion de crise liée au Covid-19, notamment à travers les différents débats et controverses autour de l'hydroxychloroquine, vantée par Didier Raoult comme possible solution contre ce nouveau coronavirus.

Après avoir retracé l'ensemble de ces explications, nous analyserons les conséquences de cette non-application. « Quelles en sont les conséquences ? » Nous avons identifié cinq grandes implications : la peur, la mise en place d'un confinement qui, lui-même, est à l'origine d'un effondrement des économies, la surmortalité résultant de tout ceci, et les enjeux derrière le déconfinement.

Enfin, car il serait dommage de s'arrêter sur ceci, nous tenterons de donner quelques pistes de réflexions qui pourraient nous être utiles en vue d'envisager l'avenir différemment. « Quels changements et solutions pour l'avenir ? » Évidemment, ces solutions ne sont que quelques pistes de réflexion, des supports éventuels du changement. Ainsi, il est clair que cela nécessiterait un ouvrage entier uniquement dédié à ces interrogations sur notre monde « post-Covid-19 ».

Un livre accessible à tout le monde.

Une fois engagé, nous espérons que vous n'abandonnerez pas ce livre facilement. En effet, il a été écrit de sorte que le lecteur puisse passer facilement d'un chapitre à l'autre. Si un chapitre est un peu long, ou un peu technique, il est tout à fait possible de se contenter de lire les phrases en gras, qui résument ce qui suit. Cela permet d'avancer plus rapidement dans la lecture globale, tout en continuant à avoir accès aux idées clés, aux arguments principaux. Beaucoup d'exemples, d'illustrations, de preuves, de sources, sont issus de la situation française. Mais la volonté de ce livre est bien de comprendre la crise sanitaire sous un angle mondial. Ainsi, de nombreux autres exemples seront tirés d'expériences vécues dans d'autres pays, partout à travers le monde. Cet ouvrage livre donc bien une analyse mondiale, même si, nous devons l'admettre, la focale est principalement mise sur la France.

Tous les chapitres ont été pensés et construits selon un même schéma. Notre entrée en matière se fera par une illustration des problématiques abordées dans le chapitre, sous la forme d'exemples concrets, d'anecdotes. Ces exemples sont tous réels et sont issus soit d'interviews, soit de la presse. Les noms ont très souvent été modifiés, pour des raisons évidentes de confidentialité. Ensuite, dans chaque chapitre, trois parties se succéderont, selon un raisonnement logique. D'abord, nous allons comprendre, pour chaque thématique, chaque sujet, les positions de Didier Raoult. Puis, nous allons confronter ces affirmations avec les doutes qui peuvent être légitimement soulevés, tant par l'ensemble de la société que, le plus souvent, par ses détracteurs. Ainsi, il convient de souligner que ni la partie exposant les opinions de Didier Raoult, ni la suivante, exprimant les incertitudes que l'on peut relever, ne sont l'expression de notre propre avis sur la question. Ensuite, vient une partie construite selon une approche de *fact checking*. Il s'agit d'une analyse approfondie de la problématique, détaillée et très documentée. Ce faisant, nous confronterons les différents points de vue, arguments, opinions aux réalités, aux faits. Cela nous permet, finalement, d'affirmer, ou au contraire d'infirmer, les arguments de chacun. Et en particulier, le lecteur trouvera toujours une partie faisant miroir à celle exprimant les avis de Didier Raoult. En effet, nous nous attacherons à trancher, dans la limite du possible et de nos connaissances, afin de savoir si ces affirmations se sont révélées exactes et dans quelle mesure. À la suite de ces analyses, et pour clôturer le chapitre, nous nous sommes permis de conclure en menant une réflexion spécifique au sujet. Il s'agira d'un paragraphe qui tranchera la question posée et, par la même occasion, les débats qui ont pu fleurir à son propos. Nous espérons, de cette manière, ouvrir la discussion, et permettre à chaque personne lisant le chapitre, de se construire une pensée riche et argumentée autour des enjeux clés de la crise du Covid-19. Enfin, nous finirons par soulever des questions d'ordre plus général, des débats de long terme, qui ressurgissent, ou trouvent une signification nouvelle, à travers cette crise mondiale. Nous nous sommes également permis de sélectionner quelques phrases de Didier Raoult, tirées de son audition parlementaire qui a eu lieu le 24 juin 2020. Il n'y aura aucune analyse de ces phrases, mais elles nous semblaient tout à fait percutantes et faisant écho aux différents chapitres.

En résumé, il s'agit du livre du moment pour qui désire comprendre en détail les causes et, surtout, les conséquences du Covid-19.

Merci, et bonne lecture.

Guy Courtois

Si nous avons commis des fautes, ou encore écrit des inexactitudes, merci de nous les signaler, en nous en précisant la page.

Par ailleurs, si vous souhaitez nous livrer des informations confidentielles, des témoignages, que vous jugez particulièrement pertinents et qui pourraient venir enrichir notre réflexion, vous pouvez nous contacter à l'adresse e-mail suivante :

enquetecovid@gmail.com

Nous publierons tous vos témoignages sur notre site internet, voire dans un éventuel prochain ouvrage. Nous rappelons que nous souhaitons lutter activement contre toute forme de complotisme et contre toutes les *fake news* et que, bien entendu, nous exclurons tout texte qui s'en approche.

www.enquetecovid.com

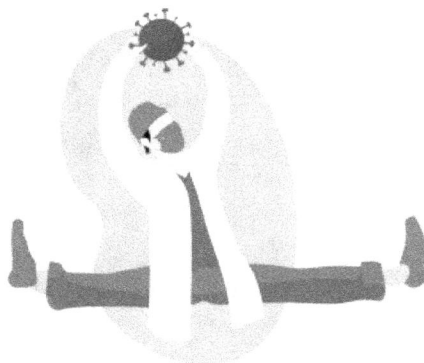

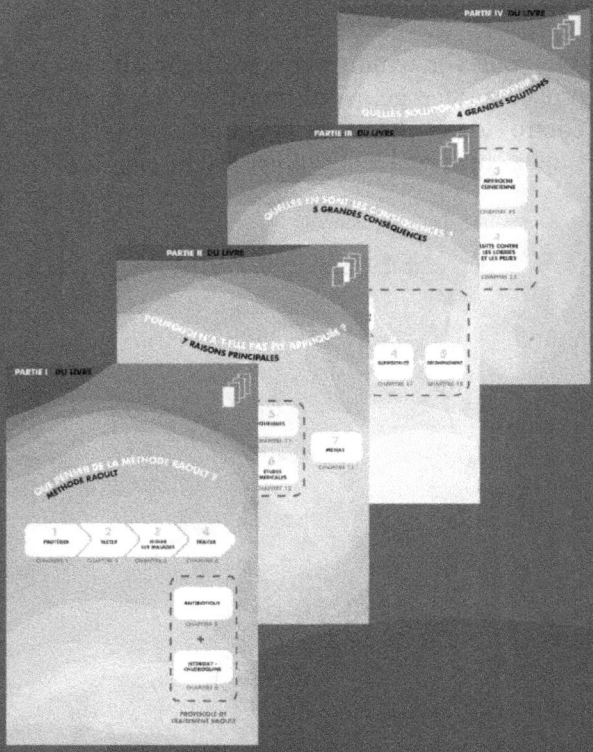

SYNTHÈSE DU LIVRE
LIVRE EN 4 PARTIES

SYNTHÈSE DU LIVRE
LIVRE EN 4 PARTIES

PARTIE I – QUE PENSER DE LA MÉTHODE RAOULT ?

PARTIE II – POURQUOI N'A-T-ELLE PAS ÉTÉ APPLIQUÉE ?

PARTIE III – QUELLES EN SONT LES CONSÉQUENCES ?

PARTIE IV – QUELS CHANGEMENTS ET SOLUTIONS POUR L'AVENIR ?

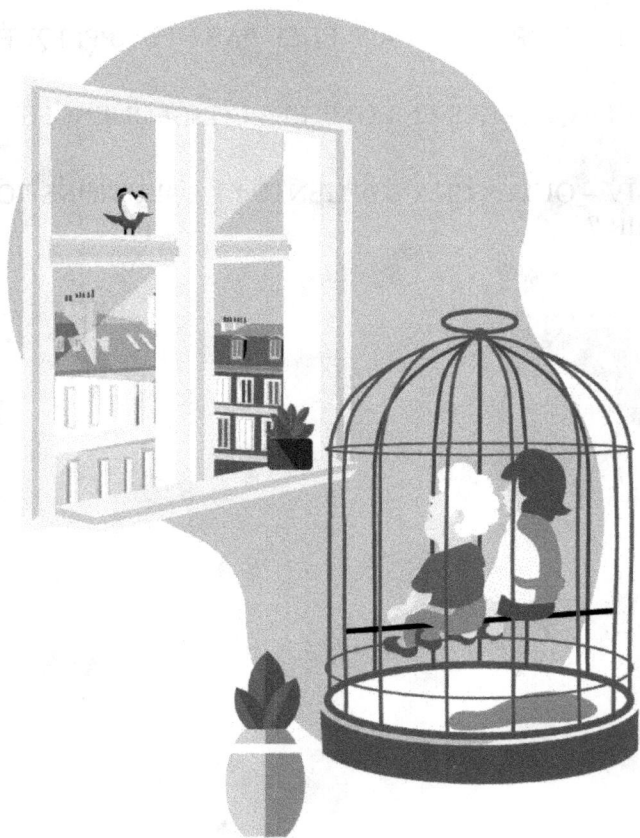

QUE PENSER DE LA MÉTHODE RAOULT ?

MÉTHODE RAOULT

PROTÉGER	TESTER	ISOLER LES MALADES	TRAITER
CHAPITRE 1	CHAPITRE 2	CHAPITRE 3	CHAPITRE 4

ANTIBIOTIQUE

CHAPITRE 5

+

HYDROXY - CHLOROQUINE

CHAPITRE 6

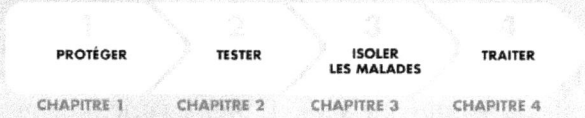

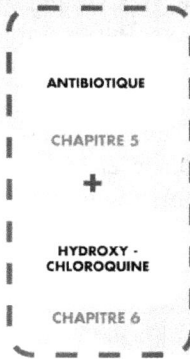

PROTOCOLE DE
TRAITEMENT RAOULT

QUE PENSER
DE LA MÉTHODE RAOULT ?

Nous avons beaucoup parlé et entendu parler de Didier Raoult par rapport à l'hydroxychloroquine, mais Didier Raoult, c'est bien plus que cela. En effet, c'est un infectiologue réputé qui connaît très bien son métier, qu'il exerce depuis très longtemps. Si quelqu'un connaît mieux que personne les maladies respiratoires et les méthodologies à appliquer face à ce type d'infection, c'est bien lui. Mais qu'est-ce que la méthode Raoult ? Une méthode qui ne vient, en réalité, pas directement de Didier Raoult en personne, mais que nous avons choisi de nommer comme telle après analyse des différentes préconisations et des interviews qu'il a accordées. Ainsi, Didier Raoult n'a jamais défendu, ni même évoqué telle quelle, cette méthode Raoult que nous allons nous attacher à définir. Cette méthode, distincte du protocole de traitement Raoult, repose sur quatre éléments. Premièrement : se protéger. Deuxièmement : tester. Troisièmement : isoler les malades. Enfin, quatrièmement : traiter. Ce quadriptyque, très simple, peut s'appliquer et se mettre en place dans de nombreux pays. Par exemple, en Corée du Sud, souvent applaudie pour sa gestion de crise, une méthode similaire a été mise en place.

D'abord, protéger, c'est se protéger et protéger les autres. Cela passe par la mise en place et le respect des gestes barrières. Se protéger, c'est se laver les mains régulièrement et plusieurs fois par jour. C'est aussi avoir un bon usage des outils de protection : les masques, les blouses, etc. Par ailleurs, il semble utile de rappeler que Didier Raoult n'a pas été favorable au port généralisé du masque, et avait même tendance à penser qu'il fallait le porter en fonction des différentes situations qui se présentaient. Nous verrons en détail pourquoi.

Ensuite, il faut tester. Pour Didier Raoult, il semble inconcevable de ne pas généraliser les tests, et notamment, de ne pas tester toutes les personnes à risque. Pour lui, le dépistage doit être massif. Toutes les personnes qui le souhaiteraient devraient être testées. Bien entendu, les personnes qui peuvent représenter un danger, c'est-à-dire celles qui ont déjà été en lien avec des personnes malades, ou les personnes particulièrement à risque, doivent être testées en priorité.

MÉTHODE RAOULT

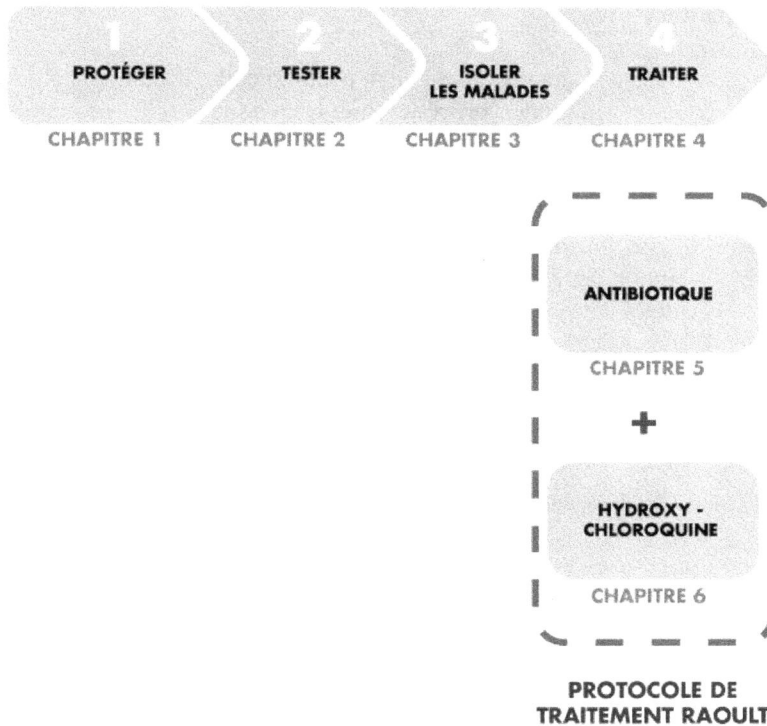

1	2	3	4
PROTÉGER	**TESTER**	**ISOLER LES MALADES**	**TRAITER**
CHAPITRE 1	CHAPITRE 2	CHAPITRE 3	CHAPITRE 4

ANTIBIOTIQUE

CHAPITRE 5

+

HYDROXY - CHLOROQUINE

CHAPITRE 6

PROTOCOLE DE TRAITEMENT RAOULT

Généraliser les tests permet de détecter les malades, ce qui est essentiel pour passer à l'étape suivante : isoler les malades, ce que l'on ne doit pas confondre avec « confiner ». En effet, Didier Raoult n'est pas convaincu de l'utilité d'un confinement généralisé, mais pense qu'il est beaucoup plus efficace d'isoler les malades du reste de la population pour protéger cette dernière, et en particulier de les isoler des membres de leur famille, afin de ne pas les contaminer. Isoler les personnes contaminées des Ehpad (établissements d'hébergement pour personnes âgées dépendantes) procède de la même logique.

Enfin, le quatrième volet de cette méthode repose sur le traitement. Il faut traiter les malades en période de crise. Il rejette fermement l'idée de laisser les personnes sans traitement jusqu'à ce que leur situation finisse par s'aggraver, quand elle ne devient pas, dans certains cas, catastrophique et irréversible. Pour lui, il faut traiter immédiatement en prenant en compte les connaissances dont on dispose, traiter avec ce que l'on sait de mieux, aujourd'hui, au niveau de la science médicale. Or, en l'état, selon Didier Raoult, il y avait un protocole de traitement possible et facile à mettre en place.

Définissons maintenant ce qu'est le « protocole de traitement Raoult », différent de la méthode précédemment évoquée. Ce protocole de traitement est fondé sur une bithérapie : l'utilisation d'un antibiotique – l'azithromycine – associé à l'hydroxychloroquine. Le professeur n'a, en effet, jamais préconisé l'usage de la seule hydroxychloroquine. Il démontre, dès sa première étude, que les résultats d'une utilisation seule sont relativement décevants. En revanche, il préconise cette bithérapie dont les résultats sont, selon lui, spectaculaires. Voilà, en quelques mots, ce qu'est le « protocole Raoult ».

En résumé, la méthode Raoult repose sur quatre piliers :
1-PROTÉGER, 2-TESTER, 3-ISOLER LES MALADES, 4-TRAITER.
Tandis que le protocole de traitement Raoult correspond à la bithérapie antibiotique - hydroxychloroquine.

On se doit de prendre le Covid-19 très au sérieux et c'est justement pourquoi il faut réfléchir à une stratégie claire, afin d'y faire face. C'est ce que nous proposons avec la méthode Raoult.

Nous verrons, au cours de notre réflexion, dans quels pays une telle méthode a été appliquée et avec quel succès. À l'inverse, nous nous concentrerons également sur les pays qui ne l'ont pas mise en œuvre et avec quelles conséquences.

***
**
*

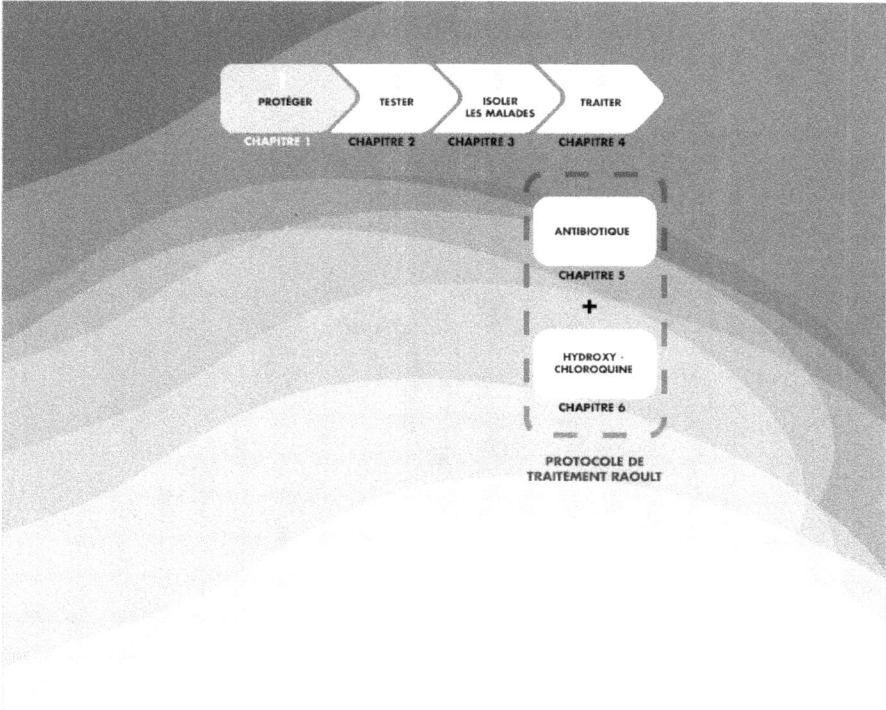

PROTÉGER — CHAPITRE 1
TESTER — CHAPITRE 2
ISOLER LES MALADES — CHAPITRE 3
TRAITER — CHAPITRE 4

ANTIBIOTIQUE — CHAPITRE 5
+
HYDROXY-CHLOROQUINE — CHAPITRE 6

PROTOCOLE DE TRAITEMENT RAOULT

CHAPITRE 1

SE PROTÉGER ET PROTÉGER LES AUTRES

« Pour se protéger, le mieux, c'est de se laver les mains ».

Didier Raoult

SYNTHÈSE DU CHAPITRE 1

Comment faut-il se protéger ?

Depuis longtemps, Didier Raoult souligne l'importance de se protéger, ainsi que de protéger les autres.

Les détracteurs de Raoult lui reprochent de ne pas avoir été assez clair sur la question du port généralisé du masque.

***
**
*

1 - LA COMMUNAUTÉ SCIENTIFIQUE N'EST PAS UNIE SUR LA QUESTION DE L'EFFICACITÉ DU PORT GÉNÉRALISÉ DU MASQUE.

Nous sommes certains de l'efficacité de l'application des gestes barrières.

La communauté scientifique n'est pas claire sur l'utilité du port généralisé du masque.

Par principe de précaution, il semble plus raisonnable de préconiser le port généralisé du masque.

Les explications auprès de la population sur le port généralisé du masque sont essentielles.

***
**
*

2 - LA FRANCE A EFFECTUÉ UNE MAUVAISE GESTION DES MASQUES.

La piteuse gestion du stock de masques français souligne l'impréparation patente de l'État.

Cette mauvaise gestion du stock de masques a été maladroitement dissimulée par le gouvernement.

Les difficultés d'approvisionnement en masques ont donné lieu à des affrontements géopolitiques.

***
**
*

Didier Raoult avait raison de dire qu'il faut se protéger et protéger les autres, et probablement tort de ne pas recommander le port généralisé du masque.

La problématique des masques nous amène à nous questionner sur la distinction entre secret d'État et secret politique.

***
**
*

DÉFINITIONS

Asymptomatique : une maladie asymptomatique est une « maladie qui ne s'accompagne pas de symptômes[10] ». On parle d'un cas asymptomatique lorsqu'une personne a contracté le Covid-19 sans en présenter aucun symptôme. Durant cette phase, cette personne peut être contagieuse[11].

Distanciation sociale : mise à distance des membres d'une société pour éviter la transmission d'une maladie. Par exemple, on peut interdire les regroupements dans l'espace public.

Distanciation physique : elle correspond à la mise en place d'une distance de sécurité entre les individus pour éviter principalement la propagation par projection de gouttelettes. Cette distance est variable, selon les pays, d'un mètre (en France) à deux mètres.

Gestes barrières : au 20 mars 2020, le gouvernement français reconnaît six gestes barrières[12] : « 1-se laver très régulièrement les mains ; 2-tousser ou éternuer dans son coude ou dans un mouchoir ; 3-utiliser un mouchoir à usage unique et le jeter ; 4-éviter de se toucher le visage ; 5-saluer sans se serrer la main, 6-éviter les embrassades ».

Masques : on distingue trois types de masques de protection respiratoires individuels : le **masque anti-projections** de type chirurgical, « destiné à éviter, lors de l'expiration de celui qui le porte, la projection de sécrétions des voies aériennes supérieures ou de salive pouvant contenir des agents infectieux transmissibles[13] » ; le « **masque filtrant** de type FFP2[14], destiné à protéger le porteur contre les risques d'inhalation d'agents infectieux transmissibles par voie aérienne. Il le protège *a fortiori* aussi contre le risque de transmission par gouttelettes[15] ». Le **masque grand public** est un masque en tissu lavable plusieurs fois et principalement destiné au grand public. Sa capacité de filtration est variable. Cependant,

---

[10] *Le Larousse.*
[11] AFP, « Covid-19 : les personnes asymptomatiques contaminent tout ce qu'elles touchent », France, *Futura Santé*, 23 mai 2020.
[12] « Information coronavirus : protégeons-nous les uns les autres », France, *Santé Publique France*, 20 mars 2020.
[13] « Fiche mémo : les différents types de masques », France, *ministère des Solidarités et de la Santé*, 15 juillet 2009.
[14] L'abréviation « FFP » signifie « filtering facepiece », que l'on peut littéralement traduire par « masque filtrant ».
[15] Ibid.

les masques homologués répondent aux mêmes critères de filtration que les masques chirurgicaux.

Surblouse : vêtement de protection porté par le personnel soignant en milieu médical.

***
**
*

Comment faut-il se protéger ?

Bientôt retraitée, l'endocrinologue Violaine Guérin est très déçue par la gestion du stock de masques et de matériel médical. Pour venir en aide à des confrères et consœurs qui ont contracté le Covid-19, elle n'a d'autre choix que d'aller les ausculter. Mais comment se protéger du virus sans matériel approprié ? Face au manque de matériel de protection disponible à son travail, elle a donc enfilé veste et pantalon de k-way et gants Mapa[16] pour remplacer sa tenue de protection. Impossible, pour elle, de trouver un masque de protection FFP2 pour éviter d'être contaminée, et tout aussi complexe de trouver un masque chirurgical aux normes sanitaires. Elle doit se rabattre sur un masque chirurgical périmé, dont les élastiques sont détendus et qui glisse continuellement sur son menton. Même si, d'après les discours officiels, l'efficacité du masque en lui-même reste inchangée, même s'il est périmé, ce qu'elle espère sans en être certaine, le fait qu'il glisse sur son visage pousse Violaine à se toucher le visage très régulièrement. Elle risque donc d'être contaminée par ses patients. Aucune charlotte disponible ? Violaine improvise et noue un vieux foulard coloré autour de sa tête. C'est ça, la réalité des conditions de travail des médecins libéraux[17].

À la sortie du confinement, le jeune étudiant Federico Razetti[18] sort enfin de son petit studio exigu du quartier de Saint-Just pour aller rendre visite à un ami dans le centre de Lyon. C'est la première fois qu'il se permet une sortie depuis plusieurs mois, et il s'arme de sa petite bouteille de gel hydroalcoolique pour prendre les transports en commun lyonnais. Il aurait aimé être en possession d'un masque, mais la pharmacie de son quartier n'avait toujours pas été réapprovisionnée. Au moment de sortir du métro, Federico se fait contrôler par des agents travaillant pour TCL. Après s'être désinfecté les mains, il leur présente donc son ticket validé. Les agents de contrôle lui reprochent de ne pas porter de masque. Notre jeune étudiant est perplexe et se souvient des paroles de la porte-parole du gouvernement qui clamait haut et fort le caractère non-essentiel des masques lors du confinement. Appliquant la régulation en vigueur, les contrôleurs sanctionnent Federico avec une contravention de 135 euros pour non-port de masque dans les transports en commun. L'étudiant italien est bien amer : ce montant pèsera lourdement sur son modeste

---

[16] Les gants MAPA sont des gants de ménage en latex.
[17] GUÉRIN V., Interview réalisée par Guy Courtois et Méline Pulliat, « "Laissons les médecins prescrire" : la résistance des médecins libéraux s'organise », France, *FranceSoir*, 20 mai 2020.
[18] Interview réalisée par Guy Courtois, les prénom et nom de la personne ont été changés pour préserver la confidentialité de l'entretien, France, fin juin 2020.

budget, et il ne peut se résoudre à reconnaître la légitimité de cette contravention, lui qui faisait justement tellement attention à respecter les « gestes barrières ».

Depuis longtemps, Didier Raoult souligne l'importance de se protéger, ainsi que de protéger les autres.

La protection est la première étape de la méthode Raoult : quels outils utiliser et quelles pratiques adopter pour se protéger du virus ? L'importance des gestes barrières, et notamment le lavage régulier des mains, est clé dans la lutte contre la pandémie de Covid-19. Le 29 janvier 2020, le Pr Didier Raoult préconisait de « se laver les mains une dizaine de fois par jour » ; selon lui, ce geste barrière est le meilleur moyen de se protéger efficacement du virus[19].

L'IHU Méditerranée Infection, dirigé par le Pr Raoult, a mis en place un protocole de protection sanitaire qui apparaît très efficace. En effet, comme l'explique l'infectiologue Philippe Brouqui, l'IHU est une structure qui abrite des aires dédiées entièrement confinées et sans risque de propagation[20]. Le risque de contamination des soignants par les personnes atteintes du Covid-19 était donc très réduit. Par ailleurs, l'IHU a mis en place un outil de mesure de la désinfection des mains, pour s'assurer du bon respect de ce geste barrière essentiel[21]. Un outil de *tracking* assurait que les soignants passaient suffisamment de temps à se savonner les mains. Chaque soignant se lavait les mains en entrant et en sortant de chaque chambre, assurant une limitation des risques de contamination. Toutes ces mesures ont permis à la structure d'accueillir des personnes atteintes du Covid-19 tout en protégeant ses soignants.

En ce qui concerne le port du masque, à maintes reprises, Didier Raoult a insisté sur la nécessité de porter un masque pour les soignants, ainsi que pour les patients infectés, et ceux qui sont à leur proximité immédiate[22]. Didier Raoult ne s'est toutefois pas clairement positionné sur l'utilité ou non d'un port du masque qui serait généralisé. Nous reviendrons sur l'efficacité de celui-ci plus tard dans ce chapitre.

---

[19] RAOULT D., « Coronavirus chinois : quelle place dans l'histoire ? », France, *Bulletin d'information scientifique de l'IHU*, 29 janvier 2020.
[20] Présentation de l'IHU Méditerranée Infection, *IHU Méditerranée Infection*, France, 5 avril 2018.
[21] Ibid.
[22] RAOULT D., « Coronavirus chinois : quelle place dans l'histoire ? », France, *Bulletin d'information scientifique de l'IHU*, 29 janvier 2020.

Les détracteurs de Didier Raoult lui reprochent de ne pas avoir été assez clair sur la question du port généralisé du masque.

Dans la première partie de ce chapitre, nous nous attacherons à répondre aux questions suivantes :

- Quelle est la position de Didier Raoult sur les masques ?
- Faut-il en porter en toutes circonstances pour protéger les autres ?
- Ou bien faut-il les porter uniquement lorsque cela fait sens ?

***
**
*

1 - LA COMMUNAUTÉ SCIENTIFIQUE N'EST PAS UNIE SUR LA QUESTION DE L'EFFICACITÉ DU PORT GÉNÉRALISÉ DU MASQUE.

Nous sommes certains de l'efficacité de l'application des gestes barrières.

En ce qui concerne les gestes barrières, leur efficacité est globalement admise, tant par la communauté scientifique que politique. Le lavage régulier des mains, le recours au gel hydroalcoolique, la prise de précautions lors d'un éternuement ou l'utilisation de mouchoirs à usage unique sont unanimement reconnus comme des gestes de prévention permettant de drastiquement réduire la transmission du virus.

Comme on peut le voir dans l'infographie ci-après[23], le gouvernement français reconnaît six gestes barrières essentiels :

1. se laver très régulièrement les mains ;
2. tousser ou éternuer dans son coude ou dans un mouchoir ;
3. utiliser un mouchoir à usage unique et le jeter ;
4. éviter de se toucher le visage ;
5. respecter une distance d'un mètre avec les autres ;
6. saluer sans se serrer la main.

---

[23] « Information coronavirus : protégeons-nous les uns les autres », France, *Santé Publique France*, 20 mars 2020.

COVID-19

PROTÉGEONS-NOUS LES UNS LES AUTRES

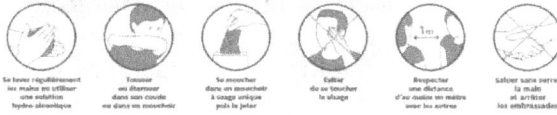

Se laver régulièrement les mains ou utiliser une solution hydro-alcoolique — Tousser ou éternuer dans son coude ou dans un mouchoir — Se moucher dans un mouchoir à usage unique puis le jeter — Éviter de se toucher le visage — Respecter une distance d'au moins un mètre avec les autres — Saluer sans serrer la main et arrêter les embrassades

Nous sommes chanceux, dans la mesure où le SARS-CoV-2 peut être détruit par le savon[24, 25]. Ainsi, en portant une attention particulière au lavage régulier des mains, nous réduisons drastiquement les risques de contamination.

Le Haut Conseil de la santé publique (HCSP) a notamment insisté sur le caractère essentiel de ces mesures barrières dans son avis publié fin avril 2020[26]. Une étude publiée début juin dans le journal scientifique *The Lancet* a montré que les mesures barrières sont en effet efficaces pour limiter les risques de contamination[27]. Ses auteurs insistent sur le fait que la distanciation physique est utile pour limiter la transmission du virus, et qu'une distanciation de deux mètres entre les individus est pratiquement six fois plus efficace qu'une distanciation d'un mètre. En France, la distance de sécurité conseillée est de minimum un mètre[28], suivant les recommandations de l'OMS[29], alors que d'autres pays ont choisi de promouvoir une distanciation plus grande. Ainsi, Monaco privilégie une

---

[24] LAROUSSERIE D., DEDIER E. et LAGADEC A., « Comment le savon permet de détruire le SARS-CoV-2 », France, *Le Monde*, 24 mars 2020.

[25] ABVIEN L., « Voici comment les savons font la peau aux virus », France, *Science & Vie*, 1er juin 2020.

[26] « Préconisations du Haut Conseil de la santé publique relatives à l'adaptation des mesures barrières et de distanciation sociale à mettre en œuvre en population générale, hors champs sanitaire et médico-social, pour la maitrise de la diffusion du SARS-CoV-2 », France, *Haut Conseil de la santé publique*, 24 avril 2020.

[27] CHU D. & al., « Physical distancing, face mask, and eye protection to prevent person-to-person transmission of SARS-CoV-2 and Covid-19: a systematic review and meta-analysis », Royaume-Uni, *The Lancet*, Vol. 395, n° 10242, 1er juin 2020.

[28] « Information Coronavirus », France, *Gouvernement*, 30 juin 2020.

[29] « Coronavirus disease advice for the public », *Organisation mondiale de la santé*, mise à jour du 4 juin 2020.

distanciation d'un mètre et demi[30], et l'Espagne recommande le maintien de deux mètres de distance[31].

D'ailleurs, chaque pays a listé ses propres gestes barrières, et leur présentation peut différer d'un pays à l'autre. La Grèce met, par exemple, en avant le fait d'éviter les foules, ou encore de désinfecter les éléments à risque. Mais certains reviennent toujours, comme se laver régulièrement les mains, geste essentiel qui fait l'unanimité, tant il est efficace et facile à mettre en place.

Nous soulignerons, au passage, cette habitude sympatique de se dire « bonjour » en se touchant réciproquement du pied. Habitude très vite apparue en Chine, à Wuhan, avant de se répandre en Italie et dans le reste du monde. Elle trouvera de nombreuses variantes plus ou moins risquées, comme le toucher de coudes, ou encore de poings.

Par ailleurs, la désinfection semble essentielle dans certains cas. Tout d'abord dans les hôpitaux, cela va de soi. Mais aussi, par exemple, dans les avions, les trains, les lieux très fréquentés, notamment par les touristes. Certains pays ont même décidé de désinfecter des rues hautement touristiques.

La communauté scientifique n'est pas claire sur l'utilité du port généralisé du masque.

Le port du masque pour les personnes malades, leur entourage proche ainsi que les soignants, fait relativement consensus. Toutefois, la question de l'efficacité du port généralisé du masque n'est pas encore tranchée. Certains États ont même fait le choix de ne pas généraliser son utilisation, à l'instar de la Suède, qui a choisi de ne pas imposer le port du masque à sa population. Johan Carlson, le directeur général de l'agence de santé suédoise, a d'ailleurs déclaré que « le port de masques faciaux dans les espaces publics n'offre pas une meilleure protection à la population[32] ». Le Premier ministre suédois Stefan Löfven rapporte que le port du masque offre « un faux sentiment de sécurité[33] », sentiment qui peut mener un individu à ne pas respecter ou à moins respecter des mesures barrières essentielles comme la distanciation physique. Ainsi, le port du

---

[30] « Mesures sanitaires / gestes barrières », Monaco, *Info Covid-19*, 4 mai 2020.
[31] « Recommandations pour l'isolement à domicile dans les cas légers de Covid-19 », Espagne, *ministère de la Santé*, 11 avril 2020.
[32] CARLSON J., Conférence de presse, Suède, 13 mai 2020.
[33] LÖFVEN S., Conférence de presse, Suède, 13 mai 2020.

masque généralisé serait contreproductif. Dès lors, ce sont les mesures barrières citées plus tôt qui permettraient de réellement assurer une minimisation des risques de transmission du virus. Il convient de relativiser le postulat émis par Stefan Löfven, au vu de la littérature scientifique produite sur le sujet. Une étude publiée en avril 2020 a montré que « même si une compensation des risques se produit chez certains individus, cet effet est éclipsé par l'augmentation de la sûreté au niveau de la population[34] » totale.

La doctrine sanitaire de la Suède est relativement peu commune. De nombreux États ont vivement encouragé, voire imposé le port généralisé du masque. Dans les pays d'Asie du Sud et de l'Est, notamment, le port du masque était d'ores et déjà ancré dans les mœurs, et son importance y est globalement admise.

Au-delà de l'aspect sanitaire à proprement parler, la question du port généralisé du masque met en lumière des enjeux économiques. Par exemple, alors qu'il porte systématiquement un masque de protection dans la sphère privée, le président étasunien Donald Trump fait le choix de ne pas en porter en public. Pourquoi ? Très certainement pour une question de confiance : si le président lui-même ne porte pas de masque, la dangerosité du virus peut sembler minimisée, et la population étasunienne sera plus prompte à s'investir dans la relance économique du pays. Comme nous le verrons dans un prochain chapitre, la peur du virus joue un rôle important dans la crise économique. La demande intérieure chute du fait de la baisse de la consommation. En montrant que le virus ne présente plus un danger, le président enjoint les Étasuniens à reprendre leurs modes de consommation habituels. Le président brésilien Bolsonaro suit la même voie, en prenant de grands bains de foule, sans respecter aucune distanciation physique ni porter de masque. Nous reviendrons en détail sur ces deux pays au chapitre 11 sur la politisation du débat.

Ainsi, l'efficacité des masques dans la limitation des risques de transmission du virus fait encore débat. Début avril, l'OMS déconseillait le port généralisé du masque dans les lieux publics. Dans une note de conseil sur l'utilisation du masque dans le contexte de Covid-19, elle défend « qu'il n'existe actuellement aucune preuve que le port d'un masque (médical ou autre) par des personnes en bonne santé dans le cadre communautaire élargi, y compris le masquage communautaire universel, peut prévenir l'infection par des virus respiratoires, notamment Covid-

---

[34] HOWARD J. & al., « Face masks against Covid-19: an evidence review », s.l., *Preprints*, avril 2020.

19[35] ». Toutefois, elle y est désormais relativement favorable puisqu'elle préconise « d'encourager le port du masque par le grand public dans des situations et lieux particuliers[36] ». De son côté, le Centre de contrôle et de prévention des maladies, organisation étasunienne, prône depuis longtemps le port du masque par tous : il « recommande aux personnes de porter un masque dans les lieux publics lorsqu'elles sont entourées de personnes extérieures à leur foyer, en particulier lorsque d'autres mesures de distanciation sociale sont difficiles à maintenir[37] ». Au moment de l'écriture de ce livre, aucune étude de grande échelle ne prouve l'efficacité du port généralisé du masque. La France n'a pas encore imposé le port généralisé du masque. Il semble qu'il sera imposé, courant juillet, dans l'ensemble des lieux publics.

Par principe de précaution, il semble plus raisonnable de préconiser le port généralisé du masque.

La sortie du confinement a mis en lumière l'importance du bon respect des gestes barrières et du port du masque dans la lutte contre l'épidémie. Comme le précise le Conseil scientifique, « seuls ces gestes complétés par le port du masque, lorsque la distanciation physique ne peut pas être respectée, peuvent contenir la diffusion du virus et la propagation de l'épidémie[38] ». Au-delà du respect des gestes barrières, le port du masque ne peut qu'être encouragé. Selon une note d'information interministérielle française, les masques de protection à visée collective limitent les projections du Covid-19 de 70 %[39]. En outre, au vu du manque d'informations sûres sur le mode de diffusion du virus, il semble plus prudent de généraliser le port du masque.

Premièrement, si les personnes asymptomatiques sont effectivement contagieuses, le masque protège leur entourage personnel, professionnel, ainsi que les personnes qu'elles croiseront dans leur journée[40]. Selon le

---

[35] « Conseil sur l'utilisation du masque dans le contexte de Covid-19 », s.l., *Organisation mondiale de la santé*, 6 avril 2020.
[36] « Conseil sur l'utilisation du masque dans le contexte de Covid-19 », s.l., *Organisation mondiale de la santé*, s.l., 5 juin 2020.
[37] « Use of Cloth Face Coverings to Help Slow the Spread of Covid-19 », États-Unis, *Centers for Disease Control and Prevention*, 28 juin 2020.
[38] « Avis n°7 du Conseil scientifique Covid-19 », France, *ministère des Solidarités et de la Santé*, 2 juin 2020.
[39] « Note d'information interministérielle sur les nouvelles catégories de masques réservées à des usages non sanitaires », France, *Ministère de l'Économie et des Finances de la République française*, 26 avril 2020.
[40] LUCET J.-C., FOURNIER A., BRIGAND G., PEIFFER-SMADJA N., KERNEIS S., LESCURE X., « Le masque chirurgical protège efficacement les soignants contre le Covid-19 », France, 14 avril 2020.

président du Conseil scientifique, Jean-François Delfraissy, la phase asymptomatique de deux à trois jours précédant la manifestation des symptômes, est en effet une période où le porteur est contagieux[41]. L'utilisation généralisée des masques permettrait donc de diminuer la capacité de transmission du virus. Deuxièmement, la communauté scientifique s'est penchée sur la possibilité que le virus ait un mode de transmission aérien[42]. Les agents pathogènes respiratoires peuvent se transmettre de diverses manières ; en ce qui concerne le Covid-19, il est probable qu'il se diffuse soit par aérosol, soit par gouttelettes. La diffusion d'un virus par aérosol correspond à une transmission de petites particules, qui peuvent se diffuser à un, voire deux mètres du porteur. La diffusion par gouttelettes suppose une transmission de grosses particules, qui suppose un contact proche avec le porteur, c'est-à-dire moins d'un mètre de lui.

En cas de diffusion par gouttelettes, le port du masque ne serait donc pas nécessaire dans les lieux où l'on peut maintenir une distance d'un mètre avec les autres individus. De fait, Sibeth Ndiaye avait théoriquement raison en défendant qu'il n'est pas nécessaire de porter de masque si l'on maintient une distance de protection[43]. Toutefois, dans quelles situations peut-on être certain de conserver une distance d'au moins un mètre ? Certainement pas dans le métro, pas toujours dans les magasins… Par ailleurs, le virus se diffuse bien par aérosol, un individu peut être contaminé même sans avoir de contact direct avec le porteur : la transmission se fait à distance. Ainsi, la distanciation des individus à un mètre les uns des autres serait insuffisante. Par exemple, le virus pourrait se transmettre à travers les systèmes de ventilation[44]. Dans ce cas de figure, le port du masque généralisé est primordial pour se protéger et protéger les autres, afin de prévenir une potentielle deuxième vague de Covid-19.

Même si, jusqu'à présent, la plupart des études scientifiques à ce sujet concluent que le virus a un faible risque de transmission aéroportée[45] [46],

---

[41] BADOU A., « Pr Jean-François Delfraissy : "Maintenant, les soignants, c'est vous" », France, *France Inter*, 5 juin 2020.

[42] GEHANNO J.-F., BONNETERRE V., ANDUJAR P., PAIRON JC., PARIS C., PETIT A., VERDUN-ESQUER C., DURAND-MOREAU Q., BROCHARD P., « Arguments pour une possible transmission du SARS-CoV-2 par voie aérienne dans la crise du Covid-19 », France, *CHU de Rouen*, 29 avril 2020.

[43] NDIAYE S., « Compte-rendu du Conseil des ministres », France, *Gouvernement de la République française*, 25 mars 2020.

[44] LAGARDE Y.M., « Le coronavirus se diffuse-t-il par la ventilation ? », France, *France Culture*, 1er mai 2020.

[45] LIU Y., NING Z., CHEN Y. & *al.*, « Aerodynamic analysis of SARS-CoV-2 in two Wuhan hospitals », Royaume-Uni, *Nature Research*, 20 avril 2020.

nous ne sommes pas encore en mesure d'exclure définitivement cette hypothèse. Bien que le Conseil scientifique estime que le Covid-19 est principalement transmis par gouttelettes, il recommande aujourd'hui que le port du masque complète le maintien d'une distance physique entre les individus[47]. Il convient également de rappeler que le port du masque à visée collective ne garantit pas une protection complète contre la transmission du virus[48], d'où l'importance des gestes barrières et de la distanciation physique. Ainsi, considérant que nous ne disposons pas encore de traitements sûrs contre le virus, et que nous ne sommes pas encore certains des modes de transmission du virus, il apparaît raisonnable de recommander le port généralisé du masque au nom du principe de précaution. Comme le résume le Pr William Dab, épidémiologiste, « même si le masque n'est pas protecteur à 100 %, il est protecteur et donc il faut l'utiliser[49] ».

Dans le schéma ci-après, les chiffres sont approximatifs et sans consensus scientifique, mais ils ont l'avantage de permettre de comprendre les différents cas de figure liés à l'intérêt de porter un masque en fonction de la situation de chacun, et de donner des ordres de grandeur sur la probabilité de contagion[50]. Ils sont en cela très éducatifs, même si probablement pas tout à fait exacts.

[46] MARTIN N., « Surfaces, aérosols : le coronavirus survit-il partout ? », France, *France Culture*, 20 mars 2020.

[47] « Avis n°7 du Conseil scientifique Covid-19 », France, *Ministère des Solidarités et de la Santé*, 2 juin 2020.

[48] « Fiche de doctrine : recommandations d'utilisation des masques faciaux dans le contexte d'un processus progressif de déconfinement », France, *Ministère des Solidarités et de la Santé*, 6 mai 2020.

[49] DAB W., « Efficacité des masques et du confinement, probabilité d'un vaccin... le "8 h 30 franceinfo" du Pr William Dab », France, *FranceInfo*, 21 avril 2020.

[50] Chiffres diffusés à de multiples reprises, dans divers supports et réseaux sociaux. Après discussion avec l'équipe, il nous a semblé intéressant de les présenter, même s'ils sont à prendre avec précaution, d'après les médecins que nous avons interrogés sur le sujet, France, juin 2020.

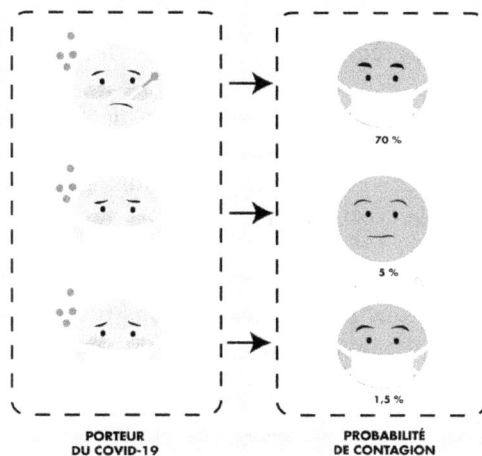

PORTEUR
DU COVID-19

PROBABILITÉ
DE CONTAGION

Source : Guy Courtois à partir de données sur Twitter

Par ailleurs, comme nous l'avons déjà évoqué, le Pr Raoult ne s'est pas réellement positionné sur la question du port généralisé du masque. Il ne s'est pas explicitement opposé au port généralisé, ni clairement positionné en sa faveur, même si le premier axe de la méthode Raoult reste bien le fait de se protéger. C'est peut-être la seule question sur laquelle il ne s'est pas prononcé clairement depuis le début de la crise. Son absence de positionnement dépeint peut-être le manque de consensus sur l'efficacité du port généralisé du masque lors de la pandémie.

Nous prendrons le soin, dans le chapitre sur le confinement, de voir comment le port du masque a été décliné dans différents pays du monde.

Les explications auprès de la population, sur le port généralisé du masque, sont essentielles.

Au-delà du débat scientifique, il nous semble que l'essentiel réside dans les explications qui sont fournies à la population.
- Où faut-il porter les masques ?
- Pourquoi faut-il les porter ?
- Comment faut-il porter son masque ?

- Quelles sont les erreurs à éviter, lors de l'utilisation d'un masque ?

Il nous semble qu'un État qui ne répondrait pas clairement à ces questions, auprès de la population, ne jouerait pas pleinement son rôle. Il ne suffit pas d'édicter des règles et des sanctions. Il faut aussi éduquer.

Par exemple, en France, il apparaît nécessaire de faire de la pédagogie auprès des jeunes, qui se sentent moins concernés, alors qu'ils peuvent contaminer leurs proches et seront les plus frappés par la crise économique qui suivra la crise sanitaire.

Enfin, il nous semble qu'il faille raisonner avec mesure et savoir ne pas trop en demander, au risque de voir les citoyens refuser tout simplement de faire ce qu'on leur demande. En résumé, les demandes doivent être proportionnées, claires, expliquées et comprises.

***
**
*

2 - LA FRANCE A EU UNE MAUVAISE GESTION DES MASQUES.

La piteuse gestion du stock de masques français souligne l'impréparation patente de l'État.

Le manque de masques de protection est l'une des grandes lacunes de l'État dans sa gestion de la crise. Trois problématiques en lien avec la gestion du stock de masques peuvent être identifiées : la sous-évaluation du risque pandémique, les mensonges d'État, et les tensions géopolitiques cristallisées sur le tarmac[51]. L'étude de ce que certains ont qualifié de scandale permet de mettre en exergue de réels dysfonctionnements de l'État français.

Dès le début du mois de mars 2020, le gouvernement a déployé des campagnes de communication sur les bons gestes à adopter pour se protéger du virus ; la télévision et les réseaux sociaux ont été les canaux d'information privilégiés durant cette campagne[52]. L'une des grandes

---

[51] Le tarmac est la « partie d'un aérodrome réservée au trafic et au stationnement des avions[51] » (définition extraite du *Larousse*).

[52] On peut notamment penser au spot publicitaire détaillant les gestes barrières à suivre, et aux infographies partagées sur les réseaux sociaux.

réussites françaises pendant la crise sanitaire est d'avoir rapidement diffusé des consignes sanitaires à appliquer par tous : les fameux « gestes barrières ». Toutefois, la prévention faite autour des gestes barrières ne pouvait suffire à venir à bout de cette pandémie : les soignants devaient être en mesure de faire barrage au virus. Or, l'État a failli à approvisionner correctement l'ensemble des services de santé avec le matériel dont ils avaient cruellement besoin. Le manque de blouses, de masques de protection et de gels hydroalcooliques a affecté bon nombre de soignants et professionnels hospitaliers tels que les agents de ménage, mais aussi tous les autres professionnels directement impliqués dans la crise (ambulanciers, aides à domicile, agents des pompes funèbres, etc.).

L'incapacité de l'État à assurer le bon approvisionnement en matériel médical a forcé les personnes qui en étaient privées à s'organiser pour pallier ces défaillances. Par exemple, l'humoriste Anne Roumanoff a créé l'association « Solidarité avec les soignants » pour leur apporter le matériel dont ils manquaient cruellement[53]. Elle rapporte qu'elle a été « submergée de messages[54] » de soignants qui désespéraient du manque de matériel de protection. De la même manière, le manque de masques chirurgicaux a été compensé par le travail de Français et Françaises qui se sont attelés à leur machine à coudre. Les masques « faits maison », bien que moins efficaces que les masques produits industriellement, ont permis de protéger des milliers de personnes[55]. Bien qu'ils ne permettent pas en théorie de protéger d'une contamination, ces masques faits maison diminuent substantiellement le risque de propagation du virus en évitant la projection de gouttelettes. Ainsi, la généralisation des masques faits maisons est une réponse alternative permettant de protéger la population.

En outre, comme l'explique Jean-Paul Hamon, président de la Fédération des médecins de France, l'historique de la gestion du stock des masques par l'État français, illustre comment les petites économies conduisent aux grandes catastrophes[56]. Effectivement, le gouvernement actuel, tout autant que ceux qui l'ont précédé, ne peuvent pas nier la connaissance que l'on avait de l'importance des masques lors d'une épidémie. En 2005, un rapport du Sénat sur le risque épidémique identifiait la création de barrières physiques comme une protection essentielle contre une

---

[53] Ibid.

[54] BAJOS S., « Anne Roumanoff : "On a récolté plus de 300 000 euros pour les soignants" », France, *Le Parisien*, 7 mai 2020.

[55] CONDOMINES, A., « Les masques en tissu faits maison sont-ils efficaces », France, *Libération*, 20 mars 2020.

[56] DUNEAU C., « Pénurie de masques : comment la France a arrêté de se préparer aux épidémes », France, *Le Monde*, 22 avril 2020.

pandémie. Outre la distanciation physique des individus, ce rapport insistait sur l'importance du port du masque. Les rapporteurs précisent « qu'une mise à disposition de masques en nombre suffisant aurait un coût très élevé, mais en même temps, aiderait à limiter la paralysie du pays » ; ils en concluent qu'il faut « relativiser [le] coût » que représente le stock de masques par rapport à l'utilité qu'ils peuvent avoir[57].

Par ailleurs, l'expérience de la pandémie de grippe H1N1 de 2009 aurait dû nous rappeler que les stocks étatiques de masques doivent être maintenus. Toutefois, cet événement a eu l'effet inverse. En effet, la ministre de la Santé et des Sports de l'époque, Roselyne Bachelot, avait promptement réagi au risque pandémique, et avait commandé un très grand nombre de masques et de tests[58]. Or, cette attitude lui a été lourdement reprochée ; notamment par le député Michel Issindou qui l'accusait de « gaspiller les deniers publics[59] ». Sa réaction face à la crise H1N1 a été jugée excessive[60], et il s'en est suivi une décrédibilisation des dépenses de santé engagées dans la protection contre le risque épidémique. De plus, les suites de la crise des subprimes ont – entre autres – favorisé l'entrée dans une période d'orthodoxie budgétaire. À la suite de cela, le renouvellement du stock de masques n'était plus une priorité gouvernementale. Au fil des années, il a radicalement diminué. Le stockage des masques, ainsi que le renouvellement des stocks, représentaient un coût conséquent, parfois jugé trop élevé[61]. L'année 2013 marque un tournant dans la gestion du stock de masques : une décision ministérielle prévoit alors qu'il ne revient plus à l'État de disposer d'un stock FFP2 mais aux employeurs eux-mêmes, afin de protéger leurs salariés en cas d'épidémie. Pourtant, d'après les témoignages que nous avons recueillis, les établissements de santé n'avaient pas de consignes pour stocker des masques FFP2 qui n'étaient plus stockés par l'État. Par ailleurs, les stocks de masques chirurgicaux ont diminué avec le temps et n'ont pas été renouvelés au fur et à mesure qu'ils se périmaient[62]. Dès lors, le stock de masques français n'a eu de cesse de chuter : en 2015, la

[57] BLANDIN M.-C. et DOOR J.-P., « Le risque épidémique », France, *Sénat*, 10 mai 2005.

[58] DAVET G. et LHOMME F., « Roselyne Bachelot, la ministre qui a eu raison trop tôt », France, *Le Monde*, 26 mars 2020.

[59] ISSINDOU M., « Audition de Mme Roselyne Bachelot-Narquin, ministre de la santé et des sports, sur l'évolution de la pandémie grippale et la mise en œuvre du dispositif de lutte contre celle-ci », France, *Assemblée nationale*, 12 janvier 2010.

[60] WAJDZIK A., « Coronavirus. "J'ai été moquée, mais la solution, c'est la réponse maximale" confie Bachelot », France, *Ouest-France*, 20 mars 2020.

[61] Il faut renouveler les stocks de masques dans la mesure où ils ont une date de péremption ; au bout d'un certain temps, les élastiques se relâchent.

[62] COLLOMBAT B., « Pénurie de masques : les raisons d'un "scandale d'État" », France, *France Inter*, 23 mars 2020.

réserve en masques a déjà été divisée par deux par rapport à l'année 2010[63]. Alors que la rigueur budgétaire fait loi, on peut se questionner sur la pertinence de la recherche d'économies en matière de santé. À en croire l'adage, la santé n'a pas de prix. À l'éclatement de la crise, début 2020, il ne reste plus que l'ombre d'un stock étatique de masques. Comme l'a rapporté le ministre des Solidarités et de la Santé, Olivier Véran, devant le Parlement, au début de la crise, la France disposait de 150 millions de masques chirurgicaux, mais aucun masque FFP2[64]. Selon bon nombre d'estimations, ces stocks étaient bien trop réduits pour fournir toute la population en masques[65].

Cette mauvaise gestion du stock de masques a été maladroitement dissimulée par le gouvernement.

Les masques sont-ils inutiles, contreproductifs ou essentiels ? La communication gouvernementale a de quoi nous perdre. Entre pirouettes rhétoriques et contre-vérités, l'exécutif français n'a eu de cesse de modifier sa doctrine sur le port du masque. Le 13 mars, le Premier ministre Édouard Philippe expliquait que « le port du masque en population générale ne sert à rien[66] ». Ainsi, comme précisé par la porte-parole de son gouvernement Sibeth Ndiaye, « les Français ne pourront pas acheter de masque dans les pharmacies, car ce n'est pas nécessaire si l'on n'est pas malade[67] ». Pendant plus d'un mois, le gouvernement va présenter des arguments minimisant l'efficacité des masques dans la protection contre le virus. De la même façon, pour justifier le fait que le port du masque « n'est pas nécessaire pour tout le monde », Sibeth Ndiaye a expliqué qu'elle ne savait « pas utiliser un masque », dont le port supposerait des « gestes techniques précis » qui, non appliqués, rendraient les masques « contreproductifs[68] ». Ces gestes seraient-ils trop techniques pour que la population soit en mesure de les porter correctement ? Et ne pouvaient-ils pas tout simplement être expliqués aux

---

[63] DELATTRE F., « Rapport d'information de M. Francis DELATTRE, fait au nom de la commission des finances », France, *Sénat*,15 juillet 2015.

[64] VERAN O., « Assemblée nationale, XVe législature, Session ordinaire de 2019-2020 », France, *Assemblée nationale*, 19 mars 2020.

[65] Les estimations des besoins français en masques oscillent entre 24 et 105 millions par semaine. Olivier Véran défend la fourchette basse de ces estimations, tandis que des collectifs de médecins et autres professionnels de la santé considèrent que la consommation hebdomadaire de masques s'établit plutôt à 105 millions.

[66] PHILIPPE E., « Intervention au journal télévisé », France, *TF1*, 13 mars 2020.

[67] NDIAYE S., « Compte-rendu du conseil des ministres du 17 mars 2020 », France, *Gouvernement de la République française*, 17 mars 2020.

[68] NDIAYE S. Interviewée par BOURDIN J.-J., France, *BFMTV*, 20 mars 2020.

Français, au même titre que les gestes barrière, et ce, dès le début de la crise ?

Plutôt que d'informer les Français de la pénurie de masques à laquelle a fait face le pays, le gouvernement a choisi de taire cette information et de défendre l'argumentaire selon lequel le port du masque est inutile. Les représentants de l'État ont clairement menti sur la capacité du pays à répondre à la crise sanitaire. Si, comme l'avait défendu fin janvier l'ancienne ministre des Solidarités et de la Santé Agnès Buzyn, la France était « extrêmement bien préparée[69] », pourquoi avons-nous connu de telles pénuries de masques ? La désertrice de la « guerre sanitaire » déclarait formellement que nous avions « des dizaines de millions de masques en stock en cas d'épidémie[70] » ; or, ces stocks se sont révélés largement insuffisants au vu de l'ampleur de la pandémie.

C'est *Mediapart* qui a levé le voile sur ce vaste « mensonge d'État », en publiant une enquête sur les « actes » qui l'ont composé, notamment la lenteur de la réaction du gouvernement, les failles de la cellule de crise Covid-19, la pénurie de masques et les campagnes de communication faites sur le revirement doctrinal de la mi-mars[71]. Un court historique de la communication faite sur le sujet par le gouvernement français permet de réaliser quels revirements il a effectués. Le ministre des Solidarités et de la Santé, Olivier Véran, a d'abord défendu que l'usage généralisé des masques n'était pas utile[72]. Un mois plus tard, le directeur général de la santé, Jérôme Salomon, donne une contre-indication : le grand public peut porter un masque s'il le désire[73]. À peine dix jours plus tard, le président de la République, Emmanuel Macron, bien que reconnaissant que la France n'était pas assez préparée pour faire face à la crise, « refuse » de recommander le port du masque pour tous[74].

Si « la pénurie [de masques] n'est pas un sujet[75] », comme l'assénait le directeur général de la santé Jérôme Salomon, pourquoi les pharmaciens et pharmaciennes français ont-ils reçu, quelques jours plus tard,

---

[69] BUZYN A., France, 23 janvier 2020.

[70] BUZYN A., France, 26 janvier 2020.

[71] PHILIPPIN Y. et ROUGET A. et TURCHI, M., « Masques : les preuves d'un mensonge d'État », France, *Mediapart*, 2 avril 2020.

[72] VERAN O., « Discours télévisé », France, 9 mars 2020.

[73] SALOMON J., « Point du vendredi 3 avril 2020 », France, *Ministère des Solidarités et de la Santé*, 3 avril 2020.

[74] GUBERT R. et MAHRANE, S., « Emmanuel Macron : "Ce moment ébranle beaucoup de choses en moi" », France, *Le Point*, 17 avril 2020.

[75] SALOMON J., France, *Assemblée nationale*, 26 février 2020.

l'interdiction de vendre des masques[76] ? Cette interdiction découle de la réquisition des masques par l'État, qui a mis en place un système de redistribution des masques. Or, cette réquisition prouve bien que la France ne disposait pas de suffisamment de masques. Certains soignants étaient prioritaires sur d'autres dans l'accès à ces masques. Par exemple, les chirurgiens-dentistes ont pu recevoir des masques chirurgicaux, alors que le personnel des Ehpad en disposait seulement dans le cas où l'un des résidents présentait des symptômes du Covid-19[77]. Ainsi, une partie du personnel soignant, pourtant au chevet du malade au péril de leur vie, n'a pas été considérée suffisamment « prioritaire » pour recevoir des masques.

Par ailleurs, les masques FFP2 ne faisant plus l'objet d'un stock d'État, l'accès à ceux-ci a été quasi inexistant pour la majeure partie des soignants durant toute la première partie de la crise. Pour se protéger du virus, les soignants auraient eu besoin non pas de masques chirurgicaux, mais de masques FFP2. Surexposés au Covid-19, les soignants n'ont pas été suffisamment protégés. L'administrateur d'un établissement privé d'Île-de-France, très engagé dans la gestion de la crise, témoigne : « Dans une clinique comme la mienne, nous avons fait les comptes et au total, un tiers des soignants a eu le Covid-19. Un tiers ! Les chiffres sont probablement comparables dans la plupart des autres hôpitaux[78]… »

Ainsi, le manque de clarté et le caractère ambigu des consignes sanitaires mettent en exergue la mauvaise foi du gouvernement français. Comment le président peut-il défendre qu'il n'y a pas eu de rupture de masques[79], tout en avouant que l'État n'avait pas distribué autant de masques qu'il ne l'aurait voulu[80] ? L'exécutif français refuse de reconnaître ses erreurs de gestion, et de payer pour l'orthodoxie budgétaire des gouvernements précédents et du sien. Par conséquent, les consignes sanitaires ont suivi l'évolution du stock de masques. Le mensonge semble même être devenu « un nouvel outil de communication[81] ».

---

[76] Décret n° 2020-190 du 3 mars 2020 relatif aux réquisitions nécessaires dans le cadre de la lutte contre le virus Covid-19.

[77] « Covid-19 : stratégie de gestion et d'utilisation des masques de protection », France, Ministère des Solidarités et de la Santé, 13 mars 2020 (mise à jour le 5 mai 2020).

[78] Interview réalisée par Guy Courtois, la personne a souhaité garder l'anonymat, France, fin juin 2020.

[79] MACRON E., France, *BFMTV*, 18 mai 2020.

[80] MACRON E., « Allocution télévisée », France, 13 avril 2020, » Nous n'avons pas distribué autant de masques que nous l'aurions voulu pour les personnels soignants, pour les personnels s'occupant de nos aînés, pour les infirmières, les aides à domicile. »

[81] « Le mensonge, un nouvel outil de communication pour le gouvernement », France, *FranceSoir*, 26 mai 2020.

Toutefois, ne faudrait-il pas atténuer ces mots très forts ? Sur la question de l'utilité ou non du port généralisé du masque, le gouvernement a lui-même pu être dans une certaine forme d'incompréhension. En effet, il faut reconnaître que la complexité du discours scientifique sur le sujet a pu mener en déroute le gouvernement. Ainsi, à nos yeux, la dénonciation de « scandale d'État » faite par *Mediapart* devrait être relativisée.

La multiplication de messages contradictoires n'est pas le propre du gouvernement français. Outre-Atlantique, le président étasunien Donald Trump a, lui aussi, enchaîné les messages contradictoires lors de la crise sanitaire[82]. Au Royaume-Uni, l'incapacité de Boris Johnson à prendre la crise sanitaire au sérieux dès ses débuts a également été un frein à la bonne gestion de la crise[83]. De nombreux gouvernements semblent avoir tardé à qualifier ce nouveau virus de dangereux. Cette stratégie communicationnelle doit être questionnée ; en temps de crise sanitaire, plus que jamais, mensonges et pirouettes rhétoriques sont des freins supplémentaires à la protection de la population.

Les difficultés d'approvisionnement en masques ont donné lieu à des affrontements géopolitiques.

Pour rapidement venir à bout de la pénurie de masques, la France s'est donc tournée vers l'international. Il est pertinent d'étudier le positionnement de l'État français par rapport aux autres membres de la communauté internationale. Alors que la France se prépare déjà pour accueillir la troisième édition du Forum de Paris sur la paix, afin de construire un « monde meilleur » après la pandémie, il est bon de rappeler qu'à l'instant même où les intérêts des États divergeaient, il en était fini de l'entraide interétatique. En effet, le détournement de stocks de masques est devenu monnaie courante dès lors que le virus s'est répandu au-delà des frontières chinoises. De nombreux conflits ont éclaté sur les tarmacs : les États se disputaient tous des masques de protection. Alors que l'Organisation des Nations unies appelait à la coopération, les États défendaient furieusement leurs intérêts respectifs avant tout ; une guerre des masques a fait rage. Même l'Union européenne, qui aurait pu être un modèle de coopération politique, a été parcourue de fortes tensions. Par exemple, la République tchèque a détourné près de 650 000 masques

[82] PAZ C., « All of the president's lies about the coronavirus », États-Unis, *The Atlantic*, 27 mai 2020.
[83] MASON R., « Boris Johnson reacted too slowly to Covid-19, says former scientific adviser », Royaume-Uni, *The Guardian*, 15 avril 2020.

chinois destinés à l'Italie[84]. La France n'est pas non plus exempte de toute culpabilité : elle a notamment saisi quatre millions de masques appartenant à une entreprise suédoise, s'attirant les foudres de ses partenaires européens[85].

Cette guerre des masques est un révélateur des tensions dans la communauté internationale ; à la moindre difficulté, les États adoptent à nouveau la doctrine du « réalisme défensif[86] ». Les tensions internationales dues à la crise sanitaire permettent donc de repenser la nature réelle de la supposée coopération internationale. La crise à la fois sanitaire et économique qui a pourfendu l'Union européenne a mis en exergue ses défauts et lacunes. Or, la construction européenne s'est faite au rythme des crises, qui ont aidé à façonner le projet communautaire européen. Ainsi, comme nous le verrons dans un prochain chapitre, l'Union européenne pourrait sortir grandie de cette crise.

***
**
*

Didier Raoult avait raison de dire qu'il faut se protéger et protéger les autres, et probablement tort de ne pas recommander le port généralisé du masque.

En résumé, ce que nous appelons la première étape de la méthode Raoult, c'est se protéger et protéger les autres ; en particulier, appliquer les gestes barrières et porter un masque. Dans ce domaine, l'IHU Méditerranée Infection a été un vrai modèle, avec un taux très faible de contamination du personnel. En réalité, cette première étape de la méthode relève du simple bon sens, mais sa mise en place n'a pas été facile dans de nombreux pays, dont la France.

Didier Raoult s'est positionné en faveur du port du masque chez les soignants, et a insisté sur l'importance du lavage régulier des mains. La preuve que cette méthode de protection est plus qu'efficace : le faible taux de soignants qui ont contracté le Covid-19 au sein de l'IHU dirigé par le professeur. On peut regretter qu'il ne se soit pas positionné clairement sur l'intérêt du port généralisé du masque. Mais, même si Didier Raoult ne

---

[84] « Coronavirus : la République tchèque vole des masques à l'Italie », France, *FranceInfo*, 22 mars 2020.

[85] GYLDÉN A., « Guerre des masques entre la Suède et la France », France, *L'Express*, 1er avril 2020.

[86] WALTZ K., *Theory of international politics*, New York, Mac Graw Hill, 1979.

s'est pas positionné clairement sur l'efficacité du port généralisé du masque, il apparaît qu'il est favorable au port de celui-ci dans des zones à fort risque de contamination.

Nous tenons à souligner que le gouvernement français a rapidement organisé des campagnes de sensibilisation et que cette décision a très certainement été l'un des vecteurs de la maîtrise de la pandémie en France. Comme l'avait déjà expliqué le Pr Raoult, l'importance des gestes barrières, notamment en ce qui concerne le lavage fréquent des mains, ne peut être sous-estimée. Nous pouvons toutefois regretter que la doctrine sur le port des masques de protection ait été si peu claire, tant sur le plan scientifique que politique. De même, il est regrettable qu'elle ait été définie au gré de considérations politiques. On peut ainsi parler d'une véritable faiblesse d'État, tant la gestion du stock de masques a été désastreuse. Ne réussir, qu'incomplètement, à mettre en œuvre ce premier pilier de la méthode Raoult a eu, nous le verrons tout au long de cet ouvrage, des conséquences importantes. Les gestes barrières sont une politique capitale à mettre en place ; mais fournir des masques à l'ensemble de la population l'est tout autant.

De toute façon, comme le résume Didier Houssin, « Face à un virus d'autant plus dangereux qu'il est excrété avant les signes cliniques, l'absence de traitement et de vaccin et la rareté des tests virologiques disponibles imposaient de recourir aux méthodes rustiques de prévention, sinon la fuite, du moins la distanciation, l'hygiène des mains et le port du masque[87] ».

Cette crise sanitaire présente l'occasion de repenser notre relation aux gestes de protection contre les pandémies. Alors que dans bon nombre de pays d'Asie de l'Est, le port du masque est très courant[88], les pays européens ne semblent pas encore complètement acquis à cette cause. Ce geste de protection quotidien est une pratique nouvelle en France, mais l'on peut espérer que dans les années à venir, il se généralisera. Il sera d'ailleurs probablement fort utile pour lutter contre les ravages de la grippe.

---

[87] HOUSSIN D., Directeur général de la Santé 2005-2011, Compte rendu n° 27 audition parlementaire, France, 24 juin 2020.
[88] BRUT, « Geste de protection quotidien, d'où vient l'habitude de porter un masque en Asie de l'Est ? », France, France TV, 24 avril 2020.

L'étape 1-PROTÉGER de la méthode Raoult, nous le voyons, pose encore question et n'est donc pas parfaitement déclinée dans les pays de l'Occident. Nous pourrions même affirmer que l'étape 1-PROTÉGER appliquée en Asie est une étape 1 améliorée vers laquelle les pays occidentaux devraient tendre, et d'ailleurs, vont probablement tendre.

Avoir une méthode claire, une stratégie claire, permet d'expliquer clairement à la population les choix qui sont faits et les raisons de ces choix. Ainsi, s'il avait été expliqué une méthode simple et claire à l'ensemble de la population en expliquant le pourquoi du comment de chacune de ces étapes, nous aurions peut-être pu éviter d'avoir des gens qui ne comprennent pas pourquoi on leur demande de faire certaines choses et qui refusent donc de les faire.

Prenons l'exemple des groupes qui se sont créés sur les réseaux sociaux, tels Facebook, Twitter ou encore Instagram, contre le port du masque. À titre d'exemple, nous pourrions citer le groupe « contre le port obligatoire du masque au Québec[89] » qui regroupe près de 17 000 membres et dont le propos est le suivant : « Fini de se faire niaiser par le gouvernement ! Nous forcer à mettre un masque est le début lent et silencieux de la perte de nos droits et libertés. Une fois que nous serons assez nombreux dans le groupe, nous regarderons ensemble ce que nous pouvons faire pour l'empêcher de nous forcer à porter un masque dans les endroits publics et éventuellement les autres dictatures à venir ». Nous ne jugeons pas ce groupe, mais nous expliquons simplement que ce type de propos est le fruit du manque d'une stratégie claire et facile à expliquer à la population. Sans clarté, comment attendre l'adhésion de la population ? C'est impossible.

La problématique des masques nous amène à nous questionner sur la distinction entre secret d'État et secret politique.

« Mais c'est un fait qu'il y a aussi la vérité, et que nous devons en faire le plus grand cas ! »

Platon, *La République.*

---

[89] Groupe privé « Contre le port obligatoire du masque au Québec », *Facebook*, consulté en juillet 2020.

« C'est donc à ceux qui gouvernent la cité, si vraiment on doit l'accorder à certains, que revient la possibilité de mentir ».

Platon, *La République.*

Nous l'avons vu, l'État français a menti. Il n'est d'ailleurs pas le seul. D'où cette question : dans quelle mesure peut-on justifier le mensonge d'État ? Est-il encore légitime dans nos démocraties ? Peut-on mentir au peuple au nom duquel le pouvoir s'exerce, décide, agit ? Pour réussir à le déterminer, il faut commencer par se renseigner sur la finalité du mensonge : est-il émis dans l'intérêt général, ou pour protéger des intérêts particuliers ? Finalement, la légitimité de la dissimulation dépend de la visée finale des gouvernants : se protéger eux, ou protéger les gouvernés. Un gouvernement peut, en réalité, produire un mensonge pour protéger un secret d'État, ou un secret politique.

Lorsqu'un gouvernement ment pour préserver un secret d'État, il cherche à protéger les intérêts fondamentaux de la nation. Ici, on considère que toute vérité n'est pas bonne à dire, dans la mesure où le dévoilement de la vérité peut être contraire à l'intérêt général. Ainsi, dire que les masques sont inutiles à la population afin de s'assurer qu'ils soient en priorité destinés au personnel soignant, a été interprété par certains comme un mensonge légitime. Effectivement, cette stratégie peut être interprétée comme respectant l'intérêt général, puisque le personnel soignant, très exposé au virus, était essentiel dans la lutte contre la pandémie. À l'opposé, lorsqu'un gouvernement dissimule un secret politique, il sert les intérêts personnels des hommes et femmes politiques, en préservant leur crédibilité, par exemple. Dans ce cas, l'art de la dissimulation et du mensonge sont mis au service des intérêts des décideurs. Ainsi, pour analyser la légitimité d'un mensonge politique ou d'un secret caché par un gouvernement, il convient de s'interroger sur la visée finale de celui-ci.

Par ailleurs, la révolution numérique, ainsi que l'injonction à la transparence qui l'accompagne, rendent de plus en plus difficile le maintien de faits dissimulés. Chaque parole, chaque action, chaque intervention est scrutée de près par les internautes. Aujourd'hui, on voit que les secrets politiques se dévoilent beaucoup plus aisément qu'il y a quelques dizaines d'années. Ainsi, il semble de plus en plus difficile, pour un gouvernement, de recourir à la dissimulation.

Au fil de l'ancrage de la révolution numérique, la connaissance est rendue de plus en plus accessible, et elle est, par conséquent, toujours plus recherchée. Le manque de transparence est devenu le symptôme d'un déficit démocratique. L'abolition du secret est présentée comme un remède à la crise de confiance des citoyens envers institutions et politiques. Finalement, dans un régime démocratique, secret politique comme secret d'État érodent la confiance accordée aux gouvernements et aux gouvernants par les gouvernés. Pour Louis XI, « qui ne sait dissimuler ne sait pas régner ». L'évolution démocratique de nombreux régimes politiques suppose qu'hommes et femmes politiques se détournent de cette leçon de dissimulation, et acceptent de se soumettre à l'exercice de la transparence.

***
**
*

AUDITION PARLEMENTAIRE
DE DIDIER RAOULT

À Paris, le 24 juin 2020

« Le masque est indispensable pour les soignants parce qu'on a des rapports avec les malades qui sont très proximaux, donc on est à 20-30 cm [d'eux] et là, les masques sont essentiels. Et sinon, on se passe les mains à l'alcool 100 fois par jour. On a des distributeurs d'alcool partout [dans l'IHU]. À chaque fois qu'on passe devant un distributeur, on se met de l'alcool dessus. [...] C'est le moyen le plus efficace ».

« Les décisions du confinement et du port du masque ne reposent pas sur des données scientifiques établies, claires et démontrables ».

***
**
*

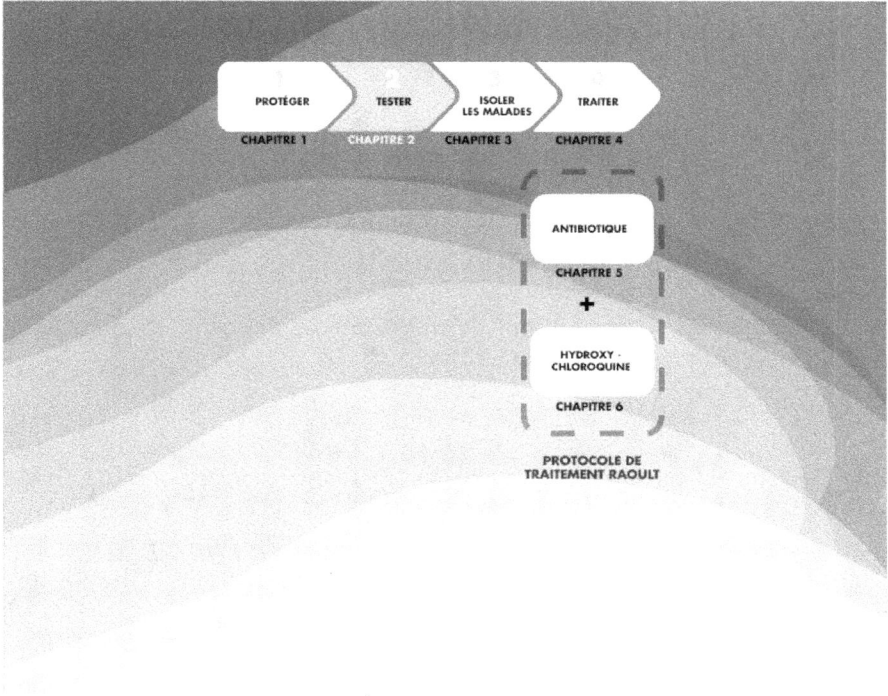

CHAPITRE 2

GÉNÉRALISER LES TESTS

« Il est temps de basculer dans la modernité, dans le diagnostic moléculaire de masse, qui est extrêmement facile ».

Didier Raoult

SYNTHÈSE DU CHAPITRE 2

Les tests constituent-ils un facteur essentiel pour évaluer la bonne gestion d'une crise sanitaire telle que celle du Covid-19 ?

Selon Didier Raoult, les tests sont essentiels, car ils précèdent toutes les mesures d'isolement des malades.

Mais nombreux sont ceux qui émettent des doutes sur la nécessité de réellement tester de façon généralisée.

***
**
*

1 - LES TESTS MANQUENT ET TOUS LES MOYENS NE SONT PAS MIS EN PLACE POUR COMBLER CES PÉNURIES.

En France, les prises de décisions gouvernementales ont donné lieu à des pénuries de tests de dépistage.

En France, le secteur des laboratoires privés est mis à l'écart dans la réalisation des tests, ce qui semble incompréhensible.

En France, le grand retard d'homologation des tests PCR vétérinaires impacte fortement les capacités de production de tests.

***
**
*

2 - IL FAUT TESTER MASSIVEMENT ET COMBINER LES TESTS AVEC LE SUIVI DES PERSONNES MALADES.

Pourtant, tester est la clé pour isoler les malades, éviter les contaminations et en savoir plus sur le virus.

L'exemple de la Corée du Sud, qui a pratiqué le dépistage massif et le tracking, demeure un modèle pour de nombreux pays.

Le retard concernant le tracking des personnes et la mise en place tardive des applications, ont retardé le déconfinement dans de nombreux pays.

***
**
*

3 - CERTAINES DÉCISIONS RÉSULTENT DES MANQUEMENTS ET INCOMPRÉHENSIONS LIÉS AUX TESTS.

La fermeture des frontières se présente comme une possible solution face aux pénuries de tests.

La confusion règne au sujet des tests sérologiques, qui sont pourtant au cœur de la politique de déconfinement.

***
**
*

En France, nous pouvons parler d'un véritable scandale des tests, qui aurait pu être évité si nous nous étions mis en mode « gestion de crise ».

Pourquoi le tracking des personnes contaminées est-il considéré comme une atteinte à la vie privée ?

***
**
*

DÉFINITIONS

Délai d'incubation : « La période entre la contamination et l'apparition des premiers symptômes. Le délai d'incubation du coronavirus Covid-19 est de 3 à 5 jours en général, et peut toutefois s'étendre jusqu'à 14 jours. Pendant cette période, le sujet peut être contagieux : il peut être porteur du virus avant l'apparition des symptômes ou à l'apparition de signaux faibles[90] ».

Tests : au moment de l'écriture, deux sortes de tests permettent de déterminer si une personne a contracté le Covid-19.

Les tests virologiques (PCR) « permettent de déterminer si une personne est porteuse du virus au moment du test grâce à un prélèvement par voie nasale ou salivaire[91] ».

Les tests sérologiques « permettent de rechercher si une personne a développé une réaction immunitaire après avoir été en contact avec le virus. Ces tests détectent la présence d'anticorps au moyen d'une prise de sang[92] ».

***
**
*

---

[90] « Réponse à vos questions sur le Covid-19 », France, *ministère des Solidarités et de la Santé*, 31 mars 2020.

[91] Ibid.

[92] « Tests et dépistage », France, *Gouvernement*, 10 mai 2020.

Les tests constituent-ils un facteur essentiel pour évaluer la bonne gestion d'une crise sanitaire telle que celle du Covid-19 ?

En mars 2020, plusieurs célébrités telles que Tom Hanks et son épouse Rita Wilson[93], Christian Estrosi[94], maire de Nice, ou encore l'acteur Michel Boujenah, ont déclaré avoir été infectées par le Covid-19. Si cela semble simple pour ces personnalités d'avoir pu effectuer un dépistage de cette maladie, les tests n'ont pourtant pas toujours été aussi faciles d'accès. En effet, à la veille du déconfinement en France, plusieurs entreprises annoncent leur plan dans lequel elles disent vouloir dépister en masse leurs salariés[95]. À ce propos, le 23 avril 2020, la société Véolia, en charge du ramassage des ordures et des déchets, annonce vouloir dépister 50 000 de ses salariés en France sur la base du volontariat. L'objectif est de commencer par ses 20 000 salariés ayant continué de travailler sur le terrain, en première ligne de l'épidémie[96]. Ces agents de salubrité ont, en effet, été en contact constant avec le virus depuis le début de la crise sanitaire. Toutefois, cette démarche a été freinée par la ministre du Travail, Muriel Pénicaud, qui a interdit aux entreprises le dépistage généralisé, car « aucune organisation par les employeurs de prélèvements en vue d'un dépistage virologique ne saurait s'inscrire dans la stratégie nationale de dépistage[97] ».

Parallèlement, la Corée du Sud, qui s'est illustrée dans sa gestion jugée exemplaire de la pandémie, a tout de suite mis en place une énorme campagne de dépistage massif[98]. Ce processus a été mis en œuvre dès l'apparition du virus en Chine. Quelques heures après la confirmation de l'arrivée d'un nouveau virus, Séoul[99] a autorisé les cliniques à créer un nouveau test permettant de diagnostiquer le Covid-19 en seulement 6 heures. Quelques jours plus tard, les premières cliniques ambulantes coréennes sillonnaient les rues afin de pouvoir tester un maximum de personnes[100].

---

[93] Rédaction culture France Télévisions, « Coronavirus : testés positifs, Tom Hanks et sa femme Rita Wilson hospitalisées en Australie », France, *FranceInfo*, 12 mars 2020.
[94] CORDELIER J., « Il faut faire confiance au Pr Raoult », France, *Le Point*, 23 mars 2020.
[95] BEZAT J.-M., « Le gouvernement refuse aux entreprises un dépistage généralisé du Covid 19 », France, *Le Monde*, 5 mai 2020.
[96] Ibid.
[97] Ibid.
[98] AFP, « Séoul, l'élève modèle de la lutte contre le coronavirus ? », France, *Le Point*, 11 mars 2020.
[99] Ibid.
[100] Ibid.

S'opposent alors deux politiques de dépistage, révélatrices des différentes gestions de la pandémie à travers le monde. Quel système est-il préférable ? Et, plus encore, il faut se demander quel est l'intérêt de dépister le plus de personnes possible.

Selon Didier Raoult, les tests sont essentiels, car ils précèdent toutes les mesures d'isolement des malades.

Au fur et à mesure de l'avancée de l'épidémie, Didier Raoult s'est exprimé à plusieurs reprises sur sa chaîne YouTube « IHU Méditerranée Infection ». Il souligne dès les premiers mois[101] la nécessité pour les pays de tester le plus possible, avant de prendre les mesures d'isolement. En effet, dans la vidéo publiée le 31 janvier 2020, au début de la crise sanitaire en France, Didier Raoult est interrogé pour donner son avis sur la stratégie à mettre en place pour les Français rapatriés de Wuhan. Il déclare qu'une des bonnes décisions prises par le gouvernement a été de faire « revenir les gens, puis de les tester pour savoir s'ils sont positifs ou négatifs, afin d'isoler ceux qui ont été contaminés[102] ».

Il réaffirme cette même idée dans diverses vidéos. Le 17 février 2020, en réponse à la question « L'épidémie du coronavirus est-elle considérée comme mondiale ou grave ? Va-t-elle continuer ?[103] », le professeur déclare : « Demain, détecter les gens dans un avion directement et leur rendre leurs résultats, prendra moins de deux heures. Donc, ces outils technologiques sont extrêmement importants, à condition que la loi créée pour valider les diagnostics […] soit changée pour pouvoir être utilisable quand on a besoin de tests rapides, parce qu'il y a une crise et qu'il faut que l'on puisse très rapidement les utiliser et que l'on sorte de la régulation habituelle pour répondre à cette question. Donc je trouve que cette épidémie est l'occasion de montrer le retard intellectuel et technique des décideurs du monde, que ce soit l'OMS [ou] l'Europe. Il est temps de basculer dans la modernité, dans le diagnostic moléculaire de masse, qui est extrêmement facile[104] ». Ainsi, Didier Raoult expose clairement son mode d'action, en insistant sur la grande nécessité de tester un maximum de personnes, un élément clé à la résolution de la crise.

---

[101] RAOULT D., « Coronavirus : l'IHU prêt pour prévenir tout risque de contagion », France, *IHU Méditerranée Infection, YouTube*, 31 janvier 2020.
[102] Ibid.
[103] RAOULT D., « Coronavirus : Moins de morts que par accident de trottinette », France, *IHU Méditerranée Infection YouTube,* 17 février 2020.
[104] Ibid.

En outre, au sein de son IHU, Didier Raoult a organisé des campagnes de dépistage massif[105]. Le dimanche 22 mars 2020, l'équipe du professeur publie un communiqué assurant que des tests seraient pratiqués au sein de l'IHU Méditerranée Infection, situé à Marseille, pour « tous les malades fébriles ». Malgré les nombreuses critiques formulées par d'autres médecins, de nombreuses personnes se sont présentées, comme prévu, le lundi 23 mars 2020, devant l'hôpital de la Timone. L'engouement était si fort qu'une impressionnante file de près de 300 personnes, toutes à un mètre de distance, s'est formée devant le centre hospitalier[106]. Cet étonnant phénomène, révélé par de nombreuses vidéos[107], a beaucoup fait parler de Didier Raoult. L'intérêt porté à l'infectiologue a été accru ; d'une part, en raison du grand nombre de personnes qui ont répondu à son appel ; et d'autre part, car il a démontré, une fois de plus, sa grande et dérangeante indépendance.

Mais nombreux sont ceux qui émettent des doutes sur la nécessité de réellement tester de façon généralisée.

Si la stratégie défendue par le Pr Didier Raoult semble porter ses fruits au sein de son IHU à Marseille, ce n'est pas le cas pour l'ensemble des hôpitaux de France. En effet, par manque de préparation, le pays a souffert d'une pénurie de tests qui a mécaniquement empêché la mise en place d'une campagne de dépistage massif. Parallèlement à cette pénurie, les hôpitaux français souffrent aussi d'un manque d'effectifs de personnel et de matériel[108]. S'il y a un cruel manque de personnes pour prendre en charge une telle politique de dépistage, il devient donc impossible de mettre en place le deuxième pilier de la méthode Raoult, à savoir tester l'ensemble de la population[109].

En outre, une confusion règne entre les deux types de tests permettant de détecter la présence du virus : les tests PCR et les tests sérologiques. Cette confusion sème le doute sur l'utilité des campagnes de dépistage massif, ainsi que sur la véritable fiabilité de ces différents types de tests. Les tests PCR permettent de mettre en évidence la contraction du virus[110] par une

---

[105] HAROUNYAN S., « À Marseille devant l'IHU du Pr Raoult : " on attend que ça passe et au pire, on meurt ?" », France, *Libération*, 23 mars 2020.

[106] Ibid.

[107] « Coronavirus : à Marseille, les tests organisés par le Pr Raoult attirent la foule », France, *L'Express*, 23 mars 2020.

[108] « Coronavirus : Conditions de travail, réorganisation des hôpitaux... Des soignants témoignent », France, *20 Minutes*, 21 mars 2020.

[109] PRIGENT A., « Coronavirus : le dépistage systématique encore en rodage », France, *Le Figaro*, 22 mai 2020.

[110] VERAN O., » Coronavirus : suivez notre soirée spéciale avec l'interview d'Olivier Véran », France, *BFMTV*, 9 mars 2020.

personne dans les premiers jours, alors que les tests sérologiques permettent de déterminer si une personne a été infectée par le virus, en s'appuyant sur l'étude de ses anticorps. Les résultats sont obtenus quelques semaines après l'infection. Or, durant tout ce temps, les personnes peuvent ne plus être malades, ou être en contact avec d'autres personnes, etc. De ce fait, les détracteurs de Didier Raoult ont beau jeu de s'interroger sur la fiabilité de tels tests, tant ils prennent du temps à être réalisés.

En plus de cette confusion, la mise en place du confinement amène à se demander – selon les détracteurs de Didier Raoult – si la mise en place d'une politique de dépistage massif est réellement nécessaire. En effet, si les personnes ne peuvent pas se retrouver, être en contact direct les unes avec les autres, elles n'ont aucune raison de contracter le virus, et donc il n'est pas nécessaire de tester en masse. Le confinement s'est vite imposé – toujours selon les détracteurs de Didier Raoult – comme la meilleure stratégie pour lutter contre l'épidémie. Comme nous le verrons par la suite, ce n'était pas la seule et surtout pas la meilleure stratégie à adopter. Elle a été pensée comme seule alternative à la mise en place d'une « politique de dépistage à grande échelle » sachant que, comme l'affirme le Conseil scientifique, « l'isolement des personnes détectées [n'était] pas, pour l'instant, réalisable à l'échelle nationale[111] ». Par conséquent, pour le gouvernement français et les autorités sanitaires, seul le confinement permettait de ralentir l'avancée du virus.

Au regard de cette absence de tests disponibles, ainsi que de la confusion qui règne sur ces derniers et des doutes sur leur réelle efficacité, on peut se poser la question suivante : la stratégie préconisée par Didier Raoult, qui correspond à l'étape 2 de ce que nous avons appelé la méthode Raoult, c'est-à-dire la politique de dépistage massif, est-elle véritablement celle à suivre ?

***

**

*

---

[111] DOS SANTOS G. et TOURBE C., « Les tests, armes de déconfinement massif », France, *Le Point*, 2 avril 2020.

1 - LES TESTS MANQUENT ET TOUS LES MOYENS NE SONT PAS MIS EN PLACE POUR COMBLER CES PÉNURIES.

En France, les prises de décisions gouvernementales ont donné lieu à une pénurie de tests de dépistage.

Nous allons maintenant faire un focus sur la France, mais des problèmes similaires ont été constatés dans de nombreux pays du monde, notamment aux États-Unis et sur le continent africain, ce qui n'exonère en rien la France de ses manquements.

Tout d'abord, il est nécessaire de se rendre compte du manque de préparation de la France dans le domaine des tests. Les chiffres au 22 juin 2020 en témoignent : la France aurait effectué près de 21 000 tests pour un million de personnes, tandis que des pays comme l'Allemagne ou le Canada en ont effectué plus de 60 000[112]. En effet, à la mi-mars 2020, les autorités françaises produisent environ 4 000 tests par jour, alors que les autorités allemandes ou sud-coréennes en produisent près de 20 000[113]. Pourtant, Jean-François Delfraissy soutient, lors de son audition parlementaire du 18 juin 2020, que « la capacité de tests en France est largement équivalente à celle de l'Allemagne. Cependant, il y a une "sous-utilisation" de ses capacités. Il ne faut pas perdre ce système pendant l'été[114] ».

Malgré les recommandations diffusées par l'OMS dès le 16 mars 2020 aux pays contaminés, préconisant de « tester, tester, tester[115] », la France a eu beaucoup de mal à se conformer à ces nouvelles injonctions. Pourtant, le dépistage rapide et systématique des personnes, dès la première apparition des symptômes du virus, est une mesure clé pour la résolution d'une telle crise. Sur ce point, la France s'est heurtée à un retard énorme, car selon les chiffres fournis par l'Organisation pour la coopération et le développement économique (OCDE), la proportion de la population testée était de 5,1 pour 1 000 habitants[116] au 15 avril 2020. À la sortie du déconfinement, le gouvernement français promettait la production de

---

[112] Nombre de tests effectués pour un million d'habitants, États-Unis, www.worldometers.info/coronavirus, 22 juin 2020.

[113] PERRONNE C., « Y a-t-il une erreur qu'ils n'ont pas commise ? : Covid-19 : l'union sacrée de l'incompétence et de l'arrogance », Paris, *Albin Michel*, 2020, p. 27.

[114] MICHALIK M.-L., « Commission d'enquête Covid-19 : revivez l'audition de Jean-François Delfraissy », France, *Le Figaro*, 18 juin 2020.

[115] « Allocution liminaire du Directeur général de l'OMS lors du point presse sur la Covid-19 », *OMS [en ligne]*, 16 mars 2020.

[116] « Les leçons de la pénurie des tests », France, *Le Monde*, 25 avril 2020.

700 000 tests par semaine[117]. Toutefois, François Blanchecotte, président du syndicat national des biologistes, révèle que la production s'élève en réalité à moins de 350 000 tests par semaine[118]. Il s'agissait alors, au début de la crise, de réserver les tests aux personnes présentant les symptômes du virus, car la mise en place de campagnes massives de dépistage était impossible. Une stratégie que confirme Olivier Véran, ministre des Solidarités et de la Santé, le 9 mars 2020, lors de son intervention sur BFMTV : « J'ai demandé qu'on teste tous les malades en réanimation qui ont des troubles respiratoires ou une fièvre inexpliquée. Et c'est ainsi qu'on a diagnostiqué un certain nombre de cas graves[119] ». En février 2020, le site du ministère des Solidarités et de la Santé indique que « Tester tous les patients présentant des symptômes conduirait à saturer la filière de dépistage[120] ». Cette dernière information sera rectifiée le 21 avril 2020, mais met en exergue le choix d'une stratégie de dépistage sélectif. Un choix qui semble avant tout avoir été privilégié en raison des pénuries. Cependant, en procédant de cette manière, on écarte la possibilité de détecter les porteurs du virus dits « asymptomatiques », c'est-à-dire les personnes ayant été contaminées par le virus, mais ne présentant aucun symptôme.

Dans une vidéo publiée le 12 mai 2020, au lendemain du déconfinement en France, Didier Raoult souligne l'incapacité du gouvernement français à mettre en place des campagnes de dépistage massif : « Cette crise a également montré, et c'est sans doute la raison pour laquelle certaines décisions ont été prises, qu'on a été incapable dans ce pays de développer des stratégies de tests systématiques qui, pourtant, ont été bien mises en place dans la plupart des autres pays. C'est pourtant banal, il y a énormément de gens volontaires pour les faire. De surcroît, il y a eu une tentative de monopolisation de la capacité à diagnostiquer les gens, [ce] qui est profondément antimédical, encore une fois[121] ». Ne pas tester massivement était donc une erreur, selon le professeur, car plus le nombre de tests réalisés est grand, plus les connaissances, à la fois sur le virus et sur la part de la population véritablement porteuse du Covid-19, sont fiables.

[117] Ibid.

[118] PRIGENT A., « Coronavirus : le dépistage systématique encore en rodage », France, *Le Figaro*, 22 mai 2020.

[119] VERAN O., « Coronavirus : suivez notre soirée spéciale avec l'interview d'Olivier Véran », France, *BFMTV YouTube*, 9 mars 2020.

[120] PERRONNE C., « Y a-t-il une erreur qu'ils n'ont pas commise ? : Covid-19 : l'union sacrée de l'incompétence et de l'arrogance », Paris, *Albin Michel*, 2020, p. 30.

[121] RAOULT D., « Covid-19 : Quelles leçons doit-on en tirer ? », France, *IHU Méditerranée Infection YouTube*, 12 mai 2020.

Un retard similaire a été observé aux États-Unis, qui ont eu du mal à anticiper l'apparition du virus. En effet, ce pays regroupant près de 331 millions d'habitants[122], n'a été en capacité de produire que 7 580 tests par jour au maximum[123]. Mais la France et les États-Unis ne sont pas les seuls. Par manque de moyens, en Algérie, au Maroc, au Sénégal et sur l'ensemble du continent africain en général, le nombre de tests réalisés n'a pas été suffisant[124].

En France, le secteur des laboratoires privés est mis à l'écart dans la réalisation des tests, ce qui semble incompréhensible.

En période de crise, il est logique de faire appel à tous les moyens dont dispose un pays pour la résoudre. Or, dans la stratégie de dépistage promise par le gouvernement français, il semblerait que les laboratoires appartenant au secteur privé aient été exclus des arrêtés listant les professionnels prioritaires. Ceci ayant pour objectif de prioriser certains domaines professionnels quant à la distribution de masques ou tout autre matériel nécessaire à la production massive de tests de dépistage, tels que les écouvillons, par exemple, rappelle François Blanchecotte, président du Syndicat national des biologistes[125]. Alors que la stratégie du dépistage sélectif a été mise en œuvre, entre 400 et 500 laboratoires d'analyses médicales privés s'étaient déclarés prêts à effectuer des campagnes de dépistage. Ils n'ont pourtant pas été sollicités[126].

***
**
*

---

[122] Countries in the world by population (2020), États-Unis, *www.worldometers.info/coronavirus*, 20 juin 2020.

[123] JT France 2, « États-Unis : pénurie de tests de dépistage au Covid-19 », France, *FranceInfo*, 13 mars 2020.

[124] Les données de dépistage de ces pays seront analysées plus en détail dans le cadre d'un autre chapitre dédié au confinement : le chapitre 15.

[125] HOREL S., « Pourquoi la France ne dépiste pas davantage », France, *Le Monde*, 25 mars 2020.

[126] Ibid.

En France, le grand retard d'homologation des tests PCR vétérinaires impacte fortement les capacités de production de tests.

Le blocage administratif empêchant les laboratoires privés d'effectuer des tests n'est pas le seul problème ayant affaibli l'organisation française. En effet, depuis une loi du 30 mai 2013, les laboratoires vétérinaires ne peuvent plus traiter les prélèvements issus du corps humain[127]. Malgré l'appel à une mobilisation générale, lancé par Emmanuel Macron dès le 12 mars 2020[128], les laboratoires vétérinaires se voient confrontés aux lentes homologations du gouvernement. Ces laboratoires sont dotés d'un personnel formé et compétent, et sont aussi pourvus de matériels de pointe, capables de produire entre 150 000 à 350 000 tests PCR par semaine[129]. Ainsi, il ne manquait plus qu'un feu vert, de la part du gouvernement, pour permettre à ces laboratoires d'utiliser tous les moyens dont ils disposent, et ainsi produire un maximum de tests de dépistage. Ce n'est que le 5 avril 2020, soit près d'un mois après le début de la crise sanitaire, que le ministre des Solidarités et de la Santé, Olivier Véran, a permis aux laboratoires vétérinaires de produire des tests, via un décret les autorisant à participer à l'effort national, suspendant ainsi la loi du 30 mai 2013[130]. Ces laboratoires sont pourtant plus habitués que les autres à traiter de nombreuses analyses, et ce, grâce à de meilleurs équipements. Notamment par le biais des machines dites « ouvertes », capables de s'adapter à différents types de réactifs, contrairement aux machines de laboratoires de biologie médicale, qui, elles, sont « fermées ». Ces dernières ne fonctionnent qu'à partir des produits de leurs fabricants[131]. Par conséquent, pour effectuer une politique de dépistage massif, telle que préconisée par l'OMS, il aurait fallu faire appel à un nombre maximal de laboratoires dès le début de la crise sanitaire. Le retard observé en France concernant l'homologation des différents types de laboratoires disponibles sur le territoire, a donc bien empêché la mise en œuvre de campagnes de dépistage massif.

Au regard du retard pris sur la mise en place d'une politique de dépistage de masse, des pays comme la France ou les États-Unis ont défini, comme unique alternative, le confinement pour éviter la propagation du virus.

---

[127] WOESSNER G., « Comment la France se prive de 150 000 à 300 000 tests par semaine », France, *Le Point*, 3 avril 2020.
[128] MACRON E., « Coronavirus : Allocution d'Emmanuel Macron à propos du Covid-19 en France », France, *France 24*, 12 mars 2020.
[129] Ibid.
[130] WOESSNER G., « Coronavirus : les laboratoires vétérinaires commencent enfin les tests », *Le Point*, 8 avril 2020.
[131] Ibid.

Toutefois, cet isolement général n'a pas permis de connaître précisément la part de la population véritablement infectée. En demandant à toutes les personnes de rester chez elles, ces pays n'ont pas pu isoler uniquement les personnes malades, ce qui a posé de nombreux problèmes. Ces errements, cet attentisme selon certains, sont fortement dommageables, car ils expliquent pourquoi il a été impossible de mettre en place l'étape 2 de la méthode Raoult : TESTER. Ils expliqueront aussi pourquoi il sera, par la suite, impossible de mettre en place l'étape 3 de cette même méthode : ISOLER LES MALADES.

***
**
*

2 - IL FAUT TESTER MASSIVEMENT ET COMBINER LES TESTS AVEC LE SUIVI DES PERSONNES MALADES.

Pourtant, tester est la clé pour isoler les malades, éviter les contaminations et en savoir plus sur le virus.

La décision du directeur général de l'OMS d'appeler les pays à tester en masse ne s'est pas faite sans raison. On l'aura compris, le dépistage de masse est la seule véritable solution pour avoir à la fois un réel avis sur la part de la population infectée, voire immunisée contre le virus, et en savoir plus sur ce dernier. C'est une réalité : les pays qui ont mis très vite en œuvre des campagnes de dépistage massif ont été ceux qui s'en sont le mieux sortis. Il est donc certain, aujourd'hui, que le dépistage sélectif mis en place en France est dû essentiellement au manque de tests de dépistage sur le territoire. Toutefois, cela ne permet pas d'expliquer complètement la lenteur du gouvernement français, qui appelait pourtant à une « mobilisation générale[132] ». Toutes ces questions, relevant du domaine législatif et administratif, restent aujourd'hui encore sans réponse. Peut-être les auditions parlementaires en cours apporteront-elles des éléments de réponses ? Néanmoins, les chiffres sont clairs : au 14 juin 2020, la France compte près de 29 600 morts du coronavirus, alors que l'Allemagne, fervente défenseuse de la stratégie des dépistages massifs, en compte près de 9 000, soit plus de trois fois moins[133].

---

[132] MACRON E., « Coronavirus : Allocution d'Emmanuel Macron à propos du Covid-19 en France », France, *France 24 YouTube*, 12 mars 2020.
[133] Total deaths, États Unis,*www.worldometers.info/coronavirus*, 18 juin 2020.

Le 26 avril 2020, l'Allemagne comptait 30,4 tests pour 1 000 habitants, tandis que la France n'en comptait que 11,1[134]. La politique allemande concernant le dépistage massif s'inspire fortement du modèle de la Corée du Sud. L'Allemagne connaît l'un des plus faibles taux de mortalité du monde (0,5 %) en produisant plus de 500 000 tests par semaine[135]. « La raison pour laquelle l'Allemagne compte si peu de décès par rapport au nombre des personnes infectées peut s'expliquer par le fait que nous faisons beaucoup de diagnostics en laboratoire », explique Christian Drosten, un virologue de l'hôpital de la Charité, à Berlin[136]. Ainsi, la stratégie allemande a été de mobiliser les différents laboratoires présents sur le territoire, afin « d'effectuer des tests de manière massive et le plus rapidement possible[137] ». En somme, le gouvernement allemand investit énormément dans l'innovation et la recherche depuis toujours, ce qui a permis de faciliter la résolution de la crise. En outre, le ministère allemand de la Recherche veut « débloquer une enveloppe de 150 millions d'euros pour soutenir la mise en place d'un réseau permettant d'améliorer davantage les échanges entre laboratoires et hôpitaux universitaires[138] ». Ce réseau aura pour but « de compiler des données sur tous les patients atteints du Covid-19, afin d'avoir une vue d'ensemble de leurs antécédents médicaux et de leur constitution, et d'aider à concevoir un vaccin[139] ». En somme, les Allemands l'auront compris, ces campagnes de dépistage massif mises en œuvre dans tous les hôpitaux et laboratoires du pays, permettent à la fois d'avoir une vue d'ensemble de la proportion de la population infectée, mais également d'en savoir plus sur le virus, afin de faire avancer les études scientifiques et en particulier, le développement d'un vaccin. C'est exactement ce qui est recherché par le Pr Didier Raoult, lorsqu'il préconise la mise en place de dépistages massifs dans l'ensemble du pays, afin d'analyser le virus en profondeur, et d'identifier avec certitude ce qui est véritablement efficace.

L'exemple de la Corée du Sud, qui a pratiqué le dépistage massif et le *tracking*, demeure un modèle pour de nombreux pays.

L'étape 2 de la méthode Raoult, qui repose sur cette politique de dépistage massif mise en œuvre dès le début de l'épidémie, aurait sans doute pu éviter de nombreux impacts négatifs, dont le confinement, que

---

[134] GAUDIAUT T., « Quels pays ont testé le plus leur population ? », France, *Statista*, 4 mai 2020.
[135] AFP, « Coronavirus : l'Allemagne effectue désormais 500 000 tests par semaine », France, *L'Express*, 26 mars 2020.
[136] Ibid.
[137] Ibid.
[138] Ibid.
[139] Ibid.

nous nous attacherons à analyser dans les prochains chapitres. La Corée du Sud, qui fait office de modèle en termes de dépistage massif, a su mettre en place une stratégie mêlant information du public, participation de la population et campagnes massives de dépistage[140]. En traçant les personnes infectées, les proches de ces dernières sont recherchées de façon à se faire dépister presque automatiquement. En effet, le type d'application utilisée a pour objectif de suivre la propagation du virus à travers diverses techniques (GPS, Bluetooth, reconnaissance faciale…), en prenant appui sur la collecte de données via le Smartphone d'un individu[141]. En outre, les déplacements des personnes contaminées, avant qu'elles ne soient testées positives, sont suivis à travers des caméras de vidéosurveillance, par l'utilisation de leur carte bancaire ou via les modalités de géolocalisation de leur Smartphone, afin d'être rendus publics. De surcroît, des notifications sont envoyées à la population quand un nouveau cas est détecté près de leur domicile ou de leur lieu de travail[142]. Cette politique de dépistage, fondée sur le *tracking*, a été mise en œuvre très tôt. Et, cela tout en continuant d'effectuer environ 10 000 tests de dépistage par jour[143], faisant ainsi de la Corée du Sud le pays dans lequel ont été réalisés le plus grand nombre de tests[144].

Cela a été possible grâce à la mobilisation générale de toutes les structures pouvant effectuer ces tests. En effet, Séoul a créé des « cliniques ambulantes », selon leur appellation, dont le but est de faciliter l'accès de la population aux tests. Le pays a pris en charge toutes les cliniques, afin qu'elles soient toutes capables de réaliser des tests de manière importante et efficace. Dès l'apparition du virus en Chine, la Corée du Sud – nous l'avons déjà dit – donnait son feu vert à la mise à disposition des cliniques, d'un tout nouveau test diagnostiquant le Covid-19 en six heures[145]. En outre, le 27 février 2020, alors qu'il n'y avait que quatre cas sur le territoire coréen, les autorités sud-coréennes ont fait appel aux représentants d'une vingtaine de laboratoires privés du pays en leur demandant de développer au plus vite un test. « Nous pensons qu'il faut effectuer un maximum de tests pour détecter le plus tôt le plus de contaminés possible, afin de freiner la propagation à d'autres », déclare le Pr Choi Ji-won, dirigeant une clinique privée d'Anseong, à 80 km au sud-

[140] AFP, « Séoul, l'élève modèle de la lutte contre le coronavirus », France, *Le Point*, 11 mars 2020.
[141] CHERIF A., « Tracking du Covid 19 : Comment font les autres pays ? », France, *La Tribune*, 9 avril 2020.
[142] AFP, « Séoul, l'élève modèle de la lutte contre le coronavirus », France, *Le Point*, 11 mars 2020.
[143] Ibid.
[144] ANDRE J., « Comment les tigres asiatiques ont dompté l'épidémie ?», France, *Le Point*, 17 mars 2020.
[145] AFP, « Séoul, l'élève modèle de la lutte contre le coronavirus », France, *Le Point*, 11 mars 2020.

est de Séoul[146]. « Les tests sont une mesure initiale cruciale pour contrôler un virus », estime Masahiro Kami, de l'Institut pour la recherche sur les politiques médicales, situé à Tokyo. « C'est donc un bon modèle pour tous les pays[147] ». De par la mobilisation générale de tous les moyens du pays, ainsi que la mise en place rapide d'une application de *tracking* de la population, l'organisation de la Corée du Sud s'est montrée vraiment efficace face à celles des autres pays.

Le retard concernant le *tracking* des personnes et la mise en place tardive des applications, ont retardé le déconfinement dans de nombreux pays.

Par refus, au nom des principes démocratiques, de mettre en place des applications de *tracking* des personnes infectées par le coronavirus, la France a intensifié son retard sur le reste du monde. Fonctionnant principalement grâce à des procédés de traçage numérique, ces applications ont très vite trouvé leur place au sein de la lutte contre le coronavirus. Si certains pays les ont mises en place très tôt, ces applications font polémique en raison de leur impact, plus ou moins dangereux, sur le respect de la vie privée.

Ainsi, dès le début de l'épidémie, la Pologne a mis en place une application qui demande aux utilisateurs, de manière aléatoire, plusieurs fois par jour, de se géolocaliser par l'envoi d'une photo d'eux-mêmes, prise sur le moment[148]. Sans réponse, les forces de l'ordre polonaises se rendent au domicile des personnes concernées. Cette même stratégie a été mise en œuvre à Taïwan, à travers des dispositifs de géolocalisation pour les personnes infectées ou revenant de l'étranger[149]. Nous pouvons donc dire que ces pays ont décidé de rapidement agir dans la lutte contre le Covid-19, par des moyens qui sont considérés par certains comme contraires aux libertés individuelles mais, rappelons-le, mis en œuvre dans des circonstances exceptionnelles de crise.

D'autres ont pris un temps de retard, par respect pour la protection des données personnelles. Ainsi, le 27 mai 2020, le Parlement français approuve enfin l'application StopCovid pour aider à lutter contre le

---

[146] MESMER P. et THIBAULT H., « En Corée du Sud, des tests massifs pour endiguer le Covid-19 », France, *Le Monde*, 20 mars 2020.

[147] AFP, « Séoul, l'élève modèle de la lutte contre le coronavirus », France, *Le Point*, 11 mars 2020.

[148] CHERIF A., « *Tracking* du Covid-19 : Comment font les autres pays ? », France, *La Tribune*, 9 avril 2020.

[149] Ibid.

virus[150]. Toutefois, à l'image de l'application allemande[151], StopCovid ne se fonde pas sur la géolocalisation, mais sur le Bluetooth. Le but étant d'identifier les personnes ayant potentiellement été exposées au virus, à la suite de leur rencontre avec des personnes infectées (avec ou sans symptômes)[152]. Ce type d'application fournit un identifiant à chaque utilisateur et détecte par Bluetooth, jusqu'à plusieurs mètres, les Smartphones avec la même application, afin d'estimer la distance entre chaque personne et le temps de contact[153]. Si l'un des utilisateurs se révèle être porteur du virus, il se doit de le signaler dans l'application, afin de se faire connaître des autorités, et prévenir les autres utilisateurs qui auraient été en contact avec lui par l'envoi d'une notification.

L'application « Wiqaytna », fondée sur les mêmes procédés, a également été mise en place au Maroc. Cette application est pensée comme étant une solution technologique pour appuyer le dispositif national dans la lutte contre le coronavirus, en invitant les usagers à continuer de respecter les gestes barrières et les distances de sécurité[154]. Le cas de la Chine est particulièrement intéressant, car elle est très en avance d'un point de vue technologique, du moins en ce qui concerne le monde digital. L'application de *tracking* chinoise a très vite été mise en place, facilitée par le système des comités de quartier, mais surtout par la puissance des grandes entreprises digitales chinoises. Cette application a pour objectif principal de suivre les allées et venues des personnes pour savoir si elles ont été en contact avec d'autres testées positives[155]. À travers une banque de données fournies par de grosses entreprises chinoises et des services de géolocalisation (paiements, informations d'opération de pistage géographique de la population…), il est devenu impossible de mentir aux autorités. Certains vont même jusqu'à laisser leur portable à la maison avant d'aller se balader, par peur de se faire tracer et ainsi, de prendre le risque de se retrouver en isolement, du fait d'une mauvaise rencontre, c'est-à-dire d'une personne contaminée[156].

En somme, ces applications pourraient être un outil quotidien pour bon nombre d'entre nous. Elles pourraient même aider les autorités à avoir

---

[150] AFP, « Coronavirus : le Parlement approuve l'application StopCovid », France, *Le Point*, 28 mai 2020.

[151] CHERIF A., « *Tracking* du Covid-19 : Comment font les autres pays ? », France, *La Tribune*, 9 avril 2020.

[152] Ibid.

[153] Ibid.

[154] « Coronavirus : L'Appli "Wiqaytna" désormais disponible », France, *Hespress*, 1er juin 2020.

[155] ANDRÉ D., Interview réalisée par Guy Courtois, Beijing, Chine, juin 2020.

[156] Ibid.

une vision et des informations claires sur la part de la population réellement infectée. Toutefois, que ce soit en France ou au Maroc, il a fallu attendre l'approche du déconfinement pour qu'elles puissent enfin voir le jour, notamment en raison des débats sur les éventuels dangers[157] que représente ce type de mesure, alors que ces deux applications sont présentées comme temporaires, volontaires et transparentes[158]. Mais ces applications ont-elles été utiles, dans la mesure où elles ont été mises en place assez tardivement ? De plus, nous pouvons nous demander si la population en fera un bon usage, ou même usage tout court. En ce sens, un sondage réalisé par le journal *Le Point* répond à cette dernière interrogation de manière assez éloquente. En effet, près de 75 % des Français ont répondu non à la question : « Allez-vous télécharger l'application StopCovid[159] ? »

Par ailleurs, nous savons désormais que les résultats attendus pour cette application ne sont pas à la hauteur des espérances. Le secrétaire d'État au Numérique, Cédric O, annonce le 23 juin que « depuis la mise en service de l'application, seulement 14 cas de risque de contamination ont été signalés[160] ». Aussi, à cette même date, on ne comptait que 68 personnes ayant « utilisé l'application pour prévenir de leur contamination les personnes qu'elles ont croisées[161] ». Quant à l'exemple britannique, il n'est pas plus brillant. En effet, ayant pris du retard dans leur application de *tracking*, et concluant qu'elle manque de fiabilité, notamment sur les calculs de distances, le gouvernement britannique abandonne son installation le 19 juin 2020[162]. Toutefois, les autorités britanniques partageront leurs travaux afin d'établir une meilleure solution[163].

***

**

*

---

[157] BEMBARON E., « L'appli StopCovid déjà critiquée par de nombreux chercheurs », France, *Le Figaro*, 24 avril 2020

[158] AFP, « Coronavirus : le Parlement approuve l'application StopCovid », France, *Le Point*, 28 mai 2020.

[159] Question du Point, « Allez-vous télécharger l'application StopCovid ?», 75 % au moment où nous avons consulté le site le 2 juin, France, *Le Point*, 2 juin 2020.

[160] AFP, « Coronavirus. L'application StopCovid a signalé seulement 14 cas de risque de contamination », France, *Ouest-France,* 23 juin 2020.

[161] Ibid.

[162] « Le gouvernement britannique abandonne l'application de suivi des contacts similaire à StopCovid », France, Services Mobiles, 19 juin 2020.

[163] Ibid.

3 - CERTAINES DÉCISIONS RÉSULTENT DES MANQUEMENTS ET INCOMPRÉHENSIONS LIÉS AUX TESTS.

La fermeture des frontières se présente comme une possible solution face aux pénuries de tests.

Lorsque l'on parle de tests, il semble inévitable de parler des tests de personnes venant d'autres pays. Nous l'avons vu, Didier Raoult préconise de tester directement les personnes dans les avions. Sans doute trop en avance sur ce que les pays sont capables de faire, il reste néanmoins la capacité de tester les gens lors de leur arrivée dans le pays. C'est ce que font la Chine et les États-Unis avec des contrôles de température. Puis, pour la Chine, une interdiction de décoller ou un renvoi direct au pays des personnes dont la température indique des signes de possible maladie.

Après le premier cas de coronavirus au Maroc, remontant au 2 mars 2020[164], le gouvernement marocain n'a attendu que dix jours pour fermer ses lignes aériennes et maritimes en liaison avec la France[165]. Pour ce pays en voie de développement, l'apparition d'un virus tel que celui-ci s'annonce comme une véritable apocalypse, au regard du faible nombre de lits de réanimation disponibles sur l'ensemble du territoire. En effet, au début de l'épidémie, le Maroc comptait 800 lits de réanimation sur son territoire, tandis qu'en mai 2020, il y avait aux alentours de 1 200 lits[166]. Ainsi, la fermeture des frontières et la production massive de tests de dépistage, ont été les seules solutions adoptées pour que le pays puisse faire face à la crise.

La France, par la voix de son président de la République, explique qu'elle ne fermera pas ses frontières. Une position défendue avant tout pour des raisons idéologiques et non sanitaires. Cela lui sera fortement reproché. En effet, la fermeture des frontières en France aurait dû immédiatement s'imposer comme la conséquence des pénuries de masques et de tests précédemment expliquées. S'il est impossible de tester toutes les personnes présentes sur le territoire, comment permettre l'arrivée de personnes en provenance de l'étranger si elles ne peuvent pas, non plus, être testées ? Soyons clairs, nous ne sommes pas pour la fermeture

---

[164] AFP, « Le bilan du coronavirus : premier cas confirmé au Maroc tandis qu'en Chine, l'épidémie faiblit », Belgique, *RTL Info*, 2 mars 2020.

[165] « ÉPIDÉMIE - En raison des nombreux cas constatés dans l'Hexagone, le Royaume a décidé de fermer les lignes aériennes et maritimes en liaison avec la France. », France, *LCI*, 13 mars 2020.

[166] Source rapportée par un de nos correspondants au Maroc.

systématique des frontières, mais elle semble s'imposer quand un pays n'est pas en mesure de tester les nouveaux venus.

La situation est radicalement différente en Corée du Sud, qui a été en mesure de prendre la décision de ne pas fermer ses frontières[167]. Toutes les arrivées sur le territoire sont contrôlées, tous les individus sont dépistés et leur température est vérifiée. Ainsi, en cas de doute ou de présence effective du virus, la Corée du Sud impose de placer ces personnes en quarantaine pendant 14 jours[168]. Ce même phénomène a été repris au Mexique, qui a décidé de maintenir la grande majorité de ses vols internationaux, tout en prenant la température de tous les voyageurs à leur arrivée et en leur demandant de remplir un formulaire[169].

D'autres pays, tels que le Canada ou le Japon, ont opté pour une fermeture partielle de leurs frontières, limitant alors drastiquement le nombre de vols arrivant sur le territoire tout en gardant un contrôle sanitaire important[170]. Selon Franck Molina, spécialiste de l'innovation dans le dépistage au CNRS de Montpellier, « il faut s'armer pour la période post-confinement pour ne pas reproduire les lacunes de notre préparation avant la pandémie [...] Il ne faut pas se rater sur le dépistage. Cela doit même être l'une des clés de la réussite[171] ».

La confusion règne au sujet des tests sérologiques, qui sont pourtant au cœur de la politique de déconfinement.

Si le prolongement du confinement a été la seule alternative[172] trouvée par les autorités françaises pour pallier la pénurie des tests, qui n'en est qu'une parmi d'autres, il est évident que cela a entraîné un énorme flou concernant la proportion réelle de la population infectée. Or, connaître cette proportion aurait été un immense atout pour déconfiner.

Alors, comment rattraper le temps perdu et agir efficacement durant la stratégie de déconfinement ? Le Premier ministre Édouard Philippe, lors de son intervention du 19 avril 2020 présentant la politique de

---

[167] LICOURT J., « Coronavirus : découvrez les pays qui réouvrent leurs frontières », France, *Le Figaro*, 15 mai 2020.

[168] Ibid.

[169] Ibid.

[170] Ibid.

[171] DOS SANTOS G. et TOURBE C., « Les tests, armes de déconfinement massif », France, *Le Point*, 2 avril 2020.

[172] BÉGUIN F. et HECKETSWEILER C., « En France, sûrement prolongée, avant la mise en place de tests à grande échelle », France, *Le Monde*, 25 mars 2020.

déconfinement[173], confirme que les tests de dépistage constituent le deuxième pilier de ladite politique. L'objectif étant de tester « vite et massivement tous ceux qui sont susceptibles de porter [le virus], tous ceux qui présentent des symptômes ou qui ont été en contact avéré avec un malade ». Certes, on est encore loin des campagnes massives de dépistage où l'ensemble de la population est testé, mais on se rapproche tout de même d'une politique semblable à celle de l'Allemagne ou de la Corée du Sud. Comme nous l'avons vu, il faut distinguer les tests PCR des tests sérologiques.

Les tests sérologiques sont au cœur des politiques de déconfinement, et ce, dans tous les pays. En effet, ils consistent à savoir si une personne a déjà été en contact avec le coronavirus par l'étude de ses anticorps[174]. L'objectif étant de rechercher les anticorps spécifiques du virus dans un échantillon de sérum sanguin. Ainsi, ils permettent d'avoir une vision claire sur la part de la population réellement infectée, voire immunisée[175]. Toutefois, ces tests font l'objet de nombreuses confusions et d'incertitudes scientifiques quant à leur efficacité. En effet, selon certains, les études n'ont pas encore clairement démontré que les personnes qui ont été infectées développent une immunité face au virus. En raison de ce manque de certitude, la Haute Autorité de la santé (HAS) en déconseille l'usage pour la mise en place de campagnes de dépistage à grande échelle[176]. Pour les experts de cette autorité indépendante, il existe, certes, des tests permettant de démontrer avec certitude qu'une personne a bien été exposée au Covid-19 (en vérifiant si elle a bien développé des anticorps), mais qui ne « permettent pas de statuer sur une potentielle immunité protectrice, ni *a fortiori* sur sa durée. Et ils n'apportent pas d'information sur la contagiosité[177] ». En conséquence, la HAS, écarte les tests sérologiques du grand public, par principe de prudence, même si elle reste susceptible de changer de discours au fur et à mesure de l'état d'avancement des études scientifiques. Ces tests sérologiques doivent être utilisés uniquement à des fins médicales, « dans le cadre d'une prise en charge individuelle », car ils peuvent induire en erreur vis-à-vis de la véritable immunité des personnes testées. De ce fait, le 2 mai 2020, la HAS rend un dernier avis dans lequel elle déclare vouloir éviter

---

[173] PHILIPPE E., « Déconfinement : la conférence de presse d'Édouard Philippe et Olivier Véran », France, *Le Point YouTube*, 20 avril 2020.
[174] JÉRÔME V. et WOESSNER G., « La HAS écarte les tests sérologiques pour le grand public », France, *Le Point*, 2 mai 2020.
[175] Ibid.
[176] Ibid.
[177] Ibid.

l'utilisation en masse de ces tests sérologiques[178]. D'autant plus que la crainte d'un relâchement des gestes barrières et des mesures sanitaires de sécurité, pourrait accroître l'éventualité d'une seconde vague de l'épidémie.

Mais cela entre en contradiction avec l'annonce du ministère des Solidarités et de la Santé, à la fin du mois de mars 2020, concernant le préachat par le gouvernement de 5 millions de tests sérologiques, afin d'être en mesure d'accélérer le processus de déconfinement[179]. L'objectif était de mettre en place des « passeports d'immunité » pour laisser la possibilité aux personnes de circuler librement. Ce dernier objectif n'étant plus de mise par la suite, la HAS a décidé de restructurer le mode d'utilisation de ces tests. Désormais, ils devront être réalisés uniquement par ordonnance, et leur champ de prescription et de remboursement est limité à trois cas de figure. Premièrement, pour confirmer un diagnostic en « l'absence ou en complément des tests PCR ». Deuxièmement, pour dépister l'infection chez le personnel en première ligne de l'épidémie, même asymptomatique, dans les milieux médicosociaux, ou travaillant dans des milieux confinés. Et troisièmement, « pour les enquêtes épidémiologiques[180] ». Néanmoins, il est nécessaire de rappeler que l'avis de la HAS n'est pas contraignant, et que le ministère de la Santé peut décider de ne pas suivre ces recommandations.

De plus, ces tests sérologiques se divisent en quatre grandes catégories. Tout d'abord, l'avis de la HAS, exposé précédemment, se concentre sur les tests sérologiques appelés ELISA[181], les plus fiables à ce jour. Il existe deux autres types de tests sérologiques dits « unitaires[182] » : les tests de diagnostics rapides (TDR) réalisés en laboratoires de biologie médicale avec les mêmes indications que les tests ELISA, et les tests rapides d'orientation diagnostique (TROD) réalisés hors laboratoires (en pharmacie, par des médecins de ville ou par des infirmiers…). Tous trois sont recommandés par la HAS. Le dernier type de test sérologique, l'autotest, effectué à domicile par le patient, est très peu fiable. Ainsi, la

---

[178] Ibid.

[179] Ibid.

[180] FOUCART S. et HOREL S., « Coronavirus : le grand flou des tests sérologiques », France, *Le Monde*, 19 mai 2020.

[181] « La technique de dosage d'immunoabsorption par enzyme liée (en anglais Enzyme-Linked Immuno Assay) ou ELISA est principalement utilisée en immunologie afin de détecter et/ou doser la présence de protéines, d'anticorps ou d'antigènes, dans un échantillon. Elle est notamment utilisée pour le dépistage du VIH, et permet de déterminer la concentration d'anticorps dirigés contre le virus. », Suisse, *www.bioutils.ch.* [En ligne], juin 2020.

[182] FOUCART S. et HOREL S., « Coronavirus : le grand flou des tests sérologiques », France, *Le Monde*, 19 mai 2020.

HAS ne le recommande pas, et pour cause, elle estime qu'il y aurait trop d'incertitudes concernant les « modalités d'interprétation[183] ». Toutefois, ce dernier serait plus facile d'accès pour tous, et peut faciliter l'identification des personnes ayant été en contact avec le virus.

Malgré les doutes et incertitudes scientifiques qui règnent autour de ce test, il semble nécessaire de le mettre en œuvre, afin de pouvoir dépister massivement la population, comme préconisé par les expertises internationales, et d'avoir une estimation du taux d'immunité d'une population. En outre, en période de crise, il semble évident qu'il faut employer toutes les ressources disponibles pour la résoudre efficacement et rapidement.

***

**

*

En France, nous pouvons parler d'un véritable scandale des tests qui aurait pu être évité, si nous nous étions mis en mode « gestion de crise ».

Le Pr Didier Raoult préconisait la mise en œuvre de dépistages massifs en février 2020[184], dès le début de la crise sur le territoire français. Les autorités françaises ont pris un retard considérable sur le reste du monde quant à leurs politiques de dépistages malgré tous les moyens humains et matériaux présents sur le territoire. Malgré tout, des efforts importants ont été apportés. Bruno Lina, membre du Conseil scientifique, affirme d'ailleurs, lors d'une audition parlementaire le 18 juin 2020 que « c'est la première fois que mon laboratoire a fait 300 tests par jour. Cela n'existait pas avant. Avec une forte demande mondiale, on s'est retrouvé dans un contexte sans écouvillon et sans kit. Il a fallu travailler en permanence pour adapter cette situation. On faisait des échanges de prélèvements. Dès le début du mois de février, on a commencé à comprendre les difficultés pour avoir des tests. On s'est tourné vers les fournisseurs[185] ». Les autorités françaises ont essayé de se rattraper avec leur stratégie de déconfinement, avec un succès mitigé.

---

[183] Ibid.

[184] RAOULT D., « Coronavirus : Moins de morts que par accident de trottinette », France, *IHU Méditerranée Infection YouTube,* 17 février 2020.

[185] MICHALIK M.-L., « Commission d'enquête Covid-19 : revivez l'audition de Jean-François Delfraissy », France, *Le Figaro,* 18 juin 2020.

IMPRÉPARATION ET ABSENCE DE TESTS EN FRANCE

ATTENTISME

- RETARD DANS LE RECOURS AUX LABORATOIRES PRIVÉS
- RETARD DANS LE TRACKING
- RETARD DANS L'HOMOLOGATION DES LABORATOIRES VÉTÉRINAIRES
- RETARD DES TESTS SÉROLOGIQUES

INCAPACITÉ À APPLIQUER LA MÉTHODE RAOULT

- INCAPACITÉ À TESTER
- INCAPACITÉ À ISOLER LES MALADES

Source : Guy Courtois

Lors de la visite surprise du président de la République Emmanuel Macron au Pr Didier Raoult, le 9 avril 2020, ce dernier donne « une formidable légitimation de ce chercheur[186] ». À la suite de sa visite, Emmanuel Macron donne raison à la stratégie des tests illustrée par

---

[186] AFP, « Coronavirus : Emmanuel Macron s'est entretenu avec le Pr Raoult », France, *Le Point*, 10 avril 2020.

l'approche guerrière de Didier Raoult. Il déclare : « Il a eu raison avant les autres sur la question des tests. Il les a faits parfois sans la bonne méthodologie, mais il a eu raison, comme sur la question des laboratoires vétérinaires. C'est ainsi que nous avons ensuite mobilisé les laboratoires vétérinaires. Il a eu des intuitions[187] ». Ainsi, par cette intervention, le président de la République française reconnaît à la fois le retard pris par le gouvernement dans la gestion des tests, mais il souligne également la pertinence de la deuxième étape de la méthode Raoult : TESTER.

Il est désormais évident qu'il existe un lien étroit entre la mise en place rapide du dépistage massif et une bonne gestion de la crise face au coronavirus. Aujourd'hui, à partir de toutes les données dont nous disposons, nous constatons que les pays ayant suivi ce que nous appelons la méthode Raoult, ont mieux réussi à gérer la crise. Les chiffres en témoignent : la mortalité est nettement plus basse dans les pays ayant testé en masse[188]. Nous en reparlerons en détail dans le chapitre consacré à la surmortalité. De ce fait, nous pouvons clairement parler d'un manquement considérable dans la politique gouvernementale des tests, une faillite qui d'ailleurs concerne d'autres pays et pas seulement la France. Il est souvent expliqué que cette crise du coronavirus a inversé l'échelle des valeurs, car les grandes puissances économiques dans le monde, telles que la France et les États-Unis ont dû affronter des pénuries qu'ils n'ont pas anticipées. Et qu'ils n'ont par la suite pas su résoudre de manière satisfaisante.

Pourquoi le *tracking* des personnes contaminées est-il considéré comme une atteinte à la vie privée ?

« Nul ne sera l'objet d'immixtions arbitraires dans sa vie privée, sa famille, son domicile ou sa correspondance, ni d'atteintes à son honneur et à sa réputation. Toute personne a droit à la protection de la loi contre de telles immixtions ou de telles atteintes ».

Déclaration universelle des droits de l'homme, article 12.

Ce chapitre est - semble-t-il - l'occasion de nous interroger sur les applications de *tracking* que ce soit en France, en Corée du Sud, en Allemagne ou à Taïwan. Elles ont été largement critiquées. Est-il réellement possible de mettre en place de telles applications dans des

---

[187] MAHRANE S., « Emmanuel Macron : « Didier Raoult incarne un phénomène social », France, *Le Point*, 28 mai 2020.
[188] Cf. Chapitre 17 (Une surmortalité évitable ?).

démocraties occidentales ? Ces applications, dans leur mode de fonctionnement sont-elles conformes aux principes des libertés individuelles fondamentales telles que nous les concevons et les défendons en Occident et en particulier au principe du respect de la vie privée ? Ces questions méritent réflexion, car elles feront certainement partie de l'arsenal des solutions de demain, pour faire face à une nouvelle crise. Il y a, semble-t-il, une tension permanente entre nos exigences fondamentales de sécurité et de liberté, si bien que toute tentative de répondre à l'une semble contrevenir à l'autre.

Tout d'abord, le *tracking*, et la collecte des données personnelles en général, ne sont pas des phénomènes inconnus de nos sociétés occidentales. En effet, dans les grandes villes, nous sommes surveillés en permanence par des caméras de sécurité, dans les rues ou dans les transports en commun. Ces images n'ont pas de fins individuelles, mais servent surtout aux forces de l'ordre ou à la justice en cas de besoin. Ce phénomène fait partie de notre quotidien, et pourtant peu d'entre nous aujourd'hui semblent s'y opposer, tant ils ont montré leur efficacité. Les États ont pour objectif principal de protéger leurs populations, il semble alors normal qu'il existe, pour ceux qui en ont les moyens, diverses techniques afin d'assurer cette protection. Ces images enregistrées peuvent servir l'intérêt général.

Par ailleurs, nous sommes désormais à l'ère de la digitalisation massive où les réseaux sociaux sont rois. Aujourd'hui, la communication se fait à travers différentes applications qui collectent constamment nos données. En effet, que ce soit par le visionnage d'une vidéo sur YouTube, une publication sur Facebook ou Instagram, ou encore lors de l'achat d'un quelconque produit sur Internet, nos données personnelles sont collectées en permanence de façon plus ou moins visible. Cela permet alors, à des entreprises d'établir un portrait type de chaque personne, en tant que consommateur. Sans compter toutes ces applications qui nous géolocalisent constamment, et qui sont capables de retracer tous nos faits et gestes au profit de ces mêmes entreprises, pouvant ensuite influencer à la fois notre consommation de contenu sur les réseaux sociaux ou notre prochain achat. Tout ceci fait partie intégrante de la vie des citoyens dans les sociétés occidentales, pour ne pas dire du reste du monde, et pourtant personne ne semble vraiment s'y opposer. On pourra mettre en avant les nombreux débats qui le dénoncent, mais dans la réalité, rares sont les personnes qui quittent l'usage de ces applications.

En conséquence, il semble légitime de se demander pourquoi nous n'acceptons pas cette intrusion dans nos vies lorsqu'il s'agit d'un État souhaitant lutter contre une pandémie. Quand nous faisons face à une crise sanitaire dans laquelle chacun de nous représente un risque potentiel pour autrui, il semble nécessaire de mettre en œuvre tous les moyens dont nous disposons, afin de protéger le plus grand nombre. Il s'agit de trouver l'équilibre entre la sécurité sanitaire de tous, et le respect de la vie privée. Ainsi, si les États qui en ont les moyens, sont tout à fait à même de mettre en place de telles applications d'un point de vue technique, il semble qu'ils ne le soient pas vraiment d'un point de vue moral. En tous les cas, pour une part non négligeable de la population. Certains trouveront cela dommage, car ces outils permettent d'avoir une vision globale de la proportion de la population infectée. Ils permettent également de pouvoir avertir un maximum de personnes quant à une éventuelle nouvelle personne contaminée proche de ces dernières. Mais surtout, ils permettent la mise en place avec succès de l'étape 2 de la méthode Raoult : TESTER, étape indispensable pour passer à l'étape 3-ISOLER LES MALADES.

***

**

*

AUDITION PARLEMENTAIRE
DE DIDIER RAOULT

À Paris, le 24 juin 2020.

« [...] Il y a eu un mécanisme qui s'est fait, je ne sais pas comment, pour lequel il a été dit qu'on ne peut pas faire les tests, que les tests sont inutiles. Mais cette idée qu'on ne pouvait pas faire de tests n'était pas vraie ».

« [...] C'est là qu'on est mort le plus : l'Angleterre, la France, la Belgique et l'Espagne. L'Italie l'a rattrapé parce qu'elle a commencé à faire du test massif, à donner de l'hydroxychloroquine, dès qu'ils ont compris comment ça se passe et donc, il y avait un départ extraordinaire, actuellement une mortalité plus basse [...] ».

« [...] La PCR, c'est une simplicité, tout le monde sait faire ça. Si vous voulez que je vous l'explique, sinon, c'est que vous la connaissez. Il suffit de changer les amorces. C'est donc tout le monde qui est capable de faire ça et tout le monde fait de la PCR. Nous, on faisait 300 000 PCR par an ».

« Tout le monde le croit, maintenant, que la clé, c'est la détection [...] ».

« [...] Il y a des études qui montrent que le nombre de cas, l'extension de la maladie et la mortalité sont liés au nombre de cas testés [...] ».

« [...] Comme l'Islande, qui a fait le plus de tests par habitant, où le taux de mortalité est plus bas ».

***
**
*

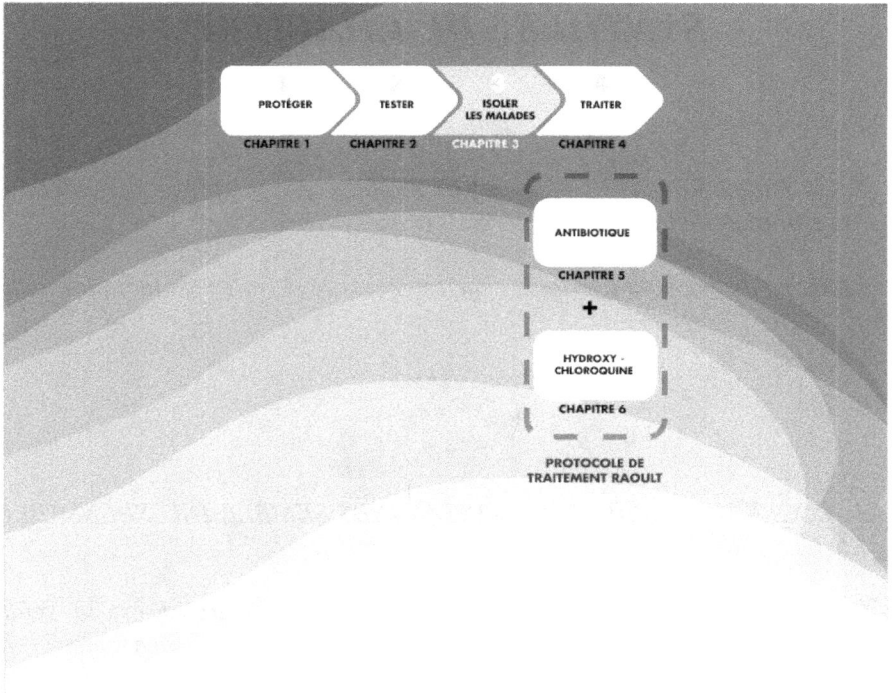

PROTÉGER | TESTER | ISOLER LES MALADES | TRAITER

CHAPITRE 1 | CHAPITRE 2 | CHAPITRE 3 | CHAPITRE 4

ANTIBIOTIQUE

CHAPITRE 5

+

HYDROXY - CHLOROQUINE

CHAPITRE 6

PROTOCOLE DE TRAITEMENT RAOULT

CHAPITRE 3

ISOLER LES MALADES

« C'est de la biologie moderne. Si vous voulez faire de l'isolement, il faut faire de l'isolement moléculaire, c'est comme ça qu'on fait la différence ».

Didier Raoult

SYNTHÈSE DU CHAPITRE 3

Est-il réellement nécessaire d'isoler les personnes malades ?

Selon Didier Raoult, l'isolement des malades est une phase essentielle à la résolution de la crise sanitaire.

Mais nombreux sont les doutes sur la nécessité d'isoler les malades de la société.

***
**
*

1 - ISOLER LES MALADES CONTAMINÉS SEMBLE INDISPENSABLE EN CAS DE CRISE ÉPIDÉMIQUE.

Pour certains pays, la mise en place d'un confinement est la seule réponse possible face à l'incapacité d'isoler les malades efficacement.

Le refus d'isoler les personnes malades a favorisé les contaminations.

Certains pays ont pris conscience de l'importance de l'isolement des malades.

***
**
*

2 - L'INCAPACITÉ À ISOLER LES MALADES EN EHPAD A CONDUIT À UNE VÉRITABLE HÉCATOMBE.

L'importance de l'isolement des malades est parfaitement illustrée par l'exemple des Ehpad.

Ce drame à huis clos est à l'origine d'une véritable hécatombe et d'un triage des malades.

L'indignation des familles et les polémiques autour des conditions de vie dans les Ehpad ne cessent d'augmenter, bon nombre d'entre elles ont entamé des procédures judiciaires.

***
**
*

Didier Raoult avait raison : isoler les malades est un facteur clé de la résolution d'une crise épidémique.

Cette crise nous interroge sur le statut des personnes âgées dans nos sociétés occidentales.

***
**
*

DÉFINITIONS

R0 : en épidémiologie, le nombre de reproduction de base ou indicateur R0 (R zéro) est le nombre de personnes qui sont infectées en moyenne par une seule personne contaminée pendant la durée de la contagiosité. Plus sa valeur est élevée, plus l'épidémie est forte. Cette mesure de contagiosité ou d'infectiosité est un concept clé en épidémiologie. Il a plusieurs appellations telles qu'indice de contagion, nombre de reproductions d'origine, taux de reproduction de base…

Re : dès que des stratégies sont mises en place pour limiter la propagation de la maladie (hygiène, port de masque, distanciation sociale, vaccins…), on parle de « taux de reproduction effectif » R ou Re. Ainsi, le taux de reproduction effectif correspond au taux de reproduction de base R0 après la mise en place de stratégies pour limiter la propagation de la maladie.

***
**
*

Est-il réellement nécessaire d'isoler les personnes malades ?

Arthur, aide-soignant dans un Ehpad en région parisienne, témoigne sur ses conditions de travail. Il se voit confronté à de nouvelles difficultés depuis le début de la crise sanitaire. En effet, les choses se compliquent au rythme de l'avancée du virus sur le territoire français. Par manque de matériel, les aides-soignants sont perpétuellement confrontés à la mort. Arthur se sent impuissant face à l'horreur dont il est témoin[189]. Ses patients tombent les uns après les autres. D'après lui, il ne suffit que d'une seule personne contaminée pour que s'ensuive une vague de décès. Il raconte que par manque de moyens, il est impossible de tester l'ensemble des résidents et du personnel présents dans l'Ehpad. Ainsi, il est impossible de savoir qui est contaminé pour pouvoir l'isoler. « Ce qui est pourtant au fondement de notre formation : isoler les malades pour éviter de contaminer tout le monde », explique-t-il. Parallèlement, l'angoisse le ronge : Arthur se sent coupable de ne rien pouvoir faire en présence d'un patient à l'agonie. À la fin de sa terrible journée, c'est avec la peur au ventre qu'il rentre chez lui. Et s'il contaminait sa famille[190] ? En effet, de nombreux collègues d'Arthur ont été contaminés et ne peuvent plus aller travailler : « On nous demande de continuer à travailler si on n'a pas plus de 38 °C de fièvre[191] ». Travailler en tant que personnel soignant dans un Ehpad pendant cette crise est devenu un vrai supplice à la fois physique et psychologique, mais c'est le cœur vaillant qu'il retourne au front le lendemain[192].

En Chine, l'isolement des personnes contaminées – ou potentiellement contaminées – par le virus se fait automatiquement. En effet, de nombreuses personnes, étrangères ou non, se voient transférées vers des hôtels[193] réquisitionnés par les autorités chinoises. Ces hôtels sont reconvertis en hébergements de quarantaine[194] afin d'isoler toutes les personnes infectées. Dans les grandes villes comme Beijing ou Shanghai, mais aussi dans de nombreuses autres villes plus ou moins grandes, les stratégies de protection de la population et d'isolement des malades sont suivies de manière très strictes. À titre d'exemple, dans la capitale

---

[189] LE MEUR A., « Catastrophe en vue dans les Ehpad ? Le témoignage glaçant d'un aide-soignant », France, *RT en Français*, 29 mars 2020.
[190] COLLOMBAT B., « Dans les Ehpad, la "guerre sans armes" des soignants auprès des plus âgés », France, *France Inter*, 27 mars 2020.
[191] Ibid.
[192] Ibid.
[193] NABILI I., « Coronavirus : pourquoi les malades ne sont-ils pas isolés dans des hôtels ? », France, *LCI*, 13 avril 2020.
[194] Ibid.

Beijing, il suffit qu'une seule personne dans une résidence soit infectée pour que l'ensemble de la résidence soit confiné pendant 14 jours. Durant cette *quatorzaine*, tout le monde est testé à deux reprises : une fois au début et une fois à la fin. Les autorités chinoises mènent à bien, avec autoritarisme et efficacité – comme le permet un régime autoritaire –, leur politique d'isolement des personnes contaminées. De façon générale, les malades sont isolés, tout comme les personnes qui ont été en étroit contact avec eux. Bien entendu, les outils de *tracking* dont nous avons parlé dans le chapitre précédent sont au cœur de cette stratégie[195].

Selon Didier Raoult, l'isolement des malades est une phase essentielle à la résolution de la crise sanitaire.

Au fur et à mesure de l'avancée du virus sur le territoire français, Didier Raoult s'est régulièrement exprimé sur sa chaîne YouTube « IHU Méditerranée Infection ». Il y expose ce que nous appelons la méthode Raoult, qui se divise en quatre étapes : 1-PROTÉGER, 2-TESTER, 3-ISOLER LES MALADES, 4-TRAITER.

Ainsi, très rapidement, le Pr Didier Raoult souligne la nécessité d'isoler les personnes contaminées du reste de la population, afin de freiner la propagation du virus. En effet, dès le 31 janvier 2020, à la question « Quelle stratégie doit être mise en place pour les rapatriés de Wuhan et pour leur environnement à leur retour en France[196] ? », Didier Raoult répond qu'il est nécessaire de d'abord « faire un prélèvement » à leur arrivée. Ensuite, il précise qu'en ce qui concerne les personnes infectées, il ne faut « pas les laisser en contact avec les autres ». Cette nécessité se traduit par une meilleure prise en charge de la personne contaminée[197]. Par la suite, il rappelle que l'isolement des malades doit se faire « dans des conditions d'isolement très performantes », dans des chambres où « plus rien ne sort », pour éviter toutes contaminations secondaires[198].

Didier Raoult s'est exprimé le 25 février 2020 sur la polémique des décès liés au coronavirus sur le paquebot Diamond Creeks[199], en soulignant la mauvaise gestion de l'isolement des personnes contaminées. Selon lui, cette situation est complètement loufoque, car il est impensable « de

---

[195] ANDRÉ D., Interview réalisée par Guy Courtois, Beijing, Chine, juin 2020.
[196] RAOULT D., « Coronavirus : l'IHU prêt pour prévenir tout risque de contagion », France, *IHU Méditerranée Infection YouTube*, 31 janvier 2020.
[197] Ibid.
[198] Ibid.
[199] RAOULT D., « Coronavirus : un risque de pandémie ? », France, *IHU Méditerranée Infection YouTube*, 25 février 2020.

mettre des gens infectés tous regroupés sur un bateau » sans aucune précaution d'isolement[200].

Quelques semaines plus tard, le 16 mars 2020, toujours sur la même chaîne YouTube, Didier Raoult souligne qu'il est primordial d'isoler les porteurs du virus, au nom de « la biologie moderne[201] ». Selon lui, « il faut faire de l'isolement moléculaire », car « c'est comme ça qu'on fait la différence[202] ».

En résumé, lors de ses interventions, Didier Raoult expose clairement sa stratégie de gestion de crise, dans laquelle l'isolement des personnes malades est la seule manière de traiter efficacement les maladies contagieuses.

Mais nombreux sont les doutes sur la nécessité d'isoler les malades de la société.

De nombreux détracteurs de la méthode Raoult ont critiqué la nécessité d'isoler les personnes contaminées. Tout d'abord, selon eux, il est certain qu'il est impossible d'isoler les malades si on ne peut pas les identifier. En effet, comme expliqué au chapitre 2 traitant des manquements liés au dépistage[203], la France a souffert d'une pénurie de tests qui a conduit à la mise en place d'un dépistage sélectif. Or, un tel dépistage empêche d'avoir une vision claire et précise sur la part de la population infectée, voire immunisée. Ainsi, le pays s'est retrouvé dans l'incapacité d'isoler efficacement les personnes contaminées.

Par ailleurs, comme nous le verrons au chapitre 15, le confinement a été la seule alternative pour répondre à toutes les impossibilités auxquelles le gouvernement français a dû faire face. Étant dans l'incapacité d'isoler efficacement les malades, le gouvernement a préféré mettre en œuvre un confinement général pour mettre un terme à la vague de contaminations. Et beaucoup pensent que cela suffit et qu'il n'y a donc plus besoin d'isoler les malades.

***

**

*

---

[200] Ibid.

[201] RAOUL D., « Coronavirus : diagnostiquons et traitons ! Premiers résultats pour la chloroquine », France, *IHU Méditerranée Infection YouTube*, 16 mars 2020.

[202] Ibid.

[203] Cf. Chapitre 2 *(Généraliser les tests)*.

1 - ISOLER LES MALADES CONTAMINÉS SEMBLE INDISPENSABLE EN CAS DE CRISE ÉPIDÉMIQUE.

Pour certains pays, la mise en place d'un confinement est la seule réponse possible face à l'incapacité d'isoler les malades efficacement.

Le confinement est la seule alternative trouvée pour à la fois faire face aux pénuries de tests et de masques[204] et pour freiner la pandémie. Mais avant de se concentrer sur la réelle utilité d'isoler les malades ou de savoir si le confinement a fonctionné[205], il est essentiel de comprendre ce qui a permis aux scientifiques d'évaluer le véritable taux de contagiosité dans une population donnée. Le R0 est l'indicateur du taux de reproduction du virus. Il est un indicateur clé pour comprendre la propagation d'une épidémie[206], car il désigne le nombre de personnes sans aucune immunité qu'une personne infectée va contaminer sans aucune mesure de distanciation physique[207]. L'évaluation du R0, lors d'une épidémie, dépend de trois facteurs : la durée de la contagiosité après une infection[208], la probabilité d'une infection après un contact entre une personne infectée et une personne susceptible de l'être, et l'estimation de la fréquence des contacts humains dans une société donnée[209]. Ainsi, plus ces trois facteurs sont élevés, plus l'indicateur épidémiologique le sera[210]. De ce fait, la compréhension du R0 se fait assez naturellement. Il représente la probabilité selon laquelle une personne contaminée en contamine d'autres. Selon cette même logique, si le R0 est inférieur à 1, l'agent pathogène infecte moins d'une personne en moyenne par personne infectée et contagieuse. Toutefois, s'il est supérieur à 1, l'agent pathogène contaminera davantage d'hôtes. S'ensuivra alors une pandémie comme celle que l'on a vécue[211].

---

[204] Cf. Chapitre 1 (*Se protéger et protéger les autres*).
[205] Cf. Chapitre 15 (*Le confinement versus la méthode Raoult*).
[206] D'ADHÉMAR M., Service Infographie, ROY S., « Qu'est-ce que le R0, le facteur de reproduction du virus ? », France, *Le Figaro*, 3 mai 2020.
[207] Ibid.
[208] DAGORN G., « Qu'est-ce que le « R0 », le taux de reproduction du virus ? », France, *Le Monde*, 26 juin 2020.
[209] Ibid.
[210] Ibid.
[211] Ibid.

PRINCIPE DU TAUX DE CONTAGION

TAUX DE REPRODUCTION **R0 = 3**

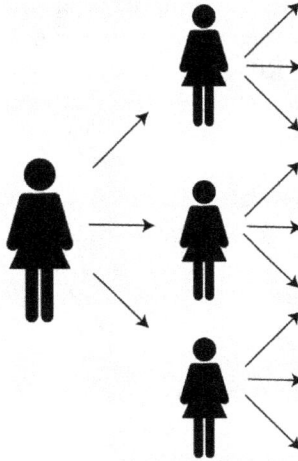

En guise d'illustration, la Chine a estimé son R0, début 2020, à 3,28 en moyenne[212]. Cela signifie qu'une personne infectée contaminera en moyenne 3,28 personnes si les mesures de distanciation physique ne sont pas respectées. En fait, le calcul de ce taux de reproduction R0 a varié en fonction des différentes recherches effectuées pendant l'épidémie. Il est aujourd'hui estimé entre 2,6 et 3,3[213, 214] selon les différentes études qui ont été menées. Ce taux est particulièrement important, car il a un impact évident sur le nombre total de personnes qui seront contaminées et, au final, sur la mortalité totale si rien n'est fait pour le réduire. En effet, de façon très schématique, on peut considérer que le taux de contagion et le taux de létalité[215] dont nous parlerons plus tard, définissent grandement la mortalité finale, du moins, si rien n'est fait pour endiguer l'épidémie.

---

[212] Ibid.

[213] MOULLOT P. « La grippe saisonnière est-elle plus ''mortelle'' que le Covid-19 ? », France, *Libération,* 27 février 2020.

[214] SO V., « Le Covid-19 tue-t-il plus que la grippe saisonnière ? », France, *La voix du Nord*, 24 mai 2020.

[215] Nombre de morts sur la population contaminée.

Le taux de reproduction de base est donc une donnée essentielle. Le site européen de l'ECDC définit le R0 comme suit : « Le taux de reproduction de base (R0) est proportionnel au taux de contact et varie en fonction de la situation locale. [... Il] analyse 12 études de modélisation [et] rapporte que le R0 moyen du Covid-19 est de 3,28 avec une médiane à 2,79. Ceci est conforme aux estimations de R0 pour l'Italie, comprises entre 2,76 et 3,25. L'introduction de mesures d'atténuation [gestes barrières, confinement...] réduit ce R0. Des recherches supplémentaires sont nécessaires pour obtenir une estimation plus précise de R0 dans les différents contextes de flambée épidémique[216] ».

Par ailleurs, il est intéressant de comparer le R0 du Covid-19 à celui de la grippe. Le R0 de la grippe saisonnière est estimé entre 1,3 et 1,5[217, 218]. Dans la réalité, il peut varier d'une année à l'autre. En somme, nous estimons que le R0 du Covid-19 est près de 2 fois supérieur à celui de la grippe.

Compte tenu des incertitudes encore grandes, nous pourrions même admettre que le R0 soit supérieur à celui estimé ici, et soit même trois fois supérieur à celui de la grippe saisonnière.

Parallèlement, on peut suivre l'évolution du taux de reproduction effectif, le Re. Ce dernier évolue tout au long de l'épidémie. Il désigne « le nombre de cas qu'une seule personne infectée va contaminer, à un instant T, dans une population constituée à la fois de personnes immunisées et de personnes susceptibles d'être infectées[219] ».

En bref, le R0 correspond au taux de reproduction d'un virus au début de l'épidémie, tandis que le Re est le taux de reproduction qui permet d'estimer la dynamique de l'épidémie en retraçant son évolution. Ce taux de reproduction effectif prend également en compte toutes les mesures prises par un gouvernement pour ralentir l'avancée d'un virus telles que le confinement, les mesures d'hygiène ou simplement l'isolement efficace des malades[220].

---

[216] Ibid.

[217] MAGNEGOU F., « Pourquoi comparer le virus 2019-nCoV et la grippe saisonnière n'a pas vraiment de sens », France, *FranceInfo*, 4 février 2020.

[218] « Le « R0 », ou « taux de reproduction de base » du coronavirus est-il plus élevé que celui des autres maladies ? », France, *L'obs,* 20 avril 2020.

[219] DAGORN G., « Qu'est-ce que le « R0 », le taux de reproduction du virus ? », France, *Le Monde*, 26 juin 2020.

[220] Ibid.

Par conséquent, il semble que l'isolement des personnes infectées soit indispensable pour limiter les contaminations. En effet, si un malade se retire de la société le temps qu'il ne soit plus infecté par le virus, il ne risquera pas de contaminer d'autres personnes. Le confinement apparaît comme la meilleure alternative possible face à l'impossibilité d'isoler uniquement les personnes infectées. De fait, le taux de reproduction effectif du virus a diminué drastiquement du début à la fin du confinement en France.

R0 PAR MALADIE

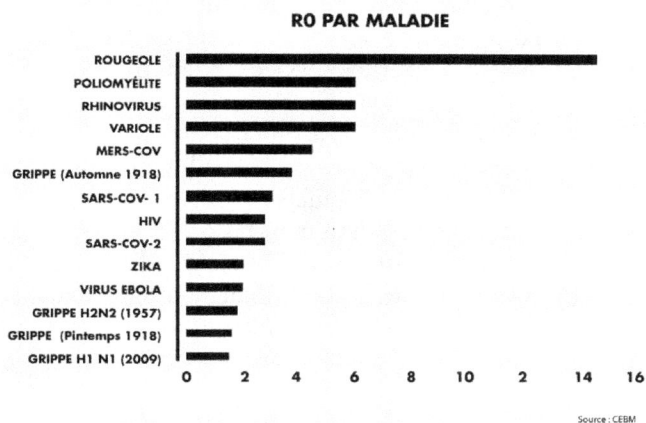

Source : CEBM

À titre de comparaison, le taux de reproduction du Covid-19 n'est pas plus élevé que celui des autres maladies infectieuses. En revanche, les maladies infectieuses ne peuvent pas être comparées en se fondant uniquement sur ce chiffre, car leurs différences existent surtout dans leurs moyens de transmission [221, 222].

Ainsi, pour que le taux de reproduction du virus soit inférieur à un, et que les risques de contamination diminuent, il faut absolument utiliser tous les instruments dont nous disposons. Afin de pouvoir isoler efficacement les malades, il faut, en amont, mettre en place des campagnes massives de dépistage afin d'identifier ces derniers.

---

[221] Graphique comparatif du taux de reproduction de base pour différentes maladies infectieuses selon les données du CEBM, « Le « R0 », ou « taux de reproduction de base » du coronavirus est-il plus élevé que celui des autres maladies », France, *L'Obs*, 20 avril 2020.
[222] Ibid.

Le refus d'isoler les personnes malades a favorisé les contaminations.

Bien sûr, lorsque nous parlons d'isoler les malades, les premiers lieux qui viennent à l'esprit, et sans doute les plus importants, sont ceux où se retrouvent un grand nombre de malades, à savoir les hôpitaux et les cabinets médicaux. Il est donc essentiel d'avoir une stratégie claire concernant ces lieux à haut risque. Concernant les hôpitaux, il faut reconnaître que dans l'ensemble des pays de l'Occident, mais également dans un très grand nombre de pays du monde, le personnel hospitalier a très vite pris en compte cette problématique. Par exemple, en France, que ce soit dans les hôpitaux publics ou dans le secteur privé, les établissements ont pu s'appuyer sur la réactivité de leur corps médical, afin de complètement réorganiser les services et leur disposition. De telles réorganisations avaient justement pour but d'isoler les malades de manière efficiente, mais aussi d'attribuer du personnel dédié au Covid-19, afin que le personnel ne devienne pas, malgré lui, un vecteur de contaminations. Concernant les cabinets médicaux, on peut souligner plusieurs initiatives de terrain, notamment la mise en place de centres spécifiquement dédiés aux malades du Covid-19, afin de décharger les médecins libéraux, leur permettant ainsi d'accueillir les malades atteints d'autres pathologies, sans risque de contaminations avec des malades du Covid-19.

Le refus d'isoler les malades a eu des conséquences directes sur le nombre de personnes contaminées, et a donc conduit à l'augmentation du taux de mortalité du virus. En effet, comme nous l'avons vu précédemment, une personne infectée par le virus risque de contaminer tout son entourage. Aussi, l'isolement des malades est d'autant plus important dans ce qu'on appelle les milieux confinés, tels que les foyers, les institutions carcérales, ou encore les Ehpad.

Tout d'abord, dans de nombreux pays dans le monde, un malade présentant des symptômes peu graves du Covid-19 est généralement renvoyé chez lui après consultation d'un médecin[223]. Ce faisant, il risque de contaminer l'ensemble de sa famille. Par exemple, au Maroc, il a été souligné que la transmission du virus se fait principalement dans les « foyers épidémiques au sein des familles[224] ». Cela est dû, d'une part, au manque d'identification des personnes malades lors de la mise en place

---

[223] LÉCOYER A., « Chablais : vivre à la maison sans contaminer sa famille », France, *Le Messager*, 21 avril 2020.
[224] MRABI ALI M., « Les familles : nouveau foyer de contamination », Maroc, *L'Économiste*, 7 avril 2020.

du confinement, et d'autre part, au manque de place dans les hôpitaux qui empêche l'isolement efficace des personnes infectées[225]. Afin de répondre à ce problème, le Maroc a durci sa stratégie de dépistage[226] dans la visée d'avoir plus de visibilité sur l'évolution de la maladie, et a appelé à procéder à un isolement au sein même des familles, pour éviter la contamination de tous ses membres. Toutefois, par manque de moyens, le Maroc se voit confronté à des risques de promiscuité encore plus importants dans les petits foyers et bidonvilles. Ainsi, les autorités marocaines ont décidé d'investir largement, à la fois dans la capacité d'accueil des hôpitaux, mais également dans des centres de prise en charge des personnes contaminées, afin de les isoler efficacement[227].

Le taux de contamination dans les milieux carcéraux est généralement extrêmement élevé. Le surpeuplement dans ces institutions empêche l'isolement efficace des personnes contaminées. Aux États-Unis, les prisons souffrent de la présence de cellules bondées, d'un manque de personnel et d'équipement de sécurité et d'hygiène[228]. Ainsi, le pays, connu pour avoir l'une des plus vastes populations carcérales du monde avec 2,3 millions de personnes[229], voit une vague de contagion s'abattre dans ses institutions. La situation dans de tels milieux s'envenime : le personnel des centres pénitentiaires est débordé, l'hygiène ne fait que se détériorer et le taux de mortalité augmente de jour en jour. Les autorités étasuniennes ne semblent pas se rendre compte de l'atrocité dans laquelle vivent les détenus. Cela a poussé certains à appeler à une libération de prisonniers pendant l'épidémie, dénonçant les conditions morbides auxquelles sont confrontés détenus et personnels pénitentiaires, et la lenteur que prend le gouvernement à réagir[230].

Le système judiciaire et les services pénitentiaires français ont entrepris de libérer en masse leurs détenus, afin de désengorger les prisons et éviter les contaminations au sein des établissements[231]. Avec pour objectif de diminuer le risque de devenir des foyers épidémiques, les prisons d'Île-de-France, qui comptabilisent le plus grand nombre de personnes

---

[225] Ibid.

[226] Cf. Chapitre 2 (*Généraliser les tests*).

[227] MRABI ALI M., « Les familles : nouveau foyer de contamination », Maroc, *L'Économiste,* 7 avril 2020.

[228] AFP, « Aux États-Unis, le coronavirus s'acharne sur l'immense population carcérale », France, *Challenges*, 3 mai 2020.

[229] Ibid.

[230] Ibid.

[231] JACQUIN J., « Coronavirus : les prisons se vident partiellement pour protéger les détenus », France, *Le Monde*, 31 mars 2020.

incarcérées, ont vu leur population diminuer de manière impressionnante. À Paris, la prison de la Santé concentrait près d'un millier de détenus à la veille de l'épidémie, et n'en comptait plus que 780 fin mars 2020[232].

Le même phénomène a lieu en Amérique latine, région connue pour ses prisons violentes et surpeuplées. En raison de l'impossibilité d'isoler les personnes contaminées, la situation est devenue hors de contrôle[233]. Les mutineries ne cessent d'augmenter, les prisonniers tentent de s'évader et le personnel ne sait que faire[234]. Dans ces prisons, où la panique règne, il est impossible d'endurcir des mesures d'hygiène ou de distanciation, car la plupart ont à peine l'eau courante, et les détenus sont généralement entassés à cinq ou six dans des cellules qui ne devraient en contenir que deux[235]. Ainsi, face à la crise, des pays comme le Mexique ou la Colombie ont pris des mesures d'urgence. Les autorités ont ainsi décidé d'amnistier une grande partie de leurs prisonniers[236]. Famines, tentatives d'évasion, grand nombre de contaminations… Michelle Bachelet, la haut-commissaire de l'ONU aux droits de l'homme, a fait part publiquement de sa « profonde préoccupation » face à ces conditions de détention qui entraînent une propagation rapide du virus[237].

Tout cela illustre comment l'incapacité à isoler les malades en milieu confiné génère parfois des conséquences dramatiques. Les milieux carcéraux ne sont pas les seuls à avoir été profondément touchés par la crise. À titre d'exemple, nous pouvons revenir sur la polémique du porte-avions Charles de Gaulle, où plus de 65 % des passagers, soit 1 064 marins, ont été contaminés[238]. Pour les mêmes raisons que les autres, les couvents sont des lieux propices à la propagation du Covid-19. Il suffit qu'une personne soit contaminée et qu'elle ne soit pas testée, et elle risque alors de contaminer l'ensemble des personnes du couvent, du fait de leur mode de vie. En général, ces personnes sont relativement âgées, le risque de décès est donc fortement accru. Ainsi, nous pouvons déplorer l'exemple tragique d'un couvent du Michigan qui a enregistré 11 morts, en avril[239]. Ces deux exemples prouvent parfaitement l'utilité de la phase

---

[232] Ibid.
[233] AFP, « Le coronavirus transforme les prisons d'Amérique Latine en poudrière », France, *Le Point*, 6 mai 2020.
[234] Ibid.
[235] Ibid.
[236] Ibid.
[237] Ibid.
[238] VEY T., « L'instructive et accablante enquête épidémiologique du ''Charles-de-Gaulle'' », France, *Le Figaro*, 14 mai 2020.
[239] TANKERSLEY S. « Felician convent in Livonia remembers 11 sisters who died in April as women of service », États-Unis, *hometownlife.com*, 6 mai 2020.

3 de la méthode Raoult. Les passagers contaminés ou encore les sœurs contaminées, n'étant pas identifiés, n'ont pas pu être isolés des autres. Dans la même logique, les Ehpad en Europe ont été fortement touchés par cette vague de contagion. En effet, les résidents de ces établissements, considérés comme des personnes à risque, constituent la moitié des décès comptabilisés en France, dus au coronavirus[240].

En somme, il est évident que l'incapacité ou le refus d'isoler les malades pose de graves problèmes, surtout pour les personnes considérées comme « à risque ».

Certains pays ont pris conscience de l'importance de l'isolement des malades.

L'isolement des personnes apparaît comme la mesure la plus efficace pour éviter les risques de transmission du Covid-19. De nombreux États ont recours à cette méthode. À titre d'exemple, le Canada a partagé des instructions afin d'appeler les personnes contaminées à pratiquer l'auto-isolement[241]. Cet appel se fonde sur le civisme de la population canadienne. Les autorités canadiennes soulignent l'importance de cet isolement, que ce soit à l'hôpital ou au sein même des familles. L'objectif étant de respecter autrui en s'auto-confinant pour 14 jours, après avoir eu un résultat positif au dépistage du coronavirus[242].

En Lombardie, région italienne au cœur du combat contre le Covid-19, les autorités publiques ont tenté de mettre en place des mesures d'isolement dans leurs hôpitaux. Leur but est de séparer complètement les personnes contaminées par le coronavirus de celles souffrant d'autres pathologies, car de très nombreuses personnes ont été contaminées au sein même des centres hospitaliers[243]. La France fait très rapidement de même dans l'ensemble de ses hôpitaux, au prix d'une réorganisation des services hospitaliers et d'un lourd travail du personnel médical. Par ailleurs, les « centres Covid » créés à travers la France ont permis de dégager tous les potentiels porteurs d'une pathologie infectieuse des cabinets médicaux[244].

---

[240] SANCHEZ L., « Les résidents d'Ehpad représentent la moitié des décès comptabilisés en France », France, *Le Monde*, 8 mai 2020.

[241] « Instructions à l'auto-isolement à la maison pour la Covid-19 », Canada, *Santé Publique Ottawa*, 2 juillet 2020.

[242] Ibid.

[243] France 2., « Covid - 19 : les hôpitaux tentent d'isoler les patients », France, *FranceInfo*, 24 février 2020.

[244] GIRAL B., Interview de Bernard Giral, médecin généraliste à Fontvieille et président de la CTPS du Pays d'Arles réalisée par Guy Courtois, fin juin 2020.

Ces centres ont permis d'isoler les malades infectés des autres patients, afin d'éviter de les contaminer.

Finalement, que ce soit au sein des familles ou des milieux confinés (hospitaliers, carcéraux, Ehpad…), l'isolement des malades est un facteur clé de la résolution de la crise du coronavirus. Cette mesure, correspondant à la troisième étape de la méthode Raoult 3-ISOLER LES MALADES, est la seule façon d'éviter de nombreuses contaminations et de protéger efficacement les populations. Nous pouvons affirmer que si les personnes contaminées avaient bien été isolées, de nombreuses infections auraient pu être évitées et le nombre de décès aurait été bien moins important.

***

**

*

2 - L'INCAPACITÉ À ISOLER LES MALADES EN EHPAD A CONDUIT À UNE VÉRITABLE HÉCATOMBE.

L'importance de l'isolement des malades est parfaitement illustrée par l'exemple des Ehpad.

En France, les Ehpad ont été au cœur de polémiques lors de la crise sanitaire. Les personnes âgées sont considérées comme des personnes à risque. Le Haut Conseil de la santé publique (HCSP) a déterminé que l'âge de 70 ans était le seuil à partir duquel une personne est considérée à risque face au coronavirus[245]. Ainsi, la fragilité des personnes âgées a fait que les établissements les accueillant ont pris des mesures de sécurité bien avant le début du confinement.

À ce propos, l'étude britannique « Projet Open Safely » étudie les statistiques des causes de la mortalité du Covid-19. Selon les recherches menées, les plus de 80 ans et de 70 ans représentent respectivement 51 % et 79 % des décès, sur les 5 683 décès comptabilisés au Royaume-Uni entre le 1er février et le 25 avril 2020[246]. Du fait de leur âge, les résidents des Ehpad souffrent souvent de problèmes cardiaques ou respiratoires, qui les rendent encore plus vulnérables face au virus. Cette même étude révèle que près de 36 % des personnes décédées du Covid-19 dans les

---

[245] Ibid.
[246] DUCOURTIEUX C. et SANTI P., « Covid-19 : l'âge, principal facteur de risque de mortalité », France, *Le Monde*, 19 mai 2020.

hôpitaux britanniques sont des personnes qui souffraient de problèmes cardiaques[247]. Parallèlement, une étude publiée par Santé publique France, souligne que près de 93 % des décès dus au coronavirus en France concernent des individus âgés de plus de 65 ans[248].

L'âge et les problèmes de santé sont donc des facteurs aggravant la vulnérabilité face au virus. Les Ehpad sont des milieux confinés, qui doivent être particulièrement vigilants quant au respect des mesures de sécurité préconisées en ces temps de crise. Si un résident est infecté, le risque qu'il en contamine d'autres est très élevé[249]. De fait, par manque de moyens et de personnels soignants, la majorité des Ehpad présents sur le territoire français ont été frappés par une grosse vague de mortalité. En France, au 8 mai 2020, plus de la moitié des personnes décédées du Covid-19 résidaient dans un Ehpad[250].

Néanmoins, il est important de noter que les décès dus au Covid-19 survenus dans les maisons de retraite et dans les Ehpad, n'ont été pris en compte dans le décompte officiel qu'à partir du 2 avril 2020[251, 252]. Comme le précise Santé publique France[253], les données concernant les décès survenus en maison de retraite doivent être prises avec précaution, du fait « du délai très court entre le signalement des établissements et la production des bulletins quotidiens, les données les plus récentes ne sont pas consolidées ».

---

[247] Ibid.

[248] Ibid.

[249] LE MEUR A., « Catastrophe en vue dans les Ehpad ? Le témoignage glaçant d'un aide-soignant », France, *RT en Français*, 29 mars 2020.

[250] SANCHEZ L., « Coronavirus : les résidents d'Ehpad représentent la moitié des décès comptabilisés en France », France, *Le Monde*, 8 mai 2020.

[251] Ibid. Graphique comparatif des décès en France tout au long de l'épidémie.

[252] Les moyens mis en œuvre par Santé publique France et la pression de la société civile ont permis cette prise en compte.

[253] Ibid.

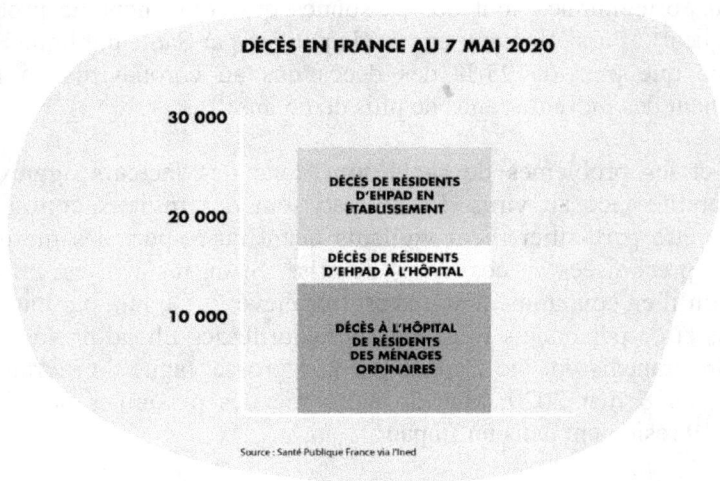

DÉCÈS EN FRANCE AU 7 MAI 2020

30 000

DÉCÈS DE RÉSIDENTS
D'EHPAD EN
ÉTABLISSEMENT

20 000

DÉCÈS DE RÉSIDENTS
D'EHPAD À L'HÔPITAL

10 000

DÉCÈS À L'HÔPITAL
DE RÉSIDENTS
DES MÉNAGES
ORDINAIRES

Source : Santé Publique France via l'Ined

En somme, dès la détection des premiers cas de Covid-19 en France, les Ehpad ont renforcé leurs mesures de protection pour anticiper toutes sortes de catastrophes[254]. Toutefois, cela n'a pas été suffisant, d'autant plus qu'au début de la crise, les visites des proches avaient toujours lieu. Mais, plus le nombre de cas français augmentait, plus le risque pandémique a été pris au sérieux. Au fil du temps, de nouvelles précautions ont été prises. De plus, le 11 mars 2020, le ministre de la Santé et des Solidarités, Olivier Véran, décide d'interdire les visites des personnes extérieures dans les Ehpad pour freiner l'arrivée du virus dans de tels établissements, et donc, réduire le haut potentiel de contamination[255].

Cette décision fait écho à la première phase de la méthode Raoult, qui préconise de protéger les personnes à risque. La prise de conscience gouvernementale est arrivée trop tard. Les syndicats nationaux demandaient déjà une prise de mesures de protection au tout début de l'épidémie, sentant le drame s'abattre sur les établissements accueillant des personnes âgées[256]. Le manque de réactivité des pouvoirs publics a pesé sur le bilan de cette pandémie.

---

[254] Radio France, « Suspension des visites dans les Ehpad : une décision que "nous appelions de nos vœux", selon le Syndicat national des établissements pour personnes âgées », France, *FranceInfo*, 11 mars 2020.
[255] Ibid.
[256] Ibid.

Bon nombre d'établissements ont pris la décision d'isoler les résidents dans leur chambre pour limiter les risques de contamination[257]. Néanmoins, le plus grand risque de contamination émanait des soignants, pratiquement jamais équipés de masques FFP2. En plus d'être une source d'angoisse énorme pour ces derniers, la circulation constante entre les résidents et l'extérieur augmente le risque de faire pénétrer le virus dans la zone de vulnérabilité. Ainsi, à plusieurs endroits, le personnel soignant a décidé de se confiner au milieu des résidents pour éviter tout risque de contamination[258]. Cela permet, d'une part, de protéger les résidents, mais aussi de les préserver d'un éventuel sentiment de solitude ou de manque de liens sociaux, découlant de l'absence des visites de leurs proches[259].

Parallèlement à cette ouverture sur l'extérieur, qui peut mener à des risques d'infection élevés, les Ehpad ont souffert d'un manque de matériel et d'un fonctionnement en sous-effectif. En effet, le manque de masques[260] et de tests de dépistage[261] augmente fatalement le taux de contagion à la fois pour les résidents, mais aussi pour le personnel soignant. Comme expliqué précédemment, si l'on ne peut pas tester, alors on ne pourra pas identifier les malades pour les isoler efficacement. Or, dans certains établissements, les résidents sont restés en constante proximité les uns des autres. Ils déjeunent et se divertissent ensemble à travers des ateliers, des activités, des jeux... Ainsi, les liens de proximité sont forts et accroissent le taux de reproduction du virus au sein même de ces établissements. Il est alors évident que le déficit de tests dans les Ehpad est critique pour le personnel soignant, susceptible de se faire contaminer. C'est d'ailleurs pour cette raison que nombre d'entre eux ne sont pas retournés travailler pendant le confinement.

Ce drame à huis clos est à l'origine d'une véritable hécatombe et d'un triage des malades.

La première conséquence de l'impossibilité d'isoler les personnes contaminées est la forte mortalité. En raison du fort taux de contamination, les Ehpad d'Europe ont connu énormément de décès. En France, comme vu précédemment, 50 % des personnes décédées du coronavirus sont des personnes résidant en Ehpad. Mais la France n'est

---

[257] BEAU R., Interviews réalisées auprès de personnels médicaux travaillant dans des Ehpad, France, avril 2020.
[258] « Coronavirus : le personnel soignant s'est confiné avec les résidents d'un Ehpad », *CNEWS YouTube*, 3 avril 2020.
[259] Ibid.
[260] Cf. Chapitre 1 *(Se protéger et protéger les autres)*.
[261] Cf. Chapitre 2 *(Généraliser les tests)*.

pas la seule à connaître une telle tragédie. Madrid, en Espagne, a connu plus de 4 750 décès sur 50 000 résidents de maisons de retraite, du 8 mars au 8 avril 2020[262]. Il est important de souligner que ce chiffre est entouré d'incertitudes, les autorités espagnoles ne pouvant pas le confirmer au 8 avril 2020[263]. Toujours est-il que ces établissements ont souffert d'une mortalité très élevée, en partie due au manque de préparation des autorités européennes.

La mortalité élevée dans ces établissements émane également d'une gestion désastreuse du traitement des personnes âgées.

Le 22 mars 2020, un article hallucinant de Fanny Arlandis pour *Le Figaro* **en France titre : « Coronavirus : le casse-tête éthique du tri des patients dans le Grand Est » et continue : « ''Seules les personnes qui ont une chance raisonnable d'être guéries sont prises en charge'', explique le Pr Michel Hasselmann, spécialiste en réanimation médicale à Strasbourg**[264] **».** Il faut lire l'article pour y croire, tant les propos sont choquants. Michel Hasselmann dit, à propos de la situation du Grand Est : « Elle est de plus en plus inquiétante, tous les hôpitaux sont saturés. Nous avons tenu une réunion entre les réanimateurs et la cellule éthique pour établir des critères d'admission en réanimation fondés sur des données internationales qui définissent, selon l'état du patient, s'il peut tirer bénéfice d'une hospitalisation en réanimation. Cela prend en compte l'état de la personne et un bilan des comorbidités associées : insuffisance cardiaque, hépatique ou rénale, syndrome de démence sévère évolutive, etc. La démarche est difficile mais, comme les places en réanimation manquent, seules les personnes qui ont une chance raisonnable d'être guéries sont prises en charge ». Il ajoute : « **Depuis le 22 mars, au CHU de Strasbourg, nous avons aussi décidé la mise en place prochaine d'une cellule de réanimateurs qui, en amont de l'admission d'un malade, est chargée d'effectuer un premier « tri » avec les personnes sollicitant un transfert en réanimation.** Le terme peut choquer, mais avec l'engorgement des services et l'afflux qui risque de se produire, les moyens vont être inadaptés et il faut – je l'espère le moins longtemps possible – accepter de ne pas mettre à disposition de tous la réanimation. Il faut la réserver à ceux qui, raisonnablement, ont le plus de probabilités d'en tirer bénéfice. Cette cellule doit soulager les

---

[262] AFP, « Coronavirus en Espagne : les morts des maisons de retraite à Madrid pourraient quintupler le chiffre officiel », France, *Sud Ouest*, 8 avril 2020.
[263] Ibid.
[264] ARLANDIS F., « Coronavirus : le casse-tête éthique du tri des patients dans le Grand Est », France, *Le Figaro*, 22 mars 2020.

équipes, qui pourront se concentrer pleinement sur les malades dans les lits, car il y en a vraiment beaucoup ». Enfin, il ajoute, concernant les Ehpad : « Vendredi et samedi, nous avons eu 12 appels provenant d'Ehpad qui devaient prendre des décisions humainement extrêmement difficiles, aux conséquences considérables. Pour l'instant, les questions concernent des problèmes de fonctionnement par carence de matériel (manque de masques, de gel…) et la problématique de l'isolement dans les Ehpad. Que faire si l'hôpital ne peut accepter un résident en réanimation ? Peut-on isoler un malade porteur du coronavirus et l'empêcher de circuler dans l'établissement ? Comment bien accompagner les patients en fin de vie dans un contexte de pénurie de moyens et d'isolement ? De manière générale, ces structures médico-sociales s'interdisent les mesures de contention, mais le contexte actuel modifie-t-il ces règles ? Les réponses se font au cas par cas. Notre rôle est de veiller à ce que ces personnels et ces patients ne soient pas abandonnés. Si un malade se trouve dans un Ehpad, nous conseillons, par exemple, qu'il y reste, à condition qu'il puisse bénéficier d'une aide médico-soignante et d'une attention éthique. Nous essayons d'adopter des positions non extrêmes, dans un sens ou dans l'autre… Tout en sachant que nous devrons aller contre ce que l'on peut estimer être le mieux ordinairement ».

Un deuxième article, toujours du Figaro, publié le 1er avril, souligne encore la mise en place du tri des malades[265]. L'article s'attache à savoir si l'affirmation selon laquelle « de nombreux médecins exerçant en Italie du Nord ou dans l'est de la France ont témoigné de la nécessité de "trier" les patients, afin de choisir ceux qui seraient éligibles à ces soins » est vraie ou non. On peut lire dans l'article : « ''Le tri des patients est un choix que nous avons à faire au quotidien, même en dehors d'une crise comme celle-ci'', rappelle d'emblée le Dr Damien Barraud, médecin réanimateur au Centre hospitalier de Metz-Thionville. ''C'est une décision prise collégialement, lorsque nous estimons que le malade ne s'en sortirait pas de toute façon ou alors qu'il sortirait de réanimation avec trop de séquelles'', précise le médecin. Le choix de ne pas entreprendre des soins est désigné sous le terme de limitation thérapeutique. Cette pratique est encadrée par la loi Claeys-Leonetti du 2 février 2016, qui donne le droit à chaque personne d'avoir une fin de vie digne et apaisée. ''Il y a des situations où il n'est pas raisonnable d'admettre le patient en réanimation, car cela relèverait de l'acharnement thérapeutique'', souligne le Pr Xavier Monnet, médecin réanimateur à l'hôpital de Bicêtre (AP-

[265] THIBERT C., « Coronavirus : les plus de 75 ans sont-ils exclus d'office des soins de réanimation ? », France, *Le Figaro*, 1er avril 2020.

HP). ''Ce qui nous guide, c'est toujours l'intérêt du patient'' ». L'article se veut factuel et tente de répondre, avec une grande honnêteté, à la question posée.

Soulignons, au passage, le bon travail des journalistes Fanny Arlandis et Cécile Thibert qui semblent parmi les seules, à ce moment, à s'intéresser à ce sujet en France. Mais ces articles ne semblent pas vraiment choquer qui que ce soit, et ils ne donnent pas vraiment suite à un débat. Toutefois, le 2 avril, l'Associu corsu di a salute refuse « un tri barbare et arbitraire[266] ».

Au mois d'avril 2020, les médias français se sont intéressés à la « rumeur persistante[267] » de refus d'hospitalisation pour les résidents d'Ehpad infectés par le coronavirus. La polémique rapportait qu'un document officiel aurait été transmis par le gouvernement, pour dissuader d'amener les résidents d'Ehpad aux services d'urgence des hôpitaux. En réalité, ce document nommé « Critères d'hospitalisation d'un résident d'Ehpad atteint de SARS-CoV-2 » ne venait pas des autorités françaises, mais du docteur Odile Reynaud-Lévy, représentante de la Fédération hospitalière de France pour la région de Marseille[268]. Cette dernière l'aurait rédigé pour ses collègues le 25 mars 2020. Toutefois, selon elle, il n'a jamais été question de refuser l'hospitalisation à qui que ce soit, et ses propos auraient été extrêmement mal compris[269]. En revanche, des témoignages recueillis auprès du personnel soignant nous apprennent que ce dernier aurait reçu des directives selon lesquelles il était préférable de ne pas appeler les urgences « car entre une personne de 70 ans et de 40 ans, le choix était clair[270] ». S'ajoute donc à la difficulté d'isoler les malades l'impossibilité de respecter la quatrième étape de la méthode Raoult, TRAITER LES MALADES. Les décès de ces personnes à risque se multiplient et le personnel soignant se retrouve impuissant face à cette situation dramatique.

---

[266] LUCCIONI I., « L'Associu corsu di a salute refuse "un tri barbare et arbitraire" », France, *Corse-Matin*, 2 avril 2020.

[267] THIBERT C., « Les personnes âgées infectées ont-elles été privées d'hospitalisation ?», France, *Le Figaro*, 23 avril 2020.

[268] Ibid.

[269] Ibid.

[270] « Une circulaire du gouvernement a-t-elle découragé l'admission des plus fragiles en réanimation », France, *RT en français*, 23 avril 2020.

Il convient de se demander dans quelles conditions ces décès ont eu lieu. Ces résidents, coupés du monde, ont-ils souffert ? La situation dans les Ehpad a été, de nombreuses fois, décrite comme « l'enfer » ou « l'horreur » par le personnel soignant. À la suite de la communication des chiffres par les autorités espagnoles, des militaires, profondément indignés, sont venus en aide aux maisons de retraite pour désinfecter les lieux. À leur arrivée, ils ont été frappés par la découverte de personnes âgées complètement laissées à l'abandon. Ils décrivent également une vision d'horreur dans laquelle des cadavres étaient étendus dans leur lit[271].

En France, les équipes du personnel présent dans les Ehpad révèlent que certains résidents sont, en réalité, morts étouffés en raison de leur détresse respiratoire, qui n'a pas pu être maîtrisée au vu du peu de matériel disponible[272]. En outre, du fait de l'interdiction des visites et du manque de personnel soignant, la majorité des résidents sont morts seuls[273]. Selon les professionnels de la santé, la présence des proches est un élément essentiel dans l'accompagnement en fin de vie des résidents des Ehpad[274]. Malheureusement, en ces temps de crise, un tel accompagnement n'a pas pu être réalisé. On pourrait se demander si le sentiment de solitude n'a pas non plus été un facteur de la mortalité élevée, étant une cause du syndrome de glissement[275].
Ainsi, il semble que ce drame aurait pu être évité si les risques de pénurie avaient été anticipés par les autorités, et que l'isolement systématique des personnes atteintes avait pu être mis en place.

L'indignation des familles et les polémiques autour des conditions de vie dans les Ehpad ne cessent d'augmenter, bon nombre d'entre elles ont entamé des procédures judiciaires.

Il semble important de préciser que les chiffres sur le véritable nombre de décès ont longtemps été faussés. En effet, à l'instar du nombre de décès

---

[271] AFP, « Coronavirus en Espagne : les morts des maisons de retraite à Madrid pourraient quintupler le chiffre officiel », France, *Sud Ouest*, 8 avril 2020.

[272] VINCENT C., « Dans quelles conditions sont morts les résidents atteints du Covid-19 », France, *Le Monde*, 6 mai 2020.

[273] Ibid.

[274] Ibid.

[275] MARTIN-DU-PAN RC., « Syndrome de glissement », Suisse, *Revue médicale suisse*, 20 août 2008. « Spécifique du grand âge, ce syndrome est défini par la détérioration rapide de l'état général avec anorexie, désorientation, accompagnée d'un désir de mort plus ou moins directement exprimé, un renoncement passif à la vie, un refus actif des soins, de l'alimentation. Il évolue vers la mort en quelques jours à quelques semaines. Il est déclenché par des événements physiques (maladies aiguës, opération, traumatisme) ou psychiques (décès d'un proche, abandon du domicile, déménagement, hospitalisation). »

comptabilisés en Espagne, les chiffres officiels de la mortalité en France ne prenaient en compte, au 25 mars 2020, que les décès survenus à l'hôpital[276]. Ces chiffres excluent totalement la part de la population décédée en Ehpad, qui, pourtant, a vécu une véritable explosion depuis le début de l'épidémie.

De là, le décompte morbide n'a cessé d'augmenter. Au 3 avril 2020, soit quelques jours après l'intervention de Jérôme Salomon[277], les Ehpad comptaient au moins 884 décès[278]. Conjointement à son exclusion du décompte officiel, ce bilan macabre est encore provisoire au 3 avril 2020[279]. Ces défauts de comptabilisation ont encore, en juin 2020, une origine abstraite. Tout d'abord, en raison de la pénurie de tests de dépistage dans ces établissements, il est impossible de confirmer si tous les décès sont liés au coronavirus. Du fait de ce manque d'information, il est difficile de confirmer l'ampleur de la crise connue par les établissements accueillant des personnes âgées.

Afin de mieux suivre le développement de la maladie sur le territoire français, les directeurs des Ehpad ont été appelés par la Direction générale de la santé (DGS), le 28 mars 2020, à recenser tous les décès survenus dans leurs établissements[280]. Ces derniers doivent faire remonter ces informations via un portail de signalement dans lequel il faut « remplir un questionnaire en déclarant les cas et l'état de santé des personnes touchées », afin que Santé publique France puisse les comptabiliser dans le décompte officiel, a expliqué la DGS[281]. Au vu de ces directives abstraites et de ces impossibilités qui perdurent, il semble que le réel recensement du nombre de décès liés au coronavirus dans les Ehpad n'arrivera pas de sitôt.

Les familles des résidents décédés ont été confrontées à un véritable drame. De nombreuses familles ont dû faire face au deuil de leurs proches du jour au lendemain. C'est avec indignation que certains ont reçu un SMS des pompes funèbres, un matin, leur annonçant la mort de leurs

---

[276] BOUMEDIENNE A., « Coronavirus : le nombre de décès en Ehpad probablement beaucoup plus lourd que le bilan officiel », France, *20 Minutes*, 25 mars 2020.
[277] Ibid.
[278] « Coronavirus : comment le bilan des morts en Ehpad est-il effectué ? », France, *FranceInfo*, 3 avril 2020.
[279] Ibid.
[280] Ibid.
[281] Ibid.

parents résidents en Ehpad[282]. Ces familles dénoncent le manque de transparence des Ehpad, d'une part sur les conditions dans lesquelles vivaient leurs proches et, d'autre part, sur les circonstances encore abstraites de leur décès[283]. Du fait de l'interdiction des visites dans les Ehpad, certaines familles n'ont pas pu dire au revoir à leurs proches. Nombre d'entre elles reprochent à ces établissements de ne pas les avoir prévenues ou même de ne pas avoir demandé leur permission de déplacer le corps[284].

Ce sont des familles brisées qui, depuis le mois d'avril 2020, font appel à la justice pour avoir des réponses sur ce qu'il s'est véritablement passé dans ces établissements fermés. Ainsi, de nombreuses affaires judiciaires ont vu le jour. En France, l'avocat Fabien Arakelian déclare avoir déposé onze plaintes de familles dont les proches sont morts dans des maisons de retraite Korian de diverses régions, dans des conditions nébuleuses[285].

Le groupe Korian, leader du secteur des maisons de retraite en France, a été au cœur des polémiques. Le groupe se voit reprocher par les familles des dysfonctionnements sur les conditions dans lesquelles ont été retrouvés leurs proches[286]. En réponses à ces menaces judiciaires, le leader des maisons de retraite a tenté de faire taire ces familles « un peu trop bruyantes[287] ». L'avocat pénaliste, Jean Reinhart, a été engagé par le groupe afin qu'il se charge d'envoyer des courriers sinistres à ces familles en deuil. Ces discrètes pressions ont vite fait l'objet de nombreuses polémiques, notamment à la suite de la publication d'extraits par *Mediapart*[288]. Évidemment, ces tentatives d'intimidation ont rapidement indigné l'opinion publique. Au fur et à mesure, certains soignants du groupe Korian ont rejoint le collectif des familles qui ne demandent que des réponses à tous les secrets entourant ces drames.

Toutes les raisons décrites précédemment nourrissent une véritable honte sur la gestion des Ehpad pendant la crise. Si le manque de matériel et de tests a beaucoup influé sur le taux de mortalité au sein de ces institutions, il est évident, désormais, que ce n'est pas la seule cause. En effet, si la

---

[282] LECLAIR A., « Ehpad : les familles veulent briser « la loi du silence » », France, *Le Figaro*, 22 mai 2020.
[283] Ibid.
[284] Ibid.
[285] Ibid.
[286] HALISSAT I. et PILORGET-REZZOUK C., « Ehpad : les méthodes de pression Korian », France, *Libération*, 25 mai 2020.
[287] Ibid.
[288] Ibid.

troisième étape ISOLER LES MALADES, de la méthode Raoult, avait été systématiquement mise en place dans ces milieux confinés, le taux de mortalité aurait été bien plus bas. Par extension, les conditions de vie des résidents auraient été meilleures.

***

**

*

Didier Raoult avait raison : isoler les malades est un facteur clé de la résolution d'une crise épidémique.

Dès le début de la pandémie, le Pr Didier Raoult préconisait l'isolement des personnes atteintes par le Covid-19[289]. La phase 3 de la méthode Raoult, consistant à isoler les malades, est un facteur clé de la diminution du nombre de contaminations et donc, par extension, de celui de la mortalité. Désormais, il semble évident qu'il avait raison à ce sujet : il n'est pas possible de résoudre une crise sanitaire de cette ampleur si les malades ne sont pas isolés du reste de la population. Ce temps de quarantaine individuelle est nécessaire à la diminution du taux de reproduction du virus. Finalement, isoler les personnes malades revient à protéger celles qui ne le sont pas.

Il est clair que de nombreux gouvernements ont failli sur ce point. En raison des erreurs commises, d'une part sur l'absence de dépistage massif, mais également sur l'incapacité à isoler efficacement les malades, le Covid-19 a provoqué de véritables drames. Notons ironiquement, pour ne pas dire tristement, que l'isolement des malades est devenu l'un des piliers de la stratégie de déconfinement mise en place par le Premier ministre français Édouard Philippe[290].

---

[289] RAOULT D., « Coronavirus : l'IHU prêt pour prévenir tout risque de contagion », France, *IHU Méditerranée Infection YouTube*, 31 janvier 2020.
[290] PHILIPPE E., « Déconfinement : la conférence de presse d'Édouard Philippe et Olivier Véran », France, *Le Point YouTube*, 20 avril 2020.

Cette crise nous interroge sur le statut des personnes âgées dans nos sociétés occidentales.

« Les deux innommables de la modernité : le vieillissement et la mort ».

D. le Breton

Cette crise nous permet de nous interroger sur le statut des personnes âgées dans nos sociétés. Depuis près d'un siècle, nous avons vu évoluer de façon considérable les structures familiales. Il y a encore cent ans – et même peut-être bien moins dans certains pays –, nous pouvions trouver au sein d'une même famille : les grands-parents, les parents et les enfants. Les foyers se composaient de différentes générations.

Aujourd'hui, le monde a bien changé. Les modes de vie que nous avons, très souvent, ne permettent plus cette cohabitation intergénérationnelle. Les raisons sont très diverses : le prix de l'immobilier qui rend les logements trop petits pour y accueillir toute une famille, le désir d'individualisme et de liberté qui pousse les enfants à s'éloigner de leurs parents. De nos jours, ces besoins d'indépendance et d'autonomie, ressentis à la fois par les enfants, mais aussi par les parents, règnent dans notre société occidentale. De plus, les standards sociaux posent, désormais, la famille nucléaire – composée des parents et des enfants – comme le seul mode de vie possible. À cela, s'ajoutent les éventuelles contraintes professionnelles qui nous poussent parfois à déménager, et donc à nous éloigner de notre famille pour saisir une opportunité. Comme nous pouvons le constater, les raisons sont multiples, mais le résultat reste le même : les foyers réunissant plusieurs générations n'existent presque plus dans les sociétés modernes occidentales.

C'est donc la question du très grand âge et de la dépendance qui se pose désormais à nous. En effet, au cours d'une vie d'adulte, il existe une véritable envie d'indépendance qui mène à jouir de tous les plaisirs que la vie a à offrir. Mais passé un certain âge, se pose alors la question de la dépendance. Ainsi, il semble difficile d'imaginer le retour de ses parents au sein de sa propre cellule familiale. Certes, cela est possible, mais la réalité et toutes ses contraintes rendent en général cela compliqué. Sans parler des problèmes que cela peut poser au sein d'un couple ! Il s'agit donc d'une question délicate, à laquelle les sociétés modernes ont du mal à faire face. Les familles les plus touchées sont celles prises dans le tourbillon de la vie, qui ne leur laisse souvent que très peu de temps pour penser à ce type de problème avant qu'il ne se présente.

Nos sociétés ont donc dû trouver des solutions efficaces afin de pouvoir s'occuper de ces personnes devenues dépendantes. Ainsi, la principale solution qui s'est imposée à beaucoup n'est pas nouvelle : les maisons de retraite. Autrefois réservées aux personnes à revenus plus modestes, elles sont aujourd'hui ouvertes à toutes les catégories socioprofessionnelles. Désormais, l'éventail des maisons de retraite est vaste, de la plus sobre à la plus luxueuse. Nous pouvons nous interroger sur ces structures qui, si elles répondent à tous les besoins essentiels des personnes âgées, ne leur offrent probablement pas ce qu'elles auraient souhaité le plus, à savoir rester au sein de leur foyer ou près de leurs enfants et de leurs amis. Ces établissements ne répondent, malheureusement, pas toujours à ce sentiment de solitude que peuvent ressentir les personnes âgées. Hélas, il n'y a souvent pas d'autre issue pour de nombreuses personnes entrant dans le quatrième âge. Pour certaines d'entre elles, rester chez soi exige des moyens financiers et du temps que leurs proches n'ont pas toujours de nos jours.

La crise du Covid-19 a mis en lumière cette réalité que nous préférons ignorer, ou plutôt, dont nous évitons de parler. Elle a souligné non seulement les carences dans l'organisation des Ehpad, mais également la tendance de nos sociétés à l'individualisme. D'un côté, il existe ce souci de vouloir prendre soin des proches qui nous sont chers, mais de l'autre, l'individualisme bien souvent présent ne permet pas aux cellules familiales de le faire. Ainsi, en général, les familles préfèrent se décharger auprès d'établissements plus ou moins impersonnels, quelle que soit leur qualité de service. Nous n'avons pas de réponse tranchée à cette problématique, mais nous pensions qu'il était intéressant de nous y pencher, afin d'amener une réflexion collective sur ce sujet.

Il semble difficile de ne pas mentionner les nombreux pays qui n'ont pas basculé dans ce nouveau mode d'organisation sociale. Nous pensons notamment aux pays du Maghreb ou à certains pays d'Asie, voire d'Amérique latine. En Occident, nous pouvons probablement citer l'Italie du Sud, pays dans lequel l'approche reste différente. Toutefois, force est de constater que dans ces pays-là, aussi, les choses évoluent rapidement. En Chine, notamment, il semble que les maisons du quatrième âge se développent rapidement pour répondre aux besoins de nombreux enfants uniques, qui n'ont aucune intention de perdre leur liberté acquise pour s'occuper de leurs parents[291].

---

[291] ANDRÉ D., notre correspondante basée à Beijing, Chine, mai 2020.

Pour conclure, nous pourrions peut-être dire que cette crise sanitaire a mis en avant le sentiment de culpabilité que peuvent parfois éprouver certains enfants de ne pas avoir trouvé d'autres solutions pour leurs aînés. Sentiment de culpabilité qui a atteint son paroxysme lorsque les enfants n'ont même pas pu dire au revoir à leurs parents décédés et, dans certains cas, ni même assister à leur enterrement. Les conditions de vie parfois tristes de certains Ehpad, telles qu'elles nous ont été décrites à la télévision, n'ont pu être ignorées, nous incitant ainsi à réfléchir à ces questions.

***
**
*

AUDITION PARLEMENTAIRE
DE DIDIER RAOULT

À Paris, le 24 juin 2020.

« [...] On n'isole que les gens qui sont infectés, d'accord, et comme ça, ils ne propagent pas la maladie tant qu'ils sont infectieux ».

« [...]Au moment où ils sont positifs, et donc qu'ils s'isolent dans leurs chambres, ils s'enferment, ils savent qu'ils représentent un risque pour leurs familles. Ce n'est pas de la même nature que de dire "écoutez, on ne sait pas qui est positif et ceux qui ne le sont pas" ».

« Surtout quand vous pensez, si les gens n'ont pas de fièvre, qu'ils ne toussent pas, ce qui était la majorité des cas, comment est-ce qu'ils savent qu'ils sont contagieux pour leur famille ? Ils ne le savent pas, donc si vous leur dites "vous êtes contagieux", vous pouvez penser qu'ils vont avoir un comportement de nature différente pour protéger leur famille et donc, vous allez diminuer le risque de contagion même s'ils sont confinés ».

***

**

*

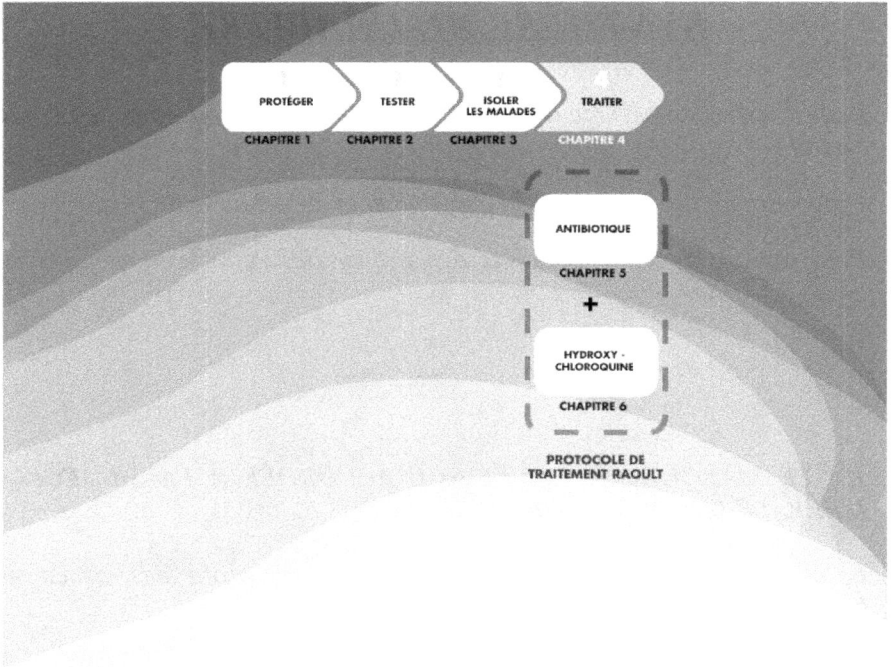

PROTÉGER — CHAPITRE 1 | TESTER — CHAPITRE 2 | ISOLER LES MALADES — CHAPITRE 3 | 4 TRAITER — CHAPITRE 4

ANTIBIOTIQUE — CHAPITRE 5

+

HYDROXY-CHLOROQUINE — CHAPITRE 6

PROTOCOLE DE TRAITEMENT RAOULT

CHAPITRE 4

TRAITER ET LAISSER PRESCRIRE

« Si vous soignez les gens, même si vous n'avez pas le médicament précis qui permet de tuer le virus, ils vont mieux à la fin, il y a moins de morts ».

Didier Raoult

SYNTHÈSE DU CHAPITRE 4

Faut-il traiter en période de crise ? Même si nous n'avons pas une totale certitude ?

Didier Raoult ne se pose pas la question et traite à Marseille.

Pour autant, ils sont nombreux à exprimer des réticences vis-à-vis de cette approche.

***

**

*

1 - LE MANQUE DE CONFIANCE ACCORDÉE À LA MÉDECINE LIBÉRALE EST DOMMAGEABLE.

La mise à l'écart de la médecine libérale au profit des structures hospitalières a accentué la pression sur ces dernières.

Les conséquences sanitaires qui en résultent auraient pu être évitées.

Sans nul doute aurait-il fallu inclure la médecine libérale dans la gestion de cette crise.

***

**

*

2 - LES ENJEUX SONT IMPORTANTS AUTOUR DE LA LIBERTÉ DE PRESCRIPTION DES MÉDECINS.

Le retrait de la liberté de prescription aux médecins généralistes fait naître la colère et l'incompréhension au sein du corps médical.

Aux États-Unis, tout porte à croire que les médecins ont conservé leur liberté de prescription.

Le calvaire des médecins n'est pas terminé, car la liberté de prescription est une nouvelle fois attaquée, via la problématique de l'azithromycine.

Mais que dit le serment d'Hippocrate ?

***
**
*

3 - L'ESSENCE MÊME DU MÉTIER DE MÉDECIN EST BAFOUÉE ET MISE À MAL.

Quand les menaces accompagnent le respect du serment : les médecins sont déchirés entre venir en aide aux malades ou se plier aux règles nationales.

Interdire l'hydroxychloroquine mais autoriser le Rivotril provoque l'incompréhension et l'indignation des médecins.

***
**
*

Didier Raoult avait raison : il fallait laisser aux médecins leur droit fondamental de prescrire librement et aux patients leur droit fondamental de choisir comment être soigné.

Nous devrions être libres de prendre nos décisions, en tant que médecins ou en tant que citoyens et citoyennes.

***
**
*

N. B. : nous ne donnons pas de conseils médicaux ou sanitaires. Au moment où vous le lisez, ce chapitre est susceptible de contenir des informations obsolètes ou inexactes. Seul un professionnel de santé est apte à vous fournir un avis médical, et seules les autorités sanitaires de votre pays sont compétentes pour donner des consignes de santé publique relatives à la pandémie du Covid-19.

Faut-il traiter en période de crise ? Même si nous n'avons pas une totale certitude ?

Aujourd'hui, Antonin Répaci ne se sent pas très bien[292]. La crise du coronavirus est maintenant bien présente en France, en Europe et en Amérique du Nord. Le virus circule, les symptômes se précisent. Antonin se sent fiévreux, il tousse et a mal à la tête. Il se dit alors qu'il n'y a peut-être pas lieu de s'inquiéter. Après tout, ce sont aussi les symptômes de la grippe saisonnière. Mais Antonin n'est pas dupe, il sait bien que ce nouveau coronavirus n'est pas une « grippette » comme d'autres aiment le répéter en plaisantant. Son inquiétude s'accroît lorsqu'il s'aperçoit qu'en plus de tout cela, il commence à perdre ses sens olfactifs et gustatifs. Sans plus tarder, il décide d'appeler le SAMU. Mais il n'est pas aussi bien encadré que ce à quoi il s'attendait. Trois heures durant, il attend. Trois heures, c'est assez long, surtout en période de crise sanitaire, alors qu'une sorte de panique générale s'empare du pays autour de ce nouveau virus d'origine chinoise dont on ignorait l'existence il y a encore quelques mois. Trois heures à se ronger les ongles, à tousser et à sentir l'angoisse s'infiltrer en lui. Quand, enfin, on lui répond, Antonin Répaci croit défaillir. Quelle n'est pas sa surprise lorsque, au bout du fil, après avoir consciencieusement expliqué ses symptômes, une voix lui dit de rester chez lui, d'attendre et de rappeler dans quelques jours si son état ne s'est pas amélioré ! Heureusement qu'il n'est pas hypocondriaque ! Lui qui espérait être soigné, le voilà seul dans son salon, son téléphone encore pendant à la main, ne sachant que prendre pour soulager ses douleurs… hormis du paracétamol, comme on le lui a conseillé.

Les jours suivants, Antonin Répaci reçoit une alerte du journal *Le Monde* sur son téléphone : « Covid-19 : le Maroc mise sur la chloroquine pour soigner les personnes contaminées[293] ». Il peut y lire : « Pour établir un protocole thérapeutique pour le traitement de la maladie Covid-19, les autorités marocaines se sont concertées avec un comité technique et scientifique qui a préconisé une association de chloroquine et d'azithromycine, un antibiotique macrolide, selon la note ministérielle. Lundi, l'OMS a cependant appelé à la prudence concernant la chloroquine en raison, notamment, du faible nombre de patients traités jusqu'à présent par ce biais. Après une série d'essais en Chine, la France a décidé, lundi, d'administrer ce traitement aux malades souffrant de « formes graves » du

---

[292] Interview réalisée par Guy Courtois, la personne a souhaité garder l'anonymat, avril 2020 ; les prénom et nom ont été changés.
[293] AFP, « Covid-19 : le Maroc mise sur la chloroquine pour soigner les personnes contaminées », France, *Le Monde*, 25 mars 2020.

nouveau coronavirus, mais pas aux formes « moins sévères ». Finalement, son cas n'est pas assez désespéré pour être traité... alors qu'au même moment, au Maroc, on utilise la bithérapie. Il entend parler des controverses autour de ce traitement, des études menées par le Pr Didier Raoult mais, il faut bien l'avouer, il est totalement perdu et ne sait que penser. Mais si le Maroc traite ses malades, pourquoi la France n'en fait-elle pas de même ? Tout le monde martèle que c'est une crise sanitaire sans précédent, mais personne ne veut prescrire un médicament utilisé depuis fort longtemps à Antonin Répaci, qui est définitivement dans une grande incompréhension.

Didier Raoult ne se pose pas la question et traite à Marseille.

Pour le Pr Didier Raoult, les choses sont claires. Dans une telle situation d'urgence, il faut faire au mieux. Il faut traiter, en prenant évidemment en compte toutes les choses que l'on connaît. En l'occurrence, prendre en compte les essais provenant de Chine, menés *in vivo* puis *in vitro*. C'était le sens de la lettre publiée par ses équipes et lui-même le 22 mars 2020 : « En nous conformant au serment d'Hippocrate que nous avons prêté, nous obéissons à notre devoir de médecin. Nous faisons bénéficier nos patients de la meilleure prise en charge pour le diagnostic et le traitement d'une maladie. Nous respectons les règles de l'art et les données les plus récemment acquises de la science médicale[294] ». Selon les signataires, ce serment prêté par l'ensemble des médecins suffit à justifier la prescription d'un traitement, en l'occurrence, ici, l'association de l'hydroxychloroquine et de l'azithromycine « dans le cadre des précautions d'usage de cette association[295] ».

De plus, Didier Raoult affirme, dans une vidéo datant du 12 mai 2020, postée sur la chaîne YouTube de l'IHU Méditerranée Infection, que « si vous soignez les gens, même si vous n'avez pas le médicament précis qui permet de tuer le virus, ils vont mieux à la fin, il y a moins de morts. [...] Alors si vous utilisez en plus le traitement dont on pense qu'il marche le mieux, vous diminuez encore cette mortalité, en particulier chez les sujets les plus vulnérables[296] ». Le 28 avril, par les mêmes moyens de communication, il affirme que « laisser les gens jusqu'à ce qu'ils aient une insuffisance respiratoire sans rien leur donner, c'est une idée... La

[294] BROUQUI P. & al., « Épidémie à Coronavirus Covid-19 », France, *IHU Méditerranée Infection, Marseille,* 22 mars 2020.
[295] Ibid.
[296] RAOULT D., « Covid-19 : Quelles leçons doit-on tirer de l'épidémie ? », France, *IHU Méditerranée Infection YouTube,* 12 mai 2020.

médecine n'a jamais fait ça. De toute l'histoire de la médecine, on soigne les gens, on leur donne quelque chose, au moins pour les rassurer, pour dire qu'on s'occupe d'eux, on ne peut pas dire [que] les gens sont malades [et] les laisser dans un lit jusqu'à ce qu'ils n'arrivent plus à respirer [...] c'est contre toute la pratique médicale depuis Hippocrate, on ne peut pas faire ça, on ne peut pas valider ça. Ce n'est pas possible[297] ».

De ce fait, en accord avec leurs convictions, le Pr Raoult et ses équipes procèdent au traitement des patients diagnostiqués à l'IHU marseillais, comme il l'a déclaré le 16 mars 2020 : « Si vous êtes testés, vous avez le droit d'être traités ici, et nous, c'est ce qu'on fera ». En effet, le 14 avril, le professeur annonce avoir traité 2 600 personnes avec le protocole de bithérapie[298]. On a d'ailleurs pu lire, dans le journal *Marianne,* le témoignage de François David, « hospitalisé depuis le 17 mars à Marseille, dans le service des maladies infectieuses du Pr Raoult », heureux de recevoir le traitement en question[299].

Pour autant, ils sont nombreux à exprimer des réticences vis-à-vis de cette approche.

Pour d'autres médecins et personnalités du monde médical, il ne faut pas crier victoire si promptement. Et de fait, il nous est possible, voire, il est important de garder la tête froide. Des doutes et réticences sont exprimés à l'instar d'Yves Hansmann, responsable du service des maladies infectieuses aux hôpitaux universitaires de Strasbourg, qui confie que « seuls les essais cliniques permettront de répondre avec certitude si l'efficacité est avérée ou non. Cela n'empêche pas d'utiliser ce produit individuellement chez des patients en situation délicate, puisque c'est un traitement connu[300] ». Pour Xavier Lescure, aussi, le point le plus important est d'attendre, attendre d'avoir des certitudes données par des essais cliniques. Selon lui, il faut à tout prix éviter « que tout le monde considère que ce médicament est magique, ce qui pourrait empêcher la réalisation des essais cliniques et empêcher de savoir *in fine* si tel

---

[297] RAOULT D., » Point sur l'épidémie : risque-t-on vraiment une deuxième vague ? », France, *IHU Méditerranée Infection YouTube*, 28 avril 2020.

[298] RAOULT D., » Coronavirus, recul de l'épidémie à Marseille », France, *IHU Méditerranée Infection YouTube*, 28 avril 2020.

[299] RABINO T., « "Je suis un privilégié" : le témoignage exclusif d'un patient du Pr Raoult, traité à la chloroquine », France, *Marianne*, 21 mars 2020.

[300] PAUGET D. « Attendre la fin des essais sur la chloroquine ? Pourquoi la question divise les médecins », France, *L'Express*, 25 mars 2020.

médicament est actif sur le virus[301] ». Fort de ce doute, comme l'a rapporté le ministre des Solidarités et de la Santé, Olivier Véran, le Haut Conseil de santé publique ne recommande pas l'utilisation de la chloroquine. Toutefois, il la permet dans les cas graves pour des personnes hospitalisées, sous une surveillance médicale accrue. Le ministre ajoute que ce même Haut Conseil « exclut toute prescription pour des formes non sévères en l'absence de preuves probantes[302] ». En quelques mots : ne pas traiter tant que l'on ne sait pas avec certitude que la bithérapie proposée par le Pr Didier Raoult fonctionne.

Qu'elle fonctionne, certes, mais il nous faut aussi être certains de sa non-dangerosité, comme l'explique Françoise Barré-Sinoussi : « Il est absolument indispensable que l'essai de ce médicament soit réalisé avec rigueur scientifique, pour avoir une réponse sur son efficacité et ses éventuels effets secondaires. […] D'autant plus que l'hydroxychloroquine, ce n'est pas du Doliprane, elle peut avoir des effets délétères et comporter des risques de toxicité cardiaque. Il n'est donc pas raisonnable de la proposer à un grand nombre de patients pour l'instant, tant qu'on ne dispose pas de résultats fiables[303] ». À titre d'exemple, nous pourrions rappeler les conclusions troublantes d'une étude clinique publiée par la célèbre revue *The Lancet* en 2004[304] montrant que l'utilisation de corticoïdes pour traiter les traumatismes crâniens ne permet pas de réduire la mortalité comme on le pensait, mais pourrait même l'augmenter[305]. Ainsi, l'utilisation hâtive d'un traitement pourrait *in fine* provoquer plus de dégâts que prévu, et donc contrarier les effets voulus initialement. À savoir, dans le cas présent, guérir les malades du Covid-19.

Autant de raisons de douter, selon ses détracteurs, des affirmations de Didier Raoult.

***
**
*

---

[301] LESCURE X. « "Je réclame un confinement plus dur" », France, *Journal du 20h de TF1*, 23 mars 2020.
[302] AFP, « Chloroquine : le Haut conseil de santé publique recommande de ne pas l'utiliser », France, *L'Express*, 23 mars 2020.
[303] SANTI P., « Françoise Barré-Sinoussi : « Ne donnons pas de faux espoirs, c'est une question d'éthique » », France, *Le Monde*, 24 mars 2020.
[304] "Effect of intravenous corticosteroids on death within 14 days in 10 008 adults with clinically significant head injury (MRC CRASH trial): randomised placebo-controlled trial", Royaume-Uni, *The Lancet*, 9 octobre 2004.
[305] « Traumatisme crânien : les corticoïdes ne réduisent pas la mortalité, au contraire », France, *Caducée*, 19 octobre 2004.

1 - LE MANQUE DE CONFIANCE ACCORDÉE À LA MÉDECINE LIBÉRALE EST DOMMAGEABLE.

La mise à l'écart de la médecine libérale au profit des structures hospitalières a accentué la pression sur ces dernières.

En premier lieu, le gouvernement et les autorités sanitaires françaises ont procédé à une véritable mise à l'écart de la médecine libérale, ce qui a eu des implications assez graves. Les premières recommandations émanant des autorités compétentes pour gérer ce type de crise sanitaire n'incluaient et n'incluent toujours pas la prescription d'un traitement. La population a été sommée de rester chez elle, sauf dans le cas de symptômes graves, auquel cas il fallait appeler « le 15 », numéro du SAMU. La question que nous choisissons de poser est la suivante : les doutes exprimés précédemment suffisent-ils (toujours) à justifier l'interdiction de prescription de l'hydroxychloroquine par les médecins généralistes ?

En retirant ainsi la main des médecins généralistes, cette décision a eu pour conséquence directe de faire peser la pression créée par la crise sanitaire sur les (quasi) seuls services hospitaliers. Tout le monde craignait alors l'inévitable surcharge des hôpitaux publics, déjà dans un état déplorable… Beaucoup déplorent l'hospitalo-centrisme qui met en péril l'hôpital public. Cette crise a donc mis en exergue les problèmes inhérents à la gestion de crise par les autorités. À trop renvoyer vers les hôpitaux, en occultant le rôle de la « médecine de ville », on aboutit à un réseau hospitalier soumis à une pression intense. Il faudrait, au contraire, redonner une place plus importante à la médecine de ville, généraliste, et davantage penser l'articulation étroite entre ces branches de santé[306].

Plus problématique, cette stratégie a fortement engorgé les services téléphoniques du SAMU. Alors que le « 15 » est normalement réservé aux urgences, le fait est que ce service est régulièrement encombré par des cas, des demandes, qui pourraient être pris en charge autrement, et qui ne sont pas toujours graves[307]. Cette mauvaise répartition a conduit à la saturation du SAMU, jouant pourtant un rôle essentiel dans des crises de cette nature. Pensons au cas, symbolique certes, mais bien réel, de Monsieur Répaci[308]…

---

[306] DÉFONTAINES B. et DUPORT A., « Il faut sortir de l'hospitalocentrisme pour sauver l'hôpital », France, *Le Point*, 5 mai 2020.
[307] Ibid.
[308] Pour rappel, le nom a été changé, afin de respecter l'anonymat de la personne.

Les conséquences sanitaires qui en résultent auraient pu être évitées.

En outre, les personnes à qui l'on a conseillé de rester chez elles, car ne nécessitant pas une prise en charge hospitalière immédiate, ont continué d'être contagieuses pendant un certain temps. En combinant ceci avec la non-mise en place d'un isolement systématique des personnes contagieuses (qui, rappelons-le, auraient pu être identifiées grâce à la mise en place d'une politique de dépistage adéquate), la « surcontagion » au sein des foyers était presque inévitable. Combien de personnes sont-elles ainsi passées en stade grave, avant de finalement être hospitalisées ? Tout cela mène, sans aucun doute, à la mortalité effrayante que nous avons pu tristement enregistrer.

Sans nul doute aurait-il fallu inclure la médecine libérale dans la gestion de cette crise.

Ce sont des médecins de terrain, des médecins ayant de solides qualifications, dont le métier est de justement soigner le plus de personnes possible. Concluons sur ces mots : « Il est temps de considérer l'intégralité des acteurs du système de santé pour permettre une meilleure orientation des patients[309] ».

***

**

*

2 - LES ENJEUX SONT IMPORTANTS AUTOUR DE LA LIBERTÉ DE PRESCRIPTION DES MÉDECINS.

Le retrait de la liberté de prescription aux médecins généralistes fait naître la colère et l'incompréhension au sein du corps médical.

Autre décision gouvernementale française qui a fait grincer des dents, et dans le même temps couler beaucoup d'encre : la restriction de prescription de l'hydroxychloroquine. Une molécule que le Pr Raoult et d'autres pays utilisent pour traiter les malades. Une utilisation conforme à la mise en œuvre de la dernière étape de ce que nous avons identifié comme la méthode Raoult . Pour bien comprendre les controverses et polémiques autour de cette décision gouvernementale, il faut retracer les textes de loi, les principes juridiques relatifs à la liberté de prescription

---

[309] DÉFONTAINES B. et DUPORT A., « Il faut sortir de l'hospitalocentrisme pour sauver l'hôpital », France, *Le Point*, 5 mai 2020.

des médecins. De ce fait, l'article « Covid-19, hydroxychloroquine et prescription hors AMM[310] » publié sur le site internet des Avocats à la Cour de Paris, est parfait pour résumer la situation. Il y est, en effet, indiqué que ce principe de liberté de prescription « est consacré par tous les codes de déontologie […] médicale depuis 1947 ». L'article 8 du dernier de ces codes, ainsi que l'article R. 4127-8 du Code de la santé publique[311], inscrivent également cette liberté dans les textes de loi.

En outre, il est bien précisé que cette liberté de prescription est élevée au rang des « principes déontologiques fondamentaux » par l'article L. 162-2 du Code de la Sécurité sociale : « Dans l'intérêt des assurés sociaux et de la santé publique, le respect de la liberté d'exercice et de l'indépendance professionnelle et morale des médecins est assuré conformément aux principes déontologiques fondamentaux que sont le libre choix du médecin par le malade, la liberté de prescription du médecin […][312] ». Est toutefois rappelée la règle en vigueur depuis l'arrêt *Syndicat des médecins d'Aix* du Conseil d'État datant du 16 février 1996. C'est-à-dire la mise en place de « restrictions au principe de la liberté de prescription, dans l'intérêt de la santé publique ». Décision qui avait déjà animé la colère du monde médical[313]. Ainsi, la liberté de prescription ne s'applique plus aux substances classées comme « vénéneuses » ni aux « médicaments soumis à prescription restreinte ».

À ce stade, nous pouvons rappeler que l'arrêté en date du 13 janvier 2020 dispose, dans son article premier : « Est classée sur la liste II des substances vénéneuses l'hydroxychloroquine sous toutes ses formes[314] ». Il faut rappeler qu'il ne s'agit pas d'une décision unilatérale d'Agnès Buzyn, encore ministre de la Santé au début de la crise, mais le résultat d'une demande de l'Agence nationale de sécurité du médicament (ANSM) à la suite d'un souhait du laboratoire Sanofi produisant le médicament contenant l'hydroxychloroquine[315].

---

[310] BALOUP L., « Covid-19, hydroxychloroquine et prescription hors AMM », France, *Lucas Baloup Avocats à la Cour de Paris*, 14 avril 2020.

[311] Article 8. Code de déontologie. *Conseil national de l'Ordre des médecins [en ligne]*, Édition novembre 2019.

[312] Article L162-2. Code de la Sécurité sociale. *Légifrance [en ligne]*, 21 décembre 1985.

[313] « Covid-19, hydroxychloroquine et prescription hors AMM », France, *Lucas Baloup Avocats à la Cour de Paris*, 14 avril 2020.

[314] Arrêté du 13 janvier 2020 portant classement sur les listes des substances vénéneuses, *Légifrance [en ligne]*, 13 janvier 2020.

[315] LEBOUCQ F., « Agnès Buzyn a-t-elle classé en janvier la chloroquine dans les « substances vénéneuses » ? », France, *Libération*, 21 mars 2020.

Toutefois, il n'existe aucune interdiction de prescrire des médicaments hors autorisation de mise sur le marché (AMM). Existent aussi des autorisations temporaires d'utilisation (ATU) pour des prescriptions hors AMM. Ces dernières sont « nominatives » pour des malades désignés et uniquement « en cas de maladie grave ou rare, lorsqu'il n'existe pas de traitement approprié, mais sous la responsabilité du médecin traitant[316] ». Ainsi, les médecins décidant d'effectuer des prescriptions hors du cadre légal de l'AMM « exposent leur responsabilité civile, pénale et disciplinaire ». Enfin, « jusqu'en 2011, la prescription hors AMM relevait de la liberté de prescription[317] », date qui n'est pas anodine, car elle correspond au scandale du Médiator…

Aujourd'hui, effectuer ce genre de prescription « non conforme à l'AMM » est possible dans deux cas de figure. Premièrement, à travers l'obtention d'une Recommandation Temporaire d'Utilisation (RTU) délivrée par l'ANSM. Deuxièmement, sans RTU, et dans ce cas, « il faut que le prescripteur juge indispensable, au regard des données acquises de la science, le recours à cette spécialité pour améliorer ou stabiliser l'état clinique et son patient[318] ».

Lorsque la crise sanitaire liée au Covid-19 s'est installée en France, trois décrets ont été pris, datant des 23, 25 et 26 mars 2020. Celui du 23 mars « autorise la prescription du Plaquenil[319] dans les établissements de santé et son remboursement par la Sécurité sociale dans le cadre du traitement du Covid-19. Les pharmacies d'officine ont, dorénavant, l'interdiction d'en délivrer sur présentation de la prescription d'un médecin généraliste. La délivrance des préparations à base d'hydroxychloroquine [est] désormais limitée aux pharmacies intérieures […]. La médecine de ville est donc clairement exclue du dispositif[320]. »

L'article 12-2 modifié par le décret du 26 mars, dispose en effet que : « la spécialité pharmaceutique Plaquenil©, dans le respect des indications de son autorisation de mise sur le marché, et les préparations à base d'hydroxychloroquine ne peuvent être dispensées par les pharmacies d'officine que dans le cadre d'une prescription initiale émanant

---

[316] « Covid-19, hydroxychloroquine et prescription hors AMM », France, *Lucas Baloup Avocats à la Cour de Paris*, 14 avril 2020.
[317] Ibid.
[318] Ibid.
[319] Le médicament Plaquenil est délivré par le laboratoire Sanofi, et est le seul médicament à base d'hydroxychloroquine à être commercialisé en France.
[320] « Les pharmacies d'officine ne peuvent plus délivrer du Plaquenil sur la base d'une prescription d'un médecin généraliste », France, *Caducee*, 26 mars 2020.

exclusivement de spécialistes en rhumatologie, médecine interne, dermatologie, néphrologie, neurologie ou pédiatrie ou dans le cadre d'un renouvellement de prescription émanant de tout médecin[28] ». La décision du ministre des Solidarités et de la Santé, Olivier Véran, est motivée par les recommandations du HCSP qui ne préconise l'usage de l'hydroxychloroquine que pour les cas graves, et si aucune autre molécule à effet antiviral n'est disponible[321]. En effet, il est stipulé : « En présence de signes de gravité, un traitement peut être envisagé : utilisation, dans ce contexte, d'une molécule à effet antiviral attendu (association fixe Lopinavir Ritonavir, voire le Remdesivir dans les cas les plus sévères) ou, à défaut, de l'hydroxychloroquine[322] ». Pour les autres cas, il est recommandé de ne rien prescrire de particulier.

C'est ainsi que toutes les dispositions juridiques qui étaient valables auparavant concernant la prescription des médicaments et « la faculté pour le médecin, en vertu de sa liberté de prescription encadrée mais réelle, de sortir du cadre *stricto sensu* de l'AMM, même en l'absence de RTU, sont écartées grâce à la capacité conférée au gouvernement par la loi ayant déclaré l'état d'urgence sanitaire[323] ». De ce fait, à l'heure actuelle la responsabilité à la fois « professionnelle (civile, pénale et disciplinaire) » des médecins de ville prescrivant l'hydroxychloroquine pour des malades du Covid-19 est très clairement engagée.

Évidemment, cette décision a suscité de vives réactions, tant dans la sphère médicale que politique. Martine Wonner, ex-députée La République en Marche (LREM), affirme : « Il y a un effet réel de cette association entre l'hydroxychloroquine et l'azithromycine quand le médecin prend toutes les précautions de l'évaluation d'une éventuelle pathologie cardiaque sous-jacente, car l'hydroxychloroquine peut, très occasionnellement, entraîner des troubles cardiaques. C'est une erreur de ne pas le proposer aux personnes positives[324] ». Marine Le Pen s'est indignée sur Twitter en y postant, le 12 avril : « Rien n'obligeait le gouvernement à prendre un décret pour interdire aux médecins de pouvoir prescrire l'hydroxychloroquine ! C'est un choix que je considère comme

---

[321] « Encadrement des prescriptions du traitement à la #chloroquine du Pr Raoult, un scandale d'État ? », France, *Caducee*, 26 mars 2020.

[322] « Coronavirus SARS-CoV-2 : recommandations thérapeutiques », France, *Haut Conseil de la santé publique*, 24 mars 2020.

[323] BALOUP L., « Covid-19, hydroxychloroquine et prescription hors AMM », France, *Lucas Baloup Avocats à la Cour de Paris*, 14 avril 2020.

[324] « Parole de députés confinés : Martine WONNER », France, *LCP Assemblée nationale*, 17 avril 2020.

erroné. Faisons confiance aux médecins de ville[325] ! » Le Dr Maudrux s'est, lui aussi, offusqué de cette décision qui « bafoue la liberté de prescription[326] ».

En outre, en réaction à ces décrets, des médecins ont décidé de se réunir afin de protester pour que soit rétablie la liberté de prescription des médecins libéraux. Violaine Guérin, fondatrice, avec d'autres, de ce collectif, raconte : « C'est un mouvement qui s'est créé de façon extrêmement spontanée, à la suite des décrets successifs qui ont été publiés et qui ont fini par restreindre totalement la liberté de prescription des médecins libéraux ; ces décrets n'ont pas touché les médecins hospitaliers. Ça a été un choc, je pense que cela a suscité une grande émotion parce que c'est la première fois, dans l'histoire de la médecine en France, que l'on s'attaque à cela[327] ».

Ce collectif est aussi à l'origine de procédures juridiques visant à abolir ces décrets. En effet, un « un référé-suspension devant le Conseil d'État de l'article 12-2 du décret 2020-337 du 26 mars 2020[328] » a été rédigé et défendu par les membres de l'association. Dans ce même communiqué de presse, les médecins s'offusquent de cette décision, et considèrent que cette limitation portée à l'interdiction de prescrire « méconnaît gravement » les éventuels intérêts de l'hydroxychloroquine tout en « violant » des « dispositions du Code de la santé publique » pour des situations de crise sanitaire[329].

Par ailleurs, en Italie, est né un mouvement similaire à celui initié par les médecins français, intitulé « Terapia Domiciliare Covid ». Créé par l'avocat italien Erich Grimaldi, ce mouvement souhaite que les médecins libéraux puissent aller soigner directement les malades chez eux, et qu'ils puissent prescrire librement[330]. Il rassemble plus de 20 000 membres. Ce mouvement fait suite à l'appel représentant de très nombreux médecins italiens[331]. Toutefois, la problématique est assez différente de la situation en France, car les Italiens ont eu, à un certain moment, le droit de

---

[325] LEPEN M., [@MLP_officiel] « Rien n'obligeait le gouvernement à prendre un décret pour interdire aux médecins de pouvoir prescrire l'#hydroxychloroquine ! » [Tweet], *Twitter*, 12 avril 2020.

[326] « Encadrement des prescriptions du traitement à la #chloroquine du Pr Raoult, un scandale d'État ? », France, *Caducee*, 26 mars 2020.

[327] GUÉRIN V., Interview réalisée par Guy Courtois et Méline Pulliat, « "Laissons les médecins prescrire" : la résistance des médecins libéraux s'organise », France, *FranceSoir*, 20 mai 2020.

[328] « UN RÉFÉRÉ DEVANT LE CONSEIL D'ÉTAT », France, *Laissons les médecins prescrire*, 11 avril 2020.

[329] Ibid.

[330] « Lazio, ok clorochina da medici familia », Italie, *ANSA*, 8 mai 2020.

[331] « Covid-19 e prescrizione farmaci, vittoria dell'avvocato Grimaldi », Italie, *Quotidiano Napoli*, 7 mai 2020.

prescrire. En effet, l'agence italienne publie, le 17 mars 2020, un décret qui autorise la prescription et le remboursement de l'hydroxychloroquine, afin de traiter les patients atteints d'une infection Covid-19[332].

En Suisse, la molécule est aussi réservée aux milieux hospitaliers, comme le déplore Jean-Dominique Michel sur son blog[333].

Mais nombre de médecins ne se sont pas contentés d'exprimer leur mécontentement. Faisant fi des recommandations et des obligations gouvernementales, ces médecins ont tout de même décidé de prescrire. C'est le cas du collectif « Laissons les médecins prescrire », qui a mené une étude rétrospective sur 88 sujets en mêlant trois approches thérapeutiques[334]. Il a mis en avant l'intérêt de la prescription de l'azithromycine seule et de l'association azithromycine-hydroxychloroquine. En effet, le collectif rappelle, dans le rapport d'étude publié le 30 avril, que le triptyque gouvernemental n'est aucunement suffisant. Il ne suffit pas de « PROTÉGER – TESTER – ISOLER », il est aussi urgent de « TRAITER ». En somme, il faut appliquer la méthode Raoult qui repose, justement sur ces quatre étapes. Pourquoi une telle atteinte à la liberté de prescription, alors que les données de pharmacovigilance[335] demandées par l'ex-députée LREM Martine Wonner ne permettent pas de conclure à la dangerosité de l'hydroxychloroquine ? Le rapport indique en effet que le 30 mars 2020, Martine Wonner a demandé officiellement les données de pharmacovigilance du Plaquenil au directeur général de l'ANSM, Dominique Martin et à Christelle Carbonnell, sa directrice adjointe. Les résultats de cette demande sont inclus dans le rapport[336].

Les médecins de cette association tiennent à rappeler quelques règles de bon sens, notamment le fait que l'usage de cette molécule doit évidemment être correct, en prenant en compte tous les risques et

---

[332] Agenzia italiana del farmaco, "Rimborsabilita' a carico del Servizio sanitario nazionale dei medicinali clorochina, idrossiclorochina, lopinavir/ritonavir, danuravir/cobicistat, darunavir, ritonavir per il trattamento anche in regime domiciliare dei pazienti affetti da infezione da SARS-CoV2 (COVID-19). (Determina n. DG 258). (20A01706) (GU Serie Generale n.69 del 17-03-2020)", Italie, 17 mars 2020.

[333] MICHEL J.-D., « Laissons les médecins-généralistes prescrire l'hydroxychloroquine ! », *Anthropologiques*, 30 mars 2020.

[334] GUÉRIN V. & al., « Étude rétrospective chez 88 sujets avec 3 approches thérapeutiques différentes », France, *Laissons les médecins prescrire*, 30 avril 2020.

[335] Voir l'explication donnée par le Rapport d'étude sur la pharmacovigilance : rapport d'étude page 36.

[336] Ibid.

bénéfices, et en respectant les contre-indications. L'accent est également porté sur l'importance d'écarter toute automédication[337]. Il règne donc une forte incompréhension, car « Les médecins de terrain connaissent parfaitement cette molécule utilisée depuis de nombreuses années dans le traitement de certaines [maladies][338] ». Toutefois, le rapport met en évidence le regret des médecins de ne pas pouvoir donner des résultats plus significatifs, ce qui aurait été le cas avec la programmation initiale. L'étude aurait dû être menée sur 1 000 médecins Covid+[339], mais le collectif n'a pas pu poursuivre l'étude en raison du décret limitant la liberté de prescription de l'hydroxychloroquine[340].

En outre, les témoignages de médecins, de personnes, ayant suivi le traitement proposé par le Pr Didier Raoult et ses équipes se multiplient. C'est le cas de Florian Lang, qui témoigne[341]. Il fait remonter sa contamination au 10 mars et dit se rendre à l'hôpital entre le 12 et le 13 mars, ce qui lui a permis de repartir avec une ordonnance prescrivant Doliprane[342] et antibiotique. Mais son état ne s'améliorant pas, il décide de changer de stratégie, et le 14 mars, après discussion avec son médecin, il essaie la bithérapie proposée par le Pr Raoult. Il affirme ensuite avoir noté des signes d'améliorations au bout de deux jours. Il ajoute que son état ne fait que s'améliorer par la suite, et qu'il ne constate pas d'effets secondaires[343]. Même chose pour le Dr Alexanian, contaminée le 20 mars, qui déclare ne pas avoir hésité plus d'une heure avant de se traiter avec l'association hydroxychloroquine et azithromycine[344]. « De toute façon, c'était soit je tente quelque chose, soit je décide de ne rien faire[345] ». Elle dit avoir été chanceuse, car le traitement a été interdit de prescription aux médecins généralistes dans les deux jours suivants, deux jours suffisants, selon elle, pour voir apparaître la diminution de ses symptômes.

Tous ces témoignages et données permettent alors de comprendre la colère, le désarroi de médecins comme Christian Perronne, chef du

---

[337] Ibid.

[338] Ibid.

[339] Ibid.

[340] COULOMB D., « Étude à l'appui, un collectif de médecins plaide pour la liberté de prescrire en ville l'hydroxychloroquine contre Covid-19 », France, *Le Quotidien du Médecin*, 30 avril 2020.

[341] LANG F. "Veni, Covidi, Vici : comment j'ai guéri du Covid-19 », France, *Le Point*, 1er avril 2020.

[342] Le Doliprane est un médicament à base de paracétamol, à haute dose cette molécule est toxique pour le foie. (AFP, « La mention « surdosage = danger » sera obligatoire sur les boîtes de paracétamol », France, *Le Monde*, 9 juillet 2019.)

[343] Ibid.

[344] REVOL D., « Honfleur : Guérie du Covid-19, le Dr Alexanian exprime sa colère face à la gestion de la crise sanitaire », France, *Actu*, 5 avril 2020.

[345] Ibid.

service Infectiologie de l'hôpital Raymond-Poincaré de Garches. Dans une interview accordée à *BFMTV*, il pousse un cri d'alarme : « C'est criminel de continuer à dire que la chloroquine ne marche pas[346] ». Le professeur affirme avoir prescrit de l'hydroxychloroquine aux malades présentant des formes « moyennement sévères ». Il précise avoir mis en place une « surveillance cardiaque » et avoir donné ce médicament en respectant les contre-indications. L'automédication étant évidemment exclue, le docteur rappelle l'importance des médecins pour éviter toute complication[347]. Finalement, pour le docteur Gonzague Retournay, « c'est ça ou rien, de toute façon[348] ». Ce docteur ne comprend pas toutes les polémiques se cristallisant autour du protocole Raoult. Encore une fois, un « bilan plus que positif » a été constaté, après utilisation de cette méthode sur des patients hospitalisés. Le médecin ne fait état d'aucun décès ni d'aggravation de la maladie.

C'est dans ce contexte que l'on peut comprendre les propos de Martine Wonner, déjà identifiée comme soutien du collectif de médecins luttant pour le retour de la liberté de prescrire : « Dans une période tout à fait exceptionnelle, il est de la première responsabilité d'un médecin, face à un patient qui a des signes de Covid-19, de lui proposer un traitement qui ne soit pas uniquement du paracétamol[349] ». Elle qui dit avoir constaté des effets significatifs chez des collègues prenant en automédication le traitement, considère comme une « faute grave » le fait de ne pas prendre en compte les possibilités offertes par ce traitement[350]. Enfin, Luc Ferry, ancien ministre, confie, lui aussi, qu'il « aurait choisi d'autoriser la chloroquine[351] ». Il déclare ne pas être en accord avec les décisions prises par le gouvernement, et aurait plutôt suivi la position de Philippe Douste-Blazy, médecin et ancien ministre de la Santé qui, rappelons-le, milite pour le rétablissement de la liberté de prescription, et est l'auteur d'une pétition signée par nombre de médecins[352] : « Traitement Covid-19 : ne

---

[346] KalindaSharma33., [@KalindaSharma33] « Grosse colère de Christian Perronne : « La France, aujourd'hui, a le record du monde de la létalité ! » » « Le traitement à base de #chloroquine à 98 % de succès ! » « C'est criminel de continuer à dire que la chloroquine ne marche pas ! » #Confinementjour40 #COVID19 #Raoult » [Tweet], *Twitter*, 25 avril 2020.

[347] « Entretien exclusif. Christian Perronne : "À Garches, nous avons de bons résultats avec l'hydroxychloroquine" », France, *Nexus*, 15 avril 2020.

[348] MARQUE.P « Coronavirus | Chloroquine : le bilan très positif d'un praticien lorrain », France, *Vosges Matin*, 8 avril 2020.

[349] « Parole de députés confinés : Martine WONNER », France, *LCP Assemblée nationale*, 17 avril 2020.

[350] Ibid.

[351] GOMONT N., « "J'aurais choisi d'autoriser la chloroquine", affirme Luc Ferry », France, *Radio Classique*, 6 avril 2020.

[352] Des médecins appellent à « ne plus perdre de temps » sur l'hydroxychloroquine », France, *Le Télégramme*, 4 avril 2020.

perdons plus de temps ! […] [353] ». Monsieur Ferry ajoute qu'il serait opportun de donner le traitement pour les premières phases de la maladie, comme préconisé par le Pr Raoult, qui ne cesse de répéter que pour les autres stades, aucun effet n'est constaté. Certains disent même que les médecins sont réduits à une infantilisation presque insultante de la part de l'État[354]. L'ancien député Gérard Bapt a écrit une « lettre ouverte à Monsieur le président de la République[355] », insistant l'importance de faire confiance aux médecins en leur permettant de prescrire librement. Il demande aussi à pouvoir utiliser des traitements pour soigner les malades et « éviter toute perte de chances aux Français ».

Enfin, à travers cette crise, on peut constater, à l'instar des médecins, une sorte de « fracture générationnelle[356] », entre anciens et nouveaux médecins à propos des méthodes. Faut-il attendre des preuves émanant d'études, alors que des malades meurent chaque jour ?

On le voit, les protestations envers cette mesure contre la liberté de prescription sont nombreuses. Entre des médecins qui ont bravé les interdictions pour soigner leurs malades et les personnalités politiques, médiatiques, ou issues du monde scientifique qui soutiennent ces démarches, militent pour le retour de la liberté de prescription des médecins…, la stratégie du gouvernement semble difficile à comprendre, voire à justifier. D'autant plus que ces exemples témoignent tous d'une probable efficacité de ces molécules, dont nous reparlerons dans les chapitres suivants.

Par ailleurs, il semble difficile de comprendre cette interdiction au regard des décisions prises dans d'autres pays. En Algérie[357, 358], en Italie[359], en Corée du Sud[360], au Brésil[361, 362], au Sénégal[363], et bien sûr dans certains

[353] DOUSTE-BLAZY P. & al., « Traitement Covid-19 : ne perdons plus de temps ! #NePerdonsPlusDeTemps », France, *Change.org*, avril 2020.

[354] PELÉ C., « Comment se fait-il qu'on cherche à empêcher des médecins de soigner leurs patients comme ils l'entendent ? », France, *Alternatives Santé*, 20 mai 2020.

[355] BAPT G., *« Lettre ouverte à Monsieur le président de la République »*, France, 2 avril 2020.

[356] COQUAZ V., « L'antibiotique azithromycine est-il vraiment efficace contre le Covid, comme l'affirme cette publication virale ? », France, *Libération*, 15 avril 2020.

[357] ATTAR A., « L'Algérie va lancer des traitements à base de Chloroquine pour lutter contre le Covid-19 », *Le Nouvel Afrik*, 24 mars 2020.

[358] KOURTA D., « Premiers patients traités à la chloroquine : des résultats encourageants », Algérie, *El Watan*, 5 avril 2020.

[359] STRIPPOLI S., « Piemonte, da oggi l'antimalarico contro il coronavirus si trova gratis in 1500 farmacie », Italie, *la Repubblica*, 23 avril 2020.

[360] « Physicians work out treatment guidelines for coronavirus », Corée du Sud, *Korea Biomedical Review*, 13 février 2020.

États des États-Unis[364], cette bithérapie ou seulement l'hydroxychloroquine a été plus ou moins généralisée, testée, pour soigner les malades du Covid-19.

Aux États-Unis, tout porte à croire que les médecins ont conservé leur liberté de prescription.

Une étude publiée sur le site internet du *Journal of the American Medical Association,* le 28 mai 2020, fait état d'une augmentation nette des prescriptions d'hydroxychloroquine et de chloroquine durant la pandémie de Covid-19[365].

Une autre étude, datant du 6 juillet 2020, montre « que de février 2020 à mars 2020, le nombre estimé de patients recevant des prescriptions d'hydroxychloroquine est passé de 367 346 à 683 999 (86,2 %). Les prescriptions de chloroquine délivrées ont augmenté de 158,6 % (2 346 à 6 066) et les patients recevant de l'hydroxychloroquine et de l'azithromycine ont augmenté de 1 044 % (de 8 885 à 101 681)[366] ». En somme, « en un mois, 300 000 patients supplémentaires ont reçu de l'hydroxychloroquine des pharmacies de détail, 93 000 patients supplémentaires ont reçu à la fois de l'hydroxychloroquine et de l'azithromycine[367] ».

Ainsi, les médecins du pays n'ont pas eu à voir leur liberté de prescription fortement limitée pour ces molécules, comme cela a été le cas en France. Il faut toutefois nuancer ce propos, car de nombreux États en ont limité l'usage, restreignant le pouvoir de prescription. Souvent des États démocrates, comme nous le verrons au chapitre 11 sur la politisation du débat.

---

[361] GENOTL., « Covid-19 : le Brésil mise sur la chloroquine, la pandémie loin d'être contenue », France, *La Presse*, 20 mai 2020.
[362] « Ministério da Saúde divulga diretrizes para tratamento medicamentoso de pacientes », Brésil, *Ministério da Saúde*, 20 mai 2020.
[363] « ''Nous constatons une guérison plus rapide" : Moussa Seydi, le médecin sénégalais qui s'est inspiré des travaux de Didier Raoult », France, *Marianne*, 17 avril 2020.
[364] « Trump's Winning Coronavirus Bet », *Judicial Watch*, 13 avril 2020.
[365] « Hydroxychloroquine Prescriptions Surge in U.S. During Pandemic », États-Unis, *Drugs*, 2 juin 2020.
[366] Source : le Collectif citoyen *FranceSoir*.
[367] Ibid.

Le calvaire des médecins n'est pas terminé, car la liberté de prescription est une nouvelle fois attaquée, via la problématique de l'azithromycine.

Le matin du 9 juin, le directeur général de la santé, Jérôme Salomon, adresse une lettre au personnel soignant en évoquant un avis du HCSP datant du 18 mai et faisant état des recommandations liées à l'usage des anti-infectieux[368]. En réalité, c'est bien l'azithromycine qui, comme l'hydroxychloroquine avant elle, se voit menacée d'être interdite de prescription. Pour les médecins luttant en faveur du retour de la liberté de prescription, c'est un nouveau coup dur et une nouvelle incompréhension[369]. En effet, le collectif *Laissons les médecins prescrire* n'a pas manqué de répondre à ce nouvel affront, en expliquant que cette décision leur semble dangereuse[370]. Nous évoquerons plus amplement, dans les chapitres suivants, tous les enjeux autour de cet antibiotique, et pourquoi cette nouvelle interdiction paraît tout aussi, voire plus incompréhensible encore pour le corps médical.

Mais que dit le serment d'Hippocrate ?

Finalement, que dit ce fameux serment d'Hippocrate, invoqué par les médecins défendant la liberté de prescription ? Le « texte revu par l'Ordre des médecins en 2012[371] » est le suivant :

Au moment d'être admis(e) à exercer la médecine, je promets et je jure d'être fidèle aux lois de l'honneur et de la probité.

Mon premier souci sera de rétablir, de préserver ou de promouvoir la santé dans tous ses éléments, physiques et mentaux, individuels et sociaux.

Je respecterai toutes les personnes, leur autonomie et leur volonté, sans aucune discrimination selon leur état ou leurs convictions. J'interviendrai pour les protéger si elles sont affaiblies, vulnérables ou menacées dans leur intégrité ou leur dignité. Même sous la contrainte, je ne ferai pas usage de mes connaissances contre les lois de l'humanité.

---

[368] « Coronavirus SARS-CoV-2 : recommandations sur l'usage des anti-infectieux », France, *Haut Conseil de la santé publique*, 18 mai 2020.

[369] « Covid-19 : restriction de la liberté de prescrire de l'azithromycine, un déni de soin pour les patients ? », France, *FranceSoir*, 9 juin 2020.

[370] « UNE DÉCISION MÉDICALEMENT ABERRANTE ET DANGEREUSE », France, *Laissons les médecins prescrire*, 10 juin 2020.

[371] « Le serment d'Hippocrate », France, *Conseil national de l'Ordre des médecins*, 22 mars 2019.

J'informerai les patients des décisions envisagées, de leurs raisons et de leurs conséquences.
Je ne tromperai jamais leur confiance et n'exploiterai pas le pouvoir hérité des circonstances pour forcer les consciences.

Je donnerai mes soins à l'indigent et à quiconque me les demandera. Je ne me laisserai pas influencer par la soif du gain ou la recherche de la gloire.

Admis(e) dans l'intimité des personnes, je tairai les secrets qui me seront confiés. Reçu(e) à l'intérieur des maisons, je respecterai les secrets des foyers et ma conduite ne servira pas à corrompre les mœurs.

Je ferai tout pour soulager les souffrances. Je ne prolongerai pas abusivement les agonies. Je ne provoquerai jamais la mort délibérément.

Je préserverai l'indépendance nécessaire à l'accomplissement de ma mission. Je n'entreprendrai rien qui dépasse mes compétences. Je les entretiendrai et les perfectionnerai pour assurer au mieux les services qui me seront demandés.

J'apporterai mon aide à mes confrères ainsi qu'à leurs familles dans l'adversité. Que les hommes et mes confrères m'accordent leur estime si je suis fidèle à mes promesses ; que je sois déshonoré(e) et méprisé(e) si j'y manque.

Même s'il n'a pas de valeur juridique, le serment d'Hippocrate est considéré comme l'un des textes fondateurs de la déontologie médicale. On le voit, l'atteinte à la liberté de prescrire est une atteinte au serment d'Hippocrate : « Mon premier souci sera de rétablir, de préserver ou de promouvoir la santé dans tous ses éléments, physiques et mentaux, individuels et sociaux ». « J'interviendrai pour les protéger si elles sont affaiblies, vulnérables ou menacées dans leur intégrité ou leur dignité ». Ou encore : « Je donnerai mes soins à l'indigent et à quiconque me les demandera ».

SERMENT D'HIPPOCRATE

Au moment d'être admis(e) à exercer la médecine, je promets et je jure d'être fidèle aux lois de l'honneur et de la probité.

Mon premier souci sera de rétablir, de préserver ou de promouvoir la santé dans tous ses éléments, physiques et mentaux, individuels et sociaux.

Je respecterai toutes les personnes, leur autonomie et leur volonté, sans aucune discrimination selon leur état ou leurs convictions. J'interviendrai pour les protéger si elles sont affaiblies, vulnérables ou menacées dans leur intégrité ou leur dignité. Même sous la contrainte, je ne ferai pas usage de mes connaissances contre les lois de l'humanité.

J'informerai les patients des décisions envisagées, de leurs raisons et de leurs conséquences. Je ne tromperai jamais leur confiance et n'exploiterai pas le pouvoir hérité des circonstances pour forcer les consciences.

Je donnerai mes soins à l'indigent et à quiconque me les demandera. Je ne me laisserai pas influencer par la soif du gain ou la recherche de la gloire.

Admis(e) dans l'intimité des personnes, je tairai les secrets qui me seront confiés. Reçu(e) à l'intérieur des maisons, je respecterai les secrets des foyers et ma conduite ne servira pas à corrompre les mœurs.

Je ferai tout pour soulager les souffrances. Je ne prolongerai pas abusivement les agonies. Je ne provoquerai jamais la mort délibérément.

Je préserverai l'indépendance nécessaire à l'accomplissement de ma mission. Je n'entreprendrai rien qui dépasse mes compétences. Je les entretiendrai et les perfectionnerai pour assurer au mieux les services qui me seront demandés.

J'apporterai mon aide à mes confrères ainsi qu'à leurs familles dans l'adversité.
Que les hommes et mes confrères m'accordent leur estime si je suis fidèle à mes promesses ; que je sois déshonoré(e) et méprisé(e) si j'y manque.

***
**
*

3 - L'ESSENCE MÊME DU MÉTIER DE MÉDECIN EST BAFOUÉE ET MISE À MAL.

Quand les menaces accompagnent le respect du serment : les médecins sont déchirés entre venir en aide aux malades ou se plier aux règles nationales.

On peut légitimement se demander ce que font les autorités de santé et l'Ordre des médecins, quand sont menacés des médecins décidant de prescrire des traitements hors des nouveaux cadres légaux. En effet, c'est le cas pour des médecins mosellans qui se sont même exposés à des « procédures disciplinaires » à la fin de la crise[372].

Cet avertissement a fait l'objet d'une publication officielle par le Conseil national de l'Ordre des médecins, le 23 avril, sur son site internet[373]. On peut y lire : « Le Conseil national de l'Ordre des médecins rappelle fermement à l'ensemble des médecins qu'en cette période de vulnérabilité particulière et face à l'inquiétude de nos concitoyens, (…) il serait inadmissible (…) de susciter de faux espoirs de guérison. (…) La mise en danger des patients, s'il apparaissait qu'elle puisse être provoquée par des traitements non validés scientifiquement, pourrait justifier, dans ces circonstances, la saisine du directeur général de l'Agence régionale de santé (ARS) pour demander une suspension immédiate de l'activité de ces médecins. (…) » Avant de conclure par cette phrase d'avertissement claire : « L'Ordre des médecins sera très vigilant sur ces dérives ».

Les médecins sont prévenus, leurs oreilles ont été sèchement tirées. Toutes ? Didier Raoult répond à ce communiqué dans un Tweet en disant ne pas être concerné par ces menaces : « Je m'inscris dans le cadre du décret du 25/03. Les doses d'HCQ[374] prescrites à l'IHU sont des doses habituelles, administrées sous surveillance. L'AZM[375] est le traitement de référence des infections respiratoires[376] ». La guerre serait-elle déclarée ? Didier Raoult devra-t-il faire face à de nouvelles sanctions ? Une chose est sûre : il est devenu de plus en plus difficile de s'y retrouver dans ces conflits internes à la communauté scientifique.

---

[372] GRETHEN K., « Coronavirus Des médecins mosellans sommés de se taire », France, *Le Républicain lorrain*, 25 avril 2020.

[373] « Protocoles de recherche clinique et prescriptions hors AMM », France, *Conseil national de l'Ordre des médecins*, 23 avril 2020.

[374] Abréviation pour hydroxychloroquine.

[375] Abréviation pour azithromycine.

[376] RAOULT D., [@raoult_didier] « *Je ne suis évidemment pas concerné par les menaces de l'@ordre_medecins. Je m'inscris dans le cadre du décret du 25/03.* » [Tweet], *Twitter*, 26 avril 2020.

Pour autant, ceci est loin d'apaiser les tensions, bien au contraire. En effet, Violaine Guérin s'indigne des menaces reçues par certains médecins de la part des ARS et par le Conseil de l'Ordre, en soulignant la peur de certains médecins[377]. Selon elle, ces menaces adressées par les ARS aux médecins libéraux sont fréquentes. Il en résulte la conformation de nombreux médecins aux règles officielles en dépit de leurs convictions, et en dépit de l'intérêt de leurs patients. Christian Perronne répond aussi que « les gens ont peur des représailles[378] » quand on lui parle du fait que des médecins avouent utiliser la bithérapie, mais n'osent pas l'avouer publiquement. Cette peur que décrivent Violaine Guérin et Christian Perronne entraîne donc les médecins à suivre les règles pour ne pas perdre leur poste, plutôt que de tenter de traiter leurs malades. On peut alors s'interroger sur les éventuelles conséquences sanitaires que cette décision a pu avoir, et si cela n'a pas finalement aggravé la situation des malades.

Face à cette crise, et plus généralement, ne peut-on pas attendre de l'Ordre des médecins une complète indépendance, en agissant avant tout pour le bien des personnes nécessitant des soins ? C'est ce que traduisent les propos de Christian Perronne, qui dit être déçu par ces communiqués de l'Ordre préconisant d'attendre des résultats officiels d'études. Pour lui, il est clair que toutes ces instances, ces autorités de santé, à l'instar de l'Académie de médecine, de pharmacie, ont failli en demandant cette attente et ce report systématiques aux méthodologies officielles[379].

Par ailleurs, toutes ces décisions ne paraissent-elles pas contraires aux préconisations du Comité consultatif national d'éthique du 13 mars 2020[380] ? « Il s'agira de prendre la décision la mieux argumentée possible, sur la base des connaissances disponibles. En outre, cette décision, qui concerne toute la société et potentiellement ses valeurs fondamentales, devrait, en amont, être éclairée par l'expression de l'opinion citoyenne ». Est-elle respectée ici, dans la mesure où l'on « musèle » les médecins ayant prescrit ? De plus, la liberté de prescrire est une valeur fondamentale et concerne toute la société. Pourtant, il n'y a eu aucune mesure de méthode délibérative sur ce point…

---

[377] GUÉRIN V., Interview réalisée par Guy Courtois et Méline Pulliat, « "Laissons les médecins prescrire" : la résistance des médecins libéraux s'organise », France, *FranceSoir*, 20 mai 2020.
[378] « ENTRETIEN EXCLUSIF. Christian Perronne : "À Garches, nous avons de bons résultats avec l'hydroxychloroquine" », France, *Nexus,* 15 avril 2020.
[379] Ibid.
[380] CCNE, « *Covid-19 contribution du Comité consultatif national d'éthique : enjeux éthiques face à une pandémie* », France, 13 mars 2020.

Interdire l'hydroxychloroquine, mais autoriser le Rivotril, provoque l'incompréhension et l'indignation des médecins.

Passons maintenant à une autre polémique : le problème du Rivotril. Pour bien comprendre les enjeux autour de ce débat, il faut expliquer ce qu'est le Rivotril. Christian Perronne explique qu'il s'agit « [d'] un cousin un peu lointain du Valium, un calmant à la base, qu'on utilise en médecine, à petites doses, souvent dans les centres antidouleurs, pour soulager. Ça peut agir sur les irritations nerveuses. On l'utilise à plus fortes doses en réanimation et dans les soins palliatifs pour soulager la souffrance des malades en fin de vie[381] ». Le décret n° 2020-360 du 28 mars 2020 complétant le décret n° 2020-293 du 23 mars 2020 dispose, à l'article 12-3, que « II. Par dérogation à l'article L. 5121-12-1 du Code de la santé publique, la spécialité pharmaceutique Rivotril® sous forme injectable peut faire l'objet d'une dispensation, jusqu'au 15 avril 2020, par les pharmacies d'officine en vue de la prise en charge des patients atteints ou susceptibles d'être atteints par le virus SARS-CoV-2 dont l'état clinique le justifie sur présentation d'une ordonnance médicale portant la mention " Prescription Hors AMM dans le cadre du Covid-19" [382]. »

Ce décret, mis en parallèle de l'interdiction pour les pharmacies d'officine de procurer de l'hydroxychloroquine, semble impensable. Il faut néanmoins rappeler que ce décret répond aux demandes de la Société française d'accompagnements et de soins palliatifs (SFAP), afin de « prendre en charge la détresse respiratoire » des personnes atteintes de la maladie[383]. En effet, il faut se garder de toute confusion, de tout emballement vis-à-vis de cette décision en ne tombant pas dans le piège des « amalgames ». Le professeur de gériatrie au CHU de Nice, Olivier Guérin, s'exprime sur ce décret : « Non, il ne s'agit absolument pas d'un cautionnement de l'euthanasie ! » Il insiste sur le fait que l'usage du médicament reste très contrôlé, même si son accès est en effet facilité afin de permettre aux pharmacies non hospitalières de pouvoir les fournir. Olivier Guérin affirme aussi que les choses sont équivalentes pour le paracétamol intraveineux[384]. Il semblerait que si le Rivotril a été choisi,

---

[381] PERRONNE C., « Entretien exclusif Christian Perronne : "À Garches, nous avons de bons résultats avec l'hydroxychloroquine" », France, *Nexus*, 15 avril 2020.
[382] Décret n° 2020-360 du 28 mars 2020 complétant le décret n° 2020-293 du 23 mars 2020 prescrivant les mesures générales nécessaires pour faire face à l'épidémie de Covid-19 dans le cadre de l'état d'urgence sanitaire, France, consulté le 1er juin 2020.
[383] COQ-CHODORGE C., « Face au Covid-19, le faux débat sur l'euthanasie des personnes âgées », France, *Mediapart*, 14 avril 2020.
[384] GUÉRIN O., « La SFGG réagit au décret du 28 mars : « Non, prescrire du Rivotril® ne revient pas à euthanasier les patients âgés » », France, *SFGG*, 4 avril 2020.

c'est à cause de problèmes d'approvisionnement en d'autres molécules[385], c'est pour cette raison qu'a été demandée la levée des barrières auparavant en vigueur[386].

On le voit, ce n'est pas tant le Rivotril en lui-même qui pose problème, mais plutôt l'incompréhension qu'a fait naître ce décret chez les médecins. Christian Perronne l'explique très bien : « On interdit aux médecins de traiter les malades par l'hydroxychloroquine qui, soi-disant, est une substance vénéneuse, mais on leur donne le droit d'injecter le Rivotril pour la fin de vie. Même si tous les médecins sont favorables aux soins palliatifs quand il n'y a plus d'autre solution, les médecins de ville vivent mal ce contraste[387] ». L'autre conséquence de cette décision est la peur et les polémiques qui surgissent à nouveau dans la société. Des médecins déclarent, en outre, que « ce n'est pas le moment de débattre de l'euthanasie en pleine épidémie[388] ». D'autres, au contraire, insistent sur le besoin de pouvoir soulager[389]. Finalement, avec de telles décisions, les méfiances s'accroissent envers le gouvernement, surtout lorsqu'elles sont prises à propos de médicaments n'étant pas anodins et sans plus d'explications[390].

En réalité, il fallait laisser la possibilité aux médecins d'exercer leur profession, de prescrire des médicaments connus et utilisés depuis longtemps, avant d'avoir besoin de recourir au Rivotril pour soulager les malades. Cette décision a alimenté une crainte absolument non nécessaire en temps de crise. Elle a également relancé des débats clivants dans une situation d'urgence. C'est cette discordance qui fait dire à des médecins corses que cette généralisation du Rivotril, alors que des médecins réclament depuis longtemps un retour de la liberté de prescription pour d'autres molécules, est une « dérive[391] ». Paul-André Colombani, député de la Corse du Sud, exprime son opposition à ce décret, et s'indigne de

---

[385] RUBICHONC., « Coronavirus : le Rivotril et l'amalgame entre soins palliatifs et euthanasie », France, *La Voix du Nord*, 4 avril 2020.
[386] RIO I., « Rivotril et Covid-19 dans les Ehpad : témoignage d'un médecin-gériatre en Haute-Vienne », France, *France 3*, 9 avril 2020.
[387] PERRONNE C. « Entretien exclusif. Christian Perronne : "À Garches, nous avons de bons résultats avec l'hydroxychloroquine" », France, *Nexus*, 15 avril 2020.
[388] « Covid-19 : soulager la détresse respiratoire reste le combat des soins palliatifs », France, *Libération*, 21 avril 2020.
[389] MARIN I., « La mort nous terrifie et la terreur empêche de penser », France, *Libération*, 15 avril 2020.
[390] RIO I., « Rivotril et Covid-19 dans les Ehpad : témoignage d'un médecin-gériatre en Haute-Vienne », France, *France 3*, 9 avril 2020.
[391] LUCCIONI I., « L'Associu corsu di a salute refuse "un tri barbare et arbitraire" », France, *Corse matin*, 2 avril 2020.

cette mise à l'écart rapide du protocole proposé par le Pr Raoult. Sa colère et son désarroi font écho aux protestations de tant d'autres : il n'est pas envisageable d'attendre que l'efficacité soit prouvée en bonne et due forme. Il faut pouvoir soigner[392].

***

**

*

Didier Raoult avait raison : il fallait laisser aux médecins leur droit fondamental de prescrire librement, et aux patients leur droit fondamental de choisir comment être soigné.

Le professeur plaidant pour l'utilisation de l'hydroxychloroquine avait donc raison, dans la mesure où il recommande de laisser les médecins faire leur travail, et de ne pas entraver leur liberté de prescription. Dans son livre traitant aussi de la crise liée au Covid-19, l'anthropologue médical Jean-Dominique Michel évoque l'importance du soin, de la relation avec les malades dans la médecine. Nous pourrions ainsi dire que l'interdiction de prescrire l'hydroxychloroquine imposée aux médecins libéraux est une erreur dans la mesure où, selon lui, « toute pratique de soins, même la plus farfelue, est […] susceptible, au moins dans certaines situations et à certaines conditions, de se montrer utile[393] ».

Au regard des connaissances à propos de ce médicament, de ces molécules, de l'expérience de nombreux médecins, il semble raisonnable de dire que la bithérapie proposée par le Pr Didier Raoult à la suite de conclusions tirées d'une étude chinoise, n'est pas tellement une pratique de soins « farfelue ». D'autant plus que Didier Raoult affirme, dans une interview, que la chloroquine fut utile pour combattre le syndrome respiratoire aigu sévère (SRAS) en 2003 : « la chloroquine avait été testée et marchait, mais tout le monde a oublié ça »[394], et que le médicament est commercialisé depuis longtemps en France et qu'il était accessible sans ordonnance. Violaine Guérin rappelle que le médicament était en « vente libre jusqu'au 15 janvier », et donc que les pharmacies pouvaient aisément nous fournir en hydroxychloroquine sans ordonnance. « Et puis,

[392] Ibid.
[393] MICHEL J.-D., « Covid : anatomie d'une crise sanitaire », France, *humenSciences*, juin 2020.
[394] RAOULT D., « Coronavirus : traitement ? Vaccin ? », France, *IHU Méditerranée Infection YouTube*, 11 février 2020.

tout d'un coup, on dit que c'est le médicament le plus dangereux au monde[395] », s'indigne-t-elle.

Pour faire simple, l'État français a bloqué la liberté de prescription par un double mécanisme :

Premièrement, si un médecin français peut, en théorie, toujours rédiger une ordonnance prescrivant l'hydroxychloroquine hors AMM, il y réfléchit à deux fois, car il porte un risque juridique fort. Et la rhétorique gouvernementale ne l'y incite absolument pas.

Deuxièmement, si un patient se présente dans une pharmacie avec une ordonnance prescrivant l'hydroxychloroquine hors AMM, il ne se verra tout simplement pas délivrer le médicament.

C'est ainsi que la liberté de prescription a été retirée, pour la première fois de l'histoire, en France.

Cette interdiction s'est retrouvée dans d'autres pays, ou encore dans certains États des États-Unis.

Empêcher la réalisation de cette quatrième étape de la méthode Raoult a donc eu des conséquences désastreuses. Pourquoi la France s'est-elle obstinée à refuser de TRAITER, alors que d'autres pays ont décidé d'appliquer une méthode de bon sens, de traiter leurs malades ? Il faut toutefois être réaliste. En temps de crise, une pression soudaine s'abat sur les gouvernements, les États. Les problématiques à gérer s'enchaînent, il faut être rapide et efficace. En revanche, lors de l'audition parlementaire en France, fin juin 2020, on constate tristement que les autorités sanitaires ne semblent toujours pas comprendre les doléances du Pr Raoult et des autres médecins souhaitant traiter avec son protocole de traitement. L'ancien directeur général de la santé, William Dab, déclare : « Concernant l'hydroxychloroquine, vous avez noté qu'il s'agissait d'un débat franco-français. C'est la première fois que je vois des médecins demander, par médias interposés et par l'intermédiaire de pétitions, des autorisations de prescription. Je le regrette amèrement[396] ». Toutefois, contrairement à ce qu'il prétend, il ne s'agit pas seulement d'un débat franco-français, comme nous le verrons dans le chapitre 11 traitant de la politisation de ce débat à travers le monde.

[395] GUÉRIN V., Interview réalisée par Guy Courtois et Méline Pulliat, « "Laissons les médecins prescrire" : la résistance des médecins libéraux s'organise », France, *FranceSoir*, 20 mai 2020.

[396] DAB W., ancien directeur général de la Santé, audition parlementaire, France, 23 juin 2020.

De plus, il semble clair, pour certains politiques et cela, dans de nombreux pays, que pour prendre la meilleure des décisions, il faudrait s'en remettre à un Conseil scientifique. Par exemple, en France, il est en effet explicitement désigné et créé pour venir à bout de ce genre de crise, pour prendre les meilleures décisions permettant de garantir le bien-être et la santé de l'ensemble des citoyens et citoyennes. Mais ce faisant, le politique joue-t-il vraiment son rôle de politique ? Le Conseil scientifique français l'a rappelé lui-même, il n'a qu'un rôle de conseil. Par ailleurs, les propos tenus par certaines personnalités de ce comité peuvent être biaisés, influencés... Nous y reviendrons plus tard.

Lorsque la communauté scientifique se déchire, il est très difficile, pour le politique, de se positionner. Sans clé de compréhension, surtout pour des sujets aussi pointus et complexes que la science médicale, il est difficile de s'y retrouver, de prendre parti sans avoir en main toutes les informations disponibles. Qui croire ? À qui se fier, lorsque de très grandes et reconnues personnalités médicales soutiennent des thèses antagonistes ? Quelle place pour les politiques au milieu de ces querelles ? Cette problématique, nous l'avons retrouvée dans tous les grands pays du monde.

Malgré tout, compte tenu de tout ce que nous venons de voir, nous pensons néanmoins que nous pouvons véritablement parler d'un scandale de la liberté de prescrire. Un scandale français, mais que l'on retrouve plus ou moins aussi dans d'autres pays.

Nous devrions être libres de prendre nos décisions, en tant que médecins ou en tant que citoyens et citoyennes.

« La vie est courte, l'art est long, l'occasion est prompte à s'échapper, l'empirisme est dangereux, le raisonnement est difficile. Il faut non seulement faire soi-même ce qui convient, mais encore être secondé par le malade, par ceux qui l'assistent et par les choses extérieures ».

Hippocrate, *Aphorisme.*

Par de nombreux aspects, cette crise sanitaire nous pousse à nous interroger sur des problématiques plus vastes. Ici, nous pouvons nous questionner sur nos libertés. Nos libertés en tant qu'individus, en tant que médecins, en tant que malades. La démocratie doit garantir le respect et l'exercice de nos libertés individuelles et collectives, et il en va de même pour nos droits fondamentaux. Comment peut-on accepter, en tant que médecin, de se voir retirer ce fondement de profession qu'est la liberté de prescription ? Comment accepter de rester dans un silence imposé, en sachant qu'il existe une possibilité de guérison pour les malades ? Comment accepter ce manque de confiance, ce dédain de la part d'autres scientifiques pour la médecine libérale, la médecine de ville ? Les médecins ne sont pas des personnes incompétentes, ce sont des personnes qualifiées, qui ont suivi des années d'études, ont des connaissances larges et pointues à la fois. Être libre, c'est pouvoir suivre son propre chemin de vie ; c'est avoir la possibilité d'accomplir son destin, en pleine conscience. Pourquoi ne pourrions-nous pas être libres de recevoir, si nous le souhaitons, un traitement après avoir été dûment informés des risques potentiels, de la part de notre médecin ? Une personne que nous connaissons, à qui nous faisons confiance.

Le rôle de l'État est-il vraiment « d'infantiliser » les citoyens et citoyennes ? De même, en démocratie, l'ensemble de la population devrait être inclus dans ce processus de décision, nous devrions pouvoir échanger et partager nos points de vue sur ces questions. Comme le dit l'illustrateur Claude Ponti, « nous sommes libres de savoir, de comprendre, de choisir et d'agir. Parce que nous savons lire et que nous lisons[397] ».

***

**

*

---

[397] PONTI C., « Lire est le propre de l'homme : témoignages et réflexions de cinquante auteurs. Le livre pour l'enfance et la jeunesse. Livre libre lecteur électeur », France, *l'école des loisirs*, 2011.

Par ailleurs, que vous soyez du monde médical ou non, si vous souhaitez nous livrer des témoignages concernant la liberté de prescrire, vous pouvez nous les envoyer à l'adresse e-mail suivante :

enquetecovid@gmail.com

Nous publierons tous vos témoignages sur notre site internet, voire dans un éventuel prochain ouvrage.

www.enquetecovid.com

***
**
*

AUDITION PARLEMENTAIRE
DE DIDIER RAOULT

À Paris, le 24 juin 2020

« Le scientifique doit apporter de la connaissance supplémentaire, et sur une maladie nouvelle, c'est une connaissance qui ne peut être que progressive. Il faut organiser la mise en place et la progression de la connaissance. Les médecins doivent faire le métier de médecin qui est de soigner, et les politiques doivent organiser la société. Et la santé publique, c'est toujours difficile parce que la limite entre les uns et les autres est toujours un peu complexe. »

« [...] Il y avait un véritable problème, c'est que les malades, c'est au docteur de les soigner, [et] ce n'est pas une dérive qui date de maintenant. Moi, j'étais en désaccord déjà [à l'époque de la grippe] H1N1 pour dire [qu'on] allait vacciner les gens dans les stades. Ce sont les médecins généralistes qui devaient le faire. On a mis des années avant de remonter sur la vaccination antigrippale à cause de ça. On a dit aux médecins : "c'est plus à vous de faire ça, vous ne savez pas faire, c'est nous qui allons faire les vaccinations antigrippales" ».

« Donc, l'idée que l'État se saisisse de tâches qui sont du soin usuel, à la place des médecins et leur interdise de faire des choses qui sont banales, je ne suis pas d'accord. Et pour le dire d'ailleurs tout à fait officiellement, je suis surpris que l'Ordre des médecins ait accepté une chose pareille. Moi, si j'avais été président de l'Ordre des médecins, j'aurais démissionné immédiatement. Parce que c'est la responsabilité des médecins de faire pour le mieux, dans l'état de leurs connaissances. Et d'ailleurs, si vous me posez la question, quand nous avons décidé, sur la base de nos résultats, de commencer à utiliser [la bithérapie], chaque médecin individuellement dans le soin courant, je m'étais assuré, auprès du directeur général de la Santé, qu'il avait bien compris les choses de la même manière que moi. Et bien sûr, j'ai la trace de ce mail. Les médecins doivent faire pour le mieux pour leurs malades, en leur âme et conscience, compte tenu de notre état de connaissances. Et les priver de ça... À mon sens, je ne sais même pas si c'est constitutionnel, enfin, je me pose la question, c'est vous qui savez, moi, j'ai des doutes sur le fait même que ce soit constitutionnel ».

« [...] Le donneur d'ordre, c'est le responsable de la sécurité publique, c'est mon avis. Cela étant, je suis d'accord avec vous que la sécurité publique ne devrait pas [aller] jusqu'à interdire aux médecins et aux pharmaciens de distribuer des médicaments qui ont fait la preuve de leur innocuité depuis 80 ans. Et je vais vous donner une anecdote parce que j'adore l'histoire, peut-être que vous ne savez pas ça. L'histoire de la chloroquine, ça remonte à très loin, ça vient du Pérou, ça vient du quinquina. Il y a eu un drame similaire sous Louis XIV pour savoir si on pouvait, ou ne pouvait pas prendre le quinquina. Et donc Louis XIV, qui faisait des fièvres récurrentes, a fini par prendre du quinquina en public. À partir de ce moment, le quinquina est entré dans la pharmacopée française, et il a fini par la quinine et puis la chloroquine et puis hydroxychloroquine, qui sont tous les enfants du quinquina. C'est un médicament des plantes ».

« [...] Il y a probablement 50 % des médecins dans le monde qui utilisent l'hydroxychloroquine et l'azithromycine pour traiter le Covid, je ne sais pas si vous voyez le nombre que ça fait dans le monde. Et en France aussi. Vous pensez que le message n'a pas été entendu, il y a des gens qui ne l'ont pas entendu, il y a beaucoup de gens qui l'ont entendu et qui n'ont pas eu droit de le faire parmi ceux qui l'ont entendu [...] ».

« Mais qu'est ce qui s'est passé ? Pourquoi ce médicament ? Qu'est-ce qui a changé dans ce médicament pour que la France passe de "on n'a même pas besoin d'une ordonnance" à "même avec une ordonnance, on ne vous le donne plus". Il y a quelque chose qui s'est passé quand même, ce n'est pas moi qui ai fait ça, C'est peut-être [parce que] je dis du bien de l'hydroxychloroquine ? Mais je suis le diable, alors, et certains le disent d'ailleurs, mais certains disent le contraire aussi ».

« Chaque médecin, [car] ce n'est pas une dictature, est libre de sa prescription individuellement. On donne des recommandations et les médecins sont libres de leurs prescriptions individuellement et puis d'autres n'ont rien eu du tout. Donc, on a pu comparer les groupes et montrer que ceux qui avaient reçu ce traitement avaient un taux de durée d'hospitalisation, de passage en réanimation, de mortalité, qui était inférieur aux autres ».

« Donc, comme vous le dites, c'est une molécule banale. Moi, personnellement, je vous ai donné mon avis, je ne comprends pas que l'on puisse interdire une molécule qui a, encore une fois, l'année dernière, été prescrite. Je crois qu'il y a eu 36 millions de comprimés qui ont été distribués en France sans ordonnance. Et, du jour au lendemain, on décide que l'on ne peut même plus délivrer sur ordonnance. Je ne comprends pas, je n'approuve pas, je ne change pas d'avis. [...] Là, j'ai le devoir de vous répondre, donc je vous réponds, mais je n'ai jamais recommandé ce traitement parce que je n'ai pas le droit de recommander un traitement qui est hors AMM. Je peux dire ce que je fais, mais je ne peux pas le recommander et je ne l'ai jamais recommandé. Et si vous écoutez bien ce que je dis, je dis ce que je fais [mais] je ne le recommande pas. C'est peut-être une nuance, mais c'est une nuance qui a son importance. Je pense que j'ai le devoir d'informer les gens et donc, oui, j'informe les gens ».

***

**

*

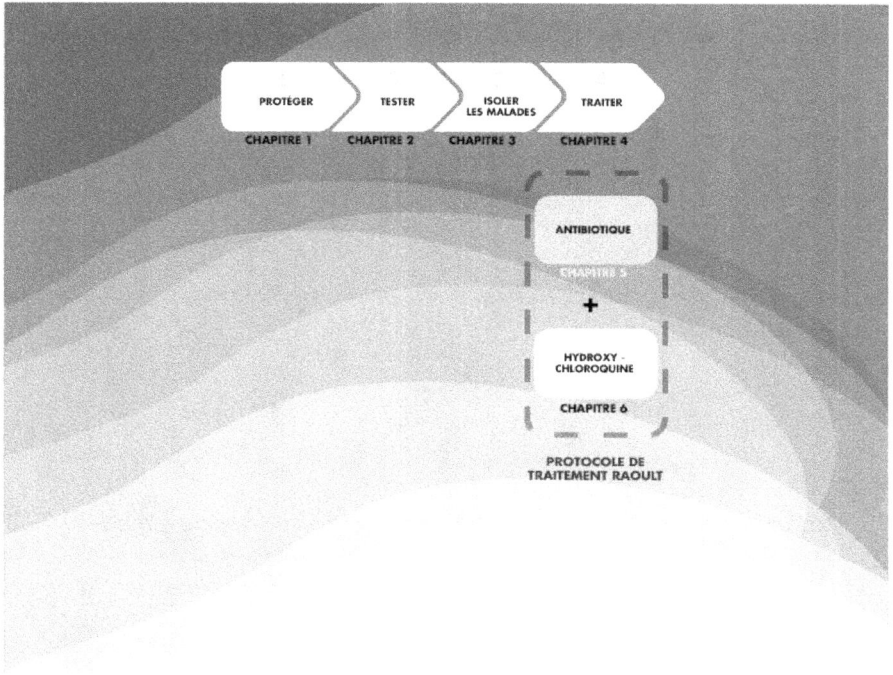

PROTÉGER · CHAPITRE 1 / TESTER · CHAPITRE 2 / ISOLER LES MALADES · CHAPITRE 3 / TRAITER · CHAPITRE 4

ANTIBIOTIQUE
CHAPITRE 5
+
HYDROXY - CHLOROQUINE
CHAPITRE 6

PROTOCOLE DE TRAITEMENT RAOULT

CHAPITRE 5

L'UTILITÉ DES ANTIBIOTIQUES

« On conseille depuis longtemps de donner un antibiotique dans les infections virales respiratoires ».

Didier Raoult

SYNTHÈSE DU CHAPITRE 5

Les antibiotiques sont-ils utiles pour lutter contre le Covid-19 ?

Selon Didier Raoult, il faut sortir de la dichotomie préétablie entre antibiotique et virus.

Quand le doute vient de l'opposition entre chercheurs et médecins sur l'utilité d'un antibiotique.

***
**
*

L'azithromycine semble être un médicament utile contre le Covid-19.

Les ruptures de stock et le contingentement font planer une zone d'ombre au-dessus des autorités sanitaires.

***
**
*

Est-il possible de parler d'un manquement des autorités sanitaires françaises à propos de l'azithromycine ? Nous pensons que "oui".

En science, et notamment en médecine, il nous faut savoir douter de tout, même de ce qui nous semblait acquis.

***
**
*

N. B. : nous ne donnons pas de conseils médicaux ou sanitaires. Au moment où vous le lisez, ce chapitre est susceptible de contenir des informations obsolètes ou inexactes. Seul un professionnel de santé est apte à vous fournir un avis médical, et seules les autorités sanitaires de votre pays sont compétentes pour donner des consignes de santé publique relatives à la pandémie du Covid-19.

Les antibiotiques sont-ils utiles pour lutter contre le Covid-19 ?

L'hiver 2018, Marie Écomard se rend chez son médecin pour obtenir un traitement contre cette sale pharyngite. Le docteur lui demande d'ouvrir la bouche pour qu'il puisse faire un test qui déterminera l'origine de l'infection. Après quelques minutes, il prélève la bandelette sur laquelle étaient déposés les échantillons de Marie : la pharyngite est d'origine virale. Le médecin lui annonce alors qu'elle ne recevra pas d'antibiotiques. C'est la panique dans l'esprit de sa patiente, qui souhaite à tout prix être traitée grâce aux antibiotiques. Son docteur lui rétorque alors : « Vous savez bien que les antibiotiques n'ont aucun effet sur les virus ! », avant de lui montrer du doigt l'affiche collée sur sa porte.

LES ANTIBIOTIQUES, C'EST PAS AUTOMATIQUE.

✚

Impossible d'être passé à côté de cette campagne de sensibilisation : « Les antibiotiques, c[e n]'est pas automatique ! » Depuis 2001, cette affirmation est systématique. Tant et si bien qu'il semble aujourd'hui acquis dans les mentalités que les antibiotiques sont inefficaces contre les virus. Vous en avez sans doute déjà fait l'expérience par vous-mêmes lors d'une consultation médicale : le traitement prescrit va dépendre du type de l'infection qui vous touche, bactérienne ou virale. Si l'infection s'avère être virale, votre médecin ne vous donnera sûrement pas d'antibiotiques. Cela n'aurait d'ailleurs aucun sens, puisqu'après tout, on ne cesse de nous rabâcher et de nous apprendre que les traitements antibactériens sont inutiles pour traiter les virus.

Pourtant, un médecin américain a affirmé s'être débarrassé du Covid-19 qu'il avait attrapé, grâce à l'usage d'un antibiotique issu de la famille des macrolides[398]. Le dénommé Ananda Prasad n'est pas d'accord avec le docteur de Marie Écomard. Il utilise alors le traitement préconisé par le Pr Raoult, combinant une molécule d'hydroxychloroquine à un traitement antibactérien, l'azithromycine. En quelques jours, les symptômes disparaissent : Ananda Prasad est guéri. Plus que troublant, ce cas, loin d'être isolé, vient remettre en cause publiquement une affirmation qui semblait être intouchable, établie, et que toutes les nations semblaient avoir adoptée. Toutes ? Non !

Selon Didier Raoult, il faut sortir de la dichotomie préétablie entre antibiotique et virus.

Notre infectiologue originaire du sud de la France résiste encore et toujours à cette idée préconçue, et milite pour l'usage de l'azithromycine (combinée à l'hydroxychloroquine) pour traiter les patients atteints du Covid-19. Didier Raoult n'attend pas la crise sanitaire pour nuancer cette théorie et apporter des précisions concernant l'usage des antibiotiques. Dans une tribune qu'il publie dans *Le Point* dès 2016[399], il indique que les antibiotiques auraient un double usage dans le traitement des virus. Tout d'abord, certains antibiotiques pourraient avoir des propriétés antivirales. C'est, par exemple, le cas du Targocid et de l'Ivermectine, récemment découverts comme étant utiles contre le virus Ebola. De plus, il affirme que les infections virales respiratoires étaient souvent accompagnées d'une surinfection bactérienne. L'usage d'antibiotiques permettrait ainsi d'éviter les surinfections bactériennes, souvent responsables de la mort des patients : « Une partie encore importante des gens qui meurent lors d'une grippe succombe d'une surinfection bactérienne. Il n'y a donc rien de condamnable dans le traitement d'une infection virale par un antibiotique ». Il ajoute une dernière affirmation pour contredire la supposée inutilité des antibiotiques contre les virus : le rôle des microbes sur les muqueuses. Lorsqu'un antibiotique est ingéré pour tuer une bactérie, les muqueuses sécréteraient des molécules antivirales.

Par ailleurs, depuis le début de la crise, Didier Raoult s'est beaucoup exprimé sur l'usage des antibiotiques macrolides pour traiter le Covid-19. Il se positionne, dès le 16 mars 2020, dans une vidéo publiée par l'IHU Méditerranée Infection[400] : « Une des choses qui nous a surpris, mais à

---

[398] MAUGER C., « Doctor, 92, treats himself, says he beat Covid-19 », États-Unis, *The Detroit News*, 18 avril 2020.

[399] RAOULT D., « Raoult - Virus et antibiotiques : c'est plus compliqué que ça », France, *Le Point,* 23 juin 2016.

[400] RAOULT D., « Coronavirus : diagnostiquons et traitons ! Premiers résultats pour la chloroquine », France, *IHU Méditerranée Infection YouTube*, 16 mars 2020.

moitié seulement, on conseille depuis longtemps de donner un antibiotique dans les infections virales respiratoires parce qu'elles se compliquent, surtout les pneumopathies. Donc tous les gens qui présentaient des signes cliniques qui pouvaient évoluer vers une complication bactérienne de pneumopathie, on leur a donné de l'azithromycine, qui est un traitement de référence pour lequel il a été démontré dans un journal que ça diminuait les risques pour les gens qui étaient infectés par les infections virales en général ». Avant d'ajouter que l'azithromycine était efficace au laboratoire contre un grand nombre de virus, bien que ce soit un antibiotique. Quand on compare le pourcentage de cas positifs avec l'association d'hydroxychloroquine et d'azithromycine, il affirme qu'il existe une diminution spectaculaire du nombre de positifs. Ainsi, d'après Didier Raoult, les antibiotiques auraient des propriétés antivirales plus ou moins directes, notamment dans le cas des infections respiratoires. Et c'est l'azithromycine qui serait le mieux à même de lutter contre le Covid-19.

Quand le doute vient de l'opposition entre chercheurs et médecins sur l'utilité d'un antibiotique.

De nombreux doutes ont été émis sur ces différentes affirmations. Le premier doute, et certainement le plus prégnant, est le fait que les antibiotiques n'ont pas d'effets antiviraux. Il est, tout d'abord, compliqué de modifier les conceptions préconçues d'une population en ne disposant que d'informations partielles sur celle-ci. Didier Raoult disait d'ailleurs que les gens n'ayant qu'une connaissance partielle sont devenus les « ayatollahs » de l'incompatibilité antibiotique-virus. Voici les explications – vulgarisées – qui sont données au grand public concernant l'usage des antibiotiques : les traitements antibactériens n'agissent pas sur les virus, car ces derniers se développent à l'intérieur des cellules. Les bactéries, elles, se développent à la surface, et les antibiotiques, qui n'ont qu'une action paroissiale, ne peuvent pas lutter contre le virus.

À ce premier doute s'en ajoute un autre. Au-delà du simple manque d'information, une opposition entre médecine expérimentale et randomisation scientifique se crée. De nombreux médecins ont pu constater les nettes améliorations des cas traités à l'aide de l'azithromycine, notamment lorsqu'elle est couplée avec le zinc, qui augmenterait son effet. Mais ces expériences ne permettent pas d'avoir une certitude scientifique débouchant sur un traitement à grande échelle.

Alexandre Bleibtreu, infectiologue à la Pitié-Salpêtrière, affirme qu'on ne sait pas grand-chose sur l'efficacité de l'azithromycine sur le virus. Selon lui, on sait juste que cet antibiotique est utilisé pour des pathologies respiratoires, pour son caractère anti-infectieux et anti-inflammatoire. Il n'y aurait aucune donnée scientifique qui montre que l'utiliser ait un intérêt pour un patient Covid, un effet sur le virus, ou que cela permette d'éviter des formes graves de la maladie. « Les gens qui disent sur les réseaux sociaux qu'on a trouvé un traitement, c'est de la rumeur, voire de la fausse information ». Jean-Paul Stahl, spécialiste en maladies infectieuses et tropicales au CHU de Grenoble, déclare que l'utilisation d'azithromycine sans essais cliniques et résultats avérés, « c'est du charlatanisme. Quand je vois des médecins faire des expérimentations sauvages, puis les médiatiser, je trouve ça irresponsable. Ça ne fait que créer de la confusion[401] ».

Le troisième et dernier doute émis est une théorie bien connue du corps médical et du grand public : la résistance aux antibiotiques. L'utilisation massive et répétée des antibiotiques, aussi bien sur les humains que sur les animaux, conduit à l'apparition de bactéries résistantes à ces traitements. La mauvaise utilisation des traitements antibactériens – mauvaise application des doses, des durées ou usages inutiles – entraîne l'apparition de souches résistantes chez certaines bactéries. Ces souches – des systèmes de défense créés par les bactéries – peuvent même être multirésistantes, c'est-à-dire invulnérables face à plusieurs antibiotiques. Ainsi, la résistance des bactéries place les médecins dans une impasse thérapeutique, car ils ne disposent plus de traitement pour venir à bout de la bactérie[402]. Alors, utiliser massivement l'azithromycine pour cette nouvelle pathologie, sans certitude de son efficacité serait, selon certains, une erreur qu'il faudrait éviter à tout prix.
Autant de doutes des détracteurs de Didier Raoult qui viennent contredire et remettre en cause ses affirmations.

***
**
*

---

[401] COQUAZ V., « L'antibiotique azithromycine est-il vraiment efficace contre le Covid, comme l'affirme cette publication virale ? », France, *Libération*, 15 avril 2020.
[402] « Résistance aux antibiotiques », France, *Inserm*, 22 mars 2018.

L'azithromycine semble être un médicament utile contre le Covid-19.

Ces doutes sont confirmés par l'action des autorités concernant l'usage de l'azithromycine. Ou plutôt, l'inaction : jamais les autorités sanitaires n'ont recommandé l'emploi de cet antibiotique.

Pourtant, on l'a vu, la méthode Raoult se déployant en quatre étapes – 1-PROTÉGER, 2-TESTER, 3-ISOLER LES MALADES, 4-TRAITER –, prévoit de mettre en place une politique de traitement, pour faire face au mieux à la crise sanitaire mondiale. Pour vérifier cette non-recommandation de l'antibiotique de la part des autorités compétentes, il suffit de parcourir les différents rapports du HCSP : aucune donnée, aucun document ou avis médical ne mentionne l'azithromycine comme possible traitement au Covid-19. Olivier Véran, Jérôme Salomon et toutes les personnalités de référence au niveau gouvernemental français, ont-elles seulement cité les potentiels effets antiviraux de l'azithromycine ? Sûrement pas assez pour qu'on s'en souvienne. Une situation arrivée à une amie est assez significative pour être mentionnée : son fils, au bord de l'hospitalisation en service de réanimation, n'a pu recevoir aucun traitement de la part de son médecin. Lorsqu'il lui demande pourquoi, le praticien lui répond : « Les consignes du gouvernement sont claires. On ne prescrit rien à part du Doliprane ». Ainsi, aucune recommandation des autorités n'est venue inciter les médecins à prescrire cet antibiotique, même dans les cas les plus désespérés.

Pourtant, de nombreux médecins et infectiologues – dont Didier Raoult – insistent sur les potentiels effets positifs de ce traitement pour lutter contre le Covid-19. Qu'est-ce que l'azithromycine ? Il s'agit d'un antibactérien issu de la famille des macrolides, molécules à propriétés antibiotiques. Son indication, dans le cas d'infections bactériennes, est assez courante, notamment pour les pathologies respiratoires. L'efficacité de cet antibiotique pour faire baisser la charge virale n'est plus à mettre en doute, si l'on en croit plusieurs rapports médicaux et universitaires.

La première étude qui montre l'intérêt de l'azithromycine pour lutter contre le Covid-19 est celle des hôpitaux universitaires de Genève, intitulée « Azithromycine et Covid-19 : évaluation pharmacologique[403] », et datant du 12 avril. Cette étude, réalisée par François Curtin et Caroline Samer, montre les effets antiviraux des macrolides, en s'intéressant aux études précliniques, aux données cliniques et aux données cliniques dans

---

[403] CURTIN F. et SAMER C., « Azithromycine et Covid-19 : évaluation pharmacologique », Suisse, *hôpitaux universitaires de Genève*, 12 avril 2020.

le contexte de Covid-19. Les études précliniques insistent sur le fait que « les macrolides tels que l'azithromycine semblent avoir des propriétés antivirales sur les cellules épithéliales bronchiques ». Elles montrent également que l'azithromycine aurait un effet inhibiteur sur plusieurs virus respiratoires se développant dans les cellules épithéliales bronchiques. Les données cliniques reprises dans cette étude montrent, quant à elles, que l'utilisation de macrolides sur des patients saoudiens aurait eu un effet réducteur (léger, cependant) de la charge virale des infectés. Enfin, les seules données cliniques impliquant l'utilisation d'azithromycine dans le contexte du Covid-19 sont celles de l'équipe du Pr Raoult et de l'IHU Méditerranée Infection. L'étude conclut que le traitement par hydroxychloroquine serait bien plus efficace lorsqu'il est combiné avec de l'azithromycine. Ainsi, cette étude nous montre, grâce aux essais cliniques, que cet antibiotique issu de la famille des macrolides pourrait potentiellement être utile pour lutter face au virus.

La seconde étude qui mérite notre intérêt est celle du collectif de médecins *Laissons les prescrire*. Intitulé *« Étude rétrospective chez 88 sujets avec 3 approches thérapeutiques différentes (traitement symptomatique / azithromycine / azithromycine + hydroxychloroquine)* [404] », ce travail de recherche montre aussi l'efficacité des macrolides pour faire baisser la charge virale. « Une activité antivirale de l'azithromycine a été démontrée sur des cellules bronchiques humaines en culture provenant de patients atteints de bronchite chronique. Sur ce modèle, l'azithromycine réduit la charge virale et augmente la sécrétion de l'interféron (facteur libéré par les cellules infectées pour inhiber la prolifération du virus dans les cellules voisines) ». Le rapport indique, par ailleurs, que la combinaison de l'hydroxychloroquine à l'azithromycine (deux molécules *in vitro*, c'est-à-dire en dehors de leur état naturel sur lesquelles on fait des expériences) permettrait d'agir *in vivo* (sur le vivant). « Ce qui est clair, c'est qu'en associant deux molécules ayant une action antivirale performante *in vitro*, une synergie d'action a sans doute pu permettre d'obtenir une efficacité *in vivo*, qui plus est avec des doses thérapeutiques courantes pour les deux médicaments considérés », décrit l'étude.

---

[404] GUÉRIN V., LARDENOIS T., LEVY P., REGENSBERG de ANDREIS N., SARRAZIN E., THOMAS J.-L., WONNER M., « Etude rétrospective chez 88 sujets avec 3 approches thérapeutiques différentes (traitement symptomatique / azithromycine / azithromycine + hydroxychloroquine) », France, *Laissons-les prescrire*, 30 avril 2020.

Enfin, la dernière utilité notable de l'azithromycine, concernant la lutte contre le virus, est sa faculté à traiter les surinfections. Didier Raoult affirmait alors, le 21 janvier, dans une de ses vidéos, que la majorité des décès lors de la grippe espagnole était due aux surinfections bactériennes. Ainsi, et comme l'étude de *Laissons-les prescrire* l'a démontré, l'utilisation de macrolides en début de phase infectieuse permettrait d'éviter une surinfection bactérienne qui, selon Didier Raoult, représenterait une partie importante des décès causés par les maladies respiratoires[405].

À ce stade et avec les informations dont nous venons de faire état, il est trop tôt pour affirmer que ce médicament s'avère être le traitement miracle. Cependant, il paraîtrait très osé d'affirmer que l'azithromycine ne dispose d'aucune propriété efficace, quel que soit son usage, pour lutter contre le Covid-19.

Les ruptures de stock et le contingentement font planer une zone d'ombre au-dessus des autorités sanitaires.

Alors, pourquoi le gouvernement n'a-t-il jamais recommandé l'usage de cet antibiotique ? « Je ne comprends pas », nous avoue Violaine Guérin. « Cela fait partie des sujets sur lesquels il est important d'investiguer […]. C'est anormal. » Le 5 juin 2020, Jean-François Delfraissy, président du Conseil scientifique, était l'invité du « Grand Entretien » sur *France Inter*. Juste après avoir affirmé qu'aucun traitement n'existait dans l'attente d'un vaccin, et en avoir appelé à la responsabilité des concitoyens – « vous êtes vos propres soignants » –, il est contredit par un médecin généraliste qui affirme que l'azithromycine pourrait être le médicament permettant de limiter les effets du Covid-19. Elle va même jusqu'à affirmer que l'utilisation de cet antibiotique, si elle est bien réalisée et en début de phase infectieuse, aurait largement limité la gravité de l'épidémie. La question qui se pose ici est de savoir pourquoi Jean-François Delfraissy, président du Conseil scientifique, grand médecin spécialisé dans l'immunologie, semble ignorer les vertus de cet antibiotique. Et pourquoi il fait totale abstraction de mentionner l'azithromycine dans sa réponse. Il paraît peu probable qu'un médecin aussi qualifié et avec de telles responsabilités n'ait jamais entendu parler de ce traitement. Pourquoi vouloir dissimuler un potentiel remède qui a, d'une part, fait ses preuves dans de nombreuses données cliniques, qui est usuellement utilisé pour traiter les maladies respiratoires, et dont les effets

---

[405] RAOULT D., « Raoult - Virus et antibiotiques : c'est plus compliqué que ça », France, *Le Point*, 23 juin 2016.

secondaires ne semblent pas être plus dangereux que ceux du paracétamol ?

Si cette dernière information relève pour vous de l'inexplicable, il est probable que celle qui va suivre s'inscrive dans le registre de l'insolite : Jérôme Salomon, directeur général de la Santé, a adressé une lettre aux médecins, sages-femmes et pharmaciens, dans laquelle il remet en cause l'efficacité de l'azithromycine pour lutter contre le Covid-19[406]. Il fait référence à un avis du HCSP, qui recommande « qu'aucune antibiothérapie ne soit prescrite chez un patient présentant des symptômes rattachés à un Covid-19 confirmé (en dehors d'un autre foyer infectieux documenté) du fait du caractère exceptionnel de la co-infection bactérienne ». En outre, Jérôme Salomon affirme que « dans l'infection par le SARS-CoV-2, la littérature n'apporte pas d'argument pour proposer la prescription d'azithromycine ». Une phrase pleine d'audace, quand on considère toutes les données et études développées par des médecins de terrain et démontrant les effets antiviraux de cet antibiotique. Et comme le répète *FranceSoir*, l'azithromycine modifie le cours évolutif de la maladie lorsqu'elle est prise en début de phase infectieuse, car elle réduit fortement la charge virale. Avec toutes les informations et données cliniques disponibles au sujet de l'azithromycine, il est incompréhensible que le directeur général de la Santé puisse encore mettre en doute ses effets vertueux face au Covid-19. Pourquoi l'azithromycine fait-elle tant débat, alors que son efficacité semble avoir été prouvée à maintes reprises ?

Cette question reste, pour le moment, sans réponse. La seule chose dont nous sommes sûrs, c'est que l'azithromycine a été en rupture de stock dans de nombreuses pharmacies. Il est aujourd'hui impossible d'effectuer un diagnostic clair et précis sur l'ampleur de cette rupture de stock. Nous avons contacté au hasard plusieurs pharmacies, qui avaient des réponses différentes quant aux réserves d'azithromycine disponibles. Un tiers d'entre elles nous ont confié que les stocks de cet antibiotique avaient été épuisés pendant la crise. Pourquoi cet antibiotique, en temps normal très prescrit pour lutter contre les infections pulmonaires, s'est-il subitement retrouvé en rupture de stock ? Le 14 mars 2020, *FranceSoir* conclut dans l'un de ses articles par la phrase suivante[407] : « Ne devrions-nous pas commander tout de suite des millions de médicaments, afin d'être

---

[406] « Covid-19 : restriction de la liberté de prescrire de l'azithromycine, un déni de soin pour les patients ? », France, *FranceSoir*, 10 mai 2020.
[407] COURTOIS G. et AZALBERT X., « Enquête : Comprendre les deux mois de retard pour l'application du traitement à la chloroquine de Didier Raoult », France, *FranceSoir*, 14 mars 2020.

« logistiquement » déjà prêts à les distribuer le jour où nous aurons une réponse certaine ? Quitte à ne pas les utiliser compte tenu de leur coût négligeable, si la réponse s'avérait négative ».

D'après Violaine Guérin, cette rupture de stock aurait été suivie d'un contingentement de cet antibiotique de la part des autorités sanitaires. Au moment où de nombreux retours d'études semblent donner des résultats positifs à l'usage de l'azithromycine contre le Covid-19, ce contingentement des laboratoires producteurs vers les hôpitaux pose question. Pourquoi les stocks disponibles n'ont-ils pas été envoyés normalement dans les pharmacies ? Les autorités sanitaires auraient-elles finalement trouvé une utilité à cet antibiotique pour traiter les patients hospitalisés ? Ce contingentement reste, pour le moment, une zone d'ombre sur laquelle il faut continuer d'investiguer, et sur laquelle il faut rester prudent en raison du manque d'informations actuellement à notre disposition.

***

**

*

Est-il possible de parler d'un manquement des autorités sanitaires françaises à propos de l'azithromycine ? Nous pensons que "oui".

Didier Raoult l'avait dit, l'azithromycine est un antibiotique qui dispose de propriétés efficaces pour lutter contre le Covid-19. Son efficacité pour réduire la charge virale et éviter les surinfections bactériennes a été prouvée dans de nombreuses études. Mais depuis le début de la crise, jamais le gouvernement ou les autorités sanitaires en France n'ont recommandé l'usage de cet antibiotique pour lutter contre le Covid-19. Pire, une rupture de stock, pour le moment inexpliquée (et inexplicable), qui a empêché des médecins de pouvoir traiter leurs patients atteints du coronavirus, a été suivie d'un contingentement transférant les réserves d'azithromycine dédiées aux pharmacies vers les hôpitaux.

Même si la prudence est de mise sur les intentions des autorités, il n'en reste pas moins que si tous les malades avaient pu bénéficier d'un traitement à l'azithromycine, la charge virale des malades aurait baissé, entraînant une réduction de la contamination, l'épidémie réduite et le nombre de morts limité. On peut donc légitimement parler de « l'affaire de l'azithromycine ».

Heureusement, de nombreux médecins ont suivi les recommandations de Didier Raoult, ce qui a sans doute permis de limiter les dégâts. Privés d'hydroxychloroquine pour suivre le protocole du professeur, trois médecins ont associé l'azithromycine avec du zinc[408] pour optimiser les effets. « C'est très empirique, explique le Dr Gastaldi. On a échangé tous les trois sur les traitements possibles. Comme on ne pouvait pas utiliser l'hydroxychloroquine dans le protocole du Pr Didier Raoul, on s'est demandé si l'azithromycine ne pourrait pas être la base du traitement. D'autant qu'on s'aperçoit que l'hydroxychloroquine n'est pas si miraculeuse que ça. L'azithromycine a l'avantage d'être un antibiotique, mais d'avoir aussi une action sur les virus et une activité anti-inflammatoire sur le parenchyme pulmonaire », c'est-à-dire le tissu fonctionnel des poumons.

Bien qu'ils appellent à la prudence et qu'ils soient conscients des limites de leur approche (les cas n'ont pas été testés), les médecins semblent être optimistes sur l'efficacité du traitement : « Depuis quelques semaines, nous avons tous les trois prescrit ce traitement à tous nos patients atteints du coronavirus. Pour ma part, cela représente plus de 200 patients. J'ai eu seulement deux cas graves nécessitant une hospitalisation et qui sont sortis depuis. Évidemment, ce n'est pas une étude multicentrique et randomisée, mais ce sont des résultats très intéressants. Si on se fie aux données connues sur la maladie, sur au minimum 200 cas, on aurait dû avoir au moins deux décès et une quarantaine d'hospitalisations », explique Denis Gastaldi.

Ainsi, au moment où le débat national se concentre autour de l'hydroxychloroquine, il semblerait bel et bien que l'azithromycine ait un rôle particulièrement important dans la sortie de cette crise. Quoi qu'il en soit, les autorités devront un jour rendre des comptes en ce qui concerne l'azithromycine. Méconnu du grand public et très peu cité dans les médias, cet antibiotique pourrait bien avoir une résonance plus importante à l'avenir, si importante qu'elle pourrait presque prendre la place de l'hydroxychloroquine, omniprésente dans le débat mondial depuis début mars 2020. En outre, elle pourrait la remplacer également dans l'ultime étape de notre méthode Raoult. En effet, après avoir 1-PROTÉGÉ, 2-TESTÉ, 3-ISOLÉ LES MALADES, il faut les 4-TRAITER.

---

[408] LEROY Y., « Coronavirus : trois médecins généralistes pensent avoir trouvé un possible remède », France, *Le Parisien*, 13 avril 2020.

L'État français, ainsi que de très nombreux autres dans le monde, qui n'ont jamais recommandé l'usage de cet antibiotique, sont aussi à questionner. Comme nous l'avons déjà vu précédemment, nous pouvons à nouveau nous questionner. Leur responsabilité est-elle de dévoiler à leur population toutes les données dont ils disposent ? Ou auraient-ils le droit de maquiller certains aspects dans le but de préserver certains intérêts ?

En science, et notamment en médecine, il nous faut savoir douter de tout, même de ce qui nous semblait acquis.

« Le doute est le commencement de la sagesse ».

Aristote, *Éthique à Eudème*

« Ce n'est pas le doute qui rend fou, c'est la certitude ».

Nietzsche, *Ecce Homo*

La question de l'azithromycine ouvre des perspectives de réflexion intéressantes. Tout d'abord, il semble essentiel de souligner la capacité de certains (ici, Didier Raoult, mais aussi d'autres spécialistes) à remettre en question des choses qui semblaient être évidentes et intouchables dans les mentalités. Alors que la majorité de la population mondiale est convaincue de l'inefficacité des antibiotiques sur les virus, le débat de l'azithromycine prouve que même les vérités les plus solides peuvent flancher. Une chose est certaine en science : il n'existe pas de vérité absolue. Jamais rien n'est totalement acquis. Une théorie qui se révèle exacte aujourd'hui, car elle permet d'appréhender le monde tel que nous le voyons, sera très certainement remise en question demain.

C'est l'essence même des sciences. Il n'y a pas de vérité définitive. Nos connaissances dépendent des instruments de mesure dont nous disposons, à un instant T, qui nous permettent d'appréhender, de comprendre l'environnement dans lequel nous évoluons. Sans ces outils, il est impossible de comprendre le monde, donc de le modéliser et, *in fine,* de définir des théories scientifiques pour l'expliquer. Autrement dit, les paradigmes, c'est-à-dire l'ensemble des connaissances scientifiques reconnues par une même communauté scientifique à un moment donné, qui nous permettent de structurer nos pensées, nos recherches, nos certitudes, qui définissent notre représentation du monde, évoluent au fil du temps. L'exemple le plus couramment cité et le plus connu, pour les sciences dites « dures », se trouve dans la révolution paradigmatique copernicienne. Un vrai scientifique sait donc qu'il ne sait rien, comme le disait Socrate. Tout du moins, il a conscience du fait que ce qu'il sait aujourd'hui sera probablement remis en cause, et peut-être même totalement réfuté demain.

Nous venons ici de présenter la perspective des scientifiques, mais il en va bien différemment de la population, car chaque être humain a un besoin fondamental de certitude, lié probablement au besoin fondamental, défini par Maslow, de sécurité. Nous avons besoin de certitude pour nous sentir bien, pour vivre dans le monde. Nous avons besoin d'avoir le sentiment que nous le comprenons et, plus encore, que nous le maîtrisons. C'est pourquoi les êtres humains apprécient d'avoir des théories scientifiques fixes, et c'est la raison pour laquelle il leur est si difficile de les remettre en question, surtout si celles-ci sont profondément ancrées dans notre culture.

Il y a donc deux temporalités, qui ne sont pas totalement sur la même longueur d'onde : celle des scientifiques, qui continuent à chercher à dépasser la théorie existante, et celle des citoyens et citoyennes, qui s'accrochent à la théorie existante afin d'évoluer confortablement dans un monde plein de certitudes. C'est ce décalage qui peut parfois poser problème, comme nous le constatons ici avec le cas des antibiotiques.

***
**
*

AUDITION PARLEMENTAIRE
DE DIDIER RAOULT

À Paris, le 24 juin 2020

« On a passé un siècle et demi de progrès qui étaient entièrement basés sur l'innovation. L'innovation admettait que les molécules durent 20 ans. Mais les molécules, c'est éternel. [...]
Personne n'a prévu de financer les études de recherches thérapeutiques basées sur des molécules qui sont génériquées, qui ne font plus de profits. [...] Dans ce virage de notre époque, qui est que l'on ne va pas se trouver…, si vous voyez le nombre de médicaments qui changent son plan thérapeutique depuis le XXIᵉ siècle, il y en a extrêmement peu et pratiquement, exclusivement sur le cancer et pour ce qui nous concerne, les maladies infectieuses. L'hépatite C, c'est tout. Tout le reste, c'est entièrement marginal ».

« Donc, pourtant, l'industrie pharmaceutique n'a jamais été aussi florissante, donc on est un changement de vrai modèle, et comment on appelle ce que nous, on appelle le repositionnement des molécules ? Il y a des molécules qui ont 50 ans, 100 ans, 70 ans... qu'on utilise à autre chose. Qui paie pour faire ces études ? Puisque l'État a pris l'habitude que ce soit ceux qui développent la nouvelle technologie qui paient pour la mettre en place. Donc, je soulevais ce problème, encore une fois, en 2003. Donc, il y a une vraie question, ces molécules sont éternelles, elles ont des activités beaucoup plus… Ce serait scientifiquement extrêmement complexe de vous l'expliquer… »

« Pour tout vous dire, les antibiotiques sont des molécules qui ont trois milliards d'années et qui sont multifonctionnelles. On ne les connaît que ce pour quoi on les a testés. Mais vous savez bien qu'il y a des anticancéreux qui sont des antibiotiques, il y a des antiviraux qui sont des antibiotiques, il y a des antibactériens qui sont des antibiotiques... Et donc, on croit naïvement, c'est notre perception arrogante de l'Ordre, que ce pour quoi on les a testés, c'est ce à quoi ils servent. Mais ils servent à tout autre chose, à de multiples choses. Et donc, si on veut les utiliser pour autre chose que ce pour quoi on les a déjà utilisés, personne ne paie ».

***

**

*

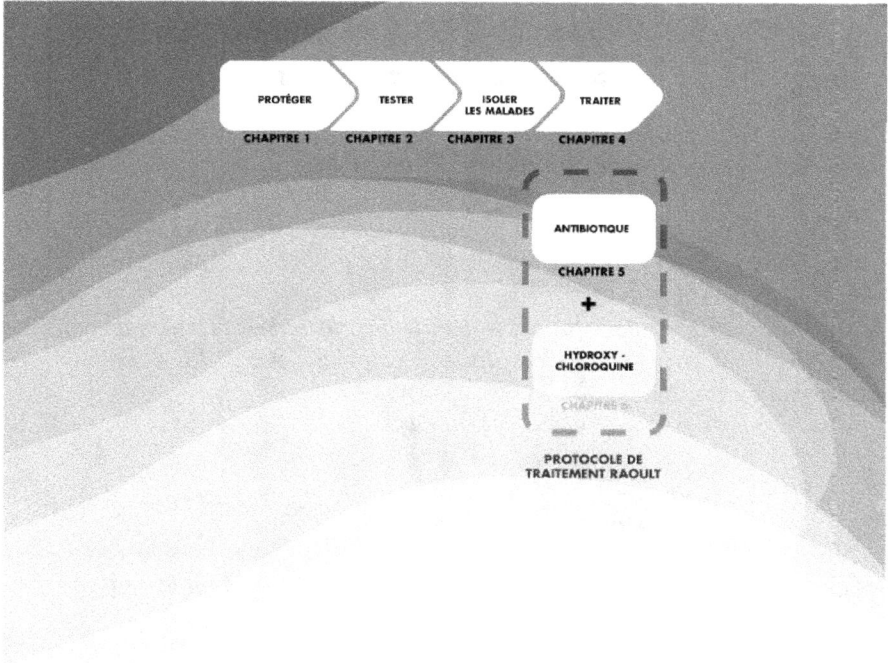

CHAPITRE 6

L'HYDROXYCHLOROQUINE ET LE PROTOCOLE DE TRAITEMENT RAOULT

« On distribue trente-six millions de comprimés de Plaquenil... Et d'un coup, on découvre que c'est un produit toxique ? C'est délirant ».

Didier Raoult

SYNTHÈSE DU CHAPITRE 6

L'hydroxychloroquine est-elle une molécule efficace et inoffensive ? Elle est, en tout cas, au cœur d'un débat impossible.

Le protocole de traitement Raoult repose sur la combinaison de l'azithromycine et de l'hydroxychloroquine en début de phase infectieuse.

Ses détracteurs doutent toujours, car Didier Raoult refuse de se soumettre à l'orthodoxie méthodologique édictée par les laboratoires pharmaceutiques.

***

**

*

Les autorités refusent d'utiliser le protocole de traitement Raoult.

L'hydroxychloroquine n'est pas dangereuse et elle est bien connue du corps médical.

Les études qui tentent de désavouer le protocole de traitement Raoult sont biaisées et falsifiées.

Des remontées du terrain et des études appliquant le protocole de traitement Raoult soulignent l'efficacité de la bithérapie.

On comprend pourquoi de très nombreux pays l'utilisent dans le monde.

***

**

*

En conclusion, nous pensons que le protocole de traitement Raoult est a priori efficace lorsqu'il est bien appliqué.

Il est regrettable que Didier Raoult n'ait jamais testé l'azithromycine toute seule.

***

**

*

Arrêtons de nous tromper en luttant contre nos biais cognitifs.

Biais cognitif N° 1 - Biais d'autorité.

Biais cognitif N° 2 - Biais de la preuve sociale.

Biais cognitif N° 3 - Biais de Dunning-Kruger.

Biais cognitif N° 4 - Biais du « zéro risque ».

***
**
*

N. B. : nous ne donnons pas de conseils médicaux ou sanitaires. Au moment où vous le lisez, ce chapitre est susceptible de contenir des informations obsolètes ou inexactes. Seul un professionnel de santé est apte à vous fournir un avis médical, et seules les autorités sanitaires de votre pays sont compétentes pour donner des consignes de santé publique relatives à la pandémie du Covid-19.

DÉFINITIONS

Chloroquine : « La chloroquine est une molécule de la famille des amino-4-quinoléines, utilisée comme médicament pour prévenir et traiter le paludisme. La chloroquine a aussi des propriétés antivirales *in vitro*, mais qui n'ont pas pu être prouvées *in vivo*. Elle est commercialisée sous le nom de Nivaquine[409, 410] ».

Hydroxychloroquine : « L'hydroxychloroquine est un dérivé de la chloroquine. Prescrite pour soigner des maladies auto-immunes comme le lupus et la polyarthrite rhumatoïde, elle est commercialisée sous le nom de Plaquenil[411] ».

Essai randomisé contrôlé en simple / double aveugle : « Un essai contrôlé permet de garantir l'objectivité scientifique. Une des méthodes de contrôle est la randomisation (de l'anglais *random* ; aléatoire), c'est-à-dire la répartition des malades dans les différents groupes par tirage au sort. On parle, en langage scientifique, d'un essai comparatif randomisé[412] ». « Un essai contrôlé randomisé est un essai dans lequel les personnes sont choisies de manière aléatoire (au hasard uniquement) pour recevoir l'une des interventions cliniques, telles qu'un nouveau médicament. L'une de ces interventions est le groupe de contrôle (ou témoin) dans lequel le participant peut, par exemple, recevoir un placebo ou alors ne pas bénéficier d'intervention ou encore, prendre le meilleur traitement actuellement disponible[413, 414] ».

Étude observationnelle / essai ouvert : « En épidémiologie et statistique, une étude observationnelle tire des conclusions sur l'effet possible d'un traitement sur les participants, lorsque l'affectation des participants à un groupe de traitement par rapport à un groupe de contrôle n'est pas du ressort de l'investigateur[415] ».

---

[409] KERN J., « Chloroquine », France, *Futura Santé*, 4 juin 2020.
[410] Nous verrons dans ce chapitre qu'elles semblent également avoir été prouvées *in vivo*.
[411] KERN J., « Chloroquine », France, Futura Santé, 4 juin 2020. Ibid.
[412] Ibid.
[413] « Statistiques et essais cliniques : biais », France, *Académie européenne des patients*, 25 septembre 2015.
[414] N. B. : nous le verrons, ces essais font débat.
[415] Ibid.

L'hydroxychloroquine est-elle une molécule efficace et inoffensive ? Elle est, en tout cas, au cœur d'un débat impossible.

En avril 2020, alors que l'épidémie de Covid-19 bat son plein sur le territoire français, la ministre des Armées n'arrive pas à se débarrasser de cette pénible inquiétude. Cela fait bientôt un mois que les études développées par le Pr Raoult tendent à recommander l'utilisation d'hydroxychloroquine pour traiter le virus, mais aucune procédure de lancement à grande échelle de ce médicament n'a encore été réalisée en raison du manque de certitudes. Pourtant, Florence Parly n'est pas dupe : elle sait pertinemment que l'hydroxychloroquine est une molécule massivement utilisée par ses armées sur le continent africain pour lutter contre le paludisme, et qui ne produit aucun effet secondaire dangereux pour la santé de ses effectifs. La ministre, plongée dans le doute et l'incertitude, ne pourrait pas accepter de passer à côté d'un potentiel remède curatif. Elle décide alors de commander des stocks de sels de chloroquine qui, une fois transformés, permettent l'administration d'hydroxychloroquine. Cet achat, que le ministère qualifiera de « précaution »[416], va activement participer au débat qui s'abat sur la scène politique, médiatique et médicale depuis les premières études du Pr Didier Raoult. Et qui continue de plonger Florence Parly dans la tourmente.

De l'autre côté de l'Atlantique, le Docteur Zelenko a entendu parler des études de l'infectiologue français. Il décide d'appliquer la bithérapie[417] – combinant l'hydroxychloroquine et l'azithromycine - recommandée par le Pr Raoult, en y ajoutant du sulfate de zinc, utilisé par les Coréens. Le docteur new-yorkais affirme avoir traité 700 patients atteints du Covid-19, et ce, grâce à cette combinaison de trois molécules inspirées par les travaux de l'IHU Méditerranée Infection et par la Corée du Sud.

Avec une véritable résonance internationale, la chloroquine n'en finit plus d'alimenter les débats partout dans le monde. De nombreux rapports et données cliniques indiquant que l'hydroxychloroquine détient des propriétés permettant de lutter efficacement contre le Covid-19 se heurtent à des études qui semblent vouloir démontrer l'inverse. Ainsi, médecins, experts et politiques se livrent depuis quelques mois un combat acharné entre deux camps : les « pro » chloroquine, représentés par Didier Raoult (malgré lui) et les « anti » -chloroquine, qui sont, la plupart du

---

[416] BENOIT D. et ACEF S., « Oui, l'armée française s'est procuré de la chloroquine, elle invoque un achat "de précaution" », France, *AFP*, 24 avril 2020.
[417] GAYET S., « Covid-19 et chloroquine : et si l'on écoutait le Dr Vladimir Zelenko nous parler de sa propre expérience ? », France, *Atlantico.fr*, 31 mars 2020.

temps, représentés par les autorités sanitaires classiques et les groupes de pression pharmaceutiques.

Alors pourquoi ce traitement fait-il l'objet d'une « hallucination collective[418] », pour reprendre les termes de Didier Raoult ?

Le protocole de traitement Raoult repose sur la combinaison de l'azithromycine et de l'hydroxychloroquine en début de phase infectieuse.

Pour Didier Raoult, il est impensable de ne pas traiter les malades atteints du Covid-19. Face à la question de l'hydroxychloroquine et de son ampleur, il réagit dans une vidéo publiée par l'IHU Méditerranée Infection le 7 avril 2020 : « La médecine c'est de pratiquer le soin au quotidien, à des gens qui sont malades, et leur donner un traitement. On ne leur dit pas "rentrez chez vous, et si vous n'arrivez plus à respirer venez à l'hôpital". Ce n'est pas ça la médecine. Il s'est creusé une espèce de fossé, ce n'est pas moi, je ne suis que le représentant de ça, entre la pratique médicale et les gens qui confondent la pratique médicale et la recherche. À chaque fois que vous voyez un malade, c'est un malade, ce n'est pas un objet de recherche. Vous ne pouvez pas transformer les malades en objet de recherche[419]. » Son parti pris est clair : il faut absolument traiter les patients. C'est d'ailleurs l'une des étapes de la méthode Raoult, qui rappelons-le, consiste à 1-PROTÉGER, 2-TESTER, 3-ISOLER LES MALADES, 4-TRAITER. Dans cette vidéo, il dénonce « une atteinte très profonde » à la base du métier de médecin, « qui est de prescrire en fonction de notre niveau de connaissance le meilleur traitement possible aux malades que nous avons en face de nous. C'est la base même de la pratique médicale. » Ainsi, Didier Raoult propose un protocole de traitement dont l'un des composants n'est autre que l'hydroxychloroquine.

L'histoire de l'hydroxychloroquine comme traitement contre les coronavirus commence bien avant la pandémie de 2020. En 2003, la molécule est déjà testée pour lutter contre l'épidémie du SRAS. Mais les tests réalisés sur le territoire chinois sont trop tardifs pour tester *in vivo* en raison de la baisse du nombre de cas. Pourtant, des études *in vitro* sont

---

[418] SEPTIER H., « Trump et hydroxychloroquine : Raoult dénonce une « hallucination collective » autour de ce médicament », France, *BFMTV*, 19 mai 2020.
[419] RAOULT D., « Coronavirus : Données, EHPAD, polémiques », France, *IHU Méditerranée Infection*, 7 avril 2020.

réalisées et les résultats indiquent des effets intéressants[420]. De fait, et dès l'apparition du Covid-19 en Chine, les virologues ont concentré leurs recherches sur cette molécule déjà connue pour ses propriétés antivirales.

En France, c'est dès le 11 février 2020 que l'IHU Méditerranée Infection – dirigé par Didier Raoult – évoque dans l'une de ses vidéos YouTube la potentielle existence d'un traitement efficace pour lutter contre le SARS-CoV-2[421]. Le docteur Rolain y affirme que les chercheurs et virologues chinois auraient trouvé une perspective thérapeutique, grâce à l'utilisation d'une molécule bien connue du milieu médical pour ses effets antipaludiques : l'hydroxychloroquine. Didier Raoult ajoute que ce traitement avait déjà été utilisé pour combattre l'épidémie du SRAS, en affirmant que cette découverte « n'est pas une grande surprise ». Le 25 février, l'IHU Méditerranée Infection publie une nouvelle vidéo titrée « Coronavirus : vers une sortie de crise ?[422] », dans laquelle Didier Raoult se montre très confiant quant à l'efficacité de la chloroquine. Ses relations proches avec les spécialistes chinois lui ont permis d'accéder aux premières données cliniques, selon lui très encourageantes. La chloroquine avait déjà une action antivirale *in vitro*[423,424] connue sur les coronavirus, aurait aussi une action *in vivo*[425] d'après les essais chinois[426]. Didier Raoult affirme que la prise de 500 mg/jour de chloroquine pendant dix jours permet une amélioration spectaculaire de la situation des personnes infectées. Il va même jusqu'à dire – non sans un certain second degré – qu'il s'agit « probablement de l'infection respiratoire la plus facile à traiter », avant de conclure avec une mine radieuse que les pharmacies seront bientôt prises d'assaut grâce à ce traitement.

Le 17 mars, le Pr Raoult et son équipe publient un premier essai clinique sur un traitement combinant l'hydroxychloroquine et l'azithromycine[427].

---

[420] ENOUF V., « Coronavirus : la chloroquine, un médicament qui fait débat », France, *Europe 1*, 23 mars 2020.

[421] RAOULT D. et ROLAIN J.-M., « Coronavirus : traitement ? Vaccin ? », France, *IHU Méditerranée Infection,* 11 février 2020.

[422] RAOULT D., « Coronavirus : vers une sortie de crise ? », France, *IHU Méditerranée Infection*, 25 février 2020.

[423] Essais en laboratoire sur des milieux non vivant, la plupart du temps en verrerie.

[424] WANG M., CAO R., ZHANG L. & al., « Remdesivir and chloroquine effectively inhibit the recently emerged novel coronavirus (2019-nCoV) in vitro », États-Unis, *National Library of Medicine*, 4 February 2020.

[425] Essais sur des milieux vivants, animaux ou humains.

[426] KEYAERTS E., LI S., VIJGEN L. & al., « Antiviral activity of chloroquine against human coronavirus », États-Unis, 2009.

[427] RAOULT D. et GAUTRET P., « Hydroxychloroquine and azithromycin as a treatment of Covid-19: results of an openlabel non-randomized clinical trial », Pays-Bas, *International Journal of Antimicrobial Agents,* 17 mars 2020.

Cet essai ouvert et non randomisé étudie trois groupes de personnes avec un traitement distinct chacun. Les effets de la bithérapie sont, d'après le professeur et son équipe, très encourageants. Néanmoins, une pluie de critiques s'abat sur la méthode employée[428]. Le retrait de l'étude de six patients ainsi que le trop faible échantillon de personnes décrédibilise – selon les détracteurs du professeur – les résultats intéressants de l'essai clinique. Alors que les résultats montrent 70 % d'efficacité sur la charge virale, dans le groupe avec l'hydroxychloroquine ET l'azithromycine, contre seulement 50 % avec l'hydroxychloroquine seule et 12,5 % dans le groupe contrôle[429].

Les auteurs sont conscients que leur méthodologie comporte des limites, et décident de publier un deuxième volet à travers une étude[430] qui paraît dix jours plus tard. Celle-ci observe un suivi des patients, plus long et plus complet. 80 patients ont reçu la bithérapie combinant l'hydroxychloroquine et l'azithromycine pendant une période variant de six à dix jours. Le rapport indique que chez 80 patients hospitalisés recevant une combinaison d'hydroxychloroquine et d'azithromycine, une amélioration clinique a été notée chez tous les patients de 80 ans ou moins, sauf un qui est décédé et un patient de 74 ans toujours en unité de soins intensifs. Les résultats soulignent deux points principaux. Le premier est l'évolution clinique des patients, avec 80 % des patients traités qui sortent de l'hôpital en moins de dix jours, un mort et un patient en soins intensifs. Le second est la réduction de la charge virale, avec 93 % des patients testés négatifs après huit jours de traitement. Mais les critiques affluent à nouveau en raison de l'absence de groupe témoin, car il est impossible, selon les détracteurs de l'étude, de savoir si ces résultats sont dus au traitement ou à l'évolution naturelle de la maladie. Malgré des résultats concluants, le manque de suivi des règles connues et édictées par les laboratoires pharmaceutiques, ainsi que le manque de preuves irréfutables, vont alimenter le scepticisme au sein de la communauté scientifique. Nous reviendrons en détail, dans le chapitre 12, sur ces règles méthodologiques édictées par les laboratoires pharmaceutiques et s'imposant à tous comme une vérité absolue.

---

[428] MARTIN N., « Chloroquine : le protocole Raoult », France, *France Culture*, 24 mars 2020.

[429] RAOULT D. et GAUTRET P., « Hydroxychloroquine and azithromycin as a treatment of Covid-19: results of an openlabel non-randomized clinical trial », Pays-Bas, *International Journal of Antimicrobial Agents,* 17 mars 2020.

[430] RAOULT D. et GAUTRET P., « Clinical and microbiological effect of a combination of hydroxychloroquine and azithromycin in 80 Covid-19 patients with at least a six-day follow up: an observational study », France, *IHU Méditerranée Infection*, 27 mars 2020.

Le 9 avril, l'équipe du Pr Raoult réalise une prolongation de sa seconde étude[431]. Tenant compte des critiques précédentes, elle inclut cette fois-ci un ensemble de 1 061 patients positifs. Parmi eux, 973 ont été guéris du virus, soit 91,7 %. En revanche, 46 patients (4,3 %) présentent des résultats moins concluants : 5 sont décédés, 10 sont placés en soins intensifs, et 31 ont nécessité une hospitalisation de plus de 10 jours. Présentée à Emmanuel Macron lors de sa visite à Marseille, cette étude est conclue par ses auteurs de la manière suivante : « Le traitement par l'hydroxychloroquine et l'azithromycine, lorsqu'il est mis en place juste après le diagnostic, est un traitement sûr et efficace contre le Covid-19, avec un taux de mortalité de 0,5 % chez les patients les plus âgés. Il évite l'aggravation et élimine la persistance et la contagiosité du virus dans la plupart des cas ».

EFFICACITÉ DU PROTOCOLE DE TRAITEMENT RAOULT SELON LES DIFFÉRENTES PHASES DE LA MALADIE

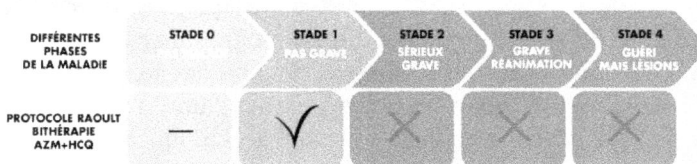

DIFFÉRENTES PHASES DE LA MALADIE	STADE 0	STADE 1 PAS GRAVE	STADE 2 SÉRIEUX GRAVE	STADE 3 GRAVE RÉANIMATION	STADE 4 GUÉRI MAIS LÉSIONS
PROTOCOLE RAOULT BITHÉRAPIE AZM+HCQ	—	✓	✗	✗	✗

Source : Guy Courtois

L'un des points essentiels à retenir de cette conclusion est le fait que le traitement doit être pris en début de phase infectieuse, juste après le diagnostic. Cette information est clé et fondamentale pour comprendre les débats et doutes qui surviennent à la suite de cette étude. Le protocole de traitement Raoult consiste en l'usage de cette bithérapie en début de phase infectieuse, sans quoi le traitement deviendrait inefficace.

---

[431] GAUTRET P. & al., « Clinical and microbiological effect of a combination of hydroxychloroquine and azithromycin in 80 Covid-19 patients with at least a six-day follow up: an observational study », France, *IHU Méditerranée Infection*, 9 avril 2020.

Ses détracteurs doutent toujours, car Didier Raoult refuse de se soumettre à l'orthodoxie méthodologique édictée par les laboratoires pharmaceutiques.

Depuis la parution du premier essai clinique, l'hydroxychloroquine a fait couler beaucoup d'encre. Les trois études publiées par l'IHU Méditerranée Infection ont été largement décriées en raison du faible nombre de patients et du retrait de plusieurs personnes de l'essai dans un premier temps, puis pour l'absence de groupe témoin. « En l'absence de bras comparatif (groupe témoin recevant un placebo), c'est extrêmement difficile de savoir si le traitement est efficace ou pas », déclare Arnaud Fontanet, épidémiologiste à l'institut Pasteur et membre du Conseil scientifique Covid-19[432]. L'épidémiologiste Catherine Hill va jusqu'à dire que : « Ces résultats sont juste nuls et non avenus, ça ne nous apprend rien sur l'efficacité du traitement ». Une interrogation persiste aussi quant au choix des patients utilisés pour la troisième étude. Comment être sûr que Didier Raoult n'ait pas choisi les 1 061 patients qui lui conviennent sur les 3 600 traités à l'IHU ? Son essai comporte 95 % de patients dont le taux de gravité est bas.

Les sceptiques concernant l'hydroxychloroquine insistent également sur le fait que ce médicament est utilisé pour traiter d'autres pathologies, comme le lupus. Une ruée vers les stocks de cette molécule pour lutter contre le Covid-19 pourrait, selon eux, conduire à une rupture de stock empêchant la guérison de pathologies plus classiques.

Enfin, les doutes concernant ce traitement sont alimentés par des études désavouant l'efficacité de l'hydroxychloroquine. Largement reprises par les médias classiques, ces études, publiées dans des journaux scientifiques de renom, ont largement contribué à installer un doute collectif autour de la question de ce traitement. Mais nous y reviendrons plus tard.

***
**
*

Les autorités refusent d'utiliser le protocole de traitement Raoult.

Après avoir répété à maintes reprises que nous étions en guerre, nous aurions pu espérer que le président de la République française et son

---

[432] « Coronavirus : Didier Raoult sous le feu des critiques après la publication de nouveaux résultats », France, *Midi Libre*, 11 avril 2020.

gouvernement adoptent une vision de la médecine plus flexible. Si les études du Pr Raoult manquent de rigueur et de méthodologie scientifique selon ses détracteurs, il n'en reste pas moins que de réels résultats positifs sont à souligner lors de ces essais cliniques et études. L'urgence de la crise et le besoin de soigner ne devaient-ils pas justifier une utilisation du protocole de traitement Raoult ?

Christian Perronne, chef du service des maladies infectieuses à l'hôpital de Garches, professeur de maladies infectieuses et tropicales à l'université de Versailles-Saint-Quentin et ancien membre de l'OMS, a répondu à cette question dans les colonnes de *FranceSoir*[433] : « La situation actuelle présente une grande inertie. Rien ne bouge. C'est incompréhensible. Le pragmatisme nous pousse à apprendre rapidement, et pour cela, il suffit de regarder ce qui se passe ailleurs pour comprendre : le gouvernement étasunien a constitué des stocks d'hydroxychloroquine depuis plus de trois semaines. Après quelques tergiversations, la FDA[434] a accepté et recommandé l'usage généralisé de cette molécule. Les Américains peuvent être traités même pour des formes pas trop graves de la maladie. En Italie, un texte officiel autorise les médecins, y compris les médecins généralistes, à prescrire l'hydroxychloroquine. Ce n'est peut-être pas le traitement miracle, mais ce qui compte dans une telle urgence, c'est avant tout l'expérience médicale empirique et le retour du terrain pour apprendre. La médecine de guerre doit, comme la stratégie militaire, s'adapter ».

Il recommande l'application de « l'*evidence-based medicine* », qui repose sur trois piliers : l'évidence scientifique, l'expérience du médecin, et le choix du malade. Selon lui, « en ce moment, on ne respecte pas les principes fondamentaux de la médecine basée sur les preuves ». Nous y reviendrons en détail dans le chapitre sur les essais cliniques et les études. Il semblerait qu'en France, les autorités ne voient pas les choses du même œil, et agissent sans vraiment tenir compte du contexte de crise. Alors qu'Emmanuel Macron semblait être favorable à l'utilisation du protocole de traitement Raoult[435], le HCSP recommande l'inverse, en prônant le manque de rigueur scientifique des études de l'IHU Méditerranée Infection, en dépit de résultats très encourageants.

---

[433] AZALBERT X., « Christian Perronne : En temps de guerre, la vision de la médecine doit s'adapter, avant qu'il ne soit trop tard », France, *FranceSoir*, 4 avril 2020.
[434] FDA : federal drug administration, équivalent de l'ANSM en France.
[435] « Le protocole Raoult enfin testé », *Le Canard enchaîné*, 8 avril 2020.

Nous verrons plus tard que l'intégration de l'hydroxychloroquine au programme de recherche européen Discovery relève de la mascarade. Pire que le refus d'appliquer le protocole de traitement, les autorités ont même largement limité la marge de manœuvre des médecins pour prescrire librement l'hydroxychloroquine, jusqu'à interdire totalement sa prescription[436], comme nous l'avons déjà expliqué plus tôt dans le livre. Olivier Véran avait, par ailleurs, déclaré le 22 avril 2020 devant le Sénat que les dernières publications ne sont pas en faveur de la chloroquine[437].

Ainsi, le refus d'appliquer le protocole de traitement Raoult peut s'expliquer par trois grands arguments :
Le non-respect de règles méthodologiques telles que définies par les laboratoires pharmaceutiques.
La supposée dangerosité de l'hydroxychloroquine.
Les études biaisées tentant de désavouer ce traitement.

Nous avons déjà bien parlé du premier point et nous y reviendrons en détail au chapitre 12. Concentrons-nous sur les deux autres.

L'hydroxychloroquine n'est pas dangereuse et elle est bien connue du corps médical.

Dans le débat sur l'hydroxychloroquine, cette molécule a, tout d'un coup, été considérée comme dangereuse, avec des effets cardiaques indésirables[438]. Dans un article publié le 23 avril 2020, *Mediapart* affirme avoir contacté plusieurs centres régionaux de pharmacovigilance[439]. Leurs données révèlent que 83 patients auraient souffert de troubles cardiaques. Le Pr Milou-Daniel Drici, directeur du centre régional de pharmacovigilance de Nice et chargé de surveiller les effets cardiaques indésirables des médicaments utilisés contre les virus, affirme que « l'hydroxychloroquine peut entraîner des troubles cardiaques bien spécifiques, comme les torsades de pointes », ces anomalies pouvant évoluer vers un arrêt cardiaque. Classées en trois catégories, ces anomalies cardiaques pourraient – dans leurs formes les plus graves – conduire à une mort soudaine. Une curieuse découverte au timing bien

---

[436] « Communiqué de presse - HYDROXYCHLOROQUINE - 27 mai 2020 », France, *ministère des Solidarités et de la Santé.*

[437] VERAN O., *Public Sénat*, 22 avril 2020.

[438] RICHARD P., « Coronavirus. Hydroxychloroquine : des effets cardiaques importants », France, *Ouest-France*, 11 avril 2020.

[439] PASCARIELLO P., « Chloroquine : de plus en plus de complications cardiaques signalées », France, *Mediapart*, 23 avril 2020.

particulier, surtout quand on sait que ce médicament est utilisé depuis 1934 pour lutter contre la malaria[440].

Didier Raoult dénonce, fin avril, dans l'une de ses vidéos, l'hypocrisie autour de cette question : « Il s'est vendu en 2019, avant la crise, 1,2 million de plaques de Plaquenil[441], c'est-à-dire 36 millions de comprimés. Personne ne parlait d'accident cardiaque et d'un coup, les gens découvrent "ce produit toxique, c'est épouvantable", mais c'est complètement délirant[442] ». Il ajoute qu'une étude, comparant 900 000 personnes traitées à l'hydroxychloroquine et 350 000 personnes témoins, montrait qu'aucun risque cardiaque n'avait été relevé. En respectant les bonnes posologies, l'usage de cette molécule n'est pas plus dangereux que celui du paracétamol. Par ailleurs, il est important de noter que le Plaquenil était en vente libre sur le marché jusqu'au 13 janvier. C'est un arrêté portant sur les substances vénéneuses[443] qui a mis fin à cette vente libre, et l'hydroxychloroquine n'est plus en libre-service dans les pharmacies depuis. Mais sa libre prescription jusqu'avant la crise montre, une fois encore, que l'utilisation contrôlée de cette molécule n'était pas considérée comme dangereuse.

En effet, l'étude du Pr Raoult a aussi été critiquée vis-à-vis de l'utilisation de la molécule à trop haute dose (600 mg/jour), par rapport à ce qui est utilisé ailleurs dans le monde. Mais comme nous l'affirme Bernard Giral, des précautions étaient prises avant chaque traitement à l'hydroxychloroquine. D'abord était administré du potassium, car le Covid-19 fait baisser le taux de potassium. Des électrocardiogrammes étaient aussi systématiquement réalisés, afin de vérifier s'il était possible de poursuivre le traitement, en respectant ainsi les contre-indications de l'hydroxychloroquine. En outre, d'autres électrocardiogrammes étaient réalisés, des heures après ou le jour suivant le début du traitement, afin de vérifier que l'état du malade ne se détériorait pas. L'étude s'était donc faite dans le respect des prescriptions médicales traditionnelles et dans les règles de l'art en termes de sécurité sanitaire[444].

---

[440] « Un traitement contre la malaria pourrait permettre de lutter contre le coronavirus », Belgique, *Euronews*, 28 février 2020.

[441] Nom de l'hydroxychloroquine sur le marché.

[442] RAOULT D., « Point sur l'épidémie : risque-t-on vraiment une deuxième vague ? », France, *IHU Méditerranée Infection*, 28 avril 2020.

[443] « Arrêté du 13 janvier 2020 portant classement sur les listes des substances vénéneuses », France, *Légifrance*, 13 janvier 2020.

[444] GIRAL B., Interview de Bernard Giral, médecin généraliste à Fontvieille et président de la CTPS du Pays d'Arles réalisée par Guy Courtois, fin juin 2020.

Il semblerait ainsi qu'un énorme fantasme plane autour de cette question de la dangerosité de ce médicament. Ce fantasme est nourri par un certain nombre de décès liés à des problèmes cardiaques, mais nous savons aujourd'hui qu'ils étaient dus au Covid-19, qui crée des problèmes cardiaques. Ce fantasme est également nourri par de nombreuses études qui tentent de démontrer à tout prix l'inefficacité et la dangerosité de l'hydroxychloroquine. Ces études et essais cliniques comportent toutes des biais, et ne cherchent pas à appliquer le protocole de traitement Raoult tel qu'il a été énoncé par le professeur et ses équipes.

Les études qui tentent de désavouer le protocole de traitement Raoult sont biaisées et falsifiées.

Ces doutes, aussi tenaces soient-ils dans les mentalités, sont pourtant, la plupart du temps, le fruit d'incompréhensions ou de mauvaises interprétations. Concentrons-nous, dans un premier temps, sur le protocole de traitement Raoult lui-même. Il s'agit simplement de combiner l'hydroxychloroquine et l'azithromycine, en début de phase infectieuse. L'effet antiviral est utile pour lutter contre le virus si et seulement si cette bithérapie est administrée en phase asymptomatique et au début des symptômes, comme expliqué dans les sections précédentes. Or, la plupart des études qui tendent à décrédibiliser les travaux de Didier Raoult ne suivent pas le protocole de traitement tel qu'il est recommandé.

À titre d'exemple, nous allons étudier le cas de cinq essais ou études qui ont tenté de désavouer l'hydroxychloroquine :

Yazdanpanah Y. & al., *Trial of Treatments for Covid-19 in Hospitalized Adults*, France. (Essai Discovery).

Magagnoli J. & al., *Outcomes of Hydroxychloroquine Usage in United States Veterans Hospitalized with Covid-19*, États-Unis. (Med).

Mehra M. & al., *Hydroxychloroquine or chloroquine with or without a macrolide for treatment of Covid-19: a multinational registry analysis*, (*The Lancet*).

Boulware D. R. & al., *A Randomized Trial of Hydroxychloroquine as Postexposure Prophylaxis for Covid-19*, États-Unis. (*New England Journal of Medicine*).

Horby P., Landray M. & al., *No clinical benefit from use of hydroxychloroquine in hospitalised patients with Covid-19,* Royaume-Uni. (Essai Recovery).

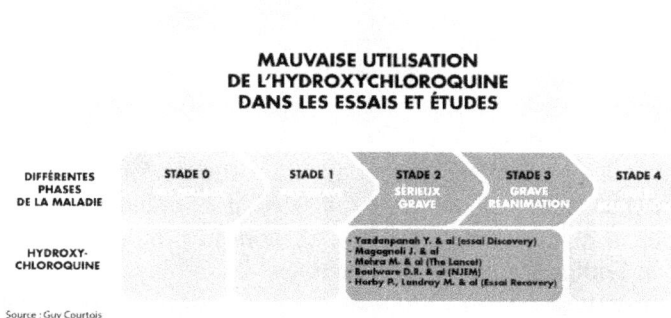

MAUVAISE UTILISATION
DE L'HYDROXYCHLOROQUINE
DANS LES ESSAIS ET ÉTUDES

Source : Guy Courtois

1 - Yazdanpanah Y. & al., *Trial of Treatments for Covid-19 in Hospitalized Adults*, France. (Essai Discovery).

À la suite de la première publication de l'équipe Raoult, l'hydroxychloroquine est ajoutée à l'essai clinique Discovery[445], grand programme de recherche pour lutter contre le Covid-19, à la demande de l'État français[446], le 22 mars 2020. Florence Ader, infectiologue au service des maladies infectieuses de l'hôpital de la Croix-Rousse des Hospices civils de Lyon, chercheuse au Centre international de recherche en infectiologie et pilote de l'essai Discovery, affirmait en conférence de presse que l'hydroxychloroquine « sera évaluée comme les autres et comparée comme les autres », avant d'ajouter que « cet essai a pour vocation à répondre à des questions avec des arguments scientifiques solides[447] ». Pourtant, durant cette conférence, elle ne fait aucune mention de l'azithromycine, à l'image du communiqué annonçant le lancement de l'essai[448]. Discovery aurait donc omis – volontairement ou involontairement – d'appliquer le protocole de traitement Raoult tel qu'il l'avait déterminé. La première étude de l'IHU Méditerranée Infection insiste d'ailleurs sur la nécessité de combiner les deux molécules :

---

[445] « Lancement d'un essai clinique européen contre le Covid-19 », France, *Inserm*, 22 mars 2020
[446] COURTOIS G. et AZALBERT X., « Enquête : Comprendre les deux mois de retard pour l'application du traitement à la chloroquine de Didier Raoult », France, *FranceSoir*, 4 avril 2020.
[447] « Covid-19 : Démarrage de l'essai clinique Discovery », France, *Inserm*, 24 mars 2020.
[448] « Lancement d'un essai clinique européen contre le Covid-19 », France, *Inserm*, 22 mars 2020

« L'hydroxychloroquine seule a une efficacité relative. Seule la combinaison des deux médicaments est vraiment efficace, la valeur de ce traitement tient au fait qu'il soit prescrit le plus tôt possible, avant que n'apparaisse une pneumopathie ; son efficacité lors d'un état grave étant limitée[449] ».

Le 14 avril 2020, j'écrivais d'ailleurs un article dans *FranceSoir,* cosigné avec Xavier Azalbert, sur l'essai Discovery. Je me permets de le retranscrire ici, car il traduit bien l'état de pensée du moment[450]. Permettez-moi de revenir un temps soit peu sur cet événement, car il est, pour partie, à la genèse de ce livre. Pour faire simple, fin mars, en France, tous les médias nous annonçaient que l'essai clinique Discovery allait nous donner la réponse sur la validité ou non du protocole de traitement proposé par Didier Raoult et ses équipes. Or, j'avais lu en détail son protocole de traitement et j'ai tout de suite remarqué que le protocole de l'essai Discovery n'avait rien à voir. Il lui était donc impossible d'apporter la moindre réponse. Et pourtant, tout le monde sur les plateaux de télévision, dans la presse et même le ministre de la Santé Olivier Véran, nous disait le contraire. Qui plus est, ils affirmaient que la réponse serait rapide. Ce qui justifiait au passage, à leurs yeux, l'interdiction de prescrire ce protocole à la médecine de ville. Assez surpris, j'ai écrit à près d'une centaine de journalistes pour leur signaler cette erreur. Certains m'ont répondu. La plupart, non. Mais c'est ainsi que je faisais la connaissance de Xavier Azalbert et que je préparais avec lui l'entretien de Christian Perronne début avril, puis que je publiais ce premier article avec lui. J'ai également écrit un courriel qui résumait la problématique à l'ensemble des députés de l'Assemblée nationale. Un certain nombre m'ont répondu qu'ils se saisissaient de l'affaire. Et il est vrai qu'en une dizaine de jours, tous les arguments de la lettre que j'avais écrite aux journalistes et aux députés ont fini par être repris en boucle quasiment à la lettre près. Je me suis dit : « Ah oui, je peux vraiment faire bouger les choses. Il suffit de s'investir ». Cela me rappelait d'ailleurs mon grand-père, Antonino Répaci, résistant italien avec Ducio Galimberti[451]. Il me disait qu' « on peut regarder les choses se faire sans bouger, ou bien alors entrer en résistance. Que cela ne tient qu'à chacun de s'y engager et de

[449] GAUTRET P. & al., « Clinical and microbiological effect of a combination of hydroxychloroquine and azithromycin in 80 Covid-19 patients with at least a six-day follow up: an observational study », France, *IHU Méditerranée Infection*, 27 mars 2020

[450] COURTOIS G. et AZALBERT X., « Enquête : Comprendre les deux mois de retard pour l'application du traitement à la chloroquine de Didier Raoult », France, *FranceSoir*, 4 avril 2020. http://www.francesoir.fr/politique-france/enquete-deux-mois-de-retard-pour-savoir-si-le-traitement-la-chloroquine-de-didier

[451] RÉPACI A., « Duccio Galimberti e la resistenza italiana », Torino, Italie, *Bottega d'Erasmo,* 1971.

passer à l'action ». Puis, le collectif *Laissons les médecins prescrire* m'a également répondu. C'est à la suite de cela que j'ai fait une longue interview de Violaine Guérin : « *Laissons les médecins prescrire* : la résistance des médecins libéraux s'organise ». Mais voici l'article que je publiais le 4 avril 2020 sur l'essai clinique Discovery.

Enquête : comprendre les deux mois de retard pour l'application du traitement à la chloroquine de Didier Raoult

Comment avons-nous perdu deux mois sur le fait de savoir si le traitement contre le Covid-19 proposé par le Pr Didier Raoult et son équipe fonctionne ou non ? Pourquoi pourrait-il bien y avoir une commission d'enquête parlementaire sur cette affaire, comme l'affirme Didier Raoult ?
Cet article est le fruit de nombreuses recherches documentaires, mais également d'entretiens. Nous avons aujourd'hui acquis l'intime conviction qu'il y a dans l'essai clinique Discovery et les autres une véritable polémique, pour ne pas dire un scandale des institutions sanitaires ! Seul un suivi précis de ce drame en 10 actes permet de le comprendre.

Acte 1 - Première volonté présidentielle.

Le 5 mars, Didier Raoult – qui n'a encore rien publié – rencontre le président de la République à l'Élysée et lui parle de ses travaux. Le contact semble bien passer (note 1). Il semble que ce soit avant le 17 mars que le président de la République, qui s'intéresse au sujet, demande à son ministre de la Santé, Olivier Véran, de lancer les autorisations pour des essais cliniques, afin d'étudier la chloroquine sur laquelle travaille Didier Raoult (note 2).
Le Pr Didier Raoult prépublie une étude le 17 mars, qui sera complétée par une deuxième le 27 mars (note 3). Les résultats prépubliés le 17 mars encouragent l'utilisation de l'hydroxychloroquine combinée à l'azithromycine contre le Covid-19. On constate une disparition du virus, après 6 jours de traitement, dans plus de 50 % des cas avec l'hydroxychloroquine seule, et une disparition dans la très grande majorité – mais sur un échantillon très restreint – si celle-ci est associée à l'azithromycine (note 4). Toutefois, de nombreuses critiques sont faites sur l'approche méthodologique de l'étude de Didier Raoult, et de nombreuses voix s'élèvent pour dire que cette étude ne veut rien dire. Des querelles d'ordre méthodologique apparaissent. C'est dans ce contexte qu'il devient évident que le protocole du Pr Raoult doit être étudié avec une méthodologie à l'abri de toute critique, et doit donc être inclus dans l'essai clinique Discovery.

Acte 2 - Inclusion de l'hydroxychloroquine dans Discovery.

Les chercheurs travaillant sur de l'essai clinique Discovery acceptent – semble-t-il à contrecœur – d'inclure, dans leur essai, un 4e bras sur l'hydroxychloroquine. Ainsi, l'hydroxychloroquine seule est ajoutée le 22 mars 2020 comme potentiel antiviral à l'essai clinique Discovery. Cet essai est présenté dans une conférence de presse des professeurs Bruno Lina et Florence Ader, le 23 mars. Lors de cette conférence de presse, le Pr Bruno Lina explique que « le 4e bras est le bras hydroxychloroquine, c'est un bras qui a été rajouté un petit peu à la fois à la demande de l'OMS et de l'État français, pour qu'on puisse avoir des résultats fiables sur cette molécule aussi, de sorte que l'on sache si cela a un intérêt ou si ça n'en a pas. » La professeure Florence Ader complète en répondant à la question « N'y a-t-il pas un emballement autour de cette molécule ? Doit-on être prudent ou au contraire espérer que cette molécule soit la solution miracle ? » de la façon suivante « Elle sera évaluée comme les autres et comparée comme les autres. C'est-à-dire que pour nous, on est sur essai pragmatique qui a pour vocation à répondre à des questions avec des arguments scientifiques solides. Par conséquent, comme toutes les autres molécules qui sont à l'essai dans cette étude, les résultats et les analyses seront extrêmement intéressants. On verra ce qu'il en est. » Elle ne fait aucune mention dans cette conférence de presse de l'azithromycine (note 5).

La chronologie des événements semble avoir toute son importance. En effet, c'est probablement avant le 17 mars que le Président Emmanuel Macron demande que l'on étudie la chloroquine. Et c'est seulement le 17 mars que l'on comprend que la chloroquine seule a un effet limité, et que seule son association avec l'azithromycine donne des résultats significatifs. Discovery se sent donc légitime de n'étudier que la chloroquine seule, puisque c'est la demande du Président faite avant le 17 mars. Mais Discovery ne tient pas compte de la publication de Didier Raoult le lendemain, qui précise qu'il faut absolument y adjoindre l'azithromycine, car les résultats sont bien meilleurs.

Acte 3 - Discovery laisse entendre qu'elle répondra rapidement à la polémique Raoult.

Les chercheurs travaillant sur Discovery laissent croire que les résultats permettront de savoir si le protocole de Raoult fonctionne ou non. Sans le dire directement, l'essai clinique Discovery insinue notamment cela, lors de la conférence de presse du lancement de l'essai que l'on peut voir en vidéo (note 5).

Par la suite, cette insinuation devient une affirmation y compris de ceux qui participent à cet essai. En conséquence, cette affirmation est reprise par un très grand nombre de médias : journaux et télévisions. C'est pourquoi, nous avons pu entendre en boucle que l'essai clinique Discovery allait nous apporter un résultat certain et cela rapidement, sur la validité ou non du protocole du Pr Raoult. Alors que des voix de nombreuses personnalités et médecins s'élèvent pour demander que l'hydroxychloroquine soit utilisée pour lutter contre le coronavirus, le ministre de la Santé Olivier Véran rappelle que les espoirs suscités par des traitements avaient parfois été déçus (note 6). Il déclare le 22 mars 2020 sur LCI : « Ce traitement s'il devait être efficace, nous le proposerions aux Français sans aucun délai », et ajoute que « plusieurs patients traités dans des hôpitaux français étaient en train de l'expérimenter (note 6) ». Enfin, il ajoute : « D'ici à 15 jours, nous devrions avoir des données consolidées » (note 6), ce qui, si l'on fait le calcul, nous amène au 5 avril.

Acte 4 - Incapacité pour Discovery de répondre à la question.

En fait, l'essai clinique Discovery ne reprend pas du tout le protocole de Raoult. Il ne peut donc pas répondre à la question de l'efficacité ou non de son traitement qui se base sur deux critères (notes 7, 8) : la combinaison de l'hydroxychloroquine et l'azithromycine (notes 7, 8), et cela dès l'apparition des premiers symptômes (notes 7, 8).
Didier Raoult et son équipe affirment que (note 3) : « L'hydroxychloroquine seule a une efficacité relative. Seule la combinaison des deux médicaments est vraiment efficace (note 3), la valeur de ce traitement tient au fait qu'il soit prescrit le plus tôt possible, avant que n'apparaisse une pneumopathie ; son efficacité lors d'un état grave étant limitée (note 3). »
Didier Raoult précise dans l'un des « bulletins d'informations » vidéo qu'il diffuse régulièrement depuis le début de la crise sanitaire, que : « mon protocole thérapeutique s'adresse essentiellement aux patients qui présentent des formes modérées, moyennes ou qui commencent à s'aggraver... Sur le plan thérapeutique, ce que l'on est en train de voir, c'est que les malades, au moment où ils ont une insuffisance respiratoire et qu'ils rentrent en réanimation, n'ont presque plus de virus. C'est alors trop tard pour traiter les gens avec des antiviraux » (note 9).
Or l'essai clinique Discovery ne suit pas ce protocole sur ces deux points. L'essai clinique (notes 7, 8) : utilise uniquement l'hydroxychloroquine et non la combinaison des deux médicaments avec l'azithromycine (note 10), et ce sur des cas dans des situations de pathologies uniquement lorsqu'une pneumopathie est apparue et non dès l'apparition des premiers symptômes (note 10).
C'est donc une erreur d'affirmer que l'essai clinique Discovery permettra de dire si le traitement du Docteur Raoult fonctionne ou non (note 7). Pire, la façon dont cet essai clinique est conçu ne peut que fatalement aboutir à la démonstration que l'hydroxychloroquine ne fonctionne pas. Ce que dénonce d'ailleurs à la télévision très rapidement l'ancien ministre de la Santé Philippe Douste-Blazy. Le 26 mars, le Pr Didier Raoult affirme dans une

interview accordée au journal en ligne Marcelle, à propos de l'essai clinique Discovery et de son protocole, que « si on avait envie de prouver que ça ne marche pas, on ne s'y prendrait pas autrement. Il y aura une enquête parlementaire après tout ça, et elle sera sanglante, autant que l'affaire du sang contaminé. Et ce sera pire si le gouvernement décide de refuser l'accès au médicament » (note 11).

Il est légitime alors de se demander si les choix faits pour Discovery sont intentionnels et s'il n'y avait pas une volonté délibérée de démontrer que le traitement du Pr Raoult ne fonctionnait pas. Ou bien, si c'est l'inertie et la rapidité de l'enchaînement des événements qui n'a pas permis de reproduire le protocole du Pr Raoult. En effet, il n'y a que 6 jours entre la prépublication de la première étude de l'équipe de Didier Raoult, qui paraît le 17 mars, et l'inclusion de l'hydroxychloroquine dans Discovery, qui se fait le 22 mars.

Le 26 mars, dans une interview accordée au journal Le Monde, le docteur Gilles Pialoux, infectiologue et chef du service des maladies infectieuses et tropicales de l'hôpital Tenon, répond à la question qui lui est posée : « Dans l'essai Discovery, pourquoi l'hydroxychloroquine n'est-elle pas associée à l'azithromycine, alors que c'est cette combinaison qui a l'air de produire les meilleurs résultats, selon le Pr Raoult ? » en affirmant que « l'hydroxychloroquine sera comparée comme les autres molécules. Ni plus ni moins » (note 12). Une telle réponse ne permet-elle déjà pas de se faire une idée sur l'intention ou non de faire un essai qui aboutirait à l'invalidation de l'étude du Pr Raoult ?

Acte 5 - Lancement de l'essai clinique Hycovid, toujours sans azithromycine.

Le 31 mars est lancé l'essai en double aveugle « Hycovid » du CHU d'Angers, afin de mesurer l'efficacité de l'hydroxychloroquine seule sur 1 300 malades atteints de formes moins sévères que ceux enrôlés dans Discovery. L'absence d'azithromycine est justifiée par le fait que l'association de ces deux molécules présente un risque élevé de toxicité cardiaque. Par ailleurs, Hycovid précise : « Ils auront 75 ans et plus, population où le risque de dégradation est suffisamment élevé pour mesurer l'efficacité de l'étude » (notes 13, 14). Y a-t-il une nouvelle volonté délibérée de chercher à prouver que le protocole de Didier Raoult ne fonctionne pas ? Nous ne le savons pas. À ce moment-là, le président de la République ne semble pas être au courant ou ne pas avoir compris le fait que les essais Discovery et Hycovid ne pourront pas répondre à la question de la validité du protocole Raoult. On ne sait pas non plus si le ministre de la Santé, Olivier Véran, et le directeur général de la Santé, Jérôme Salomon, étaient informés de la situation.

Acte 6 - Prise de conscience du président.

Le président de la République est alerté de la problématique, que ce soit par son entourage, les députés ou la presse. Il faut dire que la sortie de Didier Raoult du 26 mars n'est pas passée totalement inaperçue. Par ailleurs, début avril, le président de la République, le Premier ministre et l'ensemble des 577 députés de l'Assemblée nationale, ainsi qu'une cinquantaine de journalistes et médias reçoivent chacun une lettre par courriel détaillant et dénonçant cette problématique sur l'essai clinique Discovery, telle que décrite précédemment (note 15).

Quoi qu'il en soit, dans la foulée, probablement début avril, Emmanuel Macron exige que l'on teste immédiatement le protocole du Pr Raoult. Le 8 avril, Le Canard enchaîné écrit que « si la polémique n'a cessé d'enfler, c'est avant tout par la faute des autorités de santé, qui ont d'abord refusé d'expérimenter sur des patients en début de maladie l'association d'un antiviral, la chloroquine, avec un antibiotique, l'azithromycine. Ainsi, l'étude européenne baptisée Discovery prend en compte la fameuse chloroquine, mais ne la teste que sur des malades sévèrement atteints et sans y adjoindre l'antibio susnommé ». Le journal, précise que la problématique est la même pour les autres études, notamment celles menées par « les CHU d'Amiens, Tourcoing et Valenciennes, qui étudient les effets de la chloroquine seule et uniquement sur les patients à risque élevé d'évolution défavorable... ».
« Pour tenter de circonscrire l'incendie », Emmanuel Macron est intervenu personnellement sur le sujet. Il a ainsi ordonné de « tester de toute urgence le protocole Raoult, tel que celui-ci l'applique à Marseille » (note 16).

En conséquence, et à la demande du ministre de la Santé, Olivier Véran, les CHU de Montpellier et d'Angers, qui ne font pas partie de l'étude Discovery, doivent expérimenter le protocole recommandé par Didier Raoult (note 16).

Acte 7 - Le protocole Raoult enfin testé ? Pas vraiment.

Cependant, ce n'est pas si simple de changer l'essai Discovery en cours de route, ni l'essai Hycovid lancé le 31 mars. Toutefois, le CHU d'Angers, dans le cadre de l'étude Hycovid, décide qu'il pourra, comme dans l'étude de Raoult, tester quelques patients sous azithromycine et chloroquine, ainsi que quelques patients sous azithromycine seule, cas qui n'était pas étudié dans la première étude de Raoult. On peut donc affirmer que le test du protocole Raoult reste tout à fait à la marge de l'étude Hycovid (note 13).

À la suite de la demande présidentielle, il est par ailleurs décidé de lancer de toute urgence un nouvel essai clinique dans d'autres CHU. Ainsi, le 10 avril 2020, le CHU de Montpellier annonce le lancement d'un essai randomisé, Covidoc, indépendamment des essais Discovery et Hycovid, pour tester l'efficacité de la bithérapie « hydroxychloroquine + azithromycine », comparativement à l'hydroxychloroquine seule, sur 150 patients qui présentent une pneumonie justifiant une hospitalisation (notes 17, 18). Nous pouvons toutefois remarquer qu'il ne s'agit donc pas, à nouveau, tout à fait du même protocole que celui de Didier Raoult, puisqu'il ne prend en charge que les personnes justifiant d'une hospitalisation, alors que Raoult traite aussi les cas asymptomatiques ou ne nécessitant pas d'hospitalisation.

Acte 8 - La presse s'empare progressivement du sujet.

Le 2 avril, puis le 4 avril, le professeur Christian Perronne dénonce la problématique dans Marianne (note 7) puis dans FranceSoir (note 8) en disant que l'essai clinique Discovery manque d'éthique en ne suivant pas le protocole et en laissant croire qu'il sera capable de donner des résultats sur la validité ou non de ce protocole. Il affirme notamment : « Quant au test "Discovery", il ne prend pas en compte le protocole du Pr Raoult (hydroxychloroquine et azithromycine dès l'apparition des premiers symptômes), mais uniquement l'hydroxychloroquine, et ce, sur des cas dans des situations de pathologies aggravées. Pour cela, ce test fait preuve d'absence d'éthique. On leur dit qu'ils vont être tirés au sort, et éventuellement ne pas être traités, tout en connaissant très bien les chiffres de mortalité élevés de cette maladie ».

Le 9 avril, Jérôme Salomon, directeur général de la Santé, se voit poser une question lors de son point de situation télévisé sur le Covid-19 : « Parmi l'ensemble des études menées en France et en Europe, y a-t-il une étude qui reprenne exactement le protocole mis en place par le docteur Raoult de IHU de Marseille ? ». Il répond : « Cette proposition est reprise dans de nombreux bras de protocoles internationaux et de protocoles français. Nous aurons, à l'issue de ces essais thérapeutiques bien menés, des résultats positifs ou négatifs » (note 19). Or, il n'en est encore rien le 9 avril, puisque Covidoc est lancé le lendemain. À moins qu'il ne considère que les études Discovery et Hycovid sont capables de répondre à la question ? Ce qui n'est pas le cas, nous l'avons vu.

Le 10 avril, le journal Libération rédige un article spécifiquement sur ce sujet, intitulé : « Est-il vrai que l'essai clinique Discovery ne permet pas de tester le protocole du professeur Raoult ? » Le journal confirme que l'essai Discovery ne porte pas sur ces cas, asymptomatiques à modérés, chez des personnes sans facteurs de risque et que Discovery teste l'hydroxychloroquine seule, et non pas en combinaison avec l'azithromycine (note 20).

Les auteurs de l'essai clinique Discovery sont questionnés de toutes parts et tentent tant bien que mal, eux aussi, d'éteindre l'incendie. Ils se défendent comme ils le peuvent (note 20), mais leurs explications sont difficilement acceptables par l'opinion publique, qui prend conscience du problème. Selon le Pr Perronne, « interrogés sur l'absence d'association de l'hydroxychloroquine avec l'azithromycine, les investigateurs de l'étude, en bons élèves des canons de la méthodologie, répondent qu'il ne faut évaluer qu'un seul médicament à la fois et que si, à la fin de l'étude, l'hydroxychloroquine marche, on fera une nouvelle étude pour démontrer le bienfait de l'association. Ça signifie des résultats dans deux à trois mois » (note 8).

Acte 9 - *Éteindre l'incendie !*

Le président doit agir vite s'il veut « éteindre l'incendie », pour reprendre les termes du Canard enchaîné. Et ce, d'autant plus qu'un sondage souligne la popularité de Didier Raoult (note 21) et que de nombreuses personnalités prennent parti pour un assouplissement des règles de prescription de l'hydroxychloroquine liée à l'azithromycine, notamment Philippe Douste-Blazy dans sa pétition en ligne sur Change.org (note 22). Par ailleurs, le scandale du manque de masques fait rage à la suite de la sortie, le 2 avril, de l'article de Mediapart "Masques : les preuves d'un mensonge d'État" (note 23). Il ne faudrait pas y ajouter un nouveau scandale.

Le président de la République doit agir vite, nous l'avons vu, et décide, à la surprise de tous, de rendre visite – le 9 avril dans la même journée – aux représentants de l'essai clinique Discovery le matin, et à Didier Raoult l'après-midi, c'est-à-dire aux deux protagonistes de la polémique naissante sur les essais cliniques. C'est l'occasion, pour Didier Raoult, de lui présenter en exclusivité sa nouvelle étude portant sur plus de 1 000 patients (note 24). Tous les médias se font l'écho de cette visite à Marseille auprès de Didier Raoult. Toutefois, probablement afin de ménager tout un chacun, ou encore de ne pas se dédire, l'Élysée a insisté sur le fait que cette rencontre ne représentait pas « une reconnaissance » de la méthode du Pr Raoult (note 25). Les médias mettent en avant qu'il consulte tous les spécialistes du Covid-19, comme le président l'a confirmé dans son allocution du 13 avril 2020 : « J'ai tenu moi-même à comprendre chacune des options possibles, à m'assurer que tout était essayé dans les meilleurs délais et avec rigueur ». C'est bien joué de la part du président de la République, car la popularité de Didier Raoult reste au beau fixe.

Mise à jour : le 16 avril, dans une interview accordée à RFI, le président confirme l'objet de sa visite à Marseille :

« Mon rôle, et c'est ce que j'ai fait en me rendant chez le Pr Raoult, c'est de m'assurer que ce sur quoi il travaille, et c'est vraiment une de nos plus grandes sommités en la matière, rentrait bien dans le cadre d'un protocole d'essai clinique, qu'on pouvait aller vite pour s'assurer, en tout cas regarder, avec des méthodes qui doivent être simples mais rigoureuses, si ça marchait ou ne marchait pas ».

187

Acte 10 - Deux mois de perdus... pour des querelles d'ego ?

Alors, le traitement proposé par le Pr Raoult est-il efficace ? Il faudra attendre probablement encore plusieurs mois avant d'avoir la réponse, comme le souligne le Pr Christian Perronne dans FranceSoir (note 8). Nous devions avoir les résultats début avril, si l'essai Discovery avait immédiatement repris le protocole du Pr Raoult. Or, a priori, les résultats définitifs de l'essai qui se rapproche le plus du protocole du Pr Raoult, à savoir l'essai clinique Covidoc, ne sont attendus que fin mai (note 18).

Toute cette triste histoire nous a donc fait perdre deux mois. Or, en cas de crise pandémique telle que celle que nous vivons, deux mois, c'est considérable. Car, à supposer qu'effectivement, la solution proposée par Didier Raoult et son équipe fonctionne, alors en deux mois, nous aurions pu faire tant de choses. Nous aurions pu préparer très rapidement toute la production et la logistique pour une distribution massive du traitement. Nous aurions pu sauver de nombreuses vies. Nous aurions pu permettre d'entrevoir et d'avoir une fin de confinement rapide. Nous aurions pu soulager psychologiquement la population en lui disant qu'il existait un traitement efficace. Nous aurions pu apporter cette solution à d'autres pays, notamment ceux les moins armés comme en Afrique et en Amérique Latine. Nous aurions pu tant de choses, mais encore aurait-il fallu que nous sachions avec une totale certitude, si ce traitement fonctionne ou non. Et si la réponse était que ce traitement ne fonctionne pas, alors, nous aurions pu clore rapidement cette polémique une fois pour toutes.

Alors, « polémique » ou « scandale » ?

Sans doute, l'avenir nous le dira. Mais une chose est certaine : si jamais le traitement proposé par Didier Raoult se révélait être efficace, alors les institutions sanitaires auront le devoir d'expliquer pourquoi tant de temps a été perdu. Et si jamais il est démontré que la cause de ces retards se trouve dans « des querelles d'ego » pour reprendre les termes du Pr Perronne (note 7), alors oui, nous pourrons parler d'un « scandale des autorités sanitaires ». Ce serait pire s'il était démontré que de possibles connivences avec des laboratoires pharmaceutiques aient pu influer sur certains choix protocolaires et l'orientation des essais, comme l'affirment déjà certains (note 26). L'ouverture d'une enquête parlementaire deviendrait alors inévitable. Comme le laissait entendre Didier Raoult lui-même, à propos de l'essai clinique Discovery : « Il y aura une enquête parlementaire après tout ça, et elle sera sanglante » (note 11). Voici, alors, les questions auxquelles cette commission d'enquête devrait répondre :

1. Pourquoi les essais cliniques Discovery et Hycovid n'ont-ils pas pris en compte immédiatement le protocole du Pr Raoult ?

2. Quelles personnes ont-elles pris ces décisions et comment les justifient-elles ?

Nous pourrions ajouter deux questions à l'attention du gouvernement, compte tenu de ces deux mois de retard :

1. Ne devrions-nous pas commander tout de suite des millions de médicaments, afin d'être « logistiquement » déjà prêts à les distribuer le jour où nous aurons une réponse certaine ? Quitte à ne pas les utiliser compte tenu de leur coût négligeable, si la réponse s'avérait négative.

2. Ne devrions-nous pas tout de suite laisser tous les médecins hospitaliers libres de prescrire cette combinaison dès qu'une personne est positive, compte tenu du calcul risque/bénéfice et, comme cela a été proposé par de nombreux médecins, y compris l'ancien ministre de la Santé Philippe Douste-Blazy (note 22) ? Voire, pourquoi pas à tous les médecins généralistes ?

Références

Arthur Berdah et Marcelo Wesfreid, « De Marseille à l'Élysée, comment Didier Raoult a séduit la classe politique », Le Figaro, 1ᵉʳ avril 2020.
« Rubrique "Le plus lu de la semaine", Comment le président s'est décidé sur la chloroquine », Valeurs Actuelles, 2 au 6 avril 2020.
Didier Raoult & al., « Clinical and microbiological effect of a combination of hydroxychloroquine and azithromycin in 80 Covid-19 patients with at least a six-day follow up: an observational study », IHU-Méditerranée Infection, Marseille, France, 27 mars 2020.
François Mallordy, « Hydroxychloroquine contre Covid -19 : l'étude qui redonne espoir », egora.fr, 21 mars 2020.
Bruno Lina et Florence Ader, « Conférence de presse vidéo, sur l'essai clinique Discovery contre le Covid-19 », HCL. Citations à la 7ᵉ et 19ᵉ minutes de la vidéo, 23 mars 2020.
Reprise Reuters, « Coronavirus : un essai clinique européen débute avec notamment la chloroquine », Le Figaro, 22 mars 2020.
Etienne Campion et Christian Perronne, « Les tirs de barrage reçus par Didier Raoult sont aussi liés à des querelles d'ego », Marianne, 2 avril 2020.
Christian Perronne et Xavier Azalbert, « En temps de guerre, la vision de la médecine doit s'adapter, avant qu'il ne soit trop tard », France-Soir, 4 avril 2020.
Barthélémy Philippe, « La chloroquine a bien été autorisée pour le coronavirus, mais seulement dans les cas graves », Capital, 27 mars 2020.
Communiqué de presse, « Lancement d'un essai clinique européen contre le Covid-19 », Inserm, 22 mars 2020.
Hervé Vaudoit et Paul Molga, « Covid-19 – Entretien avec celui qui est au cœur des polémiques : Didier Raoult », Marcelle, 26 mars 2020.
Quatre questions d'internautes… au docteur Gilles Pialoux, infectiologue et chef du service de maladies infectieuses et tropicales de l'hôpital Tenon, à Paris, sur

l'hydroxychloroquine, « Coronavirus : « L'hydroxychloroquine sera comparée comme les autres molécules. Ni plus ni moins » », Le Monde, 26 mars2020.

CHU d'Angers, « Étude Hycovid – Foire Aux Questions (FAQ) », Communiqué de presse, Consulté le, 12 avril 2020.

Antoine Jeuffin, « Coronavirus : une nouvelle étude clinique sur l'efficacité de la chloroquine lancée en France », France Bleu, 1ᵉʳ avril 2020.

Retours personnels de plusieurs députés de l'Assemblée nationale

« Le protocole Raoult enfin testé », Le Canard enchaîné, 8 avril 2020, p. 2.

Rédaction, « Coronavirus. Occitanie : un essai pour lever les polémiques sur l'hydroxychloroquine piloté du CHU de Montpellier », actu.fr, 10 avril 2020.

Géraldine Woessner, « Ce nouvel essai qui pourrait clore la polémique sur le Pr Raoult », Le Point, 12 avril 2020.

Jérôme Salomon, « Point de situation sur le Covid-19 télévisé, à la 15ᵉ minute », AFP, 9 avril 2020.

Florian Gouthière, « Est-il vrai que l'essai clinique Discovery ne permet pas de tester le protocole du Pr Raoult ? », Libération, 10 avril 2020.

Élodie Forêt et Olivier Bénis, « Sondage coronavirus : pour les deux tiers des Français interrogés, le Gouvernement n'est pas à la hauteur », France Inter, 27 mars 2020.

Philippe Douste-Blazy et Christian Perronne (COLLECTIF 3 AVRIL), « Traitement Covid-19 : ne perdons plus de temps ! #NePerdonsPlusDeTemps », Change.org, 3 avril 2020.

Yann Philippin, Antton Rouget et Marine Turchi, « Masques : les preuves d'un mensonge d'État », Mediapart, 2 avril 2020.

Didier Raoult & al., « Abstrat - Prépublication d'une étude portant sur plus de 1000 patients », IHU-Méditerranée Infection, Marseille, France, 27 mars 2020.

« Coronavirus : Didier Raoult revient sur la visite d'Emmanuel Macron », Le Figaro, 10 avril 2020.

François Asselineau, « "Je pense qu'il (E. Macron) est complètement à l'Ouest !" - Les Incorrectibles, à la 15e minute », Sud Radio, 12 avril 2020.

Edwy Plenel, « Masques : ce que révèle l'enquête de Mediapart », vidéo de Mediapart, 3 avril 2020.

Remerciements à de nombreux contributeurs de Wikipédia.

En résumé, l'essai clinique Discovery ne permet donc pas de dire si le traitement du Pr Raoult fonctionne ou non. Pire, la façon dont cet essai clinique est conçu ne peut que fatalement aboutir à la démonstration que l'hydroxychloroquine ne fonctionne pas[452].

2 - Magagnoli J. & al., *Outcomes of Hydroxychloroquine Usage in United States Veterans Hospitalized with Covid- 19*, États-Unis. (Med).

La chronologie des essais biaisés tentant de discréditer les travaux de l'IHU Méditerranée Infection se poursuit le 22 avril 2020, avec une étude

---

[452] LECLERC P., « Suite de l'enquête : Discovery, pourquoi les 2 mois de retard risquent d'être plus que cela ? », France, *FranceSoir,* 11 mai 2020.

publiée par une équipe de chercheurs américains[453]. Les conclusions de cet essai sont largement défavorables à l'utilisation de l'hydroxychloroquine, car le groupe traité avec cette molécule est celui où le taux de mortalité est le plus élevé. Il en va de même pour le groupe traité par bithérapie : « Parmi les 368 patients traités, il y a eu un total de 70 morts. Les patients non traités avec l'hydroxychloroquine ont eu le taux de mortalité le plus faible en comparaison avec les groupes traités par cette molécule et par la bithérapie HCQ + AZM. » Cependant, la viabilité de cette étude est nulle. Le jour même, Didier Raoult réagit sur son compte Twitter : « Les patients traités à l'hydroxychloroquine étaient déjà dans un état critique et atteints de lymphopénie. Étude frauduleuse. *Fake news*[454] ». Les malades ayant reçu ce traitement n'ont pas été soignés selon le protocole de traitement Raoult, qui préconise la bithérapie en début de phase infectieuse et non en phase grave, comme c'est le cas ici. Pire, le pourcentage de patients en état critique était très supérieur dans le groupe de l'hydroxychloroquine plus l'azithromycine par rapport aux autres groupes.

3 - Mehra M. & al., *Hydroxychloroquine or chloroquine with or without a macrolide for treatment of Covid-19: a multinational registry analysis.* (*The Lancet*).

Plus tard, le 25 mai 2020, c'est le très sérieux journal *The Lancet*, reconnu par la communauté scientifique, qui publie une étude qui a l'effet d'une bombe[455]. Les résultats de cette étude sont stupéfiants. Les groupes ayant reçu de l'hydroxychloroquine ou de l'hydroxychloroquine combinée à un macrolide, auraient un taux de mortalité plus important que le groupe contrôle, n'ayant reçu aucun traitement. « Nous n'avons pas pu confirmer les bienfaits de l'hydroxychloroquine ou de la chloroquine, lorsqu'ils sont utilisés seuls ou avec un macrolide, sur les résultats à l'hôpital pour Covid-19. Chacun de ces schémas thérapeutiques était associé à une diminution de la survie à l'hôpital et augmentation de la fréquence des arythmies ventriculaires lors de l'utilisation pour le traitement de Covid-19 », interprètent les auteurs de l'enquête.

Le ministre des Solidarités et de la Santé, Olivier Véran, prend publiquement position dans un Tweet, à la suite de cette étude : « À la

---

[453] MAGAGNOLI J., NARENDRAN S., PEREIRA F., CUMMINGS T., HARDIN J. W., SUTTON S., AMBAT J., "Outcomes of hydroxychloroquine usage in United States veterans hospitalized with Covid-19", États-Unis, *MedRxiv*, 22 avril 2020.

[454] RAOULT D., *Twitter*, 22 avril 2020.

[455] MEHRA M., « Hydroxychloroquine or chloroquine with or without a macrolide for treatment of Covid-19: a multinational registry analysis », Royaume-Uni, *The Lancet*, 22 mai 2020.

suite de la publication dans *The Lancet* d'une étude alertant sur l'inefficacité et les risques de certains traitements du Covid-19 dont l'hydroxychloroquine, j'ai saisi le HCSP pour qu'il l'analyse et me propose, sous 48 h, une révision des règles dérogatoires de prescription ». C'est à la suite de cette étude que le gouvernement prend la décision d'interdire la prescription d'hydroxychloroquine. Cette décision intervient le 27 mai 2020 dans un décret gouvernemental[456] disposant « qu'en ville ou à l'hôpital, cette molécule (l'hydroxychloroquine) ne doit pas être prescrite pour les patients atteints de Covid-19. »

Mauvais timing pour le gouvernement. Pour reprendre les termes de Didier Raoult, cette « étude foireuse » va très vite être décriée au sein de la communauté scientifique. Dès le 23 mai 2020, c'est *FranceSoir* qui est le premier média à s'interroger sur la pertinence de cette étude[457].

Une fois de plus, la preuve est faite que le protocole de traitement Raoult n'est pas suivi dans une étude concernant l'hydroxychloroquine. Et comme pour l'erreur des chercheurs étasuniens, l'erreur se trouve dans la mauvaise application du traitement au niveau de la durée de phase infectieuse, puisque la bithérapie est donnée trop tard chez les patients (voir le schéma des sections précédentes).

De plus, bien qu'il affirme être indépendant, le Dr Mehra avait participé à une conférence début avril 2020, sponsorisée par Gilead[458], laboratoire pharmaceutique soutenant l'utilisation du Remdesivir. Nous aurons l'occasion de revenir sur les autres conflits d'intérêts impliquant le docteur dans un chapitre consacré aux lobbies. Alors que les critiques des scientifiques du monde entier s'abattent petit à petit sur cette étude, trois de ses quatre auteurs se rétractent[459] le 28 mai 2020. En effet, la société en charge de l'étude, Surgisphere, est soupçonnée d'avoir transmis des données falsifiées[460, 461]. C'est finalement le 6 juin 2020, à la suite de la

---

[456] « Communiqué de presse - HYDROXYCHLOROQUINE - 27 mai 2020 », France, ministère des Solidarités et de la Santé, 27 mai 2020.
[457] AZALBERT X., « INTERVIEW EXCLUSIVE : Mandeep Mehra, l'hydroxychloroquine pas efficace pour des patients hospitalisés mais... », France, *FranceSoir*, 23 mai 2020.
[458] Ibid.
[459] THIBERT C. et FEERTCHAK A., « Étude du Lancet : le « château de cartes » s'écroule-t-il, comme le dit le Pr Raoult ? », France, *Le Figaro*, 29 mai 2020.
[460] MERCIER M., ZAGDOUN B., PAIN J., « ENQUETE FRANCEINFO. Chloroquine : sur les traces de Surgisphere, la société au cœur du scandale de l'étude du "Lancet" », France, *FranceInfo*, 6 juin 2020.
[461] VANLERBERGHE C., « Chloroquine : Surgisphere, cette entreprise fantôme au cœur du scandale du Lancet », France, *Le Figaro*, 4 juin 2020.

polémique internationale, que *The Lancet* finit par retirer cette étude[462]. Une petite victoire pour les partisans du protocole de traitement Raoult ? Pas tout à fait ! La précipitation du gouvernement a conduit à l'application d'un décret interdisant la prescription d'hydroxychloroquine aux patients atteints du Covid-19[463], molécule pourtant essentielle à la bithérapie recommandée par l'IHU Méditerranée Infection en phase précoce de la maladie.

4 - Boulware D. R. & al., *A Randomized Trial of Hydroxychloroquine as Postexposure Prophylaxis for Covid-19,* États-Unis. (*New England Journal of Medicine*).

Les études se succèdent, mais les approches ne se ressemblent pas. Après le fiasco de Surgisphere, c'est le *New England Journal of Medicine* qui publie une étude désavouant l'effet prophylactique[464] de l'hydroxychloroquine[465]. Il ne s'agit donc pas ici de reproduire la bithérapie, mais de savoir si l'hydroxychloroquine permet d'éviter de tomber malade.

Le diable se cache dans les détails[466]. La tromperie est beaucoup plus subtile. Le but de l'étude Boulware est de voir si l'hydroxychloroquine est utile en phase prophylactique. Et, une fois de plus, la conclusion est défavorable à l'usage de cette molécule : « Après une exposition à risque élevé ou à risque modéré à Covid-19, l'hydroxychloroquine n'a pas empêché une maladie compatible avec le Covid-19 ou une infection confirmée lorsqu'elle a été utilisée comme prophylaxie post-exposition dans les quatre jours suivant l'exposition[467]. » Au regard des degrés d'exposition d'un jour, deux jours, trois jours et quatre jours, l'hydroxychloroquine ne fonctionne pas. Pourtant, *FranceSoir* s'est penché de plus près sur ces résultats et en a tiré ses propres interprétations :

---

[462] MORIN H., « *The Lancet* annonce le retrait de son étude sur l'hydroxychloroquine », France, *Le Monde*, 6 juin 2020.
[463] « Communiqué de presse - HYDROXYCHLOROQUINE - 27 mai 2020 », France, ministère des Solidarités et de la Santé, 27 mai 2020.
[464] Prophylactique signifie « qui prévient la maladie ». On a ainsi recours au traitement pour ne pas tomber malade.
[465] BOULWARE R. D., « A Randomized Trial of Hydroxychloroquine as Postexposure Prophylaxis for Covid-19 », Royaume-Uni, *The New England Journal of Medecine*, 3 juin 2020.
[466] « Le diable est VRAIMENT dans le détail, après The Lancet, nous remettons en cause le New England Journal of Medecine. », France, *FranceSoir*, 4 juin 2020.
[467] BOULWARE R. D., « A Randomized Trial of Hydroxychloroquine as Postexposure Prophylaxis for Covid-19 », Royaume-Uni, *The New England Journal of Medecine*, 3 juin 2020.

L'interprétation de ces chiffres est la suivante : « Pour reprendre l'interprétation avec des mots simples, dans le cas du rédacteur de l'étude, ils ont testé s'il y avait un effet significatif entre le groupe placebo et le groupe traitement. En faisant cela par tranche d'exposition au traitement, ils arrivent à la conclusion que ce n'est pas statistiquement différent. L'analyste aurait dû vérifier sur des bases plus importantes en les regroupant, comme nous l'avons proposé. Avec ces regroupements, le résultat devient statistiquement significatif. C'est-à-dire qu'il y a un effet positif de l'hydroxychloroquine », affirment les scientifiques ayant travaillé pour le journal *FranceSoir*.

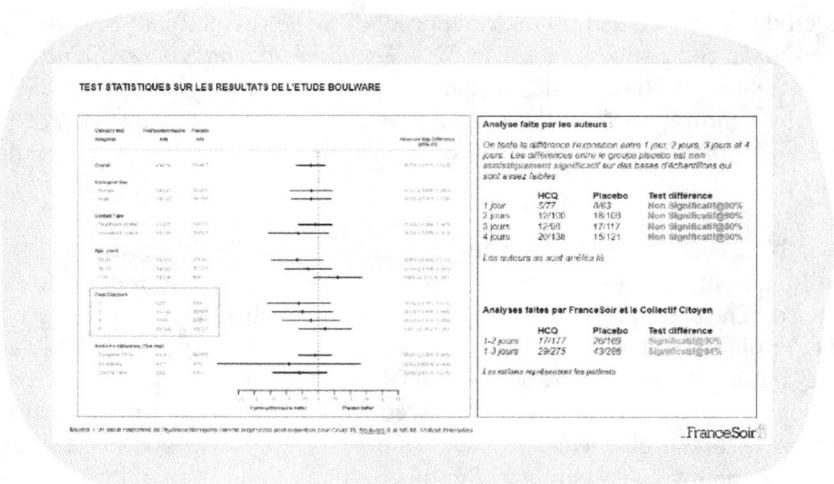

Pourquoi parler de cette étude, alors qu'elle utilise la molécule en mode prophylactique ? Parce que, bien sûr, les médias utilisent toutes les études sur l'hydroxychloroquine pour la discréditer, se préoccupant peu de savoir précisément si elle correspond ou non aux préconisations de Didier Raoult. Nous sommes surpris que les médias aient si peu parlé de la rétractation de cette étude, que ce soit en France ou à l'étranger.

5 - Horby P., Landray M. & al., *No clinical benefit from use of hydroxychloroquine in hospitalised patients with Covid-19,* Royaume-Uni. (Essai Recovery).

Enfin, le cinquième et dernier exemple que nous prendrons vient de l'essai clinique Recovery. Le 5 juin dernier, cet essai britannique – qui s'avère être l'essai clinique le plus important en termes de patients étudiés depuis le début de la crise – met, une fois de plus, en cause l'utilité de l'hydroxychloroquine pour lutter contre le Covid-19[468]. Recovery annonce la suspension des essais à base de cette molécule pour « non-efficacité et taux de létalité important ».

Le jour même, *FranceSoir* publie un nouvel article intitulé « Suicide de l'essai Recovery à l'hydroxychloroquine, soyons sérieux ! » Dans cette étude, où le taux de mortalité s'élève à 25 % – plus que dans n'importe quel autre essai clinique –, rien n'est fait pour appliquer le protocole de traitement Raoult tel qu'il est recommandé. Le profil des patients, âgés de 50 à 82 ans, ne paraît pas neutre, car 76 % d'entre eux nécessitent une aide à l'oxygène, 27 % sont diabétiques, 27 % souffrent de maladies cardiaques et 22 % ont une infection pulmonaire.

Les doses d'hydroxychloroquine données aux patients sont quatre fois supérieures à celles utilisées dans l'essai européen Discovery. « Les Anglais ont utilisé des doses jamais prescrites auparavant », affirme Didier Raoult dans une vidéo publiée le 9 juin 2020[469]. « Cela démontre, enfin, que la molécule n'est pas toxique et n'entraîne pas de troubles du rythme cardiaque », remarque-t-il.

Dans cette vidéo, le professeur remarque aussi qu'une fois de plus, les différents stades de la maladie – sur lesquels il insiste tant – n'ont pas été pris en compte : « C'est au premier stade qu'il faut intervenir avec la chloroquine, le second est traité grâce à des médicaments comme des corticoïdes et le troisième est du ressort du réanimateur. [...] On ne peut pas prévoir le même médicament pour ces 3 stades ». Ainsi, l'essai clinique Recovery semble être le point d'orgue d'une longue liste d'essais et d'études biaisés, parfois même falsifiés, qui tentent de remettre en cause le protocole de traitement Raoult sans essayer de l'appliquer pour autant.

Des remontées du terrain et des études appliquant le protocole de traitement Raoult, soulignent l'efficacité de la bithérapie.

Alors, pourquoi ? Pourquoi autant d'études cherchent-elles à désavouer, par tous les moyens, l'hydroxychloroquine et la bithérapie ?

---

[468] RECOVERY TRIAL, « No clinical benefit from use of hydroxychloroquine in hospitalised patients with Covid-19 », Royaume-Uni, *University of Oxford*, 5 juin 2020.
[469] RAOULT D., « Les Max Brothers font de la science : L'exemple de RECOVERY », France, *IHU Méditerranée Infection*, 9 juin 2020.

Ce que nous savons, c'est qu'à travers le monde, très peu d'essais cliniques ou d'études ont étudié la bithérapie dans des conditions exactement identiques à celles préconisées par Didier Raoult.

❏   **Les remontées du terrain.**

Cet acharnement collectif d'une partie de la communauté scientifique, qui s'apparente de plus en plus à une mauvaise farce, est contredit par de nombreux témoignages de terrain. C'est évidemment le cas du collectif français *Laissons les médecins prescrire*, mené par Violaine Guérin, qui a démontré dans son étude que l'usage de l'hydroxychloroquine dans le cadre de la bithérapie n'était pas dangereux[470]. Nous en avons longuement parlé dans l'un des chapitres précédents.

Un autre exemple significatif est celui du docteur Zelenko, le médecin new-yorkais que nous citions en début de chapitre. Sa trithérapie combinant l'hydroxychloroquine, l'azithromycine et le sulfate de zinc, aurait permis, au 31 mars 2020, de traiter et guérir 699 patients atteints du Covid-19[471].

Quoi qu'il en soit, parmi toutes les études publiées sur l'hydroxychloroquine, trop peu appliquent le protocole de traitement Raoult tel qu'il est énoncé par le professeur. Toutefois, nous en avons retenu quelques-unes qui s'en approchent plus ou moins, ou bien encore qui nous ont semblé intéressantes.

---

[470] Cf. Chapitre 4 (*Traiter et laisser prescrire*) et Chapitre 5 (*L'utilité des antibiotiques*).
[471] GAYET S., « Covid-19 et chloroquine : et si l'on écoutait le Dr Vladimir Zelenko nous parler de sa propre expérience ? », France, *Atlantico.fr*, 31 mars 2020.

Efficacité de l'hydroxychloroquine et/ou de la bithérapie au stade 1 : pas grave.

À date, plusieurs études semblent confirmer l'efficacité de l'hydroxychloroquine et/ou de la bithérapie au stade 1 de la maladie.

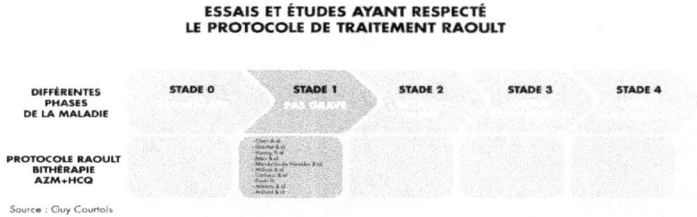

ESSAIS ET ÉTUDES AYANT RESPECTÉ
LE PROTOCOLE DE TRAITEMENT RAOULT

Source : Guy Courtois

Chen Z. & al., *publiée le 31 mars 2020, Chine, Department II of Respiratory Disease and Intensive Care, Renmin Hospital of Wuhan University.*

Du 4 février au 28 février 2020, 62 patients souffrant du Covid-19 ont été diagnostiqués et admis à l'hôpital Renmin de l'université de Wuhan, permettant un essai clinique. Cet essai a randomisé 62 patients atteints du Covid-19, et a observé les effets d'un traitement à base d'hydroxychloroquine chez 31 d'entre eux. Les autres constituaient le groupe placebo. Les conclusions de cette étude sont les suivantes : « Chez les patients atteints du Covid-19, l'utilisation de HCQ pourrait considérablement réduire le TTCR[472] et favoriser l'absorption de la pneumonie. Le temps de récupération de la température corporelle et le temps de rémission de la toux ont été considérablement raccourcis dans le groupe de traitement HCQ[473] ». L'étude constate, notamment, « une plus grande proportion des patients présentant une pneumonie améliorée dans le groupe de traitement HCQ (80,6 %, 25 sur 31) par rapport au groupe témoin (54,8 %, 17 sur 31). » Cet essai, pourtant favorable à l'usage d'un traitement à base d'hydroxychloroquine, n'a été que très peu relayé dans les médias.

---

[472] Le délai de récupération clinique.
[473] CHEN Z. & al., "Efficacy of hydroxychloroquine in patients with Covid-19: results of a randomized clinical trial", Chine, *MedRxiv*, 31 mars 2020.

Barbosa Esper R. & al., publiée le 17 avril 2020, Brésil, Prevent Senior Institute, São Paulo.

Cet essai médical, ayant respecté le protocole de traitement Raoult, applique la bithérapie en début de phase infectieuse, et obtient des résultats très favorables[474].
Le problème est que cet essai ne diagnostique pas les patients par l'intermédiaire de tests PCR, ne permettant pas de certifier que les malades sont bien atteints du Covid-19.

Gautret P. & al., publiée le 20 avril 2020, France, IHU-Méditerranée Infection Marseille.

Les études publiées par Philippe Gautret – membre de l'équipe Raoult – les 16 mars[475] et 20 avril[476] 2020, dont nous avons déjà parlé en amont, mettent en exergue l'efficacité du traitement à l'hydroxychloroquine. Nous n'y revenons donc pas.

Huang M. & al., publiée le 26 avril 2020, Chine, Guangzhou Regenerative Medicine and Health Guangdong Laboratory.

Dans cette étude observationnelle prospective multicentrique, les chercheurs ont recruté des patients âgés de plus de 18 ans atteints du Covid-19, à l'exclusion des cas critiques, dans 12 hôpitaux des provinces de Guangdong et de Hubei. Les patients admissibles ont reçu 500 mg de phosphate de chloroquine par voie orale, une fois (demi-dose) ou deux fois (dose complète) par jour. Les patients traités par une thérapie sans chloroquine ont été inclus comme groupe témoin. Résultats : ce sont, au total, 197 patients qui ont terminé le traitement à la chloroquine, et 176 patients ont été inclus comme groupe témoin[477].
Les chercheurs concluent : « Bien que des essais randomisés soient nécessaires pour une évaluation plus approfondie, cette étude fournit des preuves de la sécurité et de l'efficacité de la chloroquine, et suggère que

---

[474] BARBOSA ESPER R. & al., « Empirical treatment with hydroxychloroquine and azithromycin for suspected cases of Covid-19 followed-up by telemedicine », Brésil, 17 avril 2020.
[475] GAUTRET P. & al., « Hydroxychloroquine and Azithromycine as a treatment of Covid-19 », Pays-Bas, *International Journal of Antimicrobial Agents*, 17 mars 2020.
[476] MILLION M. et GAUTRET P., « Early treatment of Covid-19 patients with hydroxychloroquine and azithromycin: A retrospective analysis of 1061 cases in Marseille, France », France, *Travel Medicine and Infectious Disease*, 20 avril 2020.
[477] HUANG M. & al., « Preliminary evidence from a multicenter prospective observational study of the safety and efficacy of chloroquine for the treatment of Covid-19 », Chine, *medRxiv,* 26 avril 2020.

la chloroquine peut être une thérapie efficace pour lutter contre la pandémie de Covid-19[478] ».

Meo S. & al., *publiée le 30 avril 2020, Arabie saoudite, Department of Physiology, College of Medicine, King Saud University.*

Cette étude examine neuf articles soutenant l'efficacité de l'hydroxychloroquine, mais aussi de la chloroquine.
Ces neuf articles se composent de trois essais cliniques avec un échantillon de 150 personnes ; trois études *in vitro* et trois rapports de consensus d'experts. Selon les chercheurs « Toutes ces études suggèrent que l'hydroxychloroquine peut traiter avec succès les infections liées au Covid-19[479] ». Ils concluent : « L'hydroxychloroquine et la chloroquine ont des caractéristiques antivirales *in vitro*. Les résultats confirment l'hypothèse selon laquelle ces médicaments sont efficaces dans le traitement du Covid-19. [...] Il est raisonnable, étant donné le bénéfice hypothétique de ces deux médicaments, qu'ils soient actuellement testés dans le cadre d'essais cliniques, afin d'évaluer leur efficacité pour lutter contre cette crise sanitaire mondiale[480] ».

Million M. & al., *publiée le 5 mai 2020, France, IHU Méditerranée Infection Marseille.*

Au total, 1 061 patients ont été inclus dans cette analyse et ont été traités par bithérapie. L'étude conclut que l'administration de l'association HCQ+AZM avant l'apparition des complications liées au Covid-19, est sûre et associée à un très faible taux de mortalité chez les patients[481].

Carlucci P. & al., *publiée le 8 mai 2020, États-Unis, Grossman School of Medicine, Department of medicine, New York University.*

Les experts du Grossman school of Medicine ont effectué une étude d'observation rétrospective pour comparer les résultats entre les patients ayant reçu de l'hydroxychloroquine, de l'azithromycine et du zinc, et ceux ayant reçu uniquement de l'hydroxychloroquine et de l'azithromycine.

---

[478] Ibid.

[479] MEO S. & al., « Efficacy of chloroquine and hydroxychloroquine in the treatment of Covid-19 », États-Unis, Eur Rev Med Pharmacol Science, 30 avril 2020.

[480] Ibid.

[481] MILLION M. & al., « Early treatment of Covid-19 patients with hydroxychloroquine and azithromycin: A retrospective analysis of 1061 cases in Marseille », France, *Travel Med Infect Dis.*, 5 mai 2020.

Ils concluent : « Dans les analyses univariées, le sulfate de zinc a augmenté la fréquence de renvois des patients chez eux et a réduit le besoin pour la ventilation, l'admission au service de soins intensifs et la mortalité ou le transfert à l'hôpital pour les patients qui n'ont jamais été admis au service de soins intensifs[482]... ».

Membrillo de Novales F. J. & al.*, publiée le 9 mai 2020, Espagne, Hôpital central de la Défense Gómez Ulla.*
L'étude espagnole porte sur une analyse de 166 patients atteints de la maladie. Ils constatent que l'hydroxychloroquine a augmenté la moyenne cumulative de survie de 1,4 à 1,8 fois. L'équipe de chercheurs affirme : « Dans un groupe de 166 patients atteints du Covid-19, âgés de 18 à 85 ans, le traitement à l'hydroxychloroquine avec une dose de charge de 800 mg a augmenté la survie lorsque les patients ont été admis à des stades précoces de la maladie[483] ».

Risch H.*, publiée le 27 mai 2020, États-Unis, Yale school of medicine.*

Le professeur Harvey Risch est un chercheur de la Yale School of Public Health, spécialisé dans l'étiologie du cancer, la prévention et le diagnostic précoce, et les méthodes épidémiologiques. Il publie une étude dans le *American Journal of Epidemiology*, qui atteste de l'efficacité de l'hydroxychloroquine utilisée conjointement avec deux autres médicaments, l'azithromycine et la doxycycline[484], pour traiter les personnes infectées par le Covid-19. Il affirme que « cinq études, dont deux essais cliniques contrôlés, ont démontré une grande efficacité des traitements ambulatoires[485] ». Il en conclut que la bithérapie (HCQ + AZM) devrait être « largement disponible »[486] dans la lutte contre la pandémie actuelle.

Mikami T. & al.*, publiée le 11 juin 2020, États-Unis, Department of Medicine, Icahn School of Medicine at Mount Sinai New York.*

---

[482] CARLUCCI P. & al., « Hydroxychloroquine and azithromycin plus zinc vs hydroxychloroquine and azithromycin alone: outcomes in hospitalized Covid-19 patients », États-Unis, *MedRxiv*, 8 mai 2020.
[483] MEMBRILLO de Novales F. J. & al., « Early Hydroxychloroquine Is Associated with an Increase of Survival in Covid-19 Patients: An Observational Study », Espagne, *Preprints*, 9 mai 2020.
[484] RISCH H., « Early Outpatient Treatment of Symptomatic, High-Risk Covid-19 Patients that Should be Ramped-Up Immediately as Key to the Pandemic Crisis », États-Unis, *American Journal of Epidemiology, 27 mai 2020.*
[485] GAVASKAR S., « Using Hydroxychloroquine and Other Drugs to Fight Pandemic », États-Unis, *Yale school of medicine*, 1er juin 2020.
[486] Ibid.

Cette étude étasunienne avait pour objectif de décrire les caractéristiques cliniques et les facteurs de risques associés à la mortalité dans un échantillon de 6 493 patients atteints du Covid-19.

L'étude montre que : « L'utilisation de l'hydroxychloroquine a été associée à une diminution de la mortalité hospitalière[487] ».

Arshad S. & al., *publiée le 29 juin 2020, États-Unis, Infectious Diseases, Henry Ford Hospital, Detroit, Michigan.*

Cette étude inclut 2 561 patients atteints du Covid-19, issus de six hôpitaux différents. Les résultats de l'étude montrent que l'hydroxychloroquine a permis de réduire le rapport de risque de 66 % et l'hydroxychloroquine associée à l'azithromycine de 71 %, par rapport à aucun des deux traitements. Les auteurs de l'étude concluent de la manière suivante : « Dans cette évaluation multi-hospitalière, lors du contrôle des facteurs de risque Covid-19, le traitement par l'hydroxychloroquine seule et en association avec l'azithromycine, a été associé à une réduction de la mortalité causée par le Covid-19[488] ».

Si les essais favorables à l'utilisation, soit de l'hydroxychloroquine, soit de la bithérapie, se multiplient, ils ont une visibilité médiatique très faible. Cela nous interroge !

Nous n'avons cité, ici, que quelques exemples. Il y en a d'autres. Ainsi, de nombreuses autres études tendent à affirmer l'efficacité de l'hydroxychloroquine et/ou de la bithérapie en stade 1[489, 490, 491, 492, 493].

Efficacité de l'hydroxychloroquine et/ou de la bithérapie au stade 2 : sérieux – grave.

---

[487] MIKAMI T. & al., « Risk Factors for Mortality in Patients with Covid-19 in New York City », États-Unis, *Gen Intern Med,* 11 juin 2020.

[488] ARSHAD S. & al., « treatment with Hydroxychloroquine, Azithromycin, and Combination in Patients Hospitalized with Covid-19 », États-Unis, *International Journal of Infectious Diseases*, 29 juin 2020.

[489] KEYEARTS E. & al., « In vitro inhibition of severe acute respiratory syndrome coronavirus by chloroquine ». Cette étude belge a été publiée le 8 octobre 2004 dans le Biochem Biophys Research and Communication.

[490] VINCENT M.-J. &al. « Chloroquine is a potent inhibitor of SARS coronavirus infection and spread », publiée le 22 août 2005 dans le Virology Journal.

[491] SAVARINO A. & al., « New insights into the antiviral effects of chloroquine », publiée le 6 février 2020 dans le fameux *The Lancet.*

[492] GAO J. & al., « Breakthrough: Chloroquine phosphate has shown apparent efficacy in treatment of Covid-19 associated pneumonia in clinical studies », publiée le 16 mars 2020 dans Biosciences Trends.

[493] COLSON P. & al., « Chloroquine and hydroxychloroquine as available weapons to fight Covid-19 », publiée le 4 avril 2020 dans *The International Journal of Antimicrobial Agents.*

Si Didier Raoult n'a pas mis en avant l'efficacité de sa bithérapie pour le stade 2 de la maladie (sérieux – grave), mais une étude chinoise tend à prouver que la bithérapie pourrait aussi se révéler efficace pendant cette phase.

Yu B. & al., publiée le 15 mai 2020, Chine, University of Science and Technology, Wuhan.

Cette étude rétrospective inclut 550 patients gravement atteints de l'hôpital de Tongji, à Wuhan, et qui sont sous ventilation mécanique. Les 550 patients ont tous reçu des traitements de base comparables, y compris des médicaments antiviraux et des antibiotiques. Seuls 48 d'entre eux ont bénéficié d'un traitement oral à l'hydroxychloroquine (200 mg deux fois par jour pendant 7 à 10 jours) en plus des traitements de base. Les chercheurs constatent que « le taux de mortalité est de 18,8 % (9/48) dans le groupe traité à l'hydroxychloroquine, ce qui est nettement inférieur à 47,4 % (238/502) dans le groupe non traité à l'hydroxychloroquine. La durée du séjour à l'hôpital avant le décès du patient est de 15 jours pour les malades ayant reçu de l'hydroxychloroquine et de 8 jours pour ceux qui n'en ont pas reçu[494] ». Ils en déduisent que l'hydroxychloroquine « devrait être prescrite dans le cadre du traitement des patients gravement malades atteints du Covid-19 [car ce traitement permettrait] de sauver des vies[495] ».

Efficacité de l'hydroxychloroquine au stade 0 : pas malade.

Il semblerait aussi que l'hydroxychloroquine puisse avoir un effet prophylactique, c'est-à-dire qu'elle empêche de contracter la maladie.

---

[494] YU B. & al., « *Low dose* of hydroxychloroquine reduces fatality of critically ill patients with Covid-19 », Chine, *Sci China Life Sci*, 15 mai 2020.
[495] Ibid.

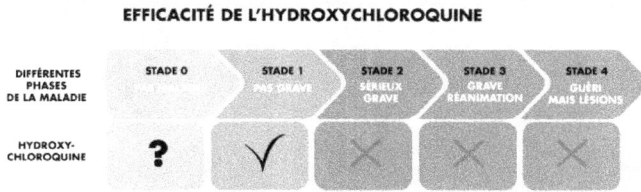

EFFICACITÉ DE L'HYDROXYCHLOROQUINE

Source : Guy Courtois

Ferreira M. & al., publiée le 29 juin 2020, Portugal, Serviço de Bromatologia, Faculdade de Farmácia da, Universidade do Porto.

Les chercheurs de cette étude portugaise sur la prophylaxie soulignent que « le traitement chronique à l'hydroxychloroquine offre une protection contre le Covid-19. Notez que les patients atteints de maladies auto-immunes ont une sensibilité et une incidence significativement accrues aux infections, de sorte que le bénéfice réel peut être significativement plus élevé avec un traitement à l'hydroxychloroquine[496] ».

Nous le voyons, de plus en plus d'études sont publiées sur l'hydroxychloroquine, la chloroquine et l'azithromycine. Il est probable que certaines aient des défauts. Qu'elles ne soient pas parfaites. Même qu'elles aient des biais. Ces mêmes biais que nous avons dénoncés dans les essais et études qui étaient défavorables à son utilisation. Quoi qu'il en soit, leur nombre s'accroît de semaine en semaine, et nous sommes convaincus que d'ici à quelques mois, nous serons capables d'apporter une réponse claire aux questions que nous nous posons.

---

[496] FERREIRA M. & al., « Pre-Exposure Prophylaxis study (treated before exposed to the virus) », Portugal, *preprint,* 29 juin 2020.

On comprend pourquoi de très nombreux pays l'utilisent dans le monde.

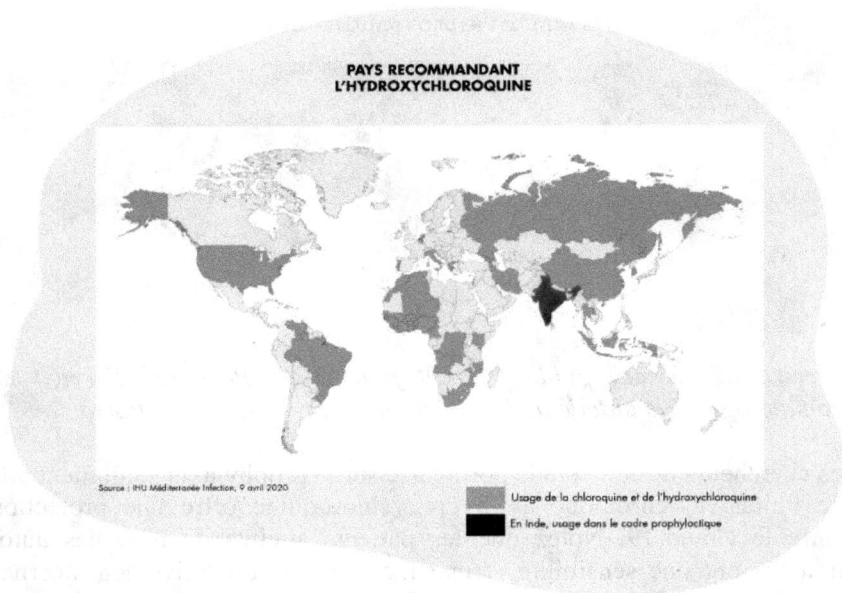

PAYS RECOMMANDANT
L'HYDROXYCHLOROQUINE

Source : IHU Méditerranée Infection, 9 avril 2020

Usage de la chloroquine et de l'hydroxychloroquine

En Inde, usage dans le cadre prophylactique

Depuis le début de la crise et depuis les premières publications favorables à l'hydroxychloroquine et/ou à la bithérapie, un très grand nombre de pays à travers le monde s'est mis à la prescrire et/ou à appliquer la bithérapie. En voici un résumé.

Ces pays ont choisi de prescrire, car ils ont considéré que le bilan bénéfices/risques était positif. De ce fait, même s'ils n'étaient pas totalement certains de l'efficacité de l'hydroxychloroquine, ils étaient, en revanche, certains de son innocuité, si cela était fait dans les règles de l'art. Et ces pays sont nombreux, ce qui devrait nous faire réfléchir.

AFRIQUE DU SUD

Le 19 mars 2020, le ministère de la Santé et l'Institut national des maladies transmissibles d'Afrique du Sud ont donné leur aval pour l'adoption de la chloroquine comme traitement contre le Covid-19[497].

---

[497] « SAHPRA approves the use of Chloroquine Phosphate in South Africa », Afrique du Sud, *Polity*, 26 mars 2020.

ALGÉRIE

Le docteur Mohamed Bekkat, membre du comité scientifique de suivi de l'évolution de la pandémie de Covid-19 et président du Conseil de l'Ordre des médecins algériens, déclare : « Nous avons traité des milliers de cas avec ce médicament, avec beaucoup de succès à ce jour. Et nous n'avons pas noté de réactions indésirables. Nous n'avons enregistré aucun décès lié à l'utilisation de la chloroquine[498] ».

ANGOLA

En Angola, la chloroquine est utilisée comme traitement contre la maladie du Covid-19. Ce médicament, connu dans les pays d'Afrique subsaharienne comme traitement contre le paludisme, est ainsi facilement accessible à l'ensemble de la population[499].

BAHREÏN

« Bahreïn a été l'un des premiers pays au monde à prescrire l'hydroxychloroquine comme traitement contre le coronavirus », déclare Al Cheikh Mohamed bin Abdullah Al Khalifa, le président du Conseil suprême de la santé et chef de la task-force pour la lutte contre le coronavirus. Il ajoute : « L'hydroxychloroquine a un impact profond lorsqu'elle est utilisée pour traiter les symptômes des cas de Covid-19[500] ».

BRÉSIL

Au Brésil, l'usage de l'hydroxychloroquine et de la chloroquine a été préconisé. Lors d'un essai médical randomisé à l'hôpital public de Manaus, basé sur deux groupes de patients, les patients du premier groupe ont reçu une dose de 600 mg deux fois par jour pendant dix jours, et ceux du second groupe, une dose totale de 2,7 g sur cinq jours[501], soit une dose très supérieure à celle recommandée par Didier Raoult. Les chercheurs

---

[498] AFP, « Coronavirus : l'Algérie ne renonce pas à la chloroquine », France, *Le Point*, 26 mai 2020.

[499] AFP, « Démunie face au coronavirus, l'Afrique se jette sur la chloroquine », Angola, *Le Temps*, 2 avril 2020.

[500] KHALID T., « Bahrain among first countries to use Hydroxychloroquine to treat coronavirus », Bahrein, *Al Arabiya*, 26 mars 2020.

[501] BORBA E. & al., « Chloroquine diphosphate in two different dosages as adjunctive therapy of hospitalized patients with severe respiratory syndrome in the context of coronavirus (SARS-CcV-2) infection: Preliminary safety results of a randomized, double-blinded, phase IIb clinical trial (CloroCovid-19 Study) », Brésil, *JAMA*, 24 avril 2020.

ont repéré une forte arythmie chez les patients à qui la haute dose était administrée[502]. Cela confirme l'idée selon laquelle le traitement n'est dangereux que lorsque la dose est beaucoup trop élevée, c'est-à-dire quand la posologie recommandée par le protocole de traitement Raoult n'est pas appliquée.

CHINE

De nombreuses études chinoises prônent l'utilisation de la chloroquine comme traitement contre le Covid-19. En Chine, la posologie du traitement à la chloroquine est de 500 mg, deux fois par jour[503].

CORÉE DU SUD

En Corée du Sud, le traitement à l'hydroxychloroquine a été administré aux patients atteints du Covid-19 à 400 mg par jour[504].

ÉTATS-UNIS

À New York, l'hydroxychloroquine a été administrée trois fois par jour pour une dose de 200 mg couplée à l'azithromycine pour une dose de 250 mg[505]. Par ailleurs, la politique suivie change d'un État à un autre. Nous reviendrons en détail sur ce pays, par la suite, dans le livre.

Nous avons vu, dans le chapitre 4 *Traiter et laisser prescrire,* que la liberté de prescrire des médecins étasuniens avait été relativement préservée. Précisons toutefois que les États ont pu mener des politiques sanitaires différentes les unes des autres. Au global, nous devons quand même regretter qu'Anthony Fauci ait systématiquement considéré la bithérapie comme un traitement anecdotique sans preuve scientifique, ce qui n'a clairement pas aidé à encourager son utilisation sur l'ensemble du territoire étasunien. Nous reviendrons sur l'analyse détaillée de ce pays au chapitre 11 *(La politisation du débat).*

---

[502] Ibid.

[503] Dong L., Hu S., Gao J., « Discovering drugs to treat coronavirus disease 2019 (Covid- 19) », Chine, Drug discoveries & therapeutics, 2020.

[504] SUNG-SUN K., « Physicians work out treatment guidelines for coronavirus », Corée du Sud, *Korea Biomed*, 13 février 2020.

[505] VOYTKO L., « New York To Begin Clinical Trials for Coronavirus Treatment Tuesday, Cuomo Says », États-Unis, *Forbes*, 22 mars 2020.

GHANA

Le 1ᵉʳ avril, le ministre de la Santé ghanéen, Kweku Agyeman Manu, a déclaré que le gouvernement avait approuvé l'utilisation de la chloroquine pour traiter les patients atteints de Covid-19.
« Nous avons encore quatre cas à l'admission à l'hôpital Ridge. Des tests répétés ont montré des résultats positifs, donc nous continuons à les y maintenir. Les médecins ont commencé à leur donner de la chloroquine[506]. »

INDE

La molécule est actuellement utilisée dans ce pays en prophylaxie, c'est-à-dire en tant que traitement préventif contre le Covid-19. La dose administrée est de 400 mg, deux fois par jour le premier jour, puis de 400 mg par semaine[507].

IRAN

En Iran, le traitement à l'hydroxychloroquine a été administré deux fois par jour pour une posologie de 200 mg[508].

ISRAËL

En avril 2020, le géant pharmaceutique Teva a offert « deux millions de doses d'hydroxychloroquine[509] » au ministère de la Santé israélien, afin d'aider le gouvernement dans la bataille contre le Covid-19.

ITALIE

En Italie, précisément en Lombardie, mais aussi dans le Piémont, les deux molécules ont été utilisées comme traitement contre le Covid-19.

---

[506] ASAMOAH A., « Ghana approves use of Chloroquine to treat Covid-19 patients », Ghana, *The Ghana Report*, 3 avril 2020.

[507] « L'Inde fait le pari de la chloroquine », France, *Journal Internationale de Medecine*, 28 mai 2020.

[508] « Diagnostic et traitement des organigrammes de 19 maladies Covid aux niveaux actuels », Iran, *IRI Medical council*, 8 mars 2020. (*Traduit de l'arabe*).

[509] SINDEL Y., « Israël/coronavirus : 2 millions de doses d'hydroxychloroquine offertes par Teva au ministère de la Santé », Israël, *I24 News*, 1ᵉʳ avril 2020.

L'hydroxychloroquine pour une posologie de 200 mg pendant 5 à 20 jours, ou 500 mg pendant 20 jours pour la chloroquine[510].

KENYA

Le gouvernement kenyan a également approuvé l'utilisation de la chloroquine pour traiter les patients atteints du Covid-19.
Patrick Amoth, le directeur général de la santé du Kenya, a déclaré que le médicament sera administré aux patients en état critique[511].

MAROC

Au Maroc, la bithérapie a été appliquée. Les doses préconisées étaient de 200 mg trois fois par jour pour chloroquine, et de 500 mg le premier jour pour l'azithromycine, puis 250 mg par jour pendant cinq jours[512]. Sâadeddine El Othmani, chef du gouvernement marocain, explique que « tous les cas positifs au coronavirus enregistrés au Maroc sont effectivement traités par ce médicament[513] », en référence à la chloroquine.

PAYS-BAS

Aux Pays-Bas, l'utilisation de la chloroquine ou de l'hydroxychloroquine a été préconisée à 600 mg pendant le premier jour, puis à 300 mg 12 heures plus tard et enfin, à 300 mg à partir du deuxième jour jusqu'au cinquième[514].

PORTUGAL

Pareillement à l'Inde, le Portugal a administré l'hydroxychloroquine en prophylaxie pour une posologie de 400 mg par jour[515].

---

[510] GRUPPO COLLABORATIVO TERAPIA COVID-19 LOMBARDIA, « Linee guida sulla gestione terapeutica e di supporto per pazienti con infezione da coronavirus Covid-19. », Italie, *SIMIT*, mars 2020.

[511] KALEDZI I., « Ghana, Kenya approve use of Chloroquine to treat Covid-19 patients », Kenya, *Africa Feeds*, 1er avril 2020.

[512] « Tout savoir sur le nouveau coronavirus SARS-CoV-2 », Maroc, *ministère de la Santé, Direction de l'épidémiologie et de lutte contre les maladies,* 2020.

[513] « Maroc : quand la chloroquine soulage les patients atteints du Covid-19 », Maroc, *Bladi net,* 28 mars 2020.

[514] KLANKBORDGROEP, « Medicamenteuze behandelopties bij patiënten met Covid-19 (infecties met SARS-CoV-2) », Pays-Bas, *SWAB*, 2020.

[515] FERREIRA M. & al., « Pre-Exposure Prophylaxis study (treated before exposed to the virus) », Portugal, *preprint,* 29 juin 2020.

RÉPUBLIQUE DÉMOCRATIQUE DU CONGO

Au Congo RDC, la bithérapie a été appliquée, pour une dose de 200 mg trois fois par jour pour l'hydroxychloroquine, et 500mg d'azithromycine pendant le premier jour, puis 250 mg pendant cinq jours[516].

ROUMANIE

Enfin, en Roumanie, le médicament a été prescrit deux fois par jour pour une dose de 400 mg[517].

RUSSIE

En mars, Mikhaïl Michoustine, le Premier ministre russe, a autorisé l'emploi de l'hydroxychloroquine, non enregistrée, pour soigner les personnes contaminées ou celles chez qui la maladie est suspectée.
Il charge le Centre médical national d'études de cardiologie de l'emploi, du stockage et de la distribution du médicament aux structures médicales du pays[518].

SÉNÉGAL

La Communauté économique des États de l'Afrique de l'Ouest (CEDEAO) a autorisé l'utilisation de l'hydroxychloroquine « avec toutes les précautions à prendre pour l'usage associé à d'autres médicaments[519] ».
Au Sénégal, le docteur Abdoulaye Bousso, directeur du Centre des opérations d'urgences sanitaires, explique que comme « le traitement à l'hydroxychloroquine montre de bons résultats, l'équipe du professeur Seydi maintiendra ce protocole thérapeutique[520] ».

---

[516] KABESHA B. & al., « La prise en charge de la maladie à Covid-19 dans un contexte de ressources limitées :
Proposition d'un Guide pratique. », Congo RDC, *Université Officielle de Bukavu*, 2020.
[517] ISAILA E., « Exclusiv. Document Institutul Naţional de Boli Infecţioase "Matei Balş" : tratamentul bolnavilor Covid-19 din România », Roumanie, *Politik News*, 18 mars 2020.
[518] « La Russie autorise à son tour la chloroquine pour soigner le Covid-19 », Russie, *Sputnik*, 27 mars 2020.
[519] « Coronavirus : La CEDEAO tranche le débat pour le traitement avec la chloroquine », Sénégal, *Sene News*, 28 mars 2020.
[520] AFP, « Utilisation de l'hydroxychloroquine : Le Sénégal répond enfin à l'OMS », Sénégal, *Sene News*, 27 mai 2020.

TUNISIE

En Tunisie, Chokri Hamouda, le directeur général des soins de santé primaires, déclare que « la chloroquine a prouvé son efficacité dans le traitement des coronavirus dans plusieurs pays. Elle est maintenant disponible en Tunisie [...]. Le médicament sera utilisé sur les patients atteints du Covid-19 [521] ».

Il ne s'agit ici que d'exemples, mais il y a d'autres pays, et il y en aura probablement de plus en plus à travers le monde, si cette crise devait se reproduire.

***

**

*

En conclusion, nous pensons que le protocole de traitement Raoult est *a priori* efficace lorsqu'il est bien appliqué.

Pour conclure, nous pouvons *a priori* affirmer que la synergie entre hydroxychloroquine et azithromycine semble efficace pour traiter les patients atteints du Covid-19. Les études de l'IHU Méditerranée Infection menées par le Pr Raoult et son équipe, bien qu'imparfaites sur le plan méthodologique, n'ont jamais été déconstruites sans créer de polémique par la suite. L'absence de prise en compte de facteurs comme les différentes phases de la maladie, « l'oubli » de l'azithromycine, mais aussi les biais et parfois même les falsifications, sont autant de raisons qui ne nous permettent pas encore de répondre avec certitude sur l'efficacité ou non de son protocole de traitement.

Mais les remontées de terrain sont trop nombreuses pour ne pas penser qu'il ne le soit pas. Sans avoir de certitude absolue, nous pensons que la bithérapie proposée est probablement efficace. *A priori*, le protocole de traitement Raoult – la bithérapie – est efficace si elle est appliquée alors que la phase infectieuse n'est pas trop avancée.

Michel Julian et Xavier Azalbert ont récemment cosigné un article pour *FranceSoir,* dans lequel ils affirment avoir probablement découvert la

---

[521] HANA R., « Tunisia-Chokri Hamouda: Chloroquine to be used after written consent from patient », Tunisie, *News Tunisia*, 26 mars 2020.

« preuve solide » de l'efficacité de l'hydroxychloroquine[522]. S'appuyant sur l'indice nrCFR d'efficacité des traitements, ils montrent que la période d'interdiction de l'hydroxychloroquine en Suisse – du 27 mai au 11 juin – a été concomitante d'une « vague de surlétalité ». Ils en concluent que c'est l'interdiction du médicament qui est à la source de cette vague de mortalité du virus.

De nombreuses études sont en cours de par le monde. Il faudra à nouveau traquer les falsifications et biais. Une fois ce travail réalisé, nous avons acquis la quasi-certitude que l'avenir prouvera l'efficacité de cette bithérapie. Par ailleurs, des essais et des études sont en cours pour tenter de déterminer si l'hydroxychloroquine a un effet prophylactique.

EFFICACITÉ DU PROTOCOLE DE TRAITEMENT RAOULT SELON LES DIFFÉRENTES PHASES DE LA MALADIE

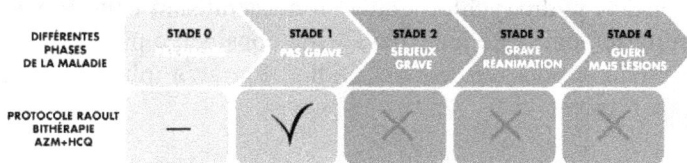

DIFFÉRENTES PHASES DE LA MALADIE	STADE 0	STADE 1 PAS GRAVE	STADE 2 SÉRIEUX GRAVE	STADE 3 GRAVE RÉANIMATION	STADE 4 GUÉRI MAIS LÉSIONS
PROTOCOLE RAOULT BITHÉRAPIE AZM+HCQ	—	✓	✕	✕	✕

Source : Guy Courtois

Il était pourtant facile d'expliquer, sous forme de schémas simples tels que nous les avons présentés, que le protocole de traitement Raoult était *a priori* efficace ou inefficace selon les différentes phases de la maladie. Pourquoi personne ne l'a-t-il fait ? Pourquoi aucun média n'a-t-il effectué ce travail ? Pourquoi la confusion a-t-elle été entretenue tout au long de cette crise ?

---

[522] AZALBERT X. et JULLIAN M., « Covid-19 : l'hydroxychloroquine marche, une preuve solide ? », France, *FranceSoir*, 13 juillet 2020.

La question de l'hydroxychloroquine a été traitée à l'envers en France et dans de nombreux pays. Au lieu de reconnaître l'urgence de la situation et de commencer à traiter sur la base des essais cliniques, puis des études de l'IHU Méditerranée Infection, les autorités sanitaires en France et dans de nombreux autres pays, et une partie de la communauté scientifique, se sont montrées inflexibles et ont perdu un temps précieux en tentant de prouver l'inefficacité de cette molécule. Cette énergie mal placée aurait sans doute pu être mise au service de réels essais et études qui prennent en compte tous les facteurs nécessaires à l'application du protocole de traitement Raoult.

Il est regrettable que Didier Raoult n'ait jamais testé l'azithromycine toute seule.

On peut néanmoins regretter que Didier Raoult n'ait jamais tenté de tester l'efficacité de l'azithromycine seule, c'est-à-dire sans la coupler à l'hydroxychloroquine. Comme expliqué dans le chapitre précédent, les macrolides disposent de réels effets positifs sur la réduction de la charge virale. Le simple fait de réaliser un essai clinique avec pour seul traitement cet antibiotique, aurait sans doute permis au débat public de se détacher de l'hydroxychloroquine en désacralisant cette molécule qui est malheureusement, à ce jour, davantage considérée par les médias comme un symbole « pour ou contre Didier Raoult » plutôt que comme un véritable traitement.

Il est possible, mais l'avenir nous le dira, que l'effet principal de cette bithérapie vienne de l'antibiotique. Nous pensons néanmoins qu'il y a bien un effet synergique entre les deux molécules.

Somme toute, les quatre points suivants nous semblent résumer la problématique dans son ensemble :

Au moment de la rédaction de ce livre, il est trop tôt pour affirmer avec certitude si la bithérapie fonctionne ou pas. Mais on peut affirmer que beaucoup d'essais et d'études critiques étaient bidonnés. Les essais et les études récents semblent de plus en plus favorables au traitement à l'hydroxychloroquine et à l'azithromycine.

Une simple analyse bénéfices/risques penche clairement en faveur du recours à la bithérapie. En effet, l'usage de l'hydroxy-chloroquine dans un cadre médical, sécurisé, ne pose aucun danger.

C'est d'ailleurs pourquoi un très grand nombre de pays à travers le monde, ayant effectué cette même analyse bénéfices/risques, a décidé de la prescrire, dans le cadre d'une bithérapie ou non.

Il s'agit maintenant de s'interroger sur le pourquoi. Pourquoi un grand nombre de pays occidentaux, par exemple la France, s'est-il privé de ce traitement ? C'est l'une des grandes questions à laquelle ce livre va tenter de répondre.

***
**
*

Arrêtons de nous tromper en luttant contre nos biais cognitifs.

« ...nous ne sommes pas seulement irrationnels, mais d'une irrationalité prévisible - une irrationalité récurrente et répétitive ».

Dan Ariely, *C'est (vraiment ?) moi qui décide.*

Il est intéressant de voir que l'hydroxychloroquine a été le terrain de jeu permettant l'expression d'un très grand nombre de biais cognitifs. Nous pourrions tous les citer, mais arrêtons-nous à quelques-uns.

Biais cognitif N° 1 - Biais d'autorité.

Commençons par le biais d'autorité, dont on peut se défaire en interrogeant les arguments des personnes ayant autorité sur nous, qu'il s'agisse du gouvernement, des responsables sanitaires, des médecins ou autres[523].

À titre d'exemple, il suffit de penser à ce que pouvait être la médecine il y a encore quelques siècles, lorsque le médecin assénait avec autorité que les saignements sont fort utiles, mais que très souvent, ces manipulations se soldaient par une mort quasi certaine. On comprend pourquoi le biais d'autorité pouvait avoir un impact tout à fait dramatique sur nos vies.
On peut se demander si, durant la crise du Covid-19, l'histoire ne serait pas en train de se répéter. En effet, le biais d'autorité peut se révéler extrêmement dangereux. Nous pourrions citer l'exemple du psychologue Stanley Milgram qui, en 1961, souligne parfaitement les risques liés aux

---

[523] DOBELLI R., « Arrêtez de vous tromper ! 52 erreurs de jugement qu'il vaut mieux laisser aux autres... », p.45, Suisse, *Eyrolles*, 2012.

biais d'autorités[524]. Cette expérience extrêmement connue souligne que des personnes prises au hasard sont capables de commettre des actes qui vont totalement à l'encontre de ce que leur morale exigerait d'elles, du fait de leur obéissance à une autorité (ici le chercheur) qu'elles considèrent comme légitime. Ainsi, beaucoup acceptent de délivrer des chocs électriques supposés mortels à une personne qui est, en réalité, un comédien complice du faux chercheur. Pourquoi les sujets délivrent-ils ces charges électriques ? Pourquoi obéir à un ordre qui fait manifestement souffrir un autre homme ? Parce que la personne qui le leur demande se présente avec tous les signes distinctifs de l'autorité : une blouse blanche, une expérience médicale, un médecin. Et pourtant, ce qu'on leur demande n'a pas de sens d'un point de vue éthique.

En résumé, les autorités se présentent à nous avec leurs signes distinctifs, qu'il s'agisse des gouvernements, des prêtres, des médecins, des avocats, des magistrats... L'habit renforce leur autorité et leur emprise sur ceux qui les entourent.

Toutefois, il faut savoir conserver son esprit critique, même face à des figures d'autorité. Ce n'est pas parce qu'une autorité émet un argument qu'il faut le considérer comme systématiquement vrai et juste. Comme le disait Kant, il ne faut jamais aliéner sa raison, mais toujours considérer que l'autonomie de la raison est un bien précieux inaliénable.

Biais cognitif N° 2 - Biais de la preuve sociale.

Cette crise est aussi l'occasion d'aborder le biais de la preuve sociale, c'est-à-dire le fait de penser que si des millions d'individus affirment une chose, alors cette chose serait vraie[525]. Ce biais cognitif social s'observe tout particulièrement dans le contexte de la crise du Covid-19. Ainsi, ce n'est pas parce que des millions de personnes, ainsi que de nombreux médias affirment que l'hydroxychloroquine ne fonctionne pas qu'en effet, elle ne fonctionne pas.

Il faut bien comprendre qu'un biais cognitif est, très souvent, la résultante de l'évolution de l'espèce humaine. Dans le cas présent, le biais cognitif social est très certainement lié à un mécanisme de survie qui s'est révélé efficace au cours de l'évolution de l'homme. Imaginez que vous soyez dans un groupe au milieu d'une prairie, qu'un animal sauvage vous fonce dessus, et que vous ne l'ayez pas vu. En revanche, tout le groupe l'a vu, et

---

[524] MILGRAM S., « Obediance Experiment », États-Unis, 1961.
[525] DOBELLI R., « Arrêtez de vous tromper ! 52 erreurs de jugement qu'il vaut mieux laisser aux autres... », p.25, Suisse, *Eyrolles*, 2012.

est déjà parti en courant. C'est ce biais cognitif qui va vous inciter à partir avec lui sans même vous poser la question de savoir pourquoi vous suivez le groupe en courant. Bien vous en a pris, c'est probablement ce qui va vous permettre de survivre. On trouve exactement le même mécanisme chez de très nombreux animaux. Nous avons sans doute tous en tête ces images de reportages animaliers où des antilopes se mettent subitement à courir d'un coup et en groupe, car une lionne vient de se montrer.

Ce biais cognitif est donc profondément ancré en nous. Et c'est lui qui explique quelque peu notre esprit moutonnier. Souvenons-nous-en. Et arrêtons de penser qu'une chose est forcément vraie parce que tous l'affirment. C'est parce que certains ont douté contre tous que la science a avancé. Copernic est célèbre pour avoir développé et défendu la théorie de l'héliocentrisme, selon laquelle la Terre tourne autour du Soleil, alors qu'à l'époque, elle était supposée être au centre de l'Univers et immobile. Ou encore, dans son sillage, Galilée au sujet de l'héliocentrisme et des mouvements satellitaires.

Biais cognitif N° 3 - Biais de Dunning-Kruger.

Nous pourrions aussi parler du biais cognitif connu sous le nom de Dunning-Kruger, aussi appelé « effet de sur-confiance[526] ». Il est particulièrement intéressant, car il s'est révélé être très courant durant cette crise. Ce biais caractérise les personnes dont le manque de qualification et l'incompétence les empêchent d'évaluer les choses à leur juste valeur. À l'inverse, les personnes plutôt qualifiées auraient tendance à sous-estimer, à tort, leurs capacités. Nous avons vu un très grand nombre de personnes, connaissant à peine le sujet des essais cliniques sur l'hydroxychloroquine, parler de façon péremptoire et affirmer des inepties en affichant une totale confiance en eux. Cela s'est très souvent remarqué dans la presse et sur les plateaux de télévision.

Biais cognitif N° 4 - Biais du « zéro risque ».

Enfin, nous pourrions évoquer le biais du « zéro risque[527] », ou l'illusion de croire que le risque nul est possible. C'est un risque qui s'avère être une stratégie très pénalisante si elle est appliquée avec trop de rigueur. Il est naturel que nous cherchions à atteindre le risque nul, et c'est probablement un mécanisme psychologique qui s'applique à l'ensemble des êtres humains.

---

[526] Ibid. p. 21.
[527] Ibid. p. 117.

Mais il s'agit ici à nouveau d'un biais cognitif, car le risque zéro n'existe pas, et vouloir l'atteindre à tout prix peut se retourner contre nous. Le dénigrement massif de l'hydroxychloroquine, tel qu'il nous a été présenté – sous prétexte qu'elle présenterait des dangers et que nous recherchions le risque nul –, en est une parfaite illustration.

À vouloir rechercher le risque nul, nous en avons finalement oublié de considérer les bénéfices liés à cette prise de risques. Or, dans une analyse du rapport bénéfices/risques, il saute aux yeux que les bénéfices prennent, de très loin, l'avantage. Alors pourquoi ne pas avoir choisi cette solution ? Une partie de l'explication tient au fait que le biais cognitif du zéro risque a pris le dessus et nous a empêchés de réaliser un calcul rationnel du rapport bénéfices/risques, qui nous aurait permis de prendre la bonne décision. Mais, comme nous allons le voir immédiatement dans les chapitres suivants, ce biais n'est qu'une maigre explication à tout cela, et il existe bien d'autres raisons.

En conclusion, la crise sanitaire due au Covid-19 a été le terrain d'expression d'un très grand nombre de biais cognitifs. On ne peut que le regretter, mais ainsi va la nature humaine.

***
**
*

AUDITION PARLEMENTAIRE DE DIDIER RAOULT

À Paris, le 24 juin 2020

« Encore une fois, il y a une grande folie sur l'hydroxychloroquine qui est en train de venir. Et puis, il y a de nombreux travaux, dont les nôtres, pour faire des analyses. Il n'y a eu que quatre études randomisées, dont trois disent que l'hydroxychloroquine marche mieux que le placebo, et il n'y en a eu que quatre en tout, et donc peu importe, le temps fera son tri, là aussi ».

« En 2019, il était distribué 36 millions de comprimés sans ordonnance et d'un coup, on décide qu'on n'a plus le droit du tout d'utiliser ça. Donc, il y a quelque chose, dont celui qui a aidé à décider de ça. Moi, je vous assure que lui, il a fait une faute. Et après, on demande, même l'azithromycine, on peut plus donner ça avec [...]. Attendez, c'est le médicament le plus utilisé [...]. Je n'ai pas les données en France, mais aux États-Unis, tous les ans, il y a une personne sur huit qui prend l'azithromycine. »

« Si vous voulez, je pense qu'il a été tenté de faire une vraie évaluation de l'hydroxychloroquine avec l'azithromycine, mais la mise en place de ça a été tardive. [...] Mais il n'y a aucune évaluation d'essai qui ait été mise en place par ce Conseil scientifique. C'est une faillite totale [...] et il arrivera peut-être quelque chose, mais quand il y aura plus de cas. Donc, ça devrait vous faire réfléchir sur le degré d'efficacité si vous voulez de ce type de stratégie ».

« Je m'excuse de vous dire ça, mais quand la décision a été prise en France de supprimer la chloroquine, il y a le ministre de la Santé de la Guinée qui a dit aux Français, "est-ce que vous n'êtes pas un peu bizarres, vous ? Parce que l'on connaît bien la chloroquine, on ne comprend même pas ce que vous dites. On l'utilise beaucoup plus que vous". Et là, quand les Anglais ont publié leur méthodologie pour Recovery, il y a le groupe des médecins internistes indiens qui a dit : "Écoutez, Oxford, ils ont un problème parce qu'ils ne savent pas utiliser l'hydroxychloroquine. Ils utilisent quatre fois la dose, et c'est la dose toxique de 2,4 grammes par jour" ».

« L'Europe et les États-Unis sont isolés dans cette stratégie qui a été une stratégie de ne pas traiter. Et donc la vraie question que vous posez, qui a été probablement la raison pour laquelle, enfin, du moins, une des raisons pour lesquelles a été levée, d'une manière absolument insensée, la toxicité de l'hydroxychloroquine et de l'azithromycine, était que le bon sens voulait que… Qu'on ne sait pas jusqu'à quel point ça marche, mais qu'il faut faire quelque chose pour les malades ».

« Comment on est arrivé à dire que ces trucs-là [l'hydroxychloroquine et l'azithromycine] avaient une toxicité aussi incroyable, alors que l'hydroxychloroquine, en 2019, était donnée sans ordonnance ? Et après [...] on n'avait même plus le droit de la prescrire. Donc, ça pose des problèmes ; y compris parce que les gens qui avaient d'autres maladies, qui avaient [besoin] de l'hydroxychloroquine, n'arrivaient pas à la trouver dans des pharmacies ».

« Je dis ça par rapport au Remdesivir, mais nous, on savait très bien ce que c'était la toxicité de l'hydroxychloroquine, et on sait bien que c'est beaucoup moins toxique que le Remdesivir, qui donne des insuffisances rénales. Donc, on le sait bien, ça, parce qu'une molécule ancienne, on connaît entièrement sa sécurité. Quand ça a été prescrit deux milliards de fois, on connaît la sécurité des molécules ».

« Je n'ai jamais recommandé ce traitement [préconisé dans le protocole Raoult] parce que je n'ai pas le droit de recommander un traitement qui est hors AMM. Je peux dire ce que je fais, mais je ne peux pas le recommander et je ne l'ai jamais recommandé. Si vous écoutez bien ce que je dis, je dis ce que je fais, je ne le recommande pas. C'est peut-être une nuance, mais c'est une nuance qui a son importance. Bien entendu, je pense que j'ai le devoir d'informer les gens et donc oui, j'informe les gens. »

***
**
*

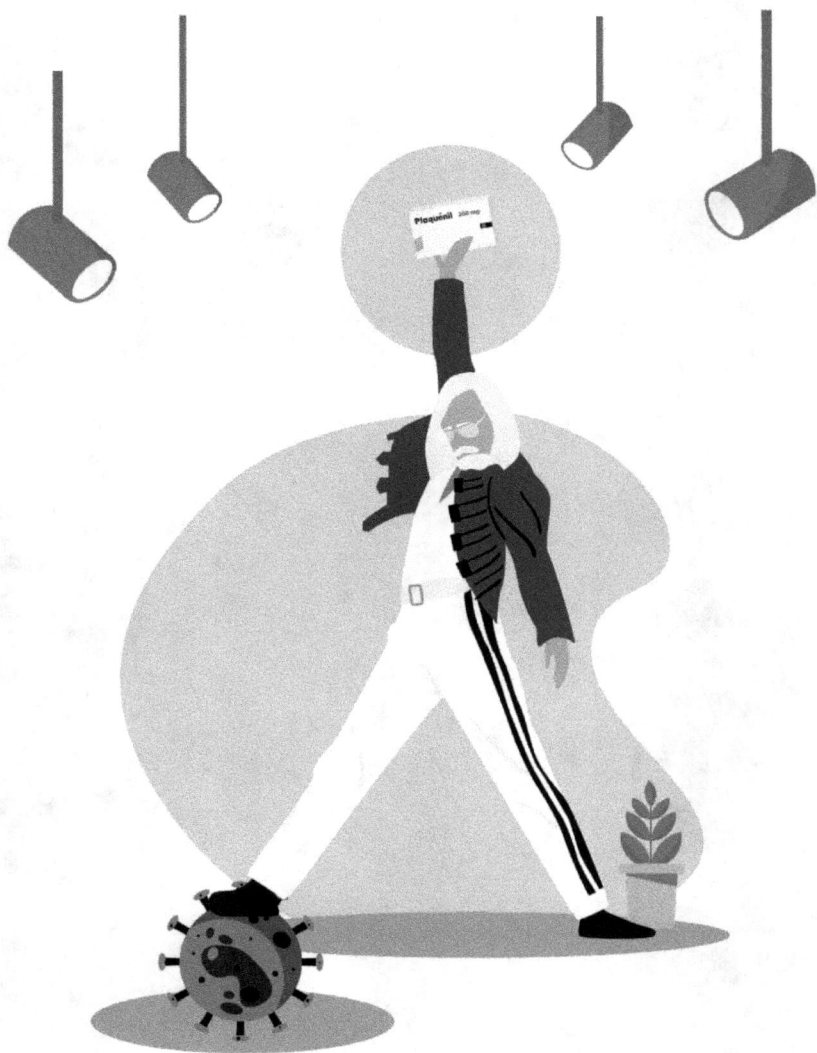

POURQUOI N'A-T-ELLE PAS ÉTÉ APPLIQUÉE ?
7 RAISONS PRINCIPALES

D. RAOULT	LOBBIES	POLITIQUES
CHAPITRE 7	CHAPITRE 9	CHAPITRE 11
IMPRÉPARATION	OMS	ÉTUDES MÉDICALES
CHAPITRE 8	CHAPITRE 10	CHAPITRE 12

MÉDIAS

CHAPITRE 13

POURQUOI LA MÉTHODE RAOULT N'A-T-ELLE PAS ÉTÉ APPLIQUÉE ?

Nous venons d'aborder en détail toute la méthode Raoult qui, rappelons-le, s'articule autour des quatre piliers suivants : 1-PROTÉGER, 2-TESTER, 3-ISOLER LES MALADES, 4-TRAITER. De même, nous avons défini le protocole de traitement Raoult, reposant sur l'usage d'une bithérapie antibiotique-hydroxychloroquine.

Rappelons-le, l'objectif de la partie 1 de ce livre était de définir une approche stratégique à appliquer pour faire face à la pandémie du Covid-19. Pourquoi pensons-nous cela important ? Car lorsque nous définissons une stratégie claire et simple à comprendre, alors plusieurs choses deviennent possibles :

- Aligner l'ensemble des nations sur une stratégie commune, afin d'éradiquer la pandémie.
- Permettre à chaque État de s'approprier cette stratégie, afin de la décliner dans son pays.
- Permettre à l'ensemble des secteurs d'activité d'une nation de décliner cette même stratégie : autorités sanitaires, transports, écoles…
- Permettre à l'ensemble du corps médical de s'approprier cette stratégie et de la décliner auprès des patients.
- Permettre à l'ensemble de la population de s'approprier cette stratégie et, de ce fait, de respecter les règles qu'on lui impose.

Nous le voyons, définir une stratégie n'est pas une chose anodine ni inutile. Elle est souvent l'étape essentielle, afin d'aligner l'ensemble des acteurs – du plus haut niveau au plus bas niveau – sur une même ligne de conduite. Sans stratégie claire, sans stratégie simple, sans stratégie tout simplement, il y a un fort risque que tout le monde aille dans des directions divergentes, engendrant ainsi une confusion sur les actions à mener. Il y a de forts risques que les médecins et la population remettent en cause les directives qui leur sont données.

Un autre point qui nous semble important à souligner est le fait qu'avoir une stratégie claire permet d'aborder, de façon honnête et factuelle, les manquements auxquels peut faire face un État. Une stratégie ne doit pas changer en fonction de l'impréparation ou des manquements existants mais, au contraire, doit permettre d'identifier cette impréparation et ces manquements, permettant ainsi à l'ensemble des acteurs en place d'y faire face en se mettant en ordre de bataille.

En quelque sorte, une stratégie est d'abord le fruit d'une compréhension et analyse d'un ensemble d'éléments qui viennent du terrain (*Bottom up*). Mais une fois définie, elle doit s'appliquer du haut vers le bas (*Top down*).

Il nous vient à l'esprit que la définition d'une telle stratégie reviendrait normalement à L'OMS. Donc, pourquoi le faisons-nous alors que ce rôle revient à l'OMS ? Justement parce que l'Organisation n'a pas su jouer son rôle, comme nous allons le démontrer dans les chapitres à suivre.
Sachant que cette méthode s'est révélée efficace dans les pays qui l'ont appliquée, pourquoi n'a-t-elle pas été mise en place dans les autres ? De plus, le protocole de traitement se révélant prometteur, pourquoi n'a-t-il pas, lui aussi, été mis en place ? Voilà les questions fondamentales au cœur de notre livre. En effet, il semble tout à fait incompréhensible qu'une approche aussi simple que celle proposée par Didier Raoult n'ait pas été mise en place, puisqu'elle nous aurait sans doute permis de mieux gérer cette crise. Car, comme le décrit la première partie du livre, nous devons disposer d'une méthode générale qui définisse des règles simples et claires en cas d'épidémie, afin de pouvoir anticiper et réagir vite sans céder à la panique. La méthode Raoult, comme nous l'avons identifiée à travers l'analyse des différentes préconisations du professeur, est une méthode simple et de bon sens. Qui plus est recommandée par de nombreux infectiologues à travers le monde. En effet, la question ne se pose malheureusement pas que pour la France. De nombreux pays ont décidé de ne pas appliquer la méthode Raoult, alors que d'autres ont, au contraire, adopté des stratégies similaires à celle de la méthode Raoult. Le choix de ne pas retenir la méthode Raoult s'explique par de nombreuses raisons, mais nous en retiendrons sept principales.

La première, est liée à Didier Raoult lui-même : sa personnalité très forte, clivante, mais aussi le fait qu'il ait pu affirmer des choses par le passé qui, selon ses détracteurs, le décrédibilisent aujourd'hui, et n'ont pas aidé en matière de confiance. Pourquoi, dans ce contexte, utiliser la méthode d'une figure connue pour être aussi polémique ?

La deuxième explication se trouve dans l'impréparation des États face à cette crise. Une impréparation qui a été totale pour de nombreux pays d'Occident, et ce, à tous les niveaux : vis-à-vis des tests, sur les méthodes à mettre en place pour isoler les personnes malades, ou encore, sur la compréhension des traitements possibles. Mais ce manque de préparation ne peut tout expliquer.

RAISONS DE LA NON-APPLICATION DE LA MÉTHODE RAOULT

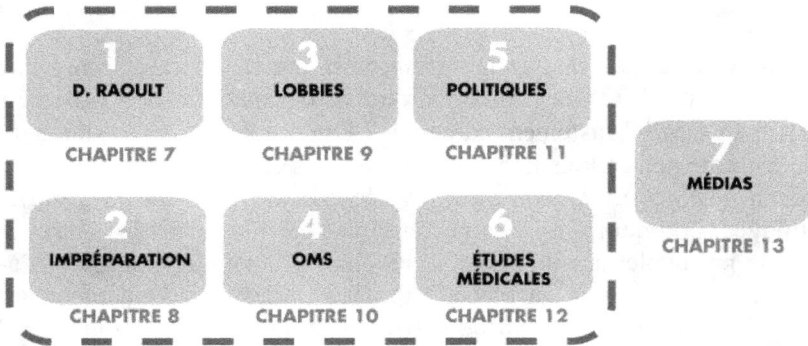

1 D. RAOULT	3 LOBBIES	5 POLITIQUES	
CHAPITRE 7	CHAPITRE 9	CHAPITRE 11	7 MÉDIAS
2 IMPRÉPARATION	4 OMS	6 ÉTUDES MÉDICALES	CHAPITRE 13
CHAPITRE 8	CHAPITRE 10	CHAPITRE 12	

En effet, un troisième facteur vient s'ajouter : l'action des lobbies pharmaceutiques. Ces derniers ne sont pas favorables au fait de retourner à ce que l'on appelle le *"repositionnement"* (ou *"repositionning"* en anglais), c'est-à-dire d'utiliser d'anciens médicaments génériques pour traiter de nouvelles maladies. Dans ce cas, cette réticence s'explique par le fait que l'antibiotique et l'hydroxychloroquine utilisés dans le protocole de traitement Raoult sont actuellement génériqués. Les intérêts de ces laboratoires sont, au contraire, de mettre sur le marché de nouvelles molécules, voire des vaccins, deux pratiques extrêmement lucratives. Encore une fois, cette raison ne peut suffire à tout expliquer.

L'OMS a également une grande part de responsabilité. Tant dans l'impréparation des pays, qui découle en partie de la minimisation totale des faits en début d'épidémie par l'organisation onusienne, que dans la connivence de cette dernière avec différents groupes d'intérêts, ce qui l'a amenée à écarter les bénéfices du protocole de traitement proposé par Didier Raoult. Au contraire, ces différents liens ont poussé l'OMS à encourager les recherches de vaccin, ainsi que les tests portant sur d'autres médicaments, notamment le Remdesivir. Cependant, cela ne suffit pas, une fois de plus, à comprendre la complexité des raisons pour lesquelles la méthode Raoult n'a pas été mise en place.

224

En effet, une autre dimension, cette fois politique, est à prendre en compte. En dehors de toute rationalité scientifique et sanitaire, les politiques de nombreux pays, en France, aux États-Unis, au Brésil ou d'autres États, se sont positionnés pour ou contre le protocole de traitement Raoult. Et ce, avant tout pour des raisons politiques.

Par ailleurs, il semble intéressant de voir comment les lobbies, l'OMS, les politiques, ont utilisé à leurs fins les études médicales. En biaisant leur lecture, ou leur mise en place, la compréhension de ces études a été rendue quasiment impossible pour le grand public.

Enfin, et dernière raison, il s'agit de se demander pourquoi les médias ont failli dans leur position de contre-pouvoir, sur ces questions en particulier. Ils n'ont pas fait preuve de suffisamment d'esprit critique, et n'ont pas pris le recul nécessaire pour rendre compte de la situation de manière totalement objective. Ils ont contribué à la mise en place d'une sorte de « *Raoult bashing* ». Mais aussi, à une sorte de *bashing* aussi concernant l'hydroxychloroquine. Tant de problématiques qui nous paraissent incompréhensibles, et que nous tenterons d'expliquer.

Toutes ces explications, ces facteurs, se sont alors plus ou moins agrégés et permettent de comprendre pourquoi la méthode Raoult et le protocole de traitement du même nom n'ont pas été appliqués dans la majorité des pays occidentaux. Mais, comme nous le verrons, ceci ne concerne pas tous les pays du monde. En effet, en Asie et en Afrique, au Brésil, la méthode a été appliquée avec plus ou moins d'efficacité. Par ailleurs, la méthode proposée par le Pr Raoult ressemble beaucoup à celle mise en œuvre en Corée du Sud. Ces ressemblances ne sont pas le fruit du hasard, puisque la Corée du Sud avait tiré les leçons du SRAS et de la grippe H1N1, des épidémies passées. Tout comme l'avait fait Didier Raoult, lui-même !

***
**
*

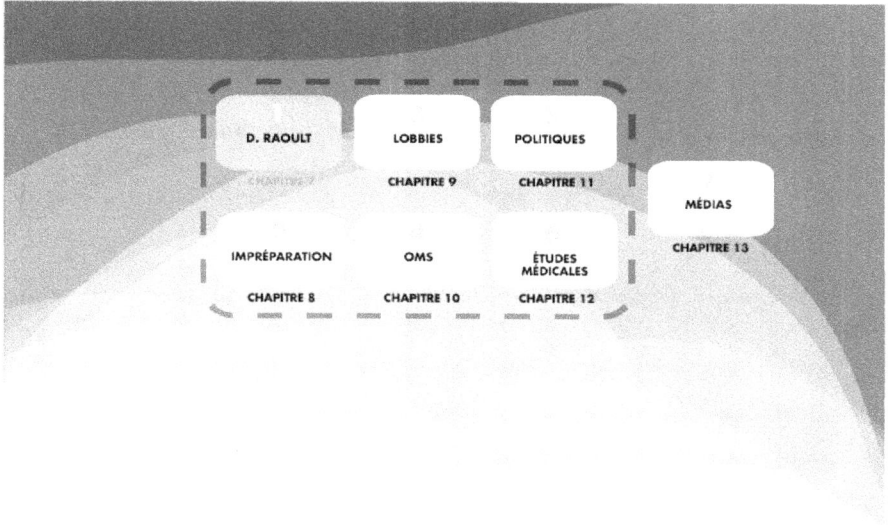

D. RAOULT

CHAPITRE 7

LOBBIES

CHAPITRE 9

POLITIQUES

CHAPITRE 11

MÉDIAS

CHAPITRE 13

IMPRÉPARATION

CHAPITRE 8

OMS

CHAPITRE 10

ÉTUDES MÉDICALES

CHAPITRE 12

CHAPITRE 7

DIDIER RAOULT, UNE SACRÉE PERSONNALITÉ

« Les polémiques ? Franchement, je m'en fiche ».

Didier Raoult

SYNTHÈSE DU CHAPITRE 7

Didier Raoult est-il un rockeur illuminé ou un génie nobélisable ?

Didier Raoult affirme jouir de son expérience du terrain, ainsi que d'une renommée mondiale.

Didier Raoult a minimisé l'épidémie, ce qui a jeté un discrédit sur ses dires.

***
**
*

Il y a, en réalité, un lourd historique entre Didier Raoult et l'Inserm.

Il existe également une détestation réciproque entre Didier Raoult et certains médias, qui le considèrent comme « prétentieux et hautain ».

Nous comprenons pourquoi les autorités publiques et les médias n'ont cessé de dénigrer son travail et sa personne.

Les autorités sanitaires lancent différentes accusations à l'encontre de Didier Raoult.

***
**
*

Il faut laisser au temps de l'analyse le dernier mot dans cette discorde.

La dangerosité des perceptions : comment démêler les arguments utiles de ceux, contreproductifs, en temps de crise ?

***
**
*

Didier Raoult est-il un rockeur illuminé ou un génie nobélisable ?

Le 30 avril 2020, Didier Raoult est interviewé par Apolline de Malherbe pour la chaîne française BFMTV[528]. Son apparence fait l'objet d'une remarque de cette dernière. Sa réponse est catégorique : « Les polémiques ? Franchement, je m'en fiche. Ça m'indiffère à un point qui est troublant. [...] Ce qui est bien, c'est que ma femme soit contente. C'est à cause d'elle que je porte la barbe. Je ne me rase pas l'été, elle m'a dit : garde la barbe. Ça cache les rides, en plus », ajoutant « la barbe, c'est très à la mode [...] Ce qu'on pense de moi, vous savez, je m'en fous ». Depuis un mois déjà, il se sait comparé à un rockeur, au capitaine Haddock, un gourou[529], ou encore un illuminé. Ce célèbre infectiologue y prête peu d'attention, et considère ces allusions comme une piètre manière de discréditer ses propos.

Chaque personnalité publique se plaît à spéculer autour de sa personne, certains mettent en garde contre son « populisme médical[530] », d'autres le voient comme un véritable héros antisystème[531]. Lors d'une audition des représentants des collectivités locales devant le Sénat, le président des Régions de France, Renaud Muselier, revient sur la gestion de la crise sanitaire dans sa région sud. Il affirme que Didier Raoult est un « individu nobélisable [...], un homme génial[532] ». Il n'est pas le seul à faire l'éloge du célèbre médecin. L'homme d'affaires Bernard Tapie, lui, félicite la rencontre entre Emmanuel Macron et Didier Raoult à Marseille : « Le professeur Didier Raoult a un historique qui plaide en sa faveur, je ne parle pas des rumeurs, je parle de ce qu'il représente dans le monde entier où il est reconnu comme un homme de grande puissance et de grand talent[533] ».

La France et le monde se déchirent à son propos[534], et cela tend même à étouffer la réalité de la situation : nous traversons une crise sanitaire, il

[528] RAOULT D., Interview d'Apolline de Malherbe, France, *BFMTV,* 30 avril 2020.

[529] MAESO M., « Raoult n'est plus dans la posture du scientifique, mais celle du gourou », France, *L'Express,* 9 mai 2020.

[530] BARRAUD D., « La colère d'un médecin réanimateur contre Didier Raoult et son populisme médical », France, *Bourdin Direct, RMC découverte,* 13 avril 2020.

[531] JULIEN G., « Coronavirus, polémiques et franc-parler : le Pr Raoult, nouveau héros des antisystèmes », France, *Ouest-France,* 27 mai 2020.

[532] MUSELIER R., « Renaud Muselier adoube Didier Raoult : Nobélisable, génial et exceptionnel », France, *Public Sénat,* 13 mai 2020.

[533] TAPIE B., « Le Pr Raoult est un homme de grande puissance et de grand talent », France, *FranceInfo,* 9 avril 2020.

[534] SAYARE S., « He Was a Science Star. Then He Promoted a Questionable Cure for Covid-19 », États-Unis, *The New York Times Magazine,* 12 mai 2020.

faut agir vite et soigner. Mais peut-on faire confiance à ce personnage si controversé qui est la cible de nombreuses critiques depuis le début des événements ?

Didier Raoult affirme jouir de son expérience du terrain, ainsi que d'une renommée mondiale.

Didier Raoult aime le rappeler, il est une sommité mondiale, reconnue par ses pairs à travers le monde[535]. En effet, l'infectiologue a été lauréat, en 2010, du grand prix de l'Inserm (Institut national de la santé et de la recherche médicale) pour l'ensemble de sa carrière, et notamment, pour ses travaux sur les virus géants (Mimivirus, découvert en 1992, et Spoutnik, en 2008)[536]. Ces découvertes ont ouvert un champ de recherche jusque-là inexploré dans le monde de la biologie.

Le site de l'IHU Méditerranée Infection nous apprend que le Pr Didier Raoult est le chercheur européen dont les publications ont été les plus citées par la communauté scientifique internationale dans le domaine des maladies infectieuses. Scientifique très prolifique, il fait partie, en 2015, selon la *Highly Cited Researcher List* de Clarivate Analytics, des chercheurs français les plus cités dans la communauté scientifique internationale[537].

De plus, grâce à la subvention la plus élevée accordée en France pour la recherche médicale, Didier Raoult fait construire un bâtiment en 2011 pour accueillir le fameux IHU Méditerranée Infection[538]. L'institut est dédié au diagnostic, à la prise en charge et à l'étude des maladies infectieuses y compris les soins, la recherche et l'enseignement. Ce nouvel établissement est à la pointe de la technologie scientifique, rassemble les meilleurs infectiologues, et devient rapidement une fierté française. Sur 27 000 m², 780 personnes y travaillent quotidiennement. L'IHU Méditerranée Infection a également généré huit startups et le dépôt de 39 demandes de brevets depuis 2012[539].

---

[535] RAOULT D., « #LancetGate, Les pieds nickelés font la science », France, *IHU Méditerranée-Infection YouTube*, 2 juin 2020.
[536] « Remise des Prix Inserm le 30 novembre 2010 au Collège de France », France, *Salle de presse*, 17 novembre 2010.
[537] « Quatre chercheurs de l'IHU figurent sur la liste des 69 chercheurs Français les plus cités dans la communauté scientifique internationale », France, *ap-hm.fr*, 15 janvier 2016.
[538] MANNELLI S., « Marseille : faut-il passer sous silence la situation des hôpitaux ? », France, *La Provence*, 31 octobre 2014.
[539] « Incubation de startups - IHU Méditerranée Infection », *www.méditerranée-infection.com*, consulté le 1er juin 2020.

Le célèbre médecin n'en est donc pas à son coup d'essai. Il jouit largement de sa renommée, ce qui lui offre une légitimité considérable lors de la crise du Covid-19. Cependant, depuis ses premières prises de parole, les critiques pleuvent dans l'espace médiatique et politique. Pour quelles raisons les pouvoirs publics ont-ils décidé de ne pas l'écouter ? Pour quelles raisons ont-ils remis en question l'importance d'appliquer ce que nous appelons la méthode Raoult : 1-PROTÉGER, 2-TESTER, 3-ISOLER LES MALADES, 4-TRAITER ? Pour quelles raisons ont-ils remis en question l'importance de tester son protocole de traitement, voire de le mettre en place ?

Pour comprendre cette aversion médiatique et politique, il est nécessaire de revenir sur quelques événements et critiques récurrentes qui entrent en jeu dans l'appréciation des solutions proposées par Didier Raoult.

Didier Raoult a minimisé l'épidémie, ce qui a jeté un discrédit sur ses dires.

Les premiers propos de Didier Raoult n'ont pas joué en sa faveur. En plus de clamer « moi, je suis bien sûr un grand scientifique[540]» il a, au début de la pandémie, largement minimisé les potentiels effets du Covid-19 et la gravité de l'épidémie : « Le monde est devenu complètement fou, c'est-à-dire qu'il se passe un truc où il y a trois personnes qui meurent et ça fait une alerte mondiale, l'OMS s'en mêle, ça passe à la radio, à la télévision. [...] Je ne sais pas, les gens n'ont pas de quoi s'occuper, alors ils vont chercher en Chine de quoi avoir peur[541] ». Olivier Véran, le ministre de la Santé, a plusieurs fois mis en garde contre cette attitude potentiellement dangereuse. Il reproche notamment au professeur d'avoir affirmé qu'il y aurait « moins de morts du coronavirus que par accident de trottinette[542] ». Cependant, nous le savons aujourd'hui, ces minimisations sont à relativiser avec les chiffres communiqués par le gouvernement chinois au début de l'épidémie. Les faits ayant probablement été largement sous-évalués, aucun spécialiste ne pouvait juger sereinement de leur gravité à l'époque[543].

---

[540] RAOULT D., « Coronavirus : données, EHPAD, polémiques », France, *IHU Méditerranée Infection YouTube*, 8 avril 2020.

[541] RAOULT D., « Coronavirus en Chine : doit-on se sentir concerné ? », France, *IHU Méditerrcnée-Infection YouTube*, 21 janvier 2020.

[542] BERDAH A., « Coronavirus : Olivier Véran recadre Didier Raoult et dénonce ses propos pas très responsables », France, *Le Figaro*, 3 mai 2020.

[543] DE BEKETCH C. & JACOBERGER-LAVOUÉ V., Covid-19, « La longue marche des menscnges chinois », France, *Valeurs Actuelles*, 5 avril 2020.

Tout de même, après ces déclarations, ses détracteurs estiment légitime de s'interroger sur la pertinence de ses prises de paroles et conseils hebdomadaires sur la chaîne YouTube de l'IHU Méditerranée Infection. En effet, sa méthode ne semble pas, aux yeux de ses détracteurs, totalement parfaite ; certains points sont laissés en suspens. Nous pouvons citer, comme nous l'avons déjà vu précédemment, sa position sur le port généralisé des masques : « la seule chose qui a été démontrée est que le port du masque est efficace pour les patients infectés et pour les médecins, les gens qui sont à proximité immédiate[544] ». De plus, Apolline de Malherbe, après avoir interviewé Didier Raoult, évoque les conditions de cet entretien : « On est face à quelqu'un qui est assez sûr. Nous, on est arrivés masqués, toute l'équipe de *BFMTV*. Et puis, en arrivant dans son bureau, il nous a laissés entendre qu'en fait, il n'y en avait pas besoin. Parce qu'ils avaient pris toutes leurs précautions et que selon eux, ce n'était presque plus nécessaire. Franchement, c'était un peu le choc[545] ». Comme évoqué dans le premier chapitre, nombreux sont aujourd'hui ceux qui pensent que la généralisation du port du masque est une bonne chose, comme c'est le cas en Asie pendant la pandémie. Didier Raoult, lui, semble peu convaincu à l'idée que ce geste barrière doive être imposé à tous en toute situation. Nous relativisons les propos de l'équipe de *BFMTV* en précisant qu'à la date du 30 avril, l'épidémie était déjà en très fort repli en France et à Marseille en particulier.

En réalité, ces écarts et imprécisions, dénoncés avec force par ses détracteurs, ne sont pas suffisants pour expliquer l'ensemble des critiques proférées à son encontre. Il existe d'autres raisons qui ont mené le gouvernement français à réfuter la méthode Raoult.

***
**
*

Il y a, en réalité, un lourd historique entre Didier Raoult et l'Inserm.

Depuis des années, Didier Raoult et Yves Lévy (directeur général, puis président de l'Inserm de 2014 à 2018), mari de l'ex-ministre de la Santé Agnès Buzyn, s'opposent sur le statut des IHU en France. Yves Lévy déplore le statut de « fondation » des IHU, qui leur permet notamment de

---

[544] RAOULT D., « Coronavirus Chinois : Quelle place dans l'histoire des épidémies ? », France, *IHU Méditerranée Infection YouTube*, 29 janvier 2020.
[545] DE MALHERBE A., « matinale de BFMTV », France, *BFMTV*, 30 avril 2020.

prendre des décisions rapidement et sans consulter préalablement l'Inserm.

En 2017, Agnès Buzyn annonce que les nouveaux IHU ne pourront plus avoir ce statut de fondation. Didier Raoult s'oppose immédiatement à cette nouvelle mesure prise par le gouvernement. De plus, en 2018, l'Inserm retire son label à l'IHU Méditerranée Infection à la suite d'accusations d'agressions et de harcèlement sexuel[546]. Il s'agissait d'un chercheur travaillant dans un laboratoire rattaché à l'institut hospitalo-universitaire d'infectiologie, sous la direction de Didier Raoult. Ce chercheur était accusé de « harcèlement et d'attouchements sexuels » présumés sur deux personnes avec qui il travaillait. Le Conseil d'État avait pris la décision de le révoquer de son poste de fonctionnaire au sein de l'IHU Méditerranée Infection[547]. En octobre 2018, l'Inserm a également retiré son statut de membre fondateur de l'IHU Méditerranée Infection. Nous comprenons rapidement les tensions qui existent entre ces deux hommes, représentants de deux milieux médicaux bien différents. Mais ce n'est pas tout, le neurologue suisse Richard Frackowiak, ex-président du jury international des IHU, explique plus en détail cette querelle : « Ce que Didier Raoult défendait à l'époque face à Yves Lévy, c'était l'idée de centres d'excellence en dehors de Paris. [...] On discerne le même genre de choses aujourd'hui dans les attaques que reçoit l'IHU de Marseille des médecins parisiens, alors qu'ils ont raison d'agir ainsi[548] ». Didier Raoult s'oppose au milieu médical parisien en refusant une centralisation excessive de la recherche médicale, qui contribue, selon lui, au retard du pays dans de nombreux domaines scientifiques.

Cette discorde trouve sa source dans un événement bien antérieur au Covid-19 : la décision de créer des IHU, prise par Nicolas Sarkozy en 2008. Cette nouvelle crée un séisme dans le monde de la recherche française. L'Inserm était, jusqu'ici en quasi-monopole. Cette institution détenait le contrôle de la pensée et de la conscience scientifique en France. La création de nouveaux pôles d'excellences décentralisés a démantelé l'esprit de clan auquel l'Inserm était attaché. Le conflit politique actuel entre Didier Raoult et l'Inserm est le reflet de cette réforme. Ces IHU ont dépouillé l'Inserm d'une partie de sa substance et de sa compétitivité. Ce dernier est devenu moins indépendant, employant

---

[546] PASCARIELLO P., « Chloroquine : pourquoi le passé de Didier Raoult joue contre lui ? », France, *Mediapart*, 7 avril 2020.
[547] GILLES B., Le Conseil d'État confirme la révocation d'un chercheur de l'institut d'infectiologie, France, *Marsactu*, 2 mai 2018.
[548] CAMPION E., « Didier Raoult et le milieu médical parisien : histoire d'une détestation réciproque », France, *Marianne*, 26 mars 2020.

moins d'excellents chercheurs, et ainsi davantage sujet aux compromis avec les laboratoires pharmaceutiques. Didier Raoult s'est toujours montré très critique envers l'Inserm, comme l'explique le journaliste Hervé Vaudoit : « Avec des articles [...] pour déplorer que l'Inserm ait, depuis trente ans, fait sortir la recherche médicale des hôpitaux universitaires, il pouvait difficilement espérer le soutien indéfectible d'Yves Lévy[549] ». De plus, l'Inserm affiche la volonté de trouver des vaccins, mais une telle solution ne sera disponible, dans le meilleur des cas, qu'au bout de longs mois de recherches. Ceci s'oppose radicalement à la logique de traitement de Didier Raoult et de son IHU, au besoin immédiat de soins pour les patients.

Il existe également une détestation réciproque entre Didier Raoult et certains médias, qui le considèrent comme « prétentieux et hautain ».

Didier Raoult est un personnage controversé, dont le discours et les méthodes font débat. Que penser de ce scientifique qui prend la parole sur les réseaux sociaux et défie le discours dominant ? Certains l'accusent de jouer le jeu du populisme. L'homme, en effet, ne se borne pas au cadre habituel de sa profession, mais s'exprime publiquement pour défier ceux qui remettent en cause son analyse et les solutions qu'il prétend apporter. Didier Raoult ne mâche pas ses mots concernant les médias traditionnels. En effet, il exprime régulièrement sa défiance envers ces derniers. Il affirme même que les informations sont souvent de meilleure qualité sur YouTube qu'au sein des médias[550]. Le professeur se montre régulièrement très critique en interview. Une, en particulier, a surpris et entraîné de nombreuses réactions sur les réseaux sociaux[551]. En témoigne, une séquence durant laquelle il demande à la journaliste Margaux de Frouville de se taire pour le laisser terminer son argumentation : « Chut ! Taisez-vous ! Vous avez posé une question, je vous réponds[552] ». Selon certains, Didier Raoult s'est montré prétentieux en refusant la contradiction. Il ne cesse de rappeler aux journalistes qu'ils ne sont pas assez compétents, dans son domaine à lui, pour être à la hauteur d'un débat scientifique[553]. Cette attitude ne favorise sûrement pas l'écoute de son discours par ceux qui ne le connaissent pas et, a fortiori, par ceux qui ne l'apprécient pas. Cependant, il est vrai que nombre de journalistes, qui souvent ne sont pas

---

[549] VAUDOIT H., « L'IHU méditerranée infection - Le défi de la recherche et de la médecine intégrées », France, *Michel Lafon*, 2018.

[550] RAOULT D., France, *i24NEWS*, 16 mai 2020.

[551] RAOULT D., Interviewé par ELKRIEF R. et DE FROUVILLE M., France, *BFMTV*, 30 avril 2020.

[552] « "Chut, taisez-vous !" : Didier Raoult s'en prend à une journaliste de *BFMTV* », France, *Sputnik news France*, 3 juin 2020.

[553] RAOULT D., Interviewé par ELKRIEF R. et DE FROUVILLE M., France, *BFMTV*, 30 avril 2020.

spécialisés en sciences, ne comprennent pas la complexité de ce qu'il affirme. Ils font des raccourcis, et dans une démarche de vulgarisation, simplifient ce qui doit obligatoirement être expliqué en détail[554]. Quand ils ne disent pas tout simplement n'importe quoi, comme nous le verrons plus tard dans le livre.

Son attitude expose l'infectiologue à de nombreuses critiques et à une remise en question constante de son expertise dans la presse. En effet, de nombreux médias sont également très critiques envers l'infectiologue. Didier Raoult semble connaître les raisons pour lesquelles les médias ne cessent de s'attaquer à ses propos. D'après lui, les médias traditionnels se sentent en danger, ce qui se traduirait par « beaucoup de violence ».

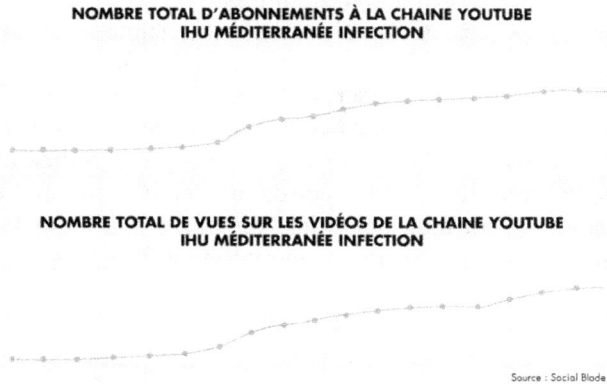

NOMBRE TOTAL D'ABONNEMENTS À LA CHAINE YOUTUBE IHU MÉDITERRANÉE INFECTION

NOMBRE TOTAL DE VUES SUR LES VIDÉOS DE LA CHAINE YOUTUBE IHU MÉDITERRANÉE INFECTION

Source : Social Blade

Il s'est ensuite attribué le rôle de « rival incontrôlable (des médias) concernant la clarté et la réalité de l'information[555] ». En effet, à l'aide de ses bulletins quotidiens sur la chaîne YouTube de l'IHU Méditerranée Infection, il tend à court-circuiter les informations des médias, et n'hésite pas à les contredire. Cette chaîne YouTube a beaucoup gagné en popularité depuis le début du confinement en France.

Comme évoqué précédemment, Didier Raoult rabaisse ses détracteurs, parfois les journalistes, et les renvoie parfois aussi à leur condition de

---

[554] Ibid.
[555] Ibid.

non-scientifique. Il s'agit finalement de savoir qui est davantage légitime pour s'exprimer autour de ces sujets. Le professeur tente une mise en évidence de la méconnaissance des médias dans son domaine de recherche.

Il ajoute même : « Quand je fais une vidéo, j'ai trois fois le tirage du Monde. Il faut regarder la réalité en face[556] ». Il ne faut cependant pas oublier que cette posture anti-médias passe inévitablement par l'orchestration d'un clash avec les médias, qui profite probablement aux deux camps.

Nous comprenons pourquoi les autorités publiques et les médias n'ont cessé de dénigrer son travail et sa personne.

Nombreux sont ceux qui nourrissent une haine du personnage. Didier Raoult a été dénigré, certains l'ont même diffamé. La diabolisation excessive de ses prises de parole n'a pas favorisé une lecture sereine des solutions proposées. Cette situation est résumée par le docteur Alain Houpert, sénateur Les Républicains de la Côte-d'Or : « J'ai l'impression qu'on fait tout pour diaboliser le Pr Raoult. Il est applaudi tous les soirs à Marseille. Aucun Marseillais n'a à se plaindre de l'institut créé par le Pr Raoult. Il est, d'ailleurs, le seul en France à traiter et à cultiver des souches de virus. Je suis sénateur de la Côte d'Or et on dit à la campagne que lorsqu'on veut tuer son chien, on l'accuse d'avoir la rage. C'est un peu le sentiment que j'ai sur ce genre d'étude[557]. »

La manière dont il endosse son rôle de directeur d'IHU est également, pour nombre de ses détracteurs, l'une des principales sources d'accusation. Il lui est souvent reproché d'y imposer une discipline militaire, mais aussi la présence d'un climat de travail malsain : remarques sexistes, harcèlement, humiliations…[558] En 2015, les inspecteurs de l'IGAS avaient même critiqué l'omnipotence du professeur, pointant notamment du doigt l'incompatibilité des fonctions de directeur et de membre du conseil d'administration, alors cumulées par ce dernier[559]. En effet, au sein de l'IHU Méditerranée Infection, rien ne lui échappe. Il suffit de regarder le nombre de cosignatures qu'il réalise avec

---

[556] RAOULT D., « Les hommes politiques sont tous des hologrammes », France, *L'Express*, 25 mai 2020.

[557] HOUPERT A., « J'ai l'impression qu'on fait tout pour encore diaboliser le Pr Raoult », France, *Boulevard Voltaire*, 11 mai 2020.

[558] LAURENT A., « Le Professeur Didier Raoult, seul contre tous, vraiment ? », France, *L'Express*, 3 avril 2020.

[559] Rapport de l'IGAS-IGAENR n°2014-117R sur l'Institut hospitalo-universitaire (IHU) en maladies infectieuses de Marseille, France, février 2015.

les autres chercheurs de cette structure pour comprendre la place qu'il y occupe ; mais également, selon ses détracteurs, pour douter de la pertinence de ses publications[560]. En effet, Didier Raoult a cosigné de très nombreux articles, on en estime 2 939 à ce jour[561]. Cependant, dans le domaine de la recherche, il est fréquent que certains articles possèdent un grand nombre de signatures. En effet, les cosignataires peuvent avoir pris part à la conception du projet, avoir participé à la rédaction de l'article, ou encore seulement validé le résultat final et accepté d'être responsable du contenu de l'article[562]. Didier Raoult apparaît également comme co-inventeur d'un grand nombre de brevets déposés par son Institut[563]. Toutes ces critiques ont entraîné le refus, en janvier 2018, du label du CNRS (Centre national de la recherche scientifique) et de l'Inserm, pour deux de ses établissements de tutelle[564]. Pourtant, nous venons de le voir, c'est ce même Institut qui lui remettait le Grand Prix en 2010. Instruit en janvier 2017 par le Haut Conseil de l'évaluation de la recherche et de l'enseignement supérieur, le rapport révèle la priorité donnée au nombre de publications plutôt qu'à leur qualité dans ces établissements[565].

Cependant, le système français est particulier : en tant que directeur d'IHU, son nombre de publications, ainsi que celui de son équipe, déterminent les crédits accordés à l'IHU Méditerranée Infection. De plus, ces publications descriptives ne sont pas fondamentales dans la recherche scientifique, mais doivent obligatoirement être faites, afin d'étoffer les futurs articles déterminants[566]. Les dotations de l'État sont en effet directement liées au nombre de publications signées par les chercheurs d'un établissement. Chaque publication rapporte un nombre de points, selon le classement de la revue et le rang de l'auteur dans l'étude. Chaque point a ensuite une valeur de 600 euros par an pendant quatre ans[567].

---

[560] GILLES B., « Homme de réseaux et enfant terrible de la recherche, enquête sur le système Raoult », France, *Marsactu*, 27 mars 2020.

[561] RAOULT D., *United States National Library of Medicine : PubMed*, États-Unis, consulté le 17 juin 2020.

[562] LETERME C., « Signer un article scientifique : on vous explique tout ! », France, *Scribbr,* 23 mars 2020.

[563] JULIEN G., « PORTRAIT. Coronavirus : qui est Didier Raoult, ce médecin qui aime sortir des cases ? », France, *Ouest-France*, 23 mars 2020.

[564] FOUCART S. et ROF G., « Didier Raoult, l'infectiologue marseillais derrière la folie planétaire autour de l'hydroxychloroquine », France, *Le Monde*, 25 mars2020.

[565] Ibid.

[566] GUÉRIN V., LARDENOIS T., LEVY P., REGENSBERG de ANDREIS N., SARRAZIN E., THOMAS J.-L., WONNER M., « Etude rétrospective chez 88 sujets avec 3 approches thérapeutiques différentes (traitement symptomatique / azithromycine / azithromycine + hydroxychloroquine) », France, *Laissons les médecins prescrire*, 30 avril 2020.

[567] KORDA R. et SIMON C., « Didier Raoult, une frénésie de publications et des pratiques en question », France, *Le Parisien*, 12 juin 2020.

Cependant, même si c'est un moyen de récolter davantage d'argent pour son IHU, et que la cause est louable, cela reste, selon ses détracteurs, un moyen détourné de propulser les scores que déjà, en 2017, la Cour des comptes condamnait et voulait modifier[568]. Didier Raoult, lui, est au contraire très favorable à ce système de points qui, selon lui, » joue un rôle positif dans la restructuration du paysage scientifique français[569] ». Il semble toutefois difficile de lui en vouloir d'optimiser les ressources de son IHU. N'importe quel chef d'entreprise ferait la même chose. Nous dirions même que cela traduit les qualités d'un bon, pour ne pas dire excellent gestionnaire.

Les accusations autour de ses publications fusent[570] : le premier article sur le traitement lancé par l'équipe de Didier Raoult a été diffusé en ligne le 20 mars 2020 par l'*International Journal of Antimicrobial Agents*. Certains ont accusé le rédacteur en chef de la revue Jean-Marc Rolain de conflit d'intérêts, puisqu'il est également l'un des coauteurs de l'étude et membre de l'IHU. La deuxième étude de l'équipe de Didier Raoult a été publiée dans la revue *Travel Medicine and Infectious Disease* le samedi 11 avril 2020. Encore une fois, l'un des auteurs de cette étude, Philippe Gautret, est également rédacteur en chef adjoint de cette revue. Cependant, il n'est pas choquant que certains coauteurs des études de l'IHU Méditerranée Infection soient également rédacteurs pour des revues scientifiques. Comme vu précédemment, il ne faut pas oublier l'importance de la publication dans le système de financement actuel. Cela permet, dans un contexte autre que celui-ci, à l'équipe de cet IHU d'augmenter le nombre de publications et, en conséquence, les revenus de l'IHU. Et cela a permis, dans ce contexte très particulier de crise du Covid-19, de pouvoir publier un papier, avec la volonté de partager un possible traitement capable de sauver des vies. Peut-on vraiment le lui reprocher ? Peut-on lui reprocher de faire ce qu'il croit être le mieux pour sauver des vies ?

L'IHU Méditerranée Infection a pour membres fondateurs l'université d'Aix-Marseille, l'Assistance publique - Hôpitaux de Marseille, BioMérieux, l'Établissement français du sang, l'Institut de recherche pour le développement et le Service de santé des armées[571]. Quand Didier Raoult fait la promotion d'un dépistage massif de la population, la

---

[568] « Interrogations sur la frénésie de publications du Pr Raoult », France, *Le Point*, 12 juin 2020.
[569] RAOULT D., « Mieux vaut guérir que prédire », France, *Michel Lafon*, 2017.
[570] MOULLOT P., « Dans quelles revues ont été publiées les études de Didier Raoult ? », France, *Libération*, 14 avril 2020.
[571] MAKSYMOWYCZ R., « 10 choses à savoir sur le Pr Didier Raoult, qui a lancé le débat sur la chloroquine comme solution miracle au coronavirus », France, *Nice-Matin*, 24 mars 2020.

question des liens et conflits d'intérêts potentiels mérite d'être posée concernant BioMérieux. En effet, ce partenaire privilégié de l'IHU Méditerranée Infection est un industriel français produisant des tests de dépistage du Covid-19. Cependant, ni la base de données Euros for docs sur les rétributions, rémunérations et contrats, ni sa Déclaration Publique d'Intérêts ne présentent de liens financiers ou de potentiels conflits d'intérêts que pourrait avoir Didier Raoult avec cette industrie[572].

Enfin, tout chef d'entreprise le conçoit facilement, diriger une équipe proche de 1 000 personnes nécessite un minimum d'autorité. Un directeur d'IHU doit prendre des décisions, parfois à l'encontre de certaines personnes, ou bien avis, et en assumer les répercussions. La confiance qu'il place en ses équipes, très nombreuses, est importante. Cette confiance, parfois, peut être trahie, comme cela arrive pour absolument tous les directeurs en charge d'un personnel nombreux. En effet, nous parlons ici d'une accusation de fraude scientifique[573] liée à certaines publications récentes cosignées par Didier Raoult. Il est important de rappeler que le Pr Raoult n'est qu'auteur intermédiaire sur la plupart de ces études. Compte tenu du nombre important d'articles qu'il publie chaque année, il est très peu probable que ces fautes soient le résultat d'une intervention directe de sa part, et il est ainsi plutôt compréhensible qu'il ne se soit pas rendu compte des potentielles erreurs commises.

Malgré les critiques, Didier Raoult a réussi à construire un IHU qui fait la fierté de la France, qui a une renommée internationale et accueille de nombreux étrangers. Son héritage familial y est pour beaucoup. Selon lui, le vrai combat, c'est « d'être digne de ceux qui m'ont précédé[574]». André Raoult, père de Didier, était médecin militaire. Il était, notamment, membre du réseau de résistance franco-britannique « Mithridate » des forces françaises combattantes pendant la Seconde Guerre mondiale. Nous comprenons l'importance de son passé familial résistant qu'il a, à plusieurs reprises, évoqué pour illustrer son engagement quotidien : « Désormais, je suis en paix avec la mémoire de mon père : j'ai longtemps estimé que je n'avais pas fait aussi bien que lui[575] ». Didier Raoult continue d'endosser ce rôle moteur et garantit le bon

---

[572] ROULOT O.-J., « Chloroquine, la molécule qui m'a rendu fou - L'ombre portée des labos (4) », France, *Le Média*, 10 avril 2020.
[573] SCHNEIDER L., « Chloroquine genius Didier Raoult to save the world from Covid-19 », Allemagne, *For Better Science*, 26 mars 2020.
[574] BLACHERE E., « Entretien exclusif avec Didier Raoult : je suis un renégat », France, *Paris Match*, 29 avril 2020.
[575] Ibid.

fonctionnement de son IHU depuis sa création, mais aussi, tout au long de la crise sanitaire.

Nous comprenons, à présent, les raisons pour lesquelles les autorités publiques françaises n'ont pas écouté les solutions proposées par Didier Raoult. Ses quelques inexactitudes, ainsi que sa personnalité controversée, mais surtout ses conflits avec l'Inserm, conduisent les pouvoirs publics français à réfuter les solutions et les préconisations de ce dernier. Ses relations avec les médias n'ont rien arrangé.

Les autorités sanitaires lancent différentes accusations à l'encontre de Didier Raoult.

En outre, non contentes de ne pas écouter Didier Raoult, mais également de le discréditer, les autorités vont encore plus loin. Dès les débuts de sa médiatisation, les accusations de fraude autour du personnage fusent. Fin mars 2020, l'IHU Méditerranée Infection rend publique sa deuxième étude sur un traitement à l'hydroxychloroquine et à l'azithromycine pour les patients atteints du Covid-19[576]. Présentée comme une analyse de données de soin, certains estiment qu'elle constitue en réalité une « recherche impliquant la personne humaine », nécessitant l'autorisation d'un comité d'éthique indépendant[577]. Les chercheurs de l'IHU Méditerranée Infection démentent cette appellation. Ils affirment pratiquer du soin et non de la recherche et expliquent donc avoir fait valider ce projet par leur propre comité d'éthique[578]. L'ANSM attend que Didier Raoult et son équipe livrent des éléments démontrant le caractère observationnel de cette étude, et non interventionnel, comme ils l'affirment. L'ANSM a donc réclamé à l'IHU des précisions sur les conditions de réalisation de l'étude, afin de statuer sur leur conformité avec la loi Jardé, laquelle punit de trois ans de prison et de 45 000 euros d'amende « le fait de pratiquer ou faire pratiquer sur une personne une recherche sans avoir recueilli le consentement libre, éclairé, et le cas échéant, écrit de l'intéressé[579] ». Dans le cas contraire, et si l'IHU ne répond pas « dans des délais raisonnables », une procédure judiciaire pourrait être mise en place, le parquet de Marseille étant déjà saisi de cette

---

[576] GAUTRET M. & al., « Clinical and microbiological effect of a combination of hydroxychloroquine and azithromycin in 80 Covid-19 patients with at least a six-day follow up: an observational study. », France, *IHU Méditerranée Infection*, 20 mars 2020.
[577] GOUTHIERE F., « L'équipe du Pr Raoult a-t-elle contourné l'avis obligatoire d'un comité de protection des personnes ? », France, *Libération*, 26 mai 2020.
[578] Ibid.
[579] BAGOUET V., & MOREAUX R., « L'ANSM attend de Didier Raoult qu'il démontre le caractère observationnel de sa dernière étude », France, *APM news*, 20 avril 2020.

240

affaire[580]. Didier Raoult fera connaître cette procédure en y répondant via Twitter.

Plus généralement, il est reproché à ces chercheurs leur refus de pratiquer l'*evidence-based medicine*, la médecine basée sur les faits, que nous verrons en détail dans un futur chapitre. Didier Raoult a été accusé de ne pas être un scientifique sérieux en refusant ces protocoles issus du monde pharmaceutique[581]. Selon ses dires, certaines recommandations méthodologiques ne sont plus du domaine de l'éthique, mais constituent une dérive déconnectée de la recherche et de la priorité donnée au soin en temps de crise[582]. Nous démontrerons plus tard qu'il a raison de dénoncer ce dogmatisme méthodologique.

Cette disqualification prend une telle ampleur que certains évoquent même la possibilité de le révoquer de l'ordre des médecins, alors qu'il est considéré comme l'un des meilleurs infectiologues au monde[583]. Même le comité d'éthique du CNRS charge le professeur, sans le citer directement : « Rien ne justifie qu'au nom d'un pragmatisme de l'urgence, on contourne les exigences de la démarche scientifique et les procédures usuelles, en particulier la fiabilité et la transparence des méthodes utilisées, l'évaluation critique des publications par les pairs et l'absence de conflits d'intérêts[584] ».

Nous le voyons, rien ne lui aura été épargné.

***
**
*

---

[580] DUCAMP A., « Didier Raoult désormais attaqué sur le front judiciaire », France, *La Provence*, 4 juin 2020.
[581] HERVE C. et STOECKLE H.-C., « Le Pr Raoult, l'éthique du traitement et l'éthique de la recherche : ne tranchons pas dans la précipitation », France, *l'Opinion*, 5 juin 2020.
[582] RAOULT D., « L'éthique du traitement contre l'éthique de la recherche », France, *Le quotidien du médecin*, 2 avril 2020.
[583] « Protocoles de recherche clinique et prescriptions hors AMM », *Communiqué de presse du Conseil national de l'Ordre des médecins*, France, 23 avril 2020.
[584] « Recherche en temps de crise sanitaire : débats éthiques et respect de l'intégrité scientifique », *Comité d'éthique du CNRS et Mission à l'intégrité scientifique du CNRS*, France, 7 avril 2020.

Il faut laisser au temps de l'analyse, le dernier mot dans cette discorde.

Didier Raoult est bien l'un des plus grands spécialistes des maladies infectieuses dans le monde. Comme vu précédemment, il a fait des découvertes majeures et a remporté de nombreux prix. De plus, il est un spécialiste des maladies respiratoires comme le Covid-19, à ne pas confondre avec certains membres du Conseil scientifique qui, eux, sont bien spécialistes, mais en infectiologie des maladies type VIH. Les mécanismes et spécificités liés à ces deux maladies diffèrent. Un spécialiste du VIH peut affirmer certaines choses non pertinentes pour les maladies respiratoires, et vice versa. La majorité des membres actuels du Conseil scientifique ne sont pas spécialistes des infections respiratoires. Didier Raoult aurait donc une légitimité supérieure à cette institution, dont il a d'ailleurs claqué la porte brutalement avec des mots révélateurs de l'ambiance qui y règne : « On ne peut pas mener une guerre avec des gens consensuels. Le consensus, c'est Pétain. Insupportable[585] ».

Nous pouvons constater une véritable faiblesse des critiques à son encontre : « on oppose aux travaux de l'équipe du Pr Raoult des publications dont la méthodologie est plus critiquable que la sienne, mais que personne n'a pris le soin de vérifier ou n'a jugé utile de commenter. Une sorte de deux poids, deux mesures systématique[586] ». Parce qu'on le dénigre, ses arguments et solutions proposés n'ont pas été retenus. De plus, le gouvernement français a transformé ce qui aurait dû être une crise gérable en une catastrophe sanitaire, qui s'est traduite par une mortalité hors norme et des conséquences sociales et économiques dramatiques.

De nombreuses critiques autour de Didier Raoult, de sa personnalité, de ses méthodes et de sa communication étaient justifiées. Il est évident que, s'il avait entrepris certains projets différemment, l'histoire n'aurait probablement pas été la même. Cependant, le lynchage médiatique, la diabolisation excessive et le dénigrement qui l'ont visé ont également largement étouffé son discours. Le débat en pleine crise sanitaire, déjà bouillonnant, a déchaîné les passions et empêché une lecture objective des événements et arguments.

Aujourd'hui, une question reste en suspens : comment pouvons-nous faire la paix avec ce débat ? Philippe Parola, Médecin de l'IHU Méditerranée

---

[585] Ibid.
[586] MUCCHIELLI L., « Traitement du Covid-19 et protocole Raoult : bilan provisoire des recherches », France, *blog de Médiapart*, 28 avril 2020.

Infection, offre des éléments de réponse[587]. Il nous faut, tout d'abord, le temps de l'analyse, pour comprendre et traiter toutes les informations. Seules la publication de nombreuses études et la comparaison entre pays et villes, nous indiqueront si Didier Raoult est un génie nobélisable ou non. Ensuite, vient le temps des questions politiques et parlementaires. L'investigation, elle-même, révélera si les pouvoirs publics ont pris des décisions dans l'intérêt commun de la France.

C'est, modestement, ce que nous essayons d'accomplir avec ce livre.

La dangerosité des perceptions : comment démêler les arguments utiles de ceux, contreproductifs, en temps de crise ?

Les discours et analyses de Didier Raoult sont relayés sur les réseaux sociaux, souvent accompagnés de messages conspirationnistes. Il devient un symbole de l'alternative. Ses propos trouvent une résonance particulière au regard des difficultés de l'État français à répondre rapidement et efficacement à la crise, mais aussi à travers le monde, en particulier aux États-Unis et au Brésil. La controverse scientifique n'est pourtant pas inédite dans le débat public. Le schéma de polarisation entre, d'une part, les défenseurs d'une solution, et d'autre part, les sceptiques qui mettent en garde contre les faux espoirs et les dangers possibles, se met en place. Ce schéma n'est pas inconnu des recherches en sciences sociales, et constitue le socle même d'un futur consensus.

Or, la controverse scientifique en temps de crise accentue considérablement cette polarisation et ne favorise pas l'analyse sereine des preuves et arguments. L'urgence de cette situation conduit alors à l'immédiate politisation de la décision de se fier ou non aux intuitions de l'infectiologue marseillais. Chacun doit alors immédiatement se positionner sur des oppositions symboliques : pour ou contre l'utilisation de l'hydroxychloroquine ? Pour ou contre Didier Raoult ? Pour ou contre s'opposer au discours dominant et étatique ? Cette discorde a divisé le monde en deux, dans de très nombreux pays, notamment en France, aux États-Unis et au Brésil, comme nous le verrons en détail plus tard dans le livre.

Pourtant, le principal enjeu est de soigner les patients et d'éviter la propagation du virus. Les guerres d'ego et les divisions ne favorisent pas l'étude sereine des propositions que Didier Raoult expose. Bien sûr, il

---

[587] PAROLA P., « L'heure des pros », France, *Cnews*, 29 mai 2020.

n'existe pas d'être humain irréprochable en soi. Si la société cherche à accuser Didier Raoult, elle trouvera toujours un moyen de le faire. Et cela est vrai de tous les êtres humains, vous comme moi ! Si nous creusons dans notre propre comportement et notre passé, des erreurs, faux pas, et choses à critiquer, combien en trouverons-nous ? Si nous cherchions bien, nous risquerions probablement d'en trouver un certain nombre, pour ne pas dire beaucoup. Imaginons que nous soyons célèbres et que des journalistes enquêtent sur nous pour chercher la petite bête. Que trouveront-ils après des semaines d'investigation ? Probablement pas mal de choses, et d'autant plus facilement qu'internet facilitera leurs recherches.

Par ailleurs, plus vous réalisez de choses dans la vie, plus vous risquez de faire des erreurs. Il n'y a que ceux qui ne font rien qui ne font pas d'erreurs. D'ailleurs, le président américain Théodore Roosevelt[588] disait que « le seul homme à ne jamais faire d'erreurs est celui qui ne fait rien ». De plus, il n'y a que ceux qui ne font rien qui ne se font pas d'ennemis. Quelqu'un disait récemment[589] : « Chaque année, je me fais un nouvel ennemi au travail. Quand je partirai à la retraite, cela fera beaucoup d'ennemis ». Plus vous réussissez, plus vous courez le risque d'être critiqué. Prenez Steve Jobs, Mark Zuckerberg, Elon Musk... ; tous ces créateurs de la tech américaine ont leur lot de fans, mais aussi de détracteurs, ainsi que de critiques. Certains ont même été condamnés par la justice, et cela ne les a jamais empêchés d'innover et de repousser les limites de la technologie.

Certes, cela n'est pas nouveau, et toute l'histoire est jonchée d'exemples similaires. Nous pourrions même remonter à Socrate, accusé de corruption de la jeunesse, de négation des dieux ancestraux et d'introduction de divinités nouvelles. Le philosophe athénien est condamné à mort par le tribunal de l'Héliée, à Athènes, en 399 avant Jésus-Christ. Heureusement, aujourd'hui, la condamnation à mort n'est que médiatique. Plus récemment, avec le cas du médecin hongrois Ignace Semmelweis[590], qui a démontré l'utilité du lavage des mains après la dissection d'un cadavre, avant d'effectuer un accouchement. Ou encore, que le lavage des mains diminuait le nombre de décès causés par la fièvre puerpérale des femmes après l'accouchement. Mais, lui aussi suscita des

---

[588] Théodore Roosevelt (1858 - 1919), homme politique, président des États-Unis d'Amérique de 1901 à 1909.
[589] Citation reprise de l'une des interviews menées pendant cette grande enquête. La personne souhaite rester anonyme.
[590] Ignace Philippe Semmelweis (1818 - 1865), est un médecin obstétricien hongrois qui œuvra pour l'hygiène des mains.

remous dans la communauté médicale du XIXe siècle, peu encline à accepter des concepts si novateurs.

Juger une personne, ce n'est pas chercher la petite bête, mais faire l'effort de la comprendre d'un point de vue holistique. Tout être humain ne peut se comprendre selon une approche manichéenne. À chaque fois que l'on souligne les critiques d'une personne, il faut se demander aussitôt ce qu'elle a fait de bien, afin que l'on mette ces critiques en perspective. Oui, il publie de nombreux articles et parfois, certains trop descriptifs… mais si c'est pour financer son IHU, où est le mal ? Peut-on lui reprocher, à titre personnel, le système de financement des IHU ? Nous l'expérimentons au quotidien, personne n'est jamais totalement blanc ou noir. Toute critique mérite d'être mise en perspective.

Ainsi, l'ensemble des critiques citées plus haut remet-il en question l'approche, profondément humaine envers ses malades, de ce professeur reconnu mondialement ? Remet-il en question l'importance d'appliquer la méthode Raoult : 1-PROTÉGER, 2-TESTER, 3-ISOLER LES MALADES, 4-TRAITER ? Remet-il en question l'importance de tester son protocole de traitement, voire de le mettre en place ? En réalité, une mauvaise perception, souvent issue d'une morale déplacée, biaise la réflexion sur des enjeux essentiels. Doit-on se concentrer sur des critiques personnelles ou sur l'apport, en termes de santé publique, que nous propose Didier Raoult ?

Il existe d'autres raisons à cette décision étatique de tourner le dos aux conseils et solutions apportés par Didier Raoult. Notamment, l'impréparation de l'État français, ainsi que de la plupart des États, face à une crise sanitaire d'une telle ampleur. Les pouvoirs publics de très nombreux pays, pris au dépourvu, ont en réalité commis de graves erreurs, comme nous allons le voir.

***
**
*

AUDITION PARLEMENTAIRE
DE DIDIER RAOULT

À Paris, le 24 juin 2020.

« Je l'ai senti [puis], j'ai pensé peut-être que je me trompe, mais si vous voulez, c'est surtout à moi-même que je rends des comptes, donc j'essaie [...] d'être en accord avec moi-même. Donc, je pensais que je pouvais être utile dans cette crise, parce que je crois que j'ai une expérience qui est extrême dans ce domaine-là, et j'ai essayé de le faire à chaque fois comme je pouvais ».

« Bon, il se trouve que dans ce Conseil scientifique, j'ai été un ovni [...] ou un extraterrestre, donc il n'y avait pas de compatibilité génétique entre nous, ce n'était pas possible. Ils se connaissaient entre eux, ils travaillaient depuis des années ensemble, c'était le groupe REACTing-Inserm. [...] Je suis arrivé là-dedans, je pense que c'est le président qui a souhaité que je fasse partie de ce groupe, donc je suis arrivé sûrement dans un groupe de gens qui travaillaient ensemble. Ils avaient des idées très précises, [ils] avaient déterminés ce qu'il fallait faire avant que j'arrive, et je n'étais pas d'accord ».

« Il y a moins de 5 % des traitements des maladies infectieuses qui sont basés sur des essais randomisés, en double aveugle. C'est peut-être parce que je suis plus vieux ou parce que je suis hérétique, au sens seulement étymologique, que je ne me laisse pas impressionner par le fait que l'on dise : "maintenant, c'est la doxa". Ça ne m'impressionne pas. Si on s'intéresse à la littérature, je parle de la vraie science, et que l'on compare les effets randomisés aux effets comparatifs historiques. Les essais randomisés sont plutôt moins performants que les essais comparatifs historiques ».

« Il y en a zéro en France, des essais randomisés. [...] Ce n'est pas randomisé parce que je suis désagréable ? Bon, je ne me trouve pas désagréable, je me trouve plutôt aimable, en réalité. La randomisation est un standard associé à l'industrie pharmaceutique qui ne me convient pas ».

« Le Conseil de l'Ordre est venu me dire que je n'avais pas le droit de parler, donc je l'ai ramené à la Constitution du pays. [...] On m'a convoqué pour me dire ce que je n'ai pas le droit de faire, je leur ai dit qu'ils gardent leurs opinions pour eux, qu'ils fassent un peu ce qu'ils voulaient, mais qu'ils perdraient. Ils avaient déjà essayé de faire ça avec d'autres de mes collègues, ils avaient perdu devant le Conseil d'État ».

« L'écosystème dans lequel vous vivez, vous, est le même que celui des médias. Cela amène une vitesse de réactivité qui, à mon avis, est un problème ».

« Vous avez vu, le nombre de gens qui viennent me photographier, le nombre de sollicitations que je peux avoir ? Vous ne me voyez pas souvent parler à la télévision ? Je refuse comme toujours [...] de venir ici, je suis un vrai provincial, moi. Je ne viens pas sur les plateaux de télévision, j'en restreins l'usage, je suis aussi avare que possible parce que je pense que, d'abord, plus on parle, plus on dit de bêtises et plus il y a de chances que l'on dise de bêtises statistiquement. C'est statistique. Donc, il ne faut pas trop parler parce que la chance que l'on dise des bêtises devient de plus en plus importante, on oublie ce qu'on a dit quelques jours avant, si on parle tous les jours. Il finit par y avoir quelqu'un qui [vous] dit : vous avez dit ça tel jour et ça tel jour, et ce n'est pas exactement la même chose ».

« Comme je vous le dis, je suis un peu réservé, je trouve que notre société est fragile. Mais là, j'ai été enthousiasmé moi-même. Je ne pensais pas qu'il pouvait y avoir un tel enthousiasme, des choses aussi dynamisantes, si vous voulez, que d'avoir une crise en ayant le sentiment qu'on s'en occupe ».

***
**
*

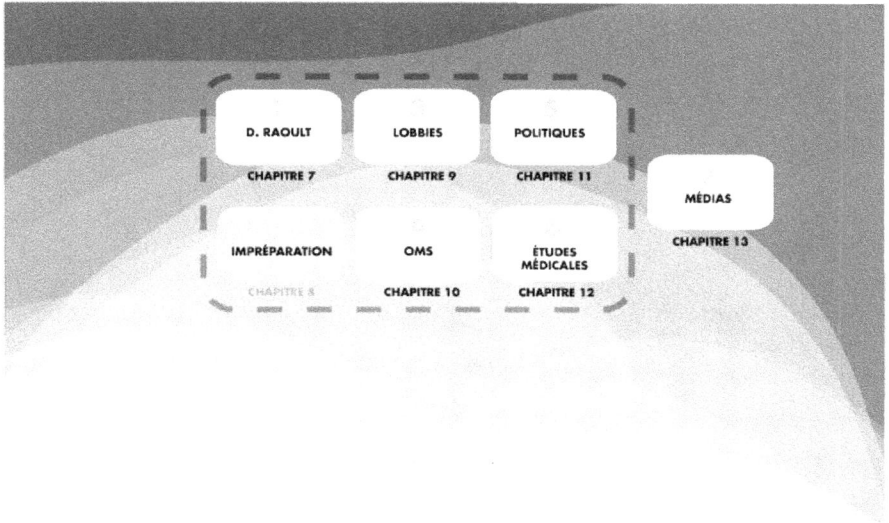

CHAPITRE 8

UNE IMPRÉPARATION PATENTE

« Le risque épidémique par les maladies transmises par voie respiratoire est extrêmement important, du fait de la densification de la population humaine ».

Didier Raoult

SYNTHÈSE DU CHAPITRE 8

Se préparer à une épidémie, est-ce une nécessité ?

Selon le professeur Didier Raoult, le risque d'une pandémie exige de se préparer.

Peu de doutes : nous n'étions pas prêts, c'est un constat quasi unanime en juin 2020.

***
**
*

1 - L'ATTENTISME POLITIQUE EST ENCOURAGÉ PAR LES PROFESSIONNELS DE SANTÉ.

L'attentisme dont fait preuve le gouvernement est dû aux mauvais conseils des autorités de santé.

❏ *Raison N° 1 - Ne pas avoir écouté ceux qui nous mettaient en garde.*

❏ *Raison N° 2 - Les doutes émis par les experts médicaux.*

❏ *Raison N° 3 - L'attentisme politique.*

❏ *Raison N° 4 - L'effritement du niveau de compétences de la haute fonction publique.*

***
**
*

2 - IL Y A EU UN MANQUE DE PRÉVOYANCE ET DES RIGIDITÉS.

Malgré les prédictions et les épidémies précédentes, la France n'était pas prête à gérer une crise d'une telle ampleur. Plusieurs raisons expliquent cette impréparation.

❏ *Raison N° 5 - Une gestion peu visionnaire des investissements dans la recherche.*

❏ *Raison N° 6 - Le manque de préparation matérielle et humaine.*

❏ *Raison N° 7 - Une vision comptable de l'hôpital.*

❏ *Raison N° 8 - La délocalisation de notre outil de production sanitaire.*

❏ *Raison N° 9 - Le manque de dialogue entre hôpital public et privé.*

❏ *Raison N° 10 - Les rigidités françaises.*

❏ *Raison N° 11 - La peur et le respect des procédures.*

Il nous faut nuancer notre propos du fait de l'état d'urgence sanitaire.

Ce déroulement d'événements n'est hélas pas unique à la France.

***
**
*

3 - NOUS CONSTATONS UNE ABSENCE DE COORDINATION À l'INTERNATIONAL ET, TOUT SIMPLEMENT, L'ABSENCE DE STRATÉGIE.

À l'échelle de l'Union européenne, les pays membres auraient pu travailler en tant que communauté pour assurer une meilleure gestion de la crise.

❏ *Raison N° 12 - Le manque d'une politique commune entre les États membres.*

❏ *Raison N° 13 – Le manque de solidarité entre les États membres de l'Union européenne.*

❏ *Raison N° 14 - Les faiblesses de l'OMS.*

❏ *Raison N° 15 - L'absence d'une stratégie claire à appliquer.*

***
**
*

Didier Raoult avait mis le gouvernement français en garde contre le risque d'une crise sanitaire.

Cependant, se préparer ne doit pas nous empêcher de vivre.

***
**
*

N. B. : dans ce chapitre nous nous intéresserons particulièrement à la France. Mais cette problématique est présente dans de nombreux autres pays, avec des raisons plus ou moins similaires.

Ce chapitre résume, de façon succincte, les raisons de l'impréparation. Nombre de faits concernant cette impréparation ont déjà été relatés de manière factuelle, du chapitre 1 au chapitre 6. Nous n'y reviendrons pas. Nous nous contenterons de faire un résumé des différentes raisons expliquant cette impréparation. Par ailleurs, un certain nombre de raisons, qui ne sont pas évoquées ici, sont abordées au chapitre 20 (Se préparer à une prochaine épidémie) sous forme de solutions.

Se préparer à une épidémie, est-ce une nécessité ?

« Si gouverner c'est prévoir, et si le principe de la responsabilité ministérielle n'est pas obsolète, le ministre de la Santé, responsable de la catastrophe financière de la campagne de vaccination antigrippale qui va coûter aux contribuables français plus d'un milliard d'euros, Madame Roselyne Bachelot, doit démissionner », écrit Jean-Marie Le Pen dans un communiqué[591]. En 2010, Roselyne Bachelot est très critiquée sur sa gestion de la crise sanitaire provoquée par la grippe H1N1. En effet, l'État avait prévu, pendant la crise, d'acquérir 94 millions de doses de vaccin. Cela a représenté environ 712 millions d'euros, alors que seulement cinq millions de Français ont été vaccinés[592]. À l'époque, le Parti socialiste écrit : « Il apparaît que la gestion du stock de médicaments antiviraux (Tamiflu, Relenza) ou de masques de protection est également critiquable : quantités démesurées achetées, médicaments périmés… De manière plus fondamentale, c'est la gestion d'une crise sanitaire qui se révèle contre-productive, aboutissant au renforcement des doutes des Français en matière d'utilité de la vaccination[593] ». Madame Bachelot est dans la tourmente, elle se défend, revendique avoir dépensé cet argent pour le bien de la population. Elle est également « soutenue [...] par Nicolas Sarkozy[594] » qui, lui aussi, défend l'intérêt de la prévention. Il valait mieux trop que pas assez : trop de vaccins, trop de masques, trop de médicaments… « Que m'auriez-vous dit si nous avions manqué de vaccins ? Qu'aurait-on dit de Roselyne Bachelot si telle ou telle personne était décédée, si elle n'avait pu se faire vacciner à temps[595] ? », avait déclaré l'ancien président de la République française, alors qu'il présentait ses vœux au monde de la santé. Si, pour certains, c'est une faute grave, pour d'autres, c'était donc une nécessité. Une chose est sûre, Roselyne Bachelot le sait, ce que certains qualifient de « scandale » la poursuivra toute sa vie. C'est elle qui est responsable de la mauvaise gestion de cette crise, qui n'en était finalement pas une.

Lors d'une conférence TED en mars 2015, Bill Gates annonce : « Il faut se préparer à une épidémie, car les prochaines catastrophes seront sanitaires[596] ». L'homme d'affaires considère que nous ne sommes pas prêts. Nous manquons de tout, principalement de personnel de santé

---

[591] AFP, « H1N1 : le FN réclame la tête de Bachelot », France, *Le Figaro*, 5 janvier 2010.

[592] AFP, « Grippe H1N1 : Bachelot résilie la commande de 50 millions de vaccins », France, *Libération*, 5 janvier 2010.

[593] NAU J.-Y., « Grippe A : plus d'épidémie et pluie d'accusations », *Slate*, 14 janvier 2010.

[594] Ibid.

[595] Ibid.

[596] GATES B., « La prochaine épidémie ? Nous ne sommes pas prêts », *TED,* Mars 2015.

capable d'être déployé rapidement. Ce personnel est nécessaire pour observer l'évolution du virus, étudier les lieux de propagation, surveiller les diagnostics, indiquer les outils à utiliser… La crise causée par le virus Ebola est une sonnette d'alarme sur la possibilité d'une catastrophe sanitaire. Heureusement, cette maladie ne se propage pas dans l'air et l'isolement permet de limiter sa propagation. De plus, cette maladie n'a pas touché les zones urbaines, ce qui est un autre point essentiel dans la possibilité de la contenir. L'exode rural et la hausse de la concentration humaine dans les pôles urbains, combinés avec l'évolution démographique mondiale, augmentent la probabilité du développement d'une épidémie, et le nombre de morts pourrait être particulièrement élevé. Ainsi, Bill Gates effectue une modélisation de la propagation d'un virus similaire à celui de la grippe espagnole, qui avait fait entre 20 et 50 millions de morts de 1918 à 1919[597]. La modélisation prédit trente millions de morts, un nombre qui donne froid dans le dos. Face à de telles données, la préparation ne peut être négligée. Elle est primordiale. Bill Gates élabore les points centraux à développer.

Premièrement, il est important de créer un système de santé performant et efficace dans les pays en voie de développement, afin de limiter la propagation du virus, permettant ainsi d'éviter une catastrophe dans ces pays. Il faut également associer l'appareil militaire et le personnel médical, afin que ce dernier soit capable d'être déployé rapidement. Il faut des réservistes médicaux, pour ne jamais être en pénurie de personnel à travers le monde. Il est important de faire des simulations, afin d'évaluer les systèmes de préparation, comprendre nos points faibles et ainsi prévenir le risque. Le dernier point élémentaire qu'il énonce est l'avancée essentielle et nécessaire dans la recherche des vaccins. La mise en action de ces points centraux est primordiale dans la préparation aux prochaines épidémies[598]. Bill Gates tire les leçons du passé et des expériences vécues, notamment celle du virus Ebola. Bien évidemment, cette préparation aura un coût, mais ce n'est rien comparé à ce que coûterait une pandémie mondiale[599], affirme-t-il. Nous étions en 2015. Depuis, rien de tout ce qu'il a conseillé lors de cette conférence n'a été mis en place.

---

[597]TAUBENBERGER J. K., & MORENS D. M., « 1918 Influenza: the mother of all pandemics », *Emerging Infectious Diseases, Centres pour le contrôle et la prévention des maladies,* vol. *12,* n° *1,* janvier 2006.
[598] GATES B., « La prochaine épidémie ? Nous ne sommes pas prêts », *Ted,* Mars 2015.
[599] Ibid.

Selon le professeur Didier Raoult, le risque d'une pandémie exige de se préparer.

Dans un rapport de 2003, long de 372 pages, transmis à Jean-François Mattei, ministre de la Santé de l'époque, Didier Raoult indiquait : « Le risque actuel d'apparition de mutants de virus respiratoires, en particulier de la grippe, est le phénomène le plus redoutable. Un nouveau mutant grippal est apparu en 1999 à Hong Kong. Ce virus d'origine aviaire, fréquemment mortel, a rapidement pu être contrôlé, mais le prochain mutant grippal pourrait ne pas l'être. Le risque épidémique par les maladies transmises par voie respiratoire est extrêmement important, du fait de la densification de la population humaine[600] ». Il prévient alors de la possibilité du développement de nouvelles maladies respiratoires, et de la complexité de les contrôler, du fait de la promiscuité dans les mégalopoles, et de la mobilité accrue des hommes grâce aux avions[601].

Peu de doutes : nous n'étions pas prêts, c'est un constat quasi unanime en juin 2020.

Bruno Lina, virologue et membre du Conseil scientifique, déclarait : « Le plan français contre les pandémies est considéré par L'OMS comme le meilleur. Aujourd'hui, on arrive à s'appuyer sur cet outil[602] ». Cette affirmation se base sur une étude vieille de 17 ans[603]. Certes, la France n'a jamais pu être détrônée depuis sa publication, mais nous notons que ce classement fut le premier et le dernier réalisé par l'OMS, dont la méthodologie a été aussitôt contestée[604].

Aujourd'hui, le sujet fait quasiment l'unanimité, maintenant que la crise a fortement touché la France et le reste du monde : nous n'étions pas prêts. Le monde n'était pas prêt. Avant que les morts s'accumulent, tous ne tenaient pas ce discours. Mais certains savaient que nous n'étions pas prêts.
En 2017, Wikileaks rendait public des mails de la campagne présidentielle d'Emmanuel Macron. Parmi ceux-ci, on peut en lire un, daté du 5 septembre 2016, adressé à Quentin Lafay, qui était alors chargé de la coordination des discours et de l'équipe des experts de Macron.

---

[600] RAOULT D., « Rapport de Mission », France, 17 juin 2003.
[601] MOUCHON F., « Virus mutants : Didier Raoult avait prédit le chaos… il y a 17 ans », France, *Le Parisien*, 31 mars 2020.
[602] MANELLI S., & DUCAMP A., « Coronavirus : le comité scientifique, ces experts qui conseillent Macron », France, *La Provence*, 20 mars 2020.
[603] « Dans quel état est vraiment notre système de santé ? », France, *Le Point*, 18 septembre 2017.
[604] Ibid.

Dans ce courriel, Jérôme Salomon énonce : « La France est très en retard dans le champ de la prévention ». Il y explique que nous ne sommes pas prêts, avec l'organisation actuelle des hôpitaux, à faire face à une épidémie[605].

La France n'est pas la seule concernée par le manque de préparation. Le 25 février 2020, alors que le virus commence à se répandre au-delà des frontières chinoises, Bruce Aylward, un expert qui dirige la mission conjointe OMS/Chine, déclare que le monde n'est « tout simplement pas prêt[606] ».

Le 20 mars 2020, Olivier Véran, le ministre français des Solidarités et de la Santé, avoue : « Nous étions un pays qui n'était pas préparé à une crise sanitaire du point de vue des masques et des équipements de protection, en raison de décisions prises il y a neuf ans[607] ». Pourtant, le 18 février, il déclarait au micro de France Inter : « La France est prête, car nous avons un système de santé extrêmement solide ».
Le 22 mars 2020, une ordonnance du Conseil d'État disposait que « La limitation, à ce jour, des tests aux seuls personnels de santé présentant des symptômes du virus résulte d'une disponibilité insuffisante des matériels [608] ».

Le 11 juin 2020, Pascal Crepey, enseignant-chercheur à l'École des Hautes Études en Santé Publique (EHESP), estime que « nous n'étions clairement pas prêts à faire face à une telle pandémie. Et ce qui nous a desservis, ce sont les exemples passés de pandémies moins fortes. Jusqu'en février, nous regardions l'épidémie en Chine et nous pensions que le virus allait être contenu aux frontières de l'Asie du Sud-Est[609] ». C'est probablement cette même erreur qu'a commise, cette fois-ci, Didier Raoult. Un point que beaucoup mettent en avant pour le discréditer.

Les autorités sont toutes du même avis : en France et ailleurs, nous n'étions pas prêts à faire face à une telle épidémie.

---

[605] COQUAZ V., « Jérôme Salomon avait-il alerté Macron sur l'impréparation de la France face aux catastrophes dès 2016 ? », France, *Libération*, 20 mars 2020.
[606] BENKIMOUN P., « Covid-19 : le monde « n'est pas prêt », selon la mission de l'OMS en Chine », *Le Monde*, 26 février 2020.
[607] VERAN O., « Intervention d'Olivier Véran au Sénat », Paris, *BFMTV*, 20 mars 2020.
[608] « Coronavirus : le Conseil d'État refuse d'ordonner le confinement total de la population », France, *Le monde du droit*, 22 mars 2020.
[609] CREPZY P., « Coronavirus : "Nous n'étions pas prêts" », France, *France 24*, 11 juin 2020.

Nombreuses sont les raisons qui expliquent la gestion médiocre de cette crise sanitaire. Entre l'attentisme dont ont fait preuve les autorités gouvernementales et de santé, le manque de prévoyance et de préparation et enfin, les limites du système médico-hospitalier, il est clair que les institutions n'étaient pas équipées pour gérer cette crise.

***

**

*

1 - L'ATTENTISME POLITIQUE EST ENCOURAGÉ PAR LES PROFESSIONNELS DE SANTÉ.

❏ **Raison N° 1 - Ne pas avoir écouté ceux qui nous mettaient en garde.**

Cf. Chapitre 1 (Se protéger et protéger les autres), chapitre 2 (Généraliser les tests), chapitre 3 (Isoler les malades), chapitre 4 (Traiter et laisser prescrire).

C'est incontestable : nous n'étions pas prêts. Nous n'étions pas prêts, car nous n'avons pas anticipé l'intensité de cette crise. Nous n'avions pas le matériel nécessaire, ni même le personnel. De plus, la recherche sur les coronavirus, qui nécessite du temps, n'avait pas été encouragée. Malgré les différentes mises en garde dans le passé, de la part de spécialistes tels que Didier Raoult, dès 2003[610], ou Jérôme Salomon[611], les mesures sanitaires de préparation face à une éventuelle pandémie n'ont pas été à la hauteur de ce qui aurait dû être fait. Des personnes influentes, n'appartenant pas au milieu médical, ont lancé des mises en garde à partir de la simple observation du monde, des écosystèmes, des sociétés et du développement des technologies, à l'instar de Bill Gates[612], dont nous venons de parler.

---

[610] RAOULT D., « Rapport de Mission », France, 17 juin 2003.
[611] COQUAZ V., « Jérôme Salomon avait-il alerté Macron sur l'impréparation de la France face aux catastrophes dès 2016 ?», France, *Libération*, 20 mars 2020.
[612] GATES B., « La prochaine épidémie ? Nous ne sommes pas prêts », *Ted,* mars 2015.

❑ **Raison N° 2 - Les doutes émis par les experts médicaux.**

Cf. Chapitre 1 (Se protéger et protéger les autres), chapitre 2 (Généraliser les tests).

Comme les autorités politiques, Didier Raoult a minimisé l'impact du Covid-19. S'appuyant sur les chiffres disponibles, c'est-à-dire ceux fournis par la Chine, qui déplorait officiellement quelques milliers de décès seulement[613], il avait établi que le virus ne présentait pas de dangers réels. Pour lui, la psychose qui régnait était contre-productive et inutile. La sous-estimation de la situation relève en réalité d'une confiance naïve dans les données transmises par la Chine. Ce type de discours a entraîné une réaction trop mesurée, qui s'est finalement révélée néfaste.

Le discours politique s'appuie sur le discours médical, afin de légitimer ses décisions. La population fait confiance au corps médical, pour plusieurs raisons : principalement le nombre d'années d'études et la spécificité de son domaine d'expertise. Aux yeux de la majorité, un politique n'est pas plus légitime qu'un autre pour traiter des problèmes médicaux, car cela ne relève pas de ses compétences. Alors, quand le discours politique se pare du discours médical, il est légitimé et, de ce fait, plus écouté. Or, il arrive que les plus grands médecins et scientifiques se trompent. C'est le cas du Conseil scientifique, qui affirmait qu'il était possible de maintenir les élections municipales malgré la crise. Ce type de consigne est problématique, car elle encourage la minoration des dangers liés au virus. Le discours politique conduit alors la population à ne pas faire attention, favorisant la propagation du virus au sein de celle-ci. Néanmoins, il est compréhensible que les premières réactions des politiques aient été de suivre les conseils des professionnels de santé.

En Chine, les nouveaux virus sont fréquents, ce qui a conduit le pays à réagir relativement rapidement face à des épidémies inconnues. Ce n'est pas le cas en France. De plus, les récentes maladies n'avaient pas été aussi violentes et mortelles. Le SRAS de 2002 et 2003 avait fait environ 800 morts, et le MERS en 2012 n'avait pas été meurtrier[614]. Rien d'alarmant, donc, rien qui ne vaille d'agir dans l'urgence. Les médecins ne s'inquiètent pas, car les données ne semblent pas alarmantes. Les pouvoirs politiques adaptent leur discours à ce positionnement.

---

[613] LEMAÎTRE F., « En Chine, Wuhan révise à la hausse le nombre de morts du coronavirus », France, *Le Monde,* 17 avril 2020.
[614] PAVY J., « Virus respiratoires : SRAS, MERS, H1N1, grippe saisonnière... Que disent les chiffres ? », *Euronews* 30 janvier 2020.

L'expérience le prouve : en général, ces maladies se développent peu en Europe, la contagion est peu importante et le bilan du nombre de morts est relativement faible. Certes, il faut faire attention, mais rien de réellement inquiétant.

❑ **Raison N° 3 - L'attentisme politique.**

Cf. Chapitre 1 (Se protéger et protéger les autres), chapitre 2 (Généraliser les tests), chapitre 3 (Isoler les malades), chapitre 4 (Traiter et laisser prescrire).

Certains politiques ont longtemps espéré que le virus ne toucherait pas la France. Ils ont fait preuve d'attentisme et d'optimisme, ou de négation pour les plus sceptiques. Ces comportements ont conduit à une aggravation de l'épidémie. Il suffit d'étudier les discours politiques à ce sujet, entre janvier et mars 2020, pour comprendre qu'il aurait été possible de réduire le nombre de cas et de décès, et de trouver des solutions efficaces et moins contraignantes que celles qui ont été mises en place. Mais les volontés politiques ne l'ont pas permis. Le 24 janvier 2020, Agnès Buzyn, ministre de la Santé au début de la crise, déclarait que « le risque d'importation de cas depuis Wuhan est modéré, il est maintenant pratiquement nul puisque la ville, vous le savez, est isolée. Les risques de cas secondaires autour d'un cas importé sont très faibles et les risques de propagation dans la population sont très faibles ». Si, en janvier 2020, on peut penser que la situation est encore mal connue, le 2 mars, elle se dessine clairement. Pourtant, Sibeth Ndiaye, porte-parole du gouvernement, déclare : « À ce stade, en France on n'a pas d'épidémie au sens médical du terme[615] ». Le lendemain, Agnès Buzyn affirme sur *France 2* : « Nous avons travaillé à avoir des stocks de masques, à passer des commandes, vérifier que les services de réanimation avaient le nombre de machines suffisantes (...). Le stade 3 est prêt[616] ». Ce sont, là, deux affirmations qui se contredisent.

La démission d'Agnès Buzyn, alors ministre de la Santé, afin de se préparer aux élections municipales de la ville de Paris, semble absolument incompréhensible, car, il faut tout de même le rappeler, Agnès Buzyn va remplacer Benjamin Griveaux qui se retrouve emporté à la suite de la mise en ligne, par l'activiste Piotr Pavlenski, d'une vidéo privée à caractère sexuel. Il semblerait qu'il y avait également d'autres vidéos et

---

[615] NDIAYE S., « À ce stade, il n'y a pas d'épidémie au sens médical du terme" en France, estime Sibeth Ndiaye », France, *FranceInfo*, 2 mars 2020.
[616] BUZYN A., « Les 4 vérités », France, *Télématin*, 3 mars 2020.

c'est probablement par peur de les voir diffusées que Benjamin Griveaux renonce à la candidature à la mairie de Paris, malgré le soutien unanime de la classe politique. C'est donc un jeu de chaises musicales qui se met en œuvre. Agnès Buzyn quitte le ministère de la Santé pour remplacer Benjamin Griveaux, et Olivier Véran remplace Agnès Buzyn au ministère. Somme toute, et cela est assez terrible, c'est donc une histoire de pantalonnade qui explique, pour partie, notre impréparation à cette épidémie.

Elle traduit un attentisme coupable de la part du gouvernement, qui pense plus à gagner la ville de Paris qu'à se préparer aux risques d'une possible épidémie. D'ailleurs, Agnès Buzyn révélera elle-même, dans un article publié dans *Le Monde*[617], qu'elle savait que nous n'étions pas prêts. Elle explique : « Quand j'ai quitté le ministère, je pleurais parce que je savais que la vague du tsunami était devant nous[618] ». Elle ajoute : « Depuis le début, je ne pensais qu'à une seule chose : au coronavirus. On aurait dû tout arrêter, c'était une mascarade. La dernière semaine a été un cauchemar. J'avais peur à chaque meeting. J'ai vécu cette campagne de manière dissociée ». Se séparer d'une ministre de la Santé, alors même que nous allions affronter cette bataille, semble incompréhensible.

Certains ont même ironisé en parlant de désertion, rappelant qu'autrefois, les déserteurs étaient fusillés. Lorsque Agnès Buzyn révèle qu'elle allait aux meetings politiques de préparation aux élections municipales de la ville de Paris la peur au ventre, cela fait froid dans le dos. Comment pouvons-nous imaginer que la personne qui devait nous préparer à cette épidémie savait et n'a rien dit ? Il est, à nos yeux, évident que cette révélation d'Agnès Buzyn aura un impact considérable sur la judiciarisation des procédures qui seront lancées par la suite, ou qui sont déjà en cours aujourd'hui. Ne rien faire quand on ne sait pas, cela n'est pas coupable d'un point de vue juridique, mais ne rien faire quand on sait, cela est coupable. La justice tranchera.

Ainsi, le 16 mars 2020, Olivier Véran est nommé ministre des Solidarités et de la Santé, soit un mois avant la déclaration du confinement. Comment ne pas être abasourdi par cette lecture des dates ? Le jeune député français Olivier Véran, qui restera d'ailleurs député jusqu'au 16 mars 2020, se retrouve ainsi en charge d'un ministère sans expérience ministérielle

---

[617] CHEMIN A., « Les regrets d'Agnès Buzyn : "On aurait dû tout arrêter, c'était une mascarade" », France, *Le Monde*, 17 mars 2020.
[618] Ibid.

précédente et avec une crise sans précédent qui arrive. Comment imaginer que, fraîchement nommé, il pouvait être prêt à un tel défi ? Lorsque l'on sait à quel point il est difficile de prendre en charge un ministère, de batailler avec la haute administration qui, bien souvent, garde la main sur de très nombreuses questions. Autant dire que nous avions là tous les éléments nécessaires pour faire de la crise sanitaire un véritable désastre. À nouveau, nous le réitérons, tout cela est absolument incompréhensible à nos yeux, et traduit sans doute une chose : le fait que le président de la République, Emmanuel Macron et le Premier ministre, Édouard Philippe, n'avaient probablement pas conscience du danger réel. Il suffit, d'ailleurs, de repenser que le 7 mars 2020, dix jours avant l'annonce du début du confinement en France, ce sont Emmanuel et Brigitte Macron qui incitent indirectement les Français à sortir, malgré le coronavirus, en se rendant au théâtre[619]. Les déclarations et actes politiques ont conduit à une réaction tardive face à la maladie, retardant ainsi la prise de conscience générale de la dangerosité du virus[620].

En résumé, et nous insisterons sur ce point, à notre avis, l'attentisme politique et le changement de ministre expliquent, en grande partie, la catastrophe à venir.

❑ **Raison N° 4 - L'effritement du niveau de compétences de la haute fonction publique.**

L'une des raisons qui peuvent expliquer l'attentisme politique est probablement le relatif manque de compétences de la haute fonction publique.

Un haut fonctionnaire affirme : « On constate un effritement du niveau de compétences de la haute fonction publique. Notre but n'est pas d'accuser, ni d'injurier, mais simplement de mettre en lumière le manque d'expérience dont font preuve certains hauts fonctionnaires. La fonction publique n'attire plus, comme auparavant, des profils de très haut niveau et cela est problématique. On se retrouve ainsi avec des personnes fraîchement diplômées de l'ENA, Science Po, ou même de l'ENS, qui accèdent à des postes à très haute responsabilité sans aucune expérience de terrain. Finalement, ces personnes inexpérimentées, lorsqu'elles doivent prendre des décisions importantes, sont accablées par la tâche, car

---

[619] LACHASSE J., « Emmanuel et Brigitte Macron au théâtre pour inciter les Français à sortir malgré le coronavirus », France, *BFMTV*, 7 mars 2020.
[620] « Un gouvernement prêt à faire face à l'épidémie, vraiment ? Des équipements de protection en nombre suffisant ? Des réponses adaptées ? », *L'humanité*.

elles n'ont pas acquis les compétences qu'exigent les postes qu'elles tiennent. Ainsi, les autorités gouvernementales n'étaient pas équipées pour faire face à cette crise et cela peut s'expliquer, car la fonction publique est sclérosée[621] ».

Pour aller dans le sens des propos de ce haut fonctionnaire, nous pouvons souligner qu'aujourd'hui, les jeunes qui sortent de grandes écoles semblent plus attirés par la création de startups que par la haute fonction publique. Cela s'explique probablement par l'attrait social que peuvent représenter ces entreprises, qu'il s'agisse de startups ou de géants du web comme Facebook, Google et autres. Au-delà de la reconnaissance sociale liée à ce type de sociétés, fortement valorisées dans l'imaginaire collectif aujourd'hui, il y a également une question de rémunération. On gagne plus d'argent dans les grandes entreprises ou chez les géants de la technologie qu'en travaillant dans la fonction publique. Nous pourrions en dire autant du monde de la finance ou du conseil en stratégie. Il est vrai qu'il est aujourd'hui observable que la haute fonction publique n'a probablement pas le même attrait que celui qu'elle pouvait avoir il y a 20 ans. Par conséquent, les profils ''intéressants'' délaissent la fonction publique qui s'en trouve appauvrie.

Nous ne pouvons nous empêcher de nous poser la question de la compétence d'Olivier Véran en tant que ministre des Solidarités et de la Santé. Ce jeune député fraîchement nommé un mois à peine avant le confinement, comme nous venons de le mentionner, était-il à la hauteur de la crise qui s'annonçait ? Nous pensons très sincèrement que non, compte tenu des décisions qu'il a prises et qui, selon nous, se sont révélées catastrophiques dans leur ensemble. Compte tenu, également, de son manque de recul assourdissant face aux études médicales publiées tout au long de la crise. Nous devons reconnaître qu'il a su acquérir la sympathie des Français, mais cela est insuffisant à nos yeux.

Christian Perronne, lui, n'a aucun doute : il était incompétent et pas seulement, il était également arrogant. C'est ce qu'il affirme dans son livre, *Y a-t-il une erreur qu'ils n'ont pas commise ? Covid-19 : l'union sacrée de l'incompétence et de l'arrogance[622]*. On peut dire qu'il n'y va pas avec le dos de la cuillère. Mais, sans aucun doute, ce titre traduit-il tous les ressentiments qui ont pu naître durant cette longue crise, pendant

---

[621] Interview réalisée par Guy Courtois d'un haut fonctionnaire de l'État qui a travaillé à l'Élysée lors de gouvernements précédents et qui souhaite garder l'anonymat.
[622] PERRONNE C., « Y a-t-il une erreur qu'ils n'ont pas commise ? Covid-19 : l'union sacrée de l'incompétence et de l'arrogance », France, Ed. Albin Michel, 17 juin 2020.

laquelle il s'est battu courageusement, afin de faire entendre une voix discordante de celle du gouvernement français. Nous lui rendons ici un très sincère hommage.

***

**

*

2 - IL Y A EU UN MANQUE DE PRÉVOYANCE ET DES RIGIDITÉS.

En mars 2020, Yazdan Yazdanpanah, chef du service des maladies infectieuses et tropicales de l'hôpital Bichat (AP-HP) et membre du Conseil scientifique, annonce : « Il ne va pas y avoir une épidémie en France, parce qu'on est justement préparé[623]. » En juin, la manière dont la crise sanitaire a été gérée contredit amplement cette affirmation, et on constate que la France n'était pas prête.

> ❏ **Raison N° 5 - Une gestion peu visionnaire des investissements dans la recherche.**

Cf. Chapitre 4 (Traiter et laisser prescrire), chapitre 5 (L'utilité des antibiotiques), chapitre 6 (L'hydroxychloroquine et le protocole de traitement Raoult).

Selon Bruno Canard, l'impréparation relève aussi de la manière dont sont menées les politiques de santé. Ce directeur de recherche au CNRS, spécialiste des coronavirus, l'affirme : « Depuis le SRAS, on aurait pu développer des médicaments, prêts à l'emploi sur les étagères, contre les coronavirus que nous connaissons ». Le problème est que : « La politique de santé fonctionne un peu comme les réseaux sociaux. Il y a une épidémie, on réagit. On injecte des millions d'euros, puis on oublie[624] », ajoute-t-il. Le manque de préparation scientifique tient donc de la manière dont sont menées les recherches : dans l'urgence.

De plus, à l'échelle mondiale, la France se situe à la 20ᵉ place pour les dépenses intérieures relatives à l'enseignement supérieur et à la recherche.

---

[623] « Il n'y aura pas d'épidémie en France car on est préparé », assurait un membre du Conseil scientifique de Macron », France, *Sputnik News France*, 29 mars 2020.

[624] DOS SANTOS G., « Depuis le SRAS, on aurait dû avoir des médicaments prêts sur les étagères », France, *Le Point,* 4 mars 2020.

Ces dépenses représentent 2,24 % du PIB[625]. Entre 2002 et 2012, la France connaît une hausse de 2,90 %[626] dans le cadre des dépenses en recherche et développement (R&D). En comparaison, des pays tels que le Portugal ou la Chine montrent respectivement une hausse de 47,64 % et 44,81 %[627] pour la même période. Le 10 mars 2020, le Conseil scientifique du CNRS dénonce un manque d'investissement dans la recherche induisant une baisse des recrutements[628]. Le manque d'investissements dans la recherche et le développement est l'une des raisons qui expliquent le manque de préparation face à cette crise. Sans chercheur ni investissement pour faire avancer la recherche, les experts de santé sont moins enclins à être préparés face à une crise de cette ampleur. La recherche aurait permis la définition d'une méthode à appliquer en cas d'épidémie.

❏ **Raison N° 6 - Le manque de préparation matérielle et humaine.**

Cf. Chapitre 1 (Se protéger et protéger les autres), chapitre 2 (Généraliser les tests), chapitre 4 (Traiter et laisser prescrire), chapitre 5 (L'utilité des antibiotiques).

Nous l'avons vu, il y a eu, avant et pendant cette crise, un réel problème de gestion des stocks. Ce problème est le résultat direct des décisions prises par les pouvoirs politiques. Nous avons manqué de masques, de tests, de lits, de personnels, de médicaments... Ces manques ont participé à l'aggravation de cette crise sanitaire inédite, contribuant au désordre, à la confusion et à un traitement médiocre des malades, comme cela a été démontré dans les chapitres précédents. La Commission européenne l'explique : le gouvernement français a certes « mobilisé sa réserve de personnel et de matériel médicaux et paramédicaux[629] », mais « la coordination de l'action entre tous les segments du système de santé [est restée] difficile » [630].

---

[625] RENARD C., « Financement de la recherche : la France, élève médiocre », France, *France Culture*, 24 mai 2016.
[626] Ibid.
[627] Ibid.
[628] « La crise de l'emploi scientifique en France et ses dangers : introduction à l'analyse chiffrée du Conseil scientifique du CNRS. », France, *CNRS*, 10 mars 2014.
[629] AFP, « La Commission européenne épingle l'impréparation de la France face au coronavirus », France, *L'Express,* 20 mai 2020.
[630] Ibid.

Si Agnès Buzyn estime que « l'anticipation » face au coronavirus a été « sans commune mesure avec les autres pays européens[631] », c'est parce qu'elle estime avoir réagi efficacement en prévenant, *a priori*, « l'Élysée et Matignon "autour du 11 janvier"[632] ». Si la réaction est relativement rapide à l'échelle de cette épidémie, il aurait fallu la mise en place d'une prévention bien avant qu'elle se développe. C'est donc, en janvier 2020, que la ministre de la Santé a commencé à vérifier les stocks des équipements de protection (masques, lits, respirateurs), et à passer des commandes. Ces stocks n'auraient-ils pas dû être vérifiés régulièrement ? Le nombre de lits disponibles ou de respirateurs ne devrait-il pas être une donnée connue du ministère de la Santé, même hors des périodes de crise ? Si elle se défend d'avoir « sous-estimé » le risque, il est évident que la préparation manquait, bien avant sa prise de poste. On peut d'ailleurs lire dans un article de *FranceSoir,* paru le 30 juin 2020 : « En avril 2010, [le stock de masques] atteignait 1 milliard de masques chirurgicaux et 700 millions de masques FFP2. Mais après plusieurs années sans achats et un rapport en 2018 concluant que la majorité du stock n'est plus utilisable, début 2020, ce stock est réduit à 117 millions de masques chirurgicaux pour adultes, 40 millions de masques pédiatriques, et plus aucune réserve de FFP2[633] ». Le manque de préparation a existé bien avant l'épidémie qui a marqué l'année 2020, c'est pourquoi la Commission d'enquête parlementaire va entendre les prédécesseurs d'Agnès Buzyn, depuis 2003[634].

❏ **Raison N° 7 - Une vision comptable de l'hôpital.**

Cf. Chapitre 1 (Se protéger et protéger les autres).

Il est évident que l'une des raisons qui expliquent l'impréparation est la vision comptable de l'hôpital. En France, le système de santé publique fonctionnait, déjà avant la crise, à flux tendus, ce qui porte à croire qu'il était incapable d'absorber une demande si importante et si soudaine. Les réformes successives qui ont eu lieu ces dix dernières années, afin de maîtriser les coûts de santé, sont très certainement une explication évidente de notre impréparation.

---

[631] BAUBEAU A., « "Anticipation" et "réactivité" » : Agnès Buzyn défend sa gestion de la crise sanitaire », France, *FranceSoir, 30 juin 2020.*
[632] Ibid.
[633] Ibid.
[634] Ibid.

Nous reviendrons en détail sur cette raison au chapitre 20[635], lorsque nous aborderons les solutions pour se préparer à une prochaine épidémie.

❑ **Raison N° 8 – La délocalisation de notre outil de production sanitaire.**

Cf. Chapitre 1 (Se protéger et protéger les autres), chapitre 2 (Généraliser les tests), chapitre 5 (L'utilité des antibiotiques), chapitre 6 (L'hydroxychloroquine et le protocole de traitement Raoult).

Cette crise a fait ressortir une problématique qui existe depuis longtemps, à savoir la désindustrialisation massive des pays occidentaux au profit, notamment, de la Chine mais également d'autres pays d'Asie, tels que l'Inde.

En réalité, cette désindustrialisation massive, qui se perpétue depuis des décennies, a grandement profité aux consommateurs dans la mesure où cela a permis de réduire, de façon significative, les coûts de production et donc, les prix de vente. Nous n'en dirons pas autant pour les travailleurs qui, eux, ont subi de plein fouet la perte d'un nombre important d'emplois. Par exemple, l'industrie du textile a été fortement touchée depuis l'entrée de la Chine dans l'Organisation mondiale du commerce, le 11 décembre 2001, et la fin des quotas qui a eu lieu quelques années après.

Mais cette problématique a pris un tout autre visage avec la crise du Covid-19, soulignant que la délocalisation de produits essentiels à notre sécurité sanitaire pose question. En effet, il semble évident qu'en cas de pandémie, les pays producteurs vont d'abord utiliser pour eux-mêmes leur production, et qu'ils vendront ensuite le reste aux pays les plus offrants. C'est ainsi que de nombreux pays d'Europe se sont retrouvés en grande difficulté d'approvisionnement de masques, mais aussi d'un très grand nombre d'autres articles sanitaires essentiels.

De plus, la délocalisation massive, aussi bien des médicaments, en Inde, ou encore la délocalisation massive de la fabrication des matières premières pour de nombreux médicaments, notamment en Chine, posent question, car c'est toute notre capacité de production qui semble défaillante en cas d'urgence, comme dans le cas présent.

---

[635] Cf. Chapitre 20 (*Se préparer à une prochaine épidémie*).

Il est d'ailleurs intéressant de souligner qu'il existait une dernière chaîne de production d'hydroxychloroquine en France, et que son avenir était fortement remis en question du fait de sa très grande fragilité économique[636] juste avant que la crise n'arrive. Précisons que l'existence d'une capacité industrielle a été un véritable atout pour des pays tels que le Maroc, par exemple. Celui-ci a su, très rapidement, produire en très grande quantité des masques en réorientant la production d'usines de textile vers la production de masques.

Par ailleurs, en France, nous pouvons souligner l'exemple intéressant des grandes sociétés de luxe telles que le groupe LVMH[637], qui se sont mises à produire très rapidement du gel hydroalcoolique en très grande quantité pour les hôpitaux. Mais il y a eu de nombreuses autres initiatives. Il est évident, mais il semble important de le souligner, que ces initiatives n'ont été possibles que parce que nous avions encore ces chaînes de production en France. Des chaînes de production qui ont pu être transformées et adaptées, afin de produire ce dont nous avions cruellement besoin.

Cette question de réindustrialisation du matériel médical essentiel en cas de crise, ainsi que des matières premières pour les médicaments et des médicaments eux-mêmes, est un sujet essentiel auquel la France et les pays d'Europe devront absolument réfléchir. Ils devront mettre en place un plan stratégique d'indépendance sanitaire. C'est uniquement à ce prix que nous serons prêts pour une prochaine épidémie. Cela aura certainement un coût, il faudra l'accepter et réfléchir aux modalités de financement de ce surcoût.

❏ **Raison N° 9 - Le manque de dialogue entre hôpital public et privé.**

Cf. Chapitre 3 (Isoler les malades), chapitre 4 (Traiter et laisser prescrire).

Il faut reconnaître que dès le début de l'épidémie, le gouvernement a sollicité le secteur hospitalier privé, afin de pouvoir bénéficier de ses capacités d'accueil et de réanimation. Ainsi, de très nombreuses cliniques privées en France ont rapidement annulé les opérations non-indispensables qui pouvaient être reportées dans le temps, afin de dégager

---

[636] « Famar, le seul fabricant de chloroquine en France pourrait fermer ses portes », France, *RT France*, 26 mars 2020.

[637] FRACHET S., « Coronavirus : LVMH livre du gel hydroalcoolique aux hôpitaux de Paris », France, *Le Parisien*, 19 mars 2020.

des disponibilités pour les personnes atteintes du Covid-19. Toutefois, malgré la bonne volonté du secteur privé, tout ne s'est pas passé idéalement.

Dans certaines régions, le choix a aussi été fait de privilégier le secteur public, malgré l'urgence et la nécessité d'obtenir de l'aide de toutes les personnes qualifiées disponibles : « Le SAMU transporte exclusivement les malades dans les établissements publics[638] ». Dans le Grand Est, le problème a été particulièrement criant : les hôpitaux publics étaient débordés, alors que certains établissements privés étaient encore très largement sous-utilisés. Par ailleurs, certains affirment : « En Île-de-France, il a fallu que le directeur de l'ARS se batte pour que les établissements privés accueillent des malades[639] ». Cette affirmation doit être nuancée, compte tenu des retours que nous avons eus de responsables hospitaliers de la région parisienne. Quoi qu'il en soit, ces éléments témoignent d'une certaine forme de rigidité. Néanmoins, tous ces problèmes n'ont pas existé sur l'ensemble du territoire. Selon nos sources, la région PACA n'a heureusement pas connu la même situation qu'en Île-de-France, voire dans le Grand Est où, pour reprendre leurs mots, « l'ostracisme à l'égard du privé a fait choisir de transporter des patients lourds en avion d'une région à l'autre, voire dans d'autres pays européens, plutôt que de solliciter les cliniques voisines ».

❑ **Raison N° 10 - Les rigidités françaises.**

Cf. Chapitre 3 (Isoler les malades), chapitre 4 (Traiter et laisser prescrire).

La Fédération nationale des sapeurs-pompiers de France (FNSPF) dénonce, dans un rapport interne, certains manquements qui expliquent la mauvaise gestion de la crise[640]. Les pompiers de la FNSPF expliquent que « pour être efficace, la gestion d'une crise d'ampleur doit mobiliser un directeur unique, un commandant des opérations uniques et des conseillers techniques[641] ». Ce qui n'a vraisemblablement pas été le cas dans la gestion de la crise sanitaire liée au Covid-19.

---

[638] KERVASDOUÉ de J., « Le coronavirus, révélateur d'une France rigide et lente », France, *Le Point,* 15 mai 2020.

[639] Ibid.

[640] APF, « Coronavirus : un rapport au vitriol des pompiers dénonce la gestion de la crise » France, *Le Monde,* 5 juillet 2020.

[641] SECKEL H., « Coronavirus : la Fédération nationale des sapeurs-pompiers dénonce la gestion de la crise », France, *Le Monde*, 6 juillet 2020.

Le rapport estime « qu'on a confié le rôle de commandant de crise à des conseillers techniques », ce qui a provoqué un « travail en silo des administrations et un brouillage des décisions stratégiques[642] ». Ainsi, La FNSPF dénonce la « gestion comptable et financière du système de santé » qu'ont favorisée les ARS, qui n'étaient « aucunement préparées à la gestion des situations d'urgence [...] et [semblaient] accaparées par la gestion du nombre de places en réanimation hospitalière et par les remontées statistiques[643] ».

De plus, le manque de dialogue entre les ARS et les préfets a participé à cette gestion disgracieuse. En effet, « les préfets ont été relégués au second plan[644] ». Ce qui a abouti à « l'oubli des Ehpad, laissant seules les collectivités territoriales face aux décès en nombre de nos aînés[645] ».

Ils rappellent également que les centaines d'évacuations de patients en TGV ou en hélicoptère, conçues pour désengorger les hôpitaux, étaient de « pures opérations de communication » et une « véritable esbroufe ». « Était-il efficace de faire faire des centaines de kilomètres aux victimes, alors que souvent, il y avait de la place dans la clinique d'en face ?[646] »

Les lourdeurs administratives ont dangereusement entravé les efforts des acteurs de terrain en première ligne. On pense, notamment, au manque d'échange d'informations entre l'exécutif et le terrain, les commandes retardées par les nombreuses normes à respecter, ou encore l'action des médecins ralentie par des protocoles rigides...

« De Mayotte à Lille et de Brest à La Réunion, il n'y a qu'une France. Elle est centralisée, bureaucratique et, de ce fait, lente, inadaptée, coûteuse et déresponsabilisante ». C'est ainsi que Jean de Kervasdoué, économiste de la santé, exprime ce que le Covid-19 a mis en lumière dans le pays, à savoir un mode de gouvernance inadapté à la gestion d'une crise. Il l'étaye en démontrant un réel retard dans l'organisation en France : « À la mi-mars, on réalisait 22 600 tests par jour en Allemagne [et] 4

---

642 Ibid.

643 APF, « Coronavirus : un rapport au vitriol des pompiers dénonce la gestion de la crise » France, *Le Monde,* 5 juillet 2020.

644 SECKEL H., « Coronavirus : la Fédération nationale des sapeurs-pompiers dénonce la gestion de la crise », France, *Le Monde*, 6 juillet 2020.

645 Ibid.

646 SAMSON T., « Covid-19 : le rapport choc des pompiers sur la gestion de la pandémie », France, *Le Parisien,* 4 juillet 2020.

000 en France[647] ». Finalement, il résume le problème d'organisation et de gestion en énonçant : « Sans avoir encore vécu cette démonstration exemplaire d'incapacité, je suis convaincu, depuis des décennies, que les gouvernants paient un prix considérable pour cette rigidité des directives, des statuts et d'un égalitarisme de façade, très profondément inégalitaire[648] ».

❑ **Raison N° 11 - La peur et le respect des procédures.**

Cf. Chapitre 1 (Se protéger et protéger les autres), chapitre 2 (Généraliser les tests).

S'il y a bien une raison qui peut expliquer l'attentisme en France et dans de très nombreux États, c'est la peur d'être poursuivi à la suite du non-respect des procédures, notamment dans le cadre des marchés publics. N'oublions pas que dans nos démocraties, nous avons mis en place un très grand nombre de procédures, afin de nous assurer que l'État, l'administration et les fonctionnaires gèrent les choses de façon intègre. Nous ne pouvons que nous féliciter de cela. Tout comme nous pouvons nous féliciter d'associations telles qu'Anticor ou Transparency International qui surveillent de près tout manquement aux règles. C'est grâce à ces associations, qui n'hésitent pas à poursuivre l'État, les administrations et les collectivités territoriales, que nous évitons de devenir des républiques bananières. Toutefois, l'ensemble de ces procédures, l'existence notamment du Code des marchés publics, si elles sont extrêmement vertueuses en temps normal, peuvent se révéler être de véritables obstacles en temps de crise sanitaire, à un moment où il nous faudrait réagir rapidement, car chaque jour compte[649].

Il existe, à titre dérogatoire, des procédures qui permettent d'acheter en urgence, sauf que cet outil est très peu utilisé par les acheteurs publics, parce que cela doit rester exceptionnel et doit être motivé. Mais surtout, parce que de telles procédures à titre dérogatoire peuvent faire l'objet de contentieux.

Pour le comprendre, prenons l'exemple du ministère de l'Intérieur français. Il a lancé une commande de masques avec un avis publié au bulletin officiel des annonces des marchés publics (BOAMP), respectant

---

[647] KERVASDOUÉ de J., « Le coronavirus, révélateur d'une France rigide et lente », France, *Le Point*, 15 mai 2020.
[648] Ibid.
[649] MOREL G. et MOREL D., Interview par Guy Courtois de Gérard Morel, président d'Achat Solution et de Devyani Morel, présidente de Forma Solution, La Réunion, France, fin juin 2020.

ainsi le code procédural établi en temps normal. Résultat : beaucoup de temps a été perdu du fait du respect des procédures. Cependant, certains acheteurs publics ne savent pas, voire ne souhaitent pas faire autrement, car cela signifierait prendre le risque d'être poursuivi en justice pour non-respect des procédures, par des associations qui surveillent de près les actions de l'État[650, 651].

On constate qu'au sein des administrations, les autorités font preuve de vigilance, afin d'éviter tout risque judiciaire. Cette crainte permanente de la sanction tétanise les administrations et le système administratif dans son ensemble, limitant leur marge de manœuvre[652] et créant une certaine forme d'attentisme, alors que cette crise aurait exigé d'aller très vite et de faire feu de tout bois, c'est-à-dire d'utiliser les procédures dérogatoires.

Il nous faut nuancer notre propos, car l'État français n'a pas hésité, dans le cadre de cette crise, à lancer quelques marchés à titre dérogatoire. C'est, notamment, le cas de l'application Covid-19 qui a été attribuée à Dassault. Nous verrons bien, à l'avenir, si de telles attributions seront remises en cause ou non. Si tel était le cas, il nous semble clair que cela ne motivera pas les fonctionnaires à aller au-delà du respect des procédures communément utilisées lors d'une prochaine épidémie.

C'est pourquoi, il nous semble important de peut-être réfléchir à la formation des acheteurs publics sur les procédures d'exception concernant les marchés publics en cas de crise sanitaire.

Il nous faut nuancer notre propos du fait de l'état d'urgence sanitaire.

Il faut savoir qu'en France, il est possible de déclarer un état d'urgence sanitaire[653] sur tout ou partie du territoire, cela afin de faire face à une situation exceptionnelle comme cela a été le cas lors de la pandémie liée au Covid-19. Un état d'urgence sanitaire est décidé par le Conseil des

---

[650] Ibid.

[651] Achat Solution est une société de conseil en achats et marchés publics, leader dans son domaine sur la Réunion. Cette société accompagne les acheteurs publics pour optimiser leurs achats et sécuriser juridiquement leurs marchés. www.achat-solution.com. Cette société a, notamment, développé une solution logicielle pour la gestion des attestations obligatoires lors d'un marché public, ainsi qu'un site de formation entièrement à distance, destiné aux acheteurs publics et aux entreprises. www.forma-solution.com.

[652] GIRAL B., Interview de Bernard Giral, médecin généraliste à Fontvieille et président de la CTPS du Pays d'Arles réalisée par Guy Courtois, fin juin 2020.

[653] « Qu'est-ce que l'état d'urgence sanitaire ? », France, *vie-publique.fr*, 10 juillet 2020.

ministres à titre exceptionnel. Cet état d'urgence est déclaré par décret pour une durée d'un mois en fonction des données sanitaires connues. Au-delà de cette période, il peut être prolongé à la condition d'être autorisé par la loi. Un nouveau décret pris en Conseil des ministres peut y mettre un terme lorsque la crise est terminée.

Dans notre cas, cet état d'urgence sanitaire a été instauré en France le 23 mars 2020 et a été prolongé jusqu'au 10 juillet. Mais il a été mis en place un régime transitoire jusqu'au 31 octobre, afin de faire face à l'épidémie du Covid-19, régime qui autorise le gouvernement à prendre des mesures exceptionnelles en cas de besoin. Précisions que l'état d'urgence sanitaire a été maintenu en Guyane française du fait de la situation très particulière sur cette partie du territoire.

Mais que permet un état d'urgence sanitaire ? Beaucoup de choses, notamment, d'interdire la liberté de circuler, la liberté d'entreprendre, la liberté de réunion. Il permet des mesures de réquisition, notamment de biens et de services, avec pour objectif de lutter contre la crise. Il permet également le contrôle des prix, comme cela a été le cas pour les masques. Toutefois, toutes ces mesures doivent être proportionnées par rapport à la situation et aux risques qui découlent de cette situation. Par ailleurs, dans le cadre de l'état d'urgence sanitaire, le président de la République nomme un Conseil scientifique. Ce Conseil scientifique, présidé par Jean-François Delfraissy, a systématiquement rendu ses avis publiquement.

Nous prenons le soin d'expliquer tout cela, car bien évidemment, la mise en place d'un état d'urgence sanitaire a permis, d'une certaine façon, à la France de lutter contre l'attentisme et de prendre des décisions bien plus rapidement. Une telle déclaration, à n'en pas douter, permet de faire comprendre à l'ensemble des personnes en charge de lutter contre l'épidémie, aux collectivités territoriales, mais aussi à la population, l'ampleur de la crise et le besoin de s'unir, tous ensemble, pour y faire face.

Toutefois, nous venons de le développer dans les raisons 9 et 10, il y a eu un manque de dialogue et des rigidités fortes au sein de l'administration française, probablement dus à la déclaration de cet état d'urgence sanitaire qui, de fait, mettait de côté le ministère de l'Intérieur et laissait cette gestion au ministère de la Santé. Or, nous le rappelons, il aurait fallu une chaîne de commandement unique, permettant une gestion efficace et rapide de la crise. Cela n'a malheureusement pas été le cas. À l'avenir, « pourquoi ne pas créer un ministère de la Protection civile, comme certains pays le font ?[654] », propose Hugues Deregnaucourt, vice-président de la Fédération nationale des sapeurs-pompiers de France.

Ce déroulement d'événements n'est, hélas, pas unique à la France.

On le constate dans de nombreux autres pays d'Europe et du monde. Il aurait peut-être fallu réagir et prendre des décisions effectives beaucoup plus rapidement. C'est-à-dire, ne pas avoir une confiance aveugle dans les chiffres publiés par le gouvernement chinois et agir de manière proactive dès le début, afin d'éviter d'en arriver à des mesures exceptionnelles et à des bilans si élevés en termes de malades et de morts.

***
**
*

3 - NOUS CONSTATONS UNE ABSENCE DE COORDINATION À L'INTERNATIONAL ET, TOUT SIMPLEMENT, L'ABSENCE DE STRATÉGIE.

À l'échelle de l'Union européenne, les pays membres auraient pu travailler en tant que communauté pour assurer une meilleure gestion de la crise.

Il est vrai que l'Europe n'est pas simple à construire et que l'Union européenne prend son temps. S'il y a bien un sujet qui a montré ses lacunes, c'est clairement la gestion de cette crise sanitaire.

❏ **Raison N° 12 – Le manque d'une politique commune entre les États membres.**

Cf. Chapitre 1 (Se protéger et protéger les autres), chapitre 2 (Généraliser les tests).

La communauté internationale a rarement été confrontée à une crise sanitaire d'une telle ampleur. Aucun gouvernement, en Europe ou ailleurs, ne peut légitimement penser qu'il est possible de venir à bout de cette pandémie sans une gestion collective, car les mesures nationales sont insuffisantes. Or, on constate un manque de coordination entre les

---

[654] SECKEL H., « Coronavirus : la Fédération nationale des sapeurs-pompiers dénonce la gestion de la crise », France, *Le Monde*, 6 juillet 2020.

États membres de l'Union européenne. La gestion de la crise s'est faite à l'échelle nationale, par manque de dispositif existant au niveau européen[655]. Une action rapide et conjointe aurait dû être la seule réponse efficace à une crise qui concerne la planète entière.

Les États membres de l'Union européenne auraient dû favoriser la coordination de leurs actions. Cette coordination aurait pu se traduire à tous les niveaux. D'abord, sur la question de la fermeture des frontières, il semble incohérent d'interdire à la population de se déplacer au sein d'un même pays, mais de ne pas fermer les frontières. Cette question a été gérée de manière idéologique par certains États et de manière plus pragmatique par d'autres. Il aurait fallu discuter de ces questions-là avant. Ce n'est pas être ''anti-européen'' que de fermer ses frontières, afin d'éviter la propagation d'une épidémie. D'ailleurs, nous aurions pu envisager, comme en Chine, de fermer des frontières territoriales intérieures à un pays plutôt que de confiner l'ensemble du pays. Un autre sujet de coordination aurait pu être la gestion des stocks de matériels sanitaires, que ce soient les masques, les tests, les respirateurs ou autres. Comme nous l'avons amplement détaillé dans le chapitre 1, *Se protéger et protéger les autres*, les masques ont été l'objet de fortes tensions entre les pays européens, et la France n'a pas brillé par son exemple.

S'il manquait une politique commune, il manquait également une méthode commune. Cette méthode a déjà été mentionnée à plusieurs reprises à travers cet ouvrage. Il s'agit tout simplement de la méthode Raoult, car si tous les pays de la Communauté européenne avaient partagé la même méthode pour faire face à une pandémie, il n'y a pas de doute que les États auraient pu coopérer beaucoup plus facilement. Car, pour travailler ensemble, il faut une vision claire, une méthode claire ! Une méthode simple à comprendre et facile à appliquer. À nouveau, nous espérons que ce livre permettra d'amorcer cette réflexion.

Le Comité économique et social européen l'énonce : « Cette crise nous amène à changer de méthode. Elle doit être l'occasion de montrer notre solidarité, notre coordination et notre action. Elle constitue un test pour l'unité européenne. Le moment est venu de montrer si nous sommes, ou non, une véritable Union[656]. »

---

[655] « Covid-19 : L'Union plus que jamais », France, *Comité économique et social européen,* 17 mars 2020.
[656] « Covid-19 : L'Union plus que jamais », France, *Comité économique et social européen,* 17 mars 2020.

❏ **Raison N° 13 – Le manque de solidarité entre les États membres de l'Union européenne.**

Cf. Chapitre 1 (Se protéger et protéger les autres), chapitre 2 (Généraliser les tests), chapitre 4 (Traiter et laisser prescrire).

Durant la crise sanitaire liée au coronavirus, la gestion européenne a été fortement critiquée pour son manque de réactivité et de solidarité entre les États membres. Ces derniers, parfois en concurrence pour s'approvisionner en masques, en tests ou en médicaments[657], n'ont pas pensé à gérer la crise en tant que communauté. Probablement parce que les politiques de santé publique relèvent de la compétence des États eux-mêmes et ne sont pas gérées au niveau européen. Néanmoins, une gestion commune de la crise aurait sûrement prévenu l'impréparation des États membres. Philippe Juvin, chef des urgences de l'Hôpital Européen Georges Pompidou, préconisait « la création d'une réserve sanitaire européenne[658] ». En d'autres termes, les personnels soignants des 27 États membres auraient pu « intégrer un roulement à l'échelle de l'Union européenne[659] » et être envoyés en renfort dans d'autres États, en fonction des besoins. « Il faut un plan européen, sorte de réserve sanitaire obligatoire européenne[660] », affirme le médecin. Selon lui, les forces actuelles permettaient de le faire, « on a une masse humaine suffisamment importante[661] », ajoute-t-il.

Avec une bonne coordination des pays membres de l'Union, cette idée aurait facilement pu être mise en place et ainsi prévenir la débâcle de la gestion de cette crise sanitaire.

Nous nous devons de nuancer ce propos, car il a existé un certain nombre de preuves de solidarité entre les États. Par exemple, le fait que l'Allemagne ait accueilli un certain nombre de malades venant du Grand Est lorsque cette région était débordée par la crise.

---

[657] AFP, « La Commission européenne épingle l'impréparation de la France face au coronavirus », France, *L'Express*, 20 mai 2020.
[658] DUPRIEZ J., « Crise sanitaire : Philippe Juvin prône ''l'humilité'' face à ''l'impréparation de la France'' », France, *Public Sénat*, 25 juin 2020.
[659] Ibid.
[660] Ibid.
[661] Ibid.

❑ **Raison N° 14 – Les faiblesses de l'OMS.**

Cf. Chapitre 10 (Les faiblesses de l'OMS).
L'OMS a largement été critiquée pour avoir initialement refusé de déclarer que l'épidémie de coronavirus était une « urgence de santé publique de portée internationale[662, 663] ». Cela a retardé la mise en place de dispositifs préventifs aux niveaux étatiques. L'organisation a été accusée par le président américain Donald Trump d'être « un complice de la flagrante opération de dissimulation du Covid-19 par la Chine[664] ». En effet, plutôt que d'évaluer indépendamment l'épidémie afin de distinguer les faits de la fiction présumée des autorités chinoises, l'organisation s'est basée sur les indications de la Chine. La crise aura dévoilé les limites de l'OMS et donné plusieurs raisons pour la reformer[665].

❑ **Raison N° 15 - L'absence d'une stratégie claire à appliquer.**

Cf. Chapitre 1 (Se protéger et protéger les autres), chapitre 2 (généraliser les essais), chapitre 3 (Isoler les malades), chapitre 4 (Traiter et laisser prescrire).
Au-delà de toutes les raisons précédentes, il y a eu un manque de stratégie et de méthodologie. Nous n'avions pas prévu une crise et n'étions pas prêts, méthodologiquement, à faire face à cette situation inédite. Nous étions loin de la mise en place de la méthode Raoult : 1-PROTÉGER, 2-TESTER, 3-ISOLER LES MALADES, 4-TRAITER. Cette méthode, nous l'avons vue en détail dans les chapitres précédents.

Pour être très clair, il nous semble que cette absence de stratégie est probablement l'une des raisons principales de la catastrophe sanitaire actuelle, car sans stratégie et sans méthode, il est difficile de gérer une crise de manière efficace.

Si nous avions eu une stratégie clairement établie à l'avance que nous aurions maîtrisée, que nous aurions comprise, dont nous aurions compris l'intérêt, alors nous aurions pu travailler et communiquer dessus. Nous aurions pu aligner l'ensemble des forces vives de la

---

[662] « Coronavirus : l'OMS décrète l'urgence de santé publique de portée internationale », France, *Les Échos*, 31 janvier 2020.
[663] Cf. Chapitre 10 (*Les faiblesses de l'OMS*).
[664] AFP, « Trump menace de suspendre la contribution des États-Unis à une OMS "trop favorable à la Chine », France, *Sciences & Avenir*, 9 avril 2020.
[665] Cf. Chapitre 22 (*Lutter contre les lobbies et les peurs*).

nation derrière cette stratégie et cette méthode. Chacun, quel que soit son métier, aurait pu comprendre son rôle, sa partition à jouer, afin de décliner cette méthode dans son ensemble. Hélas, nous ne l'avions pas.

C'est l'un des enjeux majeurs de ce livre. Nous traiterons ce sujet au chapitre 20, *Se préparer à une prochaine épidémie,* lorsque nous aborderons les solutions.

***
**
*

Didier Raoult avait mis le gouvernement français en garde contre le risque d'une crise sanitaire.

RAISONS DE L'IMPRÉPARATION

ATTENTISME

MANQUEMENTS ET RIGIDITÉS

ABSENCE DE COORDINATION À L'INTERNATIONAL

Source : Guy Courtois

Nous venons de voir plusieurs raisons qui expliquent l'impréparation face à cette crise sanitaire. Il existe un certain nombre d'autres raisons que nous n'avons pas mentionnées ici, mais que nous aborderons au chapitre 20 (*Se préparer à une prochaine épidémie*) qui détaille, comme l'indique son titre, les solutions qui nous permettront de nous préparer à une prochaine épidémie.

Nous n'étions mentalement et intellectuellement pas prêts, matériellement et médicalement non plus… Nous n'avons pas pu ou voulu nous préparer malgré les différentes mises en garde.

Le développement d'une pandémie était prévisible. Il était évidemment impossible de deviner où et quand elle commencerait. Ou encore, la nature du virus qui se répandrait. Agir dans l'urgence conduit à commettre de nombreuses erreurs, et ne permet pas de sauver les premiers malades. C'est pourquoi qu'il apparaît nécessaire de se préparer en amont d'une crise. C'est en cela que Didier Raoult avait raison de mettre en garde le gouvernement français, et ce, dès 2003.

La forte personnalité de Didier Raoult n'est donc pas la seule explication à l'absence de mise en application de ses recommandations. Nous le comprenons maintenant très clairement, l'impréparation, notamment l'absence d'une approche stratégique simple, rendait impossible la mise en place de la méthode Raoult : 1-PROTÉGER, 2-TESTER, 3-ISOLER LES MALADES, 4-TRAITER.

Cependant, se préparer ne doit pas nous empêcher de vivre.

« Tout peut arriver dans la vie et surtout rien[666] », ce sont les mots écrits par Michel Houellebecq dans *Plateforme*. Cette citation peut facilement illustrer le problème qu'a posé la préparation à une épidémie, notamment en France, mais dans le monde en général. Le manque de préparation peut correspondre, en réalité, à une manière de vivre et d'appréhender le monde. Il s'agit de ne pas penser tout le temps au pire pour vivre sereinement. Imaginer constamment qu'une catastrophe peut se produire, peut conduire à une forme de paranoïa. Les probabilités semblent jouer en notre faveur. Quelles sont les chances d'être frappé par la foudre ? De faire face à un tsunami ? Tout dépend du lieu de vie. Mais, il apparaît clairement que les catastrophes ne se produisent pas tous les jours. Même

---

[666] HOUELLEBECQ M., « Plateforme », Flammarion, Paris, 2001.

si, nous devons le reconnaître, la fréquence des événements naturels extraordinaires nous donne l'impression d'augmenter fortement, probablement en raison de la communication instantanée et mondiale de chaque drame, qui les rend bien plus visibles que dans le passé. Pour certains, se préparer perpétuellement à une pandémie revient à construire un bunker au fond de son jardin en prévision de la fin du monde. En réalité, il s'agit de trouver un juste milieu, entre ne pas imaginer le pire, et se préparer constamment à une catastrophe destructrice de grande ampleur. Ainsi, il en va de même dans nos sociétés contemporaines qui doivent, certes, se préparer, mais ne pas oublier le présent, et ne pas succomber à la psychose d'une catastrophe future. Il est important d'être réaliste : il existe des dangers face auxquels il faut savoir se préparer afin de bien réagir, mais les dangers ne sont pas partout.

Le désert des Tartares, un livre de Dino Buzzati, raconte l'épopée d'un jeune officier affecté dans un fort au milieu du désert, qui attend durant toute sa vie une guerre qui ferait de lui un héros[667]. Cette histoire souligne l'importance de vivre dans le présent et non pas d'attendre un événement qui ne viendra peut-être jamais. Ce jeune officier accepte la dureté des règles militaires. Il les applique avec rigueur toute sa vie, afin d'être toujours prêt face à l'ennemi. La vie et les règles sont dures et les années défilent, si bien que le jeune officier n'est plus si jeune que ça. Sa vie durant, il s'est préparé et a attendu un ennemi qui n'est jamais venu. Alors, fatigué et vieilli, il finit par ne plus y croire, se laisse aller et la caserne avec. Mal lui en a pris, car finalement, l'ennemi est arrivé et lui n'était plus prêt, alors même qu'il l'avait été toute sa vie !

***

**

*

---

[667] BUZZATI D., « Le désert des Tartares », *RCS Media Group*, Italie, 1949.

AUDITION PARLEMENTAIRE
DE DIDIER RAOULT

À Paris, le 24 juin 2020.

« Le moment où j'ai pris conscience lucidement que ce pays n'était plus prêt du tout, c'est en 2001 ».

« J'ai regardé la production scientifique qui se passe en tout et pour tout chez les gens qui sont spécialisés en maladies infectieuses, [...] 70 à 75 % des cas représentent seulement le sida, les hépatites, les antibiotiques et 25 % pour tout le reste ».

« Pour trouver des savants dans [...] ce domaine-là, c'est extrêmement difficile. Si vous n'avez pas de savants, si vous n'avez pas un niveau de financement autonome de la recherche dans les hôpitaux comme c'est prévu par la loi, [...] vous n'aurez pas la recherche que nous méritons ».

« Si les conseillers qui sont autour [ne] sont pas [de] très grande qualité, [et] ne font pas "mur" entre le flux d'informations alarmantes permanent auquel est soumis le ministre, s'il n'y a pas de "murs" […] le ministre est exposé d'une manière [...] insupportable ».

« Si les gens qui représentent la force institutionnelle n'ont pas la capacité de protéger [le ministre] et, au contraire, lui font croire que pour le protéger, il faut qu'il interdise des choses, qui vont tuer les gens bien entendu, on arrive aux situations qui finissent par être paradoxales, où l'on finit par être seul au monde à penser ça […], à prendre des mesures aussi radicales ».

« J'insiste beaucoup, encore une fois, sur le fait que l'une des choses qui est significativement inférieure dans ce pays, par rapport à la moyenne des pays de l'OCDE, est le niveau d'équipement radiologique ».

« Il y a un vrai manque d'équipements ».

***

**

*

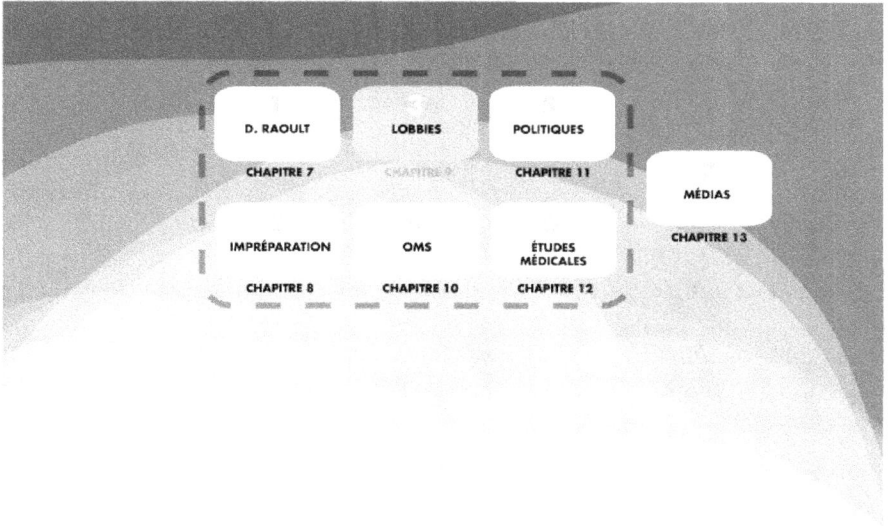

CHAPITRE 9

DU LOBBYING AU COMPLOTISME

« Ce sont des milliards et des milliards qui se sont échangés autour d'actions de Gilead... ».

Didier Raoult

SYNTHÈSE DU CHAPITRE 9A

À de nouvelles maladies, de nouveaux marchés ?

Selon le responsable de la valorisation de l'IHU Méditerranée, l'hydroxychloroquine n'est toxique que pour la spéculation boursière, et le Pr Raoult soutient que le médicament Remdesivir du laboratoire Gilead n'a pas d'impact sur la réduction de la mortalité.

La scène médiatique semble conquise par le Remdesivir, et les doutes sur les affirmations de Didier Raoult prennent de l'ampleur.

***
**
*

1 - LES LABORATOIRES PHARMACEUTIQUES CHERCHENT À MAXIMISER LEURS PROFITS.

Historiquement, les laboratoires pharmaceutiques créent de nouveaux médicaments qui profitent à l'intérêt général.

La volonté de rentabiliser le processus de création de médicaments oriente les firmes pharmaceutiques vers une mondialisation de la recherche et du développement.

***
**
*

2 - ILS INFLUENCENT LES PERSONNES CLÉS À TOUS LES NIVEAUX DÉCISIONNELS.

L'avènement du médicament moderne s'accompagne de l'ascension des lobbies pharmaceutiques.

L'influence des lobbies pharmaceutiques s'opère à tous les niveaux décisionnels : OMS, autorités sanitaires, médecins, influenceurs...

***
**
*

3 - ILS DISCRÉDITENT LE PROTOCOLE DE TRAITEMENT RAOULT.

L'hydroxychloroquine et l'azithromycine sont des médicaments génériques repositionnés qui entravent la maximisation du profit.

Les personnes sous l'influence des laboratoires pharmaceutiques mettent en avant la dangerosité de l'hydroxychloroquine à travers des études discréditant le protocole de traitement Raoult.

À la suite de ces études, les autorités interdisent la prescription de l'hydroxychloroquine.

Finalement, ces études ont été retirées à cause de leur caractère fallacieux.

***
**
*

4 - LES LOBBYISTES PRÉPARENT LE TERRAIN POUR L'ANNONCE DE LEURS PROPRES MÉDICAMENTS.

Selon ses détracteurs, le protocole de traitement Raoult est dangereux. Par conséquent, il n'y a pas de traitement contre le Covid-19.

Les laboratoires pharmaceutiques cherchent naturellement à trouver un vaccin contre le Covid-19.

Le laboratoire Gilead annonce que le Remdesivir s'est montré efficace contre le Covid-19.

Le Remdesivir aurait de nombreux défauts : des effets secondaires nocifs, son prix, la difficulté à le produire en grande quantité pour le monde...

***
**
*

5 - LE MONDE MANQUE DE RECUL ET ON A DU MAL À COMPRENDRE CE QU'IL SE PASSE À CAUSE DE CE LOBBYING.

Nos gouvernants n'ont pas vraiment la possibilité de remettre en question les autorités sanitaires, quelles qu'elles soient, et sont donc plus ou moins contraints de s'y soumettre. Alors même que celles-ci sont influencées par les lobbies pharmaceutiques.

Les médias manquent de recul et relaient, à leur insu, les messages issus du lobbying.

Le grand public ne sait que croire, scindant ainsi l'opinion en deux, d'un côté les sceptiques, pour ne pas dire les complotistes, et de l'autre, ceux qui considèrent que les autorités prennent les bonnes décisions.

***
**
*

6 - LÉGALITÉ, JEUX D'INFLUENCE, CORRUPTION ET DÉLITS : QUAND LA TRANSPARENCE NE SUFFIT PAS À RÉGULER LE LOBBYING.

Les laboratoires pharmaceutiques sont nécessaires à l'avancement médico-scientifique, mais il faut réguler le lobbying.

Même si le lobbying au sein de l'industrie pharmaceutique est légiféré, cette législation a des limites.

Parfois, certaines actions des laboratoires pharmaceutiques sortent même du cadre de la légalité.

***
**
*

7 - AINSI S'EXPLIQUE LE DÉSASTRE DE LA CRISE DU Covid-19 ET DE L'HYDROXYCHLOROQUINE BASHING.

Tout porte à croire que le Pr Raoult avait raison.

L'hydroxychloroquine bashing s'expliquerait par le bas prix de cette molécule libre de droit et donc génériquable.

Sans régulation, le lobbying peut s'apparenter à de la corruption. Au-delà d'une ''corruption normalisée'', cette pratique, lorsqu'elle est abusée, peut conduire à la corruption intellectuelle, voire morale.

Par ailleurs, ce sont ces abus qui font qu'il est commun, lorsqu'on parle de lobbying, de tomber dans les pièges des théories complotistes.

***
**
*

N. B. : le choix de la rédaction de ce long chapitre s'est fait après maintes réflexions et discussions entre les membres de l'équipe. Nous avons opté pour un chapitre long, afin de détailler chaque élément qui y est évoqué de manière exhaustive, permettant ainsi à tout un chacun de se faire sa propre opinion. Nous ne pouvions pas tenir un propos aussi clivant sans nous baser sur une solide assise théorique et factuelle.

À de nouvelles maladies, de nouveaux marchés ?

À la Bourse de New York, l'action Gilead sciences Inc.[668] du laboratoire pharmaceutique étasunien, clôture le jeudi 16 avril 2020 à 76,54 dollars et bondit en après-Bourse de 16 % à 89,10 dollars[669]. Ce qui représente près de cinq milliards de dollars échangés sur le titre Gilead (GILD)[670] à cette date, pour une capitalisation d'environ 97 milliards de dollars[671]. Cette montée en flèche, quelque peu impressionnante, s'explique par le soutien du *National Institute of Health* et également de celui de la *food & drugs administration*[672] au sujet de la validation du Remdesivir pour traiter le Covid-19. Ce médicament expérimental, initialement développé pour soigner l'Ebola, serait selon eux le premier médicament ayant prouvé son efficacité contre le nouveau coronavirus[673]. Une étude menée par les Instituts de santé étasuniens soutient qu'il écourte de plusieurs jours la durée de rétablissement chez des patients atteints du Covid-19[674]. Des essais effectués par Gilead soutiennent un rétablissement accéléré de 31 % des cas de Covid-19[675]. Cette bonne nouvelle permet le pronostic d'un profit, une fois le remède mis sur le marché, de 500 millions en 2020 et de près de deux milliards en 2021[676]. Et, de fait, la production et la distribution de ce médicament aux États-Unis sont approuvées par la FDA[677].

Au premier abord, ceci semble être une très bonne nouvelle. Nous devrions, en effet, nous réjouir de l'offre d'un remède, bientôt mis à disposition à travers le monde, par une grande firme pharmaceutique. Un remède qui promet d'être beaucoup plus efficace que le reste des traitements dont on entend parler dans les médias. Néanmoins, le Remdesivir soulève certaines inquiétudes, notamment des doutes sur sa réelle efficacité et ses possibles effets secondaires. Cela n'arrêtera

---

[668] BIOTECH BEAST, « A change from Gilead », États-Unis, *seeking alpha*, 6 mai 2020.

[669] Ibid.

[670] Boursier.com/actions/historique/gilead-sciences.

[671] Zone de bourse, Actions Nasdaq GILEAD SCIENCES, INC. (GILD), France, *zonebourse.com*, 16 avril 2020.

[672] BEASLEY D., « Gilead to end coronavirus drug trials, adding to access worry », Royaume-Uni, *Reuters*, 15 mai 2020.

[673] DUCRUET C., « Coronavirus : Gilead accélère l'essai de son possible médicament en Chine », France, *Les Échos*, 25 février 2020.

[674] AFP, « Le Remdesivir autorisé "en urgence" contre le coronavirus aux États-Unis », France, *Le Huffington post*, 2 mai 2020.

[675] AFP, « Coronavirus : deux études publiées le même jour le Remdesivir disent exactement l'inverse », France, *Le Huffington Post*, 29 avril 2020

[676] NIP WEB DESK TEAM, « Gilead: Why I'm Buying More », États-Unis, *news info park*, 2 mai 2020.

[677] AFP, « Le Remdesivir autorisé "en urgence" contre le coronavirus aux États-Unis », France, *Le Huffington post*, 2 mai 2020.

sûrement pas la machine déjà mise en marche par Gilead. Comme l'affirme Violaine Guérin « les biotechs savent très bien manipuler les annonces pour faire bouger les cours de Bourse[678] ».

Marcia Angell est une docteure étasunienne et la première éditrice en chef du *New England Journal of Medicine*. Après 20 ans au sein de cette institution, à assister à l'ascension des firmes pharmaceutiques, elle démissionne en juin 2000[679], soit il y a près de 20 ans. En partant, elle affirme : « Il n'est tout simplement plus possible de croire une grande partie des recherches cliniques publiées, ni de se fier au jugement de médecins de confiance ou à des directives médicales faisant autorité[680] ». Une conclusion à laquelle elle dit ne prendre « aucun plaisir ». Néanmoins, cela reste la conclusion à « laquelle [elle est] parvenue, lentement et à contrecœur, au cours de [ses] deux décennies en tant que rédactrice en chef du *New England Journal of Medicine* ».

Après sa démission, elle entame l'écriture d'un livre sur l'industrie de la santé : *La vérité sur les compagnies pharmaceutiques : comment elles nous trompent et que faire à ce sujet*. Dans ce livre, qui voit le jour en 2004, Marcia Angell dénonce « le spectacle effroyable de l'industrie pharmaceutique[681] ». Elle y dépeint la métamorphose des compagnies pharmaceutiques, qu'elle voit s'écarter de leur mission initiale de découverte et de fabrication de médicaments utiles, et se transformer en de vastes machines de marketing avec un contrôle sans précédent sur leurs propres fortunes. Sans oublier de mentionner comment ces firmes ont acquis une influence presque illimitée sur la recherche médicale, l'éducation et la façon dont les médecins font leur travail, mais surtout, comment cela affecte le public étasunien... En particulier, les personnes âgées et les familles à faibles revenus, qui se débattent et échouent de plus en plus à faire face à la hausse vertigineuse des prix des médicaments sur ordonnance. Force est de constater qu'il y a 20 ans déjà, certaines firmes pharmaceutiques semblaient jouer le profit au détriment des citoyens.

---

[678] « Entretien avec Violaine Guérin, immunologiste, membre du collectif « Laissons les médecins prescrire », France, *RT France*, 15 juin 2020.

[679] « Marcia Angell dénonce la manipulation de la recherche clinique et le contrôle de l'information médicale par l'industrie pharmaceutique », France, *20 minutes*, 18 septembre 2008.

[680] ANGELL M., « Drug Companies & Doctors: A Story of Corruption », États-Unis, *New York Review of Books*, 14 Janvier 2009.

[681] ANGELL M., *The Truth About the Drug Companies*, 2004.

Selon le responsable de la valorisation de l'IHU Méditerranée Infection, l'hydroxychloroquine n'est toxique que pour la spéculation boursière, et le Pr Raoult soutient que le médicament Remdesivir du laboratoire Gilead n'a pas d'impact sur la réduction de la mortalité.

Dans une vidéo mise en ligne sur la chaîne YouTube de l'IHU Méditerranée Infection, le Pr Raoult affirme que ce sont des « milliards qui se sont échangés autour d'actions de Gilead […] et la chance qu'on l'utilise, dans cette maladie-là, est extrêmement faible…[682] ». On reconnaît bien là le franc-parler du personnage. L'infectiologue fait ici référence à la création d'un traitement contre le Covid-19, annoncée par Gilead. Didier Raoult est donc peu convaincu de l'utilité, voire de l'efficacité de ce nouveau traitement. Serait-ce une manière de dénoncer le lobbying de Gilead ?

Le professeur Éric Chabrière, biochimiste et responsable de la valorisation de l'IHU Méditerranée Infection, quant à lui, n'hésite pas à pointer du doigt Gilead, preuves à l'appui. Il constate une corrélation entre le cours de Bourse de Gilead qui augmente au début de la pandémie[683], et qui baisse au moment de la promotion, par l'IHU, de l'hydroxychloroquine comme possible traitement contre le Covid-19[684, 685], ce qui concurrence alors le Remdesivir de Gilead. Cela représente une perte d'environ dix milliards de dollars en Bourse pour la firme pharmaceutique[686]. Effectivement, à chaque annonce, le cours de la Bourse fluctue, et pour Monsieur Chabrière, c'est donc la preuve que « ce débat sur la toxicité de l'hydroxychloroquine n'est pas sérieux, car il ne repose pas sur la science[687] ». Il n'épargne pas non plus « les experts censés protéger et aider à la prise de décision[688] », car pour parvenir à cela, il « faudrait qu'ils soient libres et indépendants[689] ». Il explique, en se basant sur la somme des rémunérations de 2019[690], que « Si l'on regarde les données de transparence santé, le financement des entreprises pharmaceutiques auprès des experts de la santé, justement

---

[682] RAOULT D., « La leçon des épidémies courtes. », France, *IHU Méditerranée Infection YouTube,* 21 mai 2020.
[683] CHABRIÈRE E., « Le risque de conflit d'intérêts en période d'épidémie », France, *IHU Méditerranée Infection YouTube,* 16 juin 2020.
[684] Ibid.
[685] « Graphique action Gilead Sciences », France, *boursier.com,* graphique du 01/01/20 au 01/06/20.
[686] CHABRIÈRE E., « Le risque de conflit d'intérêts en période d'épidémie », France, *IHU Méditerranée Infection YouTube,* 16 juin 2020.
[687] Ibid.
[688] Ibid.
[689] Ibid.
[690] *Eurosfordocs.fr,* 2019.

pour la promotion de nouveaux médicaments, représente six milliards d'euros sur sept ans ». Il conclut alors sur l'affirmation que « l'hydroxychloroquine n'est pas toxique, et si elle est toxique, c'est [plutôt] pour les spéculations[691] ». Le responsable de la valorisation de l'IHU Méditerranée Infection dénonce ainsi la diabolisation du protocole Raoult, par la presse et les « soi-disant experts[692] », qui se fait au profit du Remdesivir, mais surtout, du cours en Bourse de Gilead.

À propos du Remdesivir, le Pr Raoult est d'avis que les effets secondaires de la molécule sont non négligeables. Dans un article publié sur le site de *Science Direct*, une plateforme qui permet d'accéder à plus de 3 800 revues académiques et scientifiques revues par des pairs, le Pr Raoult écrit que « concernant le Remdesivir, une étude intéressante financée par Gilead a été publiée dans le *New England Journal of Medicine*. Elle permet uniquement de conclure à la toxicité de [la molécule] pour les patients à qui [elle] a été administrée (60 % d'effets secondaires, 23 % d'effets secondaires graves, 8 % menant à l'arrêt du traitement). S'il est encourageant de constater que des équipes sérieuses, comme celle qui a écrit cet article, comprennent qu'il n'est pas éthique de donner un placebo à un patient dont la vie est en danger, il ne faut pas que cela implique d'oublier qu'une étude qui ne comporte ni *endpoint*[693], ni comparatif, ne peut permettre de conclure quoi que ce soit[694] ». Pour étayer ses propos, dans la vidéo YouTube mentionnée ci-dessus, il poursuit en avouant que l'essai publié sur la molécule du laboratoire Gilead « est un traité, une simple branche, n'est comparé à rien du tout [...] et est un médicament très mal toléré[695] ».

La position du Pr Raoult face au Remdesivir est très claire : ce n'est pas une solution adéquate pour traiter le Covid-19. En effet, « le Remdesivir n'est pas manufacturé et est très, très toxique, donc de toute manière, elle [la molécule] n'aura pas sa place dans une maladie comme ça dans 90 % des cas[696] ». C'est sans compter les études chinoises, qu'il évoque nonchalamment dans une vidéo datant de mai 2020 : « Toutes [les études

[691] « Graphique action Gilead Sciences », France, *boursier.com,* graphique du 01/01/20 au 01/06/20.
[692] *Eurosfordocs.fr*, 2019.
[693] Dans le cadre de la recherche clinique, ce terme fait référence à une maladie, un symptôme ou un signe qui constitue l'un des résultats cibles de l'essai ou de ses participants.
[694] ROUSSEL P. et RAOULT D., « Influence of Conflicts of Interest on Public Positions in the Covid-19 Era, the Case of Gilead Sciences », France, *Institut Hospitalo-universitaire Méditerranée Infection - ScienceDirect*, 6 juin 2020.
[695] RAOULT D., « La leçon des épidémies courtes. », France, *IHU Méditerranée Infection YouTube,* 21 mai 2020.
[696] Ibid.

chinoises] montrent que le médicament Remdesivir du laboratoire Gilead, sur lequel la France a beaucoup misé, ne fonctionne pas et [qu'il] n'a pas d'impact sur la mortalité[697] », assure le docteur. Il affirme aussi que ce traitement semble être « un médicament virtuel[698] ».

La scène médiatique semble conquise par le Remdesivir, et les doutes sur les affirmations de Didier Raoult prennent de l'ampleur.

Dès que l'on entend parler de cette nouvelle molécule qui pourrait changer la donne, les médias se ruent sur cette information, promouvant ainsi le Remdesivir au statut de star. De quoi discréditer le protocole de traitement Raoult (hydroxychloroquine associée à un antibiotique) évoqué aux chapitres précédents[699].

Les affirmations du professeur, notamment celle qui soutient que le Remdesivir ne servirait à rien, semblent niées par une réalité. Celle construite par les médias, qui font du Remdesivir un remède contre le Covid-19. Cet engouement des professionnels du secteur de la santé et des médias rétrograde les affirmations de Didier Raoult au mieux à des propos émis par un homme menacé par la perte de son quart d'heure de gloire, et au pire au rang de théorie complotiste. Nombreuses sont les théories qui dénoncent les « Big Pharma » comme créateurs de maladie et vendeurs de remèdes[700], ou encore comme un « cartel mondial entre les laboratoires[701] ». Ces théories sont souvent contestables et contestées. En effet, un décret imposant la transparence des liens d'argent entre les professionnels de santé et l'industrie, a été adopté en octobre 2013[702]. Les laboratoires pharmaceutiques doivent publier sur leurs sites et celui de l'ordre des médecins, les sommes versées aux professionnels de santé. Le ministère des Solidarités et de la Santé a également mis à disposition une plateforme, Transparence-Santé, qui permet de vérifier « l'ensemble des liens d'intérêts entre entreprises et acteurs de santé[703] », permettant ainsi

---

[697] RAOULT D., « Où en est le débat sur l'hydroxychloroquine ? », France, *IHU Méditerranée Infection YouTube,* 5 mai 2020.

[698] RAOULT D., « La leçon des épidémies courtes. », France, *IHU Méditerranée Infection YouTube,* 21 avril 2020.

[699] Cf. Chapitre 6 (*L'hydroxychloroquine et le protocole de traitement Raoult*).

[700] SCHEFFER P., « Les laboratoires pharmaceutiques en accusation », France, *Le Monde diplomatique,* octobre 2015.

[701] CHADENAT T., « Les laboratoires pharmaceutiques sont-ils aux mains du "Big Pharma" ? », France, *France Culture,* 19 juin 2019.

[702] Cf. » Le Sunshine Act ».

[703] JALINIÈRE H., « Transparence Santé un site pour connaître les liens d'intérêts de votre médecin », France, *Sciences et Avenir,* 26 juin 2014.

la régulation des rapports entre les firmes pharmaceutiques et les professionnels de santé.

On l'aura compris, les détracteurs de Didier Raoult auront vite fait de le ranger dans la catégorie « complotiste ».

***
**
*

1 - LES LABORATOIRES PHARMACEUTIQUES CHERCHENT À MAXIMISER LEURS PROFITS.

Historiquement les laboratoires pharmaceutiques créent de nouveaux médicaments qui profitent à l'intérêt général.

Initialement, l'objectif des laboratoires pharmaceutiques était de faire progresser les connaissances scientifiques, afin d'améliorer les procédures diagnostiques et thérapeutiques, au profit de l'intérêt général. La mise en point de nouveaux médicaments, comme les antibiotiques dans les années 1930, a permis de traiter de nombreuses pathologies mortelles comme la pneumonie, la tuberculose, le tétanos ou encore la syphilis[704, 705]. Violaine Guérin explique que « la finalité était le soin des patients, dans un contexte de bénéfices/risques et la mise au point de nouveaux médicaments pour une pathologie donnée ayant un ou des traitement(s) de référence […][706] ».

Le processus de création d'un médicament destiné à l'utilisation chez l'être humain se dénombre en quatre grandes phases : la phase de recherche, la phase de développement, la phase clinique et la phase de mise sur le marché[707].

Cette première phase sert à la recherche. Les scientifiques synthétisent des principes actifs. Le laboratoire dépose un brevet afin d'être reconnu comme le créateur et le propriétaire de cette découverte. Il s'ensuit la mise en forme du principe actif en fonction de la voie d'administration

---

[704] « Laboratoire pharmaceutique : c'est quoi exactement ? », France, *Wmag Santé,* 2012.

[705] RAVELLI Q., « La stratégie de la bactérie. Une enquête sur la fabrication d'une marchandise médicale », *Seuil*, 2015.

[706] GUÉRIN V., « Comment l'industrie pharmaceutique a vendu son âme… Acte I », France, *FranceSoir*, 23 juin 2020

[707] RAVELLI Q., La stratégie de la bactérie. Une enquête sur la fabrication d'une marchandise médicale, *Seuil*, 2015

(comprimé, gélule, ampoule)[708] la plus effective. La phase de développement consiste à faire des tests *in vitro*, puis sur des animaux, permettant de déterminer la toxicologie et la pharmacocinétique[709] du principe actif. Puis, ils évaluent la stabilité du produit, afin de déterminer son mode de conservation et sa date de péremption[710]. Les deux premières étapes ont pour objectif d'obtenir une AMM dans une indication clinique donnée[711]. Ces essais précliniques permettent d'aborder les phases trois et quatre du processus. Lors de la troisième phase, les chercheurs font des essais cliniques. Lors de ces essais, le produit est testé sur des êtres humains, afin de déterminer le dosage optimal, sa toxicité, et les possibles effets secondaires. Ces essais s'effectuent sur des personnes en bonne santé. Ensuite, les chercheurs testent le produit sur des personnes malades[712]. Le produit est testé soit contre une molécule référence qui traite la maladie, soit contre un placebo, dans le cas où il n'existe pas encore de traitement contre la pathologie. Afin d'assurer l'efficacité de cette étude, elle est parfois conduite en « double-aveugle[713] », c'est-à-dire que ni le patient, ni le médecin qui réalise l'évaluation, n'ont connaissance du produit administré. La phase finale est celle des études permettant d'approfondir la connaissance du médicament, afin de s'assurer une dernière fois de son efficacité, mais surtout de sa non-toxicité. Ces études de « prescription » servent à inciter les médecins à tester le médicament une fois que l'autorisation de mise sur le marché est obtenue[714]. Ce processus de recherche et de développement peut prendre entre 10 et 15 ans[715].

---

[708] GUÉRIN V., « Comment l'industrie pharmaceutique a vendu son âme... Acte I », France, *FranceSoir*, 23 juin 2020.

[709] LAROUSSE : Ensemble des phénomènes et des réactions qui se produisent après introduction d'un médicament dans l'organisme.

[710] « Comment crée-t-on un nouveau médicament ? », France, *fondation contre le cancer*, 1er décembre 2016.

[711] GUÉRIN V., « Comment l'industrie pharmaceutique a vendu son âme... Acte I », France, *FranceSoir*, 23 juin 2020.

[712] CHERY-CROZE S., « Les diverses étapes du développement d'un nouveau médicament et de son accès au marché », France, *France Acouphènes*, 2010.

[713] CHAMAYOU G, « L'essai ''contre placebo'' et le charlatanisme », *Les génies de la science*, février-avril 2009, p. 14-17.

[714] « Comment crée-t-on un nouveau médicament ? », France, *fondation contre le cancer*, 1er décembre 2016.

[715] CHERY-CROZE S., « Les diverses étapes du développement d'un nouveau médicament et de son accès au marché », France, *France Acouphènes*, 2010.

La volonté de rentabiliser le processus de création de médicament oriente les firmes pharmaceutiques vers une mondialisation de la recherche et du développement.

Les groupes pharmaceutiques avaient recours au cycle de R&D, qui consiste en un investissement de plus en plus important dans la recherche. Étant en quête constante de productivité, ce cycle prend une nouvelle forme. Les firmes décident de fonctionner sous la forme de réseaux. Le monde pharmaceutique moderne naît donc de la fusion progressive des entreprises pharmaceutiques de taille moyenne. La fusion de ces entreprises est à l'origine des grandes multinationales comme Pfizer, Sanofi, Merck, Novartis, GSK, Johnson & Johnson, AstraZeneca[716]…

Ainsi, plusieurs pôles de recherche se développent à travers le monde, ce qui entraîne, parfois, une externalisation de la R&D. Cela conduit à « l'avènement des entreprises de "biotech", chargées de trouver de nouvelles molécules et des CRO *(contract research organisation)*, mandatées pour en assurer le développement[717] ». Cela mène également à une mondialisation de la recherche, qui a permis de significativement réduire le temps de R&D[718]. Au départ, les essais cliniques étaient effectués par pays, les phases III en particulier, prenant en compte la population et le contexte de soin du pays. Les AMM se faisaient aussi pays par pays[719]. La création de l'agence européenne du médicament, en 1995, a permis de faciliter les autorisations de mise sur le marché, passant ainsi « d'une AMM par pays à une procédure de reconnaissance mutuelle entre les pays européens pour finir par une procédure centralisée[720] », diminuant ainsi le temps initialement nécessaire à la R&D et permettant de réduire les coûts[721].

Afin de s'assurer du succès de la mise en vente de leurs molécules, ces géants de l'industrie pharmaceutique utilisent leur présence multinationale, des stratégies marketing et du lobbying[722], pour s'infiltrer au sein de la presse scientifique, des grands médias, des autorités de santé,

---

[716] QUENTINATOR, « Big Pharma : théorie du complot ? », France, *YouTube,* 12 octobre 2019.

[717] GUÉRIN V., « Comment l'industrie pharmaceutique a vendu son âme… Acte I », France, *FranceSoir*, 23 juin 2020.

[718] DELOITTE RESEARCH, « Critical factors for Alliance Formation » États-Unis, *Deloitte Research*, 2005.

[719] GUÉRIN V., « Comment l'industrie pharmaceutique a vendu son âme… Acte I », France, *FranceSoir*, 23 juin 2020.

[720] Ibid.

[721] DELOITTE RESEARCH, « Critical factors for Alliance Formation », États-Unis, *Deloitte Research*, 2005.

[722] HOREL S., « Les Médicamenteurs », France, *Éditions du Moment*, 2010.

des responsables politiques et même des formations universitaires des médecins[723]. Dans le cas de la crise sanitaire liée au Covid-19, Gilead est l'exemple même d'une firme pharmaceutique qui souhaite assurer la distribution mondiale de sa molécule.

***

**

*

2 - ILS INFLUENCENT LES PERSONNES CLÉS À TOUS LES NIVEAUX DÉCISIONNELS.

L'avènement du médicament moderne s'accompagne de l'ascension des lobbies pharmaceutiques.

Xavier Deroy, professeur chercheur en sciences de gestion, explique : « Au docte apothicaire, l'artisan du médicament, succéderont, à partir du XIXe siècle, les multinationales productrices d'un médicament de masse et standardisé. C'est l'avènement de l'ère moderne du médicament[724] ». L'avènement du médicament moderne s'accompagne aussi de l'ascension des lobbies pharmaceutiques.

Le terme très péjoratif et aux connotations complotistes « Big Pharma » fait référence à l'ensemble des plus grands laboratoires pharmaceutiques au monde. Cette dénomination, qui revient souvent dans les médias et qui, pour beaucoup, rime avec théorie du complot, est à l'origine de l'initiative de Monsieur John Davison Rockefeller. Cet industriel étasunien devient le premier milliardaire contemporain, ayant bâti sa richesse sur la monopolisation de l'exploitation pétrolière aux États-Unis[725]. Le 15 mai 1911, la Cour suprême des États-Unis accuse et déclare Monsieur Rockefeller coupable de pratiques illégales, notamment de corruption et d'extorsion[726], scindant le trust « Rockefeller Standard Oil » en 34 sociétés[727]. Cette condamnation ne restera pas sans conséquences, car

---

[723]FREEMAN MAKIA., « Western Medicine Is Rockefeller Medicine - All the Way », États-Unis, *the freedom articles,* 17 octobre 2014.

[724] DEROY X., « Le secteur pharmaceutique et l'histoire du contrôle de l'innovation », France, *Revue française de gestion,* vol. 188-189, n° 8, 2008, p. 175-183.

[725] DMITRY B., « Big Pharma Was Invented by The Rockefellers », États-Unis, *News Punch*, 17 août 2017.

[726] LAMPRIERE L., « En 1911, quand Rockefeller sauta sur une mine antitrust. Il fallut à l'administration américaine trente ans de bataille pour démanteler le monopole du roi du pétrole », France, *Libération*, 25 juin 1998.

[727] GASTON-BRETON T., « John D. Rockefeller », France, *Les Échos*, 9 août 1999.

elle aura des effets non négligeables sur l'avenir de l'industrie de la santé.[728] En effet, afin de dissiper la pression de l'opinion publique et celle de la scène politique, J.-D. Rockefeller utilise alors les revenus issus de ses « pratiques illégales[729] » et crée la fondation Rockefeller. Cette fondation, qui a pour but de « promouvoir le bien-être de l'humanité dans le monde[730] », est destinée à promouvoir le progrès scientifique dans tous les pays du monde. En réalité, cette entité, dont le statut équivaut à un paradis fiscal, a permis à Monsieur Rockefeller d'organiser le contrôle stratégique du secteur de la santé aux États-Unis[731], facilitant ainsi l'avènement du lobbying au sein de l'industrie pharmaceutique.

À l'échelle européenne, une étude du Corporate Europe Observatory[732, 733] révèle que les budgets d'intervention des 10 compagnies pharmaceutiques les plus actives auprès de l'Union européenne sont, en moyenne, de l'ordre de 15 millions d'euros par compagnie et par an[734]. Le lobbying de ces firmes s'exprime à travers des « campagnes de communication, des conférences et sommets dans lesquels de nombreux "experts" proches de leur intérêt prennent la parole, des expositions au sein du Parlement européen sur le thème "libérer les remèdes de demain" ou encore, par la rédaction de rapports destinés aux élus[735] ». Avec l'appui de syndicats professionnels[736], les firmes pharmaceutiques bénéficient de laissez-passer, leur permettant d'organiser des réunions avec les plus hauts membres du Parlement européen. Ce sont 112 laissez-passer et 42 réunions qui ont été enregistrés pour 2019[737]. Elles bénéficient également de postes de conseil auprès de la Commission européenne, leur permettant d'influencer les législateurs. Leurs axes d'action consistent en des changements de réglementation, ou à la reconnaissance du statut de

---

[728] QUENTINATOR, « Big Pharma : théorie du complot ? », France, *YouTube,* 12 octobre 2019.

[729] DMITRY B., « Big Pharma Was Invented by The Rockefellers », États-Unis, *News Punch*, 17 août 2017.

[730] Ibid.

[731] FREEMAN MAKIA., « Western Medicine Is Rockefeller Medicine - All the Way », États-Unis, *The freedom articles,* 17 octobre 2014.

[732] AFP, « Coronavirus : deux études contradictoires sur le Remdesivir de Gilead », France, *Le Point*, 30 avril 2020.

[733] JEANBLANC A., « Le lobbying des laboratoires pharmaceutiques s'intensifie en Europe », France, *Le Point,* 20 mai 2019.

[734] Novartis, Merck, GlaxoSmithKline (GSK), Amgen, Roche, Johnson & Johnson (J&J), Sanofi, Pfizer et MSD Europe (groupe Merck & Co).

[735] JEANBLANC A., « Le lobbying des laboratoires pharmaceutiques s'intensifie en Europe », France, *Le Point,* 20 mai 2019.

[736] La Fédération européenne des industries et associations pharmaceutiques (EFPIA) et la European Biopharmaceutical Entreprises et Vaccines Europe.

[737] JEANBLANC A., « Le lobbying des laboratoires pharmaceutiques s'intensifie en Europe », France, *Le Point,* 20 mai 2019.

médicament orphelin permettant de pratiquer des prix élevés pour certaines spécialités[738, 739]. Donnant ainsi tout son sens au mot lobby, qui signifie « couloir » en anglais, en référence aux couloirs de la Chambre des communes, siège de la chambre basse du Parlement du Royaume-Uni[740].

D'autres modalités de lobbying des firmes pharmaceutiques sont le financement des associations de patients et l'enrôlement des étudiants en médecine. Le financement d'associations de patients leur donne la possibilité d'en faire des porte-parole et défenseurs de leurs traitements[741]. Les méthodes d'influence utilisées auprès des étudiants en médecine reposent sur la publicité et la citation des marques de spécialité dans les manuels, mais aussi la délivrance de petits cadeaux siglés des marques des entreprises ou médicaments, pour aider à mémoriser ces marques au détriment des génériques[742].

Jean-Pierre Willem, docteur en médecine, chirurgien et anthropologue conclut : « La santé est infestée par la corruption des industries pharmaceutiques et de leurs sbires, comme le ministère de la Santé, l'Ordre des médecins, l'Inserm, les journalistes ou encore des animateurs télé [...][743] ». Il va sans dire que son phrasé tranchant résume tout haut ce que beaucoup pensent tout bas.

L'influence des lobbies pharmaceutiques s'opère à tous les niveaux décisionnels : OMS, autorités sanitaires, médecins, influenceurs…

Le lobbying repose sur l'exploitation de liens établis entre les individus et les lobbyistes par le passé. Au niveau des firmes, en France, depuis 2013, Abbvie et Gilead ont déclaré près de 215 millions d'euros de liens d'intérêts, toutes catégories de bénéficiaires confondues[744]. En 2018, les industriels pharmaceutiques ont versé l'équivalent de 1,36 milliard

---

[738] MARTICHOUX E. et TOUSSAINT B., « Émission État de santé - Les lobbies pharmaceutiques font-ils la loi ? », France, *LCP*, 29 mai 2019.

[739] Début mars, Gilead demande et obtient le statut de « médicament orphelin » pour son antiviral expérimental candidats au traitement du Covid-19.

[740] LAMARQUE G., « Le Lobbying », France, *Que sais-je*, 1er janvier 1994

[741] MARTICHOUX E. et TOUSSAINT B., « Émission État de santé - Les lobbies pharmaceutiques font-ils la loi ? », France, *LCP*, 29 mai 2019.

[742] FREEMAN MAKIA., « Western Medicine Is Rockefeller Medicine - All the Way », États-Unis, *The freedom articles,* 17 octobre 2014.

[743] GLANDOR V., « Le coup de gueule justifié du Docteur WILLEM », France, *Lyme métaux lourd,* 27 avril 2019.

[744] COLLECTIF CITOYEN., « Lancet Gate : quel rôle joue le laboratoire Gilead qui développe le Remdesivir ? », France, *FranceSoir*, 1er juin 2020.

d'euros en avantages aux professionnels de la santé[745]. Gilead leur aurait adressé près de 2,9 millions de dollars[746].

À ce sujet, un ancien président d'une commission de santé publique, qui connaît parfaitement les mœurs du milieu, nous informe que « ce n'est pas aberrant d'avoir des liens avec l'industrie. Le problème, c'est que tous les "jeunes" experts foncent les yeux fermés dans les boards des labos, alors qu'ils siègent dans des commissions qui prennent des décisions politiques, car les sommes que payent les firmes sont bien plus élevées qu'il y a 20 ans, et forcément, ça pousse à des dérives[747] ». Par la même occasion, deux autres experts interrogés s'accordent à dire que, comme pour la consommation, le pantouflage et la privatisation[748], on se dirige vers le « modèle américain[749] » où « pourvu que vous ayez déclaré vos liens d'intérêts, même s'ils atteignent des millions, vous pouvez siéger dans une commission politique pour défendre la molécule de votre labo[750] ».

Les lobbies pharmaceutiques créent des relations avec les professionnels du secteur. Ces relations d'intérêts permettent d'influencer certaines décisions que ces professionnels seront amenés à prendre. Ce lobbying s'opère à plusieurs niveaux.

❏ **L'Organisation mondiale de la santé (OMS)**

L'OMS est une structure fragilisée, comme nous le verrons dans le chapitre consacré à l'analyse de cette organisation. Elle est soumise à de multiples conflits d'intérêts, car elle est financée en grande partie par des fonds privés. Selon Thierry Brugvin, docteur en sociologie et enseignant de l'université de Besançon, « la collaboration de l'OMS avec les firmes multinationales est considérée comme une soumission aux lois du marché au détriment de la satisfaction des besoins des populations[751] ».

L'OMS et l'industrie pharmaceutique ont plusieurs liens de partenariats avec des organisations privées. On pense notamment à l'Initiative pour le

---

[745] Ibid.

[746] Ibid.

[747] Ibid.

[748] DATAGUEULE, « Privatisations : la République en marché », France, *YouTube,* 11 avril 2019.

[749] Ibid.

[750] MUCCHIELLI L., « Pédagogie clinique du Covid-19 entre médecine de soins et recherche industrielle », France, *blog Mediapart,* 21 avril 2020.

[751] BRUGVIN T., » l'OMS sous l'influence de l'industrie pharmaceutique », France, *Les mouvements sociaux face au commerce éthique,* 23 mars 2011.

diagnostic des maladies sexuellement transmissibles en 1990, et l'Initiative internationale pour le vaccin contre le sida en 1996 avec la fondation Rockefeller[752]. Pour l'éradication globale de la polio et le Programme mondial d'élimination de la filariose lymphatique, l'OMS est en partenariat avec la fondation AP Sloan, la fondation Bill et Melinda Gates, Glaxo Wellcome production, Lévi Strauss International, et bien d'autres encore[753].

Christian Perronne, chef du service des maladies infectieuses à l'hôpital de Garches, auteur de *Y a-t-il une erreur qu'ils n'ont pas commise ?*, soutient que « L'OMS est aux mains de Bill Gates[754] ». Malgré son phrasé maladroit, ce qu'il cherche à exprimer est juste. Comment appeler cela autrement ? La fondation Bill et Melinda Gates représente le plus grand financement privé au sein de l'OMS[755]. Cette fondation a un capital d'environ 67 milliards de dollars en 2019[756]. Une somme supérieure au produit intérieur brut de pays tel que la Jordanie ou encore la Côte d'Ivoire, faisant ainsi de l'association l'acteur non étatique le plus puissant de la planète[757].

La fondation est particulièrement présente dans le domaine de la santé. Elle se positionne devant les États-Unis en tant que principal pourvoyeur de fonds de l'Alliance pour les vaccins (GAVI)[758]. À part les États-Unis, aucun pays ni aucune ONG n'ont davantage contribué au budget de l'OMS sur l'exercice 2018-2019. Sa contribution auprès de l'OMS s'élève à 531 millions de dollars en 2019[759]. Il serait difficile d'affirmer que l'OMS est dirigée, en coulisse, par la fondation Bill & Melinda Gates. Néanmoins, sa participation financière notoire lui accorde un statut non négligeable. Si les États-Unis retirent leur financement à l'OMS, la fondation passerait donc au rang de premier contributeur direct. Ce qui, nous le verrons plus tard, s'est produit. Nous n'avons rien contre cette

[752] VIVRE SAINEMENT, « L'OMS est corrompue et sa gestion de la crise du coronavirus est une nouvelle preuve », France, *YouTube*, 16 avril 2020.

[753] Ibid.

[754] BERCOFF A., WONNER M., « Professeur Christian Perronne : "C'est une honte totale de continuer » France, *Sud Radio*, 16 juin 2020.

[755] LES DÉCODEURS, « Est-il vrai que Bill Gates est « propriétaire d'une partie » de l'OMS ? » France, *Le Monde*, 24 juin 2020.

[756] « Foundation Timeline and History - Bill & Melinda Gates Foundation legacy may focus more on philanthropy than on Microsoft - Computerworld », États-Unis, *Bill & Melinda Gates Foundation*, 2020.

[757] LES DÉCODEURS, « Est-il vrai que Bill Gates est « propriétaire d'une partie » de l'OMS ? » France, *Le Monde*, 24 juin 2020.

[758] Ibid.

[759] DHOMME L., « OMS et fondation, Bill Gates, ce que révèle le Covid », France, *blog Médiapart*, 10 mai 2020.

fondation, mais force est de constater qu'elle est très orientée pro-vaccins, certainement avec de bonnes intentions. Néanmoins, ce choix pro-vaccins que certains considèrent être dogmatique, pose question.

Précisons-le très clairement, nous avons fait de nombreuses recherches sur cette fondation, car il existe de très nombreuses théories complotistes contre elle. Nous n'avons absolument rien trouvé qui puisse soutenir ces théories. Au contraire, nous avons la conviction que cette fondation procède avec de véritables bonnes intentions et souhaite promouvoir l'intérêt général. Néanmoins, nous le rappelons, cette fondation est très clairement pro-vaccination. Or, cette approche, qui consiste à considérer les vaccins comme la solution à toutes maladies, est remise en question par un certain nombre de scientifiques. De plus, les vaccins mettent beaucoup de temps à être développés, c'est pourquoi ils ne sont pas la meilleure solution en cas de crise épidémique, car ils arrivent toujours trop tard. Même si nous ne nions pas qu'à terme, ils pourraient représenter une éventuelle solution.

❏ **Autorités de santé**

Pierre Frouard, médecin généraliste et coauteur d'une étude universitaire « sur les prescriptions des médecins et leurs liens avec les lobbies[760] », publiée dans le *British Medical Journal,* explique : « Il y a une culture du lien avec les labos, les médecins y sont biberonnés dès leurs études. Les représentants des firmes viennent dans les services, distribuent des invitations, ils font partie du paysage[761] ». Il ajoute : « Si ça n'était pas efficace, les firmes ne mettraient pas autant d'argent dans le lobbying[762, 763]. » Ainsi, on constate des liens d'intérêts entre certaines autorités sanitaires et les laboratoires pharmaceutiques.

En France, le professeur Yazdan Yazdanpanah, médecin infectiologue et chef du service des maladies infectieuses et tropicales de l'hôpital Bichat (AP-HP), est membre des deux instances nommées par le gouvernement pour éclairer ses décisions sur le Covid-19 : le Conseil scientifique et le Comité Analyse, Recherche et Expertise (CARE). Il est également président de REACTing et a été un membre du board de Gilead entre

---

[760] FROUARD P., « Les généralistes français ne recevant pas d'avantages de l'industrie pharmaceutique sont associés à des prescriptions plus efficaces et moins chères », France, *Université de Rennes*, 6 novembre 2019.
[761] Ibid.
[762] Ibid.
[763] MUCCHIELLI L., « pédagogie clinique du Covid-19 entre médecine de soins et recherche industrielle », France, *blog Mediapart*, 21 avril 2020.

septembre 2014 et juin 2016[764, 765]. Il a aussi participé à la supervision des recherches de traitement de l'OMS en tant qu'expert auprès de l'organisation, et a été directeur de GloPID-R, un réseau chargé d'orienter les financements mondiaux en cas de crise, partenaire de groupes scientifiques et bailleur de fonds mondial[766]. La base de données Transparence Santé permet de faire le lien entre Yazdanpanah, Abbvie et Gilead[767]. Ces deux firmes lui ont respectivement versé 20 949 et 3 158 euros[768]. On sait également qu'en l'espace de cinq ans, il a perçu 133 695 euros de la part de MSD, Johnson & Johnson, et GSK[769].

La professeure Florence Ader, responsable du programme de recherche Discovery, aurait perçu 11 842 euros, dont 3 750 euros de Gilead[770, 771]. Christian Chidiac, président de la commission spécialisée «maladies infectieuses et maladies émergentes» du Haut Conseil de santé, a également des liens d'intérêts avec les groupes pharmaceutiques. En cherchant sur la base de données Transparence Santé, on découvre que Christian Chidiac a déclaré ses liens d'intérêts avec de très nombreux groupes pharmaceutiques dont AbbVie, Pfizer, MSD, Novex Pharma, Eumedica mais également... Gilead[772, 773]. Ce sont 90 741 euros, dont 16 563 euros de Gilead[774] d'avantages perçus en transports, repas, hébergements, inscriptions à des colloques, mais surtout en rémunérations pour l'écriture d'études scientifiques en tant « qu'expert » entre 2014 et 2019[775]. Il a également siégé plusieurs fois au conseil de direction de Gilead. La vice-présidente de la commission, Céline Cazorla, déclare, elle aussi, des liens d'intérêts avec Gilead. Idem pour Bruno Hoen, membre de

---

[764] CAMPION E., « Discovery : les experts français qui cherchent un traitement contre le Covid sont-ils sous l'influence des labos ? », France, *Marianne*, 18 mai 2020.

[765] Ibid.

[766] DIVERRES H., « On aurait pu éviter 25 000 morts avec la chloroquine » : Le Pr Perronne dézingue la gestion française et évoque l'influence des labos », France, *gent SIDE*, 17 juin 2020.

[767] Transparencesanté.gouv.fr.

[768] CAMPION E. « Ambiguïté gouvernementale, liens d'intérêts au sommet de l'État : enquête sur la guerre secrète de la chloroquine », France *Marianne*, 9 avril 2020.

[769] EuroforDocs.fr (Cf. Base Transparence Santé).

[770]Transparencesanté.gouv.fr.

[771] TOUSSAY J., « Que sait-on du coronavirus ? Florence Ader, l'infectiologue invitée par Édouard Philippe, fait le point », France, *Huffington Post*, 19 avril 2020.

[772] Ibid.

[773] « Revenus versés par Big Pharma. À partir de 12 on a un foyer épidémique de conflits d'intérêts ? », France, *FranceSoir*, 24 juin 2020.

[774] Transparencesanté.gouv.fr.

[775] CAMPION E. « Ambiguïté gouvernementale, liens d'intérêts au sommet de l'État : enquête sur la guerre secrète de la chloroquine », France *Marianne*, 9 avril 2020.

la commission, qui a lui aussi siégé au board de Gilead[776, 777]et qui a déclaré 82 610 euros, dont 52 012 euros de Gilead.

Aux États-Unis, Joseph Grogan, qui a été lobbyiste pour Gilead avant de rejoindre l'administration Trump en tant que directeur du Domestic Policy Council et de diriger le groupe de travail sur la tarification des médicaments et l'innovation[778], est l'un des membres de l'équipe en charge de gérer la crise sanitaire, la « White House Coronavirus Task Force ».

❏ **Conseil scientifique français**

Le Conseil scientifique pour le Covid-19 a été créé dans le but de guider la décision publique dans la lutte contre la pandémie en France. En abordant aussi les questions de maintien des infrastructures électriques, numériques, et du maintien de l'ordre[779]. Initialement constitué de 11 membres, le professeur Didier Raoult se retire laissant les 10 autres membres derrière lui[780]. Parmi ses 10 membres, cinq auraient des liens d'intérêts avec des laboratoires pharmaceutiques.

François-Xavier Lescure, infectiologue à l'hôpital Bichat (AP-HP) de Paris et adjoint de Yazdan Yazdanpanah, qui est dans le Conseil scientifique Covid-19, aurait perçu 28 929 euros, dont 8 621 euros de Gilead[781]. Denis Malvy est infectiologue, spécialiste des maladies infectieuses et tropicales. Il est le directeur du service qui leur est consacré au centre hospitalier universitaire de Bordeaux[782]. Il aurait perçu des avantages de la part de Sanofi et entretenait également des liens d'intérêts avec Gilead[783]. Pareillement à Bruno Lina qui aurait, lui aussi, reçu des avantages de la part de Sanofi[784]. Lila Bouadma est réanimatrice

---

[776] CAMPION E, « Discovery : les experts français qui cherchent un traitement contre le Covid sont-ils sous l'influence des labos ? », France, *Marianne*, 18 mai 2020.

[777] Ibid.

[778] LERNER S., « Cronyism and conflicts of interest in Trump's coronavirus task force », États-Unis, *The intercept*, 29 février 2020.

[779] « Olivier Véran installe un Conseil scientifique », France, *solidarites-sante.gouv.fr*, 18 mars 2020.

[780] DEMAGNY X., « Coronavirus : qui sont les onze membres du Conseil scientifique qui conseille le gouvernement », France, *France Inter*, 24 mars 2020.

[781] « Revenus versés par Big Pharma. À partir de 12 on a un foyer épidémique de conflits d'intérêts ? », France, *FranceSoir*, 24 juin 2020.

[782] DEMAGNY X., « Coronavirus : qui sont les onze membres du Conseil scientifique qui conseille le gouvernement », France, *France Inter*, 24 mars 2020.

[783] GIRARD E., « 118.000 euros de MSD, 116.000 euros de Roche : faut-il s'inquiéter des liens entre labos et conseils scientifiques ? », France, *Marianne*, 3 avril 2020.

[784] Ibid.

à l'hôpital Bichat, au service réanimation médicale et infectieuse. Cette dernière aurait également des liens d'intérêts avec Gilead et aurait perçu environ 100 000 euros d'avantages sur les cinq dernières années[785, 786].

❑ **Médecins**

Le professeur Vincent Le Moing est infectiologue, Praticien Hospitalier au CHU de Montpellier, et Responsable de la structure Maladies Infectieuses et Tropicales Hospitalisation Complète[787]. Il aurait perçu 68 435 euros, dont 4 776 euros de Gilead et 9 642 euros d'Abbvie[788]. Le professeur Jacques Reynes, infectiologue, également de Montpellier, aurait reçu 291 741 euros, dont 48 006 euros de Gilead et 64 493 euros d'Abbvie[789]. Le docteur Alain Makinson, médecin infectiologue MCU-PH Équipe 3, aurait déclaré la somme de 63 873 euros, dont 15 054 euros de Gilead[790]. Le Pr François Raffi, chef du service des maladies infectieuses et tropicales au CHU de Nantes et supposé auteur des appels menaçant Didier Raoult, aurait perçu 541 729 euros, dont 52 812 euros de Gilead[791]. La professeure Karine Lacombe[792], chef du service des maladies infectieuses de l'hôpital Saint-Antoine, très présente sur la scène médiatique, aurait déclaré 212 209 euros, dont 28 412 euros de Gilead[793] et 3 000 euros d'Abbvie, entre autres conventions et rémunérations[794]. Elle a également « été conseillère, consultante, membre du board d'Abbvie, BMS, Gilead, Janssen et Merck [795] ». Et Enfin, Gilbert Deray, professeur, chef du service de néphrologie à la Pitié-Salpêtrière à Paris et très présent sur les plateaux de télévision française, a déclaré 160 649[796] euros d'avantages.

---

[785] Ibid.

[786] CAMPION E., « Discovery : les experts français qui cherchent un traitement contre le Covid sont-ils sous l'influence des labos ? », France, *Marianne*, 18 mai 2020.

[787] docteurclic.com.

[788] *Transparencesanté.gouv.fr.*

[789] Ibid.

[790] « Revenus versés par Big Pharma. À partir de 12 on a un foyer épidémique de conflits d'intérêts ? », France, *FranceSoir*, 24 juin 2020.

[791] « "TRANSPARENCE CHU", nouvelle enquête du collectif data+ local », France, *Centre-France*, 10 janvier 2020.

[792] LEBOUCQ F., » Didier Raoult vs Karine Lacombe » : que peut-on dire de cette vidéo virale ? », France, *Libération*, 22 avril 2020.

[793] « "TRANSPARENCE CHU", nouvelle enquête du collectif data+ local », France, *centre-France*, 10 janvier 2020.

[794] COUTURES A., « Coronavirus : quelles sont les relations entre Karine Lacombe, accusée d'être "hostile" au Pr Raoult, et les laboratoires ? » France, *FranceInfo*, 1er avril 2020.

[795] LEBOUCQ F., « Karine Lacombe, qui critique des méthodes de Didier Raoult, est-elle en « conflit d'intérêts » avec les laboratoires concurrents ? », France, *Libération,* 26 mars 2020.

[796] « Revenus versés par Big Pharma. À partir de 12 on a un foyer épidémique de conflits d'intérêts ? », France, *FranceSoir*, 24 juin 2020.

❏ Influenceurs

On entend par « influenceurs » les personnes qui ont participé à la rédaction d'études qui auraient pu influencer les décisions des autorités gouvernementales.

Le Pr Jean-Michel Molina, chef du service des maladies infectieuses et tropicales de l'hôpital Saint-Louis à Paris (AP- HP) aurait déclaré 184 034 euros, dont 26 950 euros de Gilead et 22 864 euros d'Abbvie[797, 798]. Le professeur Jean-Paul Stahl, a déclaré 100 358 euros dont 4 552 euros d'Abbvie[799]. Jean-Paul Stahl est rédacteur en chef du journal *Médecine et Maladies Infectieuses*.

Le docteur Mandeep Mehra, professeur de la prestigieuse Harvard Medical School et spécialiste en chirurgie cardiovasculaire, perçoit de nombreux honoraires, provenant de plusieurs groupes pharmaceutiques tels que Abbott, Medtronic, Johnson and Johnson, Bayer, Portola, Nupulse and Mesoblast[800]. Il serait affilié au Brigham and Women's Hospital de Boston, comme l'indique son numéro d'identification[801]. Cet hôpital mène deux études sur la molécule anti-Covid-19 du laboratoire Gilead[802].

Nous le voyons, les laboratoires pharmaceutiques sont capables de nouer des liens importants à tous les niveaux décisionnels du monde de la santé. Nous avons souligné en particulier le cas de Gilead, car celui-ci est emblématique de cette crise du Covid-19.
Les liens d'intérêts entre ces laboratoires pharmaceutiques et les professionnels de santé mentionnés jettent le trouble sur la situation. Leurs liens d'intérêt avec les laboratoires n'influencent-ils pas leurs opinions ?

***

**

*

---

[797] « "TRANSPARENCE CHU", nouvelle enquête du collectif data + local », France, *Centre-France*, 10 janvier 2020.
[798] « Revenus versés par Big Pharma. À partir de 12 on a un foyer épidémique de conflits d'intérêts ? », France, *FranceSoir*, 24 juin 2020.
[799] Ibid.
[800] LARREY A., « Énormes conflits d'intérêts sur l'étude du Pr Mandeep Mehra publiée dans The Lancet », France, *Sentinelle Citoyenne*, 25 mai 2020.
[801] Ibid.
[802] Ibid.

3 - ILS DISCRÉDITENT LE PROTOCOLE DE TRAITEMENT RAOULT.

L'hydroxychloroquine et l'azithromycine sont des médicaments génériques repositionnés qui entravent la maximisation du profit.

Selon Violaine Guérin, « travailler les anciennes molécules n'intéresse personne [...], car [ce n'est] pas assez lucratif[803] ». L'endocrinologue fait référence au processus de repositionnement de médicaments, qui consiste au réemploi de médicaments déjà approuvés dans le traitement d'une première pathologie[804]. Cela permet d'utiliser ces médicaments pour traiter une maladie totalement différente de celle pour laquelle ils avaient été développés à l'origine[805]. Ce processus permet d'identifier de nouvelles utilisations pour des médicaments déjà présents sur le marché[806]. Ce qui diminue fortement le coût total avant la mise sur le marché d'un médicament, parce que les profils de sécurité et la pharmacocinétique[807] des agents repositionnés sont établis et, dans bien des cas, les effets secondaires sont déjà enregistrés. L'utilisation de molécules génériques pose un problème aux firmes pharmaceutiques, car elle leur fait perdre des parts de marché conséquentes.

Une molécule développée par une firme pharmaceutique représente un véritable enjeu stratégique pour elle, car le développement d'une molécule influence son cours en Bourse[808]. De plus, les fonds alloués pour la recherche seraient moins importants, car il est plus lucratif de créer un médicament et de le breveter, que d'étudier des molécules génériques ayant déjà passé l'étape des quatre phases liées à la conception des médicaments[809]. Suivant le type de molécules choisies, les groupes pharmaceutiques vont avoir recours à des investissements plus ou moins

---

[803] GUÉRIN V., « Comment l'industrie pharmaceutique a vendu son âme... Acte II », France, *FranceSoir*, 24 juin 2020.
[804] NAVEJA J., DUEÑAS-GONZÀLEZ A., MEDINA J., « Drug Repurposing for Epigenetic Targets Guided by Computational Methods », México, *Academic Press*, 2016, p. 327-357, 25 mars 2016.
[805] Ibid.
[806] THOMAS I., « Gold therapy and its indications in dermatology », États-Unis, *Journal of the American Academy of Dermatology*, vol. 16, n° 4, avril 1987, p. 845-854.
[807] « Drug repositioning: identifying and developing new uses for existing drugs », États-Unis, *Nature Reviews*. Drug Discovery, vol. 3, n° 8, août 2004, p. 673-83.
[808] Exemple de Gilead Sciences Inc.
[809] BAUMAN J., BOLOGA C., « Drug repositioning: identifying and developing new uses for existing drugs », États-Unis, *Nature Reviews Drug Discovery*, vol. 3, no 8, août 2004, p. 673-683

importants dans le domaine de la R&D[810]. Ce type de dépenses va permettre aux firmes de développer un panel entier de molécules leur garantissant un niveau de profitabilité élevé.

Le protocole de traitement Raoult est, par essence, un repositionnement de médicament. L'hydroxychloroquine était, au départ, un traitement contre le paludisme[811] qui a été repositionné par les Chinois, puis par le professeur en tant que traitement contre le Covid-19[812].
Cette molécule existe sur le marché depuis 1955[813]. Elle est tombée dans le domaine public, donc libre d'être reproduite en générique.

Les personnes sous l'influence des laboratoires pharmaceutiques mettent en avant la dangerosité de l'hydroxychloroquine à travers des études discréditant le protocole de traitement Raoult.

Comme nous le verrons dans le chapitre sur les essais médicaux, nombreuses sont les études qui dénoncent la toxicité de l'hydroxychloroquine pour les patients atteints du Covid-19. Lors d'une assemblée parlementaire, le ministre des Solidarités et de la Santé Olivier Véran, soutient : « Il n'y a pas le protocole du Pr Raoult, il y a un médicament qu'on prend quand on est malade et qui est efficace ou qui ne l'est pas[814]. » Ces propos font référence aux études du Pr Raoult, qui attestent de l'efficacité de la bithérapie sur les personnes infectées par le virus.

Les professionnels de santé émettent des doutes sur la véracité des études publiées par Didier Raoult, et s'accordent tous à dire que l'hydroxychloroquine est une molécule dangereuse pour la santé.

❏ **Autorités de santé et le Conseil scientifique français**

Le professeur Yazdan Yazdanpanah a refusé de réaliser un essai clinique pour l'hydroxychloroquine, en invoquant des « problèmes d'interactions

---

[810] GUÉRIN V., « Comment l'industrie pharmaceutique a vendu son âme… Acte II », France, *FranceSoir*, 24 juin 2020.
[811] Académie de pharmacie, « Hydroxychloroquine (sulfate de) — acadpharm », France, *dictionnaire.acadpharm.org*, 15 janvier 2016.
[812] PERON I., « Plongée au cœur d'une étude sur la réutilisation de médicaments contre le Covid-19 », France, *Le Parisien*, 6 mai 2020.
[813] D. J. Wallace, « The history of antimalarials », États-Unis, *Lupus,* vol. 5 Suppl. 1, juin 1996.
[814] PUBLIC SÉNAT., [@publicsenat] « Olivier Véran : Il n'y a pas le protocole du Pr Raoult, il y a un médicament qu'on prend quand on est malade et qui est efficace ou qui ne l'est pas », [Tweet], *Twitter,* 22 avril 2020.

médicamenteuses avec d'autres traitements chez des patients en réanimation, et l'existence d'effets secondaires de l'hydroxychloroquine[815] ». Quant à Christian Chidiac, président du HCSP, il préconise l'interdiction de l'utilisation de l'hydroxychloroquine, car c'est une molécule « cardiotoxique[816] ».

Christian Chidiac a joué un rôle clé dans l'interdiction de l'hydroxychloroquine pour les formes non graves du Covid-19. En effet, nous pouvons lire dans l'article d'Étienne Campion, *Ambiguïté gouvernementale, liens d'intérêts au sommet de l'État : enquête sur la guerre secrète de la chloroquine*, daté du 9 avril 2020, l'élément suivant : « Quant à savoir, au sein de la commission spécialisée ''maladies infectieuses et maladies émergentes'' du Haut Conseil, qui a poussé pour rectifier l'avis du gouvernement, Franck Chauvin botte en touche : ''Je ne peux pas vous dire, je ne participais pas au groupe de travail et ne sais pas ce qui s'est passé[817]''. La décision est, en tout cas, passée par le président de ladite commission, Christian Chidiac, qui n'a pas souhaité répondre aux questions de Marianne ». Or, nous l'avons vu, Christian Chidiac a de nombreux liens d'intérêts avec les laboratoires pharmaceutiques. En particulier, le laboratoire Gilead.

Nous avons donc la preuve certaine que la décision prise par les autorités sanitaires, interdisant l'usage de l'hydroxychloroquine pour les formes non graves, a été prise par un membre qui avait des liens d'intérêts évidents avec le laboratoire Gilead. Or, c'est cette décision qui nous semble être d'une gravité extrême, tant elle semble dogmatique et aller contre le bon sens, comme nous avons pu le démontrer aux chapitres 4, 5 et 6. Nous avons donc, ici, la preuve certaine de l'efficacité de la stratégie d'influence de la société Gilead.

Par ailleurs, nous avons lu de très nombreux articles qui laissent entendre qu'Anthony Fauci, le directeur de l'Institut national des allergies et maladies infectieuses, aurait minimisé l'efficacité de l'hydroxychloroquine également parce qu'il aurait été influencé d'une manière ou d'une autre par Gilead. Nous n'avons pas trouvé de preuve confirmant ces allégations. Néanmoins, nous restons surpris par l'ampleur des rumeurs persistantes sur ce sujet, ainsi que par l'obstination sans

---

[815] BENKIMOUN P., « La recherche française mobilisée contre le Covid-19 », France, *Le Monde*, 12 mars 2020.
[816] CAMPION E., « Ambiguïté gouvernementale, liens d'intérêts au sommet de l'État : enquête sur la guerre secrète de la chloroquine » France, *Marianne,* 9 avril 2020.
[817] Ibid.

relâche de Fauci, qui a affirmé plusieurs fois que l'efficacité de l'hydroxychloroquine est, selon lui, anecdotique, et qui a écarté de manière systématique toutes les études favorables à l'utilisation de la molécule.

« De quoi placer toutes ces têtes pensantes en position de juge et partie ? Interrogé par Marianne, le président du Conseil scientifique Jean-François Delfraissy relativise : "Certains membres ne font pas partie de REACTing. Les membres du Conseil scientifique ne sont jamais intervenus sur la question des traitements, hormis via notre avis concernant la conduite de la recherche en situation d'urgence". Cet "avis" n'est pourtant pas anodin, puisqu'il a accompagné celui du HCSP du 23 mars, ayant conduit à formuler la politique gouvernementale toujours en vigueur sur la réglementation des traitements[818] ».

Le professeur François-Xavier Lescure considère que l'étude du Pr Raoult sur l'hydroxychloroquine est une « honte scientifique[819] ». De son côté. Le Dr Bruno Hoen a attaqué l'équipe de Marseille dans un courriel partagé avec tous les infectiologues, datant du 18 mars 2020[820].

On constate qu'au-delà de leurs liens d'intérêts avec le laboratoire Gilead, les experts scientifiques et médicaux mentionnés ci-dessus sont liés autrement. En effet, ils ne se sont pas rencontrés lors de la création du Conseil scientifique, ni même de la mise en place de l'Essai Discovery, car ils sont pour la plupart également affiliés à REACTing (REsearch and ACTion targeting emerging infectious diseases). Ce consortium d'experts médicaux est une initiative française, formée en juin 2013 par l'Inserm et Aviesan, l'alliance pour la recherche scientifique, dirigée alors par Yves Lévy et Jean-François Delfraissy, président du Conseil scientifique Covid-19. Nous le rappelons, Yazdan Yazdanpanah est membre des deux structures censées éclairer l'exécutif : le Conseil scientifique, ainsi que le Comité analyse, recherche et expertise (CARE)[821]. Il est également président de REACTing. On constate que Yazdan Yazdanpanah et Jean-François Delfraissy ne sont pas les seuls membres de REACTing au sein du Conseil scientifique. Daniel Benamozig, un des représentants de

[818] CAMPION E., « Discovery : les experts français qui cherchent un traitement contre le Covid sont-ils sous l'influence des labos ? », France, *Marianne*, 18 mai 2020.

[819] VINCENT J., « À l'hôpital Bichat, le raout sur la chloroquine nous affecte » France, *Le Point*, 26 mars 2020.

[820] « Revenus versés par Big Pharma. À partir de 12, on a un foyer épidémique de conflits d'intérêts ? », France, *FranceSoir*, 24 juin 2020.

[821] CAMPION E., « Discovery : les experts français qui cherchent un traitement contre le Covid sont-ils sous l'influence des labos ? », France, *Marianne*, 18 mai 2020.

sociologie au Conseil scientifique, dirige l'un des projets de REACTing. Pareillement à Denis Malvy, infectiologue et responsable de l'unité des maladies tropicales et du voyageur au CHU de Bordeaux, qui est à la direction du projet "Coverage"[822]. Projet qui, nous le verrons, nie l'efficacité de l'hydroxychloroquine. On peut également mentionner Bruno Lina, superviseur de Discovery aux côtés de Florence Ader. Arnaud Fontanet, membre du comité d'organisation de REACTing. Lila Bouadma, une réanimatrice à l'hôpital Bichat, soit l'un des centres choisi pour le déroulement de l'essai Discovery, a signé une étude au nom de REACTing. Et enfin, Laëtitia Atlani Druault, l'anthropologue du Conseil scientifique, est un membre fondateur de REACTing, qui fait partie du comité d'organisation du consortium. Elle pilote l'un des 20 projets sélectionnés par le consortium pour lutter contre l'épidémie[823].

Ce lien entre les membres de l'essai Discovery, le Conseil scientifique et REACTing, explique clairement la réponse unanime de chacun de ces experts médicaux face à l'usage de l'hydroxychloroquine au profit du Remdesivir de Gilead.

Nous avons acquis la conviction que l'une des raisons qui les ont poussés à dénigrer l'hydroxychloroquine tient à leur volonté de voir réussir leur essai clinique Discovery. Or, l'introduction de l'hydroxychloroquine dans cet essai, à la demande de l'Élysée, est venue contrecarrer les plans de leur essai. D'autant plus que l'hydroxychloroquine a directement compromis cet essai, puisque les patients recrutés voulaient tous être dans le bras de l'hydroxychloroquine. Il leur a donc fallu à tout prix discréditer cette molécule pour pouvoir continuer à recruter des patients acceptant de participer aux autres bras de l'essai. Ainsi s'explique, pour partie selon nous, l'hydroxychloroquine bashing.

L'une des infectiologues travaillant aux côtés de Florence Ader pour Discovery affirme que « les patients réclamaient d'être traités à la "chloroquine" et beaucoup ont refusé de participer à Discovery. Cela nous a obligés à fournir un travail supplémentaire pour expliquer, notamment dans les médias, qu'il n'y avait aucune preuve de l'efficacité de la chloroquine à ce stade[824] ». Cela expliquerait le relais continuel des médias sur l'inefficacité de l'hydroxychloroquine. On remarque également que Florence Ader est proche du gouvernement. Elle était

---

[822] Ibid.
[823] Ibid.
[824] GAITZSCH S., « Des nouvelles de Discovery, l'essai clinique européen contre Covid-19 », Suisse, *Heidi News*, 20 avril 2020.

auprès d'Olivier Véran, lorsque celui-ci a présenté la stratégie de déconfinement, et elle était également aux côtés du Premier ministre Édouard Philippe, le 19 avril 2020, lorsqu'il a pris le temps de répondre aux questions des Français[825].

❏ **Médecins**

Karine Lacombe considère « qu'utiliser un médicament comme [l'hydroxychloroquine] hors AMM[826], c'est-à-dire hors autorisation de mise sur le marché, en exposant les personnes qui le prennent à des complications, sans avoir vérifié les conditions de base de la chloroquine, […] est en dehors de toute démarche éthique […], c'est extrêmement dangereux » [827]. Jacques Reynes a été sollicité par le ministre des Solidarités et de la Santé, Olivier Véran, pour effectuer l'essai clinique du protocole Raoult à Montpellier avec Vincent Le Moing et Alain Makinson[828]. Il est également le coordinateur national de deux études sur le Remdesivir pour le compte de Gilead[829].

❏ **Influenceurs**

Jean-Michel Molina est coauteur d'un article publié dans *Médecine et Maladies Infectieuses* se fondant sur quelques cas et affirmant que l'hydroxychloroquine ne marche pas[830]. *Médecine et Maladies Infectieuses* est le journal officiel de la Société de pathologie infectieuse de langue française dont Jean-Paul Stahl est rédacteur en chef[831]. Jean-Paul Stahl aurait d'ailleurs comparé le Plaquenil (hydroxychloroquine) à du papier toilette[832].

On note que ces professionnels de santé ont tous des liens d'intérêts avec Gilead. Ils sont unanimes : le protocole Raoult est dangereux, car il a des « effets secondaires » et est « cardiotoxique ». Ces mêmes propos sont repris dans des études publiées dans *The Lancet* et *The New England*

---

[825] TOUSSAY J., » Que sait-on du coronavirus ? Florence Ader, l'infectiologue invitée par Édouard Philippe, fait le point », France, *Huffington post*, 19 avril 2020.

[826] Autorisation de mise sur le marché.

[827]Info France 2 [@inforfrance2], « Ce qui se passe à Marseille est absolument scandaleux (...) C'est en dehors de toute démarche éthique » [tweet], *Twitter*, 23 mars 2020.

[828] GARNIER S., « Coronavirus : un nouvel essai à base de chloroquine au CHU de Montpellier », France, *France Bleu*, 3 avril 2020.

[829]« Revenus versés par Big Pharma. À partir de 12, on a un foyer épidémique de conflits d'intérêts ? », France, *FranceSoir*, 24 juin 2020.

[830] Ibid.

[831] Ibid.

[832] Ibid.

Journal of Medicine, comme nous l'avons évoqué dans le chapitre sur l'hydroxychloroquine.

Dans l'étude parue dans la revue scientifique *The Lancet*[833] le 22 mai 2020, on apprend que « les données [...] ont conduit à l'arrêt des essais mondiaux de l'hydroxychloroquine pour le Covid-19 en mai 2020, car il semblait montrer que le médicament augmentait le nombre de décès chez les patients atteints par le Covid-19[834] ». Une deuxième étude, parue dans le *New England Journal of Medicine,* démontre que le traitement à base d'hydroxychloroquine n'a pas eu d'effets décisifs sur les patients atteints du Covid-19[835]. Au-delà de leur position anti-hydroxychloroquine, il existe un autre point commun à ces études. Le docteur Mandeep Mehra aurait été coauteur de ces deux études annonçant la dangerosité de l'hydroxychloroquine[836].

À la suite de ces études et des nombreuses inquiétudes soulevées par les hauts membres de la communauté médico-scientifique, les autorités agissent en conséquence.

À la suite de ces études, les autorités interdisent la prescription de l'hydroxychloroquine.

❑ **Organisation mondiale de la santé (OMS)**

Trois jours après sa publication, l'article de *The Lancet* avait conduit l'OMS à suspendre l'inclusion de patients traités à l'hydroxychloroquine dans son essai clinique international Solidarités[837]. « Les preuves internes apportées par l'Essai Solidarity/Discovery, les preuves externes apportées par l'Essai Recovery et les preuves combinées apportées par ces deux essais largement aléatoires, mises ensemble, suggèrent que l'hydroxychloroquine – lorsqu'on la compare avec les traitements habituels des patients hospitalisés pour le Covid-19 – n'a pas pour résultat la réduction de la mortalité de ces patients[838] », déclare la Dr Ana Maria

---

[833] EDWARDS E., « *The Lancet* retracts large study on hydroxychloroquine », États-Unis, *NBC news*, 4 juin 2020.

[834] Ibid.

[835] VEY T., « Pas d'effet préventif démontré pour l'hydroxychloroquine », France, *Le Figaro*, 8 mai 2020.

[836] ROUSSEL J., « Hydroxychloroquine : l'OMS arrête ses essais cliniques », France, *Top santé*, 18 juin 2020

[837] MORIN H., « Hydroxychloroquine : « *The Lancet* » met en garde contre une étude publiée dans ses colonnes », France, *Le Monde*, 3 juin 2020.

[838] EDWARDS E., « *The Lancet* retracts large study on hydroxychloroquine », États-Unis, *NBC news*, 4 juin 2020.

Henao Restrepo, de l'OMS, au cours d'une conférence de presse virtuelle à Genève.

❏ **Autorités gouvernementales**

En France, l'étude de *The Lancet* a conduit Olivier Véran, le ministre des Solidarités et de la Santé, à saisir l'avis du HCSP. Le président du Conseil, Christian Chidiac, a donc émis un avis défavorable à l'utilisation en contexte hospitalier de l'hydroxychloroquine, s'appuyant sur d'autres études qui faisaient état des graves effets indésirables cardiaques[839] de la molécule.

Ainsi, l'ANSM a annoncé, par la suite, avoir entamé la procédure de suspension « par précaution » des essais cliniques évaluant l'hydroxychloroquine chez les patients atteints du virus[840]. Cet avis a été suivi d'un décret mettant fin à la prescription de l'hydroxychloroquine dans le cadre du Covid-19[841]. Cette interdiction de prescrire crée un soulèvement au sein de l'arène médicale, matérialisé par la création du collectif *Laissons les médecins prescrire*, une association de médecins qui réclame le droit de prescription[842].

Aux États-Unis, Anthony Fauci, le directeur du National Institute of Allergy and Infectious Diseases (NIAID), explique que « les données scientifiques sont vraiment très évidentes, maintenant, en ce qui concerne le manque d'efficacité de cette substance [l'hydroxychloroquine][843] ». Denise Hinton, la responsable scientifique de la FDA, ajoute : « Il n'est plus raisonnable de croire que l'administration par voie orale d'hydroxychloroquine et de chloroquine soit efficace dans le traitement du Covid-19[844] ».

Le Collectif citoyen de *FranceSoir* résume la situation : « Les gouvernements et personnalités politiques sont souvent tenus

---

[839] MORIN H., « Hydroxychloroquine : « The Lancet » met en garde contre une étude publiée dans ses colonnes », France, *Le Monde*, 3 juin 2020.

[840] AFP, « Abrogation du décret autorisant l'hydroxychloroquine pour traiter le Covid-19 », France, *Europe 1*, 27 mai 2020.

[841] « Décret n° 2020-314 du 25 mars 2020 complétant le décret n° 2020-293 du 23 mars 2020 prescrivant les mesures générales nécessaires pour faire face à l'épidémie de Covid-19 dans le cadre de l'état d'urgence sanitaire », France, *Légifrance*, 25 mars 2020.

[842] GUÉRIN V., Interview réalisée par Guy Courtois et Méline Pulliat, « "Laissons les médecins prescrire" : la résistance des médecins libéraux s'organise », France, *FranceSoir*, 20 mai 2020.

[843] OWERMOHLE S., « FDA ends emergency use of hydroxychloroquine for coronavirus », France, *Politico*, 15 juin 2020.

[844] Ibid.

responsables de tous les problèmes de notre pays. [Cependant] cette crise nous aura révélé qu'ils ne sont qu'au diapason d'un élitisme mercantile qui touche toutes les sphères du pouvoir[845] ».

Ces études, qui ne sont que la partie émergée de l'iceberg et qui ont poussé les autorités à mettre fin à l'utilisation de l'hydroxychloroquine, sont remises en question par la communauté scientifique internationale, notamment celle parue dans *The Lancet*.

Finalement, ces études ont été retirées à cause de leur caractère fallacieux.

Un coup de tonnerre retentit dans le monde médical lorsqu'une centaine de médecins et scientifiques font paraître une lettre ouverte dans le quotidien anglais *The Guardian,* adressée au rédacteur en chef de la revue scientifique *The Lancet*[846]. Celle-ci pointe les nombreuses incohérences de l'étude, mais nous en avons déjà parlé dans le chapitre sur l'hydroxychloroquine[847] et nous y reviendrons dans le chapitre consacré aux études médicales.

En France, le professeur Raoult la qualifie de « foireuse[848] », insistant sur le fait qu'il serait peu probable d'obtenir une telle homogénéité entre des patients de cinq continents différents. Le pneumologue parisien Philippe Even explique comment les grands laboratoires et les revues médicales opèrent : « Si ces journaux diffusent effectivement des études et des articles prestigieux, fiables et sérieux, ils publient aussi d'innombrables articles sponsorisés par l'industrie pharmaceutique. Je parle de ces fameux essais cliniques comparatifs de référence, qui font ce qu'on appelle aux États-Unis la médecine fondée sur les évidences, mais entièrement fabriquées sur la base d'informations truquées. Cette connivence rapporte gros à ces hebdomadaires, qui réalisent des bénéfices mirobolants. En vérité, si ces journaux ont un côté prestigieux, ils sont également les plus dangereux pour le progrès scientifique, les malades et les finances publiques[849] ».

---

[845] COLLECTIF CITOYEN, « Seules sont perdues d'avance les batailles qu'on ne livre pas », France, *FranceSoir*, 30 mai 2020.
[846] SCIARDET H., « Lettre ouverte de 119 scientifiques, médecins et statisticiens au Lancet », France, *Mediapart*, 30 mai 2020.
[847] Cf. Chapitre 6 (*L'hydroxychloroquine et le protocole de traitement Raoult*).
[848] « Didier Raoult étrille l'étude « foireuse » remettant en cause l'usage de l'hydroxychloroquine », France, *L'Obs*, 25 mai 2020.
[849] RAPPAZ C., « Les pharmas ont torpillé Didier Raoult et l'hydroxychloroquine », France, *l'Illustré*, 11 juin 2020.

The Lancet procède à la rétractation de son article le 4 juin 2020, après que trois des quatre auteurs de l'étude se rétractent. Ils déplorent de ne plus pouvoir se porter garant de la « véracité[850] » des données fournies par la société Surgisphere. Le *New England Journal of Medicine* retire également son article publié le 1er mai 2020. Ces deux évènements ont été repris par les médias sous l'égide de *The Lancet Gate* et du New England Gate[851].

Violaine Guérin le rappelle : « La presse médicale, comme la presse généraliste, est aujourd'hui aux mains d'industriels et de fonds de pension, ce qui conduit aux dérives comme celles observées pendant la pandémie, à savoir la publication d'articles imposés par les éditeurs, soit dans des pseudo-circuits de « reviewing », soit hors procédure. [...] Au-delà de cela, c'est tout le circuit des publications qui a été perverti, devenant un business extrêmement lucratif où il est nécessaire de disposer de fonds pour que votre publication soit visible[852] ».

Si ces études, témoignant des effets néfastes de l'hydroxychloroquine, sont basées sur de fausses données, combien d'autres pourraient également l'être ?

***
**
*

4 - LES LOBBYISTES PRÉPARENT LE TERRAIN POUR L'ANNONCE DE LEURS PROPRES MÉDICAMENTS.

Selon ses détracteurs, le protocole de traitement Raoult est dangereux ; par conséquent, il n'y a pas de traitement contre le Covid-19.

La dangerosité de la bithérapie préconisée par le professeur Raoult ayant été établie et reconnue par les autorités, il n'y aurait donc aucune autre option viable pour un traitement contre le Covid-19. Dans un article publié dans le *Journal of American Medicine Association*, les chercheurs à l'origine de l'article expliquent que compte tenu du manque d'essais

---

[850] EDWARDS E., « *The Lancet* retracts large study on hydroxychloroquine », États-Unis, *NBC news*, 4 juin 2020.

[851] WEISSER R., « Lancet-gate: The much-touted report into hydroxychloroquine offers only comical relief », Australie, *The Spectator*, 6 juin 2020.

[852] GUÉRIN V., « Comment l'industrie pharmaceutique a vendu son âme... Acte III », France, *FranceSoir*, 25 juin 2020.

contrôlés randomisés, il n'y a aucune preuve assez robuste pour affirmer qu'un traitement est efficace. C'est-à-dire qu'il ait un effet supérieur à un placebo ou à l'absence de traitement avec un rapport bénéfices contre risques positif[853].

Lors d'une interview avec Jean-Jacques Bourdin, l'épidémiologiste à l'Institut Pasteur et membre du Conseil scientifique, Arnaud Fontanet, déclare qu'il n'y a aucun traitement « vraiment efficace[854] » contre le Covid-19. S'il n'y a pas de traitement, d'autres options sont possibles : la création d'un vaccin, ou encore le Remdesivir…

Nous tenons à préciser clairement que nous ne sommes pas contre les vaccins. Au contraire, nous pensons que la vaccination, lorsqu'elle est bien encadrée et faite à bon escient, sauve un très grand nombre de vies. Ce que nous essayons de démontrer ici, c'est que le développement de vaccins prend beaucoup de temps. Ils arriveront donc très certainement après la fin de l'épidémie. En tout cas, après la fin de la première vague ou première saison. Par ailleurs, un très grand nombre de spécialistes ont émis des doutes sur la capacité des vaccins à être efficaces de manière définitive contre cette maladie. Nous verrons bien ce que nous réserve l'avenir.

Les laboratoires pharmaceutiques cherchent naturellement à trouver un vaccin contre le Covid-19.

Contre le Covid-19, « un vaccin sûr et efficace pourrait être le seul outil permettant un retour du monde à un sentiment de "normalité"[855] », estime le secrétaire général de l'ONU, Antonio Guterres. On l'aura compris, l'un des nouveaux enjeux de cette crise sanitaire est la mise au point de vaccins. Plusieurs compagnies pharmaceutiques[856], dont Gilead, sont en course dans la recherche pour un vaccin anti-Covid-19. Sept d'entre elles ont annoncé publiquement des avancées prometteuses.

---

[853] SILVA BORBA M. G., ALMEIDA F. F., SAMPAIO SOUZA V., « Effect of High vs Low Doses of Chloroquine Diphosphate as Adjunctive Therapy for Patients Hospitalized with Severe Acute Respiratory Syndrome Coronavirus 2 (SARS-CoV-2) Infection », France, *Journal of American Medicine Association*, 24 avril 2020.

[854] « Il n'y a aucun traitement "vraiment efficace" contre le Covid-19, déclare l'épidémiologiste Arnaud Fontanet », France, *BFMTV*, 1er juin 2020.

[855] « Covid-19 : seul un vaccin pourrait permettre une "normalité", selon le chef de l'ONU », France, *France 24*, 16 avril 2020.

[856] REETH M., » 8 Pharmaceutical Companies Racing for a Vaccine », États-Unis, *US News*, 20 avril 2020.

Moderna Therapeutics[857] se situe à la première place dans la course au vaccin. Les actions de ce laboratoire pharmaceutique sont montées en flèche fin février, lorsque la société a annoncé qu'elle travaillerait sur un vaccin aux côtés du NIAID[858]. Dans un délai incroyablement court, Moderna a commencé la première phase des essais, le 16 mars 2020, en injectant à 45 adultes en bonne santé 250 µg de son vaccin[859]. Les résultats doivent encore être annoncés. Néanmoins, le Biomedical Advanced Research and Development Authority vient d'accorder à Moderna un financement de 483 millions de dollars[860] pour accélérer le développement du vaccin[861].

Alors que Moderna utilise l'ARN messager pour développer ses vaccins, Inovio utilise l'ADN de la même manière[862]. En fait, selon le PDG Joseph Kim, à partir du moment où les chercheurs en Chine ont isolé la séquence génétique du Covid-19 en janvier[863], Inovio a pris cette information et a utilisé la technologie de séquençage génétique pour concevoir son vaccin en trois heures[864]. La firme a entamé, le 6 avril, la première phase des essais cliniques, avec 40 volontaires. Elle a bon espoir de gagner cette course grâce à son expérience dans le développement d'un vaccin contre le syndrome respiratoire du Moyen-Orient (MERS)[865, 866].

Novavax disposait de plusieurs vaccins, qu'il pensait pouvoir utiliser pour lutter contre le coronavirus. Mais le 8 avril 2020, la société a annoncé que l'un d'entre eux, le NVX-CoV 2373, était particulièrement efficace pour aider les animaux, lors de l'expérimentation animale, à développer des anticorps contre les coronavirus après une seule dose[867]. L'entreprise a

---

[857] Ibid.

[858] BENKIMOUN P., HERZBERG N., HECKETSWEILER C., DELACROIX G., « À la recherche du vaccin contre le Covid-19 : la course acharnée entre les laboratoires et les États », France, *Le Monde*, 24 juin 2020

[859] REETH M., « 8 Pharmaceutical Stocks Working on a Vaccine », France, *US News,* 20 avril 2020.

[860] Ibid.

[861] MONEYSHOW, « 9 Pharmaceutical Companies Racing for A Covid-19 Vaccine », France, *Forbes*, 16 juin 2020.

[862] INOVIO, « INOVIO URGENTLY FOCUSED ON DEVELOPING COVID-19 VACCINE », États-Unis, *Inovio*, 12 mars 2020.

[863] Ibid.

[864] REETH M., » 8 Pharmaceutical Companies Racing for a Vaccine », États-Unis, *US News*, 20 avril 2020.

[865] MONEYSHOW, « 9 Pharmaceutical Companies Racing for A Covid-19 Vaccine », France, *Forbes*, 16 juin 2020.

[866] INOVIO, « INOVIO URGENTLY FOCUSED ON DEVELOPING COVID-19 VACCINE », États-Unis, *Inovio*, 12 mars 2020.

[867] COMMUNIQUE DE PRESSE « Novavax Advances Development of Novel Covid-19 Vaccine », États-Unis, *Novavax Inc.* 26 février 2020

ainsi entamé les essais sur l'homme en mai 2020, en visant des résultats qui seront prêts en juillet[868]. Pour aider l'entreprise, ils se sont associés à Emergent BioSolutions (EBS), afin de pouvoir déployer le vaccin si celui-ci s'avère viable[869]. En outre, la Coalition for Epidemic Preparedness Innovations a accordé à Novavax un financement de 4 millions de dollars[870] pour soutenir les efforts de l'entreprise. Mais d'abord, Novavax doit prouver que son vaccin fonctionne sur l'homme.

Fin mars 2020, le géant pharmaceutique Johnson & Johnson a annoncé que son vaccin serait prêt à être testé sur l'humain dès septembre, et qu'il pourrait être mis à la disposition du public début 2021[871]. Johnson & Johnson, apparemment en retard par rapport à ses concurrents, compte sur sa taille pour le combler[872]. En même temps que la mise à jour de ses vaccins, Johnson & Johnson a annoncé avoir conclu un accord d'un milliard de dollars[873] avec le gouvernement étasunien pour augmenter sa capacité de fabrication d'un vaccin, en agrandissant ses installations de fabrication actuelles et en en construisant une nouvelle aux États-Unis[874].

Pfizer se situe à la cinquième place de ce classement. Le groupe travaille sur son propre vaccin, qui a fait l'objet d'essais précliniques réussis, et devrait entrer dans la prochaine phase d'essais d'ici à l'été 2020[875]. L'entreprise s'efforce également de déterminer si son médicament contre l'arthrite rhumatoïde, Xeljanz, est efficace contre les coronavirus[876]. En outre, le 17 mars 2020, la société a annoncé un partenariat avec BioNTech[877, 878], une société biotechnologique allemande, pour créer un vaccin à base d'ARN messager. Bien qu'il soit peu probable que ces efforts portent leurs fruits pour Pfizer plus rapidement que ceux de ses

---

[868] Ibid.

[869] REETH M., » 8 Pharmaceutical Companies Racing for a Vaccine », États-Unis, *US News*, 20 avril 2020

[870] MONEYSHOW, « 9 Pharmaceutical Companies Racing for A Covid-19 Vaccine », France, *Forbes*, 16 juin 2020.

[871] SCHEMMEL A., « Johnson & Johnson Expedites Development and Production Of Covid-19 Vaccine to Accelerate In-Human Trials », États-Unis, *daily caller*, 10 juin 2020.

[872] Ibid.

[873] REETH M., » 8 Pharmaceutical Companies Racing for a Vaccine », États-Unis, *US News*, 20 avril 2020.

[874] Ibid.

[875] PFIZER Media Relations, « PFIZER AND BIONTECH TO CO-DEVELOP POTENTIAL COVID-19 VACCINE », États-Unis, *Pfizer*, 16 mars 2020.

[876] Ibid.

[877] REETH M., » 8 Pharmaceutical Companies Racing for a Vaccine », États-Unis, *US News*, 20 avril 2020.

[878] « PFIZER AND BIONTECH TO CO-DEVELOP POTENTIAL COVID-19 VACCINE », États-Unis, *Pfizer*, 16 mars 2020.

concurrents, l'entreprise est bien avisée de diversifier ses tentatives de mise au point d'un vaccin[879].

Les sixièmes et septièmes firmes susceptibles de faire du bénéfice sur la mise au point d'un vaccin travaillent désormais ensemble[880]. GlaxoSmithKline a permis à la société chinoise, Clover Biopharmaceuticals[881], de tester son vaccin contre le coronavirus avec son système adjuvant pandémique. Tandis que Sanofi s'associe à la Biomedical Advanced Research and Development Authority pour « tirer parti de ses travaux de développement antérieurs pour un vaccin contre le SRAS[882] » à utiliser contre le coronavirus[883]. Mais le 14 avril 2020, la P-DG de GlaxoSmithKline, Emma Walmsley, a annoncé une « collaboration sans précédent[884] » entre les deux sociétés, pour créer ensemble un vaccin. Sanofi fournira un antigène breveté[885], tandis que GlaxoSmithKline fournira un adjuvant, dans l'espoir que la combinaison des deux suffira à stopper la maladie dans sa course[886]. Le fait même que deux des plus grandes entreprises pharmaceutiques mondiales unissent leurs forces, témoigne de l'intérêt financier lié à la production de vaccins. Néanmoins, si elles parviennent à créer un vaccin, cela permettra à chacune des entreprises d'être gagnante[887].

Le gouvernement chinois a autorisé un vaccin contre le Covid-19[888]. Ce vaccin, développé par la biotech CanSinoBio, est uniquement accessible par l'armée[889]. La compagnie a indiqué ne pas pouvoir garantir que son médicament sera commercialisé pour le grand public[890]. On l'aura compris, les vaccins représentent un potentiel économique majeur. Suerie

---

[879] REETH M., » 8 Pharmaceutical Companies Racing for a Vaccine », États-Unis, *US News*, 20 avril 2020.

[880] Ibid.

[881] Ibid.

[882] PATON J., « Glaxo's Covid Vaccine Partnership with Clover Begins Human Tests », États-Unis, *Bloomberg*, 19 juin 2020.

[883] REETH M., » 8 Pharmaceutical Companies Racing for a Vaccine », États-Unis, *US News*, 20 avril 2020.

[884] PATON J., « Glaxo's Covid Vaccine Partnership with Clover Begins Human Tests », États-Unis, *Bloomberg*, 19 juin 2020.

[885] AFP, « Covid-19 : Sanofi et GSK s'allient pour trouver un vaccin », France, *La Tribune*, 14 avril 2020.

[886] Ibid.

[887] REETH M., » 8 Pharmaceutical Companies Racing for a Vaccine », États-Unis, *US News*, 20 avril 2020.

[888] BENZ S., « La Chine autorise un premier vaccin contre le Covid-19, mais pour quelle efficacité ? » France, *L'Express,* 1er juillet 2020.

[889] « CanSinoBio Investigational Vaccine Against Covid-19 Approved for Phase 1 Clinical Trial in China », Chine, *CanSinoBio*, 2020.

[890] Ibid.

Moon, codirectrice du Global Health Center de l'Institut des hautes études internationales et du développement (IHEID) de Genève, le rappelle : « Jamais le vaccin n'a été à ce point considéré comme un bien stratégique, essentiel à la sécurité nationale, à la reprise économique et à la santé publique[891] ».

Le scandale Sanofi en est la preuve. Paul Hudson, directeur général du groupe pharmaceutique, avait annoncé le mercredi 13 mai 2020, dans un entretien à l'agence Bloomberg, que les États-Unis seraient servis « en premier[892] » si Sanofi trouvait un vaccin. Et ce, car Washington « partage le risque[893] » des recherches, via un partenariat entre sa société et l'Autorité pour la recherche et le développement avancés dans le domaine biomédical (BARDA), dépendant du ministère étasunien de la Santé. En fait, les autorités étasuniennes « ont investi pour essayer de protéger leur population[894]», a ajouté Paul Hudson. La BARDA a injecté 30 millions d'euros dans le programme de Sanofi, précise le P-DG à Bloomberg. Cette déclaration a eu l'effet d'une bombe, suscitant un torrent d'indignations sur la scène politico-médiatique française, qui considère qu'il est inadmissible qu'un groupe français, ou du moins dont le siège se trouve en France, privilégie les États-Unis[895]. « Le patron de Sanofi France m'a confirmé que le vaccin serait accessible à tous les pays et qu'évidemment il serait accessible notamment aux Français[896] », déclare Agnès Pannier-Runacher, la secrétaire d'État auprès du ministre de l'Économie, dans une tentative d'apaisement du gouvernement. Nous n'avons rien contre le développement des vaccins, mais force est de constater qu'ils ont plusieurs inconvénients : 1-il n'est pas encore prouvé qu'on en trouve un qui soit efficace ; 2-s'ils se révèlent efficaces, ils pourraient ne l'être que pour un temps donné ; 3-ils arriveront probablement sur le marché une fois l'épidémie terminée ; 4-leur procédure complexe de fabrication ne permettra pas de satisfaire tout le

---

[891] BENKIMOUN P., HERZBERG N., HECKETSWEILER C., DELACROIX G., « À la recherche du vaccin contre le Covid-19 : la course acharnée entre les laboratoires et les États », France, *Le Monde*, 24 juin 2020.

[892] PERROTIN M., « Vaccin contre le Covid-19 : peut-on vraiment jeter la pierre à Sanofi ? », France, *Sputnik news*, 14 mai 2020.

[893] Ibid.

[894] BENKIMOUN P., HERZBERG N., HECKETSWEILER C., DELACROIX G., « À la recherche du vaccin contre le Covid-19 : la course acharnée entre les laboratoires et les États », France, *Le Monde*, 24 juin 2020

[895] PATON J., GRIFFIN R. & KOONS C., « U.S. Likely to Get Sanofi Vaccine First If It Succeeds », États-Unis, *Bloomberg*, 13 mai 2020.

[896] « Agnès Pannier-Runacher : « Le patron de Sanofi France m'a confirmé que le vaccin serait accessible à tous les pays », France, *Sud Radio*, 14 mai 2020.

monde ; 5-leur coût les rendra probablement inaccessibles à beaucoup à travers le monde.

Les Chinois, aussi, pourraient être vaccinés « en premier[897] ». Il faudrait donc que les Européens mettent la main à la pâte s'ils tiennent à être vaccinés. C'est d'ailleurs l'avertissement initialement lancé par Paul Hudson dans l'interview accordée à Bloomberg. Dans une partie qui semble avoir moins intéressé la presse française, le P-DG du groupe pharmaceutique relate qu'Étasuniens et Chinois ont, de manière générale (et donc pas forcément par le biais de son entreprise), mis les bouchées doubles afin de trouver rapidement un vaccin[898]. Le directeur de Sanofi France, Olivier Bogillot, a tenu à informer que le géant pharmaceutique ne distribuera pas prioritairement aux États-Unis un éventuel vaccin contre le Covid-19, si l'Union européenne se montre aussi « efficace [899]» pour financer son développement. Il a ensuite assuré que les Français auraient également accès au vaccin s'il était mis au point par le groupe[900].

Le laboratoire Gilead annonce que le Remdesivir s'est montré efficace contre le Covid-19.

Au moment de la rédaction de ce livre, le Remdesivir de Gilead apparaît comme l'antiviral qui sera prescrit contre le virus sur toute la planète.
Mi-avril 2020, le laboratoire pharmaceutique Gilead annonce que l'essai de sa molécule Remdesivir contre le Covid-19 a atteint son objectif principal aux États-Unis[901]. Cet antiviral, conçu préalablement pour soigner les malades de la fièvre hémorragique Ebola, permettrait d'atténuer les symptômes de patients atteints du Covid-19 traités en début d'infection. Le Remdesivir est ainsi reconnu comme un traitement possible contre le Covid-19[902]. Ce qui fait la particularité de cet antiviral, c'est sa capacité à être métabolisé par l'organisme, afin de ressembler aux nucléotides, l'un des quatre éléments constitutifs de l'ADN[903]. L'objectif des spécialistes est qu'il soit incorporé dans la structure du virus lorsque

---

[897] PATON J., GRIFFIN R. & KOONS C., « U.S. Likely to Get Sanofi Vaccine First If It Succeeds », États-Unis, *Bloomberg*, 13 mai 2020.

[898] Ibid.

[899] AFP, « Sanofi annonce servir les États-Unis en premier s'il trouve un vaccin et rétropédale », France, *Le Nouvel Obs*, 14 mai 2020.

[900] Ibid.

[901] SCI TECH « Des chercheurs US confirment l'efficacité du Remdesivir contre le coronavirus » France, *Sputnik news*, 30 avril 2020.

[902] « Les États-Unis annoncent que le Remdesivir agit contre le Covid-19 », France, *Le Nouvel Obs*, 29 avril 2020.

[903] « Vaccins, chloroquine, Remdesivir... Où en sont les recherches pour trouver des remèdes contre le coronavirus ? », France, *FranceInfo*, 18 mars 2020.

celui-ci se réplique, permettant ainsi d'ajouter des mutations non désirées qui pourraient le détruire[904, 905].

L'étude publiée dans le *New England Journal of Medicine*[906] est signée par 57 auteurs de neuf pays différents, dont la France, tous financés par le laboratoire pharmaceutique Gilead Sciences[907]. Cette étude conclut que le Remdesivir aurait des effets sur la période de rétablissement chez les personnes atteintes du Covid-19[908]. Le 29 avril 2020, Gilead annonce d'autres résultats préliminaires[909], qui ne sont pas encore évalués de façon indépendante ni publiés, mais qui apportent un élément complémentaire. Ces résultats indiquent que l'administration de la molécule pendant cinq jours apporte un bénéfice comparable à un traitement sur dix jours[910]. Ce qui, selon la firme pharmaceutique, constituerait une bonne nouvelle, dans la mesure où un plus grand nombre de patients pourrait être pris en charge avec ce traitement, qui n'est pas encore produit en très grande quantité[911]. Cependant, cet essai ne comporte ni groupe de contrôle ni procédure dite « à l'aveugle[912] ». C'est-à-dire, sans que ni le patient ni le médecin ne sachent s'ils reçoivent le nouveau traitement ou un placebo. Or, selon des adeptes de la méthodologie pharmaceutique, son niveau de preuve serait insuffisant.

Aux États-Unis, Anthony Fauci, directeur du NIAID, déclare devant les journalistes à la Maison-Blanche, que « les données indiquent que le Remdesivir a un effet positif sur la durée du rétablissement [du Covid-19]. C'est assez important. La durée de la maladie chez les patients prenant ce médicament a été réduite à 11 jours contre 15 jours chez ceux qui se sont vu donner des pilules factices. C'est très optimiste[913] ». Cette étude du NIH[914] se base sur un essai de phase 3. Cet essai, conduit sur 1 063 patients, montrerait de façon significative que le Remdesivir raccourcit de quatre jours en moyenne le temps d'amélioration des

---

[904] Ibid.

[905] L'incorporation du Remdesivir par l'enzyme ARN polymérase dans le virus en cours de réplication termine le processus de réplication du génome.

[906] « Compassionate Use of Remdesivir for Patients with Severe Covid-19 » États-Unis, *New England Journal of Medicine*, 10 avril 2020.

[907] MUCCHIELLI L., « Le Remdesivir, l'industrie pharmaceutique et la crise du Covid », France, *blog Mediapart*, 6 mai 2020.

[908] Ibid.

[909] « Remdesivir : pas d'efficacité spectaculaire », France, *Futura science*, 8 mai 2020.

[910] Ibid.

[911] MORIN H., « Covid-19 : les États-Unis autorisent les traitements à base de Remdesivir », France, *Le Monde*, 30 avril 2020.

[912] « Les États-Unis autorisent en urgence l'antiviral Remdesivir », France, *Libération*, 2 mai 2020.

[913] Ibid.

[914] National Institute of Health

symptômes. Il en résulte une augmentation de 15 % de la proportion de patients hospitalisés guéris, représentant une moyenne entre 62 % à 72 % d'entre eux[915].

Les deux études concluent donc aux mêmes résultats : le Remdesivir est efficace contre la maladie du Covid-19. Néanmoins, les données sur le taux de décès ne sont pas encore suffisantes pour tirer des conclusions, car les taux de mortalité restent identiques dans les deux études[916]. Mais le Dr Fauci se montre optimiste : « Cela ne ressemble pas à un K.-O., mais cela prouve que ce médicament peut bloquer le virus[917] ». Or, certaines études contredisent la prétendue efficacité du Remdesivir.

Le Remdesivir aurait de nombreux défauts : des effets secondaires nocifs, son prix, la difficulté à le produire en grande quantité pour le monde…

Quelques heures après le communiqué du docteur Fauci, une étude d'une équipe chinoise paraît dans *The Lancet*[918]. Elle rend un résultat allant à l'encontre de l'enthousiasme d'Anthony Fauci et des études de Gilead. Il semblerait que « l'antiviral expérimental […] n'aurait pas accéléré la guérison ni réduit les décès par rapport à un placebo[919] », constatent Bin Cao, chercheur à l'Hôpital de l'amitié sino-japonaise à Pékin et ses collègues. Les malades traités avec le Remdesivir n'ont pas démontré une rémission préférable à ceux traités par placebo[920]. Les résultats de l'étude parue dans le *British Medical journal* avaient fuité sur le site de L'OMS. Ils indiquent que seulement 237 malades avaient participé, dont deux tiers traités avec du Remdesivir[921]. L'essai fut interrompu, faute de personnes malades. Les médecins voulaient plus de 450 participants, mais la pandémie s'est arrêtée à Wuhan avant d'avoir pu atteindre ce nombre. Cela limite l'interprétation des résultats[922]. Cette étude, menée du 6

---

[915] MORIN H., « Covid-19 : les États-Unis autorisent les traitements à base de Remdesivir », France, *Le Monde,* 30 avril 2020.

[916] « Les États-Unis autorisent en urgence l'antiviral Remdesivir », France, *Libération,* 2 mai 2020.

[917] FUTURA SCIENCES, « Remdesivir : pas d'efficacité spectaculaire », France, *Futura Sciences*, 8 mai 2020.

[918] SCI TECH « Des chercheurs US confirment l'efficacité du Remdesivir contre le coronavirus » France, *Sputnik news.*, 30 avril 2020.

[919] MORIN H., « Covid-19 : les États-Unis autorisent les traitements à base de Remdesivir », France, *Le Monde,* 30 avril 2020.

[920] FUTURA SCIENCES, « Remdesivir : pas d'efficacité spectaculaire », France, *Futura Sciences*, 8 mai 2020.

[921] Ibid.

[922] Ibid.

février au 12 mars 2020 dans dix hôpitaux de Wuhan, est la seule qui a été dûment évaluée[923].

Fauci juge l'étude chinoise « inadéquate[924] ». Or, l'étude qui vante le Remdesivir, sur laquelle il se base, ne donne aucune information concrète, et les résultats finaux n'ont pas encore été divulgués. Elle n'est, à ce jour, pas passée par le filtre de la relecture par ses pairs, et par la publication dans une revue scientifique. De plus, les chercheurs de l'étude du NIH sur le Remdesivir ont modifié le protocole en cours de route. Ils ont retiré le mot « décès » comme premier sujet des résultats de l'étude préliminaire[925], comme l'illustre l'image ci-après[926].

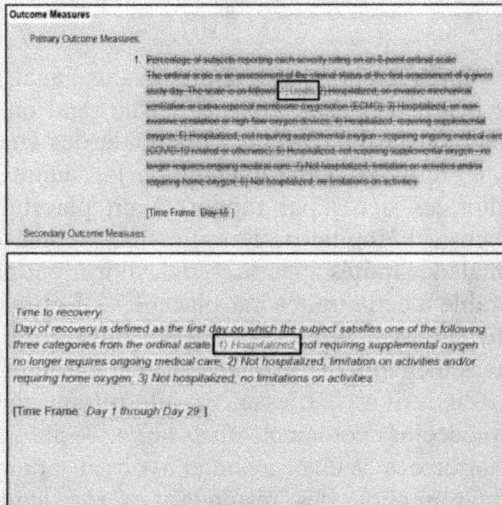

Source : suivi des modifications de la procédure lors de l'essai clinique

---

[923] Ibid.

[924] « Remdesivir : pas d'efficacité spectaculaire », France, *Futura science*, 8 mai 2020.

[925] RAOULT D., [@raoult_didier] « Could Anthony Fauci explain why the investigators of the NIAID Remdesivir trial did change the primary outcome during the course of the project (16th April)? Removing "death" from primary outcome is a surprising decision. » [Tweet], *Twitter*, 30 avril 2020.

[926] NIAID REMDESIVIR ESSAIS MÉDICAUX. Contacts/Locations, Outcome Measures, Arms and Interventions, Study Description, Study Status, Eligibility and Study Design. Source: « History of Changes for Study: NCT04280705 Adaptive Covid-19 Treatment Trial (ACTT) », États-Unis, *clinicaltrials.gov archive*, 16 avril 2020.

L'étude parue dans le *New England Journal of Medicine,* qui conclut à l'efficacité du Remdesivir, met également en lumière la toxicité de la molécule promue par Gilead. Après vérification, l'étude présente des données peu rassurantes. Sur un total de 53 patients, 32 patients, soit 60 % de l'échantillon, ont signalé des effets secondaires au cours du suivi[927]. Les plus fréquents étaient une augmentation des enzymes hépatiques, une diarrhée, des éruptions cutanées, une insuffisance rénale et une hypotension[928]. En général, les effets secondaires étaient plus fréquents chez les patients sous ventilation invasive[929]. 12 patients, soit 23 % du groupe d'étude, ont présenté des effets secondaires graves : syndrome de dysfonctionnement, choc septique, lésion rénale aiguë et hypotension[930]. Quatre patients (8 %) ont arrêté prématurément le Remdesivir pour des raisons d'aggravation, d'insuffisance rénale préexistante, mais également en raison de défaillance de plusieurs organes, et les deux autres, en raison d'une élévation des aminotransférases[931], dont un patient présentant une éruption maculopapuleuse[932, 933] [lésions cutanées superficielles]. Force est de constater que l'administration du Remdesivir à des patients hospitalisés pour le Covid-19 n'a pas d'effet positif clinique ou viral significatif autre que des effets secondaires sévères, et finalement, pas d'effet sur la mortalité.

Comment expliquer des résultats aussi contradictoires pour la même maladie et le même médicament ? Yazdan Yazdanpanah nous informe que l'étude chinoise et celle du NIH ne trouvent pas des résultats si différents. Assurément, « les patients traités ont 30 % de chance de guérir plus vite, mais sur la mortalité, l'effet n'est pas significatif. Il est probable que l'efficacité de cette molécule ne soit pas énorme. Il va falloir préciser à quel stade de la maladie elle est le plus efficace. Probablement lorsqu'elle est administrée très tôt[934] ». Difficile de ne pas remettre en question les affirmations de Yazdan Yazdanpanah quand on sait qu'il est affilié à Gilead. Le conflit d'intérêts est incontestable et il serait difficile de croire qu'il n'ait pas d'impact sur certaines prises de position.

---

[927] GREIN J., OHMAGARI N., SHIN D. & al., « Compassionate Use of Remdesivir for Patients with Severe Covid-19 », États-Unis, *New England Journal of Medicine*, 10 avril 2020.

[928] Ibid.

[929] Ibid.

[930] Ibid.

[931] Futura Sciences : Toute enzyme qui catalyse le transfert d'un groupement aminé (NH2) d'un acide aminé.

[932] Futura Sciences : Éruption cutanée, sous forme de petites taches qui s'élèvent sur la peau (tronc par exemple) insensibles et ne renfermant pas de liquide.

[933] GREIN J., OHMAGARI N., SHIN D. & al., « Compassionate Use of Remdesivir for Patients with Severe Covid-19 », États-Unis, *New England Journal of Medicine*, 10 avril 2020.

[934] « Les États-Unis autorisent en urgence l'antiviral Remdesivir », France, *Libération,* 2 mai 2020.

Le collectif *Laissons les médecins prescrire* a émis un communiqué exigeant que l'ANSM donne l'accès aux « données de pharmacovigilance du Remdesivir qui n'a pas fait la preuve de son efficacité, comme souligné par des médecins aux "mains propres" dans une tribune du *British Medical Journal*[935] », soulevant ainsi la question de la pharmacocinétique du Remdesivir.

L'ambiguïté des études sur l'efficacité de la molécule n'est que l'un des aspects inquiétants la concernant. Le ministère étasunien de la Santé a annoncé qu'il avait entrepris d'acheter 500 000 doses du médicament destinées à être utilisées dans les hôpitaux des États-Unis[936]. Cet accord signifie que le médicament sera inévitablement en pénurie dans de nombreux autres pays[937].

De plus, le géant pharmaceutique a dévoilé le prix du médicament, qui devrait être accessible en juillet 2020[938]. Le prix du traitement a été fixé entre 2 000 et 3 000[939, 940] dollars par patient, rendant ce remède inaccessible à la majorité de la population mondiale. Un traitement de cinq jours coûterait environ 2 340[941] dollars, a déclaré la société de biotechnologie[942].

On l'aura compris, la priorité de certains laboratoires pharmaceutiques est de faire du profit, et peu importe si c'est au détriment de la population. Une population qui est, en effet, souvent reléguée au second plan lors de prises de décisions l'affectant considérablement. Une population aussi apeurée, qui ne sait que croire face aux différentes informations qui circulent sur les réseaux sociaux et dans les médias.

***
**
*

---

[935] LAISSONS LES MÉDECINS PRESCRIRE, « sur la pharmacovigilance de l'hydroxychloroquine et du Remdesivir », France, *stopcovid19.today*, 29 juin 2020.

[936] REUTERS, « Coronavirus: US buys nearly all of Gilead's Covid-19 drug Remdesivir », Royaume-uni, *BBC*, 1er juillet 2020.

[937] Ibid.

[938] CIACCIA C., « Gilead sets pricing for coronavirus drug Remdesivir, could cost over $3G » États-Unis, *Fox News*, 29 juin 2020.

[939] KOLATA G., « Remdesivir, the First Coronavirus Drug, Gets a Price Tag », États-Unis, *New York Times*, 29 juin 2020.

[940] Prix varie selon les sources.

[941] BLOOMBERG « Gilead prices coronavirus drug Remdesivir at $2,340 for five-day treatment », États-Unis, *Los Angeles Times*, 29 juin 2020.

[942] Ibid.

5 - LE MONDE MANQUE DE RECUL ET ON A DU MAL À COMPRENDRE CE QU'IL SE PASSE À CAUSE DE CE LOBBYING.

Nos gouvernants n'ont pas vraiment la possibilité de remettre en question les autorités sanitaires, quelles qu'elles soient, et sont donc plus ou moins contraints de s'y soumettre, alors même que celles-ci sont influencées par les lobbies pharmaceutiques.

❏ **Organisation mondiale de la santé (OMS)**

Bruce Aylward, l'un des responsables de l'OMS, considère qu'il « n'y a pour l'instant qu'un seul médicament [...] qui pourrait avoir une réelle efficacité, et c'est le Remdesivir[943] ».

❏ **États-Unis**

Le 1er mai 2020, le président des États-Unis, Donald Trump, annonce l'autorisation d'utilisation de la molécule par la FDA, depuis la Maison-Blanche, en présence du directeur général de Gilead, Daniel O'Day[944]. Cette annonce, *a priori* rassurante, est plutôt paradoxale. Le président des États-Unis avait été un grand défenseur de la bithérapie proposée par Didier Raoult. De plus, il avait indiqué prendre de l'hydroxychloroquine en prévention contre la maladie, même quand Monsieur Fauci et la FDA prônaient l'inverse. Comment interpréter cette annonce ? Donald Trump aurait-il fini par céder ou pense-t-il réellement que le Remdesivir est « un truc énorme[945] » ?

❏ **Union européenne**

L'Agence européenne des médicaments a autorisé la mise sur le marché « conditionnelle » de l'antiviral Remdesivir pour les patients atteints du coronavirus. « Le Remdesivir est le premier médicament contre le Covid-19 à être recommandé pour autorisation dans l'UE[946] ». Cette

---

[943] « Vaccins, chloroquine, Remdesivir... Où en sont les recherches pour trouver des remèdes contre le coronavirus ? », France, *FranceInfo*, 18 mars 2020.

[944] ROZIÈRES G., « Si vous prenez de l'hydroxychloroquine en traitement préventif comme Trump, voici ce que vous risquez », France, *Le Huffington post*, 19 mai 2020.

[945] LOVELACE B. Jr., « Trump wants FDA to move as quickly as they can on Remdesivir coronavirus approval », États-Unis, *CNBC*, 29 avril 2020.

[946] AFP, « Covid-19 : l'agence européenne des médicaments recommande d'autoriser la mise sur le marché du Remdesivir », France, *FranceInfo*, 25 juin 2020.

recommandation est en cours d'approbation par la Commission européenne.

❏ **France**

Un essai clinique coordonné par l'Inserm compare le Remdesivir à d'autres traitements[947]. Néanmoins, les autorités ne se sont pas encore prononcées à ce sujet. Même si « le président a la volonté de prendre en compte l'ensemble des essais et des études, (...) [il considère que] ce n'est pas à lui de trancher le débat, qui doit être tranché scientifiquement[948] ». Cela sous-entend que la décision reviendra au Conseil scientifique. Afin de garder la population informée, les médias relaient ces décisions prises en fonction des conseils octroyés par les autorités médico-scientifiques. Certains de ces derniers étant eux-mêmes, nous l'avons vu, sous l'influence des lobbies pharmaceutiques.

Les médias manquent de recul et relaient, à leur insu, les messages issus du lobbying.

Les médias se sont souvent contredits dans le relais des informations concernant cette crise sanitaire. Nous en discuterons plus en détail dans le chapitre 13 consacré aux médias. Néanmoins, la plupart d'entre eux s'accordent sur les prouesses du Remdesivir. Le 16 avril 2020, une vidéo fuite sur le site Stat[949]. Dans cette vidéo, Kathleen Mullane, spécialiste des maladies infectieuses à l'Université de médecine de Chicago, expose son enthousiasme à propos de la molécule de Gilead[950]. Elle y annonce que le Remdesivir aurait démontré un potentiel de guérison chez les simiens selon les résultats d'une expérience publiés par la NIAID le 17 avril[951]. À la suite de cela, de nombreux médias français se font le relais de cette découverte et titrent, « sur la piste des traitements, la guerre des brevets est déclarée[952] », *Mediapart*, dans l'édition du 20 avril 2020 ; *Le Figaro* et *La Tribune* : « L'antiviral Remdesivir ralentit la progression du Covid-19

---

[947] Communiqué Inserm, « Lancement d'un essai clinique européen contre le Covid-19 », France, *Inserm,* 22 mars 2020.
[948] AFP, « Coronavirus : Macron rend une visite surprise au professeur controversé Raoult », France, *Le Point,* 9 avril 2020.
[949] OFFORD C., « Remdesivir Shows Promise in Largest of Several Clinical Trials », États-Unis, *The scientist,* 30 avril 2020.
[950] Ibid.
[951] Ibid.
[952] SALL R., « Sur la piste des traitements, la guerre des brevets est déclarée » France, *Mediapart,* 20 avril 2020.

chez les singes[953, 954] », *Science et Avenir, Europe 1 ;* et enfin, *i24news :* « L'antiviral Remdesivir ralentit la progression du Covid-19 chez les singes[955, 956, 957] ».

Outre-Atlantique, de grands médias tel *MSNBC* proclament que le médicament est « très prometteur[958] » et selon *CNN,* que c'est « une bonne nouvelle pour le traitement du coronavirus[959] ». Pareillement aux relais des médias français, *Fox News* et le *New York Times* évoquent des rapports qui indiquent que le Remdesivir « accélère le temps de récupération du coronavirus », selon les « données positives[960] » de l'essai. Les médias ne sont donc pas à l'abri d'études fallacieuses, comme nous l'avons déjà vu. Or, la population se tourne vers les médias pour s'informer sur ce qu'il se passe dans le monde durant cette pandémie.

Le grand public ne sait que croire, scindant ainsi l'opinion en deux, d'un côté les sceptiques, pour ne pas dire les complotistes, et de l'autre, ceux qui considèrent que les autorités prennent les bonnes décisions.

On constate qu'il est difficile, pour le grand public, de pouvoir se forger sa propre opinion. L'une des principales difficultés est de décrypter les différentes publications scientifiques, et de différencier études fiables et études mensongères[961]. La deuxième cause est le manque de cohérence entre les discours émis par les autorités. Ces discours changent constamment de registre et ne permettent pas de rassurer la population face à cette crise. Le troisième facteur de cette division est le relais des médias, qui est tout aussi chaotique.

Le point commun entre ces trois facteurs est la confusion. Les études qui se contredisent, les autorités gouvernementales qui se basent sur ces études, et les conseils des autorités sanitaires, créent un discours décousu. Et les médias relaient ce discours, nourrissant ainsi la confusion générale. Cette confusion vient ensuite alimenter les théories conspirationnistes sur

---

[953] AFP, « L'antiviral Remdesivir ralentit la progression du Covid-19 chez les singes », France, *Le Figaro*, 18 avril 2020.

[954] AFP, « L'antiviral Remdesivir ralentit la progression du Covid-19 chez les singes », France, *La Tribune*, 18 avril 2020.

[955] Ibid.

[956] Ibid.

[957] Ibid.

[958] DYNE B., « Le Remdesivir comme « médicament miracle » », International, *WSWS,* 2 mai 2020.

[959] Ibid.

[960] Ibid.

[961] Lancet Gate & New England Gate.

les réseaux sociaux, et crée une division primitive entre pro-Raoult et anti-Raoult. Les « pro-Raoult[962] », comme les médias les surnomment, sont ceux qui défendent le professeur Raoult, notamment sur les réseaux sociaux. La particularité de ce groupe présent dans de nombreux pays est qu'il est hétéroclite, regroupant ainsi des chefs d'État, des membres de l'industrie sanitaire, cadres, étudiants... mais également de nombreux sceptiques, voire conspirationnistes[963, 964] qui pensent que le virus a été créé volontairement. Il regroupe également en France certains « gilets jaunes[965] » et autres internautes. Il y a une tentative de décrédibilisation de ces personnes par les « anti-Raoult[966]». Ces derniers s'opposent aux hypothèses conspirationnistes et soutiennent que les autorités gouvernementales prennent les bonnes décisions.

Mais il existe un troisième groupe, moins important en termes de présence sur les réseaux sociaux, mais comportant sûrement plus d'adeptes. Ce groupe est composé de ceux qui préfèrent ne pas prendre parti et laisser faire, dans l'espoir que les choses finissent par rentrer dans l'ordre. Somme toute, cette division n'a rien d'exceptionnel, car c'est souvent ce qui se produit lors d'une crise. La confusion et la peur sont présentes à tous les niveaux. Rien de plus normal que de chercher un coupable, quelqu'un à blâmer.

***
**
*

6 - LÉGALITÉ, JEUX D'INFLUENCE, CORRUPTION ET DÉLITS : QUAND LA TRANSPARENCE NE SUFFIT PAS À RÉGULER LE LOBBYING.

Les laboratoires pharmaceutiques sont nécessaires à l'avancement médico-scientifique, mais il faut réguler le lobbying.

Les laboratoires pharmaceutiques sont une composante du secteur d'activité de l'industrie pharmaceutique. Ces laboratoires s'occupent de la recherche dans le cadre de la mise au point de nouveaux médicaments et

---

[962] « Pourquoi les ''gilets jaunes'' adorent le Pr Raoult », France, *Slate*, 18 mai 2020.
[963] PAUGET D., « ''Il gêne, on veut le faire taire" : pourquoi Didier Raoult séduit les complotistes », France, *l'Express*, 27 mars 2020.
[964] Cf. Chapitre 9B (*Du lobbying au complotisme*).
[965] Ibid.
[966] FAURE G., « Avec le coronavirus, Patrick Cohen élargit son fan-club », France, *Le Monde,* 12 juin 2020.

autres produits parapharmaceutiques, jusqu'à la production et à la distribution de ces derniers[967]. Les laboratoires se développent de plus en plus, notamment grâce aux progrès considérables des recherches en médecine ces dernières années, permettant l'accessibilité à de meilleurs soins[968].

La France figure au quatrième rang des pays producteurs de médicaments en termes de valeur en Europe, après la Suisse, l'Allemagne et l'Italie[969]. Parmi les grands laboratoires français, on note les géants Sanofi, Merck et Servier. Sanofi est la seule entreprise française figurant au top 10 mondial dans le secteur[970]. L'industrie pharmaceutique représente environ 7,6 milliards[971] d'euros dans l'excédent commercial français, et environ 1 046[972] milliards de dollars au total, dont 45 % réalisés aux États-Unis[973]. C'est donc une industrie internationalement concurrentielle, qui est menacée par les contrôles de plus en plus stricts des autorités de santé. Elle est également mise en difficulté par la création de médicaments génériques, comme nous l'avons préalablement mentionné, qui concurrencent les médicaments des laboratoires pharmaceutiques lorsqu'ils sont fabriqués par des « génériqueurs »[974, 975]. Enfin, le développement de la biotechnologie et les progrès faits dans ce domaine, comme la découverte de nouvelles molécules, mettent aussi certains laboratoires pharmaceutiques en difficulté[976].

Tant de facteurs qui bouleversent le secteur de l'industrie pharmaceutique. Les lobbies pharmaceutiques ont pour mission d'assurer les intérêts des laboratoires, afin que ces derniers puissent vendre leurs médicaments et maximiser leurs bénéfices. Précisions que nous n'avons rien contre le fait qu'une société cherche à maximiser ses profits. C'est d'ailleurs l'essence même d'une entreprise en général. Mais la recherche du profit doit être éthique. Ce lobbying est souvent la cause de liens d'intérêts entre les experts de la santé et les laboratoires pharmaceutiques.

---

[967] « Laboratoire pharmaceutique : c'est quoi exactement ? », France, *Wmag Santé*, 2012.
[968] Ibid.
[969] « La part de l'Europe continue à décroître », France, *LEEM*, 27 septembre 2019.
[970] Ibid.
[971] HOREL S., « Les Médicamenteurs », France, *Éditions du Moment*, 2010.
[972] Ibid.
[973] « La part de l'Europe continue à décroître », France, *LEEM*, 27 septembre 2019
[974] Ibid.
[975] VIUDEZ N., « Covid-19 : Mylan augmente sa production de chloroquine », France, *Industrie Pharma*, 23 mars 2020.
[976] « Laboratoires pharmaceutiques : comment apporter une réelle plus-value à votre communication médicale ? », France, *Nutrikeo*, 4 octobre 2018.

La base de données Transparence - Santé a été créée dans un effort de régulation de l'action des lobbies pharmaceutiques[977].

Même si le lobbying au sein de l'industrie pharmaceutique est légiféré, cette législation a des limites.

Il existe plusieurs organismes régulateurs censés prévenir les possibles dérapages des relations entre les médecins et les laboratoires. Par exemple, il existe la Haute Autorité de Santé[978] en France, et la Federal Regulation of Lobbying Act[979] et le Center for Responsive Politics aux États-Unis. En France, le décret du 1er octobre 2013[980] ordonne aux laboratoires de publier sur leurs sites, ainsi que celui de l'Ordre des médecins, les sommes d'argent qu'ils versent aux professionnels de santé. Les étudiants, associations de patients, sages-femmes, infirmiers, pharmaciens et établissements de santé sont aussi concernés[981]. Cependant, il demeure quelques exceptions, et la manière dont les données sont présentées ne facilite pas l'accès à l'information.

Après la débâcle liée au Mediator en 2010[982], le gouvernement français de l'époque crée la base de données publique « Transparence santé »[983, 984], dans un effort pour regagner la confiance de la population. Conformément à la loi, « les entreprises produisant ou commercialisant des produits à finalité sanitaire ou cosmétique, doivent rendre publics les avantages et les rémunérations accordés aux différents acteurs intervenant dans le champ de la santé, notamment aux professionnels de santé, ainsi que l'existence des conventions conclues avec ces acteurs[985] ». Ainsi, n'importe qui a accès aux déclarations des médecins, permettant de vérifier les liens entre ces derniers, les pharmaciens et les laboratoires pharmaceutiques[986, 987]. Il suffit d'entrer le nom d'un professionnel de santé pour savoir s'il a reçu un avantage supérieur à dix euros. Cela concerne des nuits d'hôtel, billets d'avion, repas, inscriptions à des

---

[977] *Transparencesante.gouv.fr.*
[978] Ministère des Solidarités et de la Santé.
[979] LONGLEY R., « Laws Regulating Federal Lobbyists", États-Unis, *ThoughtCo,* 2 septembre 2019.
[980] « Décret n° 2013-414 du 21 mai 2013 relatif à la transparence des avantages accordés par les entreprises produisant ou commercialisant des produits à finalité sanitaire et cosmétique destinés à l'homme, rentrée en vigueur le 1er octobre 2013 », France, *Légifrance,* 22 mai 2013
[981] Ibid.
[982] Ibid.
[983] Ministère des Solidarités et de la Santé.
[984] *Transparence-santé-data.gouv.fr.*
[985] Cf. L'article L. 1453-1 du Code de la santé publique.
[986] *Transparence-santé-data.gouv.fr.*
[987] FLEITOUR G., « Premier bilan de l'opération transparence des laboratoires pharmaceutiques », France, *L'usine Nouvelle*, 19 mars 2015.

congrès et autres rémunérations[988] de la part d'un laboratoire. Depuis 2017, le site a ajouté le montant des rémunérations et des conventions perçues par les médecins[989]. Mais un élément a été retenu : c'est au laboratoire de faire la déclaration.

En mars 2014, le docteur Raymond Azar a participé au « Symposium Nephro Agora » à Paris[990]. Selon Transparence santé, le néphrologue aurait bénéficié d'un repas de 8 406 euros[991]. *A priori*, il pourrait s'agir d'une erreur, mais ce n'est pas un cas isolé. Les déclarations de repas à 8 000 euros et de frais de transport à plus de 9 000 euros sont courantes[992], aussi improbable que cela puisse sembler. De quoi remettre en cause la fiabilité de la base de données.

Le 8 décembre 2016, le Conseil constitutionnel valide la loi sur la transparence, la lutte contre la corruption et la modernisation de la vie économique, dite « Sapin 2 ». Cette loi a pour but « de porter la législation française aux meilleurs standards européens et internationaux en matière de lutte contre la corruption, et contribuer ainsi à une image positive de la France à l'international[993] ». Michel Sapin, ancien ministre de l'Économie et des Finances à l'origine de la loi, explique que « les lobbyistes, qui représentent des intérêts particuliers, sont à la fois indispensables et dangereux. Donc, il faut essayer d'en tirer le meilleur, le dialogue avec des gens qui connaissent les sujets, en évitant le mauvais, le risque ou parfois le soupçon d'une influence qui serait au nom d'un intérêt privé sur une décision qui doit être d'intérêt général. Ce qui est dangereux, c'est quand les choses se font de façon souterraine, cachée. Le dialogue est nécessaire, mais l'obscurité doit être combattue[994] ».

Même si cette loi fait l'unanimité auprès des pro-lobbying et des anti-lobbying, de nombreuses voix critiquent ses limites et notent que son décret d'application, publié en mai 2017, est bien en deçà des objectifs fixés par la loi[995]. En effet, dans son rapport d'activité de 2017, la Haute Autorité pour la Transparence de la Vie Publique soutient que le décret publié « affaiblit les intentions du législateur » et évoque des « exigences

---

[988] Ibid.

[989] *Transparence-santé-data.gouv.fr.*

[990] HECKETSWEILER C., FERRER M., « Les ratés de la base de données publique Transparence Santé », France, Les Décodeurs *Le Monde*, 12 octobre 2017.

[991] BANCQUART R. « Transparence-santé, un site pas si transparent », France, *Allo docteur*, 06 décembre 2017.

[992] HECKETSWEILER C., FERRER M., « Les ratés de la base de données publique Transparence Santé », France, *Le Monde*, 12 octobre 2017.

[993] « Tout savoir sur la loi #Sapin2 », France, *Economie Gouv*, 29 mars 2016.

[994] « Les lobbies en France : fantasmes et réalités », France, *France 24*, janvier 2019.

[995] Ibid.

extrêmement réduites[996] ». Guillaume Courty, professeur de sciences politiques à l'université de Lille 2 et chercheur au Ceraps, soutient que la loi Sapin 2 a été « comme un voile qui se déchirait au-dessus des secrets de fabrique de la loi ». Il ajoute : « On a pu prononcer le mot lobbying, on a pu en discuter à l'intérieur du Parlement, on a pu lister les intervenants. En cela, c'est déjà une énorme avancée, car jusque-là, le sujet était médiatique, il était polémique, mais il n'était pas politique. Maintenant, si on prend l'exemple de l'évolution du registre des lobbyistes américains depuis 60 ans, on peut considérer que le registre français devrait, lui aussi, logiquement aller vers encore plus de transparence[997] ».

Une des limites tient, par exemple, au fait que de nombreux médecins ne précisent pas leurs liens d'intérêts lors de leurs interventions dans les médias, notamment à la télévision, comme pourtant la loi les y oblige. Durant toute la crise, ils ont été nombreux, en France, à ne jamais les mentionner. Ce qui, disons-le clairement, traduit aussi la faiblesse des médias, comme nous allons le voir dans un prochain chapitre.

Certains professionnels de santé défendent les liens d'intérêts. Pauline Londeix, fondatrice de l'Observatoire de la transparence, soutient qu'il ne faut pas tomber dans la paranoïa, même si le fonctionnement du secteur reste problématique. Selon elle, « avoir des liens d'intérêts n'empêche pas l'honnêteté et n'empêche pas la compétence. Mais quand l'industrie finance un secteur à un niveau trop important, il faut quand même se demander si ça ne pose pas un biais quelque part[998] ». Denis Malvy, praticien du CHU de Bordeaux, estime qu'une régulation trop stricte des conflits d'intérêts pourrait affaiblir le poids des avis des praticiens. Il s'explique : « Si on me dit de ne pas parler d'un sujet, je ne parlerai pas, bien sûr, mais il faut voir qu'à la fin, vous aurez des experts sans expérience. La preuve de la probité d'un médecin, c'est sa crédibilité, son expérience[999] ».

En 2013, l'ex-ministre de la Santé Agnès Buzyn et épouse d'Yves Lévy, directeur général, puis président de l'Inserm de juin 2014 à octobre 2018[1000], expliquait lors d'une rencontre avec des lobbyistes : « Il faut

---

[996] Ibid.
[997] Ibid.
[998] MUCCHIELLI L., « pédagogie clinique du Covid-19 entre médecine de soins et recherche industrielle », France, blog Mediapart, 21 avril 2020.
[999] GIRARD E., « 118.000 euros de MSD, 116.000 euros de Roche : faut-il s'inquiéter des liens entre labos et conseils scientifiques ? », France, Marianne, 3 avril 2020.
[1000] WOESSNER G. et PÉROU O. et PETREAULT C., « Ce gouffre que révèle l'aveu d'Agnès Buzyn », France, Le Point, 18 mars 2020.

savoir que vouloir des experts sans aucun lien avec l'industrie pharmaceutique pose la question de la compétence des experts[1001] ». Karine Lacombe partage l'avis d'Agnès Buzyn. Pour ces professionnelles de la santé, les relations avec les laboratoires sont le gage d'une expertise reconnue dans les milieux privés. Selon Karine Lacombe, « si on n'a aucun lien d'intérêt, on n'est pas reconnu par la communauté scientifique. Par exemple, si on ne peut pas aller à des congrès, on ne peut pas présenter nos recherches, donc on n'est pas compétitifs[1002] ». Si l'on en croit ses dires, lesdites relations médecins-laboratoires et autres liens d'intérêts seraient inévitables, voire bénéfiques. Ils permettraient de faire avancer la recherche aux côtés des industriels pharmaceutiques dans une synergie supposément bénéfique. Denis Malvy ajoute que « tout est transparent et quand vous vous exprimez devant des experts, votre probité est vite vue. Si vous parlez pour des intérêts, on s'en rend bien compte[1003] ». Un argument qui se veut irréfutable, mais qui est facilement critiquable quand on pense aux conflits d'intérêts dûment illustrés par les sommes échangées entre médecins et firmes pharmaceutiques.

Au regard de cela, il faut quand même préciser qu'il n'est pas question ici de « cartel pharmaceutique[1004] », de mafia, de pots-de-vin ou de détournement de fonds, mais plutôt d'influence, de petits arrangements, de cooptation et de services rendus au profit de rémunérations généreuses, et ce, dans la légalité la plus totale. C'est ainsi la somme de toutes ces petites actions cumulées, les unes avec les autres, qui finissent par influencer et aboutir à la débâcle qui sévit autour de l'hydroxychloroquine. Des non-dits, des omissions, des petits mensonges, parfois des gros… Tout cela afin d'éviter de mettre en péril des relations scientifiques prospères et monétaires avec les laboratoires pharmaceutiques. Dans certains cas, cependant, le lobbying des laboratoires pharmaceutiques franchit les limites de la légalité.

[1001] GIRARD E., « 118.000 euros de MSD, 116.000 euros de Roche : faut-il s'inquiéter des liens entre labos et conseils scientifiques ? », France, *Marianne*, 3 avril 2020.
[1002] Ibid.
[1003] CAMPION E., « Discovery : les experts français qui cherchent un traitement contre le Covid sont-ils sous l'influence des labos ? » France, *Marianne*, 18 mai 2020.
[1004] NERRATI EUROPE., « ROCKEFELLER ET L'OMS : LES DESSOUS DU CARTEL PHARMACEUTIQUE » France, *Dailymotion*, 2013.

Parfois, certaines actions des laboratoires pharmaceutiques sortent même du cadre de la légalité.

Didier Raoult déclare avoir déposé plainte contre X pour « menaces de mort[1005] » et « actes d'intimidation envers un chargé de mission de service public[1006] ». Les menaces proférées exigeaient qu'il mette fin à son traitement à l'hydroxychloroquine[1007]. Le professeur s'exprime à ce sujet : » Je vous recommande de faire une véritable enquête sur Gilead [...]. C'est une structure qui fonctionne avec très peu de produits, très peu de personnel, et qui a une influence considérable. L'essentiel de la stratégie est basé sur l'influence. Moi, quand j'ai commencé à parler de la chloroquine, il y a quelqu'un qui m'a menacé, à plusieurs reprises. J'ai fini par porter plainte. Et j'ai découvert que c'était celui qui avait reçu le plus d'argent de Gilead depuis six ans[1008] ». « L'auteur présumé des faits[1009] » se trouverait à Nantes selon les déclarations de la procureure de Marseille, Dominique Laurens[1010].

Au vu de la liste publiée par *FranceSoir*, le professeur François Raffi est le médecin ayant perçu le plus d'avantages de la part du laboratoire Gilead. Serait-ce la même personne à laquelle pense le professeur Raoult[1011] ? Le Pr Raoult ajoute : « C'est bien au-delà de ce qu'on a vu avec le Mediator[1012] ». Une affirmation qui pousse à réfléchir. Nous le rappelons[1013], le Mediator était un médicament du laboratoire Servier, causant de graves lésions cardiaques[1014]. Le laboratoire Servier aurait été au courant de ces effets secondaires, tout comme certains médecins ayant des liens d'intérêts avec le laboratoire qui aurait prescrit du Mediator à leurs patients[1015]. Comment ce médicament a-t-il pu être prescrit pendant 33 ans malgré les alertes répétées sur sa dangerosité ? Le procès entamé le

---

[1005] « Didier Raoult : "J'ai été menacé, j'ai porté plainte" », France, *LCI*, 24 juin 2020.

[1006] Ibid.

[1007] AFP, « Menaces à l'encontre du Pr Raoult, une enquête ouverte », France, *La Voix du Nord*, 26 mars 2020.

[1008] « Didier Raoult : "J'ai été menacé, j'ai porté plainte" », France, *LCI*, 24 juin 2020.

[1009] AFP, « Menaces à l'encontre du Pr Raoult, une enquête ouverte », France, *La Voix du Nord*, 26 mars 2020

[1010] MAX A., » Nantes : Une enquête ouverte par le parquet après des menaces de mort contre le Pr Raoult », France, *20 Minutes*, 26 mars 2020.

[1011] « Revenus versés par Big Pharma. À partir de 12 on a un foyer épidémique de conflits d'intérêts ? », France, *FranceSoir*, 24 juin 2020.

[1012] « Didier Raoult : "J'ai été menacé, j'ai porté plainte" », France, *LCI*, 24 juin 2020.

[1013] Cf. Chapitre 12 (*Les polémiques sans fin des essais et études*).

[1014] AFP, « Affaire Mediator : cinq chiffres clés sur un procès exceptionnel », France, *France 24,* 23 septembre 2019.

[1015] BERROD N., « Scandale du Mediator : qu'est-ce qui a changé pour la sécurité du médicament ? », France, *Le Parisien*, 22 septembre 2019.

23 septembre 2019 contre le laboratoire Servier, près de dix ans après que le Mediator a été retiré du marché, permettra sûrement de le découvrir. Cela signifie-t-il qu'il faudra 10 ans avant de savoir ce qu'il en est réellement de l'hydroxychloroquine et du Remdesivir ? Ou encore de la gestion médiocre de la crise sanitaire ? Qu'allons-nous découvrir dans dix ans ? Comme le postule Violaine Guérin, l'industrie vise « la rentabilité à tout prix, sans avoir le souci du soin, voici ce qui conduit à des actes dont certains sont clairement criminels[1016] ».

***
**
*

7 - AINSI S'EXPLIQUE LE DÉSASTRE DE LA CRISE DU COVID-19 ET DE L'HYDROXYCHLOROQUINE BASHING.

« Le mensonge et la crédulité s'accouplent et engendrent l'opinion ».

Paul Valéry, *Mélanges.*

Tout porte à croire que le professeur Raoult avait raison.

En affirmant que « le Remdesivir ne marche pas[1017]», le professeur Raoult s'est fait lyncher sur la place publique par les médias, et avec lui, son protocole de traitement.

Même si nous ne savons pas, à l'heure actuelle, quelle est la véritable efficacité du Remdesivir, on sait néanmoins, que son utilisation est largement encouragée par Gilead et les personnes ayant des liens d'intérêts avec Gilead. Cela devrait suffire à se poser des questions. Se prononçant très peu sur les laboratoires pharmaceutiques et leur lobbying, Didier Raoult avance quand même que « des milliards ont été échangés autour de l'action Gilead [1018] », laissant ainsi sous-entendre ce que nous nous sommes efforcés de démontrer. Il n'est pas question de la supériorité guérissante du Remdesivir, mais plutôt de sa rentabilité, une fois mis sur le marché.

[1016] GUÉRIN V., « Comment l'industrie pharmaceutique a vendu son âme… Acte III », France, *FranceSoir*, 25 juin 2020.
[1017] RAOULT D., « La leçon des épidémies courtes. », France, *IHU Méditerranée Infection YouTube*, 21 mai 2020.
[1018] Ibid.

Or, une vie est une vie. Nos autorités sanitaires, le Conseil scientifique, l'Institut Pasteur, l'Inserm et Gilead auraient-ils d'autres priorités ? Force est de constater que de nombreuses personnes sont mortes alors qu'il semble exister un traitement facile d'accès et abordable, dont les résultats bénéfices/risques ont été prouvés par de nombreuses remontées de terrain et plusieurs études. Ce n'est pas la première fois que les lobbies de l'industrie pharmaceutique sont mis en cause, et ce ne sera sûrement pas la dernière tant qu'il n'y aura pas une meilleure régulation du lobbying au sein de cette industrie.

Certains trouveront que ces propos ont un caractère complotiste. Or, les théories du complot ne sont-elles pas, pour la plupart, des affirmations sans preuves tangibles ?

L'hydroxychloroquine *bashing* s'expliquerait par le bas prix de cette molécule libre de droit et donc génériquable.

L'hydroxychloroquine *bashing*[1019] s'expliquerait par le bas prix de cette molécule libre de droit et donc génériquable[1020]. Le faible coût de la molécule n'apporte aucun bénéfice aux multinationales pharmaceutiques. Certaines ont tout mis en œuvre pour discréditer le protocole Raoult : l'association médicamenteuse d'hydroxychloroquine à 4,17 euros et de l'azithromycine à 7,37 euros reviendrait à 11,54 euros[1021] par période de traitement. En parallèle, 135 milliards de dollars ont été investis sous le titre Gilead Sciences, pour le lancement du Remdesivir comme traitement contre le Covid-19[1022]. Aucun industriel n'est intéressé par le financement à perte d'essais coûteux, surtout pour une molécule générique qui pourrait concurrencer un de leurs produits brevetés.

Monsieur Ghaleb l'explique : « Si le Covid est trop banal, et peut se traiter chez le médecin généraliste du quartier, l'idée d'un vaccin universel devient inutile[1023] ». Le véritable enjeu, pour ces firmes multinationales, est donc l'utilisation de médicaments protégés ou la mise au point de vaccins. De ce fait, bien que le protocole de traitement Raoult ait une valeur inestimable sur le plan socioéconomique (résultats tangibles, bénéfices/risques avantageux, gain de temps, accessibilité, et

---

[1019] « Fait de critiquer, d'attaquer quelqu'un systématiquement. », Def. 1ᵉ. *Larousse,* 2019.

[1020] Cf. Chapitre 6 (*L'hydroxychloroquine et le protocole de traitement Raoult*).

[1021] CHEVALIER J.-P., « Gilead / Didier Raoult : $135 milliards / 11,54 € ! », France, *chevalier.biz*, 28 avril 2020.

[1022] Ibid.

[1023] MUCCHIELLI L., « pédagogie clinique du Covid-19 entre médecine de soins et recherche industrielle », France, *blog Mediapart,* 21 avril 2020.

bas coût), il représente un défi pour les développeurs de l'industrie pharmaceutique[1024].

Par le biais de certains spécialistes de l'industrie de la santé, et des médias (« l'entité la plus puissante sur terre[1025]… »), les lobbies pharmaceutiques contrôlent le récit en poussant des études négligées, voire faussées, afin d'accroître leurs profits. Il semblerait que cette crise sanitaire, qui, au moment de la rédaction de ce chapitre, a causé la mort d'un demi-million de personnes[1026], avec près de dix millions de personnes[1027] comptabilisées comme contaminées à l'échelle mondiale, ne soit pas une exception à leur avidité. En 2004, déjà, Marcia Angell disait que « l'industrie pharmaceutique s'est très éloignée de son objectif initial de découvrir et de produire de nouveaux médicaments utiles. Désormais principalement une machine marketing pour vendre des médicaments dont les bienfaits sont douteux, cette industrie utilise sa richesse et son pouvoir pour coopter toutes les institutions qui pourraient lui faire obstacle, notamment le Congrès étasunien, la FDA, les centres médicaux universitaires et la profession médicale elle-même (la plupart de ses efforts de marketing visent à influencer les médecins, car ils doivent rédiger les ordonnances)[1028] ».

Sans régulation, le lobbying peut s'apparenter à de la corruption. Au-delà d'une "corruption normalisée", cette pratique, lorsqu'elle est abusée, peut conduire à la corruption intellectuelle, voire morale.

Cette crise sanitaire aura révélé des enjeux majeurs, autour des conflits d'intérêts de laboratoires pharmaceutiques et de la puissance et de l'impact que peut avoir le lobbying. Tout de même, le lobbying est une démarche intéressante. Après tout, le fait que des firmes mettent tout en œuvre pour valoriser leurs produits, n'a rien, *a priori*, de gênant. Ce qui pose problème, c'est le fait de créer des "obligeances" et de sur-récompenser, de manière assez évidente, un certain nombre de prestations. Dans ce genre de cas, nul ne doute que ce n'est pas le service qui est rémunéré, mais plutôt la personne qui est achetée. En effet, une

---

[1024] Ibid.

[1025] KING J. D., « Malcolm X: "The media's the most powerful entity on earth. They have the power to make the innocent guilty and to make the guilty innocent, and that's power. Because they control the minds of the masses". », États-Unis, *The Awakening of Global Consciousness*, 22 juillet 2010.

[1026] MOYOU E., « Nombre de personnes décédées à cause du coronavirus (Covid-19) dans le monde au 23 juin 2020, selon le pays ou territoire », France, *Statista*, 23 juin 2020.

[1027] Ibid.

[1028] ANGELL M., « The Truth About the Drug Companies: How They Deceive Us and What to Do About It », États-Unis, 2004.

rémunération, voire une contribution à la hauteur du service rendu, ne pose pas de problèmes. Ce sont plutôt les contributions démesurées qui introduisent l'effet pervers. Parfois, il s'agit de la simple obligeance liée à un partenariat qui permet de financer ses recherches ou, tout simplement, de les rendre visibles. Parfois, c'est juste dans le cadre d'un partenariat gagnant/gagnant. Quel laboratoire de recherche n'est pas heureux de voir une généreuse firme pharmaceutique lui permettre de continuer ses recherches ? Mais, c'est déjà le début des obligeances. Nul n'est à l'abri de ces effets, car sur la balance avantages/inconvénients, on peut tout faire des arbitrages d'une manière consciente ou inconsciente. La nature humaine est ainsi faite.

Si nous devions prendre une analogie, nous pourrions parler d'une catastrophe aérienne. Imaginez un avion qui s'écrase et tue l'ensemble de ses passagers. Spontanément, nous voudrions trouver un coupable ou un responsable direct, une faute évidente et grossière. Mais imaginez que dans ce cas, ce trash aérien n'est pas le résultat de tout cela, mais simplement, le résultat de la somme d'innombrables petites défaillances qui, mises bout à bout, ont créé la catastrophe. C'est plus de cela qu'il s'agit dans le cadre de la crise du Covid-19. Pas une corruption immédiate et flagrante, mais la somme de très nombreux petits dysfonctionnements liés au lobbying.

Dans le cadre des liens d'intérêts entre Gilead et les professionnels de santé, ce qu'il faut comprendre, c'est qu'une fois qu'ils ont été plus ou moins grassement rémunérés, il n'y a rien de plus normal que de "renvoyer l'ascenseur". Pour justifier cet acte, ils diront « heureusement qu'il existe ces laboratoires pharmaceutiques, ils permettent l'avancement médico-scientifique, ils financent la recherche... ». Cependant, sans régulation, le lobbying peut s'apparenter à de la corruption. Au-delà d'une ''corruption normalisée'', cette pratique, lorsqu'elle est abusive, peut conduire à la corruption intellectuelle, voire morale. On l'aura compris, le problème n'est pas le lobbying, mais les abus qui pervertissent le milieu.

Nous n'avons pas beaucoup de doute, sur l'avenir du Remdesivir de Gilead, qui très certainement s'imposera dans de nombreux pays comme la solution attendue. Que cela soit en Europe ou encore aux États-Unis. L'avenir démontrera probablement que leur stratégie de lobbying a été gagnante. Espérons que ce livre permettra de continuer le débat, déjà largement ouvert par Didier Raoult.

Par ailleurs, ce sont ces abus qui font qu'il est commun, lorsqu'on parle de lobbying, de tomber dans les pièges des théories complotistes.

Ainsi, l'idée des lobbies, ces « groupuscules de l'ombre » qui influencent les autorités pour leurs propres intérêts, paraît beaucoup moins absurde. Mais il ne faut pas confondre cette réalité avec les théories du complot. Dans le cas de la crise sanitaire liée au Covid-19 de nombreuses théories du complot sévissent, car la population tente de rationaliser ces événements traumatiques en cherchant l'origine de la maladie, ou plutôt un bouc émissaire.

***
**
*

SYNTHÈSE DU CHAPITRE 9B

La crise sanitaire engendre des hypothèses qui prêtent à confusion sur la provenance du Covid-19.

Le laboratoire P4 de Wuhan est au centre de la controverse.

Le NIAID aurait financé des recherches privées sur le SARS-CoV-2 depuis 2014, alimentant les thèses complotistes.

Force est de constater que la provenance du Covid-19 est incertaine et fait l'objet de thèses conspirationnistes.

***
**
*

Les théories du complot sont-elles le fléau de l'ère numérique ou l'étape initiale vers la découverte de nouvelles vérités ?

***
**
*

La crise sanitaire engendre des hypothèses qui portent à confusion sur la provenance du Covid-19.

Les crises sont très souvent des moments confus et effrayants pour la population. Cette population, dans un effort de rationalisation, cherche une issue, un coupable à blâmer pour les manquements encourus lors de ces crises. La crise sanitaire liée au Covid-19 n'est pas une exception. La confusion, la panique et la peur, ont conduit certains à défendre des hypothèses qui nourrissent la controverse. Néanmoins, certaines de ces hypothèses s'appuient sur des preuves factuelles, transformant ainsi la théorie complotiste en sujet d'investigation.

Le laboratoire P4 de Wuhan est au centre de la controverse.

En 2015, l'institut de Wuhan ouvre le premier laboratoire P4 de Chine, pour un coût de 300 millions de yuans (44 millions de dollars)[1029]. Sa conception s'est faite en collaboration avec la France. Une partie du personnel s'est notamment formée au laboratoire P4 Jean Mérieux à Lyon[1030]. À partir de 2014, les relations entre la France et la Chine, sont sous tension[1031]. En février 2017, le Premier ministre français, Bernard Cazeneuve, accompagné de la ministre française des Affaires sociales et de la Santé, Marisol Touraine, ainsi que d'Yves Lévy, président de l'Inserm, participent à la cérémonie d'accréditation du laboratoire[1032]. L'ambassade de France en Chine rappelle alors que ce projet doit permettre « à la Chine, en partenariat pionnier avec la France, de mieux comprendre et prévenir les épidémies et les pandémies, y compris les plus dangereuses comme la grippe aviaire, pour protéger la population chinoise et la santé mondiale[1033] ».

Cette collaboration n'a jamais réellement eu lieu. En 2015, déçu que la coopération franco-chinoise ne se concrétise pas, Alain Mérieux, président de l'Institut Mérieux, renonce à la présidence de la commission bilatérale[1034]. Les 50 chercheurs français qui devaient travailler au P4 de

---

[1029] « About WIV ---- Wuhan Institute of Virology », *english.whiov.cas.cn,* 2 mars 2020.

[1030] CYRANOSKI D., « Inside the Chinese lab poised to study world's most dangerous pathogens », *Nature*, vol. 542, 23 février2017 .

[1031] FALLETTI S., « Les mystères du laboratoire de Wuhan », France, *Le Figaro*, 17 avril 2020.

[1032] « Épidémies : nouvelle étape pour le premier laboratoire P4 chinois », France, *Le Point*, 23 févr er 2017.

[1033] Ibid.

[1034] « Le laboratoire P4 de Wuhan : une histoire française », *France Culture*, 17 avril 2020.

Wuhan, sur une durée de cinq ans, ne l'ont jamais fait[1035]. De plus, des membres de l'ambassade étasunienne, qui auraient visité les locaux, ont alerté Washington de l'insuffisance des mesures de sécurité prises, dans un lieu où l'on étudie les coronavirus issus de chauves-souris[1036].

Tim Trevan, fondateur de CHROME Biosafety and Biosecurity Consulting à Damascus, dans le Maryland, avait fait part de ses inquiétudes sur la manière de « gérer les risques dans ces systèmes complexes lorsqu'on ne peut pas prévoir toutes les façons dont le système pourrait échouer[1037] ». Un article, paru dans la revue scientifique *Nature*, établit un bilan assez pessimiste sur la sécurité du laboratoire, avançant que « le virus du SRAS s'est échappé à plusieurs reprises des installations de confinement de haut niveau de Wuhan[1038] ». Tim Trevan soutenait : « Une culture ouverte est importante pour assurer la sécurité des laboratoires de niveau BSL-4[1039] », et il se demandait si cela serait facile en Chine, où la société met l'accent sur la hiérarchie. « La diversité des points de vue, les structures plates où chacun se sent libre de s'exprimer et l'ouverture de l'information sont importantes[1040]», ajoutait-il. Antoine Izambard, journaliste de *Challenges,* souligne les soupçons des services de renseignement français et étasuniens, à l'égard du manque de transparence de la Chine, et de leur crainte que la Chine ne vise à créer des armes biologiques[1041].

Il semblerait que la Chine ait caché la construction d'autres laboratoires P4 sur son territoire. Notamment, un laboratoire spécialisé dans l'étude des virus qui se transmettent au sein du règne animal, à Harbin, alors qu'elle s'était engagée à ne construire que celui de Wuhan[1042]. Se pourrait-il que le virus se soit échappé d'un autre laboratoire P4 ?

[1035] LASSERRE I., « Comment le laboratoire P4 de Wuhan, exporté par la France, a échappé à tout contrôle », France, *Le Figaro*, 20 avril 2020.

[1036] TAYLOR A., « Experts debunk fringe theory linking China's coronavirus to weapons research », États-Unis, *Washington Post*, 29 Janvier 2020.

[1037] Ibid.

[1038] CYRANOSKI P., « Inside the Chinese lab poised to study world's most dangerous pathogens », États-Unis, *Nature*, 23 Février 2020.

[1039] Ibid.

[1040] Ibid.

[1041] ORSINI A., « Le coronavirus, originaire d'un laboratoire de Wuhan lié à la France ? Retour sur une rumeur virale », France, *20 minutes*, 31 janvier 2020.

[1042] AFP, « Coronavirus : Washington « enquête » pour déterminer si le Covid-19 a pu sortir d'un laboratoire chinois », France, *20 minutes*, 16 avril 2020.

Le NIAID aurait financé des recherches privées sur le SARS-CoV-2 depuis 2014, alimentant les thèses complotistes.

En octobre 2014, le White House Office of Science and Technology Policy and Département of Health and Human Services, annonçait que le gouvernement étasunien allait lancer un processus de délibération. Ce dernier aurait pour but d'évaluer les risques et les avantages potentiels associés à un sous-ensemble de recherches en sciences de la vie, connu sous le nom d'études de « gain-of-function[1043] ». La « gain of function mutation » est une mutation qui confère une activité nouvelle ou accrue à une protéine[1044]. Cela consiste à manipuler des virus en laboratoire, pour explorer leur potentiel d'infection chez l'humain rendant ainsi le virus plus virulent[1045]. Par la suite, le 17 octobre 2014, l'administration Obama annonçait qu'elle allait cesser de financer de nouvelles recherches de « gain-of-function[1046] ».

Cette décision de geler les financements intervient donc à la suite des potentiels risques évoqués par les experts. En effet, ils critiquent le fait qu'en septembre 2014, le gouvernement fédéral n'a pas abordé la recherche sur les gains de fonction[1047], compte tenu des indications de la « recherche à double usage[1048] », ou de la recherche sur les agents pathogènes qui peuvent être utilisés pour des raisons « légitimes[1049] », mais aussi pour la guerre biologique. L'arrêt de financement de ces recherches portait sur « les virus de la grippe, du SRAS et MERS[1050] ». Plus précisément, sur les projets de recherches, sur les gains de fonction dont on peut raisonnablement penser qu'ils confèrent aux virus de la grippe, du SRAS ou MERS, des attributs tels qu'une pathogénicité et/ou une transmissibilité accrue chez les mammifères par voie respiratoire[1051].

[1043] WHITE HOUSE., « Doing Diligence to Assess the Risks and Benefits of Life Sciences Gain-of-Function Research », États-Unis, *Obama White house Archives*, 17 octobre 2014.

[1044] SHEIL W. C., « Medical Definition of Gain-of-function mutation », États-Unis, *medicine net,* 2014.

[1045] GEORGETTE., « Evidence Fauci Funded Virus 'Gain of Function' Study, Making Transmission to Humans Possible », États-Unis, *Conservative Daily post,* 30 avril 2020.

[1046] SHEIL W. C., « Medical Definition of Gain-of-function mutation », États-Unis, *medicine net,* 18 septembre 2018.

[1047] WHITE HOUSE., « Doing Diligence to Assess the Risks and Benefits of Life Sciences Gain-of-Function Research », États-Unis, *Obama White House Archives*, 17 octobre 2014.

[1048] STEENHUYSEN., « Obama Administration Freezes 'Gain-of-Function' Research on Influenza, Other Pathogens » États-Unis, *Reuters*, 20 octobre 2014.

[1049] Ibid.

[1050] WHITE HOUSE., « Doing Diligence to Assess the Risks and Benefits of Life Sciences Gain-of-Function Research », États-Unis, *Obama White House Archives*, 17 octobre 2014.

[1051] Ibid.

De nombreux scientifiques ont critiqué la recherche de « gain-of-function[1052] », car elle crée un risque de déclenchement d'une pandémie à partir d'une éventuelle libération accidentelle[1053]. Dans un rapport, publié le mardi 20 mai 2014[1054], des chercheurs des universités de Harvard et de Yale affirment que les avantages de ces travaux sont contrebalancés par le risque que des souches pathogènes s'échappent des laboratoires et se répandent dans le monde entier[1055]. Ils estiment que, si dix laboratoires de haute sécurité aux États-Unis réalisaient de telles expériences pendant dix ans, le risque qu'au moins une personne soit infectée serait de près de 20 %[1056]. Si une personne infectée quittait le laboratoire, le virus pourrait alors se propager plus largement[1057]. « Nous ne disons pas que cela va se produire, mais quand le potentiel est une pandémie, même une petite chance est quelque chose que vous devez peser très lourdement[1058] », avait déclaré Marc Lipsitch, un épidémiologiste de l'école de santé publique de Harvard, qui a écrit le rapport avec Alison Galvani, une épidémiologiste de Yale. Près de six ans après, il se pourrait que les inquiétudes des experts fussent fondées.

En 2019, le NIAID, l'organisation dirigée par le Docteur Fauci aurait financé des scientifiques de l'Institut de virologie de Wuhan, et d'autres institutions, pour des travaux de recherche sur les coronavirus chez une espèce de chauve-souris[1059]. Par la suite, avec le soutien du NIAID, les National Institutes of Health (NIH) auraient engagé 3,7 millions de dollars sur six ans, pour des recherches incluant des travaux sur les gains de fonction. Le programme aurait fait suite à un autre projet, de 3,7 millions de dollars sur cinq ans, pour la collecte et l'étude des coronavirus des chauves-souris, qui s'est terminé en 2019, portant le supposé total à 7,4 millions de dollars[1060].

[1052] GLENZA J. « Inquiry into US government labs finds flu virus cross-contamination » Royaume-Uni, *The Guardian*, 11 juillet 2014.

[1053] DIER A., « Virus Experiments in Lab Could Unleash Pandemic », États-Unis, *Newser*, 22 mai 2014.

[1054] SAMPLE I., « Virus experiments risk unleashing global pandemic, study warns », Royaume-Uni, *The Guardian*, 21 mai 2014.

[1055] Ibid.

[1056] GLENZA J., « Inquiry into US government labs finds flu virus cross-contamination », Royaume-Uni, *The Guardian*, 11 juillet 2014.

[1057] DIER À., « Virus Experiments in Lab Could Unleash Pandemic », États-Unis, *Newser*, 22 mai 2014.

[1058] SAMPLE I., « Virus experiments risk unleashing global pandemic, study warns », Royaume-Uni, *The Guardian*, 21 mai 2014.

[1059] GUTERL R., « Dr. Fauci Backed Controversial Wuhan Lab with U.S. Dollars for Risky Coronavirus Research », Royaume-Uni, *Newsweek*, 28 avril 2020.

[1060] BROWN M., & HJELMGAARD K., « Fact check Obama administration did not send $3.7 millions to Wuhan lab », France, *USA Today*, 26 juin 2020.

Selon Robert Kessler, un porte-parole de EcoHealth Alliance, un groupe de recherche à but non lucratif, « au cours des deux subventions approuvées par le NIH pour EcoHealth Alliance, l'Institut de Wuhan aurait reçu environ 600 000 dollars du NIH[1061] ». Dans le cadre de la subvention approuvée en 2014, environ 133 000 dollars auraient été envoyés à l'institut au cours des quatre premières années et environ 66 000 dollars l'année dernière[1062]. Dans la deuxième subvention approuvée en 2019, environ 76 000 dollars auraient été budgétisés pour l'Institut de Wuhan, bien qu'aucun argent n'ait été envoyé avant la fin de la subvention[1063]. Très peu de sources s'accordent sur la somme qui aurait été perçue par l'Institut de Wuhan dans le cadre de ces recherches.

Le SARS-CoV-2, le virus à l'origine de la pandémie, tirerait donc son origine des chauves-souris[1064]. Les services de renseignement étasuniens, après avoir affirmé que le coronavirus était d'origine naturelle, ont concédé, le mois dernier, que la pandémie pourrait avoir pour origine une fuite du laboratoire de Wuhan[1065]. Le NIH a répondu par la déclaration suivante : « La plupart des virus humains émergents proviennent d'animaux sauvages, et ceux-ci représentent une menace importante pour la santé publique et la biosécurité aux États-Unis et dans le monde, comme l'a démontré l'épidémie de SRAS de 2002-2003, et la pandémie actuelle de Covid-19.... Les recherches scientifiques indiquent qu'il n'y a aucune preuve que le virus a été créé en laboratoire[1066] ».

La recherche du NIH s'est déroulée en deux temps. La première partie a débuté en 2014, et concernait la surveillance des coronavirus des chauves-souris, et disposait d'un budget de 3,7 millions de dollars[1067]. L'arrêt de financement, émis par l'administration Obama, aurait donc été redirigé vers des chercheurs privés. Le programme a financé Shi Zheng-Li, un virologiste du laboratoire de Wuhan, et d'autres chercheurs, pour étudier et cataloguer les coronavirus des chauves-souris dans la nature.

[1061] Ibid.
[1062] EVON D. et KASPRAK A., « Did Obama Admin Give Wuhan Laboratory a $3.7 millions grant ? » France, *Snopes*, 24 avril 2020.
[1063] Ibid.
[1064] GUTERL R., « Dr. Fauci Backed Controversial Wuhan Lab with U.S. Dollars for Risky Coronavirus Research », Royaume-Uni, *Newsweek*, 28 avril 2020.
[1065] LUDWIG G., ROUGERIE P., « Le coronavirus échappé d'un laboratoire de Wuhan ? Quatre questions sur cette théorie », France, *Le Parisien*, 17 avril 2020.
[1066] GUTERL R., « Dr. Fauci Backed Controversial Wuhan Lab with U.S. Dollars for Risky Coronavirus Research », États-Unis, *Newsweek*, 28 avril 2020.
[1067] WALRATH G., « Evidence Fauci Funded Virus 'Gain of Function' Study, Making Transmission to Humans Possible », États-Unis, *Conservative Daily Post*, 30 avril 2020.

Cette partie du projet a été achevée en 2019[1068]. La deuxième phase du projet, qui a débuté cette année-là, comprenait des travaux de surveillance supplémentaires, mais aussi des recherches de gain de fonction, afin de comprendre comment les coronavirus des chauves-souris pouvaient muter pour s'attaquer aux humains[1069]. Le projet a été mené par EcoHealth Alliance[1070, 1071] sous la direction de Peter Daszak, un expert en écologie des maladies[1072].

Le NIH a annulé le projet courant avril 2019[1073]. La proposition de projet proposait l'utilisation de « données sur les séquences de la protéine S, la technologie des clones infectieux, les expériences d'infection *in vitro* et *in vivo* et l'analyse de la liaison des récepteurs, pour tester l'hypothèse selon laquelle les seuils de divergence en pourcentages des séquences de la protéine S prédisent un potentiel de débordement[1074] ». En d'autres termes, le « potentiel de débordement » fait référence ici à la capacité d'un virus à migrer de l'organisme animal vers celui d'un humain, ce qui nécessite que le virus soit capable de se fixer aux récepteurs des cellules humaines[1075]. Le SARS-CoV-2, par exemple, est capable de se fixer au récepteur ACE2, dans les poumons et autres organes humains[1076]. Selon Richard Ebright, expert en maladies infectieuses à l'université Rutgers, la description du projet fait référence à « des expériences qui permettraient d'améliorer la capacité du coronavirus des chauves-souris à infecter des cellules humaines et des animaux de laboratoire en utilisant des techniques de génie génétique[1077] ». Dans le sillage de la pandémie, c'est un détail qui mérite d'être souligné.

[1068] Ibid.

[1069] GUTERL R., « Dr. Fauci Backed Controversial Wuhan Lab with U.S. Dollars for Risky Coronavirus Research », États-Unis, *Newsweek*, 28 avril 2020.

[1070] *www.ecohealthalliance.org*, consulté le 20 juin 2020.

[1071] WALRATH G., « Evidence Fauci Funded Virus 'Gain of Function' Study, Making Transmission to Humans Possible », États-Unis, *Conservative Daily Post*, 30 avril 2020.

[1072] Ibid.

[1073] LIM D., EHLEY B., « Fauci says White House told NIH to cancel funding for bat virus study », États-Unis, *Politico*, 23 juin 2020.

[1074] WALRATH G., « Evidence Fauci Funded Virus 'Gain of Function' Study, Making Transmission to Humans Possible », États-Unis, *Conservative Daily Post*, 30 avril 2020.

[1075] OWEN G., « REVEALED: U.S. government gave $3.7million grant to Wuhan lab at center of coronavirus leak scrutiny that was performing experiments on bats from the caves where the disease is believed to have originated » Royaume-uni, *Daily Mail UK*, 12 avril 2020.

[1076] Ibid.

[1077] GUTERL R., « Dr. Fauci Backed Controversial Wuhan Lab with U.S. Dollars for Risky Coronavirus Research », États-Unis, *Newsweek*, 28 avril 2020.

Force est de constater que la provenance du Covid-19 est incertaine et fait l'objet de thèses conspirationnistes.

Entre le financement, par Monsieur Fauci, des recherches sur les gains de fonction du virus du Covid-19, et certaines interventions de membres célèbres de la communauté scientifique, pouvons-nous envisager que le coronavirus se soit échappé du laboratoire de Wuhan, par négligence, via un laborantin qui, a son tour, aurait contaminé d'autres personnes, propageant ainsi le virus ? Cette hypothèse semble pouvoir être soutenue par deux faits.

Premièrement, comme nous l'avons préalablement établi, la souche du coronavirus semble provenir d'une espèce de chauve-souris. Cette espèce serait localisée à 1,6 kilomètre[1078] du Centre de prévention et de contrôle des maladies de la ville (WHCDC), dont « le département des zoonoses est notamment spécialisé dans l'étude des coronavirus de chauves-souris[1079]» et au sein duquel « sont gardées des centaines de (celles-ci,) porteuses[1080] » de coronavirus, et non du laboratoire P4 de Wuhan. Le WHCDC est distinct de l'Institut de Virologie de Wuhan, un laboratoire très secret de type P4, construit en 2017[1081]. L'Institut de Virologie, au cœur de la polémique, se situe, quant à lui, à 12 kilomètres du marché[1082]. Deux chercheurs chinois, dans un article paru mi-février 2020, sur le réseau Researchgate (qui n'est pas une revue scientifique), mais retiré depuis, soutenaient « qu'il était probable que le coronavirus tueur soit originaire du laboratoire de Wuhan[1083] ». Botao Xiao, professeur au laboratoire de médecine et de biologie synthétique de la South China University of Technology à Guangzhou, et Lei Xiao, médecin à l'hôpital universitaire de Wuhan, ajoutent que : « Ce type de chauve-souris n'était pas présent sur le marché considéré comme l'épicentre de l'épidémie », [car] les chauves-souris dont le coronavirus serait génétiquement équivalent au SARS-CoV-2 à 96 %, viendraient du Yunnan, une région éloignée de 1 000 km de Wuhan[1084] ».

[1078]JALINIÈRE H., « Le nouveau coronavirus échappé d'un laboratoire : la folle rumeur qui se propage sur le web » France, *Sciences et avenir*, 18 février 2020.

[1079] Ibid.

[1080] FALLETTI S., « Les mystères du laboratoire de Wuhan », France, *Le Figaro*, 17 avril 2020.

[1081] Ibid.

[1082] Ibid.

[1083] JALINIÈRE H., « Le nouveau coronavirus échappé d'un laboratoire : la folle rumeur qui se propage sur le web », France, *Sciences et avenir*, 18 février 2020.

[1084] REITEN P., « Enquête sur le P4 de Wuhan, ce laboratoire qui suscite tant de fantasmes, construit avec l'aide de la France », France, *France Inter*, 17 avril 2020.

Dans un deuxième temps, on observe le comportement suspect du gouvernement chinois. En effet, les autorités chinoises refusent l'accès au centre de Wuhan aux délégations étrangères[1085]. De nombreux journalistes du monde entier cherchent des informations sur ce centre, mais « personne ne veut parler. Il est donc impossible d'enquêter[1086] ».

De plus, la dénomination « China virus[1087] » (virus de chine) utilisée par le président étasunien, Donald Trump, n'est pas anodine. Il envisage que le virus aurait été créé par les Chinois. En effet, la Maison-Blanche a ordonné aux agences de renseignement de passer au peigne fin les interceptions de communications, les rapports de sources humaines, les images satellites et d'autres données, afin d'établir si la Chine et L'OMS ont initialement caché ce qu'elles savaient sur la pandémie émergente de coronavirus[1088]. Le président Donald Trump a déclaré aux journalistes, le mercredi 29 avril 2020, qu'il avait reçu des informations à ce sujet : « Ça arrive et je reçois déjà des morceaux ». « Et nous n'en sommes pas heureux, nous sommes de loin le plus grand contributeur à l'OMS. Et ils nous ont induits en erreur... En ce moment, ils sont littéralement sous influence chinoise. C'est comme ça que je le vois. Donc nous voyons et nous regardons[1089] ». Il faut bien entendu nuancer ces affirmations et les remettre dans le contexte de guerre commerciale entre les États-Unis et la Chine.

Cette idée est reprise par le Pr Montagnier, prix Nobel de médecine 2008 avec Françoise Barré-Sinoussi, pour la découverte du virus du sida. Le Pr Montagnier affirme avec certitude que « le virus du Covid-19 sortait d'un laboratoire de Wuhan[1090] ». « C'est un travail de biologiste moléculaire, un travail très minutieux d'horloger, d'apprenti sorcier. Une possibilité, c'est qu'on ait voulu faire un vaccin contre le sida[1091] », a-t-il ajouté, arguant ainsi la possibilité d'une manipulation humaine[1092].

[1085] FISNE A., « Vu de l'étranger. Le laboratoire de Wuhan, symbole d'un échec de la coopération franco-chinoise », France, *Courrier international*, 6 mai 2020.

[1086] Cf. Notre correspondante en Chine

[1087] MANGAN D., « Trump blames China for coronavirus pandemic: 'The world is paying a very big price for what they did » États-Unis, *CNBC*, 19 mars 2020.

[1088] DILANIAN K., KUBE C., LEE C. E., « Trump administration asks intelligence agencies to find out whether China, WHO hid info on coronavirus pandemic », États-Unis, *NBC NEWS*, 29 avril 2020.

[1089] PARKER M., « Trump administration asks intelligence agencies to find out whether China, WHO hid info on coronavirus pandemic», États-Unis, *Bloomberg*, 15 avril 2020.

[1090] CLAVEL G., « Luc Montagnier, prix Nobel controversé, accuse des biologistes d'avoir créé le coronavirus », France, *Le Huffington Post*, 17 avril 2020.

[1091] Ibid.

[1092] « Le coronavirus est un virus sorti d'un laboratoire chinois avec de l'adn de vih », selon le prix nobel de médecine luc montagnier », France, *CNEWS*, 17 avril 2020.

Ce genre d'affirmation, venant d'un prix Nobel, pousse à s'interroger sur une possible ingérence humaine dans la crise sanitaire du Covid-19. Le statut du Pr Montagnier permet d'accorder une certaine légitimité à cette hypothèse sur la provenance du Covid-19, alimentant ainsi la polémique et, par conséquent, les théories du complot. Précisions que la communauté scientifique dans son ensemble a récusé ces affirmations, laissant peu de place au crédit de telles affirmations.

En réponse aux accusations du gouvernement des États-Unis, le gouvernement chinois accuse, à son tour, les soldats étasuniens[1093]. Zhao Lijian, porte-parole du ministère des Affaires étrangères de la république populaire de Chine, affirme sur Twitter : « Il est possible que ce soit l'armée américaine qui ait apporté l'épidémie à Wuhan. Les États-Unis doivent être transparents ! Et doivent publier leurs données ! Les États-Unis nous doivent une explication[1094] ». Zhao Lijian ne s'appuie, cependant, sur aucune étude scientifique, se contentant de tweeter des liens vers deux articles du site Internet Global Research, connu pour diffuser des thèses à caractères conspirationnistes. Selon certaines théories, circulant sur les réseaux sociaux chinois, la délégation étasunienne aux Jeux mondiaux militaires, une compétition omnisports disputée en octobre à Wuhan, aurait pu apporter le virus en Chine[1095]. La stratégie des autorités étasuniennes, de pointer du doigt les Chinois, en les accusant d'être responsables de l'apparition du virus, a donc tendu la situation entre les deux pays[1096]. Ce va-et-vient de reproches est le résultat d'une longue tension entre le gouvernement chinois et le gouvernement étasunien pour des raisons économiques[1097].

Il serait difficile de croire ce que la Chine avance, car avouer que le virus provient d'un manque de vigilance de la part d'un des membres du laboratoire P4 de Wuhan, reviendrait à reconnaître sa culpabilité face au monde entier.

[1093] Ibid.

[1094] AFP, « Coronavirus : Pékin soupçonne les États-Unis d'avoir apporté le virus en Chine », France, *20 Minutes*, 13 mars 2020.

[1095] Ibid.

[1096] PARKER M., « Trump administration asks intelligence agencies to find out whether China, WHO hid info on coronavirus pandemic », États-Unis, *Bloomberg*, 15 avril 2020.

[1097] RAFFIN N., « Guerre commerciale entre les États-Unis et la Chine : Quelles conséquences pour l'Europe ? », France, *20 Minutes*, 22 mai 2019.

Soyons clairs, nous n'affirmons rien de tout ce que nous venons d'écrire. Toutes ces affirmations ne sont qu'hypothétiques et nous ne prétendons pas qu'elles sont vraies, même si elles paraissent vraisemblables. Faut-il y voir une machination… ? Ou serait-ce un pas trop avancé vers le complotisme ? Difficile d'apporter une réponse, en l'état actuel de nos connaissances.

***

**

*

Les théories du complot sont-elles le fléau de l'ère numérique ou l'étape initiale vers la découverte de nouvelles vérités ?

« Où l'homme cesse de connaître, il commence à croire ».

Nietzsche, *La naissance de la tragédie à l'époque de la tragédie grecque.*

Ce sont ces abus du lobbying qui font que le complotisme devient commun. Car lorsqu'on lutte contre le lobbying, il est facile de tomber dans les pièges des théories complotistes. La démarche complotiste est toujours la même : tous les faits ont une cause humaine, même les plus naturels. Un tsunami sera ainsi attribué à une expérimentation d'armes nouvelles, plutôt qu'aux mouvements imprévisibles des plaques tectoniques. Les gouvernements et ceux qui les manipulent cachent toujours les vraies causes, la plupart du temps inavouables. Leur intention est toujours mauvaise[1098]. Tout comme la théorie qui soutient que le virus du Covid-19 ne proviendrait pas de chauves-souris ou de pangolins sur un marché, mais d'un laboratoire de Wuhan. Certains parlent même de « plandemic[1099] » (contraction du mot plan et *pandemic*, de l'anglais signifiant pandémie, soit une pandémie planifiée… par la Chine), mais également de propagande antichinoise portée par les États-Unis. On le rappelle, la Chine et les États-Unis de Donald Trump sont en « guerre économique[1100] » depuis mars 2018[1101, 1102]. Ce type de rapprochement

---

[1098] GUERRA T., « Phébé - Théories du complot : parce que je le vaux bien », France, *Le Point*, 28 juin 2020.

[1099] LELOUP D., « » Plandemic », itinéraire d'une vidéo anti-vaccination particulièrement virale », France, *Le Monde*, 25 mai 2020.

[1100] France info TV « Chine-États-Unis : genèse d'une guerre économique », France, *FranceInfo*, 4 septembre 2019.

[1101] Ibid.

[1102] Due à une hausse des taxes sur les produits chinois comme l'aluminium, l'acier ou encore les panneaux solaires.

peut s'avérer très dangereux, car il donne une certaine substance aux théories du complot, qui deviennent ensuite des vérités absolues dans certains esprits. Mais pouvons-nous les blâmer ? Les médias, censés relayer l'information, ne sont eux-mêmes pas à l'abri des *fake news*. On pense notamment aux médias du monde entier qui ont relayé la mort du dictateur nord-coréen Kim Jong Un après que le tabloïd TMZ l'annonce sans aucune source vérifiable[1103].

Le 11 mars 2020, Christine Boutin, présidente d'honneur du parti chrétien-démocrate français, écrit : « Je suis stupéfaite par cette épidémie de Covid-19 et ne peux m'empêcher de m'interroger sur son origine et pourquoi il y a une telle mobilisation planétaire. Désagréable impression que l'on cache quelque chose. Peut-on nous dire la vérité[1104] ? » Cette idée selon laquelle « on nous cache quelque chose » est souvent le socle de construction des théories complotistes. La théorie complotiste se base très souvent sur des faits tangibles dans un premier temps, puis s'intensifie lorsque des liaisons saugrenues y sont juxtaposées. De surcroît, l'affirmation d'une théorie du complot par un professionnel de la santé semble plus crédible. Dans le cas, par exemple, du Pr Montagnier, la théorie suscite un vif engouement. Une théorie du complot est donc une affirmation qui n'est pas étayée par d'autres sources. Néanmoins, si les théories du complot ne sont pas toujours le produit de preuves factuelles, elles peuvent quand même mener à l'investigation et, par la suite, à la découverte de faits réels. Ces théories, malgré leur caractère souvent nocif, peuvent parfois être utilisées comme un point de départ dans le décèlement de la vérité.

Comme disait Socrate : « Ce que je sais, c'est que je ne sais rien ». Cette célèbre maxime nous encourage ainsi à continuellement questionner le monde qui nous entoure et à nous informer au-delà du relais médiatique lambda. Le seul réel moyen de remédier à la conspiration complotiste serait, à travers un travail d'investigation, approfondi, consciencieux et minutieux, de certifier la véracité d'éventuelles accusations, permettant de démêler le vrai du faux, et promouvant ainsi la théorie complotiste au rang de vérité factuelle[1105] ou de *fake news*.

[1103] TMZ, « N. Korea dictator kim jong-un reportedly dead ...After Botched Heart Surgery », États-Unis, *TMZ*, 25 avril 2020.

[1104] BOUTIN C., [@christineboutin] « Je suis stupéfaite par cette épidémie de Covid-19 et ne peux m'empêcher de m'interroger sur son origine et pourquoi il y a une telle mobilisation planétaire ? Désagréable impression que l'on cache quelque chose. Peut-on nous dire la vérité ? » [Tweet], *Twitter*, 11 mars 2020.

[1105] DEMORAND N., « Établir et diffuser la vérité factuelle », France, *France Inter*, 27 novembre 2018

Nous conclurons par cet axiome : « L'ennemi de la vérité n'est pas le mensonge, mais le déni entretenu par certaines croyances qui vont s'imposer à nous comme des certitudes[1106] ».

***
**
*

[1106] SALOMÉ J., « La vie à chaque instant », France, 2012.

AUDITION PARLEMENTAIRE
DE DIDIER RAOULT

À Paris, le 24 juin 2020

« Le Remdesivir ne pouvait pas marcher sur les formes graves [du Covid-19]. Ce n'était pas possible, le seul moment où il pouvait marcher, c'est [au] début [de la maladie], ce qui a été démontré, mais il ne pouvait être prescrit pour la forme de début [car] il y a 8 à 10 % d'insuffisance rénale [...], donc la fenêtre dans laquelle ça peut fonctionner me paraît extrêmement faible ».

« Je vous recommande de faire une véritable enquête sur Gilead et le Remdesivir. Si vous regardez la structure de Gilead, vous comprendrez que c'est quelque chose qui ne fonctionne qu'avec très peu de produits, très peu de personnel et une influence considérable, donc l'essentiel de sa stratégie est basé sur l'influence ».

« Je vous [le] rappelle, quand j'ai commencé à parler pour la première fois de la chloroquine, il y a quelqu'un qui m'a menacé à plusieurs reprises, de manière anonyme. J'ai porté plainte et j'ai fini par trouver que c'était celui qui avait reçu le plus d'argent de Gilead depuis six ans, d'accord ? »

« Ce n'est pas compliqué de regarder, les conflits d'intérêts. Vous regardez le listing [...] chez les infectiologues. [...] Et on a même publié un article là-dessus [...], en regardant les gens qui se sont exprimés dans la presse, pour ou contre la chloroquine, et on a matché cela avec la somme d'argent qu'ils avaient reçu de Gilead et c'est parfaitement matché ».

« J'ai été surpris de voir que le directeur de Gilead, devant le président de la République et devant le ministre, tutoyait celui qui était en charge des essais thérapeutiques en France pour le Covid-19. Quand même ! [...] Je n'ai pas l'habitude de me faire tutoyer par un directeur de l'industrie pharmaceutique. S'il le faisait, je lui répondrai en le vouvoyant ».

« Pour vous dire la vérité, je ne sais même pas si [ce ne sont] que des liens d'intérêts. Je ne vous dis pas que les gens ont été achetés [...]. Les gens créent un écosystème [...] qui est favorable, dans lequel la vision qu'on a du monde est différente et donc, je pense que ces relations de familiarité ou [...] de voyages ensemble amènent à une vision et un écosystème qui est d'une nature [...] à changer le jugement. »

« Vous savez que les premières règles sur la déclaration obligatoire des liens d'intérêts ont été faites après que Merck a invité tous les médecins de France à aller en Chine pour des congrès factices. [...] Et c'est là qu'a été mise en place l'obligation de déclaration de liens ou de financements auprès du Conseil d'État ».

« L'implantation des vaccins [...] devient ensuite un problème [de] politique sociale. Et donc le degré, la capacité, que nous avons eu, [ces] 30 dernières années, à faire des vaccins qui sont implantés, est complexe et elle va l'être encore plus [...] avec le coronavirus, de mon point de vue. Je ne connais pas l'issue ».

« Il y a des conflits d'intérêts sérieux dans la Haute Autorité de Santé, [...] vous pouvez [vérifier] sur internet. »

« Déjà, à l'époque, je disais : "personne n'a prévu de financer les études de recherche thérapeutique basées sur des molécules qui sont génériques et qui ne sont plus l'objet de profit" ».

« Dans un monde comme le nôtre, où il faut [...] donner le monopole d'usage à quelqu'un ou un laboratoire qui va recycler, repositionner la molécule, où il faut que les États se substituent pour ces molécules qui sont dites « génériquées » … Mais vous ne pouvez pas laisser ce champ complètement à l'abandon et au fait que les individus vont avoir les moyens ou pas d'évaluer des molécules anciennes ».

*** \
** \
*

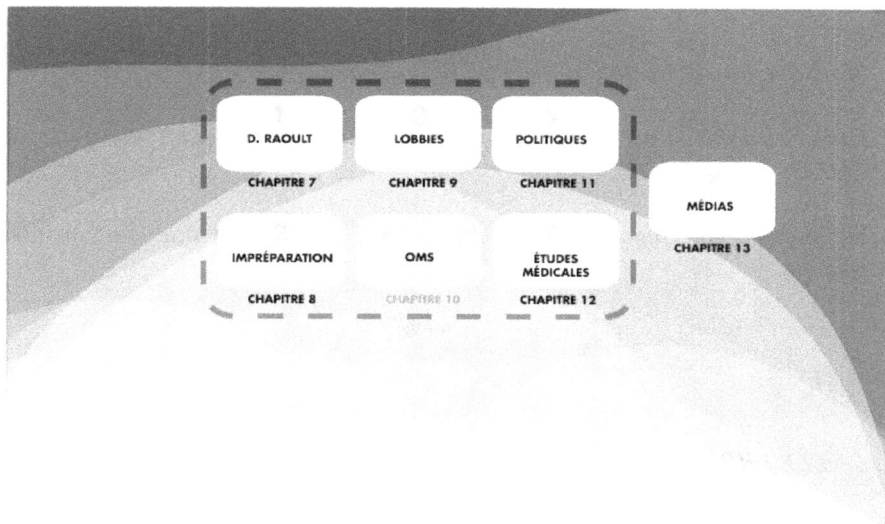

CHAPITRE 10

LES FAIBLESSES DE L'OMS

« L'OMS dit des bêtises ».

Didier Raoult

SYNTHÈSE DU CHAPITRE 10

Mais que faisait l'OMS au début de l'épidémie ?

Didier Raoult n'est pas vraiment optimiste, ni confiant vis-à-vis de l'OMS.

Se méfier publiquement, voire dénigrer l'OMS, constitue une posture risquée.

*** \
** \
*

1 - LES ERREURS DE L'OMS.

L'OMS minimise le danger et nous met en danger...

L'OMS choisit de faire confiance à la Chine envers et contre tout, au mépris des risques que cela engendre.

L'OMS écarte la possibilité de traitement par les antibiotiques.

Le rétropédalage trop hâtif de l'OMS concernant l'hydroxychloroquine, peu de temps seulement après avoir lancé des études sur cette molécule, sème le doute.

*** \
** \
*

2 - COMMENT EXPLIQUER LES FAIBLESSES INHÉRENTES À L'OMS ?

Tout d'abord, l'actuel directeur général de l'OMS est trop dépendant de la Chine.

L'OMS, dont les maigres ressources proviennent en partie des États, ne peut se permettre de les contrarier.

Ce problème de financement et d'influence qui en découle est encore plus vrai s'agissant des groupes privés.

***
**
*

Didier Raoult avait donc raison d'affirmer que l'OMS pouvait dire des « bêtises », mais nous pensons qu'il s'est trompé lorsqu'il a dit qu'elle avait surréagi avec la Chine.

Le plus grave, à nos yeux, est que l'OMS manquait de stratégie.

Il semble temps de réformer l'OMS.

***
**
*

L'Organisation mondiale de la santé[1107]
(World Health Organization)

L'OMS est, depuis 1948, l'autorité directrice et coordonnatrice, dans le domaine de la santé, des travaux ayant un caractère international au sein du système des Nations unies.

Elle est chargée de diriger l'action sanitaire mondiale, de définir les programmes de recherche en santé, de fixer des normes et des critères, de présenter des options politiques fondées sur des données probantes, de fournir un soutien technique aux pays et de suivre et d'apprécier les tendances en matière de santé publique[1108].

Mais que faisait l'OMS au début de l'épidémie ?

Fin décembre 2019, Wuhan : une personne de plus contaminée par ce qui semble être une nouvelle sorte de pneumonie. Les hôpitaux de la ville voient de plus en plus de cas similaires se présenter à leurs portes. Bientôt les alertes tombent, notamment par Ai Fen, et bien sûr le tristement célèbre Li Wenliang[1109,1110], arrêté par les autorités chinoises et qui décédera du Covid-19.

Un mois plus tard seulement après les premiers cas de contaminations, ces alertes trouvent un écho. Le jeudi 23 janvier 2020, Wuhan épicentre de cette nouvelle maladie, est confinée. Situation exceptionnelle, durant laquelle des millions de personnes sont sommées de rester chez elles. Pourtant l'OMS ne semble pas s'alarmer, il est « trop tôt » pour déclarer une « urgence de santé publique de portée internationale ». Cette décision difficile est « saluée [1111]» par le directeur Tedros Adhanom Ghebreyesus qui déclare pourtant : « Ne vous y trompez pas, c'est une urgence en Chine. Mais ce n'est pas encore une urgence sanitaire mondiale. Cela pourrait le devenir[1112]. » Pas de quoi s'inquiéter donc ? Une réunion du Comité d'urgence convoquée par le Directeur général de l'OMS a tout de même lieu au même moment.

[1107] « OMS : L'Organisation mondiale de la Santé », *Nations Unies,* 2 juillet 2020.

[1108] « Constitution », *OMS,* 2 juillet 2020.

[1109] LASSERRE I., « Comment la Chine tire les ficelles de L'Organisation mondiale de la Santé », France, *Le Figaro,* 9 avril 2020.

[1110] BAVEREZ N., « Tempête sur l'OMS », France, *Le Point,* 29 mai 2020.

[1111] AFP, « Coronavirus : la Chine place Wuhan en confinement », *La Croix,* France, 23 janvier 2020.

[1112] AFP, « Coronavirus en Chine : vingt-cinq morts, l'OMS ne déclare pas encore d'urgence internationale », *Le Monde,* France, 23 janvier 2020.

Quelques jours plus tard ces mesures sont étendues à d'autres villes, de plus en plus de personnes se retrouvent confinées. L'urgence de santé publique de portée internationale (USPPI) est enfin déclarée depuis le 30 janvier 2020 après la deuxième réunion du Comité d'urgence[1113].

Le 29 avril 2020, alors que les critiques commencent à pleuvoir sur l'OMS à propos de la gestion de cette crise sanitaire, Jean-Yves Le Drian, ministre de l'Europe et des Affaires étrangères, incarne le soutien de la France à cette organisation mondiale vieille de plus de 70 ans. « L'OMS est l'un des piliers de l'ordre multilatéral qui a été fondé au lendemain de la Seconde Guerre mondiale, et elle est surtout, aujourd'hui, la seule organisation de santé publique universelle. Elle est donc essentielle pour affronter une pandémie qui est, par nature, elle-même universelle[1114] ».

Didier Raoult n'est pas vraiment optimiste, ni confiant vis-à-vis de l'OMS.

Le 9 mars 2017, le professeur déplore le fait que l'organisation se soit muée en « lanceur d'alerte ».

« Depuis l'arrivée de Margaret Chan à sa tête en 2012, au lieu de se comporter comme une institution raisonnable se focalisant sur les problèmes majeurs de santé publique, l'OMS met en avant des problèmes à l'intérêt extrêmement lointain de la santé publique mondiale.
La plupart des maladies émergentes pour lesquelles l'institution a lancé des appels n'ont concerné que quelques centaines – voire quelques milliers de personnes – et n'ont eu, la majorité du temps, qu'une importance régionale[1115, 1116] ». Didier Raoult va même jusqu'à parler de « dérive » lorsque Margaret Chan a pris la tête de l'organisation. Une « spécialiste de la grippe aviaire » qui a, selon lui, « essayé de persuader le monde entier que la grippe aviaire, pour laquelle il y a eu des cas chinois, était devenue […] une maladie interhumaine qui allait décimer la population[1117] ». La pandémie n'avait pas encore eu lieu que, déjà, le professeur lançait des critiques virulentes à l'égard de cette institution.

[1113] « Déclaration sur la deuxième réunion du Comité d'urgence du Règlement sanitaire international (2005) concernant la flambée de nouveau coronavirus 2019 (2019-nCoV) », *OMS*, 30 janvier 2020.

[1114] « La France et l'OMS », *France Diplomatie*. Citation de Jean-Yves le Drian du 29 avril 2020.

[1115] RAOULT D., « L'OMS : changez de direction, enfin ! », *Le Point*, France, 9 mars 2017.

[1116] RAOULT D., « Coronavirus : traitement ? Vaccin ? », France, *HU Méditerranée Infection YouTube*, 11 février 2020.

[1117] RAOULT D., « Coronavirus en Chine : doit-on se sentir concerné ? », France, *IHU Méditerranée Infection YouTube*, 21 janvier 2020.

L'arrivée du nouveau président de l'OMS, Tedros Adhanom Ghebreyesus, ne va pas calmer les esprits. C'est donc presque naturellement que ces critiques se sont renouvelées au moment de la crise sanitaire provoquée par le Covid-19. Le 26 mai, dans une interview devenue presque mémorable, le professeur n'hésite pas à soutenir devant David Pujadas que « l'OMS dit des bêtises [1118] », à propos du rapport conduit par la très reconnue revue *The Lancet* concluant sur la dangerosité de l'hydroxychloroquine. Pour lui, c'est une « étude foireuse » qui a été menée. On comprend alors qu'à partir du moment où l'OMS décide de suivre les résultats de cette étude, le professeur juge sévèrement l'organisation mondiale.

Didier Raoult ne mâche jamais ses mots pour parler de l'OMS : accusation de conflit d'intérêts avec le laboratoire Gilead[1119], soulignement du « retard intellectuel »[1120], boutade à propos d'une « erreur amusante » sur leur site internet concernant les vaccins actuellement disponibles, etc.

On le voit, les relations sont complexes entre cette organisation de référence mondiale et le professeur, lui-même référence dans la communauté médicale.

Se méfier publiquement, voire dénigrer l'OMS, constitue une posture risquée.

Comment cette « assemblée mondiale de la santé », réunissant et travaillant avec les 194 États membres de son organe législatif et décisionnel[1121], pourrait-elle se tromper, comme le décrit Didier Raoult ? Pourquoi remettre en cause une organisation créée pour « améliorer la santé pour tous, partout[1122] » ? Une organisation qui définit la santé, dans son acte constitutif, non pas comme la simple absence de maladie[1123], mais bien comme *« un état de complet bien-être physique, mental et social, et [qui] ne consiste pas seulement en une absence de maladie ou d'infirmité [1124] »* ?

[1118] « 24H Pujadas du mardi 26 mai 2020 », France, *LCI*, 26 mai 2020.

[1119] RAOULT D., « Coronavirus, recul de l'épidémie à Marseille », France, *YouTube IHU Méditerranée Infection*, 14 avril 20290.

[1120] RAOULT D., « Coronavirus : Moins de morts que par accident de trottinette », France, *IHU Méditerranée Infection YouTube*, 17 février 2020.

[1121] MOTCHANE J.-L., « Une institution fragilisée », France, *Le Monde diplomatique*, juillet 2002.

[1122] Brochure de l'OMS, consulté en ligne le 10 juin 2020.

[1123] LOUIS C., « Covid-19 : L'Organisation mondiale de la Santé prise en étau entre les États-Unis et la Chine », France, *Le Figaro*, 1er mai 2020.

[1124] Préambule à la Constitution de L'Organisation mondiale de la Santé, tel qu'adopté par la Conférence internationale sur la Santé, New York, 19-22 juin 1946 ; signé le 22 juillet 1946 par les

En effet, l'OMS, depuis sa création, se fixe de grands et honorables objectifs de santé universelle à travers des plans d'action et d'aide pour les pays qui en ont le plus besoin. « Ensemble, nous nous efforçons de combattre les maladies, qu'elles soient infectieuses comme la grippe et le VIH, ou non transmissibles comme le cancer et les cardiopathies. Nous aidons les mères et les enfants à survivre et à prospérer de façon à avoir la perspective de vieillir en bonne santé. Nous nous assurons de la sécurité sanitaire de l'air que les personnes respirent, des aliments qu'elles consomment, de l'eau qu'elles boivent, ainsi que des médicaments et des vaccins dont elles ont besoin[1125] ».

En outre, grâce à ses actions, la variole a pu être éradiquée, les maladies comme la peste, la poliomyélite et la fièvre jaune ont pu être mieux maîtrisées et le nombre de cas enregistrés a diminué[1126].

Par ses actions, ses collaborations intergouvernementales, son implantation mondiale, l'OMS est largement reconnue dans le monde entier, respectée et ses directives sont suivies. En outre, c'est une institution qui entend s'améliorer et sortir grandie des crises qu'elle peut traverser et des critiques qu'elle peut recevoir. La gestion de la crise liée à un précédent coronavirus chinois en 2003 est, dans l'ensemble, assimilée à un succès. La norvégienne Gro Harlem Brundtland, à la tête de l'organisation à l'époque, a imposé son autorité en contraignant la Chine à se montrer plus collaborative et à partager les informations dont elle disposait[1127]. De surcroît, l'OMS a tenté d'apprendre de ses erreurs ou, du moins, de remédier à quelques lacunes, lorsqu'en 2005 est mis en place un nouveau Règlement sanitaire international, contraignant les États membres à signaler les débuts d'épidémie sur leurs territoires respectifs[1128].

On constate donc que l'OMS est capable de se détacher de la Chine ou de quelques autres États, afin de servir une cause commune et internationale. Pour autant, il convient de souligner que le poids géopolitique, institutionnel, culturel de la Chine a considérablement évolué ces dernières années.

---

représentants de 61 États. 1946 (Actes officiels de L'Organisation mondiale de la Santé, n° 2, p. 100) et entré en vigueur le 7 avril 1948.

[1125] « Qui nous sommes et ce que nous faisons… », *Site internet de l'OMS*, consulté en ligne le 10 juin 2020.

[1126] BAVEREZ N., « Tempête sur l'OMS », France, *Le Point*, 29 mai 2020.

[1127] LOUIS C., « Covid-19 : L'Organisation mondiale de la Santé prise en étau entre les États-Unis et la Chine », France, *Le Figaro*, 1er mai 2020.

[1128] Ibid.

Mais l'organisation est-elle assez puissante pour agir en totale neutralité et indépendance vis-à-vis de ses États membres ? Si cette question peut être posée, ne peut-elle pas, alors, être étendue aux autres groupes pharmaceutiques privés ? Pourquoi l'OMS n'a-t-elle pas présenté une stratégie simple et claire à décliner ?

Pour quelles raisons les États n'ont-ils pas été incités à mettre en place le quatrième point de la méthode Raoult (1-PROTEGER, 2-TESTER, 3-ISOLER LES MALADES, 4-TRAITER), à savoir traiter ? Ni à mettre en place son protocole de traitement fondé sur la bithérapie d'azithromycine et d'hydroxychloroquine ? Avant d'y répondre, c'est l'occasion d'analyser les faiblesses de cette organisation et, en particulier, ses liens avec la Chine.

***
**
*

Schéma résumant la gestion de crise par l'OMS

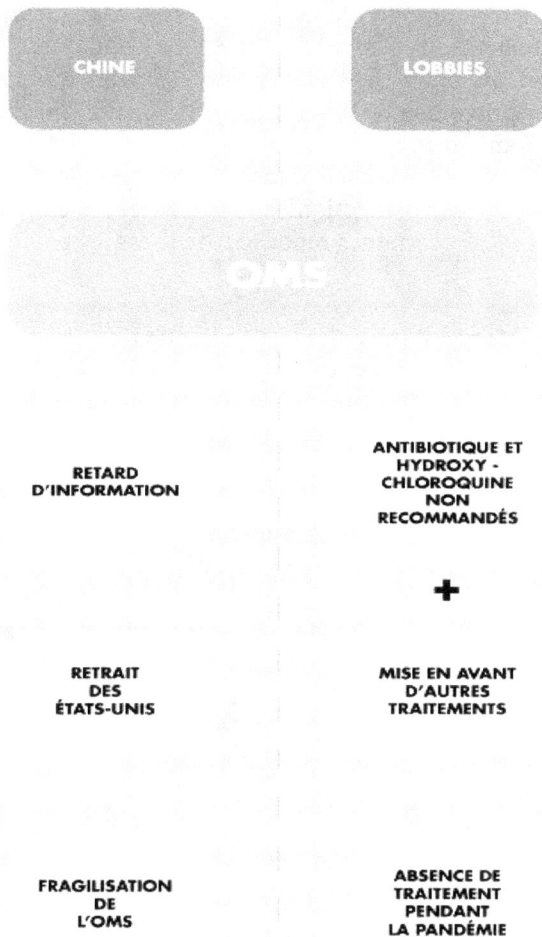

CHINE

LOBBIES

OMS

RETARD D'INFORMATION

ANTIBIOTIQUE ET HYDROXY - CHLOROQUINE NON RECOMMANDÉS

+

RETRAIT DES ÉTATS-UNIS

MISE EN AVANT D'AUTRES TRAITEMENTS

FRAGILISATION DE L'OMS

ABSENCE DE TRAITEMENT PENDANT LA PANDÉMIE

Source : Guy Courtois

363

1 - LES ERREURS DE L'OMS.

L'OMS minimise le danger et nous met en danger…

Comme nous l'avons dit, l'USPPI[1129] a été déclarée le 30 janvier par l'OMS, alors que le nombre de morts ne cessait d'augmenter en Chine. Le 11 mars seulement, le Covid-19 passe au stade de pandémie après l'annonce tant attendue de l'OMS, une décision qui nous paraît bien tardive rétrospectivement. Mais l'organisation, via son directeur général, Tedros Adhanom Ghebreyesus, s'est justifiée en disant que, jusqu'alors, il ne s'agissait que d'épidémies dans divers pays du monde, avec des situations fluctuantes en fonction des régions et nécessitant des réponses au cas par cas[1130]. Et certaines réponses, ou mesures envisagées, n'ont pas plu.

La Russie, partageant plus de 4 000 kilomètres de frontières avec la Chine, annonce le 30 janvier vouloir les fermer aux voyageurs venant du pays voisin[1131], une décision qui sera finalement mise en place le 18 février[1132]. Cette précaution sera également appliquée par Singapour et la Malaisie[1133].

Pourtant, l'OMS n'a jamais recommandé de telles mesures, bien au contraire. Le 31 janvier, elle annonce qu'il serait « contreproductif » de fermer les frontières avec la Chine [1134]. Sur ce point, Christian Lindmeier, un porte-parole, a tenu à être clair au cours d'une conférence de presse à Genève, en répétant que la posture de l'OMS ne penche pas du tout vers une restriction des voyages et du commerce[1135], en arguant même que ce serait tout bonnement inutile, car les personnes trouveront d'autres moyens de franchir les frontières[1136].

Alors que l'épidémie, présente dans de plus en plus de pays, touche un nombre croissant de personnes, des scientifiques continuent de rejeter

---

[1129] Urgence de santé publique de portée internationale.

[1130] AFP, « Le coronavirus est désormais une "pandémie", annonce l'OMS », France, *Le Huffpost,* 11 mars 2020.

[1131] AFP, « Coronavirus : la Russie va fermer ses frontières avec la Chine », France, *Le Huffpost,* 30 janvier 2020.

[1132] AFP, « Coronavirus : la Russie interdit l'entrée sur son territoire aux ressortissants chinois », France, *L'Express,* 18 février 2020.

[1133] AFP, « Coronavirus : pourquoi l'OMS conseille de ne pas fermer les frontières avec la Chine », France, *Le Huffpost,* 31 janvier 2020.

[1134] Ibid.

[1135] Ibid.

[1136] Ibid.

cette option. À l'instar d'Antoine Flahault, directeur de l'Institut de santé globale à l'université de Genève, qui clame que cela est « inefficace et illusoire[1137] », car au moment de la mise en place de cette mesure, le virus est déjà présent. De nombreuses personnalités politiques de différents pays réclament toutefois cette fermeture, notamment en France et en Italie[1138]. Mais une telle décision est contraire au règlement sanitaire international signé par les États membres de l'OMS en 2005, qui les contraint à se conformer aux recommandations de l'institution en cas d'USPPI[1139]. Pour Walter Ricciardi, membre du conseil exécutif de l'OMS, l'Italie a commis une erreur en stoppant les liaisons directes avec la Chine[1140].

On peut donc dire que la fermeture des frontières, l'arrêt des relations commerciales et touristiques entre les pays sont des options clairement exclues pour l'OMS. Mais le virus se fiche bien de ces querelles, et continue de circuler à travers le monde. Si une frontière ne stoppe pas le coronavirus, elle peut stopper les personnes qui en sont atteintes. Le 11 mars, l'OMS annonce le stade de pandémie mondiale. Le 16 mars, elle annonce que plus de cas et de morts sont dénombrés dans le monde qu'en Chine[1141]. Très rapidement, de nombreux États ferment leurs frontières ou prennent des précautions supplémentaires : l'Espagne[1142], le Canada[1143], tout comme les frontières de l'Union européenne[1144].

Outre la confusion générale qui résulte de cette gestion ambiguë, on peut légitimement se demander si la situation n'aurait pas été différente si l'OMS avait tiré les bonnes sonnettes d'alarme au bon moment. Aurions-nous pu éviter tous ces décès si elle avait fourni des informations plus alarmantes dès le début ? Juger l'OMS a posteriori comme nous le faisons est aisé maintenant que nous en savons, chaque jour, de plus en plus sur cette nouvelle maladie. D'autant plus que l'OMS gardait sans

---

[1137] CHABROUT J., « Coronavirus : pourquoi la fermeture des frontières est jugée "illusoire" et "inefficace" », France, *L'Express*, 24 février 2020 ;

[1138] Ibid.

[1139] THORIN M., « Entretien. « Fermer les frontières, c'est enfreindre les recommandations internationales » », France, *Ouest-France*, 26 février 2020.

[1140] GAUTHERET J., « Coronavirus : en Italie, la litanie des mesures de précaution et le mystère du « patient un » », France, *Le Monde*, 24 février 2020.

[1141] AFP, « Coronavirus : l'OMS parle de « crise sanitaire mondiale majeure de notre époque » pendant que l'Europe se barricade », France, *Le Monde*, 16 mars 2020.

[1142] LÁZARO F., « España cierra sus fronteras terrestres por la crisis del coronavirus », Espagne, *El Mundo*, 16 mars 2020.

[1143] AFP, « Coronavirus : Le Canada ferme ses frontières aux étrangers, sauf aux Américains », France, *20 minutes*, 17 mars 2020.

[1144] « Fermeture des frontières : quelles conséquences pour les Français et les étrangers ? », France, *L'Express*, 17 mars 2020.

doute un goût amer des critiques survenues après sa gestion chaotique et démesurée lors de la période de grippe H1N1.

Le problème, ici, réside aussi dans le fait que les États membres ont tendance à suivre les recommandations de l'OMS. Le contraire serait bien évidemment stupide… Mais le retard de l'OMS a mécaniquement entraîné celui des autres pays, qui attendent religieusement les consignes de l'organisation. En France, par exemple, selon les dires de François Godement, jusqu'au 20 janvier, on affirme qu'il n'existe pas de preuve de transmission entre humains…[1145]

L'OMS choisit de faire confiance à la Chine envers et contre tout, au mépris des risques que cela engendre.

Comment expliquer, alors, que l'OMS ait pris tant de retard dans la gestion de cette crise ? La réponse se trouve peut-être dans la gestion chinoise. Pourtant, l'OMS ne cesse de féliciter le pays, répétant son admiration devant l'exemplarité des décisions prises. Le directeur de l'OMS, Tedros Adhanom Ghebreyesus, a tenu à saluer « le sérieux avec lequel la Chine traite cette flambée et, en particulier, la détermination des dirigeants, et la transparence dont ils ont fait preuve, notamment en communiquant des données et la séquence génétique du virus[1146] », après une rencontre avec Xi Jinping, le président de la République populaire de Chine. De même, les conclusions des réunions du Comité d'urgence des 23 et 30 janvier sont, elles aussi, élogieuses à l'égard de la Chine. Sont mis en avant et valorisés « l'engagement au plus haut point » des autorités chinoises, leur « transparence » et leurs « efforts » pour permettre d'endiguer l'épidémie[1147].

Or, nous savons désormais que la Chine n'a pas communiqué toutes les informations qu'elle détenait, ce qui a finalement joué sur le retard avec lequel l'OMS a réagi.
Une étude tend à démontrer que le virus aurait été présent sur le territoire chinois bien plus tôt que ce que l'on croyait. Dès l'été 2019, les chercheurs et chercheuses à l'origine de cette étude préliminaire ont constaté de fortes augmentations des fréquentations des hôpitaux, ainsi

---

[1145] GODEMENT F., « L'OMS, la pandémie et l'influence chinoise : un premier bilan », France, *Institut Montaigne*, 24 mars 2020.

[1146] « La direction de l'OMS et les dirigeants chinois examinent les prochaines mesures à prendre dans la lutte contre la flambée due au coronavirus », *OMS*, Communiqué de presse du 28 janvier 2020.

[1147] « Déclaration sur la deuxième réunion du Comité d'urgence du Règlement sanitaire international (2005) concernant la flambée de nouveau coronavirus 2019 (2019-nCoV) », *OMS*, 30 janvier 2020.

que des recherches internet plus fréquentes à propos de symptômes grippaux, mais aussi de « diarrhées », une spécificité liée au Covid-19[1148]. Si l'on reste toutefois sur l'hypothèse d'une découverte du virus en décembre par les autorités chinoises, notamment grâce aux alertes lancées par les médecins telles que Zhang Jixian, on peut quand même affirmer que la communication de Pékin a été tardive et tronquée. D'autant plus que pour la docteure, il semble évident que les éléments qu'elle avait découverts auraient dû suffire à alerter le gouvernement chinois et que l'OMS soit prévenue[1149]. Le Congrès des États-Unis publie un rapport le 13 mai retraçant la chronologie du Covid-19, et accuse la Chine de ne pas avoir respecté ses engagements à l'OMS en n'informant pas cette dernière de « manière proactive » de l'épidémie[1150]. Il semble même que le gouvernement chinois ait fait preuve d'hésitation avant de fournir à l'OMS des informations[1151]. La chronologie officielle suscite nombre d'interrogations. En effet, des doutes sont émis vis-à-vis du fait que l'OMS aurait été informé régulièrement par Pékin dès le 3 janvier, et que le 4 janvier, elle aurait communiqué sur un nouveau foyer de pneumonie[1152]. Comment ne pas se demander ce qui a été dit ou non entre décembre et janvier ?

De plus, tout semble indiquer que ce n'est pas la Chine à proprement parler qui a informé l'OMS, mais que c'est l'organisation qui a exigé une vérification après réception d'une alerte par ProMed (Program for Monitoring Emerging Diseases)[1153, 1154]. Sont mises en avant des alertes déjà lancées aux hôpitaux de Wuhan, échangées entre les médecins avant d'être censurées. Cette limitation d'informations volontaire de la part du gouvernement chinois ne semble donc pas réellement en adéquation avec la prétendue « transparence » vantée par le directeur de l'OMS. Nombre de personnes ayant voulu informer, alerter sur la maladie ou qui se sont montrées critiques à l'égard de la gestion de la crise en Chine ont, depuis, été arrêtées[1155].

[1148] AFP, « Coronavirus : Le virus serait apparu en Chine dès l'été 2019, d'après une étude », France, *20 minutes*, 10 juin 2020.

[1149] ANDRÉ J., « Coronavirus : Comment l'alerte a été étouffée à Wuhan en décembre 2019 », France, *Le Point*, 22 mai 2020.

[1150] Ibid.

[1151] Ibid.

[1152] KOLLER F. « Coronavirus : mais alors, qui a alerté l'OMS ? », France, *Le Temps*, 23 mai 2020.

[1153] Ibid.

[1154] Ibid., Le « Program for Monitoring Emerging Diseases (ProMed), [est] un système d'alerte des épidémies dans le monde, géré par un réseau de scientifiques basé aux États-Unis. ».

[1155] BOUC A., BROSSEL V., & HOLZMAN M., « Covid-19 : Qui osera demander des comptes au régime chinois ? », France, *Le Figaro*, 2 avril 2020.

Sans parler des données de mortalité, encore une fois fortement contestées et remises en cause. Des personnes résidant à Wuhan clament, en effet, que le bilan de l'épidémie est en réalité beaucoup plus élevé que ce qui est communiqué[1156], en s'appuyant sur les ventes d'urnes et le nombre d'incinérations opérées pendant la période. Le bilan réel pourrait dépasser les 40 000 morts[1157]…

Pourquoi l'OMS accorde-t-elle une telle confiance à la Chine ? Brett Schaefer, membre du centre de réflexion américain Heritage Foundation, déclare même que l'OMS « a commis une grave erreur » en se fiant à la Chine de cette manière, rappelant la communication mensongère dont elle avait fait preuve en 2003 à propos du SRAS[1158]. Les critiques pleuvent alors sur la gestion politique de l'OMS, qui s'est contentée des chiffres communiqués sans les remettre en cause pour ne pas froisser Pékin[1159], même si elle a correctement agi sur le plan technique en informant et en mobilisant les outils intergouvernementaux à sa disposition[1160]. Peut-on réellement faire l'éloge de la gestion de crise dans ces conditions ? Surtout dans un pays autoritaire qui contrôle toutes les informations, et musèle celles qui sont dérangeantes. D'autant plus que l'OMS aurait pu porter ses louanges sur les pays démocratiques ayant réellement fait preuve de transparence, comme la Corée du Sud et Taïwan, et qui se sont montrés capables de gérer l'épidémie et de l'endiguer[1161].

Conséquence prévisible de ces vides d'information, de cette opacité dans la communication : le champ est laissé libre aux théories complotistes. De fait, la directrice du laboratoire de Wuhan a été contrainte de contrer les accusations d'une prétendue fuite du nouveau coronavirus[1162]. Celle-ci confirme ne pas avoir eu la connaissance de l'existence même de ce virus, rendant improbable la théorie de la fuite de son laboratoire.

[1156] GAGE J., « Wuhan residents estimate region's coronavirus death toll much higher than reported », États-Unis, *Washington Examiner*, 29 mars 2020.

[1157] CHAKRABORTY B., « Wuhan residents say coronavirus figures released by China don't add up », États-Unis, *Fox News*, 30 mars 2020.

[1158] LOUIS C., « Covid-19 : L'Organisation mondiale de la santé prise en étau entre les États-Unis et la Chine », France, *Le Figaro*, 1er mai 2020.

[1159] Propos de David Fidler reporté dans : LOUIS C., « Covid-19 : L'Organisation mondiale de la santé prise en étau entre les États-Unis et la Chine », France, *Le Figaro*, 1er mai 2020

[1160] Ibid.

[1161] BOUC A. et BROSSEL V. et HOLZMAN M., « Covid-19 : Qui osera demander des comptes au régime chinois ? », France, *Le Figaro*, 2 avril 2020.

[1162] AFP, « Coronavirus : la directrice du laboratoire de Wuhan nie toute responsabilité », France, *Sciences et Avenir*, 24 mai 2020.

Plus grave est la conséquence diplomatique de ces communications biaisées. Donald Trump, président des États-Unis, ne cesse de fustiger l'OMS depuis le début de la crise sanitaire. Accusant régulièrement sa complaisance à l'égard du régime chinois, il a notamment menacé de couper les relations entre le pays et l'OMS, ainsi que de couper le financement accordé à cette dernière. Il ne tarde pas à concrétiser ces avertissements, annonce la fin de la participation étasunienne au budget le 14 avril[1163], et finit même par cesser les relations[1164]. Quelque temps après, son homologue brésilien, Jair Bolsonaro, a lui aussi proféré des menaces de retrait de l'OMS[1165].

Donald Trump et Jair Bolsonaro sont deux personnages extrêmement clivants, controversés sur le plan politique, et régulièrement critiqués par la communauté internationale. Pour les autres États membres de l'OMS, il est donc impensable, et à juste titre, de croire que ces deux chefs d'États puissent adresser des critiques véridiques et fondées sur le travail et la gestion de crise opérée par l'organisation mondiale. D'autant plus que Donald Trump s'est souvent illustré dans la propagation de *fake news*. Et cette propension ne s'est pas envolée durant cette crise sanitaire mondiale. Et c'est là tout le problème. Difficile de démêler le vrai du faux dans ses propos. Car la plupart des critiques qu'il a adressées à l'OMS, à savoir la tardive annonce d'une urgence sanitaire, la mise à l'écart des mesures de fermetures de frontières, et le fait que la transmission interhumaine était niée jusqu'au 21 janvier, sont fondées[1166]. Toute cette complexité n'a pas aidé et nous pousse à nous interroger sur les actions de l'OMS au début de la crise.

Mauvaise communication chinoise, retard dans la prise de décision, complaisance aveugle envers la Chine, critiques de la part des habituels relayeurs d'informations erronées : il est plus aisé de comprendre rétrospectivement dans quelle posture se trouvent la communauté internationale et l'OMS au moment de la crise. L'agrégation de toutes ces décisions ambivalentes a accentué le flou et, *in fine*, provoqué la lenteur des réactions, tant de la part des institutions internationales que nationales.

[1163] JAULMES A., « Les États-Unis suspendent brutalement leur contribution à l'OMS », France, *Le Figaro*, 15 avril 2020.

[1164] AFP, « Donald Trump annonce que les États-Unis mettent fin à leur relation avec l'OMS », France, *Le Monde*, 29 mai 2020.

[1165] AFP, « Le Brésil pourrait quitter l'OMS, son président Bolsonaro l'accusant de "parti pris" », France, *Le Parisien*, 6 juin 2020.

[1166] ANDRÉ J., « Coronavirus : Comment l'alerte a été étouffée à Wuhan en décembre 2019 », France, *Le Point*, 22 mai 2020.

Le retrait des États-Unis ne risque pas de simplifier la situation, d'une part pour la sortie de cette crise, mais également dans l'anticipation des prochaines crises[1167] et la réalisation de la mission initiale de l'OMS. N'étant pas en mesure de contraindre les États membres à suivre une même ligne directrice, le retrait des États-Unis illustre une forme de « désorganisation » contreproductive, spécialement dans des périodes de crise comme celles-ci. De même que des politiques unilatérales de la part des États ne permettent pas de progresser sur le plan mondial[1168].

De plus, la contribution étasunienne dans le budget déjà très faible de l'OMS, est très importante : environ 893 millions de dollars en 2018/2019, ce qui représente quasiment 15 % du budget total[1169]. Le retrait des États-Unis limite les aides, et la mise en place de plans internationaux permettant de faire face à de nombreuses problématiques de santé à travers le monde, et tout particulièrement dans les pays les plus pauvres, qui dépendent énormément du soutien de l'OMS. Ce faisant, Donald Trump ouvre la porte à l'extension du *soft power* plus ou moins agressif de Pékin. Surtout dans des régions où la Chine exerce déjà une influence contestée[1170]. La Chine peut, en outre, rebondir sur ce retrait en proposant d'augmenter sa contribution financière, qui s'élève à 30 millions de dollars[1171]. Et c'est ce qui est arrivé, puisque le 23 avril la Chine annonce faire « don » de 30 millions dollars « pour aider l'institution à lutter contre la Covid-19[1172]. » De surcroît, il semble que la Chine ait déjà apporté 20 millions de dollars, en mars, comme l'a annoncé le porte-parole Geng Shuang…[1173]

L'OMS, nous l'avons déjà évoqué, s'était trompée concernant la première étape de la méthode Raoult, même si sa méthode sur ce point n'était pas totalement claire : la protection. En effet, jusqu'à tard, l'OMS ne préconisait pas le port généralisé du masque dans les lieux publics[1174, 1175].

[1167] EHLEY B., « Trump announces U.S. withdrawal from the World Health Organization », États-Unis, *Politico*, 29 mai 2020.

[1168] SAIDI S., « L'OMS, terrain d'affrontement entre puissances mondiales en pleine crise du Covid-19 », France, *Slate*, 4 mai 2020.

[1169] AFP, « Le retrait américain plombe les maigres finances de l'OMS », France, *Libération*, 30 mai 2020.

[1170] BAVEREZ N., « Tempête sur l'OMS », France, *Le Point*, 29 mai 2020.

[1171] AFP, « Le retrait américain plombe les maigres finances de l'OMS », France, *Libération*, 30 mai 2020.

[1172] EHRET L., « OMS : la Chine offre 30 millions de dollars après le retrait américain », Canada, *La Presse*, 23 avril 2020.

[1173] AFP, « Retrait américain de l'OMS : la Chine offre 30 millions de dollars de plus », Canada, *Le Journal de Montréal*, 23 avril 2020.

[1174] Cf. Chapitre 1 (*Se protéger et protéger les autres*).

[1175] « Conseil sur l'utilisation du masque dans le contexte de Covid-19 », *Organisation mondiale de la santé*, 6 avril 2020, « However, there is currently no evidence that wearing a mask (whether medical

Elle se rattrape cependant dans la deuxième étape de cette méthode en poussant les pays à effectuer des politiques de dépistage massif[1176,1177]. Mais les choses se gâtent de nouveau avec la quatrième préconisation de la méthode Raoult : traiter.

L'OMS écarte la possibilité de traitement par les antibiotiques.

Comme nous l'avons évoqué dans un chapitre précédent, les possibilités de traitement pourraient également se trouver du côté des antibiotiques[1178]. Mais, là encore, la position de l'OMS est tranchée[1179] : elle a précisé, dans la « FAQ » disponible sur internet, que les antibiotiques « n'agissent pas contre les virus, mais seulement contre les infections bactériennes. La Covid-19 étant due à un virus, les antibiotiques sont inefficaces. Ils ne doivent pas être utilisés comme moyen de prévention ou de traitement de la Covid-19[1180] ». Encore un avis qui s'oppose clairement à la méthode préconisée par le Pr Didier Raoult. Ceci s'ajoute donc à la liste des raisons pour lesquelles les États n'ont pas été incités à mettre en place le quatrième point de la méthode Raoult (1-Protéger 2-Tester 3-Isoler les malades 4-Traiter), à savoir traiter, ni son protocole de traitement fondé sur la bithérapie d'azithromycine et d'hydroxychloroquine.

Le rétropédalage trop hâtif de l'OMS concernant l'hydroxy-chloroquine, peu de temps seulement après avoir lancé des études sur cette molécule, sème le doute.

Vous reprendrez bien un peu d'hydroxychloroquine ?

La polémique autour de cette molécule est déjà ambivalente et complexe, mais les positions fluctuantes de l'OMS n'arrangent rien. Fin avril, l'OMS lance une grande étude baptisée « Solidarité », afin de tester les potentialités de l'hydroxychloroquine vis-à-vis du Covid-19, pour laquelle « plus de 400 hôpitaux dans 35 pays recrutent activement des patients et

---

or other types) by healthy persons in the wider community setting, including universal community masking, can prevent them from infection with respiratory viruses, including Covid-19 ».

[1176] Cf. Chapitre 2 (*Généraliser les tests*).

[1177] « Allocution liminaire du Directeur général de l'OMS lors du point presse sur la Covid-19 », OMS [en ligne], 16 mars 2020.

[1178] Cf. Chapitre 6 (*L'hydroxychloroquine et le protocole de traitement Raoult*).

[1179] « Nouveau coronavirus (2019-nCoV) : conseils au grand public - En finir avec les idées reçues », *OMS*, 17 juin 2020.

[1180] « Maladie à coronavirus 2019 (Covid-19) : questions-réponses », *OMS* [consulté en ligne le 17 juin 2020].

près de 3 500 patients ont été recrutés dans 17 pays », comme le déclare le directeur de l'OMS[1181]. Vaste étude, donc, qui est soudainement interrompue le 25 mai, après la publication par *The Lancet* d'un article concluant à l'inutilité, et même la dangerosité de la molécule[1182,1183]. L'OMS affirme que cette décision est « temporaire[1184] ». Et pour cause, les essais cliniques entrepris reprennent quelque temps après. En effet, comme nous l'avons vu au chapitre précédent, de nombreuses critiques se sont abattues[1185] sur l'étude.

Des scientifiques ayant participé se sont même retirés. Face à cette confusion générale, l'OMS a décidé, le 3 juin, de donner une seconde chance à la molécule[1186], tout en continuant d'affirmer qu'il n'existe toujours pas de preuves de son efficacité, ou d'un quelconque autre traitement, sur le Covid-19[1187].

Finalement, ces changements d'avis rapides de l'OMS accroissent la confusion générale autour de cette molécule. Les pays s'alignant habituellement sur les positions de l'organisation se retrouvent dans l'incompréhension dans cette période déjà complexe. Surtout, cela révèle l'incapacité de l'OMS à prendre des décisions claires, à adopter une position de neutralité et de recul même face à des revues aussi prestigieuses que *The Lancet*. L'organisation s'est laissé piéger par le commun en science « biais de notoriété[1188] », en n'interrogeant pas et n'opérant pas un travail de vérification sur les données et résultats obtenus par les scientifiques de cette revue.

Alors que l'OMS exprime des doutes à l'égard de l'hydroxychloroquine, elle n'émet pas d'interrogations similaires à l'encontre du Remdesivir[1189], utilisé dans l'essai « Solidarité ». Bien au contraire, Bruce Aylward,

---

[1181] AFP, « Hydroxychloroquine : les essais cliniques suspendus par l'OMS », France, *Le Point*, 25 mai 2020.

[1182] Ibid.

[1183] Cf. Chapitre 7 *(Didier Raoult, une sacrée personnalité)* et chapitre 8 *(Une impréparation patente)*, pour plus de détails concernant cette étude.

[1184] Ibid.

[1185] DAVEY M., « Questions raised over hydroxychloroquine study which caused WHO to halt trials for Covid-19 », Royaume-Uni, *The Guardian*, 28 mai 2020.

[1186] AFP, « Coronavirus : l'OMS reprend les essais cliniques sur l'hydroxychloroquine », France, *Le Point*, 3 juin 2020.

[1187] DAVY M., « WHO to resume hydroxychloroquine trial after earlier halt over safety concerns », Royaume-Uni, *The Guardian*, 4 juin 2020.

[1188] BALANSARD M. et DE CHERISEY M., « Lancet, OMS : l'effet de halo dans la prise de décision », France, *FranceSoir*, 9 juin 2020.

[1189] « Essai clinique « Solidarity » de traitements contre la Covid-19 », *OMS* [consulté en ligne le 17 juin 2020].

assistant du directeur général de l'OMS, disait même qu'il s'agissait du « seul médicament dont on peut penser qu'il serait efficace[1190] ». Un médicament plus cher commercialisé par le laboratoire étasunien Gilead, pour lequel différents liens et conflits d'intérêts existent, comme nous l'avons évoqué dans le chapitre précédent[1191]. De surcroît, l'OMS a annoncé, le 4 juillet 2020, « l'arrêt de l'évaluation menée sur deux combinaisons médicamenteuses dans son essai clinique Solidarity, ne conservant que le Remdesivir[1192] ».

Par ailleurs, pour les pays membres de l'OMS, la recherche et la mise à disposition d'un vaccin restent le *nec plus ultra*. Antonio Guterres, secrétaire général de l'Organisation des Nations unies (ONU), a commencé la réunion annuelle de l'Assemblée générale de l'OMS en exprimant son souhait de faire de la recherche d'un vaccin un « point de départ[1193] », bien avant, donc, l'utilisation d'un traitement… Toutefois, prudence et recul sont de mise, comme le rappelle Marie-Paule Kieny, ancienne directrice générale adjointe de l'OMS[1194]. En effet, elle précise que rien ne permet d'affirmer qu'il sera possible de vacciner contre le nouveau coronavirus, et appelle à ne pas « vendre la peau de l'ours avant de l'avoir tué ». D'autant plus que rien ne permet non plus d'affirmer qu'il faudra nécessairement vacciner tout le monde, ni de savoir à quelle fréquence.

***
**
*

[1190] NOUSSENBAUM G., « Le Remdesivir, un traitement salué par l'OMS », France, *Décision santé*, 20 mars 2020.

[1191] Cf. Chapitre 9 (*Du lobbying au complotisme*).

[1192] MORIN H., « Covid-19 : deux pistes thérapeutiques abandonnées par l'OMS », France, *Le Monde*, 6 juillet 2020.

[1193] « Covid-19 : les membres de l'OMS exigent un vaccin pour tous », France, *France 24*, 18 mai 2020.

[1194] TOURBE C., « Vaccins Covid-19 : « Il ne faut pas vendre la peau de l'ours avant de l'avoir tué », France, *Le Point*, 24 mai 2020.

2 - COMMENT EXPLIQUER LES FAIBLESSES INHÉRENTES À L'OMS ?

Tout d'abord, l'actuel directeur général de l'OMS est trop dépendant de la Chine.

L'Éthiopien Tedros Adhanom Ghebreyesus n'aura jamais autant fait parler de lui. Élu avec le soutien de la Chine en 2017[1195, 1196], il avait déjà été critiqué pour sa gestion de précédentes crises sanitaires, en Éthiopie et en Somalie[1197]. Ce docteur, formé en infectiologie et en prévention du paludisme, ancien membre du Front de libération de l'Éthiopie (un parti communiste)[1198] et ministre de la santé éthiopien entre 2005 et 2012, s'est retrouvé au cœur des polémiques et critiques adressées à l'OMS. En effet, il est soupçonné d'être l'homme de main de Pékin implanté à l'OMS pour étendre l'influence de la Chine dans les organisations internationales. De fait, tout indique que le nouveau directeur général s'apparente à une « marionnette chinoise[1199] », ce que peut laisser penser la suppression du statut d'observateur de Taïwan conformément au désir chinois[1200]. L'Éthiopie est effectivement très liée à la Chine, comme de nombreux pays d'Afrique, à travers de nombreux investissements, et des partenariats commerciaux cruciaux[1201]. Ainsi, la complaisance dont a fait preuve l'OMS envers la Chine peut s'expliquer par la posture ambiguë tenue par son directeur général, même s'il faut rappeler qu'il ne dispose pas, de toute manière, de leviers conséquents pour pouvoir imposer des sanctions aux États membres[1202]. Pourtant en 2017, le docteur candidat à la succession de Margaret Chan, souhaitait accroître l'efficacité de l'organisation tout en la rendant plus transparente, plus indépendante et s'appuyant plus sur les fondamentaux scientifiques[1203]. Or, la pratique et la gestion de cette crise ont révélé les faillites du directeur quant à l'achèvement de ces objectifs.

[1195] HAMEL I., « Le directeur général de l'OMS : un chef d'orchestre sans baguette », France, *Le Point*, 6 mai 2020.

[1196] BONNET F., « L'OMS, une marionnette chinoise ? », France, *Mediapart*, 16 avril 2020.

[1197] G. MCNEIL Jr., « Candidate to Lead the W.H.O. Accused of Covering Up Epidemics », États-Unis, *The New York Times*, 13 mai 2017.

[1198] GODEMENT F., « L'OMS, la pandémie et l'influence chinoise : un premier bilan », France, *Institut Montaigne*, 24 mars 2020.

[1199] Ibid.

[1200] Ibid.

[1201] HAMEL I., « Le directeur général de l'OMS : un chef d'orchestre sans baguette », France, *Le Point*, 6 mai 2020.

[1202] Ibid.

[1203] JEANBLANC A., « L'OMS dans les griffes des lobbyistes ? », France, Le Point, 4 avril 2020.

L'OMS, dont les maigres ressources proviennent en partie des États, ne peut se permettre de les contrarier.

Le budget dont dispose l'OMS est très faible (4,5 milliards d'euros[1204]), ridicule même si on le compare au plan d'urgence débloqué par l'Union européenne pour endiguer la crise économique, consécutive à la crise sanitaire (750 milliards d'euros débloqués par la BCE[1205]).

Avec de si faibles marges de manœuvre, et une posture de « secrétariat qui agit sous le contrôle de ses États membres[1206] », on comprend que l'institution ne puisse pas s'opposer aux demandes formulées par certains États.

L'exemple de la crise d'Ebola est en ce sens éclairant, puisqu'au début de cette crise, les dirigeants de l'OMS sont soumis aux pressions de différents États ne souhaitant pas voir se déclencher l'alerte sanitaire de portée internationale[1207]. Comme l'explique la docteure Anne Sénéquier, l'OMS se convertit alors en un lieu de rixes politiques où chaque État tente de surpasser l'autre en termes d'influence, et de protéger ses intérêts propres[1208]. Mais pour l'OMS, seule la mission générale compte. Elle doit donc tout faire pour maintenir une entente cordiale entre les États et jouer la carte de la diplomatie coûte que coûte. Dans ce cas précis, garder une relation de coopération avec la Chine pour essayer de rassembler le plus d'informations possible[1209]. Les lacunes coercitives et l'absence de dispositifs de sanctions empêchent l'OMS de s'ériger au-dessus de ses États membres, et de les contraindre, si nécessaire, à suivre des directives[1210], une faiblesse qui s'observe aussi, comme nous l'avons remarqué dans le poste de directeur général.

Ainsi s'explique, également, le comportement de l'OMS qui choisit de faire confiance, ou de ne pas aller questionner les données officielles transmises par Pékin. L'OMS a donc échoué « dans sa mission d'information[1211] ».

[1204] HAMEL I., « Le directeur général de l'OMS : un chef d'orchestre sans baguette », France, *Le Point*, 6 mai 2020.

[1205] AFP, « Coronavirus : la Banque centrale européenne débloque une enveloppe de 750 milliards d'euros », France, *FranceInfo*, 19 mars 2020.

[1206] LOUIS C., « Covid-19 : L'Organisation mondiale de la Santé prise en étau entre les États-Unis et la Chine », France, *Le Figaro*, 1er mai 2020.

[1207] Ibid.

[1208] SAIDI S., « L'OMS, terrain d'affrontement entre puissances mondiales en pleine crise du Covid-19 », France, *Slate*, 4 mai 2020.

[1209] Ibid.

[1210] Ibid.

[1211] GODEMENT F., « L'OMS, la pandémie et l'influence chinoise : un premier bilan », France, *Institut Montaigne*, 24 mars 2020.

L'OMS, en mauvaise posture, est au cœur d'un conflit politique entre deux puissances majeures. Elle se retrouve piégée entre les critiques suivies du retrait des États-Unis, et la Chine dont elle a maintes fois applaudi la gestion de crise, mais qui fait aujourd'hui face à des accusations de plus en plus problématiques. L'OMS, en tant qu'organisation internationale, s'est promis de regrouper toutes les aides possibles pour mener à bien sa mission. De ce fait, elle compte sur l'entraide et la coopération d'un plus grand nombre d'États possible. En flattant à outrance la Chine, elle s'est attiré les foudres des États-Unis, mais si elle essaie de reconquérir ces derniers, ne risque-t-elle pas de voir Pékin s'éloigner à son tour ? Le manque d'indépendance de l'institution entrave son impartialité et son devoir envers les autres États membres, et la communauté internationale en général. Les pays bénéficiaires des aides et de programmes mis en place, doivent-ils continuer à payer le prix de ces conciliabules ?

Ce problème de financement et d'influence qui en découle est encore plus vrai s'agissant des groupes privés.

Ne mords pas la main qui te nourrit.

Ce proverbe pourrait parfaitement résumer la situation à laquelle doit faire face l'OMS. Cette main qui la nourrit est différente de celle qui la nourrissait encore dans les années 1970. En opposition totale par rapport à cette époque, les recettes de l'OMS reposent aujourd'hui, en grande partie (80 %), sur les contributions de donateurs privés[1212, 1213], et le reste provient des contributions des États membres. L'institution devient alors fortement dépendante de ces généreuses participations apportées par les industries pharmaceutiques et la fondation Bill-et-Melinda-Gates[1214]. Comment, dans ces conditions, exclure la tentation pour ces groupes privés de défendre, avant toute chose, leurs intérêts propres ? D'autant plus que l'OMS n'a d'autres choix que de défendre ces revendications si elle veut continuer à mener à bien des projets et autres missions très coûteuses. Et ces craintes, critiques sont loin d'être récentes. De nombreuses affaires sont révélées depuis des années, faisant état d'un réel problème de conflits d'intérêts. En 2012, de grands groupes de l'industrie agroalimentaire sont accusés de verser d'importantes sommes d'argent à

[1212] EANBLANC A., « L'OMS dans les griffes des lobbyistes ? », France, *Le Point*, 4 avril 2020.
[1213] GILMANT M., « L'OMS est sous contrôle des multinationales et des lobbies pharmaceutiques », France, La relève et la peste, 7 avril 2017.
[1214] Ibid.

un bureau régional de l'OMS pour le continent américain[1215, 1216]. En 1999, l'OMS modifie les valeurs de tension artérielle que doit atteindre un traitement antihypertenseur, alimentant la crainte, de la part notamment de la revue *Prescrire*, de voir augmenter la prescription de traitements plus coûteux sans forcément plus de bénéfices[1217]. Un laboratoire s'était alors largement appuyé sur ces nouvelles recommandations pour commercialiser ses produits[1218]. En outre, en 2010, il avait été révélé par le *British Medical Journal* et le *Bureau of Investigative Journalism*, que des experts ayant touché de l'argent par des laboratoires pharmaceutiques avaient contribué à la rédaction des lignes directrices vis-à-vis des réactions à adopter en cas de pandémie grippale[1219].

De même, en 1994, l'OMS affirme la non-dangerosité du produit Monsanto contenant du glyphosate, polluant et responsable de graves problèmes de santé[1220], ce qui permet alors de faciliter sa commercialisation...

Plus récemment, alors que l'on craignait la grippe H1N1, des documents publiés sur Wikileaks attestent que l'IFPMA a pu consulter et apposer ses commentaires sur un rapport confidentiel de l'organisation mondiale[1221]. Un an plus tard, un rapport de synthèse est publié et des points jugés « négatifs » par le lobby pharmaceutique ont été effacés[1222].

Ces conflits d'intérêts et les rapports entretenus par l'OMS avec de tels groupes, nous paraissent donc inacceptables, surtout pour une organisation mondiale chargée de promouvoir la santé à travers le monde entier. Pourtant, en 2001, au Forum économique mondial de Davos, la directrice générale de l'époque, Gro Harlem Brundtland, prononce un discours défendant les brevets pharmaceutiques[1223]. Son directeur de cabinet, David Nabarro, confirme les dires de sa supérieure et réaffirme la

---

[1215] BENKIMOUN P., « L'Organisation mondiale de la Santé et les lobbies », France, *Les Tribunes de la santé*, vol. 39, n° 2, 2013, p. 49-55.
[1216] D. Wilson, A. Kerlin, « Food, beverage industry pays for seat at health-policy table », États-Unis, 19 octobre 2012.
[1217] BENKIMOUN P., « L'Organisation mondiale de la Santé et les lobbies », France, *Les Tribunes de la santé*, vol. 39, n° 2, 2013, p. 49-55.
[1218] Ibid.
[1219] Ibid.
[1220] GILMANT M., « L'OMS est sous contrôle des multinationales et des lobbies pharmaceutiques », *La relève et la peste* France, 7 avril 2017.
[1221] DUPARC A., « L'OMS sous influence de l'industrie pharmaceutique », France, *Le Monde diplomatique*, 26 mars 2010.
[1222] Ibid.
[1223] MOTCHANE J.-L., « Quand l'OMS épouse la cause des firmes pharmaceutiques », France, *Le Monde diplomatique*, juillet 2002.

nécessité d'un financement privé pour l'OMS[1224]. Mais on pouvait alors se demander si cette justification n'était pas purement d'ordre politique, confirmant ainsi les adhésions aux valeurs libérales et mondialisatrices de la directrice générale[1225]. Les infiltrations plus ou moins contrôlées, et surtout plus ou moins visibles des groupes privés, mettent en cause la mission générale de l'OMS. Ceci est à même de provoquer le départ de certaines personnes, qui ne retrouvaient plus cette ligne directrice générale de l'organisation[1226].

Pour autant, les figures clés de l'organisation ne sont pas sans connaître ces problèmes majeurs, et l'ancienne directrice générale Margaret Chan le déplorait déjà en 2012, en regrettant : « les pratiques financières actuelles font de l'OMS une organisation fondée sur les ressources et non sur les résultats. L'argent dicte ce qui est accompli[1227] ».

On l'a compris, piégée par un budget serré provenant essentiellement de groupes privés, l'OMS n'est pas dotée des moyens nécessaires pour lutter efficacement contre les conflits d'intérêts et autres scandales découlant d'un intense lobbyisme. Cela s'étant produit à de nombreuses reprises dans le passé, il est légitime de se demander si cela n'est pas en train de se produire avec la crise sanitaire liée au Covid-19, notamment par rapport à l'hydroxychloroquine à travers le « Lancet Gate ». D'autant plus que l'inégale répartition de provenance de fonds n'a pas changé, et que les zones d'ombre à propos du Remdesivir laissent entrevoir la possibilité d'un tel scénario…

***

**

*

Didier Raoult avait donc raison d'affirmer que l'OMS pouvait dire des « bêtises », mais nous pensons qu'il s'est trompé lorsqu'il a dit qu'elle avait surréagi avec la Chine.

Le professeur ne s'est donc pas trompé en disant que l'OMS disait des « bêtises », mais la formulation de cette phrase pouvait nous laisser croire qu'il s'agissait d'une critique assez peu fondée. Pourtant, il s'avère que l'OMS a effectivement fauté dans la gestion de cette crise. Elle a fauté en

---

[1224] Ibid.
[1225] Ibid.
[1226] Ibid.
[1227] JEANBLANC A., « L'OMS dans les griffes des lobbyistes ? », France, *Le Point*, 4 avril 2020.

ne réagissant pas assez vite, en n'interrogeant pas les données officielles, en accordant une confiance aveugle à la Chine. Elle a aussi commis une erreur, bien avant la crise du Covid-19, en ne réussissant pas à se détacher de toutes les influences auxquelles elle est soumise.

Mais là, clairement, nous tenons un propos différent de celui de Didier Raoult qui, sur ce point, pense que l'OMS et la Chine ont surréagi. Nous pensons le contraire, comme nous avons pu le démontrer. Nous pensons que sur ce point précis, Didier Raoult s'est trompé. Sans doute, les excellents liens qu'il entretient avec la Chine et ses infectiologues de renom, ont-ils rendu difficile toute critique. Il est, en tout cas, certain que lorsque vous critiquez la Chine, il devient tout de suite beaucoup plus difficile de travailler avec elle.

Si l'OMS avait joué son rôle dès le début de façon efficace ; la crise que nous connaissons actuellement aurait probablement été d'une autre nature. C'est-à-dire d'une moindre ampleur car nous nous y serions mieux préparés.

Le plus grave, à nos yeux, est que l'OMS manquait de stratégie.

Nous sommes bien conscients que lorsqu'une nouvelle épidémie, et *a fortiori* une pandémie apparaît, il y a de nombreuses inconnues et il n'est donc pas simple de définir une stratégie. Néanmoins, nous pensons qu'une stratégie aussi simple telle que celle que nous avons déclinée à travers cet ouvrage et que nous avons baptisée la méthode Raoult, aurait pu être mise en avant de façon simple par l'OMS. Tel n'a pas été le cas. Il suffit, pour s'en rendre compte, d'aller sur le site de l'OMS et de consulter les différentes rubriques liées au Covid-19. On trouvera un grand nombre de rapports traitant des différents sujets lorsqu'ils se sont présentés les uns après les autres. Nous voyons de nombreuses consignes sur « comment se protéger » ou encore « comment isoler les malades…[1228] », mais nous pensons sincèrement qu'il manque une vision globale permettant d'apporter une cohésion à l'ensemble des recommandations éparses de l'OMS. C'est cela qui a manqué à l'OMS et, par la même occasion, aux États. Nous le voyons, avoir une approche stratégique simple n'est pas chose aisée. Le problème est que sans stratégie simple, facile à comprendre par tous, il devient difficile qu'elle soit déclinée de manière efficace. C'est d'ailleurs la raison pour laquelle nous avons pu observer une dichotomie profonde, au niveau de la

---

[1228] www.who.int [consulté fin juin 2020].

stratégie sanitaire, entre les différents pays du monde : d'un côté ceux qui avaient décidé de suivre la méthode Raoult et de l'autre, ceux qui ont décidé de ne pas la suivre.

Finalement, si la méthode Raoult n'a pas été appliquée dans de nombreux pays, c'est en partie dû à l'OMS. En effet, d'abord en étant très tardive dans les annonces relatives à la crise, elle n'a pas permis aux pays de se préparer correctement et surtout, rapidement. De cette impréparation découle alors l'impossibilité de mettre en place tout ou partie de la méthode.

De plus, en écartant la préconisation d'antibiotiques pour traiter les malades, elle a incité les États à ne pas les utiliser en faisant fi des résultats constatés par certains médecins. De même, en minimisant le rôle de l'hydroxychloroquine, et en adoptant une position confuse sur cette dernière, la polémique n'a pas pu être dénouée. L'étape « traiter » de la méthode Raoult a donc été relayée au second plan, voire complètement occultée, par bon nombre d'États, dont la France.

Enfin, l'OMS a mis l'accent sur la quête d'un vaccin, ce qui a, encore une fois, laissé croire aux États qu'il s'agissait de la seule et unique solution pour faire face à la crise du Covid-19. L'OMS a, par ailleurs, poussé le Remdesivir à de nombreuses reprises, le présentant comme un médicament à fort potentiel, malgré tous ses défauts. Défauts que nous avons évoqués au chapitre 9 *(du lobbying au complotisme).*

Il semble temps de réformer l'OMS.

Si l'on peut donc parler d'une ou même plusieurs véritables faiblesses de l'OMS, la crise peut aussi nous « permettre », si l'on peut dire ainsi, de tirer les leçons nécessaires et de prendre en compte, de manière plus perspicace, les conséquences de ces faiblesses. Il apparaît plus que jamais nécessaire de mettre en place des réformes de l'organisation mondiale pour la rendre enfin plus indépendante, plus puissante[1229], plus armée et réactive face aux urgences sanitaires de ce type. Mais aussi, s'attarder davantage sur les graves problèmes du changement climatique, et développer le développement durable[1230, 1231], pour ne plus seulement guérir mais aussi prévenir l'apparition de telles épidémies. Toutefois, cela

---

[1229] BAVEREZ N., « Tempête sur l'OMS », France, *Le Point*, 29 mai 2020.
[1230] JEANBLANC A., « L'OMS dans les griffes des lobbyistes ? », France, *Le Point*, 4 avril 2020.
[1231] Ibid.

nécessite un réel engagement de la part des États, des démocraties occidentales pour aider cette organisation à réaliser la mission qu'elle s'est donnée voilà plus de 70 ans.

Pouvons-nous alors aller plus loin dans les questionnements que fait germer cette crise ? La crise sanitaire a révélé les failles de l'OMS, notamment dans sa dépendance aux groupes privés et aux États. Mais n'en est-il pas de même pour toutes les autres organisations internationales ? Dès ses débuts, l'OMS a été prise dans l'étau de la guerre froide, et a dû s'adapter à un monde binaire, dans lequel il était presque impératif de prendre parti. Mais est-ce seulement le rôle d'une organisation comme celle-ci ? L'OMS doit réellement se donner les moyens de s'élever au-delà des États. Car, comme beaucoup le soulignent, elle peut retomber facilement au milieu d'une nouvelle guerre froide, cette fois entre la Chine et les États-Unis. C'est là le dysfonctionnement majeur de toute organisation internationale : on ne peut se soustraire aux intérêts propres de chaque nation, car ces institutions n'ont pas réussi à se détacher de cette simple et fragile agrégation d'États travaillant ensemble. Le danger réside dans le déséquilibre, et le monde dans lequel nous évoluons est truffé d'inégalités. Les États-Unis, en se retirant, font peser un danger de sous-financement à l'OMS, et la Chine, en promettant de combler ce manque, gagne un peu plus de terrain. N'est-ce pas là le reflet d'un poids beaucoup trop important acquis par ces nations, dans une organisation où chaque pays est censé peser de la même manière ?

Les défauts sont nombreux, mais les avantages d'une telle organisation le sont tout autant. Nous avons besoin d'une réelle coopération entre les pays, entre les nations. Nous avons besoin de mettre en commun les savoirs, les ressources, les capacités. L'intelligence est collective et nous ne saurions venir à bout de dangers sanitaires comme celui que nous avons vécu sans entraide et soutien mutuels. Cela paraît sans doute idéaliste, utopique, mais n'est-ce pas simplement la répétition des desseins originels d'institutions comme l'OMS et l'ONU ?

Allons-nous mutualiser les ressources et nous entraider ou continuer de laisser les règles de la mondialisation et les valeurs libérales gouverner ces institutions, parfois au mépris de toute valeur humaine ? Que dire de la directrice générale de l'OMS de 2002, qui évoquait la nécessité de combattre des fléaux comme le sida en s'appuyant sur des arguments purement économiques, en disant que cette maladie avait des effets négatifs sur la croissance[1232] ?

On ne le répétera jamais assez : à l'heure où de plus en plus de pays adressent des critiques, voire rejettent complètement les grandes institutions, il nous faut penser une OMS plus indépendante, plus transparente, plus puissante, plus réactive, plus coopérative, plus intelligente, plus réfléchie. Une organisation plus humaine. Par ailleurs, nous verrons en détail des propositions de solution dans la partie quatre de ce livre.

***

**

*

[1232] MOTCHANE J.-L., « Quand l'OMS épouse la cause des firmes pharmaceutiques », France, *Le Monde diplomatique*, juillet 2002.

AUDITION PARLEMENTAIRE
DE DIDIER RAOULT

À Paris, le 24 juin 2020

Jean-Pierre Door : « Vous avez expliqué vos critiques envers la Haute Autorité de santé et envers l'Agence nationale du médicament. Mais je sais que vous avez aussi critiqué l'OMS en la traitant de pyromane de la planète dans le domaine des épidémies, et bien entendu aussi le HCSP devrait savoir pourquoi. Avez-vous saisi le ministre lorsqu'il a déclaré qu'un dépistage large n'aurait aucun sens au niveau médical et au niveau scientifique ? […] »

Didier Raoult : « Je ne veux pas avoir à faire à l'exégèse des textes ministériels. Parce que je crois que dans la pression et avec les informations de sources multiples dont j'assume ma part de responsabilité, c'est difficile d'avoir une ligne continue quand le vent souffle dans tous les sens, ces marins qui parlent pour l'OMS. »

Éric Ciotti : « Vous croyez aux chiffres chinois ? »

Didier Raoult : « Si vous voulez, je ne vois pas de raison de ne pas croire aux chiffres chinois, je ne vois pas pourquoi les Chinois mentiraient plus dans quelque chose […]. Ils ont dit que c'était, ils ont plutôt eu tendance, de mon point de vue, à amplifier le phénomène pour dire : "regardez comme on est sérieux" ».

***

**

*

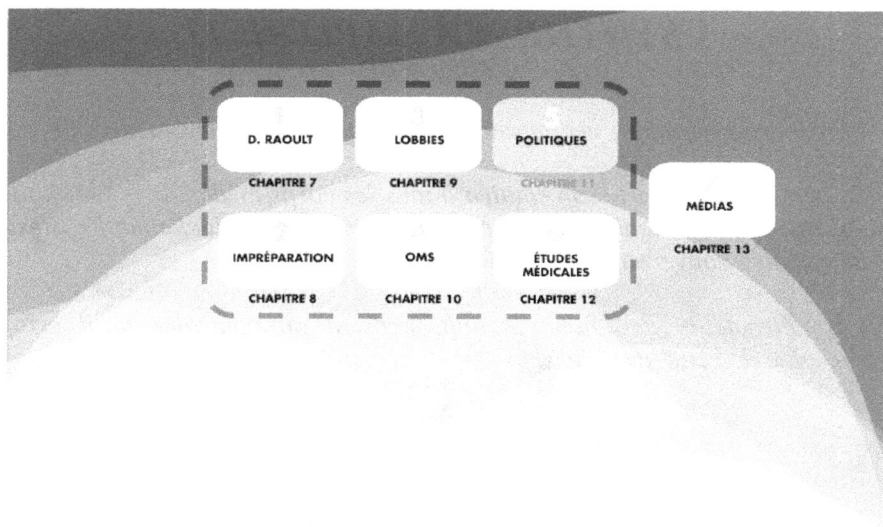

CHAPITRE 11

LA POLITISATION DU DÉBAT

« Il y a eu une hallucination collective des médias et de certains dirigeants sur l'hydroxychloroquine ».

Didier Raoult

SYNTHÈSE CHAPITRE 11

L'hydroxychloroquine est une source de débats passionnés et clivants.

Didier Raoult apporte son soutien à tous les corps médicaux et politiques étrangers qui suivent son protocole de traitement et condamne l'hystérie de certains gouvernants en Occident.

Les détracteurs de Didier Raoult, pensent au contraire qu'il est à l'origine de cette hystérie.

***
**
*

Les politiques naviguent entre deux priorités : limiter la mortalité et maintenir l'économie à flot.

Comment l'hydroxychloroquine est devenue le symbole d'une division manichéenne entre deux camps : les pro et anti-hydroxychloroquine.

- ❑ *Exemple N°1 - La France*

- ❑ *Exemple N°2 - Les États-Unis*

- ❑ *Exemple N°3 - Le Brésil*

L'utilisation du protocole Raoult est devenue le symbole d'une division entre les pays d'Occident et les autres.

***
**
*

Il est nécessaire de dépassionner et recentrer le débat sur ce qui est essentiel : avoir une stratégie claire et l'appliquer.

La légitimité de la prise de décision est mise en exergue par cette crise sanitaire mondiale.

***
**
*

L'hydroxychloroquine est une source de débats passionnés et clivants.

De l'autre côté de l'Atlantique, Donald Trump commence à regretter ses nombreux Tweets et allocutions visant à minimiser la gravité de la crise sanitaire. Le bilan des contaminations augmente à vue d'œil, les hôpitaux sont rapidement surchargés, les centres médicaux ne sont pas préparés, et les populations pas assez sensibilisées. Pourtant, le virus est bien là, il se diffuse à grande vitesse et rien ne semble pouvoir empêcher l'avènement d'une véritable catastrophe. Mais au moment où Donald Trump commence à ressentir quelques sueurs froides et à voir sa barbe changer de couleur, un miracle venu tout droit du sud de la France émerge. Ce que le président étasunien considère comme un miracle a un nom, il s'appelle Didier Raoult et vient de publier une étude montrant des effets encourageants de l'hydroxychloroquine sur le coronavirus. Tout de suite, il fait publiquement part de son admiration pour le traitement de l'infectiologue français et défend ardemment son protocole. Tant et si bien qu'il ira même, bien plus tard, jusqu'à avouer prendre quotidiennement de l'hydroxychloroquine, pour prévenir les effets du virus[1233].

Le 2 juin 2020, Rémy Katan[1234] est très heureux. Il s'apprête à rejoindre sa famille autour d'un repas organisé pour son anniversaire, qu'il peut enfin célébrer après la fin du confinement en France. Lorsque Rémy arrive chez sa sœur, l'humeur est au beau fixe : sourires, musique, et petits fours sont au rendez-vous. La famille se met à table et commence à célébrer l'anniversaire de Rémy. Mais en ce moment, impossible d'évoquer le moindre sujet d'actualité sans parler du Covid-19. Très intéressé par la crise, Rémy partage son point de vue sur l'essai Discovery : il est interloqué par le fait que cet essai européen ne reprend pas le protocole Raoult, et demande aux autres membres de la tablée ce qu'ils pensent de cette situation. L'ambiance festive et joyeuse va être remplacée, pendant quelques secondes, par un lourd instant de malaise, lorsque sa sœur lui rétorque sèchement : « Rémy, s'il te plaît, arrête de parler de ça. Je déteste Didier Raoult. Si tu continues à évoquer le sujet, je me lève et je quitte la table ». Abasourdi par cette vive réaction, Rémy décide de ne plus lui en parler. Le repas se poursuit dans la bonne humeur initiale, mais Rémy se pose la question suivante : « Comment est-ce

---

[1233] CARVAJAL N., LIPTAK K., « Trump says he is taking hydroxychloroquine though health experts question its effectiveness », États-Unis, *CNN*, 19 mai 2020.
[1234] Interview réalisée par Guy Courtois. Les prénoms et noms des personnes ont été modifiés afin de conserver leur anonymat, France, juin 2020.

possible qu'un sujet aussi anodin puisse créer de telles crispations au sein de la famille ? »

Didier Raoult apporte son soutien à tous les corps médicaux et politiques étrangers qui suivent son protocole de traitement et condamne l'hystérie de certains gouvernants en Occident.

Quoi qu'il en soit, s'il y a bien une personne qui est persuadée que les politiques devraient opter pour l'hydroxychloroquine, c'est Didier Raoult. L'infectiologue marseillais apporte son soutien à tous les corps médicaux et politiques étrangers qui suivent un traitement combinant chloroquine et macrolide depuis le début de la crise. Que ce soit sur son compte Twitter ou à travers ses vidéos YouTube publiées par l'IHU Méditerranée Infection, il a souvent apporté son soutien aux pays d'Afrique. On peut lire par exemple sur son compte Twitter qu'il apporte son « soutien à toutes les équipes de recherche et de soin en Afrique au sein desquelles figurent de si nombreux talents[1235] ». Au-delà de ces soutiens, Didier Raoult a souvent pointé du doigt le glissement du débat autour de sa bithérapie du domaine scientifique et médical vers le champ politique. « Il y a eu une hallucination collective des médias et de certains dirigeants sur l'hydroxychloroquine[1236] », affirme-t-il.

Les détracteurs de Didier Raoult, pensent au contraire qu'il est à l'origine de cette hystérie.

Les détracteurs de Didier Raoult pensent à l'inverse qu'il est responsable de l'hystérie collective. En donnant de faux espoirs aux gens, il crée une sorte d'hystérie de masse. Alors qu'au contraire, selon eux, il serait nécessaire de faire confiance aux politiques en place et laisser les Gouvernements choisir la meilleure stratégie, plutôt que de s'en remettre à l'infectiologue marseillais. Ils jugent que les élites sont les plus aptes à prendre les meilleures solutions en matière de traitement.

***

**

*

[1235] ATAR A., « Covid-19 : le message fort de Didier Raoult aux « équipes de recherche et de soin en Afrique », *Afrik.com*, 19 avril 2020.
[1236] RAOULT D., « La matinale », France, *Radio Classique*, 19 mai 2020.

Les politiques naviguent entre deux priorités : limiter la mortalité et maintenir l'économie à flot.

Cette section a pour but d'introduire les objectifs des autorités politiques en temps de crise. La complexité de la situation sanitaire actuelle doit être prise en compte avant d'émettre toute critique à l'égard des élus responsables. Il serait trop simple, et trop binaire, de condamner une action politique sans observer le contexte, les priorités et les potentielles conséquences. La critique est donc libre lorsque ces différents facteurs sont pris en considération.

La gestion de la crise du Covid-19 a souvent été critiquée, en France comme ailleurs. Les responsables politiques se sont souvent vu reprocher d'avoir été trop divisés sur de nombreuses questions importantes, au lieu de faire bloc. Ces clivages peuvent s'expliquer par leur double volonté. Ils ont en tête l'intérêt général – à leur manière – et le bien-être de la population, mais pensent aussi à leur réélection. Dès lors, les élus et responsables politiques vont conduire la gestion d'une crise – et quelle qu'en soit la nature – en tentant de trouver l'équilibre entre ces deux facteurs. Ils tentent ainsi de maximiser cet intérêt général, ainsi que leurs résultats économiques et sociaux, principaux facteurs sur lesquels les élus sont jugés.

Lorsqu'une crise sanitaire intervient, les autorités politiques vont souvent prendre position en s'appuyant sur les études scientifiques. L'interprétation de ces études et les conséquences qu'ils en tirent doivent tenir compte d'une double priorité : minimiser la mortalité et maintenir l'économie à flot. Tiraillée entre ces deux grands objectifs, la politique des autorités va résulter de cet arbitrage entre ces deux décisions apparemment opposées mais qui, nous le verrons plus tard dans le livre, ne l'étaient pas forcément.

Obtenir un taux de mortalité le plus faible possible est un objectif qui semble être universel et indiscutable d'un point de vue moral. Chaque politique sensée qui sera menée prendra en compte l'aspect sanitaire de la situation, et tentera de protéger sa population. Mais ce facteur ne peut pas être unique. La bonne santé d'un pays est conditionnée par une économie équilibrée. Il serait trop manichéen de condamner les politiques qui ont tenté de placer le maintien de l'économie sur le même plan que la situation sanitaire. Cette idée est trop simpliste et il faut la réfuter très fermement. Tout d'abord, parce que si l'économie d'un pays se dégrade, le pouvoir d'achat de la population va diminuer et ses conditions de vie seront directement impactées, négativement. Ensuite, l'histoire montre que l'économie peut avoir un impact conséquent sur la mortalité. Des cataclysmes qui ont eu lieu dans un passé plus ou moins proche montrent qu'on a parfois plus de morts par glissement que pendant la crise elle-même. C'est, par exemple, le cas pour la catastrophe de Fukushima, en 2011[1237]. Ainsi, la gestion d'une crise sanitaire par les politiques doit prendre en compte l'aspect économique de la situation. Tout le jeu s'est présenté aux puissants de ce monde dans l'équilibre entre surmortalité immédiate et impact économique.

Comment l'hydroxychloroquine est devenu le symbole d'une division manichéenne entre deux camps : les pro et anti-hydroxychloroquine.

Face à la crise, les approches politiques changent en fonction des pays. Si l'on vulgarise la situation politique, on peut distinguer une approche sécuritaire sur la crise du Covid-19, comme cela est le cas pour la France, l'Italie ou l'Espagne, qui ont décidé de mettre en place un confinement rigoureux. On pense à minimiser les morts. Et une approche qui se présente *a priori* plus laxiste sur le plan sanitaire en privilégiant l'économie. Les politiques vont réagir différemment selon leur personnalité. Emmanuel Macron, président de la République française va, par exemple, créer un Conseil scientifique qui réunira des experts, dans le but de s'appuyer sur eux pour prendre des décisions. Ce conseil va, par définition, accorder plus d'importance à l'aspect scientifique et, par conséquent, émettre des avis en faveur d'une sécurité sanitaire forte. À l'inverse, Donald Trump va plutôt privilégier la poursuite du travail des Étasuniens et ainsi sécuriser l'aspect économique[1238]. Nous n'allons pas juger ici quelle approche politique était la plus judicieuse. La seule chose qui compte est de savoir si l'on applique la méthode Raoult – 1-PROTÉGER, 2-TESTER, 3-ISOLER LES MALADES, 4-TRAITER –, comme l'a fait par exemple la Corée du Sud[1239]. Par ailleurs, en appliquant cette méthode, les Coréens étaient passés sous la barre des dix contaminations quotidiennes le 19 avril 2020[1240].

Nous allons nous intéresser, ici, à la quatrième étape de la méthode Raoult : traiter. Pour un responsable politique, il s'agit en théorie de

---

[1237] SMITH A., « Fukushima evacuation has killed more than earthquake and tsunami, survey says », États-Unis, *NBC news*, 10 septembre 2013.
[1238] TRUMP D., « April 14, 2020 | Members of the Coronavirus Task Force Hold a Press Briefing », États-Unis, *U.S. Department of State*, 14 avril 2020.
[1239] ANDRÉ J., « Les secrets de la stratégie coréenne contre le Covid-19 », France, *Le Point*, 2 avril 2020.
[1240] BAIARDI H., « Gestion de la crise du coronavirus : France vs Corée du Sud », *Brut*, 30 avril 2020.

choisir le traitement le plus efficace en l'état actuel de la science. Dans les faits, les choses sont un peu plus compliquées. Les politiques sont souvent soumis à des conflits d'intérêts et à de fortes pressions de la part des lobbies[1241]. Comme évoqué dans le chapitre traitant ce sujet, les laboratoires pharmaceutiques peuvent détenir une forte influence sur les politiques ou leur entourage[1242].

❏ **Exemple N° 1 - La France**

C'est, par exemple, le cas du laboratoire pharmaceutique Gilead avec les autorités politiques françaises. Le gouvernement français va prendre le parti d'une position irresponsable, celle de ne pas traiter les malades. Très conservatrices, les autorités sanitaires considèrent que les études menées par l'équipe de Didier Raoult étaient insuffisantes pour mettre en place un dispositif de grande échelle. L'infectiologue marseillais et les partisans de l'hydroxychloroquine sont alors tout de suite considérés par une grande partie des médias, et de la classe politique, comme des opposants au gouvernement, faisant ainsi de cette molécule un symbole de défiance. Dès lors, tout le débat autour de l'hydroxychloroquine n'est plus de savoir si cette molécule détient bel et bien des propriétés efficaces pour lutter contre le Covid-19 lorsqu'elle est combinée à un macrolide et qu'elle est utilisée en début de phase infectieuse[1243].

Le débat se déplace autour de querelles politico-politiciennes, n'ayant souvent rien à voir avec l'idée de traiter les patients. Tant et si bien que ce médicament est devenu – malgré lui – un symbole de défiance à l'égard du gouvernement actuel, créant un clivage entre les « pro » et « anti » hydroxychloroquine. L'opposition politique s'est d'ailleurs largement manifestée sur la question. On a pu voir des personnalités politiques connues du grand public – de droite comme de gauche – telles que Florian Philippot[1244], Marine Le Pen[1245], Christian Estrosi ou encore Jean-Luc Mélenchon[1246] prendre position pour l'utilisation de l'hydroxychloroquine. Il est aussi intéressant de souligner que ce clivage

---

[1241] SANDRETTO R., ABDELMALKI L., « Le commerce international », France, *De Boeck Supérieur*, 2017.

[1242] Cf. Chapitre 9 (*Du lobbying au complotisme*).

[1243] Cf. Chapitre 6 (*L'hydroxychloroquine et le protocole de traitement Raoult*).

[1244] PHILIPPOT F., « CHLOROQUINE : pourquoi ça TARDE TANT ? », *YouTube*, 6 avril 2020.

[1245] LE PEN M., [@MLP_officiel] « Rien n'obligeait le gouvernement à prendre un décret pour interdire aux médecins de pouvoir prescrire l'#hydroxychloroquine ! » [Tweet], *Twitter*, 12 avril 2020.

[1246] MÉLENCHON J.-L., [@JLMélenchon] « Si la question de la #chloroquine avait pu être traitée sans diabolisation du professeur @raoult_didier, on n'en serait pas là aujourd'hui. #Clhebdo » [Tweet], *Twitter*, 11 avril 2020.

dépasse les figures politiques, puisque même des artistes ont pris part publiquement à ce débat. C'est par exemple le cas du chanteur Renaud, prenant le parti de Didier Raoult avec une chanson, ou encore de Brad Pitt qui soutient les démocrates et désavoue indirectement l'hydroxychloroquine en se moquant de Donald Trump. À l'image du virus, ce clivage né en France s'est propagé dans le monde entier, avec plus ou moins de passion et d'intensité.

❏ **Exemple N° 2 - Les États-Unis**

C'est aussi aux États-Unis qu'un véritable clivage entre les « pro » et « anti » hydroxychloroquine voit le jour au début de la crise. Après avoir considéré, dans un premier temps, que le virus n'était qu'une mince affaire, Donald Trump commence à prendre conscience, au cours du mois de mars, de la gravité de la situation. Il sait pertinemment que le manque de considération dont il a fait preuve à l'égard du Covid-19 risque de lui coûter sa réélection en novembre 2020. Sa seule chance est alors de trouver un traitement qui permettrait de limiter la propagation du virus et de traiter les personnes infectées. Par chance pour lui, la première étude de Didier Raoult est publiée au moment où le président étasunien semblait être dépassé par la situation. Dès lors, Donald Trump, qui aurait appris l'existence de ce médicament via Elon Musk, va couvrir de louanges ce médicament, en étant très optimiste. Bien que très controversé, il est important d'accorder du crédit au président étasunien, pour sa position vis-à-vis de l'hydroxychloroquine. Entendons-nous bien : Donald Trump n'avait pas vraiment d'autre choix que de se positionner de la sorte après ses déclarations initiales minimisant la gravité de crise. Continuer dans cette voie aurait, sans aucun doute, signifié sa mort politique.

Néanmoins, les faits sont là, et sa position actuelle vis-à-vis du protocole Raoult est celle que nous tenons depuis le début de ce livre, résumée par cette phrase du docteur new-yorkais Zelenko : « Je ne prétends pas avoir trouvé un traitement. Pas du tout. Mais de nombreux spécialistes pensent que le monde fonctionne comme il fonctionnait avant. En réalité, nous vivons une Troisième Guerre mondiale : le virus contre l'humanité. […] Si l'on fait une étude clinique en double aveugle, il faudrait six mois pour avoir les résultats, et en attendant, nous aurions des millions de morts supplémentaires. La médecine, sur le champ de bataille, nécessite de penser différemment[1247] ». La prise de position claire du président

_____

[1247] GOUTHIERE F., « Plus de 600 patients new-yorkais ont-ils été guéris du Covid-19 en mars grâce à l'hydroxychloroquine », France, _Libération_, 3 avril 2020.

étasunien contribue largement à éloigner le débat de l'hydroxychloroquine – et du protocole de traitement Raoult – du champ scientifique. Alors que l'hydroxychloroquine n'est qu'une molécule faisant partie intégrante d'un potentiel traitement permettant de sauver des vies, les querelles politiciennes prennent le dessus sur la question de la santé. Le débat scientifique, d'abord symbolisé par le docteur Zelenko[1248] et le docteur Fauci[1249], s'est vite transformé en une lutte opposant le parti républicain au parti démocrate[1250].

Les résultats du docteur Zelenko sont repris par Donald Trump et le parti républicain. Tandis que l'opposition, plus ou moins directe et assumée d'Anthony Fauci au président étasunien, permet au parti démocrate de contester les recommandations de Donald Trump sur la bithérapie. Cette bipolarisation autour de cette question – symbolisée par la lutte entre deux médias, CNN et Fox News représentant respectivement le parti démocrate et le parti républicain – prend une ampleur folle. Les faits cliniques sont oubliés au nom d'essais cliniques trompeurs ou encore d'études douteuses basées sur des « big data » erronées et des falsifications grossières. Ainsi, l'hydroxychloroquine fait, une fois de plus, les frais d'un jeu de polarisation politique insensée et déconnectée du débat scientifique.

❏ **Exemple N° 3 - Le Brésil**

Le cas du Brésil est un autre exemple permettant de symboliser parfaitement ce glissement du débat, du domaine scientifique et médical, à la politique. Durement touché par la crise, le pays compte, à l'heure où nous écrivons ces lignes, 1,6 million de cas pour 65 000 morts. Ce qui fait, précisons-le, un nombre de morts par million d'habitants très inférieur à ceux de la France ou de l'Italie. La gestion de la crise par les autorités brésiliennes, et notamment le chef de l'État Jair Bolsonaro, est très critiquée dans le monde entier. L'attitude trop souvent désinvolte de Jair Bolsonaro à l'égard de la crise sanitaire est en effet pointée du doigt. Son non-respect des gestes barrières – pas de port du masque pendant ses conférences, bain de foule alors que le nombre de contaminés ne cesse d'augmenter – et ses nombreuses déclarations minimisant l'impact du

---

[1248] CAMPANILE C., RASKIN S., « Thousands of NY Covid patients are being treated with anti-malarial drug », États-Unis, *New York Post*, 5 avril 2020.

[1249] COLE D., « Fauci: Science shows hydroxychloroquine is not effective as a coronavirus treatment », États-Unis, *CNN*, 27 mai 2020.

[1250] O'CONNOR C., WEATHERALL J.O., « Hydroxychloroquine and the Political Polarization of Science », États-Unis, *Boston Review*, 4 mai 2020.

virus[1251] lui auront valu une pluie de critiques dans le monde entier. Jair Bolsonaro a même poursuivi son manque de précaution en ne respectant pas les gestes barrières lors de la conférence de presse annonçant sa contamination. Une fois le côté personnel mis de côté et en faisant abstraction de ses idées, que penser de sa gestion intrinsèque de la crise ?

Jair Bolsonaro n'a jamais opté pour un confinement et a toujours privilégié l'économie. Il faut savoir que le Brésil sort à peine de la plus grande crise économique de son histoire moderne, avec une perte de 10 % du PIB sur les trois dernières années[1252]. La grande pauvreté qui touche une partie de la population brésilienne, la quasi-absence de système d'aides et la crise économique déjà présente sont autant de facteurs qui feraient de l'arrêt de l'économie une décision catastrophique pour le Brésil et son peuple. Cette position est d'autant plus assumée que Jair Bolsonaro a été élu en grande partie par les chefs d'entreprise[1253], pour la plupart favorables à un maintien de la vie économique. Pour réaliser cette poursuite de l'économie, le président brésilien doit se rendre à l'évidence. Il faut trouver un traitement permettant de soigner la population. Et à l'image de son homologue étasunien, Jair Bolsonaro va trouver sa solution avec la bithérapie chloroquine et antibiotique[1254].

Et malgré ses idées critiquées, critiquables, son attitude personnelle désinvolte envers les familles des victimes, cette position est à mettre au crédit du président brésilien. Peu importent ses motivations, qu'elles soient pour traiter les Brésiliens ou pour sauver l'économie, ou les deux. Les faits sont que le très controversé Jair Bolsonaro milite pour la distribution de la bithérapie chloroquine/azithromycine. Et une fois de plus, comme pour Donald Trump, c'est parce qu'un personnage largement controversé propose d'utiliser ce traitement que le débat s'éloigne du champ scientifique pour glisser vers le champ politique. Le fait que ce soit Jair Bolsonaro qui prône l'usage de cette molécule décrédibilise, dans les mentalités, son efficacité.

[1251] AFP « Brésil : le président Jair Bolsonaro harangue des manifestants anti-confinement », France, *France Info*, 20 avril 2020.

[1252] FERNANDEZ V., interview de Virginie Fernandez réalisée par Guy Courtois, Brésil, juin 2020.

[1253] Ibid.

[1254] Le Brésil a massivement utilisé la chloroquine plutôt que l'hydroxychloroquine.

Un commentaire lu sur YouTube, en France, résume bien à lui seul toute la problématique[1255].

Il est, une fois de plus, dommageable et regrettable que les passions et l'aspect émotionnel aient pris le dessus sur les faits et la réalité du terrain.

Dans l'utilisation de la chloroquine comme traitement contre le Covid-19, Jair Bolsonaro va même aller plus loin que Donald Trump, en rendant la prescription de cette molécule obligatoire[1256]. Tout l'inverse de la France qui, rappelons-le, a interdit aux médecins de prescrire l'hydroxychloroquine[1257], comme nous l'avons expliqué au chapitre 4 dédié à cette question.

Cet exemple ne peut pas être plus à propos pour faire la transition avec la section suivante : l'utilisation de l'hydroxychloroquine symbolise un clivage politique grossier entre les pays riches et les pays pauvres.

L'utilisation du protocole de traitement Raoult est devenue le symbole d'une division entre les pays d'Occident et les autres.

Intéressons-nous d'abord à quelques pays qui ont choisi d'opter pour l'utilisation du traitement à base d'hydroxychloroquine ou de chloroquine, et à certains qui ont choisi de le réfuter :

- **Utilisation de traitement à base d'hydroxychloroquine ou de chloroquine :** Chine, Inde, Brésil, Maroc, Algérie, Sénégal, Corée du Sud, États-Unis...

- **Traitements alternatifs ou absence de traitement :** France, Allemagne, Espagne, Royaume-Uni, Canada...

[1255] Commentaire sur *YouTube*, juillet 2020.
[1256] FERNANDEZ V., interview réalisée par Guy Courtois, Brésil, juin 2020.
[1257] Ibid.

Mis à part les États-Unis, ou partiellement l'Italie ou encore le Portugal, qui sont des contre-exemples, cette liste montre que les pays ayant choisi le traitement à base d'hydroxychloroquine ou de chloroquine ont en général – mais pas toujours – des moyens sanitaires moindres, un PIB/habitant inférieur et un niveau de vie plus faible que les pays ayant opté pour une autre solution. Comment expliquer que le clivage culturel entre les pays se retrouve autour de la question de l'hydroxychloroquine ?

Tout d'abord, en Asie, de graves épidémies avaient touché ces pays. Ils avaient donc eu le temps d'apprendre de ces dernières. C'est ainsi que la chloroquine avait déjà été testée pour lutter contre l'épidémie de SRAS en 2003, et ce, notamment sur le territoire chinois. Ainsi, l'utilisation de ce traitement ne fait pas peur, et de nombreuses vies ont possiblement été sauvées grâce à son usage. Nous verrons cela plus en détail au chapitre 17 consacré à la surmortalité.

Il est certain que cet écart n'est pas dû à une coïncidence. Les pays qui optent pour un traitement à base d'hydroxychloroquine le font d'abord probablement parce qu'ils n'ont pas le luxe de faire autrement. Les conditions sanitaires dans ces pays peuvent se dégrader bien plus rapidement que dans les pays plus développés. Il faut donc agir rapidement pour endiguer l'épidémie. De plus, comme pour le Brésil, les circonstances économiques obligent les gouvernements à poursuivre l'activité du pays sous peine de retombées encore plus lourdes en termes de bilan humain. Quant à la supposée dangerosité de l'hydroxychloroquine, ces pays n'attendent pas un consensus scientifique sur la question. Ils se basent sur leurs expériences personnelles et sur les résultats de terrain. Sur le continent africain, comme au Sénégal, par exemple, on utilise la chloroquine (Nivaquine) depuis 1934 pour lutter contre le paludisme. En moins d'un siècle, comment ce médicament serait-il devenu subitement toxique ?

***
**
*

Il est nécessaire de dépassionner et recentrer le débat sur ce qui est essentiel : avoir une stratégie claire et l'appliquer.

Didier Raoult avait raison, il y a bien une hallucination collective. Il faut dépassionner le débat. Nous l'avons vu, les « pro » et « anti » hydroxychloroquine, et même plus largement les partisans et opposants du protocole de traitement Raoult associant l'hydroxychloroquine à un antibiotique, se sont opposés avant tout pour des raisons idéologiques. Mais ce déchirement s'est fait indépendamment, la plupart du temps, de toute réalité scientifique.

Ainsi, en France, beaucoup se sont positionnés, et ont pris parti pour un camp ou pour un autre, sans s'attacher à analyser les réflexions et enjeux scientifiques. Il suffit pour s'en rendre compte de lire les échanges d'une incroyable trivialité que l'on peut trouver sur les réseaux sociaux, tels Twitter, Instagram ou Facebook, ou encore les commentaires laissés sur les vidéos de YouTube.

La même problématique s'est posée, lorsque le débat s'est déplacé aux États-Unis. Donald Trump a rapidement pris la défense du protocole de traitement Raoult, car il l'envisageait comme une solution pertinente pour éviter une grave crise économique à son pays. Mais les démocrates s'y sont fortement opposés pour des raisons d'ordre politique et idéologique, en dehors d'une véritable recherche et analyse scientifique. Il ne nous semble pas adéquat de s'opposer systématiquement à Donald Trump quoi qu'il puisse dire. Cet exemple illustre parfaitement la nécessité de dépassionner ce type de débat et de revenir aux faits, dépourvus de biais et opinions politiques.

Nombre d'Américains qui n'aiment pas Donald Trump se sont entichés d'Antonio Fauci mais, nous le voyons également, Fauci n'a pas respecté la méthode Raoult. S'il a préconisé le port du masque et éventuellement prôné la généralisation des tests, il n'a jamais mis en avant l'étape quatre, à savoir TRAITER avec ce que l'on connaît de la science actuelle. Nous voyons donc deux personnalités qui se sont opposées, d'un côté Fauci qui préconisait les premières étapes de la méthode Raoult, et de l'autre, Trump qui préconisait en particulier la dernière étape de la méthode. Ni l'un ni l'autre n'avaient totalement raison, mais tous les deux avaient en partie tort. Il est dommage qu'une approche idéologique ait pris le dessus et n'ait pas permis de faire la part des choses.

Nous le voyons, la problématique de la méthode Raoult est absolument essentielle. En effet, si jamais cette méthode avait été comprise dans son ensemble par les politiques, alors on peut imaginer que les stratégies mises en place dans les différents pays auraient été bien différentes.

Prenons, par exemple, la France. Nous l'avons déjà dit, la France aurait pu décider de 1-PROTÉGER 2-TESTER 3-ISOLER LES MALADES 4-TRAITER, ce qu'elle n'a quasiment pas fait.

Par ailleurs, si nous prenons l'exemple de Donald Trump aux États-Unis et de Jair Bolsonaro au Brésil, nous voyons bien que tous les deux ont voulu préserver leur économie à juste titre. On le comprend, d'autant plus que les matelas sociaux dans ces pays-là sont bien moindres que ceux qui existent en Europe. Malheureusement, ni Donald Trump ni Jair Bolsonaro n'avaient en tête l'idée que la méthode Raoult n'était pas antinomique avec la protection de l'économie. Bien au contraire ! Dans un effort de protection économique, ces deux présidents ont refusé de porter un masque devant la population remettant en cause la première étape de la méthode Raoult améliorée[1258]. C'est bien dommage, car c'est l'application stricte et rigoureuse de cette méthode, qui permet justement de protéger l'économie, car elle permet d'éviter le confinement.

Nous comprenons donc ainsi à quel point il est important d'assimiler cette méthode, de la connaître, de la maîtriser et de savoir l'appliquer. Cela n'était malheureusement pas le cas d'un grand nombre de chefs d'État à travers le monde, que ce soit en Europe, aux États-Unis ou au Brésil. C'est bien dommage. Nous parions que le jour où Donald Trump et Jair Bolsonaro comprendront que l'application stricte de la méthode Raoult permet de protéger l'économie, alors peut-être qu'ils changeront d'avis sur le port du masque et peut-être même qu'ils le recommanderont. Nous ne pouvons pas en être certain au moment où nous écrivons ces lignes, mais il nous semble évident qu'un jour ou l'autre, cette prise de conscience sera nécessaire. Nous ne les blâmons pas, nous soulignons juste à quel point le manque de stratégie et de vision peut peser en matière de gestion de crise dans un pays. Nous le savons, une mauvaise stratégie se traduit immédiatement par plus de contaminations, plus de malades et plus de morts. Nous espérons humblement que ce livre permettra de comprendre l'importance et l'utilité d'une stratégie simple, claire, facile à appliquer et commune à tous. Nous voyons, avec ces quelques exemples, qu'une telle approche aurait permis de dépassionner les débats, d'aller au-

---

[1258] Nous disons « améliorée » comme nous l'avons précisé au chapitre 1 *(Se protéger)*, car Didier Raoult n'a pas clairement pris position en faveur du port généralisé du masque.

delà du « pour ou contre » et, très certainement, de sauver un très grand nombre de vies.

La légitimité de la prise de décisions est mise en exergue par cette crise sanitaire mondiale.

« La politique est la servante de la science, et l'humble interprète de la philosophie. Elle n'a pas la vertu créatrice de l'art ».

François Mitterrand

Cette crise mondiale du Covid-19 souligne une problématique importante à nos yeux. Qui est légitime pour décider de ce qui doit s'appliquer à l'ensemble des citoyens et citoyennes d'un pays ? En effet, nous avons pu observer, dans l'ensemble des pays du monde, des positions différentes, voire des batailles, entre les politiques et les experts médicaux. Ainsi, se pose de façon très sensible pour nous, la question de cette légitimité des personnes en charge de la prise de décision. Bien entendu, il s'agit d'une pandémie, et donc d'un problème médical, c'est-à-dire mettant en jeu des données scientifiques complexes. Nous pouvons donc penser que c'est aux experts médicaux de trancher, de décider de ce qu'il convient, et de ce qu'il est nécessaire de faire. En effet, quelle légitimité aurait une personnalité politique pour décider, alors que ses connaissances scientifiques sont moins précises, ou tout simplement nulles, à propos de ces enjeux médicaux ? En revanche, les experts médicaux et les spécialistes épidémiologiques des maladies infectieuses semblent disposer de cette pleine et entière légitimité, pour savoir précisément quelles sont les décisions à prendre. Par extension, nous pourrions déplacer cette question à celle des compétences des différents décideurs politiques. Angela Merkel, par exemple, est plus à même de saisir des enjeux scientifiques étant donné sa formation de physicienne, ce qui aide dans la prise de décision. C'est ce que souligne le virologue Christian Drosten[1259] qui, lui aussi, brouille les frontières entre science et politique, du fait de ses nombreuses apparitions médiatiques[1260].

C'est donc dans l'optique de prendre des décisions les plus éclairées possibles, et s'appuyant sur cette légitimité scientifique, que le gouvernement français et le président de la République ont systématiquement mis en avant leur respect des recommandations

---

[1259] AFP, « Coronavirus : entre science et politique, le difficile équilibre », *Sud-Ouest*, 1er mai 2020.
[1260] BERROD N., « Qui est Christian Drosten, virologue allemand réputé et désormais menacé de mort ? », France, *Le Parisien*, 1er juin 2020.

adressées par le Conseil scientifique. Ce qui leur vaudra, par ailleurs d'être critiqués, car cela sonne pour certains comme une volonté se dédouaner des solutions imposées à l'ensemble du pays[1261]. Ces solutions ne seraient ainsi, a priori, pas les leurs, mais bien celles dictées par le Conseil scientifique. L'ambivalence se traduit notamment dans les propos de Roselyne Bachelot, ancienne ministre de la Santé. « On voit dans la crise actuelle toute la difficulté de la relation entre décideurs politiques et experts : quand les gouvernants suivent leurs préconisations, on dénonce une sorte d'abdication de la politique face à la ''République des experts'' ; et quand l'exécutif se démarque du Conseil scientifique, comme sur la réouverture des écoles, on voit des politiques, en particulier des maires, s'indigner qu'on ne suive pas l'avis des médecins…[1262] ».

Toutefois, il nous semble important de s'interroger sur la démarche décisionnelle en temps de crise sanitaire. En effet, les décisions politiques ne doivent-elles pas être justement l'œuvre des politiques ? Quelle légitimité ont des scientifiques, aussi spécialistes dans leurs domaines qu'ils soient, pour décider au nom du peuple ? Ils ne sont pas élus, et n'ont donc aucune légitimité représentative, comme l'a rappelé le ministre des Solidarités et de la Santé français Olivier Véran : « la décision reste politique, le Conseil est là pour la guider[1263] ». C'est d'ailleurs en ce sens que le président du Conseil scientifique, Jean-François Delfraissy, a toujours souligné que le Conseil scientifique n'avait pas vocation à décider, mais bien à recommander. Et que cette instance n'était pas chargée de décider, mais que cela revenait bien aux différentes personnalités politiques[1264]. Nous ne pouvons que saluer ici son éclairage, qui nous semble plus que pertinent sur ce point précis.

La question s'est posée de façon tout à fait particulière, comme nous avons pu l'aborder dans ce chapitre, aux États-Unis, ainsi qu'au Brésil. Leurs chefs de gouvernements respectifs ont mis en avant le fait que les décisions politiques leur revenaient. Donald Trump et Jair Bolsonaro ont ainsi beaucoup insisté sur le fait que les décisions politiques qui devaient s'appliquer sur le territoire dont ils avaient la charge, étaient de leur propre ressort. Pour le cas des États-Unis, force est de constater que le directeur du NIAID, Anthony Fauci, ne semblait pas être de cet avis,

---

[1261] AFP, « Coronavirus : entre science et politique, le difficile équilibre », *Sud-Ouest*, 1er mai 2020.

[1262] BIENVAULT P., « Roselyne Bachelot : ''Le risque, c'est qu'une sorte de vérité scientifique institutionnelle s'impose'' », France, *La Croix*, 4 mai 2020.

[1263] L.C., « Coronavirus : Qui compose le comité scientifique et comment conseille-t-il Macron ? », France, *20 minutes*, 18 mars 2020.

[1264] FAYE O. et LEMARIÉ A., « Entre le Conseil scientifique et l'exécutif, une relation aigre-douce », France, *Le Monde*, 14 mai 2020.

même s'il a tenu des propos contredisant cela. Dans les faits, il s'est ainsi systématiquement opposé aux décisions politiques qu'il ne partageait pas. Cela souligne donc à nouveau la question de la légitimité des pouvoirs décisionnels.

Au Brésil, une problématique différente s'est posée. Le président s'est vivement opposé à ses ministres de la santé. Sur fond de désaccord complet sur la gestion de la pandémie, Luis Henrique Mandetta avait été limogé par Jair Bolsonaro le 16 avril 2020[1265]. Son remplaçant, Nelson Teich, a lui démissionné seulement un mois après sa nomination, une nouvelle fois en raison des différents avec son président[1266]. Cette situation est bien le reflet de joutes politiques, car ces personnalités étaient des politiciens. Et cette même question de la légitimité se cristallise cette fois à un autre niveau, celui de la hiérarchie dans l'organigramme politique et institutionnel. Bien évidemment, nous ne voulons pas prendre position, mais simplement poser la question de la légitimité des décisions prises.

En conclusion, nous le voyons, cette problématique de la légitimité décisionnelle reste particulièrement d'actualité, et chacun des pays semble apporter une réponse différente. Pour une telle crise sanitaire, mettant en jeu des problématiques scientifiques complexes, il faut savoir écouter les conseils des experts en la matière, mais ne pas oublier de garder le rôle de décision finale aux politiques.

***
**
*

[1265] AFP, « Coronavirus : Au Brésil, Jair Bolsonaro évince son ministre de la Santé en pleine épidémie », France, *20 minutes*, 17 avril 2020.
[1266] AFP, « Coronavirus : Deuxième départ en un mois d'un ministre de la Santé au Brésil », France, *20 minutes*, 16 mai 2020.

AUDITION PARLEMENTAIRE DE DIDIER RAOULT

À Paris, le 24 juin 2020

« Je crois qu'il y a une vraie réflexion, à savoir, quelle est la part du politique, quelle est la part du médecin et quelle est la part du scientifique. Le scientifique doit apporter de la connaissance supplémentaire, et sur une maladie nouvelle, c'est une connaissance qui ne peut être que progressive. Il faut organiser la mise en place et la progression de la connaissance. Les médecins doivent faire le métier de médecin qui est de soigner. Et les politiques doivent organiser la société et la santé publique. C'est toujours difficile parce que la limite entre les uns et les autres est toujours un peu complexe ».

« Vous me demandez pourquoi je ne suis pas resté dans ce Conseil scientifique, c'est parce que je considérais que ce n'était pas un Conseil scientifique. Et que je ne fais pas de présence, je n'ai pas le temps. Je sais ce que c'est un Conseil scientifique. J'ai un Conseil scientifique pour l'IHU, je vous assure qu'il fait rêver le monde entier, [un conseil] de qualité, c'est que des stars dans leur domaine, ce n'est pas ça, c'est un Conseil scientifique, pour moi. Pour moi, un Conseil scientifique, c'est déterminer quels étaient les projets scientifiques, ce n'était pas à nous de réfléchir sur le confinement, personne ne sait répondre à ça ».

« Donc les discussions qu'il y avait dans ce Conseil scientifique ne me concernaient pas. Je veux bien parler de science, je veux bien parler de médecine. [...] J'ai appris que les essais avaient été déterminés [...] en dehors de tous conseils scientifiques. Le projet scientifique lancé par le ministère de la Recherche s'est fait en dehors de tout comité scientifique, donc ce n'est pas un Conseil scientifique. Je ne sais pas ce que c'est… ».

« Le premier Conseil scientifique que j'ai dirigé, c'était en 1989, ça fait longtemps. J'en ai dirigé dans ma fac, au ministère de la Recherche en 1993, donc je sais ce que c'est. Le Conseil scientifique, ce n'est pas une bande de types qui ont l'habitude de travailler entre eux et qui discutent en disant "et toi, qu'est-ce que tu en penses ?", etc. Ce sont des données, des données, "qu'est-ce qu'on fait maintenant et qu'est-ce qu'on propose maintenant de pratique pour faire la science et pour faire de la

402

médecine ?" Et ce n'était pas le cas. Je ne me suis pas fâché, j'ai dit "je ne veux pas faire de signe de désapprobation publique", donc je n'ai pas démissionné. Et j'ai dit "je continuerai à vous informer sur ce que je ferai" et je n'ai jamais cessé de communiquer avec le ministre la Santé, vous le savez, et avec l'Élysée, tout le temps. Mais pas à travers ce comité, qui ne paraissait pas un comité adéquat ».

« J'aurais dit "écoutez, si vous voulez faire vraiment un comité scientifique, voilà, je vous donne les 10 noms des types qui connaissent le mieux le coronavirus en France". Il n'y en avait aucun qui connaissait le coronavirus dans le Conseil scientifique. Il suffit de regarder, il y a des sites pour ça, ça s'appelle *expert scape*. Vous regardez les 20 premiers français qui avaient publié sur le coronavirus, il n'y en avait aucun dedans ».

« Est-ce qu'on sait encore traiter les maladies infectieuses aiguës sans que ça devienne un marché ou un conflit politique, ou que ça rentre dans la guerre civile américaine ? Vous savez bien que ce n'est pas moi qui fais que ça a foutu un truc mondial, [mais] parce que Trump s'est emparé de ça au milieu d'une guerre civile américaine entre les "pro" et les "anti" Trump, ce avec quoi je n'ai rien à voir ».

***

**

*

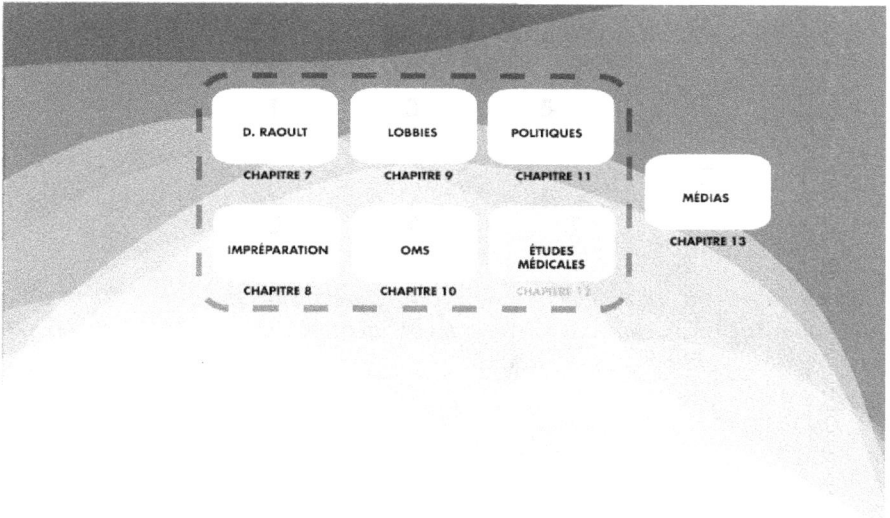

CHAPITRE 12

LES POLÉMIQUES SANS FIN DES ESSAIS ET ÉTUDES

« Nous nous trompons de méthode sur le coronavirus ».

Didier Raoult

SYNTHÈSE DU CHAPITRE 12

Faut-il faire des essais cliniques randomisés en cas de crise ?

Didier Raoult tranche le débat : « Nous nous trompons de méthode sur le coronavirus ».

Mais dans un monde cartésien qui place sur un piédestal l'essai randomisé basé sur les preuves, beaucoup ont des doutes sur les affirmations du professeur Raoult.

***
**
*

Le gouvernement survalorise le rôle des essais randomisés alors que les résultats arrivent trop tard, ce qui a pour conséquence une surmortalité.

De plus, les essais cliniques peuvent manquer d'éthique en période de crise, et cela à plusieurs niveaux.

En effet, les essais randomisés contrôlés sont orientés, car ils sont en majorité financés par des laboratoires. Quid de la vérité scientifique ?

Enfin, le retrait des études de revues prestigieuses sème le doute : qui peut-on croire ?

***
**
*

En somme, Didier Raoult avait raison : une lecture rigide de l'EBM n'est pas adaptée en cas de crise. Il faut privilégier une approche clinicienne.

***
**
*

DÉFINITIONS

Biais : « Un biais est un ajustement intentionnel ou non dans la conception et/ou la conduite d'un essai clinique, dans l'analyse et dans l'évaluation des données, qui peut affecter les résultats. Un biais peut affecter les résultats d'un essai clinique et compromettre leur fiabilité. Un biais peut survenir à toutes les étapes d'une recherche, en phase de conception, de recueil des données, d'analyse et de publication[1267] ».

Groupe placebo : « Lors de l'essai, le médicament que l'on teste doit être comparé à un autre traitement. Lorsqu'il n'existe aucun traitement de référence efficace ou disponible dans la maladie considérée, on compare le médicament testé à un placebo. Le placebo […] est une substance qui ressemble au médicament à tester, sans contenir de principe actif. Son effet éventuel est donc indépendant du principe actif que l'on veut tester. Un groupe de participants à l'essai reçoit le médicament à tester tandis que l'autre groupe reçoit le placebo[1268] ».

Épistémologie : « L'épistémologie est la partie de la philosophie qui a pour objet une étude critique des principes, des concepts fondamentaux, des méthodes, des pratiques, des théories et des résultats des différentes sciences[1269] ».

Essai clinique : « Un essai clinique est une étude organisée pour tester les effets d'un nouveau médicament ou d'un médicament déjà existant, d'un traitement biologique ou d'un dispositif médical qui pourrait traiter ou empêcher une maladie déjà identifiée. L'objectif principal d'un essai clinique est de comparer 2 ou plusieurs groupes de sujets, en utilisant 2 ou plusieurs traitements, afin de déterminer l'efficacité d'un médicament ou d'un traitement biologique ou d'un dispositif médical[1270] ».

Essai randomisé contrôlé en simple / double aveugle : « Un essai contrôlé permet de garantir l'objectivité scientifique. Une des méthodes de contrôle est la randomisation (de l'anglais random : aléatoire), c'est-à-dire la répartition des malades dans les différents groupes par tirage au

---

[1267] « Statistiques et essais cliniques : biais », France, *eupathie.eu (Académie européenne des patients)*, 25 septembre 2015.

[1268] « Les essais cliniques », France, *orpha.net (Le portail des maladies rares et des médicaments orphelins)*, 25 juin 2020.

[1269] « Épistémologie », *La Toupie*, s.d.

[1270] Ibid.

sort. On parle en langage scientifique d'un essai comparatif randomisé[1271]. Un essai contrôlé randomisé est un essai dans lequel les personnes sont choisies de manière aléatoire (au hasard uniquement) pour recevoir l'une des interventions cliniques, telles qu'un nouveau médicament. L'une de ces interventions est le groupe de contrôle (ou témoin), dans lequel le participant peut par exemple recevoir un placebo ou alors ne pas bénéficier d'intervention ou encore prendre le meilleur traitement actuellement disponible[1272] ».

Études observationnelles : « En épidémiologie et statistique, une étude observationnelle tire des conclusions sur l'effet possible d'un traitement sur les participants, lorsque l'affectation des participants à un groupe de traitement par rapport à un groupe de contrôle n'est pas du ressort de l'investigateur[1273] ».

Evidence-based medicine **(EBM)** : « Ce concept a été développé par des épidémiologistes de l'Université de McMaster au Canada au cours des années 1980 (Sackett & al., 2000). Il invite à fonder toute décision médicale sur des connaissances théoriques, le jugement et l'expérience mais aussi sur des preuves scientifiques (Sackett & al., 2000). La notion de preuve correspond à une connaissance issue de recherches cliniques réalisées dans le domaine du traitement des maladies et qui se basent sur des résultats valides et applicables dans la pratique médicale courante[1274] ».

***

**

*

[1271] Ibid.

[1272] « Statistiques et essai cliniques : biais », France, *eupatie.eu (Académie européenne des patients)*, 25 septembre 2015.

[1273] Ibid.

[1274] NINOT G., « Définir la notion d'*evidence-based medicine* », France, *Blog en Santé*, 5 septembre 2013.

Faut-il faire des essais cliniques randomisés en cas de crise ?

Le 22 mars 2020, Évarista Balvay est devant sa télévision et écoute les infos d'une oreille distraite. Pensive, elle se dit qu'il y a de quoi s'angoisser, que l'on est pris dans un scénario digne d'un film de science-fiction apocalyptique. L'inquiétude a balayé le relatif détachement des débuts : tout va bien trop vite, l'épidémie que rien ne semble pouvoir arrêter, les morts toujours plus nombreux... Mais aujourd'hui, une nouvelle la tire de son abattement. Elle écoute maintenant avec attention le ministre français des Solidarités et de la Santé, Olivier Véran, qui déclare sur la chaîne d'information continue LCI que les résultats de l'étude Discovery tomberont sous 15 jours, quand « nous devrions avoir des données consolidées[1275] » sur un potentiel traitement. Évarista Balvay se sent soulagée, pour ne pas dire euphorique. Heureusement que le monde médical et scientifique est là pour mettre un terme au cercle infernal de l'angoisse, en œuvrant pour trouver un remède solide face à cette épidémie, loin de traitements hasardeux. En effet, comme l'explique Florence Ader, qui pilote l'essai : « Cet essai est conçu de façon pragmatique et adaptative. Il a pour but d'analyser l'efficacité et la tolérance des options thérapeutiques pour les patients dans un temps limité. C'est une démarche de recherche résolument proactive contre la maladie[1276] ». Dans les jours qui suivent, Évarista Balvay entend beaucoup parler de Discovery ; l'essai clinique soulève une vague d'espoir, vite captée par les médias. Elle sait que c'est un essai clinique de grande ampleur – mis en place à l'échelle européenne – qui nous dira enfin, selon ses concepteurs, ce qu'il faut faire. Et cela de manière certaine et vérifiée, ce qu'elle trouve particulièrement rassurant.

Mais les résultats de l'essai se font attendre, et Évarista Balvay ne sait plus quoi penser. Pour elle, les reports successifs semblent de mauvais augure pour cet essai bien vite rebaptisé « Fiascovery[1277]... ». C'est dans ce contexte que le professeur Christian Perronne, chef du service Infectiologie à l'hôpital de Garches, s'emporte et dénonce la philosophie de la recherche en cas de crise : « Nous devons entrer dans une médecine de guerre, nous n'avons pas le temps d'attendre les résultats des études randomisées, c'est choquant et parfois criminel dans ces

---

[1275] Par le Figaro et Reuters, « Coronavirus : un essai clinique européen débute avec notamment la chloroquine », France, *Le Figaro*, 22 mars 2020.
[1276] « Lancement d'un essai européen contre le Covid-19 », *Inserm*, France, 22 mars 2020.
[1277] LE HEN S., « Discovery ou Fiascovery ? Les résultats de l'essai clinique pour trouver un traitement contre le coronavirus se font attendre », France, *FranceInfo*, 13 mai 2020.

circonstances[1278] ». Il ajoute : « Le traitement du professeur Raoult donne des résultats dans notre hôpital, il faut se bouger ![1279] » Évarista Balvay est définitivement désorientée par ces mots forts et, plus globalement, par le débat scientifique d'ordre méthodologique : quelle est la meilleure approche ? Quelle méthode est à privilégier ?

Avant de rentrer dans le vif du sujet et pour faciliter la compréhension des enjeux du débat scientifique sur les questions méthodologiques, nous proposons de revenir sur quelques définitions auxquelles vous pouvez vous reporter au fil de la lecture.

Didier Raoult tranche le débat : « Nous nous trompons de méthode sur le coronavirus[1280] ».

Pour Didier Raoult, la situation est claire : il prend dès le début position « contre la méthode[1281] » de l'essai randomisé dans le cas des maladies infectieuses. En effet, il donne des cours d'épistémologie depuis 25 ans et s'intéresse de près à ces questions d'ordre méthodologique – peu médiatisées avant la pandémie – et au vif débat qui traverse la sphère scientifique et médicale.

Dans une interview récente le 3 juin 2020, Didier Raoult réaffirme sa position en définissant la méthode et la place qu'il convient de lui donner : « La méthode, ce n'est pas une vraie science, c'est la manière d'organiser une réponse à une question […], c'est l'habit des idées[1282] ». Par-là, il fait référence aux essais randomisés, quasi élevés au rang de standard méthodologique, et ce, pour toutes les situations : dans ce contexte, il dénonce une sorte de réflexe méthodologique qui conduit à se tourner vers ce type d'essais sans réfléchir : « Dans la crise provoquée par l'épidémie de coronavirus, il apparaît qu'on a mis la charrue avant les bœufs, c'est-à-dire qu'on a imposé une méthode avant même de s'être posé la question du problème à traiter […]. Cette méthode tant vantée n'est pas une règle d'or de la science […] mais une simple habitude[1283] ».

[1278] PERRONNE C., « Entretien exclusif du Pr Perronne : À l'hôpital de Garches, nous avons de bons résultats avec l'hydroxychloroquine », France, *Nexus*, 23 avril 2020.
[1279] Ibid.
[1280] RAOULT D., « Opinion I Didier Raoult : « nous nous trompons de méthode sur le coronavirus », France, *Les Échos*, 8 avril 2020.
[1281] RAOULT D., conférence « Contre la méthode », France, *IHU Méditerranée Infection YouTube*, 13 février 2020.
[1282] RAOULT D., « Didier Raoult répond aux questions de Ruth Elkrief et Margaux de Frouville », France, *BFMTV YouTube*, 3 juin 2020.
[1283] Ibid.

Mais le plus grave, c'est que Didier Raoult affirme que ces essais ne sont pas adaptés au monde des maladies infectieuses, et encore moins en temps de crise. Le choix de cette méthode est donc loin d'être le plus indiqué : il affirme à plusieurs reprises que dans le monde des maladies infectieuses, que « dans l'immense majorité des cas [...] il n'y a jamais eu d'études multicentriques, randomisées, en double aveugle pour répondre à une situation de cette nature. Les essais randomisés [...] sont un concept importé du monde des maladies chroniques[1284] ». Il insiste sur le fait que 97 % des traitements pour les maladies infectieuses sont issus d'études observationnelles[1285]. Il fait également référence à une série de travaux visant à comparer les deux approches, dont il ressort que les études observationnelles sont objectivement meilleures, car elles comportent moins de biais[1286]. Il précise, par ailleurs, que l'efficacité de ce qui semble être le paradigme dominant – les essais cliniques randomisés – reste à démontrer[1287].

De plus, pour Didier Raoult, les essais randomisés basés sur les preuves sont également contestables d'un point de vue éthique, et ce, à plusieurs niveaux. Il rappelle qu'il n'est pas éthique de faire le choix de l'expérimentation plutôt que du soin, alors même que des traitements efficaces existent : la priorité est de soigner. Il exprime sa réserve par rapport au placebo : « C'est-à-dire un groupe sans médicaments, dans l'essai Discovery. Ceci, sur le plan de l'éthique du soin, n'était pas tenable[1288] ». Ensuite, dans la même interview, il réaffirme qu'en temps d'épidémie, dans le cadre d'un essai randomisé basé sur les preuves, il n'est pas éthique de dire à un malade qu'il ne va peut-être pas être soigné – s'il se trouve dans le groupe placebo – ou qu'il ne va peut-être pas recevoir le traitement qui marche le mieux[1289].

Enfin, selon lui, ce choix méthodologique est d'autant plus incertain que ce type d'essais demande un temps incompressible à plusieurs niveaux. Ainsi, à nouveau, ce n'est pas l'approche la plus adaptée en cas d'épidémie. Didier Raoult oppose l'exemple de l'Extrême-Orient, où les médecins ont choisi une approche pragmatique – traiter le mieux possible avec les médicaments disponibles sur le marché – à la gestion de la crise

[1284] Ibid.
[1285] RAOULT D., « Didier Raoult répond aux questions de Ruth Elkrief et Margaux de Frouville », France, *BFMTV YouTube*, 3 juin 2020.
[1286] Ibid.
[1287] RAOULT D., « "L'éthique du traitement contre l'éthique de la recherche", le Pr Didier Raoult critique "les dérives de la méthodologie" », France, *Le Quotidien du Médecin*, 2 avril 2020.
[1288] Ibid.
[1289] Ibid.

en Occident : « L'Europe [...] a [...] fait le choix de tester plusieurs protocoles dans d'énormes études dont les résultats ne seront pas disponibles avant plusieurs semaines et portant sur des molécules qui, de toute façon, ne pourront pas être commercialisées rapidement[1290] ». Nous le voyons, les idées de Didier Raoult sur les essais semblent assez tranchées.

Mais dans un monde cartésien, qui place sur un piédestal l'essai randomisé basé sur les preuves, beaucoup ont des doutes sur les affirmations du Pr Raoult.

Pour autant, cette approche est au cœur d'une polémique et suscite des controverses. Comme l'a expliqué Didier Raoult, le paradigme dominant dans le monde scientifique et médical est l'essai randomisé en double aveugle. Il est présenté par les détracteurs de Didier Raoult comme l'unique moyen de vérifier l'efficacité d'un traitement, que ce soit en temps normal ou en temps d'épidémie, comme l'affirme la Conférence des présidents de l'université (CPU) : « Être dans un cas de crise sanitaire ne modifie en rien les conditions de réalisation nécessaires pour faire débuter un essai clinique[1291] ». À ce titre, ce type d'essai est souvent associé dans les médias à la rigueur scientifique, car il correspond aux canons méthodologiques, ce qui fait que les autres essais cliniques qui ne suivent pas ce protocole sont considérés comme ne démontrant rien, du fait de l'absence de plusieurs critères méthodologiques (nombre de cas suffisamment important, essai en double aveugle). Par exemple, les détracteurs de Didier Raoult lui reprochent de ne pas avoir inclus assez de patients dans ses essais : « Une analyse de résultats avec un objectif clinique sur 3 200 patients sera beaucoup plus probante que sur 20[1292] ». La CPU confie, à propos de cet essai : « Rappelons que l'objectif de cette étude est la mesure de la charge virale. Le reste n'est que spéculation. [...] Cette étude semble intéressante, mais elle ne constitue aucunement une preuve de l'efficacité clinique de l'hydroxychloroquine[1293] ». Ces déclarations des détracteurs de Didier Raoult poussent au doute concernant ses essais, qui sont en dehors de ce cadre méthodologique plébiscité par de nombreux chercheurs et médias. Quelle légitimité scientifique ces essais ont-ils, quand une seule voie semble acceptable et recevable ?

[1290] Ibid.
[1291] COUDERC B., DUGUET A.-M., CAMBON-THOMSEN A. et RIAL-SEBBAG E., « (Covid 19) Essai Clinique et traitement : quelle éthique en cas d'urgence sanitaire ? », France, *cpu.fr*, 9 avril 2020.
[1292] Ibid.
[1293] Ibid.

Ainsi, selon les détracteurs de Didier Raoult, le danger serait d'appliquer un protocole dont on ne connaît pas en profondeur les effets indésirables et l'efficacité, ce qui peut potentiellement être contreproductif. Dans ce sens, la CPU affirme : « Il est urgent de poursuivre les essais cliniques et d'inciter les médecins à inclure les patients dans les essais plutôt que de prescrire des molécules sans maîtriser le moment opportun pour les administrer, ni la quantité adaptée à l'état du malade[1294] ». Certains opposants vont plus loin en faisant l'analogie avec le scandale du Mediator, dont l'usage détourné avait eu des conséquences graves, comme le professeur Emmanuel Canet, du CHU de Nantes : « Notre démarche, vise à dire, attention, restons extrêmement rigoureux. Ne cédons pas à la panique de vouloir traiter n'importe comment. Le scandale du Mediator doit nous interpeller. La prescription d'un médicament non évalué pour telle ou telle maladie peut entraîner une catastrophe[1295] ».

Nous le voyons, les critiques sont nombreuses sur les positions tranchées de Didier Raoult.

***

**

*

Le gouvernement survalorise le rôle des essais randomisés, alors que les résultats arrivent trop tard, ce qui a pour conséquence une surmortalité.

Pour autant, ces critiques sont-elles fondées ? Dans le cas présent, la comparaison est-elle pertinente, sachant que le Mediator était prescrit hors AMM pour maigrir[1296], et le traitement de Didier Raoult pour sauver des vies ? Ces doutes se matérialisent par la volonté du gouvernement et des autorités sanitaires françaises de ne se baser que sur de vastes essais contrôlés – type Discovery en France – et par la décision réaffirmée d'attendre les résultats de ce type d'essais[1297]. Cette approche est contestable, par les conséquences directes qu'elle implique et parce qu'elle ne constitue pas la seule voie possible. C'est en partie pour ces

---

[1294] Ibid.

[1295] RICHARD P., « Coronavirus. L'hydroxychloroquine : ce qu'on en sait aujourd'hui », France, *Ouest-France*, 30 mars 2020.

[1296] JOUAN A., « J'ai prescrit du Mediator comme coupe-faim », France, *Le Figaro Santé*, 6 septembre 2011.

[1297] Par le Figaro et Reuters, « Coronavirus : un essai clinique européen débute avec notamment la chloroquine », France, *Le Figaro*, 22 mars 2020.

raisons que des voix se sont élevées, et ont fait connaître au grand public le débat qui traverse le monde scientifique et médical au sujet de la méthodologie. Afin d'en appréhender pleinement les enjeux, il convient de revenir sur certains termes.

Le concept d'*evidence-based medicine* (EBM) « invite à fonder toute décision médicale sur des connaissances théoriques, le jugement et l'expérience, mais aussi sur des preuves scientifiques[1298]. La notion de preuve correspond à une connaissance issue de recherches cliniques réalisées dans le domaine du traitement des maladies et qui se basent sur des résultats valides et applicables dans la pratique médicale courante[1299] ». Le but d'un essai clinique est d'évaluer l'efficacité d'un traitement. L'essai randomisé contrôlé est considéré comme la base de l'EBM, car il serait « la méthode la plus puissante en matière de force de preuve[1300] ». Cette démarche vise à constituer deux groupes – l'un qui reçoit le principe actif, l'autre qui reçoit le placebo – et la répartition se fait de manière aléatoire, ce qui permet de contourner certains biais. Parfois, l'essai peut se dérouler en double aveugle, c'est-à-dire que ni le médecin, ni le patient ne savent quel traitement est pris, ceci dans le but de réduire encore plus l'influence sur les variables qu'on observe. Pour caricaturer, ce débat oppose les méthodologistes et essayistes, qui ne jurent que par les essais contrôlés randomisés en double aveugle, aux médecins de terrain, qui revendiquent une approche plus pragmatique et empirique de la médecine en cas d'épidémie.

Pour certains, la survalorisation des essais cliniques randomisés dans le monde scientifique et médical est une simple habitude méthodologique, prise avec l'essor de l'industrie pharmaceutique, et non pas un impératif. Sous couvert de rigueur scientifique, il y a en réalité une attitude dogmatique de la part des méthodologistes, qui n'acceptent pas que l'on puisse prouver l'efficacité d'un traitement autrement que par les essais randomisés, alors que les faits démontrent que c'est possible et même… courant. Ainsi, dans le monde des maladies infectieuses – dont le coronavirus fait partie –, 97 % des traitements qui ont été découverts ne l'ont pas été par le biais d'essais randomisés contrôlés, mais par des essais observationnels[1301]. Plus globalement, si les essais étaient classés selon

---

[1298] SACKETT D. & al., « *evidence-based medicine* : what it is and what it isn't », *British Medical Journal*, janvier 1996, vol. 312, n° 7023, pages 71-72.
[1299] NINOT G., « Définir la notion d'*evidence-based medicine* », France, *Blog en Santé*, 5 septembre 2013, L5.
[1300] Ibid.
[1301] RAOULT D., « Didier Raoult répond aux questions de Ruth Elkrief et Margaux de Frouville », France, *BFMTV YouTube*, 3 juin 2020.

leur type, en fonction des nouvelles découvertes, cela donnerait : en haut du podium, la preuve anecdotique, puis les essais observationnels, et enfin, les essais randomisés contrôlés[1302]. Si on s'intéresse à deux publications de référence dans ce domaine – publiées dans le prestigieux *New England of Medecine* dans les années 2000[1303, 1304] –, on remarque que les auteurs arrivent à la conclusion que les essais randomisés et les essais observationnels produisent des résultats similaires. Ces études démentent donc l'idée reçue que les résultats des essais randomisés soient au plus haut niveau de l'évidence scientifique. Même chose pour l'idée selon laquelle les résultats des essais observationnels ne devraient pas être utilisés pour définir des protocoles de soin. Rien ne semble alors justifier la supériorité méthodologique des essais randomisés contrôlés, et il est possible de questionner la position adoptée par le gouvernement et les autorités sanitaires françaises et internationales.

Quoi qu'il en soit, survaloriser les essais randomisés au détriment des autres essais est une mauvaise décision de la part des gouvernements et des autorités sanitaires. D'autant plus que nous nous trouvons en période d'épidémie. Il apparaît clairement que se concentrer exclusivement sur les résultats de vastes essais randomisés contrôlés ne constitue pas l'approche la plus adaptée à la situation, et ce, pour plusieurs raisons. La raison la plus évidente réside dans le protocole même de ce type d'essais : comme nous l'avons constaté en France avec Discovery, le protocole est très lourd – en partie du fait du nombre important de patients à inclure –, ce qui demande du temps, un temps d'autant plus précieux en cas d'épidémie. À la question « que répondez-vous à ceux qui préfèrent attendre et tout miser sur la méthodologie ? », le professeur Christian Perronne répond : « Quand ils auront des certitudes, des résultats, tout le monde sera mort et l'épidémie sera terminée, on ne peut pas attendre et faire comme si on était en période de paix. Ces gens-là […] font comme si c'était une maladie chronique et, par conséquent, se disent que rien ne presse : c'est la méthodologie, on fait bien les choses, mais on ne se bouge pas[1305] ». Ainsi, cette mauvaise décision a eu pour conséquence une inaction de la part du gouvernement et des autorités françaises dans le traitement des malades, ce qui se traduit par une surmortalité qui aurait pu

[1302] VANDENBROUCKE J.-P., « Observational research, randomised trials, and two views of medical science », États-Unis, *Plos Medicine*, 2008.
[1303] BENSON K., HARTZ AJ., « A comparison of observational studies and randomized, controlled trials », *New England Journal of Medicine*, 2000.
[1304] CONCATO J., SHAH N., HORWITZ R.-I., « Randomized, controlled trials, observational studies, and the hierarchy of research designs », *New England Journal of Medicine*, 2000.
[1305] PERRONNE C., « Entretien exclusif du Pr Perronne : À l'hôpital de Garches, nous avons de bons résultats avec l'hydroxychloroquine », France, *Nexus*, 23 avril 2020.

être évitée, comme nous le verrons plus tard. Christian Perronne assimile cette décision à « un déni de réalité ».

De plus, ce qui peut sembler paradoxal est le non-respect de *l'evidence-based medicine* (la médecine fondée sur les preuves), concept central où l'essai randomisé contrôlé occupe une place prépondérante. Le gouvernement et les autorités sanitaires, qui se réclament de l'EBM, semblent avoir oublié qu'elle était à trois détentes. Premièrement, il faut d'abord se baser sur des publications scientifiques. Deuxièmement, s'il n'y en a pas de probantes, c'est l'expérience du médecin qui prend le pas. Troisièmement, en dernier recours, c'est le malade qui décide[1306]. Dans ce cadre, le fait de ne pas prendre au sérieux les essais du professeur Raoult n'est pas justifié et constitue une erreur en période de crise. Christian Perronne éclaircit les choses en expliquant qu'un groupe placebo est utile quand les effets thérapeutiques ne dépassent pas 20 à 30 %, mais qu'il n'est pas justifié quand les effets se chiffrent à plus de 80 %. Il ajoute : « C'est du pipeau le placebo, pour faire plaisir à des méthodologistes bornés ». Christian Perronne résume cette situation et ses conséquences en une phrase : « L'attitude méthodologie […] tue[1307] ».

Nous pouvons affirmer, au vu des exemples internationaux, que le gouvernement et les autorités sanitaires françaises, et de bien d'autres pays, étaient en capacité de faire autrement. En période de crise, il convient de faire avec les moyens du bord, et de produire des essais qui donnent des éléments de réponse, afin de pouvoir agir. C'est ce qu'a fait le Pr Raoult à travers ses trois essais. Didier Raoult a réussi à démontrer scientifiquement que son protocole permet une baisse de la charge virale[1308] : il est arrivé à cette conclusion en comparant ses résultats avec des essais historiques réalisés en Chine. Ces derniers indiquent le taux moyen pour faire disparaître le virus qui est d'environ trois semaines. Ainsi, même si l'essai ne comporte pas de groupe placebo, il offre tout de même une comparaison qui est de toute manière indispensable à toute démarche scientifique. Par ailleurs, il faut bien avoir en tête que la comparaison est une notion vaste qui recoupe diverses méthodes : elle peut se faire par rapport à un autre groupe placebo, par rapport à une autre étude... Si certains experts ne prennent pas au sérieux ces essais en disant que cela ne prouve rien, c'est pourtant une première base de succès sur laquelle s'appuyer, une piste à creuser que le gouvernement et les

---

[1306] Ibid.

[1307] Ibid.

[1308] RAOULT D., « Coronavirus : diagnostiquons et traitons ! Premiers résultats pour la chloroquine », France, *IHU Méditerranée Infection YouTube*, 16 mars 2020.

autorités auraient dû suivre, alors que nous sommes en pleine pandémie. Par ailleurs, de nombreux experts chinois ont depuis pu confirmer cette baisse de la charge virale, comme cette étude randomisée qui valide son protocole[1309]. Sur les 1 000 malades de Raoult – même si ce ne sont pas les cas les plus sévères – 63 % ont une pneumopathie et le taux de guérison dans les groupes les plus à risque est de 98 %[1310]. Le résultat qui est peut-être le plus intéressant est la mortalité dans la strate des personnes les plus âgées (où la mortalité en France est de 30 à 50 %) qui retombe à 0,5%.

Même si ces données sont partielles, il faut faire avec, car il n'est pas possible d'atteindre la perfection en période d'épidémie. Et cela, le médecin Moussa Seydi – président du comité scientifique Covid-19 du ministère de la Santé au Sénégal – l'a bien compris. À propos des travaux de Raoult, il déclare que même si ces études sont loin d'être parfaites, il a décidé de s'en inspirer en traitant ses patients avec de l'hydroxychloroquine pour les cas les moins graves[1311]. Il ajoute : « Cette démarche […] est de l'ordre de l'urgence médicale. […] Nous allons même faire une analyse rétrospective. À ce moment-là, nous pourrons discuter et analyser les résultats. […] Pour ma part, j'ai des malades dans les hôpitaux de mon pays et j'ai un traitement que je peux utiliser, qui n'est pas nocif, alors je l'utilise. Ces patients sont sous ma responsabilité. Je suis […] médecin avant tout[1312] ». Ainsi, il y a un temps pour tout : un temps pour soigner, dans l'urgence, et un temps pour analyser, après coup, si les améliorations sont vraiment du fait de cette molécule. C'est la méthode adoptée par l'université de Yale, aux États-Unis, où la majorité de ce qui est fait est empirique, tout simplement parce que personne ne dispose de données exhaustives[1313]. Dans ces hôpitaux, on associe l'hydroxychloroquine au tocilizumab, un anticorps. Christian Perronne abonde en ce sens : « Ce n'est peut-être pas le traitement miracle, mais ce qui compte, c'est l'expérience médicale empirique et le retour du terrain pour apprendre. La médecine de guerre doit, comme la stratégie militaire, s'adapter[1314] ». Ainsi, en période de

[1309] ZHAOWEI C. et COLLECTIF, « Efficacy of hydroxychloroquine in patients with Covid-19: results of a randomized clinical trial », s.l., *medrxiv.org*, 10 avril 2020.

[1310] PERRONNE C., « Entretien exclusif du Pr Perronne : À l'hôpital de Garches, nous avons de bons résultats avec l'hydroxychloroquine », France, *Nexus*, 23 avril 2020.

[1311] CUORDIFEDE C., « (…) Moussa Seydi, le médecin sénégalais qui s'est inspiré des travaux de Didier Raoult », France, *Marianne*, 17 avril 2020.

[1312] Ibid.

[1313] OTTO A., « Yale's Covid-19 inpatient protocol: Hydroxychloroquine plus/minus tocilizumab », États-Unis, *The Hospitalist*, 30 avril 2020.

[1314] PERRONNE C., « Christian Perronne : En temps de guerre, la vision de la médecine doit s'adapter, avant qu'il ne soit trop tard », France, *FranceSoir*, 4 avril 2020.

crise, il convient de se baser sur des essais historiques et empiriques afin d'agir au mieux. Nous pouvons constater un véritable manquement des autorités et des institutions dans de nombreux pays occidentaux, qui attendent des études au lieu de se servir des médicaments disponibles sur le marché et de l'expérience des médecins. C'est une tout autre approche en Extrême-Orient – dont la France aurait pu s'inspirer – qui consiste, de manière pragmatique, à traiter le mieux possible en s'appuyant sur des données, inévitablement partielles[1315]. Cette attente injustifiée, de la part du gouvernement français et de nombreux gouvernements occidentaux, a des conséquences directes sur la surmortalité : pendant que les scientifiques débattent et contestent des essais au nom de la méthodologie, les gens continuent de mourir[1316]. Ce que le gouvernement français aurait pu faire dans ce cas, c'est faire confiance à la médecine empirique et aux compétences des praticiens, comme c'est le cas aux États-Unis, en Italie[1317]. Xavier Azalbert, directeur de la rédaction de *FranceSoir*, résume : « D'étude en étude, d'essai en essai, on a oublié de faire confiance à ceux qui décident en conscience[1318] ».

De plus, les essais cliniques peuvent manquer d'éthique en période de crise, et cela, à plusieurs niveaux.

Si les essais randomisés contrôlés ne sont pas l'approche la plus adaptée en temps de crise du fait de leur protocole lourd et lent, des questionnements éthiques poussent également à la réflexion quant à leur réalisation. Bien que l'éthique de ce genre d'essais très encadrés apparaisse comme centrale – du fait de l'avis obligatoire délivré par le comité de protection des personnes (CPP) entre autres[1319] –, force est de constater qu'en pratique, ce n'est pas tout à fait le même son de cloche. Pour certains médecins, intégrer des patients à Discovery serait contraire au serment d'Hippocrate[1320]. Pour eux, ce genre d'essais n'est pas éthique, car ils sont réalisés pour mettre en évidence un traitement qui a l'air de marcher par rapport aux autres, avec les données parcellaires dont on dispose ; autrement dit, dans le tirage au sort, certains auront la chance

---

[1315] Ibid.

[1316] AZALBERT X., « D'essai en essai, d'étude en étude, de débat en débat, de la vie à la mort », France, *FranceSoir*, 25 mai 2020.

[1317] PERRONNE C. Interviewé par CAMPION.E, « Christian Perronne : "Les tirs de barrage reçus par Didier Raoult sont aussi liés à des querelles d'égos " », France, *Marianne*, 2 avril 2020.

[1318] AZALBERT X., « D'essai en essai, d'étude en étude, de débat en débat, de la vie à la mort », France, *FranceSoir*, 25 mai 2020.

[1319] SCHREIBER S. et HERCHUELZ A., « Les comités d'éthique médicale Rôle et fonction », France, *CHU Tivoli et Erasme Bruxelles*, s.d.

[1320] PERRONNE C., « Christian Perronne : En temps de guerre, la vision de la médecine doit s'adapter, avant qu'il ne soit trop tard », France, *FranceSoir*, 4 avril 2020.

théorique d'être sauvés par ce traitement, et les autres non, alors qu'ils sont en danger de mort[1321]. Toutefois, les détracteurs de ce type d'essais n'ont pas attendu la pandémie de coronavirus pour s'interroger sur l'éthique : ce sont des arguments que l'on retrouve dans la gestion de l'épidémie d'Ebola également. Que répondent les défenseurs de ce genre d'essais sur ces questions ? La CPU explique qu'il n'est pas raisonnable de comparer une épidémie dont les chiffres de mortalité avoisinent les 100 %, à une épidémie qui n'atteint pas gravement une grande majorité de la population[1322] ; et sous-entend que la question éthique ne s'applique pas dans ce cas-là. Pourtant, l'essai Discovery, entre autres, est conçu pour inclure des patients qui requièrent une hospitalisation – des cas modérés à sévères[1323] –, donc potentiellement des patients qui peuvent développer une forme grave de la maladie[1324]. De plus, l'objectif de Discovery est bien de se concentrer sur les cas sévères, si on en croit Yazdan Yazdanpanah, infectiologue à l'hôpital Bichat et directeur de REACTing, le consortium scientifique qui coordonne Discovery. Il explique ce choix : « Un certain nombre de gens disent que les traitements sont le plus efficaces si vous commencez très tôt. À mon avis, ils n'ont pas tort. Mais pour nous, l'urgence était de trouver un traitement pour les gens sévères[1325] ». Ces derniers représentent 15 % des cas, ce qui n'est pas négligeable. Et si on doute encore de l'éthique de ce genre d'essais en période de la pandémie de coronavirus, il suffit d'observer autour de soi. Que dire du comportement de certains médecins, qui défendent et revendiquent l'utilité de Discovery, mais qui se soignent officieusement avec le protocole marseillais[1326] ? Que dire des médecins qui essaient d'inclure un maximum de patients dans Discovery mais qui interdisent, ou du moins déconseillent fortement leurs proches d'y participer[1327] ? Ces comportements traduisent bien le fait que des essais de type Discovery, réalisés en temps de crise, avec des chiffres sur la mortalité élevés, mettent en danger les participants ou, du moins, ne leur offrent pas la chance théorique d'être traités de la meilleure manière possible. Et ce questionnement par rapport à l'éthique et au consentement des patients n'est peut-être pas si aberrant quand on s'aperçoit des problèmes de

---

[1321] Ibid.

[1322] COUDERC B., DUGUET A.-M., CAMBON-THOMSEN A. et RIAL-SEBBAG E., « [Covid 19] Essai Clinique et traitement : quelle éthique en cas d'urgence sanitaire ? », France, cpu.fr, 9 avril 2020.

[1323] ROUGUYATA S., « Hydroxychloroquine : dans le brouillard des essais cliniques », France, Mediapart, 23 avril 2020.

[1324] PERRONNE C., op. cit.

[1325] ROUGUYATA S., « Hydroxychloroquine : dans le brouillard des essais cliniques », France, Mediapart, 23 avril 2020.

[1326] PERRONNE C., « Entretien exclusif du Pr Perronne : À l'hôpital de Garches, nous avons de bons résultats avec l'hydroxychloroquine », France, Nexus, 23 avril 2020.

[1327] Ibid.

recrutement auxquels font face les essais de ce genre : 4 patients sur 5 refusent de rentrer dans l'essai Discovery s'ils ne reçoivent pas d'hydroxychloroquine[1328].

Nous pouvons aussi mettre en avant le fait que l'éthique ne signifie pas la même chose pour tous. Pour les experts partisans de ces essais, il n'est pas éthique de donner un traitement à un patient s'il n'a pas été validé à plusieurs niveaux : il faut donc une durée suffisante, des résultats analysés par des tiers, un contrôle placebo, et surtout, l'essai doit être publié dans un grand journal – les délais pouvant aller, en temps normal, de 3 à 6 mois –, alors même que des données importantes attendent de se faire connaître[1329]. Même si les durées peuvent être réduites, c'est un processus long qui correspondrait à l'éthique de la recherche et à l'éthique du principe de précaution. Ce à quoi certains médecins s'opposent fermement : « Certains vont être testés par un placebo, auront signé un document dans lequel ils acceptent de ne recevoir éventuellement aucun traitement. Je ne trouve pas cela éthique, alors que le Plaquenil marche[1330] ». Ainsi, le gouvernement et les autorités sanitaires françaises considèrent comme éthique de soigner la méthode, la publication, plutôt que les malades eux-mêmes, ce qui constitue une grave dérive pour nombre de médecins. Peut-on vraiment qualifier ce comportement « d'éthique » ?

Quant à l'IHU de Marseille, il se positionne très clairement sur cette question : « Il n'est pas éthique de donner un placebo à un patient dont la vie est en danger […]. Au vu des données de la littérature, les équipes médicales de l'IHU, s'étant comme médecins engagés à respecter le serment d'Hippocrate, ont pris la décision de poursuivre le traitement des patients[1331] ». C'est également la direction qu'ont adoptée Christian Perronne et son équipe, bien que ce dernier rappelle qu'il est loin d'être contre les études randomisées : seulement, il ne peut pas les accepter dans un tel contexte[1332]. Peut-être que les autorités sanitaires françaises auraient

[1328] Ibid.

[1329] Ibid.

[1330] MUCCHIELLI L., « Derrière la polémique Raoult, médiocrité médiatique et intérêts pharmaceutiques », France, *Mediapart*, 29 mars 2020.

[1331] ROUSSEL Y. et RAOULT D., « Actualité du traitement », France, *IHU Méditerranée Infection*, 14 avril 2020.

[1332] PERRONNE C., « Christian Perronne : En temps de guerre, la vision de la médecine doit s'adapter, avant qu'il ne soit trop tard », France, *FranceSoir*, 4 avril 2020.

pu suivre cette voie, qu'ont empruntée par ailleurs la Chine[1333], les États-Unis[1334], l'Italie[1335].

Au-delà de la question de la sécurité des patients, une autre problématique touchant à l'éthique s'impose : que peut-on dire de l'honnêteté de la démarche de ces essais et du rôle des institutions sanitaires ? En effet, plusieurs d'entre elles ont laissé entendre qu'elles allaient pouvoir démontrer si le protocole marseillais fonctionnait ou non[1336] ; alors qu'en réalité, aucun essai n'est en mesure de délivrer un avis scientifique sur la question, pour la simple et bonne raison qu'aucun de ces essais ne teste et ne reproduit le protocole marseillais[1337]. Il y a ici une véritable hypocrisie à propos des essais, de la part de leurs investigateurs et entretenue par les politiques. Pour ne prendre qu'un exemple, Olivier Véran déclare sur LCI que l'essai Discovery confirmera ou infirmera le protocole marseillais[1338], sans que cela soit démenti. Que ce soit en connaissance de cause ou non, c'est un problème éthique de sous-entendre que le protocole de Raoult est testé, alors que ce n'est clairement pas le cas, et ce, dans aucun essai. Pour reprendre l'exemple de Discovery, il y a plusieurs divergences majeures : la dose quotidienne de chloroquine est abaissée de 33 % – soit une capsule de 400 mg au lieu des 600 mg de Raoult[1339] – et elle n'est administrée que tardivement, dans les cas les plus graves, ce qui est contraire au protocole marseillais. Selon plusieurs études, l'hydroxychloroquine ne serait pas efficace pour les cas sévères[1340]. De plus, elle est utilisée seule. Le professeur Raoult dira, à propos de cet essai : « Si on avait envie de prouver que ça ne marche pas, on ne s'y prendrait pas autrement[1341] ». On peut citer l'exemple inverse avec l'essai anglais de Recovery : « La dose maximum autorisée par l'AMM est de trois comprimés à 200 mg par jour. Avec Recovery, c'est 12 comprimés

---

[1333] COUSIN M., « Coronavirus : Des médecins belges, italiens ou coréens ont-ils recommandé l'usage de la chloroquine ? », France, *20 minutes*, 26 mars 2020.

[1334] Ibid.

[1335] Ibid.

[1336] COURTOIS G. et AZALBERT X., « Enquête : comprendre les deux mois de retard pour l'application du traitement à la Chloroquine de Didier Raoult », France, *FranceSoir*, 14 avril 2020.

[1337] Ibid.

[1338] Par le Figaro et Reuters, « Coronavirus : un essai clinique européen débute avec notamment la chloroquine », France, *Le Figaro*, 22 mars 2020.

[1339] PAITRAUD D., « Covid-19 et hydroxychloroquine : les recommandations du HCSP », France, *Vidal*, 25 mars 2020.

[1340] ZHAOWEI C. et COLLECTIF, « Efficacy of hydroxychloroquine in patients with Covid-19: results of a randomized clinical trial », s.l., *medrxiv.org*, 10 avril 2020.

[1341] RAOULT D., « Covid-19 – Entretien avec celui qui est au cœur des polémiques : Didier Raoult », France, *Marcelle*, 26 mars 2020.

par jour[1342] ». Ce qui tend peut-être à expliquer les conclusions négatives et biaisées de cet essai sur l'hydroxychloroquine. Mais nous avons déjà parlé de cela en détail, précédemment dans ce livre. Quoi qu'il en soit, si jamais il se trouve que le protocole marseillais fonctionne, les autorités sanitaires devront se justifier[1343] : pourquoi le protocole marseillais n'a pas été testé depuis le début ? Comment expliquer cette perte de temps ? S'il est démontré que « des querelles d'ego » sont en cause, les conséquences seront gravissimes, et on pourra parler d'un véritable scandale des institutions sanitaires. Même si la polémique ne tourne pas au scandale, *Le Canard enchaîné* pointe du doigt les autorités de santé[1344], qui ont laissé enfler la polémique par leur refus de tester le protocole marseillais en début de maladie ; à ce moment-là, il aurait été possible de vérifier si le traitement fonctionnait ou non, et de clore cette polémique. Il est donc évident, pour toutes ces raisons, que les autorités sanitaires auraient dû tester dès le début ce protocole. Reste à savoir pourquoi le protocole n'a pas ou a été mal testé… Malgré tout, après toutes ces polémiques, des essais proches du protocole de traitement Raoult seront enfin lancés, en France. Mais c'est probablement des autres pays que viendront des réponses certaines.

En effet, les essais randomisés contrôlés sont orientés, car ils sont en majorité financés par des laboratoires. Quid de la vérité scientifique ?

Cette section est à rapprocher du chapitre 9 sur les lobbies[1345].

Pour réaliser des essais cliniques de façon déontologique, il convient d'exposer les liens financiers qui peuvent lier les promoteurs de l'étude aux chercheurs, même si, de manière idéale, il faudrait pouvoir éviter les conflits d'intérêts quels qu'ils soient – « intérêts financiers, relations personnelles, concurrence académique ou encore passion intellectuelle[1346] » – dans le but de limiter les biais qui nuisent aux essais. Force est de constater qu'en pratique, cet idéal semble difficilement réalisable.

Pour comprendre, il s'agit de contextualiser les essais cliniques. Ces derniers étant très coûteux, ils sont financés de façon majoritaire par des

---

[1342] LE COLLECTIF CITOYEN, « Fait divers : suicide de l'essai Recovery à l'hydroxychloroquine, soyons sérieux ! », France, *FranceSoir*, 5 juin 2020.
[1343] COURTOIS G. et AZALBERT X., « Enquête : comprendre les deux mois de retard pour l'application du traitement à la Chloroquine de Didier Raoult », France, *FranceSoir*, 14 avril 2020.
[1344] « Le protocole Raoult enfin testé », France, *Le Canard enchaîné*, 8 avril 2020, page 2.
[1345] Cf. Chapitre 9 (*Du lobbying au complotisme*).
[1346] « Le conflit d'intérêts », France, *Recherche Clinique Paris Descartes Necker Cochin*, 9 mars 2018.

industriels qui souhaitent breveter de nouvelles molécules développées[1347]. En effet, si l'industrie pharmaceutique avec de grands groupes domine le marché des médicaments, elle a de plus en plus d'influence dans le milieu de la recherche et de la science médicale[1348]. Les médecins universitaires réalisent des essais de médicaments pour le compte des laboratoires. C'est dans ce cadre qu'est né l'*evidence-based medicine* (médecine fondée sur les preuves), qui a instauré les techniques de randomisation et l'importance de la statistique. Les médecins investigateurs touchent en moyenne entre 1 000 et 3 000 euros par patient inclus dans le protocole[1349]. De plus, il existe des variantes : certains groupes pharmaceutiques mènent eux-mêmes leurs études et proposent à des médecins universitaires plus ou moins en vue d'y apposer leur signature[1350]. La finalité est de montrer l'efficacité d'un médicament et ainsi, d'en permettre la mise sur le marché. Le patient est le seul à y perdre, car il confond souvent le traitement avec la recherche : en effet, la méthodologie l'empêche d'accéder à un suivi personnalisé[1351]. Ainsi, selon le rapport de 2003 de l'IGAS : « la finalité des essais ne correspond pas forcément à l'intérêt des malades[1352] ». Et pour cause, pour les professeurs Even et Debré, « le thème de l'essai est trop souvent déterminé par des raisons commerciales. L'objectif est d'étendre le marché. Presque jamais de s'attaquer à un problème de santé publique[1353] ». Pour preuve, les essais de ce type ne font pas avancer la science, ou rarement : selon l'IGAS, « leurs résultats ne sont publiés que si l'intérêt du promoteur le commande », puisque « lorsque les résultats ne correspondent pas à celui escompté, le promoteur n'a aucun intérêt à ce que ses résultats soient connus et commentés[1354] ». En effet, il existe une corrélation entre les résultats d'une étude et les études financées par les industriels, qui ont tendance à ne publier que les résultats positifs.

[1347] MUCCHIELLI L., « Le Remdesivir, l'industrie pharmaceutique et la crise du Covid », France, *Mediapart*, 6 mai 2020.

[1348] Ibid.

[1349] ROUDIER J. Interviewé par MUCCHIELLI L., « Crise du Covid et querelle sur la méthode : interview exclusive du prof. Jean Roudier », France, *Mediapart*, 18 avril 2020.

[1350] MUCCHIELLI L., « Le Remdesivir, l'industrie pharmaceutique et la crise du Covid », France, *Mediapart*, 6 mai 2020.

[1351] ROUDIER J. Interviewé par MUCCHIELLI L., « Crise du Covid et querelle sur la méthode : interview exclusive du prof. Jean Roudier », France, *Mediapart*, 18 avril 2020.

[1352] LALANDE F. et ROUSSILLE B., « Les essais cliniques chez l'enfant en France », France, IGAS, n°2003 126, octobre 2003.

[1353] EVEN P. et DEBRE B., « Savoir et pouvoir : pour une nouvelle politique de la recherche et du médicament », France, *Le Cherche Midi*, 13 mai 2004.

[1354] LALANDE F. et ROUSSILLE B., « Les essais cliniques chez l'enfant en France », France, IGAS, n°2003 126, octobre 2003.

C'est ce qu'on appelle le biais de publication[1355]. Pour beaucoup, l'injonction à attendre les résultats des études au lieu de traiter est fortement liée à des jeux d'influence. En effet, dans le contexte du Covid-19, des conflits d'intérêts multiples existent avec les laboratoires commercialisant des molécules concurrentes de l'hydroxychloroquine.

Il faut rappeler que si les essais qui testent les médicaments ne représentent qu'une petite partie de la recherche, ils concernent pourtant une partie croissante de médecins-chercheurs[1356], d'où le débat méthodologique qui traverse le monde médical et scientifique. Jean Roudier résume la situation : « Le conflit actuel n'est pas le refus par des médecins de la méthodologie des essais thérapeutiques, mais le refus par des médecins scientifiques de laisser les méthodologistes envahir tout l'espace de la médecine et de la recherche médicale. Si on les laisse faire, il n'y aura plus de recherche médicale, juste des essais médicamenteux poussés par l'industrie. Il n'y aura plus de patients individuels, juste des participants anonymes dans des protocoles randomisés. Elle (l'industrie pharmaceutique) a réussi à remplacer les médecins chercheurs par des médecins « essayistes » et fiers de l'être ! Ces « essayistes » arrivent, avec le temps, à représenter leur spécialité et à passer pour des interlocuteurs compétents, des « Experts ». En réalité, ce sont des « Key Opinion Leaders », le terme utilisé par l'industrie pour désigner ses influenceurs[1357] ». Plus spécifiquement sur la pandémie de Covid-19, il analyse : « Derrière le conflit de style entre Didier Raoult et les "Experts" (…), il y a bien un conflit de fond entre deux conceptions de la recherche médicale, celle des chercheurs qui posent des questions et tentent d'y répondre et celle des « essayistes ». Ce n'est pas un conflit médecin contre chercheurs, mais plutôt médecin chercheur fondamentaliste contre médecins chercheurs… de capitaux[1358] ».

Mais pour Jean-François Delfraissy, le président du Conseil scientifique français, « la question du conflit d'intérêts ne se pose pas spécialement à l'occasion du Covid-19[1359] ». Nous avons déjà abordé le sujet du lobbying

---

[1355] COLLECTIF, « Association between industry funding and statistically significant pro-industry findings in medical and surgical randomized trials. », Canada, *Canadian Medical Association Journal*, 2004.

[1356] MUCCHIELLI L., « Le Remdesivir, l'industrie pharmaceutique et la crise du Covid », France, *Mediapart*, 6 mai 2020.

[1357] Ibid.

[1358] ROUDIER J., Interview menée par L. Mucchielli, « Crise du Covid et querelle sur la méthode : interview exclusive du prof. Jean Roudier », France, *Mediapart*, 18 avril 2020.

[1359] CAMPION E., « Discovery : les experts français qui cherchent un traitement contre le Covid sont-ils sous l'influence des labos ? », France, *Marianne*, 18 mai 2020.

en détail dans un chapitre précédent. Il est pourtant pertinent de rappeler à nouveau les liens d'intérêts du groupe Gilead, afin de comprendre au mieux les enjeux de la querelle méthodologique dont nous parlons. Gilead commercialise le médicament Remdesivir depuis 2013. Le groupe a dépensé environ 63 millions de dollars en France[1360], afin d'établir son influence : la majorité de la somme est allée à des médecins, dont Yazdan Yazdanpanah et Jacques Reynes, ce qui pose ici question. En effet, ce dernier pilote l'essai Covidoc au CHU de Montpellier – qui teste l'hydroxychloroquine et l'azithromycine, un antibiotique – ainsi que deux études cliniques lancées par… Gilead[1361]. Dans le même temps, les liens d'intérêt de Jacques Reynes avec Gilead se chiffrent à 48.006 euros entre 2014 et 2019[1362], ce qui interpelle nécessairement. Pour rappel, l'enjeu pour le laboratoire est de prouver l'efficacité et la supériorité de leur médicament sur l'hydroxychloroquine. Il faut avoir en tête que le Remdesivir – contrairement à l'exploitation de l'hydroxychloroquine qui est tombée dans le domaine public – est breveté et coûte 12 fois plus cher à produire que cette dernière : un patient traité avec le Remdesivir rapporte 4 500 dollars[1363]. Un infectiologue parisien commente : « Gilead a atteint un tel pouvoir qu'il peut compter sur certains grands professeurs pour faire office de lobbyistes officieux, ce qui a fait que le Remdesivir s'est retrouvé en haut de l'affiche, sans aucune preuve de son efficacité[1364] ». Un autre exemple parlant est celui de Yazdan Yazdanpanah, qui coordonne l'essai Discovery, présenté au public comme un essai censé délivrer un avis objectif sur toutes les molécules testées. Le président entretient pourtant de nombreux liens d'intérêts avec le laboratoire Gilead[1365] – entre autres – et affiche dans le même temps une préférence pour le Remdesivir[1366]. Le *Courrier des stratèges* pointe du doigt le problème : « Les essais cliniques Discovery, lancés au niveau européen, sont menés en France par un homme qui a reçu des sommes d'argent de la part des laboratoires dont les médicaments sont testés[1367] ». D'autant plus qu'aucun des nombreux essais cliniques menés ne teste

---

[1360] Ibid.

[1361] Ibid.

[1362] Ibid.

[1363] ANGUS L., « Fair price for Gilead's Covid-19 med Remdesivir ? $4,460, cost watchdog says », États-Unis, *Fierce Pharma*, 4 mai 2020.

[1364] CAMPION E., « Discovery : les experts français qui cherchent un traitement contre le Covid sont-ils sous l'influence des labos ? », France, *Marianne*, 18 mai 2020.

[1365] VERHAEGHE E., « Yazdan Yazdanpanah, qui coordonne les essais contre le coronavirus, est-il l'homme des laboratoires américains ? » France, *Atlantico*, 30 mars 2020.

[1366] CAMPION E., « Discovery : les experts français qui cherchent un traitement contre le Covid sont-ils sous l'influence des labos ? », France, *Marianne*, 18 mai 2020.

[1367] VERHAEGHE E., « Lacombe, Yazdanpanah, ces médecins du service public qui cachetonnent dans le privé », France, *Le Courrier des Stratèges*, 30 mars 2020.

vraiment le protocole de Raoult, comme nous l'avons évoqué précédemment.

Faut-il voir une corrélation entre le refus de tester l'efficacité du protocole marseillais et les liens d'intérêts des essais en question ? Pourquoi le protocole a-t-il été peu ou mal testé en France ? Ce qui est certain, c'est que la situation serait d'autant plus compliquée s'il s'avérait que les liens d'intérêts existants entre des laboratoires tels que Gilead et les coordonnateurs des essais aient pu orienter ces derniers dans le choix des molécules ou des protocoles à suivre…

Quelle est donc la valeur de la vérité scientifique, parfois ignorée au prix de graves conséquences ? Il est possible de revenir ici sur l'affaire du Mediator – médicament prescrit hors AMM qui aurait entraîné le décès de 1 000 à 2 000 personnes – et de comprendre comment un tel scandale peut avoir eu lieu en s'intéressant aux liens d'intérêts. En effet, l'importance des liens d'intérêts reliant les laboratoires aux médecins, qui s'élèvent à 245 millions d'euros en l'espace de seulement deux ans, entre 2012 et 2014[1368], permet d'expliquer en partie le scandale. En septembre 2019, l'ANSM est condamnée pour « négligences » et pour avoir eu des « liens d'intérêts avec le groupe Servier[1369] ». Le laboratoire est soupçonné d'avoir caché la dangerosité du produit, resté commercialisé pendant 33 ans… Par ailleurs, en 2011, deux anciens chercheurs du laboratoire Servier déclarent que l'action anorexigène du Mediator a été délibérément dissimulée, afin de garantir sa mise sur le marché[1370], ce genre de médicament étant connu pour avoir de graves effets secondaires[1371]. Ainsi, si les essais menant à la mise sur le marché du Mediator ont pu être manipulés, c'est aussi possible avec les études cliniques[1372]. Le problème est la facilité déconcertante avec laquelle il est possible d'influencer les résultats d'une étude pour qu'elle corresponde à l'objectif souhaité, à travers la correction des biais statistiques. Ces corrections sont liées au fait que dans chaque groupe étudié, les humains étant humains, il y a des différences, que ce soit au niveau de l'âge, du sexe, d'avancement du

---

[1368] MAGNENOU F., « Plus de 245 millions d'euros de cadeaux offerts aux médecins par les laboratoires », France, *FranceInfo*, 17 mars 2015.

[1369] THIEBAUX A., « Mediator : comprendre l'affaire en 5 points clés », France, *Le journal des femmes*, 4 décembre 2019

[1370] AFP, « Le laboratoire Servier mis en cause pour un autre médicament, le Protelos », France, *Le Monde*, 7 septembre 2011.

[1371] « Les anorexigènes amphétaminiques sont strictement interdits en France », France, *ANSM*, 14 mai 2018.

[1372] Même si la différence entre essai et étude est un peu floue, une étude peut se définir comme une analyse a posteriori des résultats d'une intervention sur l'humain et concerne des données, tandis qu'un essai porte sur une intervention appliquée à l'humain [HTAGlossary.net].

stade de la maladie… Le but est d'obtenir le même pourcentage de chaque critère dans les deux groupes, afin de pouvoir les comparer pour arriver à un résultat réel et ainsi évaluer l'impact du médicament. Pour ce faire, on réduit le nombre de personnes en les excluant pour arriver à un pourcentage similaire. Toutefois, ces corrections peuvent être utilisées dans le but d'arriver aux résultats que l'on souhaite obtenir. En jouant sur la modification ou non des biais statistiques, il est possible de montrer qu'un médicament marche ou ne marche pas dans le même temps. Il suffit de manipuler les données en testant plusieurs possibilités pour obtenir les résultats voulus, ce qui est évidemment problématique.

Dans l'idéal, il faudrait pouvoir mettre en place des essais financés par des fondations indépendantes, qui n'entretiennent pas de liens d'intérêts avec les laboratoires. De manière plus réaliste, peut-être serait-il envisageable de rendre le financement des essais plus indirect. En effet, actuellement, l'industrie qui veut commercialiser son médicament doit réaliser des essais, des études pour prouver que ce dernier n'est pas dangereux et efficace. Pour limiter les liens d'intérêts, peut-être les groupes pourraient-ils payer un impôt pour financer ces essais, qui ne dépendraient pas d'eux[1373]. Mais dans la réalité, ce n'est pas le cas et nous devons faire avec l'existence d'importants liens d'intérêts.

Enfin, le retrait des études de revues prestigieuses sème le doute : qui peut-on croire ?

Nous en avons déjà parlé dans le chapitre 6 sur l'hydroxychloroquine[1374]. Coup sur coup, deux des revues médicales mondiales les plus prestigieuses – *The Lancet* et le *New England Journal of Medicine (NEJM)* – retirent des études liées au Covid-19[1375]. Pour rappel, il ne s'agit pas ici d'essais cliniques, mais d'études quantitatives fondées sur la collecte de données auprès des hôpitaux : c'est ce que Didier Raoult appelle le « big data ». L'étude de *The Lancet* était arrivée à la conclusion que l'hydroxychloroquine, seule ou associée, augmentait la mortalité et a eu des impacts directs dans la gestion de la pandémie[1376]. Toutefois, la transparence n'est pas systématiquement au rendez-vous au niveau des raisons des rétractions : on constate que ces deux revues n'ont pas évoqué

[1373] GAUVRIT N., « les biais statistiques », France, *Podcast Science*, 28 décembre 2013.

[1374] Chapitre 6 (L'Hydroxychloroquine et le protocole de traitement Raoult).

[1375] MORIN H., « *The Lancet* annonce le retrait de son étude sur l'hydroxychloroquine », France, *Le Monde*, 4 juin 2020.

[1376] Le Monde avec AFP, « Coronavirus : l'OMS suspend temporairement les essais cliniques avec l'hydroxychloroquine », France, *Le Monde*, 25 mai 2020.

le rôle de la critique publique dans la rétraction de ces études[1377], pourtant controversées dès le départ dans l'espace public. Plus globalement, on peut s'appuyer sur les travaux de Quan-Hoang Vuong, qui a analysé environ 2 000 avis de rétractation. Il observe que plus de la moitié ne précise pas qui est à l'origine de la rétractation, et que 10 % ne donnent aucune raison[1378]. Il y aurait ainsi des progrès à faire pour les éditeurs en ce sens – qui y gagneraient – pour plus de transparence, de confiance et de crédibilité.

***
**
*

[1377] VUONG Q., « Reform retractions to make them more transparent », Royaume-Uni, *Nature*, 8 juin 2020.
[1378] Ibid.

En somme, Didier Raoult avait raison : une lecture rigide de l'EBM n'est pas adaptée en cas de crise. Il faut privilégier une approche clinicienne.

« La science ne souscrit à une loi ou une théorie qu'à l'essai, ce qui signifie que toutes les lois et les théories sont des conjectures ou des hypothèses provisoires ».

Karl Popper, *Conjectures et réfutations.*

CHOIX DES ÉTUDES ET ESSAIS

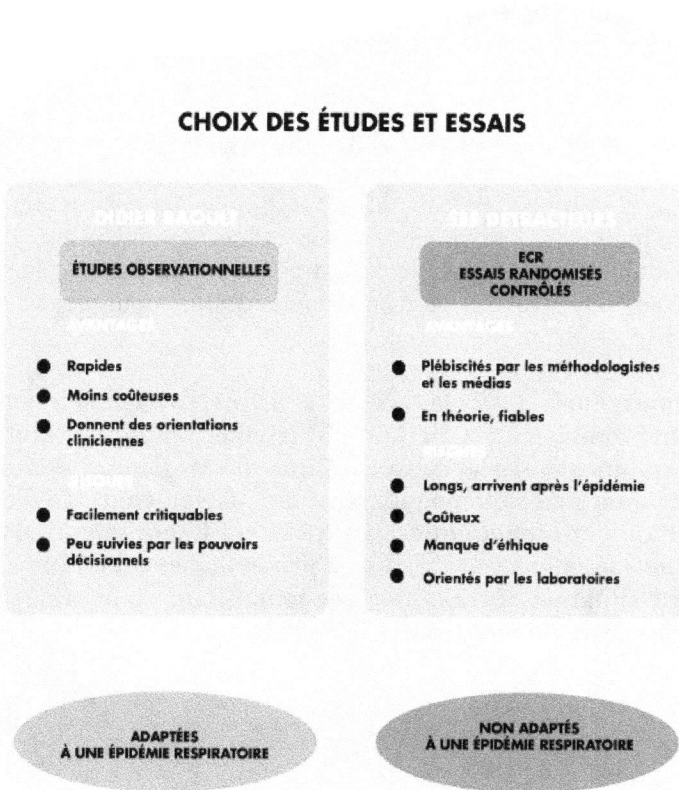

DIDIER RAOULT

ÉTUDES OBSERVATIONNELLES

AVANTAGES

- Rapides
- Moins coûteuses
- Donnent des orientations cliniciennes

RISQUES

- Facilement critiquables
- Peu suivies par les pouvoirs décisionnels

LES DÉTRACTEURS

**ECR
ESSAIS RANDOMISÉS
CONTRÔLÉS**

AVANTAGES

- Plébiscités par les méthodologistes et les médias
- En théorie, fiables

RISQUES

- Longs, arrivent après l'épidémie
- Coûteux
- Manque d'éthique
- Orientés par les laboratoires

ADAPTÉES
À UNE ÉPIDÉMIE RESPIRATOIRE

NON ADAPTÉS
À UNE ÉPIDÉMIE RESPIRATOIRE

Source : Guy Courtois

429

Didier Raoult avait raison, d'abord parce que la temporalité des essais randomisés contrôlés (ECR) n'est pas adaptée à la temporalité d'une pandémie, qui impose d'agir rapidement ; et d'autant plus parce qu'ils ne sont pas éthiques, et ce, à plusieurs niveaux : vis-à-vis de la sécurité des patients, d'abord, et aussi du fait de l'existence de liens d'intérêts qui mènent potentiellement à des biais importants, dans les essais comme dans les études.

On peut donc parler ici d'un véritable débat sans fin et absolument contreproductif des essais cliniques. D'une part du fait que le protocole marseillais n'ait jamais été testé – quand le contraire était soutenu par certains membres du gouvernement français et dans les médias – et d'autre part, parce que cette décision peut potentiellement dissimuler des connivences avec des laboratoires.

Au vu de nos analyses, les essais cliniques apparaissent comme orientés et même instrumentalisés, que ce soit par des groupes pharmaceutiques, par les politiques, voire par l'OMS. Ainsi, accumuler les retards, les erreurs, les débats inutiles, a fait perdre de vue ce qui aurait dû être l'objectif initial : TRAITER qui, rappelons-le, est la quatrième étape de la méthode Raoult. Pour toutes ces raisons, on comprend alors pourquoi la méthode Raoult n'a pas été appliquée.

Nous comprenons aussi la nécessité de privilégier une approche clinicienne, comme cela a été fait à Marseille. En effet, il faut garder en tête qu'aucune théorie scientifique n'est jamais définitive et dépend toujours de son époque, ainsi que de son contexte technique, philosophique et économique : si l'EBM est le paradigme dominant apparu dans les années 90[1379], il sera probablement remis en cause un jour. Cette situation devrait, plus que jamais, nous pousser à réfléchir sur les liens entre dogmatisme et science.

1379 EVERY-PALMER S., « Comment la médecine basée sur des preuves échoue en raison d'essais biaisés et d'une publication sélective », Royaume-Uni, *Journal of Evaluation in Clinical Practice*, 2014.

Et à reconnaître ce danger : en effet, faire croire que la médecine – à grands coups de mathématiques et de statistiques – est une science dure, exacte, est un mensonge. Aucune méthode, si parfaite soit-elle, ne peut y parvenir. Chaque être humain est différent, et le rôle du médecin est d'adapter les données scientifiques à chaque individu, en lui proposant le meilleur traitement connu à ce jour, en l'état actuel des choses[1380].

Nous pouvons finir sur ces mots du philosophe Karl Popper :

« *Je n'exige de la science aucune certitude définitive*[1381] ».

***
**
*

[1380] Cour de cassation, Civ., 20 mai 1936, Mercier.
[1381] POPPER K., « La logique de la découverte scientifique », France, *Payot et Rivages*, 2007.

AUDITION PARLEMENTAIRE
DE DIDIER RAOULT

À Paris, le 24 juin 2020.

« Je pense que c'est entièrement faux [...]. Le papier de *The Lancet* [...] rapportait le sexe, l'âge, les facteurs de risque, [et] disait qu'en Afrique, on fumait autant qu'en Asie : je vous assure que ce n'est pas vrai. [Il] disait qu'on était aussi obèse en Afrique qu'aux États-Unis et ce n'est pas vrai [...]. Donc il suffisait de lire et pas que le titre [...] pour se rendre compte que ça n'était pas vrai ».

« Ça a pris une ampleur extraordinaire [...] [qui] s'est associée à des mouvements économiques que je n'avais jamais vus [...], qui sont [...] ceux de Gilead. [...] Il s'était échangé [...] plusieurs dizaines de milliards d'actions qui ont été rythmées par les déclarations : [Le Remdesivir], ça marche, ou des déclarations, l'hydroxychloroquine marche, l'hydroxychloroquine ne marche pas ».

« Le ministère [des Solidarités et de la Santé] m'a tout de suite dit [que] celui qui [allait] gérer les essais [était] Yazdan. Et dès le début, il ne m'a parlé que du Remdesivir, avant même que la sensibilité dans le virus ne soit testée. »

« [Une] moitié dit : il faut faire des essais randomisés, l'autre moitié dit : voilà pourquoi il ne faut pas en faire. [...] Je ne suis pas isolé dans ce monde ».

« Tous les gens qui ont critiqué [les essais randomisés] n'ont publié que des essais comparatifs non randomisés, il n'y a pas un essai français randomisé comparatif, ou un essai français qui ait le degré d'isolement des stratégies thérapeutiques comme le nôtre, zéro ».

***

**

*

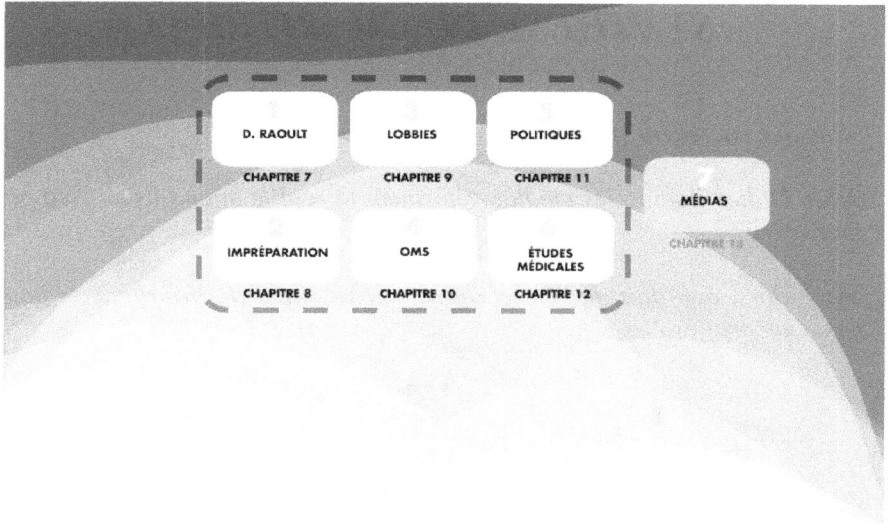

CHAPITRE 13

LA FAIBLESSE DES MÉDIAS

Le « problème des médias, c'est cette simplification extrême ». Et pour cause : les médias déforment la réalité, « d'une telle manière qu'à la fin, ce qui est rapporté n'a plus rien à voir avec la réalité observable ».

Didier Raoult

SYNTHÈSE DU CHAPITRE 13

Mais que racontent les médias ?

Selon Didier Raoult, les médias déforment la réalité quand ils ne sont pas fous.

Mais alors, que dire du rôle et du travail essentiel des journalistes pour nos démocraties ?

***
**
*

1 - PENDANT LA CRISE, LES MÉDIAS N'ONT PAS VRAIMENT JOUÉ LEUR RÔLE DE CONTRE-POUVOIR.

Pendant l'épidémie, les médias oublient parfois leur rôle de quatrième pouvoir.

Les médias font également en sorte de limiter les critiques négatives contre la gestion politique de la crise.

À défaut de laisser les critiques s'exprimer pleinement, sur la gestion politique de la crise, les journalistes s'attardent sur le personnage de Didier Raoult.

En soutenant le gouvernement français dans sa gestion de la crise, certains médias ont donc eu un manque relatif d'esprit critique, pourtant essentiel au métier de journaliste.

Mais tous les médias n'ont pas été les relais de la parole du gouvernement français, certains ont, en effet, été critiques sur la gestion de crise.

***
**
*

2 - PENDANT LA CRISE, LES MÉDIAS ONT MONTRÉ PLUSIEURS FAIBLESSES.

Les médias ont relayé de nombreuses erreurs.

Et ils décrédibilisent Didier Raoult.

Un grand nombre de médias relaient des études médicales sans recul.

Cela influence la prescription des médecins, ce qui impacterait la surmortalité.

Et les auditeurs n'y comprennent plus rien.

***
**
*

3 - LES DYSFONCTIONNEMENTS DES MÉDIAS S'EXPLIQUENT PAR DE NOMBREUSES RAISONS.

Nous proposons ici quelques possibles raisons. Nous sommes succincts et ne souhaitons pas être polémiques. Nous pensons ces raisons crédibles, mais nous convenons qu'elles mériteraient d'être approfondies. Une première série de raisons est liée à la faiblesse financière du monde médiatique.

❏ *Raison N° 1 - Faiblesse financière des médias.*

❏ *Raison N° 2 - Concentration des médias.*

❏ *Raison N° 3 - Dépendance du fonds de l'État.*

❏ *Raison N° 4 – Dépendance des sociétés publicitaires.*

❏ *Raison N° 5 - Dépendance de généreux donateurs.*

❏ *Raison N° 6 - Manque de moyens pour faire de l'investigation.*

Le fonctionnement même des médias, est l'une des raisons expliquant les problèmes survenus dans leur traitement de l'information durant la crise.

❏ *Raison N° 7 - Peu de journalistes de formation scientifique par manque de moyens.*

❏ *Raison N° 8 - Temps médiatique non aligné sur le temps scientifique.*

❏ *Raison N° 9 - Reprise des dépêches et articles AFP, sans regard critique.*

Le parti pris de certains journalistes explique l'angle qu'ils ont choisi pour aborder certains sujets.

❏ *Raison N° 10 - Idéologie personnelle des journalistes.*

❏ *Raison N° 11 - Rancœur personnelle envers Didier Raoult.*

Les limites imposées par le confinement et les mesures de distanciation physique, sont une difficulté importante qui explique la façon dont la crise a été traitée par les médias.

❏ *Raison N° 12 - Difficultés d'accès au terrain.*

Wikipédia, qui s'appuie par philosophie sur des sources secondaires, révèle aussi des faiblesses durant la crise.

❏ *Raison N° 13 - Mode de fonctionnement de Wikipédia.*

Les GAFAM semblent réaliser une censure sélective sur l'efficacité de l'hydroxychloroquine, ou encore, sur les critiques du confinement.

❏ *Raison N° 14 – Censure sélective de Facebook et Google.*

❏ *Raison N° 15 – Choix éditoriaux d'Amazon.*

À notre avis, les raisons de ces choix sont d'abord liées aux convictions personnelles des dirigeants de ces entreprises.

***
**
*

Didier Raoult avait raison de dire que les médias déforment la réalité, quand ils ne sont pas fous.

Il convient toutefois de relativiser ces critiques.

Face à ces constats, le « cinquième pouvoir » d'internet et des réseaux sociaux semble essentiel.

***
**
*

N. B. : nous avons fait un focus particulier sur les médias français, mais ces problématiques se retrouvent dans de très nombreux pays.

Mais que racontent les médias ?

Mars 2020, Gary et Wanda, deux Étasuniens de Phoenix, entendent les louanges de Donald Trump sur la chloroquine[1382, 1383, 1384]. Le hasard fait que ce produit fait aussi partie de la composition d'un désinfectant pour aquarium, dont le dosage et la pureté n'ont rien à voir avec le médicament et les doses à administrer. Ils trouvent donc la précieuse molécule chez eux, sous la forme de nettoyant pour aquarium. Optimistes quant aux possibles effets bénéfiques du phosphate de chloroquine en prévention du Covid-19, les époux n'hésitent pas à tenter leur chance. Chanceux ? Pas vraiment. Après avoir avalé une cuillère à café, ou probablement plus, de ce qu'ils pensaient être une solution pour se protéger, l'optimisme de départ devient terreur. Gary décède. Wanda, qui en avait recraché une partie, survit. Leur mésaventure fait alors le tour des médias : de *CNews*[1385], au *Huffington Post*[1386], en passant par *Le Figaro*[1387], *Le Parisien*[1388], *Le Nouvel Obs*[1389], ou encore *La Voix du Nord*[1390], etc.

Mais la médiatisation de ce drame présente deux écueils. Tout d'abord, la médiatisation elle-même. Pourquoi relayer abondamment ce fait divers, alors que la substance avalée n'avait aucun lien avec l'hydroxychloroquine préconisée par le Pr Raoult ? Cette affaire ne pourrait-elle pas porter à confusion avec le véritable traitement, sachant que beaucoup se posent des questions sur son efficacité et ses effets secondaires ? Surtout, un problème plus grave apparaît avec la diffusion de ce drame : rares sont les médias précisant que, même si le produit d'entretien a le même principe actif que le médicament, il s'agit de deux substances complètement différentes. Et pourtant, le fait est là : nombreux

---

[1382] « Un Américain est-il mort après avoir bu un nettoyant pour aquarium contenant de la chloroquine ? », Belgique, *RTBF.be*, 28 mars 2020.
[1383] FERRY E., « Coronavirus : un Américain est-il mort parce qu'il s'est auto-administré de la chloroquine ? », France, *FranceInfo*, 25 mars 2020.
[1384] « Il meurt après avoir bu du nettoyant pour aquarium, pensant suivre les conseils de Trump », Canada, *Metro*, 25 avril 2020.
[1385] « Coronavirus : un Américain meurt après avoir avalé du phosphate de chloroquine, un nettoyant pour aquarium », France, *CNEWS*, 24 mars 2020.
[1386] Rédaction avec AFP, « Coronavirus : il prend du phosphate de chloroquine après avoir entendu Trump en vanter les mérites et meurt », France, *Huffpost*, 24 mars 2020.
[1387] MICHALIK M.-L., « Un Américain meurt après avoir ingéré un produit à base de chloroquine », France, *Le Figaro*, 24 mars 2020.
[1388] Rédaction avec AFP, « Aux États-Unis, un homme meurt après avoir ingéré du phosphate de chloroquine », France, *Le Parisien*, 24 mars 2020.
[1389] Rédaction avec AFP, « Un Américain meurt après avoir ingéré un nettoyant pour aquarium à base de chloroquine », France, *L'OBS*, 24 mars 2020.
[1390] « Coronavirus : un homme meurt après avoir avalé du phosphate de chloroquine, un produit pour aquarium », France, *La Voix du Nord*, 24 mars 2020.

sont les médias qui ne le précisent pas. Pire, ces derniers opèrent une bascule entre le produit d'entretien et les questionnements actuels sur le médicament. C'est ce que fait par exemple *CNews*[1391], en intitulant son article « Coronavirus : un Américain meurt après avoir avalé du phosphate de chloroquine, un nettoyant pour aquarium ». Le journal explique ensuite dans son accroche : « Un Américain de l'Arizona est mort, lundi 23 mars, après avoir ingurgité du nettoyant pour aquarium contenant du phosphate de chloroquine, un principe actif de la chloroquine, ce médicament présenté comme le remède miracle contre le Covid-19 ». Même si *CNews* précise dans le titre qu'il s'agit d'un nettoyant pour aquarium, il bascule toutefois vers le médicament avec les mots-clés « coronavirus », « médicament », « remède » et « Covid-19 ». Bien sûr, les lecteurs peuvent comprendre que le phosphate de chloroquine avalé par Gary et Wanda n'a rien à voir avec le traitement à base de chloroquine. Mais, un média doit faire preuve de clarté pour éviter toute sorte de confusion. D'autant plus que l'article se termine avec une sous-partie intitulée « un traitement qui fait débat ». La bascule est donc totale : l'article, qui commence par un fait divers, se termine avec les débats autour de l'hydroxychloroquine comme médicament, pouvant donc laisser perplexes les lecteurs : ce fait divers et le traitement supposé contre le Covid-19 ont-ils en fait un lien ? Si l'on creuse la question : faudrait-il se méfier de l'hydroxychloroquine du protocole de traitement Raoult, étant donné qu'un homme est décédé après avoir ingurgité le même principe actif ? En plus d'être surmédiatisé, cet épisode est donc extrapolé aux débats autour du possible traitement à base d'hydroxychloroquine, sortant ainsi de son contexte et suscitant de la confusion chez les lecteurs.

À l'inverse de ce triste exemple de journalisme, la crise du Covid-19 est l'occasion, pour d'autres médias, d'enquêter et de transmettre du contenu de qualité. Sur Twitter, nombreux sont les internautes remerciant *FranceSoir* pour ses enquêtes, à l'instar de Violaine Guérin qui déclare, le 5 juin 2020 : « C'est bien, il y a des journalistes qui investiguent dans ce pays[1392] ! » Et pour cause : les investigateurs internes et externes de *FranceSoir* enquêtent et échangent entre eux à longueur de journée. Jean-François Lesgards, qui est l'un des sourceurs de ce livre, envoie aux autres membres de l'équipe les actualités de la semaine à ne pas manquer,

---

[1391] « Coronavirus : un Américain meurt après avoir avalé du phosphate de chloroquine, un nettoyant pour aquarium », France, *CNEWS*, 24 mars 2020.
[1392] GUÉRIN V., [@ViolaineGUÉRIN] « C'est bien, il y a des journalistes qui investiguent dans ce pays ! Étude Boulware du New England… dans #FranceSoir #hydroxychloroquine #alloyapluspersonneauboutdufil » [Tweet], *Twitter*, 5 juin 2020.

et n'hésite pas à donner son point de vue à propos de précédents mails. Ces nombreux échanges au sein du Collectif Citoyen sont fructueux[1393]. Il s'agit d'une véritable émulation intellectuelle de plus de cinquante personnes, permettant, in fine, de produire des enquêtes approfondies.

Selon Didier Raoult, les médias déforment la réalité quand ils ne sont pas fous.

Auditionné devant le Sénat en 2012, à la suite de l'épidémie de H1N1, Didier Raoult posait déjà la question de la crédibilité des médias en période de crise sanitaire : « Les Français aiment d'abord les personnels de soin, et ensuite les chercheurs. Ce qu'ils aiment le moins de tous, ce sont les journalistes et les hommes politiques. Quand un sujet de santé est pris en otage par les politiques pour le gérer, c'est une catastrophe. Il vaut mieux nous laisser faire ça, parce que les gens ont plus confiance en nous[1394] ».

Et le moins que l'on puisse dire, c'est que son avis sur les médias n'a pas évolué de façon favorable avec le temps. Pour le professeur Raoult, les médias sont « fous ». Le 28 avril 2020, parce qu'ils critiquent l'hydroxychloroquine, il déclare que les médias sont dans « une folie déconnectée de la réalité[1395] ». Et pour cause : le docteur Raoult affirme que « l'hydroxychloroquine, la chloroquine, sont des médicaments incroyablement utilisés ». Il ne comprend donc pas pourquoi la sphère médiatique s'acharne à décrédibiliser le médicament. Il trouve cela d'ailleurs « complètement délirant » : « Personne ne parlait d'accident cardiaque, et d'un coup, les gens découvrent que "ce produit est toxique, que c'est épouvantable" ». Ses critiques à l'encontre des médias ne s'arrêtent pas là.

[1393] « Le collectif citoyen », *FranceSoir*, s.d.

[1394] RAOULT D. Interviewé par DE FROUVILLE M. et ELKRIEF R., « Didier Raoult répond aux questions de Ruth Elkrief et Margaux de Frouville », France, *BFMTV YouTube*, 3 juin 2020.

[1395] RAOULT D., « Point sur l'épidémie : risque-t-on vraiment une deuxième vague ? », France, *IHU Méditerranée Infection YouTube*, 28 avril 2020.

Le virologue affirme que les médias déforment la réalité, « d'une telle manière qu'à la fin, ce qui est rapporté n'a plus rien à voir avec la réalité observable[1396] ». Sans doute, parce que le « problème des médias, c'est cette simplification extrême[1397] », comme il le dit le lendemain à David Pujadas, dans une interview pour *LCI*.

Il continue sa critique en mettant en avant, à plusieurs reprises, l'incompétence des journalistes dans le traitement des informations scientifiques. Selon lui, pour « l'analyse politique », « il y a de très bons journalistes politiques », mais, pour « l'analyse scientifique », les journalistes n'ont « pas l'usage des outils » qui leur permettent de savoir qui « joue en première division ». En d'autres termes, ils sont incapables de distinguer les bons des moins bons scientifiques. C'est, d'ailleurs, ce qu'il continue d'affirmer face à Ruth Elkrief et Margaux de Frouville : « Je trouve que la capacité à analyser la place des uns et des autres en science, dans ce pays, est mauvaise. Donc, je pense que vous êtes plus compétents pour regarder les joueurs de foot. Si on vous demande qui sont les meilleurs joueurs de foot, je pense que tout le monde le sait, si on vous demande qui sont les dix meilleurs chercheurs français, les gens ne savent pas[1398] ».

Enfin, Didier Raoult laisse penser que la qualité des informations véhiculées par les médias est de mauvaise, car les journalistes n'ont « pas d'information directe », celle-ci est « médiée[1399] ». Voilà donc pourquoi il a eu l'idée de se lancer dans une chaîne YouTube. Il a « pensé qu'il n'était pas normal que les gens n'aient pas accès à la connaissance, [qu'il] croit actuelle ». Mais surtout, cet homme qui ne regarde pas la télévision, qui n'écoute pas non plus la radio et ne lit que rarement les journaux, souhaitait partager la connaissance directement au grand public parce que, contrairement aux médias, son « opinion n'est pas modulée » par ce que disent les autres : il est « le médiateur » de son information.

Ainsi, Didier Raoult est un fervent critique du travail journalistique et commence à se faire un nom en la matière. Ce dernier semble en être conscient puisque, sur un ton mêlé de malice et d'ironie, il termine l'interview avec Ruth Elkrief et Margaux de Frouville par un « vous

[1396] RAOULT D., « 4000 patients traités VS Big Data : qui croire ? », France, *IHU Méditerranée Infection YouTube*, 25 mai 2020.
[1397] « Revivez l'interview du Pr Didier Raoult invité exceptionnel de David Pujadas », France, *LCI*, 27 mai 2020.
[1398] RAOULT D. Interviewé par DE FROUVILLE M. et ELKRIEF R., « Didier Raoult répond aux questions de Ruth Elkrief et Margaux de Frouville », France, *BFMTV YouTube*, 3 juin 2020.
[1399] Ibid.

voyez, la bête n'était pas si terrible. Elle n'est pas facile à manipuler non plus ».

Mais alors, que dire du rôle et du travail essentiel des journalistes pour nos démocraties ?

Malgré les arguments du professeur, il est difficile de penser que les médias sont complètement fous, déconnectés de la réalité ou encore incompétents. Comment Didier Raoult peut-il douter à ce point des médias, alors que ces derniers font un travail important et nécessaire au bon fonctionnement de nos démocraties ? Entre l'information en continu, nous permettant de ne pas manquer une miette de l'actualité, les rubriques de *fact checking* qui traquent les *fake news*[1400], la multiplicité des médias qui assure une diversité de couleurs politiques et d'idées dans le paysage médiatique, les nombreux scandales dénoncés par les journalistes, et les risques qu'ils prennent parfois pour nous maintenir informés… Comment cet homme de science peut-il autant décrédibiliser une profession intrinsèquement liée à l'existence de citoyens éclairés sur la marche du monde ?

Et, n'oublions pas que si le rôle des journalistes est essentiel en temps de paix, il devient capital en période de crise. Le trouble que nous vivons actuellement avec la pandémie de Covid-19 en est le témoin. Rares sont ceux pouvant prétendre avoir été déconnectés des médias durant la guerre contre le coronavirus. Qui n'a pas suivi quotidiennement – du moins au début – le nombre de contaminés et de décès sur les chaînes d'information en continu ? Qui n'a pas scruté les informations pour savoir quand prendrait fin le confinement, en espérant au plus vite un retour à la normale ? Les audiences records en mars 2020 sur les chaînes de télévision françaises, avec une moyenne de « 4 h 29 d'écran par jour et par Français[1401] », en sont la preuve. Les Français font confiance à la qualité de l'information relayée par les médias, confiance exacerbée en temps de crise.

D'ailleurs, comment douter de la fiabilité des contenus journalistiques lorsque les médias parlent presque tous d'une même voix ? Ainsi, lorsque, pendant le confinement, ils affirment tous qu'il faut rester à la maison,

---

[1400] *Fake news* = fausse nouvelle.
[1401] « Confinement : la télévision enregistre des audiences records en mars, avec 4 h 29 d'écran par jour et par Français », France, *FranceInfo*, 30 mars 2020.

il semble compliqué d'affirmer que les journalistes racontent n'importe quoi.

***

**

*

1 - PENDANT LA CRISE, LES MÉDIAS N'ONT PAS VRAIMENT JOUÉ LEUR RÔLE DE CONTREPOUVOIR.

Pendant l'épidémie, les médias oublient parfois leur rôle de quatrième pouvoir.

Malgré tout, si on regarde attentivement le traitement médiatique qui est fait durant la pandémie, il faut bien avouer que Didier Raoult n'a peut-être pas complètement tort de penser que les médias ne sont pas toujours compétents. Et si l'on creuse davantage : les médias jouent un rôle important dans la défiance générale à l'égard du traitement Raoult.

Pour en expliquer les raisons, revenons tout d'abord à la date du 16 mars 2020. À 20 h, le président de la République française annonce, lors de son allocution télévisée aux Français, la mise en place d'un confinement. Celui-ci entre en vigueur dès le lendemain dans tout le pays. Pour souligner la gravité de la situation, Emmanuel Macron emploie des termes forts, et répète à plusieurs reprises que « nous sommes en guerre ». Face à ce constat, il appelle « Tous les acteurs politiques, économiques, sociaux, associatifs, tous les Français à s'inscrire dans cette union nationale qui a permis à notre pays de surmonter tant de crises par le passé[1402] ». Le but de la manœuvre ne consiste pas à faire taire les critiques émises par l'opposition, et d'empêcher le débat démocratique. Emmanuel Macron veut « faire bloc[1403] » contre le virus, et donc restreindre les critiques qui pourraient être contre productives dans la poursuite de cet objectif. Comme l'explique l'historien Jean Garrigues, « l'idée est d'amener l'opposition à limiter ses critiques, afin d'offrir à l'exécutif un surcroît de légitimité lui permettant, ensuite, d'exiger de la population un certain nombre de sacrifices[1404] ». Toutefois, l'opposition est loin d'être unie derrière cette idée. Modération des critiques, oui, mais certainement pas d'union nationale. Lydia Guirous, porte-parole du groupe politique Les Républicains, exprime ainsi que l'union nationale est une « nième

---

[1402] BOËTON M., « L'union nationale, jusqu'où ? », France, *La Croix*, 16 avril 2020.
[1403] REVIENS C., « Covid-19 : unité nationale où es-tu ? », France, *Atlantico*, 31 mars 2020.
[1404] BOËTON M., « L'union nationale, jusqu'où ? », France, *La Croix*, 16 avril 2020.

ineptie et soumission à l'émotion médiatique collective, mélange de mièvrerie et d'entre-soi contreproductif[1405] ». Pour donner un autre exemple, Marine Le Pen, du Rassemblement National, affirme que la stratégie du président de la République a pour but de « participer aux mensonges du gouvernement et couvrir ses incompétences[1406] ». La classe politique française est donc loin d'être solidaire de la volonté d'union nationale d'Emmanuel Macron. Mais, il n'en va pas de même pour plusieurs médias français qui, eux, sont au garde-à-vous. Comme nous allons le démontrer, ces derniers font de l'union nationale leur cheval de bataille, afin de soutenir le gouvernement dans sa gestion de la crise… jusqu'à perdre de vue leur rôle de contrepouvoir, passer sous silence les voix dissidentes et décrédibiliser Didier Raoult.

Une première preuve et conséquence de la filiation des médias au gouvernement français, dans le cadre de la lutte contre le Covid-19, est leur traitement du discours des autorités politiques et sanitaires. En effet, dans cette crise, les journalistes se font souvent les relais de la parole du gouvernement français sans la remettre en question. Cela commence immédiatement après l'allocution d'Emmanuel Macron, le 16 mars 2020, lorsqu'il fait appel à « l'union nationale ». Ainsi, le 16 mars, Bruno Jeudy, éditorialiste politique à BFMTV et rédacteur en chef à *Paris Match*, soutient la stratégie du président de la République en mettant en avant qu'il s'est « positionné en père de famille, [...] en première ligne de cette guerre sanitaire[1407, 1408] ». Dix jours plus tard, Jean-Michel Aphatie, éditorialiste dans la matinale de *LCI*, se fait également le relais de la communication officielle du gouvernement français, en affirmant que « tout le monde doit être derrière les pouvoirs publics aujourd'hui dans cette crise[1409, 1410] ». Sans déclarer qu'il se positionne en faveur de la stratégie d'union nationale, Alain Duhamel, éditorialiste à BFMTV, préfère, lui, la mettre en pratique le 31 mars 2020 en paraphrasant une intervention d'Emmanuel Macron. Alors que le président de la République déclare que « quand on mène une bataille, on doit être uni pour la gagner. Et je pense que toutes celles et ceux qui cherchent déjà à

[1405] REVIENS C., « Covid-19 : unité nationale où es-tu ? », France, *Atlantico*, 31 mars 2020.

[1406] Ibid.

[1407] JEUDY B., « Édition spéciale : Les annonces d'Emmanuel Macron et Christophe Castaner sur les mesures de confinement », France, *BFMTV*, 16 mars 2020.

[1408] LEMAIRE F., « Covid 19 : les éditocrates serrent les rangs derrière Macron », France, *Acrimed*, 7 avril 2020.

[1409] APATHIE J.-M., « L'édito Aphatie : Emmanuel Macron (...) était au front hier », France, *LCI*, 26 mars 2020.

[1410] LEMAIRE F., « Covid 19 : les éditocrates serrent les rangs derrière Macron », France, *Acrimed*, 7 avril 2020.

faire des procès alors que nous n'avons pas gagné la guerre sont irresponsables[1411] », Alain Duhamel affirme, le même jour, que « ce n'est pas quand on est dans la bataille, une bataille qui est difficile pour tout le monde et pour laquelle tellement de gens se donnent tellement de mal, ce n'est pas le moment de vouloir commencer des procès […] On n'a pas besoin de discorde en ce moment, on a besoin d'unité[1412,1413] ». Voilà donc un parfait exemple de reprise de la communication officielle. Pour finir, n'oublions pas l'allocution télévisée du 13 avril 2020, du président de la République, qui a suscité de nombreux commentaires chez les journalistes et éditorialistes. Ces derniers font preuve d'une belle démonstration de soutien au gouvernement français. Emmanuel Macron a le droit à une flopée d'éloges. Ruth Elkrief (journaliste à BFMTV) applaudit « une allocution très carrée, très précise »[1414,1415], Anna Cabana (éditorialiste au *Journal du dimanche*) affirme que « l'espoir renaît »[1416,1417] et que son discours « nous parle de jours heureux à venir », Bruno Jeudy parle quant à lui de « meilleure prestation »[1418] d'Emmanuel Macron... Même son de cloche pour la presse écrite qui ne tarit pas d'éloges. L'éditorial du journal *Le Monde*, soutient ainsi que le Président français est « modeste » et « humain »[1419,1420] puisqu'il a non seulement « reconnu son impuissance à prévoir la fin de l'épidémie », mais aussi, car il « a marqué sa compassion et sa reconnaissance envers les Français ». Un dernier exemple, parmi de nombreux autres : « Emmanuel Macron est passé du lyrique au pragmatique. Les Français avaient des questions. Il leur a donné des réponses », avance l'éditorial du

---

[1411] MACRON E., « Coronavirus : le discours de Macron à l'usine de masques de Kolmi-Hopen », France, *LeHuffPost*, 31 mars 2020.

[1412] DUHAMEL A., [@AlainDuhamel] « Ceux qui ne respectent pas le besoin d'unité font de la politique politicienne. Ce sont des cyniques qui essayent de profiter des circonstances pour améliorer leur image. » [Twitter], *Twitter*, 31 mars 2020.

[1413] LEMAIRE F., « Covid 19 : les éditocrates serrent les rangs derrière Macron », France, *Acrimed*, 7 avril 2020.

[1414] GONTIER S., [@SamGontier] « Ruth Elkrief résume l'intervention d'Emmanuel Macron : Une date, un ton, l'humilité, l'empathie. Une allocution très carrée, très précise. Assez merveilleuse. » [Tweet], *Twitter*, 13 avril 2020.

[1415] LEMAIRE F., « Quand la presse applaudit Macron… et tait les critiques », France, *Acrimed*, 27 avril 2020.

[1416] QUOIDENEWS., [@Quoi2news] « BFM en extase après le discours d'Emmanuel Macron ! #deuxièmeVague #confinementjour29 » [Tweet], *Twitter*, 14 avril 2020.

[1417] LEMAIRE F., « Quand la presse applaudit Macron… et tait les critiques », France, *Acrimed*, 27 avril 2020.

[1418] Ibid.

[1419] « Coronavirus : l'espoir et l'humilité », France, *Le Monde*, 14 avril 2020.

[1420] LEMAIRE F., « Quand la presse applaudit Macron… et tait les critiques », France, *Acrimed*, 27 avril 2020.

Parisien[1421, 1422]. Autant d'exemples témoignant de la complaisance de nombreux médias vis-à-vis du gouvernement français. Au lieu de remplir leur mission de quatrième pouvoir, ils préfèrent, dans le cadre de la crise sanitaire, être les porte-parole de la voix du gouvernement, respectant ainsi l'union nationale demandée par Emmanuel Macron.

Les médias font également en sorte de limiter les critiques négatives contre la gestion politique de la crise.

Juliette Richard, infirmière aux urgences de l'hôpital Robert-Debré à Paris, en fait les frais. Le 16 mars, après l'allocution d'Emmanuel Macron, elle est invitée sur le plateau de l'émission « Vous avez la parole », présentée par Léa Salamé et Thomas Sotto. Alors qu'elle dénonce les conditions de travail des soignants liées au manque de moyens, les deux journalistes la coupent en la contredisant avec les arguments avancés par le président de la République lors de son allocution. Ainsi, lorsque Juliette Richard dénonce le manque de masques, Léa Salamé l'arrête en lui affirmant qu'Emmanuel Macron « a promis pour les masques » et qu'ils « seront livrés »[1423, 1424]. Mais l'infirmière refuse de se laisser démonter. Pour elle, il est « trop tard[1425] ». Michel Cymes, invité sur le plateau, intervient alors afin de lui faire comprendre que « la priorité, c'est de sauver des vies » et qu'il faut donc mettre les critiques « de côté un petit peu aujourd'hui[1426] ».

Mais, les médias vont plus loin qu'une simple mise sous silence des opposants de la gestion gouvernementale de la crise. Certains remettent carrément en cause les critiques, sans forcément avoir effectué un travail approfondi au préalable pour le faire. Le 27 mars, un chroniqueur sur BFMTV, prend ainsi la défense d'Édouard Philippe, d'Agnès Buzyn ancienne ministre de la Santé et des Solidarités et d'Olivier Véran, son successeur. À cause de leur gestion de l'épidémie, les trois ministres doivent faire face à des plaintes déposées devant la Cour de justice. Le chroniqueur démonte les critiques : « Honnêtement, à l'heure où nous

---

[1421] SCHUCK N. et THÉVENIAUD P., « Emmanuel Macron : L'espoir renaît » face au coronavirus, mais rien n'est acquis », France, *Le Parisien*, 14 avril 2020.
[1422] LEMAIRE F., « Quand la presse applaudit Macron… et tait les critiques », France, *Acrimed*, 27 avril 2020.
[1423] RICHARD J. Interviewée par SALAME L. et SOTTO T., « Vous avez la parole. La France face à l'épidémie », France, *FranceInfo*, 16 mars 2020.
[1424] PERRENOT P., « Docteur Cymès et mister Michel, experts médiatiques en coronavirus », France, *Acrimed*, 25 mars 2020.
[1425] Ibid.
[1426] Ibid.

parlons, il n'y a aucune raison de penser [qu'ils] puissent être soupçonnés d'homicide involontaire ou de mise en danger d'autrui, puisque c'est l'objet de ces plaintes[1427, 1428]. » En remontant le temps, nous constatons qu'un animateur de télévision va encore plus loin. Il remet en cause les revendications du personnel de santé dans l'émission « L'info du vrai », sur *Canal+* : « Je vais choquer tout le monde en disant ça, mais la pleurniche permanente hospitalière fait qu'on est en permanence au chevet de notre hôpital[1429, 1430]. » Des propos fort sympathiques pour celles et ceux qui risquent leur vie pour sauver celle des autres.

Ces divers exemples nous prouvent donc bien à quel point de nombreux journalistes français semblent solidaires du gouvernement, afin de l'aider à lutter contre la pandémie. Nous ne les blâmons pas. Nous voulons juste expliquer ce qu'il s'est passé.

À défaut de laisser les critiques s'exprimer pleinement sur la gestion politique de la crise, les journalistes s'attardent sur le personnage de Didier Raoult.

Néanmoins, si les médias français choisissent de ne pas toujours attirer le regard du grand public vers les problèmes que pose la gestion de la crise, ils n'hésitent pas à tourner l'attention des Françaises et Français, pour ne pas dire du monde entier, vers Didier Raoult. Un personnage charismatique dont la reconnaissance professionnelle n'a d'égale que ce que ses détracteurs qualifient d'arrogance. Son côté antisystème avec sa bague tête de mort, ses longs cheveux, sa longue barbe et son ego ont en effet réussi à faire le buzz. À tel point que « sur la semaine du 23 au 29 mars, BFMTV n'a pas hésité à prononcer les mots "chloroquine" jusqu'à 35 fois par heure, et "Didier Raoult" jusqu'à 15 fois par heure[1431] ». Une étude de l'INA montre que le nombre de fois où les mots « chloroquine » et « Raoult » ont été prononcés par jour, entre le 15 mars et le 29 mars

---

[1427] BARBIER C., « L'édito de Christophe Barbier : Virus, l'exécutif visé par plusieurs plaintes », France, *BFMTV*, 27 mars 2020.

[1428] LEMAIRE F., « Covid 19 : les éditocrates serrent les rangs derrière Macron », France, *Acrimed*, 7 avril 2020.

[1429] BALANCETONMEDIA., [@BalanceTonMedia] Yves Calvi (Canal+) le 12/03/20 « J'vais choquer tout le monde en disant ça mais la PLEURNICHE permanente hospitalière fait qu'on est en permanence au chevet de notre hôpital » Applaudit-il les soignants à 20 h ? Merci @MamzelleAdhoc Faites tourner ! #onnoublierapas » [Tweet], *Twitter*, 4 avril 2020.

[1430] LEMAIRE F., « Covid 19 : les éditocrates serrent les rangs derrière Macron », France, *Acrimed*, 7 avril 2020.

[1431] BAYET A. et HERVÉ N., « ÉTUDE INA. Comment Didier Raoult et la chloroquine ont surgi dans le traitement médiatique du coronavirus », France, *La revue des médias*, 31 mars 2020.

2020, sur les chaînes françaises d'information en continu[1432] sont saisissants, notamment entre le 22 mars et le 29 mars 2020. Le 23 mars, par exemple, que ce soit sur BFMTV, CNews, FranceInfo, ou encore LCI, Didier Raoult est mentionné environ une cinquantaine de fois.

Toutefois, le 3 juin 2020, le principal intéressé avouera, lors de son entretien avec Ruth Elkrief et Margaux de Frouville : « la notoriété que j'ai acquise à cette occasion me pèse plus qu'elle ne m'intéresse[1433] ». Mais le mal est fait. Didier Raoult est tellement médiatisé que deux camps se sont formés : les pro-Raoult contre les anti-Raoult. Non seulement au sein de l'opinion publique, mais également au sein des médias français eux-mêmes. Lors de son passage sur CNews le 29 mai 2020, Laurent Joffrin se place dans cette dichotomie. Ses propos témoignent du trop fort attachement dont font preuve les journalistes à mettre en avant la figure du professeur, au détriment des réels problèmes. Alors que Philippe Parola, de l'IHU de Marseille, est invité afin de présenter ses doutes quant à l'étude de Mandeep Mehra publiée dans *The Lancet*, le journaliste de *Libération* en profite pour s'attarder sur le personnage de Didier Raoult, sortant ainsi du débat initial autour de l'étude controversée. Laurent Joffrin déclare que « si on écoute les gens de chez Raoult, toutes les autorités mondiales pratiquement, c'est une bande de farceurs et d'escrocs, et tous les autres médecins n'y connaissent rien ». Laurent Joffrin conclut ensuite que « si vous êtes contre Raoult, vous êtes pour l'establishment. Si vous êtes contre Raoult, vous êtes un rebelle du peuple. C'est comme ça que ça a été présenté[1434] ». Effectivement, c'est bien comme ça que Didier Raoult est présenté par la sphère médiatique. Mais, par ses propos, Laurent Joffrin alimente également le côté antisystème qui colle à l'image de Didier Raoult depuis le début de sa médiatisation par les grands médias. Surtout, le journaliste s'éloigne du réel problème, qui n'est autre que la remise en question de l'étude de *The Lancet* par Philippe Parola. Ce qui est d'autant plus problématique que les doutes du médecin se révéleront exacts quelques jours plus tard, lorsque la revue *The Lancet* remettra elle-même en question l'étude critiquant l'hydroxychloroquine[1435]. Philippe Parola répond alors Laurent Joffrin : « Je ne vais pas réagir à des propos diffamatoires sur les propos qu'aurait tenus Didier. Notamment, sa façon d'insulter les gens. Je suis

---

[1432] Ibid.

[1433] RAOULT D. Interviewé par DE FROUVILLE M. et ELKRIEF R., « Didier Raoult répond aux questions de Ruth Elkrief et Margaux de Frouville », France, *BFMTV YouTube*, 3 juin 2020.

[1434] PAROLA P. Interviewé par PRAUD P., « L'Heure des Pros du 29/05/2020 », France, *CNEWS*, 29 mai 2020.

[1435] MORIN H., « *The Lancet* » annonce le retrait de son étude sur l'hydroxychloroquine », France, *Le Monde*, 4 juin 2020.

désolé M. Joffrin, mais je ne vais pas vous répondre. Ce n'est pas de mon niveau, notamment dans cette émission. Si je suis venu, c'est pour vous parler de la presse scientifique qui est devenue une presse d'opinion. Il y a des raisons, ça peut vous intéresser parce que je pense que vous restez journaliste[1436] ».

Par conséquent, nous pouvons constater deux choses. Tout d'abord, qu'à défaut de soulever ce qui aurait pu mettre à mal le gouvernement, plusieurs médias français se sont penchés sur des sujets anecdotiques, et ont ainsi créé une Raoult mania. Mais surtout, la surmédiatisation de « la bête[1437] » a fini par créer deux camps opposés, décrédibilisant ainsi le professeur et, *in fine*, son protocole de traitement. Enfin, précisons le fait que les médias français ne sont pas les seuls à prendre parti pour le gouvernement durant la crise. Selon *The New York Times*, les médias en Inde, déjà à la solde du régime autoritaire, le sont encore plus en cette période de crise : « juste avant d'annoncer le plus grand verrouillage du monde contre le coronavirus, sur 1,3 milliard de personnes, M. Modi[1438] a rencontré les principaux dirigeants de l'actualité et les a exhortés à publier des « histoires inspirantes et positives »[1439, 1440] sur les efforts du gouvernement.

En soutenant le gouvernement français dans sa gestion de la crise, certains médias ont donc un manque relatif d'esprit critique, pourtant essentiel au métier de journaliste.

Durant la crise, de grands médias français, relaient donc la communication officielle et mettent en sourdine les voix contestataires. À défaut de relayer de véritables problèmes tels que la gestion de la crise par le gouvernement, ou encore, de s'intéresser de façon objective au protocole de traitement Raoult, les journalistes ont bien trop souvent préféré médiatiser le professeur, créant ainsi plus de débats autour du personnage qu'autour des véritables enjeux du moment.

Même en temps de crise, de grands médias français auraient dû continuer à assurer leur rôle de quatrième pouvoir, et ne pas se faire les

---

[1436] PAROLA P. Interviewé par PRAUD P., « L'Heure des Pros du 29/05/2020 », France, *CNEWS*, 29 mai 2020.
[1437] RAOULT D. Interviewé par DE FROUVILLE M. et ELKRIEF R., « Didier Raoult répond aux questions de Ruth Elkrief et Margaux de Frouville », France, *BFMTV YouTube*, 3 juin 2020.
[1438] Narendra Modi est le Premier ministre indien.
[1439] GOEL V. et GETTLEMAN J., « Under Modi, India's Press Is Not So Free Anymore », États-Unis, *The New York Times*, 2 avril 2020.
[1440] SAGAR, « Speaking Positivity to Power », Inde, *The Caravan*, 31 mars 2020.

communicants de l'information officielle. Comme le dit Mathias Reymond, co-animateur d'Acrimed, « Et si les médias se donnaient les moyens d'informer plutôt que de diffuser[1441] ? » La mission des journalistes, consistant à informer les populations de façon critique afin d'amener à la réflexion, ne va de pair ni avec une complaisance vis-à-vis des autorités politiques, ni avec des informations secondaires détournant l'attention du grand public des réels problèmes. L'esprit critique dont devraient faire preuve tous les journalistes, est non seulement l'un des dix devoirs mentionnés dans la charte de Munich[1442] qui incombe à leur profession, mais aussi, il s'agit d'une garantie de leur liberté d'informer. Si certains approuvent uniquement les décisions et déclarations du gouvernement sans les remettre en question, si certains s'attardent sur des sujets de seconde importance au détriment de ce qui compte vraiment, par effet de mimétisme ou encore pour l'audience, pouvons-nous réellement penser que ces médias français sont libres ?

Bien sûr, il convient de relativiser nos propos. En cette période inédite, il va de soi que de très nombreux médias essayent de faire au mieux en relayant les consignes des autorités sanitaires afin de lutter contre le virus, mais aussi, en dénonçant ce qui mérite de l'être.

Mais tous les médias n'ont pas été les relais de la parole du gouvernement français, certains ont en effet été critiques sur la gestion de crise.

La crise est l'occasion, pour certains d'entre eux, de réaliser des enquêtes approfondies, évitant ainsi l'écueil de la simple communication de la parole officielle.
Ainsi, *Mediapart* révèle, dans un article publié le 2 avril 2020, comment l'État a caché aux Français la pénurie de masques et sa gestion chaotique en la matière, alors que ces derniers sont essentiels pour la protection des soignants et médecins en première ligne[1443]. *FranceSoir* effectue également un important travail d'investigation, en expliquant pourquoi la France a pris du retard, afin d'évaluer si la chloroquine associée à l'azithromycine du traitement Raoult était efficace ou pas[1444]. Ce journal a également été l'un des premiers médias à pointer du doigt les

---

[1441] ROME S., « Table ronde. En cette période de crise sanitaire, les médias jouent-ils leur rôle ? », France, *L'Humanité*, 17 avril 2020.

[1442] « Déclaration des devoirs et des droits des journalistes », Munich, 1971.

[1443] PHILIPPIN Y., ROUGET A. et TURCHI M., « Masques : les preuves d'un mensonge d'État », France, *Mediapart*, 2 avril 2020.

[1444] COURTOIS G. et AZALBERT X., « Enquête : Comprendre les deux mois de retard pour l'application du traitement à la Chloroquine de Didier Raoult », *FranceSoir*, 14 avril 2020.

incohérences de l'étude de Mandeep Mehra publiée dans *The Lancet* le 22 mai 2020[1445, 1446, 1447, 1448].

Le magazine *Le Point* a également fait un beau travail sur la question des tests et des retards gouvernementaux français sur ces sujets[1449]. Il a, par ailleurs, nous semble-t-il, toujours conservé un recul suffisant et un regard critique tout au long de cette crise.

De très nombreux médias vont aussi chacun poster des articles fouillés et de grande qualité, que ce soient *Le Monde*, *Les Échos*, *L'Express* ou encore les chaînes de télévision. En conclusion, nous pouvons dire que l'on trouve de tout et que le traitement est souvent inégal. Nous ne pouvons donc pas affirmer que tous les médias français suivent l'union nationale demandée par Emmanuel Macron ou qu'ils décrédibilisent tous le Pr Raoult.

***

**

*

2 - PENDANT LA CRISE, LES MÉDIAS ONT MONTRÉ PLUSIEURS FAIBLESSES.

Les médias ont relayé de nombreuses erreurs.

Mais, la faiblesse des médias durant la crise va beaucoup plus loin que le simple fait de s'abonner à l'union nationale. Ces derniers, depuis le début de l'épidémie, relaient de nombreuses inepties. Certains journalistes comparent le Covid-19 à la grippe en début de crise, et rassurent donc trop les Français sur les dangers du virus[1450, 1451, 1452, 1453] ; d'autres

---

[1445] « LancetGate : Surgisphere la société qui a fourni les données à l'étude est-elle sérieuse ? », France, *FranceSoir*, 26 mai 2020.

[1446] « LancetGate : avertissement et émission de réserves sur l'étude contre l'hydroxychloroquine », France, *FranceSoir*, 3 juin 2020.

[1447] AZALBERT X., « Qu'on se le dise : à France Soir, nous donnons à voir, à savoir. », France, *FranceSoir*, 4 juin 2020.

[1448] AZALBERT X. et GYSSLER E., « De coïncidences en coïncidences, la Boston connexion au service du Remdesivir », France, *FranceSoir*, 4 juin 2020.

[1449] WOESSNER G., « Tests : les trois erreurs du gouvernement », France, *Le Point*, 16 mai 2020.

[1450] DEWILDER M., « Coronavirus : Michel Cymes assure qu'il n'y a "absolument aucune raison de s'inquiéter" », France, *Europe1*, 10 mars 2020.

[1451] CRISTALLI C., « Michel Cymes sur le coronavirus : Si on fait des dépêches à chaque fois qu'un mec a la grippe... C'est dingue ! », France, *Télé-Loisirs*, 11 mars 2020.

[1452] PERRENOT P., « Docteur Cymès et mister Michel, experts médiatiques en coronavirus », France, *Acrimed*, 25 mars 2020.

[1453] « Coronavirus : un Cymès matin, midi et soir », France, *Arrêt sur images*, 15 mars 2020.

affirment qu'il faut maintenir les élections municipales et reviennent sur leur propos par la suite…[1454, 1455, 1456, 1457]

Et ils décrédibilisent Didier Raoult.

Les journalistes s'en prennent également au protocole de traitement Didier Raoult, dès le départ, lorsqu'il met en ligne sa vidéo « Fin de partie » le 25 février 2020[1458]. En effet, les critiques à l'encontre du protocole Raoult commencent lorsque les décodeurs du journal *Le Monde* décident de classer les propos du virologue comme étant « partiellement faux[1459] » le lendemain de ladite vidéo, conduisant ensuite Facebook à catégoriser la vidéo « d'information partiellement fausse », et à la considérer comme une « infox » par le ministère de la Santé [1460, 1461, 1462]. Ce sur quoi ils reviendront par la suite.

L'affaire suscite l'étonnement du professeur le 16 mars 2020[1463] : « Sur Facebook, où ça avait été rapporté, il y a marqué *"fake news"*, c'était quelqu'un du *Monde* qui avait décidé que ce que je disais, en rapportant ce qu'avaient publié les Chinois, n'était pas vrai. Il y a même eu *"fake news"* pendant 36 heures sur le ministère de la Santé ! […] Du coup, ça a donné une publicité considérable et ça a été vu 450 000 fois. J'espère qu'ils vont encore dire des horreurs, parce que ça mobilise les gens[1464] ». Le même jour, dans une interview pour *Marianne*, il affirme que le site du ministère des Solidarités et de la Santé, après avoir « vite retiré » la mention *fake news* de sa vidéo, lui demandait, « deux semaines après

---

[1454] APATHIE J.-M., « L'édito Aphatie : "Annuler des élections serait un signal très négatif" », France, *LCI*, 6 mars 2020.

[1455] LEMAIRE F. et PÉRÈS J., « Crise du coronavirus : Aphatie en roue libre », France, *Acrimed*, 20 mars 2020.

[1456] APATHIE J.-M., « L'édito Aphatie : La vie politique française va être mise sous cloche, c'est une évidence », France, *LCI*, 16 mars 2020.

[1457] LEMAIRE F. et PÉRÈS J., « Crise du coronavirus : Aphatie en roue libre », France, *Acrimed*, 20 mars 2020.

[1458] RAOULT D., « Vers une sortie de crise ? », France, *IHU Méditerranée Infection YouTube*, 25 février 2020.

[1459] « Les décodeurs du journal Le Monde qui accusait le Pr Didier Raoult de fake news au sujet des effets de la chloroquine publie maintenant un article lui donnant raison ! », France, *L'Échelle de Jacob*, 21 mars 2020.

[1460] Ibid.

[1461] « De fake news à médicament officiellement candidat contre le Coronavirus, le Pr Raoult menacé de mort », France, *Eteignez Votre Ordinateur*, s.d.

[1462] « La chloroquine pourrait bien être un traitement efficace contre le coronavirus, confirme le gouvernement », France, *Eteignez Votre Ordinateur*, s.d.

[1463] RAOULT D., « Coronavirus : diagnostiquons et traitons ! Premiers résultats pour la chloroquine », France, *IHU Méditerranée Infection YouTube*, 16 mars 2020, à partir de la 11e minute.

[1464] Ibid.

[…], de rentrer dans le Conseil scientifique dédié au coronavirus... [1465] ». Finalement, Didier Raoult change l'intitulé de sa vidéo par « Vers une sortie de crise », poussant les décodeurs du *Monde* à revenir sur leurs propos et à retirer leur signalement[1466]. Néanmoins, ils ne présentent pas d'excuses et se contentent ensuite d'écrire un article plus modéré sur le protocole de traitement Raoult, en le qualifiant de « piste pour lutter contre l'épidémie[1467] ». Mais, pour avoir signalé la vidéo du professeur comme étant « partiellement fausse », les décodeurs du *Monde* sont ensuite accusés par les internautes de répandre des *fake news*, et se défendent sur Twitter : « Nous avions estimé que sa vidéo avait un titre trompeur ; celui-ci était "Coronavirus : fin de partie !"[1468] » Les Décodeurs ne sont d'ailleurs pas les seuls à décrédibiliser le protocole Raoult. Un article du Point affirme que la chloroquine est un « médicament dangereux » et sonne « l'alarme[1469] ». Ou encore, sur Europe 1, Martin Hirsch, qui n'est pas journaliste, mais directeur général de l'Assistance publique - Hôpitaux de Paris, homme brillant et fort humain, déclare étonnamment que « la chloroquine n'a jamais marché chez un être vivant[1470] ». Autant de déclarations répandant des informations erronées sur le protocole Raoult, prouvant que ces dernières jouent un rôle important dans la prise de distance du gouvernement français vis-à-vis de ce traitement controversé.

Un grand nombre de médias relaient des études médicales sans recul.

Pour finir, il convient de mentionner l'affaire de *The Lancet*, que nous avons déjà évoquée dans les chapitres sur l'hydroxychloroquine et sur le lobbying, démontrant que les médias français contribuent grandement à mettre le feu aux poudres autour des inquiétudes du traitement Raoult. *The Lancet* publie, le 22 mai 2020, une étude de Mandeep Mehra, qui remet en cause les effets du fameux médicament : la molécule présenterait

---

[1465] PERRIER B., « Didier Raoult sur le coronavirus : "Il ne faut pas jouer avec la peur" », France, *Marianne*, 16 mars 2020.

[1466] MORIN H., « Un antipaludéen pourra-t-il contrer l'épidémie de Covid-19 ? », France, *Le Monde*, 26 février 2020.

[1467] CABUT S., « Coronavirus : la chloroquine, une piste pour lutter contre l'épidémie », France, *Le Monde*, 17 mars 2020.

[1468] « Le Monde qui accusait le Pr Didier Raoult de fake news au sujet des effets de la chloroquine publie maintenant un article lui donnant raison ! », France, *L'Échelle de Jacob*, 21 mars 2020.

[1469] « Médicament dangereux – Coronavirus : alarme contre la chloroquine », France, *Le Point*, 15 mars 2020.

[1470] GUEZ A., « Coronavirus : la chloroquine n'a jamais marché chez un être vivant, rappelle Martin Hirsch, France, *Europe 1*, 1er mars 2020.

un « risque accru de mortalité[1471] » pour les patients. À la suite de ces affirmations, le ministère français des Solidarités et de la Santé décide de ne plus administrer la molécule contre le Covid-19, « ni à des patients gravement atteints, ni lors d'essais cliniques[1472] ». Les médias français partagent ensuite, chacun à tour de rôle, la mise en garde, sans se poser de questions[1473, 1474]. Le jour même de la publication de l'étude, il s'agit d'un véritable défilé : *Libération*[1475], *Le Temps*[1476], *Le Figaro*[1477], *Le Parisien*[1478], *Le Monde*[1479], *RTL*...[1480] Ainsi que, le lendemain : *Le Télégramme*[1481], *La Voix du Nord*[1482], *La Dépêche*[1483], *France Info*[1484]. Tous les grands médias français entament donc un bal médiatique, au rythme de l'étude de Mandeep Mehra... mais le bal prend fin avec le chef d'orchestre. *The Lancet* se rétracte après la demande du retrait de l'article par trois de ses coauteurs[1485]. Publier une étude et ensuite la retirer, car il n'est pas possible de « garantir la véracité des sources de données primaires[1486] », est un comble pour une revue scientifique censée être prestigieuse. Les médias français et du monde entier ont donc diffusé, une fois de plus, une information erronée décrédibilisant le protocole Raoult.

[1471] MORIN H., « Covid-19 : une étude internationale suggère un risque accru de mortalité sous hydroxychloroquine », France, *Le Monde*, 22 mai 2020.
[1472] AFP, « L'hydroxychloroquine n'est plus autorisée en France contre le Covid-19 », France, *Le Parisien*, 27 mai 2020.
[1473] « Lancet Gate : l'étude anti-hydroxychloroquine s'avère être une « escroquerie intellectuelle » », France, *Agoravox*, 30 mai 2020.
[1474] MUCCHIELLI L., « Fin de partie pour l'hydroxychloroquine ? Une escroquerie intellectuelle », France, *Mediapart*, 26 mai 2020.
[1475] « Ni chloroquine, ni hydroxychloroquine ne sont efficaces contre le Covid-19 », France, *Libération*, 22 mai 2020.
[1476] AFP, « L'hydroxychloroquine et la chloroquine ne seraient pas efficaces et même néfastes selon une étude », France, *Le Temps*, 22 mai 2020.
[1477] MASCRET D., « Covid-19 : mortalité accrue à l'hôpital avec la chloroquine et l'hydroxychloroquine », France, *Le Figaro*, 22 mai 2020.
[1478] « Covid-19 : chloroquine et hydroxychloroquine à proscrire selon une vaste étude internationale », France, *Le Parisien*, 22 mai 2020.
[1479] MORIN H., « Covid-19 : une étude internationale suggère un risque accru de mortalité sous hydroxychloroquine », France, *Le Monde*, 22 mai 2020.
[1480] MUCCHIELLI L., « Fin de partie pour l'hydroxychloroquine ? Une escroquerie intellectuelle », France, *Mediapart*, 26 mai 2020.
[1481] « La chloroquine inefficace, voire dangereuse : ce que dit l'étude de *The Lancet* », France, *Le Télégramme*, 23 mai 2020.
[1482] DUSSART E., « Covid-19 : une étude « à large échelle » réfute l'efficacité de la chloroquine », France, *La Voix du Nord*, 23 mai 2020.
[1483] Rédaction avec AFP, « Coronavirus : chloroquine et hydroxychloroquine inefficaces voire néfastes, selon une étude », France, *La Dépêche du Midi*, 22 mai 2020.
[1484] « Coronavirus : une étude inquiétante sur la chloroquine », France, *FranceInfo*, 23 mai 2020.
[1485] MORIN H., « *The Lancet* annonce le retrait de son étude sur l'hydroxychloroquine », France, *Le Monde*, 4 juin 2020.
[1486] Idib.

Cela influence la prescription des médecins, ce qui impacterait la surmortalité.

FranceSoir a mené une analyse que nous avons déjà citée au chapitre 6, qui tend à montrer que les médecins se sont mis à moins prescrire après la publication de l'étude de *The* Lancet. Cela s'est traduit, d'après l'étude réalisée par *FranceSoir,* par une surmortalité en Suisse par la suite. Au moment où nous publions ce livre, *FranceSoir* n'avait pas encore publié son nouvel article, mais le journal étudiait les pics de surmortalité dans de nombreux pays à la suite de la publication de l'étude parue dans The Lancet. Sans avoir les résultats, il semblerait que les chiffres soient impressionnants. Chiffres qui ont d'ailleurs été commentés par Christian Perronne. Cela montre que les médias peuvent impacter de manière considérable la façon dont les médecins prescrivent et, par conséquent, également avoir un impact, finalement, sur la surmortalité. C'est pourquoi chaque journaliste doit toujours se souvenir que son travail se traduit directement par des décisions concrètes qui ont le pouvoir d'impacter de nombreuses vies, dans un cadre comme celui où nous vivons actuellement, en pleine crise sanitaire mondiale.

Et les auditeurs n'y comprennent plus rien.

À cause de cette tendance des médias à relayer des informations inexactes, le grand public ne sait plus où donner de la tête. Un jour, le virus n'est qu'une simple « grippe » ; le jour d'après, il a des conséquences « catastrophiques ». Et puis arrive le Pr Raoult : son protocole de traitement est « partiellement faux », et finalement, on se rend compte qu'il pourrait s'agir d'une « piste pour lutter contre l'épidémie ». Sans oublier la surmédiatisation d'études aux critiques faciles et fausses… Non, les médias n'aident pas à y voir clair en ces temps difficiles. Et, pire encore, le grand public n'est pas le seul à ne plus rien y comprendre. Les décideurs politiques qui s'appuient, sans jamais vraiment le dire, aussi sur les médias pour trancher, commettent parfois des erreurs du fait des mauvaises informations relayées.

***
**
*

3 - LES DYSFONCTIONNEMENTS DES MÉDIAS S'EXPLIQUENT PAR DE NOMBREUSES RAISONS.

Ces dysfonctionnements dans le traitement médiatique de la crise découlent de plusieurs questions :

- Pourquoi, contrairement à la classe politique, certains médias décident-ils de suivre l'appel d'Emmanuel Macron à l'union nationale ?
- Pourquoi ramener sur la scène publique des désaccords de méthodes qui ne concernaient au départ que des professionnels de la santé, pour ensuite s'attarder sur l'initiateur de la méthode controversée et, finalement, ne s'intéresser qu'au personnage et oublier le scientifique internationalement reconnu pour ses nombreuses études ?
- Pourquoi décrédibiliser le traitement du protocole de Didier Raoult ?

Nous proposons ici quelques possibles raisons. Nous sommes succincts et ne souhaitons pas être polémiques. Nous pensons ces raisons crédibles, mais nous convenons qu'elles mériteraient d'être approfondies. Une première série de raisons est liée à la faiblesse financière du monde médiatique.

❑ **Raison N° 1 - Faiblesse financière des médias.**

La faiblesse financière des médias français explique leur traitement de l'information durant la pandémie. Celle-ci est liée à de nombreux facteurs :

- Dépendants financièrement de grands groupes, de l'État, et de généreux donateurs, ils ne peuvent pas être totalement impartiaux.
- La concurrence de la publicité faite par les GAFA (Google, Apple, Facebook et Amazon).
- La baisse du nombre de lecteurs qui achètent un numéro papier.
- La difficulté à mettre en place des revenus en ligne ou alternatifs.

D'ailleurs, la crise du Covid-19 n'a rien arrangé aux difficultés économiques des médias : en Grande-Bretagne, nombre d'entre eux, et notamment au sein de la presse écrite, « ont encaissé un énorme choc économique auquel beaucoup risquent de ne pas survivre[1487] ». Par exemple, « *The Guardian* prévoit une baisse de revenus sur les six premiers mois de l'année de l'ordre de 25 millions d'euros, soit plus de 10 % de son chiffre d'affaires annuel. Les hausses de salaires ont été reportées, une centaine de salariés sont au chômage partiel et les cadres les mieux payés ont accepté une baisse de salaire de 20 %[1488] ». Il y a également des plans d'économies qui ont été mis en place au sein des grands titres britanniques, générant « un millier de salariés au chômage partiel au début de la crise » et le licenciement définitif de « 550 d'entre eux[1489] ». Et la problématique n'est pas spécifique au Royaume-Uni, mais se retrouve dans de très nombreux pays, y compris la France.

❑ **Raison N° 2 - Concentration des médias.**

La survie des médias français est liée en grande partie à de grands groupes qui ne veulent pas, *a priori*, se mettre à dos le gouvernement français[1490] :

- Le groupe de luxe LVMH de la famille du milliardaire Bernard Arnault (*Les Échos*, *Le Parisien,* etc.) [1491].
- Le groupe Artemis du milliardaire François Pinault (*Le Point*).
- Le groupe Dassault de la famille Dassault (*Le Figaro*, *Le Particulier*, etc.).
- Le groupe Altice du milliardaire Patrick Drahi (BFMTV, *Libération* qui va bientôt sortir du groupe, RMC, i24NEWS, etc.)
- La Financière de l'Odet du milliardaire Vincent Bolloré (CNews, C8, etc.).
- Le milliardaire Xavier Niel (*Le Monde*, *Courrier international*, *La Vie*, *Nice-Matin*, etc.).
- Le groupe Bouygues de la famille Bouygues (TF1, LCI, TMC, TFX, TF1 Séries Films).
- Le groupe Lagardère SCA d'Arnaud Lagardère (*Paris Match*, RFM, *Le Journal du Dimanche*, Virgin Radio, Europe 1).
- Le groupe Bertelsmann de la famille Mohn[1492] (6ter, W9, M6, RTL, Gulli, etc.)
- …

[1487] HENLEY J., « Vu de Grande-Bretagne : "Un choc économique pour les médias" », Royaume-Uni, *The Guardian*, 11 juillet 2020.
[1488] Ibid.
[1489] Ibid.
[1490] FABRE J. & al., « Médias français, qui possède quoi ? », *Le Monde diplomatique*, novembre 2019.
[1491] Les chiffres font référence au classement *Challenges* 2019 des plus grandes fortunes françaises.
[1492] Milliardaire étranger figurant dans le classement *Forbes* 2019.

Les grands groupes ont de nombreuses relations d'affaires (construction, armement, télécoms…) avec l'État français et ne souhaitent pas les mettre inutilement à risque.

Par ailleurs, certains médias comme France Médias Monde, France Télévisions, et Radio France, appartiennent à la République française[1493]. Ils ne peuvent donc pas se permettre de trop critiquer la gestion politique de la crise, puisque la nomination de leur présidence dépend, pour partie, directement ou indirectement des politiques en place.

❏ **Raison N° 3 - Dépendance du fonds de l'État.**

La presse française touche des subventions de plusieurs centaines de millions d'euros par an de l'État, à travers le fonds d'aide à la presse[1494]. Par exemple, en 2017, *Le Télégramme* a perçu un total de 1 354 251 euros par ce fonds d'aide, ou encore, *L'OBS* a touché 318 225 euros[1495]. Il s'agit donc probablement d'une autre raison qui pousse les journalistes à ne pas trop critiquer le gouvernement français durant la pandémie. En effet, une partie de ces dons est déterminée de façon plus ou moins subjective. Certains le nieront, d'autres l'affirmeront ! Dans tous les cas, c'est une raison probable.

❏ **Raison N° 4 – Dépendance des sociétés publicitaires.**

Il est tout de même intéressant de noter que les médias sont suivis et évalués, par exemple, par NewsGuard[1496]. Ainsi, *NewsGuard* affirme sur son site : « *NewsGuard* se sert du journalisme pour lutter contre les intox, la mésinformation et la désinformation. Nos analystes, qui sont des journalistes expérimentés, évaluent et analysent les sources d'information en ligne pour aider les utilisateurs à distinguer les sites qui essayent de faire du journalisme légitime des autres[1497] ». Ce suivi permet de s'assurer de l'authenticité et de la qualité des relais médiatiques.

Malheureusement, force est de constater que lorsque certains médias s'éloignent du discours politique ambiant ou alors des mesures recommandées par l'OMS, ils sont accusés de complotisme et ainsi décrédibilisés, alors que leur approche peut être extrêmement factuelle et

---

[1493] Idib.

[1494] « Tableaux des titres et groupes de presse aidés en 2017 », *ministère de la Culture*, s.d.

[1495] Ibid. « Tableau des titres aidés en 2017 ».

[1496] www.newsguardtech.com/fr/, consulté en juillet 2020.

[1497] Ibid.

à l'opposé même du complotisme. Cela peut se traduire par certaines mauvaises notes attribuées par *NewsGuard*. Ces notes peuvent affecter énormément le statut du média mal noté. En effet, des sociétés publicitaires s'appuient sur *NewsGuard* pour savoir auprès de quel média faire leur publicité. Or, pour certains médias, les revenus publicitaires en ligne représentent une partie significative de leur chiffre d'affaires global. Il s'agirait ainsi, de manière indirecte, de contrôler les médias et les informations qu'ils relaient sans que les gens puissent prendre conscience du risque que cela représente pour la liberté d'expression.

Entendons-nous bien, nous trouvons extrêmement utile le travail de *NewsGuard*. Nous voulions juste attirer l'attention sur l'un des risques d'un tel système.

❑ **Raison N° 5 - Dépendance de généreux donateurs.**

Certains médias reçoivent des sommes d'argent très importantes de fonds privés ou de fondations. C'est par exemple le cas du journal *Le Monde,* qui a reçu 1,9 million d'euros de la fondation Bill et Melinda Gates[1498], et probablement beaucoup plus ces dernières années. Nous ne souhaitons pas alimenter les théories complotistes en disant cela[1499, 1500]. Nous voulons juste souligner que lorsque certains médias reçoivent des donations de ce type, il est normal que l'on s'interroge sur l'objectivité du média par rapport à ses généreux donateurs. Comme nous l'avons déjà dit, on ne mord la main de celui qui nous nourrit. D'ailleurs, le journaliste Lionel Astruc souligne, dans son livre *L'art de la fausse générosité : la fondation Bill et Melinda Gates[1501]*, les risques liés à l'autocensure des médias sur les choix de cette fondation.

❑ **Raison N° 6 - Manque de moyens pour faire de l'investigation.**

Le journalisme d'investigation coûte cher[1502, 1503]. Il est rare que les rédactions investissent sur une grande enquête, notamment avec la crise à

[1498] MAUDUIT L., « La Fondation Gates donne 1,9 million d'euros au "Monde" », France, *Mediapart*, 8 octobre 2019.
[1499] MAAD A., « Coronavirus : Bill Gates ciblé par des rumeurs et infox complotistes », France, *Le Monde*, 5 février 2020.
[1500] MOULLOT P., « Covid-19 : Bill Gates au coeur des théories du complot », France, *Libération*, 20 mai 2020.
[1501] ASTRUC L., L'art de la fausse générosité, France, Actes Sud, 13 mars 2019.
[1502] MONIN J., « Menaces sur le journalisme d'investigation », France, *France Inter,* 23 décembre 2017.

laquelle sont confrontés les médias depuis l'ère du numérique. En effet, les revenus tirés du journal papier ont baissé du fait de la migration de l'audience et des annonceurs sur le web. Les médias ont donc dû s'adapter pour ajuster leur modèle économique papier au numérique. De plus, l'investigation crée également des risques judiciaires créant un surcoût financier pour les rédactions si des poursuites suivent la publication de l'enquête. Il n'est donc pas étonnant que les journalistes n'aient pas tous fait de l'investigation durant la crise du Covid-19.

Le fonctionnement même des médias est l'une des raisons expliquant les problèmes survenus dans leur traitement de l'information durant la crise.

❏ **Raison N° 7 - Peu de journalistes de formation scientifique par manque de moyens.**

La plupart des journalistes qui participent au traitement médiatique de la crise ne sont pas des journalistes scientifiques. Ces derniers n'ont pas la formation adéquate pour analyser les données scientifiques et en tirer les conclusions à poser sur le papier. Ce problème nous a paru particulièrement criant pendant la crise[1504]. La présence de journalistes spécialisés est donc essentielle au sein des médias. C'est ce qu'affirme le journal espagnol *El País*, qui dispose « d'une rubrique scientifique qui a permis de faire le tri dans la surabondance d'informations superflues ou simplement fausses[1505] ».

❏ **Raison N° 8 - Temps médiatique non aligné sur le temps scientifique.**

Un élément de réponse, pour comprendre ce jeu auquel jouent les médias, est certainement le fait que le temps médiatique est différent du temps scientifique. Le temps scientifique est un temps long et nécessaire pour la réflexion et la recherche. Quant au monde des médias, le temps ressemble à une perpétuelle course contre la montre. Non seulement pour obtenir en premier LA nouvelle qui fera l'actualité, mais aussi, afin d'informer le grand public qui, en temps de crise, souhaite des réponses au plus vite.

[1503] AFP, « Grand reportage et investigation, des coûts de plus en plus prohibitifs pour les médias », France, *Le Point*, 28 août 2018.

[1504] GUÉRIN V., Interview réalisée par Guy Courtois et Méline Pulliat, « "Laissons les médecins prescrire" : la résistance des médecins libéraux s'organise », France, *FranceSoir*, 20 mai 2020.

[1505] BASSETS M., « Vu d'Espagne : "La nécessité des journalistes spécialisés" », Espagne, *El País*, 11 juillet 2020.

Cet écart de temps entre ces deux univers a pour conséquence directe l'avance du temps médiatique sur le temps scientifique.

❏ **Raison N° 9 - Reprise des dépêches et articles AFP, sans regard critique.**

Outre cette question de temps, s'ajoute un autre problème, comme nous avons pu le constater avec l'affaire *The Lancet* : le traitement médiatique est moutonnier. Au lieu de faire un travail de vérification, faute de temps et certainement pour ne pas prendre de retard dans le traitement de l'information, de nombreux médias relaient, les uns après les autres, les mêmes propos, et donc, bien souvent, les mêmes étourderies qui peuvent être dues à la reprise systématique des dépêches et articles de l'AFP (Agence France Presse)[1506].

Le parti pris de certains journalistes explique l'angle qu'ils ont choisi pour aborder certains sujets.

❏ **Raison N° 10 - Idéologie personnelle des journalistes.**

Le traitement médiatique des journalistes durant la crise a probablement un lien avec leurs idées personnelles. En effet, comment ne pas imaginer que les convictions personnelles de chacun n'influent pas sur son jugement ? Nous sommes d'accord, c'est difficile à imaginer. Et donc, nous pensons que cela a certainement joué comme explication des dysfonctionnements que nous avons pu voir. Chacun se fera son idée ; il ne nous semble pas nécessaire de mettre un nom sur un quelconque journaliste.

❏ **Raison N° 11 - Rancœur personnelle envers Didier Raoult.**

Une raison qui explique pourquoi les journalistes s'attardent autant sur la figure de Raoult, est sûrement due à la très forte personnalité du professeur, qui ne prend pas de pincettes pour répondre à ses détracteurs, et notamment aux journalistes. Ces derniers ont donc sûrement des rancœurs contre le virologue, ce qui les empêche d'être impartiaux. C'est ce qu'on a pu constater avec les critiques sur Raoult du pourtant excellent

---

[1506] L'agence France-Presse (AFP) permet aux médias d'obtenir des informations brutes et censées être neutres. Si ces informations, sur lesquelles se basent les médias, sont erronées, alors les articles des journalistes le sont également. Il s'agit d'une des raisons et des problèmes de la surmédiatisation de *The Lancet* : les médias ont relayé les informations d'une dépêche AFP sans la vérifier au préalable, relayant ainsi une étude erronée.

et brillant Laurent Joffrin, lors d'une de ses interventions sur *CNews* le 29 mai 2020, qui semblent démontrer que le journaliste de *Libération* a une dent contre le professeur.

Les limites imposées par le confinement et les mesures de distanciation physique, sont une difficulté importante qui explique la façon dont la crise a été traitée par les médias.

❑ **Raison N° 12 - Difficultés d'accès au terrain.**

Même si les journalistes ont été autorisés à aller sur le terrain afin de couvrir l'information, « leur liberté de mouvement était, au minimum, contrariée par le nécessaire respect des règles sanitaires[1507] ». C'est le cas par exemple dans certains hôpitaux où, débordés de malades, ils « n'accueillaient plus les reporters[1508] ». Avec autant de restrictions de circulation, il est donc difficile pour les journalistes d'avoir accès à de nombreuses informations : « les confidences en temps réel, le récit des coulisses, l'accès rapide et facile aux décideurs et aux patients[1509] », etc. La question est donc : « comment raconter ce que l'on ne voit pas ?[1510] », s'interroge le journal suisse *Le Temps*.

Wikipédia, qui s'appuie par philosophie sur des sources secondaires, révèle aussi des faiblesses durant la crise.

Aujourd'hui, lorsque nous parlons des médias, il semble difficile d'oublier de citer l'encyclopédie universelle *Wikipédia*. En effet, cette dernière, créée par Jimmy Wales et Larry Sanger au début des années 2000, a un poids considérable dans l'accès à l'information pour de très nombreuses personnes. Cette encyclopédie trouve sa force dans sa capacité à traiter de nombreux sujets et à les étudier en profondeur, notamment grâce au grand nombre de contributeurs, et donc de sources. Elle a d'ailleurs posé comme l'un de ses cinq principes fondateurs la recherche de la neutralité[1511], et c'est ce qui fait sa grande valeur.

[1507] DASSONVILLE A., « L'information à l'épreuve du Covid-19 », France, *Le Monde*, 11 juillet 2020.
[1508] Ibid.
[1509] WERLY R., « Vu de Suisse : "Comment raconter ce que l'on ne voit pas ? " », Suisse, *Le Temps*, 11 juillet 2020.
[1510] Ibid.
[1511] « Wikipédia : principes fondateurs », *Wikipédia*, consulté le 15 juin 2020. Les cinq principes de Wikipédia sont :
    1.   Wikipédia est une encyclopédie.
    2.   Wikipédia recherche la neutralité de point de vue.
    3.   Wikipédia est publiée sous licence libre.
    4.   Wikipédia est un projet collaboratif qui suit des règles de savoir-vivre.

❑ **Raison N° 13 - Mode de fonctionnement de *Wikipédia*.**

Toutefois, dans le cadre de la crise du Covid-19, *Wikipédia* n'a pas su se montrer à la hauteur du fait même de son mode de fonctionnement, qui se base sur des sources secondaires. Si celles-ci sont erronées, alors les articles de *Wikipédia* eux-mêmes le sont, comme le prouve la capture d'écran ci-dessous prise d'un article au sujet de la désinformation sur le Covid-19 :

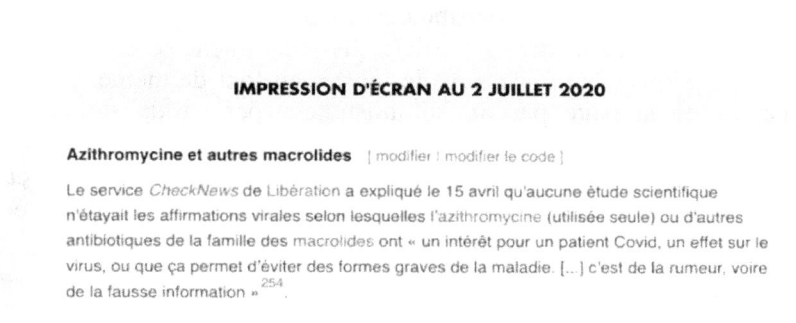

IMPRESSION D'ÉCRAN AU 2 JUILLET 2020

Azithromycine et autres macrolides [modifier | modifier le code]

Le service *CheckNews* de Libération a expliqué le 15 avril qu'aucune étude scientifique n'étayait les affirmations virales selon lesquelles l'azithromycine (utilisée seule) ou d'autres antibiotiques de la famille des macrolides ont « un intérêt pour un patient Covid, un effet sur le virus, ou que ça permet d'éviter des formes graves de la maladie. [...] c'est de la rumeur, voire de la fausse information »[254].

Source : « Désinformation sur la pandémie de Covid-19 », Wikipédia, consulté le 2 juillet 2020.

Cet exemple souligne que *Wikipédia* est tributaire des médias et qu'elle reproduit leurs erreurs. En effet, il existe comme nous l'avons montré au chapitre 5 sur les antibiotiques de nombreuses preuves de l'efficacité des macrolides. Il est donc inexact de considérer leur utilité comme de la désinformation sur le Covid-19, comme c'est le cas ici, dans l'encyclopédie *Wikipédia* francophone. Cette information est classée dans l'article *Wikipédi*a nommé : « Désinformation sur la pandémie de Covid-19 ». Cela ne devrait pas être le cas.

De plus, le souci permanent de la neutralité empêche l'apparition de la vérité lorsque l'on manque de recul dans une échelle temporelle. Cela peut paraître paradoxal, mais c'est le cas, du moins au début et non sur un temps long. En effet, une règle d'exigence de proportionnalité va

---

5.   Wikipédia n'a pas d'autres règles fixes que les cinq principes fondateurs.

immédiatement exiger de contrebalancer une affirmation faite dans un article, dans le souci louable de rechercher la neutralité. Mais cela peut être à double tranchant, et ne pas permettre de montrer la réalité telle qu'elle est. En résumé, en cherchant la neutralité, on risque de finir par la trahir. Mais cela, uniquement sur un temps court, comme le temps de la crise du Covid-19. Mais *Wikipédia* a cette force de s'inscrire dans un temps long. Et là, on peut parier que la vérité reprendra le dessus. C'est toute la force de cette encyclopédie.

Enfin, étant donné que la pandémie fait partie de l'actualité chaude, des guerres d'éditions ont lieu sur ce média collaboratif. Une guerre d'édition apparaît lorsque différents contributeurs ne partagent pas le même avis et veulent le défendre à travers l'article. Ils suppriment ce qu'ont fait les autres pour ajouter leurs idées. Et les autres en font de même. Seule une protection de la page par un administrateur permet de stopper cela. Le temps finit souvent par apaiser les choses, mais pas toujours. Il s'agit donc d'un réel problème, sachant que non seulement les citoyens et les étudiants s'appuient sur *Wikipédia*, mais également les journalistes et les politiques.

J'encourage, d'ailleurs, tous les lecteurs de ce livre à corriger et à améliorer les articles liés au Covid-19 et, pourquoi pas, à utiliser ce livre comme source, pour le faire.

Malgré ces difficultés, auxquelles a été confrontée *Wikipédia* durant la pandémie, nous souhaitons souligner que ce média est, à nos yeux, l'une des plus belles inventions du XXIe siècle. Elle est une utopie réaliste qui s'est réalisée. Cette encyclopédie donne accès à tous, gratuitement et sans publicité, à une information considérable et très généralement de grande qualité, et ce, grâce à ses millions de contributeurs bénévoles à travers le monde.

Les GAFAM semblent réaliser une censure sélective sur l'efficacité de l'hydroxychloroquine, ou encore, sur les critiques du confinement.

❏ **Raison N° 14 – Censure sélective de Facebook et Google.**

Nous n'en avons pas la preuve formelle, mais Guillaume Grenier, le président de la société prestataire Art Fine Prints qui gère Investigation éditions, m'a signalé à plusieurs reprises qu'il avait constaté que des posts favorables à l'hydroxychloroquine avaient été supprimés par Facebook. Il a également remarqué que Google semblait ne pas faire ressortir certaines recherches comme notre site www.enquetecovid.com, qui présente un jour favorable de l'hydroxychloroquine[1512].

Nous n'avons pas de preuves formelles, mais de fortes présomptions. Une enquête du Congrès américain aura bientôt lieu sur la situation de monopole. Espérons que ces sujets soient abordés. Car s'il était fait la preuve, que c'est effectivement le cas, qu'il y a bien une censure sélective envers les contenus favorables à l'hydroxychloroquine, alors cela pose à nos yeux de graves questions. N'y a-t-il pas, compte tenu de leur situation quasi monopolistique, une atteinte à la liberté d'expression ?

❑ **Raison N° 15 – Choix éditoriaux d'Amazon.**

Un dernier point ne concerne pas directement les médias, mais le monde global de l'édition. À savoir le refus de publier un ouvrage dont les propos vont à l'encontre de la politique ambiante ou de celle préconisée par l'OMS. Nous en voulons pour preuve l'ouvrage d'Alex Berenson intitulé *Les vérités non dites sur le Covid-19 et le confinement : Partie I : Introduction, mortalité et évaluation,* dont la publication avait été refusée au préalable par Amazon. L'auteur explique à Fox News : « Ils ont dit : "nous rejetons cette proposition. Ils n'ont pas dit, ''vous pouvez faire appel'', ils n'ont pas dit, ''voici celui à qui vous devez envoyer un e-mail si vous avez des questions''. Ils ont juste dit : "Ceci est rejeté"[1513]. » À la suite de cela, Elon Musk a appelé au démantèlement d'Amazon, dénonçant le pouvoir trop important du géant industriel. C'est alors que Jeff Bezos, le fondateur d'Amazon, est intervenu pour autoriser la publication de ce livre.

Le pouvoir grandissant de ces sociétés de distribution, qui deviennent également des sociétés d'édition, pose une problématique : comment s'assurer, demain, qu'elles ne censureront pas tous les ouvrages qu'elles considéreront comme peu, voire non politiquement correct ? Qui définira ce qui est politiquement correct et ce qui ne l'est pas ? Amazon ? Lorsqu'il s'agissait d'une simple maison d'édition, ses choix éditoriaux se comprenaient. Mais lorsqu'il s'agit d'un géant du web comme Amazon, cela pose, à nos yeux, vraiment question. Car Amazon, n'est pas une simple maison d'édition.

[1512] GRENIER G., Interview réalisée par Guy Courtois de Guillaume Grenier, président de Art Fine Print et d'Investigation éditions, Lyon, France, fin juin 2020.

[1513] FLOOD B., « Alex Berenson's coronavirus booklet hits Amazon after Elon Musk, others call out online retailer for ''censorship'' », Etats-Unis, *Fox News*, 4 juin 2020.

Voltaire ne disait-il pas : « Nous ne partageons pas vos idées, mais nous nous battrons pour vous permettre de les exprimer ».

Nous ne faisons qu'attirer l'attention sur cette problématique en ouvrant le débat qui nous semble être d'une importance capitale. Ce débat se posera probablement, dans un futur proche, à l'ensemble des démocraties dans le monde. C'est la liberté d'expression qui risque d'être mise à mal par ces nouveaux géants du web.

À notre avis, les raisons de ces choix sont d'abord liées aux convictions personnelles des dirigeants de ces entreprises. `

ACTIONNAIRES	GILEAD SCIENCES	FACEBOOK	GOOGLE	AMAZON
The Vanguard Group, Inc.	8,04%	7,35%	7,35%	6,20%
Capital Research & Management Co. (Global Investors)	7,65%	3,01%		
Putnam LLC	6,65%			
Capital Research & Management Co.	5,16%		4,98%	
SSgA Funds Management, Inc.	4,53%		3,90%	3,26%
Capital Research & Management Co. (International Investors)	4,49%	2,14%		0,92%
Capital Research & Management Co. (World Investors)	3,69%	1,68%		
BlackRock Fund Advisors	2,52%	2,40%	2,42%	2,02%
Geode Capital Management LLC	1,59%	1,45%		1,21%
Northern Trust Investments, Inc.(Investment Management)	1,24%	1,15%	1,26%	0,97%

Sources : Zonebourse.com, analyses Guy Courtois, début juillet 2020

En faisant des recherches, nous avons constaté que Gilead a, parmi ses grands actionnaires, des actionnaires communs à Facebook, Google et Amazon[1514, 1515, 1516, 1517].

Une analyse hâtive pourrait laisser penser à une conspiration d'actionnaires communs qui défendent leurs intérêts. Nous n'y croyons absolument pas. C'est tout simplement le fruit du mode de fonctionnement des grands fonds d'investissement, qui investissent leurs milliards dans toutes les grandes sociétés cotées en Bourse. Or, Gilead Sciences, comme Facebook, Google et Amazon, entrent toutes dans les critères d'investissement de ces grands fonds, que l'on retrouve d'ailleurs dans la quasi-totalité des grandes sociétés internationales cotées en Bourse.

Bref, la raison est, à notre avis, à chercher ailleurs. De notre point de vue, ces censures sont le fruit de la vision des dirigeants de ces grandes entreprises et de leur volonté de bien faire. Ils souhaitent éviter les *fake news*. Et comme le débat, nous l'avons vu, est particulièrement biaisé pour des raisons politiques aux États-Unis, alors, la mise en avant de l'efficacité de l'hydroxychloroquine ou la critique des mesures de confinement sont synonymes de pro-trumpisme, voire de promotion de *fake news*. C'est pourquoi ces grands groupes n'hésitent pas à recourir à ces censures. C'est notre lecture de la situation, mais elle reste ouverte à la discussion. Quoi qu'il en soit, ces pratiques posent de sérieuses questions. Nous espérons que ce livre permettra d'ouvrir le débat, voire d'y faire réfléchir les dirigeants de ces grands groupes.

***
**
*

Didier Raoult avait raison de dire que les médias déforment la réalité, quand ils ne sont pas fous.

Si l'on prend en considération le fait que certains médias laissent de côté leur rôle de quatrième pouvoir pour soutenir le gouvernement durant la crise, qu'ils véhiculent à de nombreuses reprises de fausses informations, notamment sur le protocole de traitement Raoult…

[1514] Gilead Sciences sur www.zonebourse.com [consulté en ligne début juillet 2020].

[1515] Facebook sur www.zonebourse.com [consulté en ligne début juillet 2020].

[1516] Google sur www.zonebourse.com [consulté en ligne début juillet 2020].

[1517] Amazon sur www.zonebourse.com [consulté en ligne début juillet 2020].

alors ce dernier avait raison de parler de folie au sein de la sphère médiatique. D'autant plus qu'en décrédibilisant la figure du virologue, les médias renforcent la défiance générale à son encontre.

Résultat : beaucoup ne croient pas le professeur et ses recommandations, empêchant ainsi la mise en place de sa méthode. 1-PROTÉGER, 2-TESTER, 3-ISOLER LES MALADES, 4-TRAITER, semblent être des étapes simples, et leur adoption nous paraît logique en période de crise sanitaire.

Pourtant, le « Raoult bashing », opéré par certains médias, a poussé les politiques, les gouvernements, français mais aussi d'autres pays, à ne pas appliquer cette méthode, ni sa bithérapie. Nous l'avons vu, cela a même eu des conséquences sur les prescriptions des médecins. Ce qui, nous allons le voir, va avoir des conséquences dramatiques.

La crise sanitaire révèle ainsi de nombreuses faiblesses au sein des médias : la dépendance de ces derniers au gouvernement, à de grands groupes, à l'audience, le faible nombre de médias faisant de l'investigation, l'obligation de produire des articles à un rythme effréné, l'effet parfois moutonnier qui les prive de réflexion, etc.

Nous avons ici étudié les médias français, mais il est très clair que la problématique se révèle de la même façon dans la plupart des pays du monde. Chaque pays ayant ses spécificités médiatiques, la problématique a pu s'y manifester de manière différente, mais le fond reste probablement le même. Par exemple, aux États-Unis, le professeur Harvey Risch, auteur d'une étude démontrant l'efficacité de l'hydroxychloroquine[1518] ainsi que son innocuité, soutient que le média CNN filtre l'information sur l'hydroxychloroquine et n'en relaye qu'une partie, celle qui soutient que l'hydroxychloroquine est dangereuse. Dans une interview pour Fox News, il explique : « C'est un peu drôle qu'on ne puisse plus parler librement, [...] c'est ridicule[1519]. » Il ajoute que « les discussions sur le médicament sont devenues politiques plutôt que médicales ».
Il s'agit d'un simple exemple parmi d'autres, mais ils sont nombreux.
Nous espérons que les journalistes du monde entier retiendront les leçons qu'ils ont pu tirer de la pandémie, afin de traiter au mieux l'information d'une éventuelle nouvelle crise sanitaire. C'est ce que met en avant Frédérique Prabonnaud, journaliste santé sur France 2 : « l'expérience des

---

[1518] Cf. Chapitre 6 (*L'hydroxychloroquine et le protocole de traitement Raoult*).
[1519] FLOOD B., « CNN anchor accused of 'ludicrous' claim about hydroxychloroquine by Yale epidemiology professor », Etats-Unis, *Fox News,* 23 juillet 2020.

précédentes épidémies m'a été très utile pour redoubler de prudence[1520] ». En effet, il s'est rappelé « "s'être fait avoir" par "des modèles épidémiques" qui, lors de l'épisode de grippe H1N1, s'étaient révélés erronés[1521] ».

Il convient, toutefois, de relativiser ces critiques.

Oui, nous l'avons vu, de nombreux médias ont relayé la parole du gouvernement français sans la critiquer. Oui, les médias auraient dû prendre le temps de vérifier leurs informations, afin d'éviter de dire nombre d'erreurs et de répandre encore plus de doutes sur le protocole Raoult qu'il y en avait déjà. Mais pouvons-nous vraiment leur en tenir rigueur ?
Face à une crise de cette ampleur, les journalistes ont essayé de faire au mieux afin d'informer la population, notamment à travers un travail important de *fact checking* comme *Le Monde* ou encore *Libération*. Mais également, afin de la protéger. S'ils n'avaient pas relayé la parole du gouvernement français, le grand public aurait-il autant pris conscience de la gravité de la situation ? Concernant les erreurs qui ont été dites, il va de soi que l'erreur est humaine, et ce, d'autant plus en période de complète incertitude.

Quant aux fausses informations relayées sur le professeur Raoult avec, par exemple, l'étude de Mandeep Mehra dans *The Lancet*, les journalistes ont certainement cru qu'elles étaient correctes étant donné la prestigieuse réputation de la revue scientifique. Mais, si la plupart ont relayé cette étude sans la remettre en question, cela n'a pas été le cas pour tous les médias. Lorsque la majorité d'entre eux ont partagé l'étude erronée de *The Lancet*[1522], *The Guardian* a été l'un des premiers médias à la remettre en question en révélant que les données en provenance de l'Australie étaient fausses[1523]. *FranceInfo* a également tenté d'être modéré vis-à-vis de l'article scientifique en soulevant les différents doutes qui pesaient contre lui[1524]. Enfin, *FranceSoir*, a certainement été le premier média en France à mettre en doute cette étude. Ce journal a donc décidé

[1520] DASSONVILLE A., « L'information à l'épreuve du Covid19 », France, *Le Monde*, 11 juillet 2020.
[1521] Ibid.
[1522] « Lancet Gate : Surgisphere la société qui a fourni les données à l'étude est-elle sérieuse ? », France, *FranceSoir*, 26 mai 2020.
[1523] DAVEY M., « Questions raised over hydroxychloroquine study which caused WHO to halt trials for Covid-19 », Royaume-Uni, *The Guardian*, 28 mai 2020.
[1524] ZAGDOUN B., « Coronavirus : l'étude du Lancet sur la chloroquine est-elle foireuse, comme l'affirme le Pr Didier Raoult ? », France, *FranceInfo*, 30 mai 2020.

d'interviewer Mandeep Mehra, afin de savoir si ses propos tenaient la route[1525], et a été le seul journal en France à l'avoir fait[1526].

En conclusion, si les médias ont montré leurs faiblesses, n'oublions pas que de très nombreux journalistes exercent ce métier avec passion. Un métier souvent peu payé et dans des conditions pas toujours faciles. Alors, prenons le soin de les remercier pour leur travail. Et n'oublions pas, malgré tout ce que nous avons dit, que les pays d'Occident ont la chance d'avoir une presse libre et souvent de qualité, ce que, hélas, n'ont pas tous les pays du monde.

Face à ces constats, le « cinquième pouvoir » d'internet et des réseaux sociaux semble essentiel.

« La faute n'est donc pas au public, qui demande des sottises, mais à ceux qui ne savent pas lui servir autre chose ».

Miguel de Cervantès,
L'ingénieux Hidalgo Don Quichotte de la Manche, Tome I.

Cette situation exceptionnelle est l'opportunité de constater que le rôle des contrepouvoirs dans nos sociétés migre des médias traditionnels vers les médias collaboratifs tels que le Collectif Citoyen de *FranceSoir* ou le blog de *Mediapart*. Et bien sûr Wikipédia, en permettant aux citoyens de partager des contenus de qualité et de faire entendre leur voix. Les réseaux sociaux prennent également une place importante, en relayant les voix dissidentes. C'est évident dans les pays dictatoriaux ou dans les régimes autoritaires, où les médias sont détenus ou contrôlés par le pouvoir en place. Mais c'est aussi vrai dans les démocraties en période de crise, où le gouvernement exige une union nationale derrière lui, ce qui a été le cas du gouvernement français pendant la crise du Covid-19. *BRUT* et *Konbini,* sur les réseaux sociaux, sont de beaux exemples de cette migration du pouvoir des médias traditionnels vers les médias non traditionnels. Ces derniers permettent de faire entendre les voix des personnels soignants, qui protestent contre le manque de moyens.

[1525] MEHRA M., Interviewé par AZALBERT X., « INTERVIEW EXCLUSIVE : Mandeep Mehra, l'hydroxychloroquine pas efficace pour des patients hospitalisés mais... », France, *FranceSoir*, 23 mai 2020.
[1526] AZALBERT X., « Qu'on se le dise : à France Soir, nous donnons à voir, à savoir. », France, *FranceSoir*, 4 juin 2020.

Aujourd'hui, il faut donc aussi compter comme contrepouvoirs les réseaux sociaux et internet, et ce, malgré les censures que nous avons pu observer. Nous sommes face à ce que le journaliste espagnol, Ignacio Ramonet, nomme le « cinquième pouvoir ». Un pouvoir « dont la fonction serait de dénoncer le superpouvoir des médias, des grands groupes médiatiques, […] qui, dans certaines circonstances, ont non seulement cessé de défendre les citoyens, mais qui agissent parfois contre le peuple dans son ensemble[1527] ». Ainsi, internet et les réseaux sociaux, en tant que cinquième pouvoir, permettent d'émanciper les citoyens des intermédiaires reconnus, ces derniers n'exprimant pas toujours les voix dissidentes.

Cela pose donc des questions sur la place des réseaux sociaux et d'internet dans le futur. Peut-on imaginer la création de plusieurs médias citoyens en contrepouvoirs ou en complément des plus grands médias ? Dans tous les cas, il ne s'agit pas de reléguer les citoyens au rang de journalistes, mais bien de les faire participer au bon fonctionnement de nos démocraties, ce qui est essentiel, surtout lorsque les journalistes ne tiennent pas toujours leur rôle de quatrième pouvoir. Nous devons nuancer nos propos, car quand bien même les réseaux sociaux et internet peuvent être prometteurs pour l'avenir, ils peuvent aussi être les vecteurs du pire. Entre les *fake news* qui y sévissent, comme nous l'observons durant la crise du Covid-19, les conflits qui peuvent s'y produire, l'intimidation, l'atteinte à la réputation… Autant de dangers qui doivent être pris en compte, afin de pouvoir créer l'utopique « cyberdémocratie[1528] » définie par les deux chercheurs français Nicolas Pélissier[1529] et Athanassios Evanghelou[1530], consistant à « promouvoir un modèle d'organisation politique à l'échelle du cyberespace » et à « tirer profit des nouvelles technologies de l'information et de la communication pour renforcer les institutions démocratiques actuelles[1531] ».

***
**
*

[1527] RAMONET I., « Le cinquième pouvoir », France, *Le Monde diplomatique*, octobre 2003.
[1528] EVANGHELOU A.-D. et PÉLISSIER N., « Orwell à Athènes : la cyberdémocratie au chevet de la démocratie », Utopie II : les territoires de l'utopie, *Quaderni*, 2000, p. 109-138.
[1529] Maître de conférences à l'Université de Nice et chercheur au GRIC.
[1530] Chargé de cours à l'Université Paris III et chercheur au CREDAP Université Paris I.
[1531] Ibid.

AUDITION PARLEMENTAIRE
DE DIDIER RAOULT

À Paris, le 24 juin 2020.

« L'écosystème, si vous me permettez, dans lequel vous vivez vous, est le même écosystème que l'écosystème des médias. En grande partie. Au moins pour les gens qui sont aux affaires. Et, ça amène une vitesse de réactivité qui, à mon avis, est un problème ».

« Encore une fois, je ne regarde pas la télévision, je n'écoute pas la radio, je lis rarement les journaux, donc je ne suis pas perturbé. C'est pour ça, quand les gens me demandent si je suis perturbé quand on dit des horreurs sur moi, je m'en fous, je ne les ai pas entendus. Et en plus, j'ai interdit à tous les gens autour de moi de m'en parler. Donc la vie simple. Donc on peut vomir tant qu'on veut sur moi, je vous le dis, ça m'indiffère. Les gens me conseillent en général : "Mais vous dites que les gens disent du mal de vous, vous ne portez pas plainte ? " Je dis : "je ne sais même pas qui c'est, parce que je ne les connais pas", voilà. Donc je pense qu'il y a une sollicitation trop importante qui est justement de communication, et que cet excès de communication nuit à la communication. Moi, je ne vais pas vous dire, mais vous avez vu le nombre de gens qui viennent me photographier ? Le nombre de sollicitations que je peux avoir ? Donc vous ne me voyez pas souvent parler devant la télévision et en plus, je refuse de venir ici parce que je suis un vrai provincial, moi. Je ne viens pas sur les plateaux de télévision. J'en restreins l'usage. Je suis aussi avare que possible parce que je pense que d'abord, plus on parle, plus on dit de bêtises, et plus il y a de chances qu'on dise des bêtises statistiquement. C'est statistique. Donc il ne faut pas trop parler parce que la chance que l'on dise des bêtises devient de plus en plus importante, plus on parle. Et comme qui plus est, on oublie ce qu'on a dit quelques jours avant. Si on parle tous les jours, il finit par y avoir quelqu'un comme vous qui dit, mais vous avez dit ça tel jour, vous avez dit ça tel jour, et ce n'est pas exactement la même chose. Et on dit non, c'est vrai, ce n'est pas pareil, écoutez, voilà ».

***
**
*

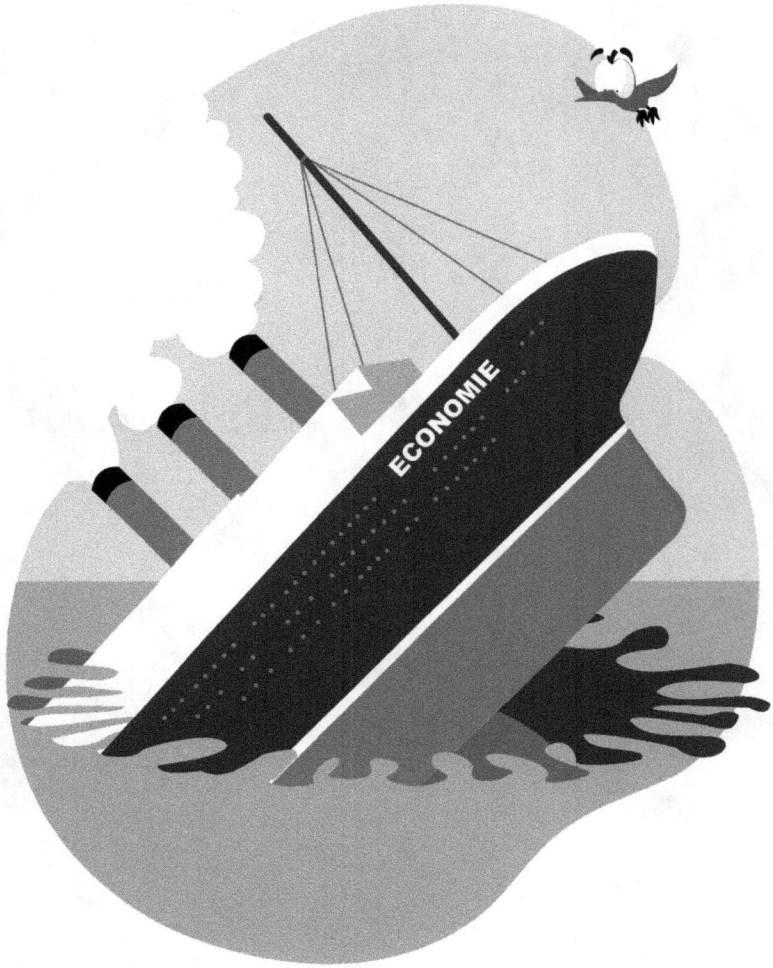

QUELLES EN SONT LES CONSÉQUENCES ?
5 GRANDES CONSÉQUENCES

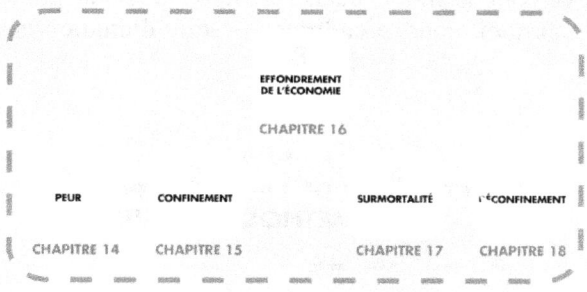

EFFONDREMENT
DE L'ÉCONOMIE

CHAPITRE 16

PEUR	CONFINEMENT		SURMORTALITÉ	DÉCONFINEMENT
CHAPITRE 14	CHAPITRE 15		CHAPITRE 17	CHAPITRE 18

QUELLES SONT LES CONSÉQUENCES DE LA NON-APPLICATION DE LA MÉTHODE RAOULT ?

Nous l'avons vu, il existait une stratégie claire et simple à mettre en place : la méthode Raoult se résume en quatre étapes simples : 1-PROTÉGER, 2-TESTER, 3-ISOLER LES MALADES, 4-TRAITER. Cette méthode s'accompagne du protocole de traitement Raoult, fondé sur la bithérapie (antibiotique et hydroxychloroquine), que le professeur marseillais propose. Si nous venons de comprendre pourquoi cette méthode et ce protocole n'ont pas été appliqués, il s'agit maintenant d'analyser les conséquences liées à la non-application de la méthode et du protocole de traitement.

Les conséquences liées au manque de stratégie claire sont très nombreuses, et pour le moins catastrophiques pour un grand nombre de pays. C'est pourquoi nous prendrons le soin d'étudier en détail cinq d'entre elles.

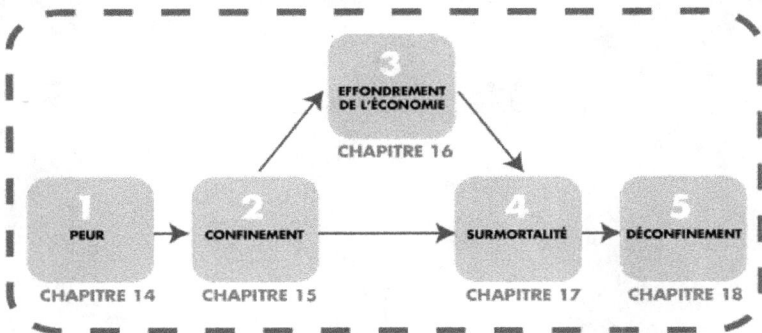

CONSÉQUENCES DE LA NON-APPLICATION
DE LA MÉTHODE RAOULT

3 EFFONDREMENT DE L'ÉCONOMIE — CHAPITRE 16

1 PEUR — CHAPITRE 14

2 CONFINEMENT — CHAPITRE 15

4 SURMORTALITÉ — CHAPITRE 17

5 DÉCONFINEMENT — CHAPITRE 18

La première conséquence est la peur. Une peur terrible qui s'est emparée de nombreux pays. D'abord en Iran et en Italie, puis qui s'est répandue comme une traînée de poudre, dans l'ensemble des pays d'Europe, avant de se propager aux États-Unis et dans le reste du monde.

Cette peur est accentuée par les récits de triage de patients, ou encore les simulations potentielles amplifiées de plusieurs millions de morts, qui ont tout naturellement eu pour deuxième conséquence le confinement. Un confinement qui, nous devons le reconnaître, a été relativement bien accepté par la population, mais qui aurait probablement pu être évité ou, du moins, être plus court si nous avions été prêts et si nous avions pris en compte les recommandations de Didier Raoult. Il est trompeur de nous laisser croire qu'il n'y avait qu'une alternative, celle de choisir entre deux options, à savoir ne rien faire ou confiner toute la population. Présenter la situation de cette manière s'apparente à déformer la réalité, car une autre option était possible, celle de l'application de la méthode et du protocole de traitement.

Fatalement, le confinement ne pouvait déboucher que sur une autre conséquence : l'effondrement de l'économie. Un effondrement qui s'est constaté dans la quasi-totalité des pays du monde, dû à la fermeture des commerces, d'un très grand nombre d'entreprises, et bien évidemment la fermeture des frontières qui a totalement freiné en particulier l'économie touristique, mais pas seulement, de tous ces pays. Mais, nous le verrons, ces conséquences diffèrent selon que l'on se focalise sur un pays doté d'outils servant d'amortisseurs sociaux, ou bien sur des pays libéraux qui n'en sont pas pourvus.

Autre conséquence : la surmortalité catastrophique, observée dans tous les pays qui ont refusé d'appliquer la méthode et le protocole de traitement Raoult. Une surmortalité tout à fait évitable, comme nous nous attacherons à le démontrer.

Enfin, la dernière conséquence est très certainement un déconfinement anxiogène. D'autant plus qu'un certain nombre de pays ont persisté à rejeter les préconisations du Pr Raoult. Ceci est tout à fait regrettable, car ce déconfinement aurait pu être beaucoup plus rapide, ce qui aurait pu permettre de limiter les dégâts économiques et sociaux.

En conclusion, nous le voyons, les conséquences de l'absence de stratégie claire à décliner, voire du rejet systématique de la méthode et du protocole de traitement de Didier Raoult, ont été catastrophiques dans de nombreux pays occidentaux. Heureusement, pas tous. La catastrophe a pu être évitée dans les pays qui ont choisi d'appliquer cette stratégie avec efficacité, sans forcément l'avoir reprise de Didier Raoult. Des pays pour qui il s'agissait aussi de leur propre stratégie, pensée comme la meilleure à adopter. On pense notamment à Hong Kong, à Singapour, et bien évidemment à la Corée du Sud.

***
**
*

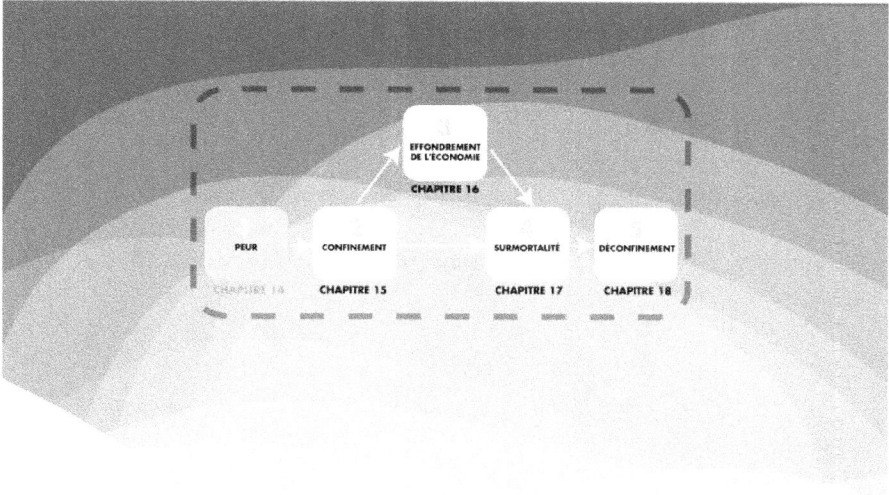

CHAPITRE 14

QUAND LA PEUR S'EMPARE DE TOUS

« Les crises sanitaires sont beaucoup plus dangereuses par la peur qu'elles provoquent et par les surréactions, que par la réalité ».

Didier Raoult

SYNTHÈSE DU CHAPITRE 14

Avons-nous raison d'avoir peur face au Covid-19 ?

Didier Raoult affirme qu'il faut arrêter d'avoir peur.

Néanmoins, pour un très grand nombre, la peur semble justifiée et même nécessaire.

***
**
*

1 - LES POPULATIONS DU MONDE ENTIER ONT PEUR.

Lorsque le virus arrive en Italie, la peur s'empare des sociétés, et s'accroît avec le traitement médiatique de la pandémie et les discours graves des dirigeants politiques.

Cette peur laisse place à la panique, ce qui non seulement a des effets sur l'intégrité physique et psychologique de certaines personnes, mais aussi, augmente l'attrait du grand public pour les fake news et les théories complotistes.

Cette peur panique est le résultat de l'inconnu et du sentiment de perte de contrôle auxquels la crise nous confronte.

Afin de ne pas sombrer dans une peur dénuée de raison, il est important de se déconnecter des médias, de se renseigner correctement sur la pandémie, et de prendre soin de soi.

***
**
*

2 - LA PEUR DES POPULATIONS EST SOURCE D'EXCLUSION.

L'angoisse autour du virus entraîne un sentiment de défiance et des actes discriminatoires au sein des sociétés, notamment vis-à-vis de la communauté asiatique, de la communauté LGBTQ+ et des personnels soignants.

480

Les personnes visées par ces comportements hostiles doivent donc faire face à une nouvelle source de stress, en plus de la crainte que suscite déjà le Covid-19.

La recherche de boucs émissaires explique, pour partie, le rejet de ces communautés.

Afin de lutter contre ces comportements irrationnels alimentés par la peur et l'ignorance, il est essentiel de s'informer convenablement sur cette crise mondiale pour faire preuve d'ouverture d'esprit.

***

**

*

3 - LA PRISE DE DÉCISION DES DÉCIDEURS POLITIQUES SE FAIT SUR FOND DE PEUR.

Les gouvernants sont influencés par les médias et les scientifiques, qui véhiculent un sentiment de peur dans leur approche axée sur le pire.

En plus de favoriser la mise en place du confinement dans de nombreux pays, les conséquences des effets médiatiques et des annonces scientifiques s'ancrent dans le long terme.

La prise en compte de ce qui est véhiculé par les médias et les rapports scientifiques, n'est pas forcément la preuve d'un comportement irrationnel des gouvernements.

***

**

*

Didier Raoult avait raison de dire qu'il ne faut pas se laisser envahir par la peur.

La peur qu'engendre la pandémie est probablement liée à notre rapport à la mort.

***

**

*

Avons-nous raison d'avoir peur face au Covid-19 ?

Mars 2020, Rose-Marie a peur[1532]. Octogénaire, souffrant d'obésité, de diabète et d'hypertension, elle sait qu'elle fait partie des personnes dites « à risques » face au virus. À cette peur, s'ajoutent les images et les témoignages en provenance d'Italie[1533, 1534, 1535]. Là-bas, les médecins doivent faire des choix. Ils ne peuvent pas sauver tout le monde, et soignent les personnes qui ont le plus de chances de survivre. « Entre un patient de 40 ans et un de 60 ans[1536] », le choix est donc fait. Alors, lorsque son neveu, Sébastien Richard, lui demande comment elle va au téléphone, Rose-Marie, qui vit en France, exprime son inquiétude :
- « Ah, non ça ne va pas. Je suis très triste. C'est affreux, je vais mourir !
- Mais pourquoi dis-tu ça ?, s'exclame son neveu.
- Ah, mais tu sais très bien. Je ne suis qu'une vieille bonne à jeter à la poubelle. J'ai 89 ans, si je vais à l'hôpital, on va me laisser mourir sans me soigner. On ne soigne plus les gens de mon âge, il n'y a pas assez de respirateurs. J'ai bien vu ce qu'il s'est passé en Italie et dans le Grand Est. C'est vraiment affreux. Et en plus, tu sais bien, mon petit Sébastien, avec mes problèmes de santé… j'ai tout ce qu'il faut pour être la première à mourir.
- Mais non, Tatie, ne dis pas de bêtises, tu ne vas pas mourir. Et pourquoi tu l'attraperais, ce virus ?
- Tu sais bien pourquoi je l'attraperais, aujourd'hui, je suis sur une chaise roulante, je ne peux plus me déplacer. Comment je peux être sûre que la personne qui vient s'occuper de moi ne va pas me le transmettre ? C'est vraiment affreux ».
Rose-Marie n'est pas la seule dans cette situation. Nombre de personnes âgées, ou bien tout simplement fragiles comme elle, vivent dans la peur.

A contrario, l'histoire de María Branyas est rassurante. Elle est la preuve qu'il est possible de guérir du Covid-19 à n'importe quel âge. Cette dame de 113 ans, considérée comme la doyenne d'Espagne, survit en effet au virus. Après « une infection urinaire et un peu de fièvre associée », elle

---

[1532] Interview réalisée par Guy Courtois. Les prénoms et noms des personnes ont été changés afin de conserver leur anonymat, France, avril 2020.

[1533] « Italie : le choix déchirant des médecins », France, *FranceInfo*, 9 mars 2020.

[1534] AFP, « Coronavirus en Italie. « On doit choisir qui soigner, comme en situation de guerre », dit un médecin », France, *Ouest-France*, 9 mars 2020.

[1535] « Coronavirus en Italie : "des médecins obligés de choisir qui doit mourir" », Royaume-Uni, *BBC News*, 28 mars 2020.

[1536] Rédaction avec AFP, « Dans le nord de l'Italie, « on doit choisir qui soigner, comme en situation de guerre » », France, *L'Obs*, 9 mars 2020.

est diagnostiquée positive au nouveau coronavirus en avril 2020[1537]. La supercentenaire[1538] contracte une forme légère de la maladie. Après plusieurs semaines de confinement, la voilà guérie. Sa fille, Rosa Moret, affirme sur *TV3* que sa mère « va bien, elle est en forme, avec l'envie de parler, d'expliquer, de faire ses réflexions, elle redevient elle-même[1539] ». Ce que confirme la concernée : « La santé ça va, bien sûr, j'ai eu quelques petits problèmes qui ont été accentués par mon grand âge. Mais tout le monde a des problèmes de santé[1540] ». Née le 4 mars 1907 aux États-Unis, il ne s'agit pas de la première épidémie à laquelle la centenaire doit faire face. Alors âgée de 11 ans, et vivant en Espagne, elle connaît la grippe espagnole. Cette dame est donc une vraie force de la nature, d'autant plus qu'elle se trouve également en Espagne lorsque la guerre civile éclate en 1936. Quand une employée de la maison de retraite, où elle vit depuis 20 ans au nord de Barcelone, lui demande le secret de sa longévité, María lui répond qu'elle a « une bonne santé[1541] ».

Didier Raoult affirme qu'il faut arrêter d'avoir peur.

En 2016, dans son livre *Arrêtons d'avoir peur !*, Didier Raoult analyse les causes de la peur et tente de les relativiser. Il affirme ainsi que « l'homme a toujours eu peur du changement[1542] ». La raison : « Les changements, par nature imprévisibles, sont vécus comme dangereux par nos sociétés qui ont la volonté d'immobiliser le cours des choses, par exemple, en utilisant et en abusant du principe de précaution. » De plus, il note que les pays riches sont plus sujets à la peur que les pays pauvres. En reprenant la fable du *Savetier et du Financier* de Jean de La Fontaine, le professeur explique les raisons de ce décalage : « Les riches ont peur de perdre ce qu'ils ont... ». Il conseille donc à l'homme, qui « recherche des formes de stabilité », « de s'adapter [...] pour survivre dans un environnement en transformation permanente ». L'autre raison qui explique que les pays riches « vivent en permanence avec un sentiment de fin du monde », est, selon Didier Raoult, liée « aux moyens d'information actuels qui délivrent en continu de mauvaises nouvelles, la plupart du temps fausses,

---

[1537] Rédaction avec AFP, « Espagne : à 113 ans, la doyenne du pays survit au coronavirus », France, *Le Parisien*, 13 mai 2020.
[1538] « La doyenne des Espagnols, âgée de 113 ans, a guéri du coronavirus », France, *LCI*, 13 mai 2020.
[1539] Rédaction avec AFP, « À 113 ans, la doyenne espagnole guérit du coronavirus », France, *Le Figaro*, 13 mai 2020.
[1540] « Coronavirus : la doyenne de l'Espagne âgée de 113 ans a survécu au virus », France, *FranceInfo*, 13 mai 2020.
[1541] Rédaction avec AFP, « Espagne : à 113 ans, la doyenne du pays survit au coronavirus », France, *Le Parisien*, 13 mai 2020.
[1542] RAOULT D., « Arrêtons d'avoir peur ! », France, *Michel Lafon*, 2016.

notamment en matière de santé ». Ainsi, les médias jouent un rôle non négligeable dans le sentiment de peur qu'éprouvent les populations, notamment dû au fait que « l'être humain a une appétence naturelle pour les mauvaises nouvelles ». Il met aussi en avant le fait que « les risques nouveaux engendrent plus de craintes que les risques connus (accidents de voiture, cigarettes, etc.) ». Enfin, le spécialiste des maladies infectieuses affirme que « les hommes politiques, qui répondent en priorité aux émotions de la population, alimentent en retour l'inquiétude latente face à des menaces fictives[1543] ». Il s'agit donc du serpent qui se mord la queue.

Son analyse de la peur, faite en 2016, est avant-gardiste pour analyser celle que nous connaissons en 2020 avec la pandémie de Covid-19. Notons également que le professeur affirme, dans son livre, que « l'anxiété et le pessimisme font notre malheur[1544] ». Et, le moins que l'on puisse dire, est que son opinion sur la peur n'a pas changé depuis. En effet, alors que la peur liée à la pandémie de Covid-19 gagne le monde entier, Didier Raoult appelle au calme et dénonce « tout le délire autour de la gravité monstrueuse de cette maladie[1545] ». Selon lui, « les crises sanitaires sont beaucoup plus dangereuses par la peur qu'elles provoquent et par les surréactions, que par la réalité[1546] ». Ainsi, l'épisode que nous vivons serait « dangereux plus par la peur […], que par le nombre de morts qu'il cause[1547] ».

La peur liée à l'épidémie est en partie due au fait que nous avons tendance à surestimer la mortalité que la maladie engendre. Mais, selon le professeur, la mortalité liée au Covid-19 n'a pas de quoi inquiéter : « Dans la population la plus à risque, la mortalité est de 1 %, donc il faut arrêter de raconter des choses qui terrifient les gens. Bien entendu, si vous ne testez que les gens en réanimation et [que] vous dites à tous les gens qui sont un peu malades de rester chez eux, vous aurez une vision de la gravité de la maladie qui n'aura rien à voir avec la gravité de la maladie. […] Donc moi, je ne vois pas de signaux de mortalité qui soient spécifiquement redoutables, je ne vois pas de modifications de la

---

[1543] Ibid.
[1544] Ibid.
[1545] RAOULT D., « Où en est le débat sur l'Hydroxychloroquine ? », France, *IHU Méditerranée Infection YouTube*, 5 mai 2020.
[1546] RAOULT D., « Coronavirus : un risque de pandémie ? », France, *IHU Méditerranée Infection YouTube*, 25 février 2020.
[1547] RAOULT D, « Chloroquine : pourquoi tant de haine ? », France, *IHU Méditerranée Infection YouTube*, 3 mars 2020.

mortalité générale dans le pays[1548] ». C'est pourquoi le virologue affirme qu'il faut relativiser la dangerosité mortelle du nouveau coronavirus par rapport aux autres infections respiratoires : « Il faut faire attention que nos réactions ne soient pas disproportionnées face au risque réel. Le risque réel, c'est la mort. C'est ça, le risque réel. Ou c'est, éventuellement, un séjour en réanimation, ce qui est assez désagréable. Ce type de danger est un danger qui n'apparaît pas, à ce stade, plus grand que celui des autres infections respiratoires[1549] ». Il envoie donc un message aux décideurs politiques : « Il faut essayer de convaincre la population que les faits ne sont pas dramatiques[1550] ».

Néanmoins, pour un très grand nombre, la peur semble justifiée et même nécessaire.

Malgré les arguments de Didier Raoult, « l'hystérie mondiale[1551] » ne semble pas dénuée de raison. En effet, comment ne pas avoir peur lorsque l'on constate qu'en Italie, les médecins font un tri entre les patients, pour choisir qui sauver ? Comment dire aux personnes âgées qu'il ne faut pas qu'elles s'inquiètent, alors que le virus tue surtout les seniors[1552] ?

D'ailleurs, selon de nombreuses personnes, il convient de nuancer les affirmations du virologue. La peur n'est pas uniquement un danger. Au contraire, elle nous protège des comportements à risques. Si nous n'avions pas peur, écouterions-nous les conseils des autorités sanitaires ? Si nous n'avions pas peur, les pertes seraient, peut-être, bien plus nombreuses.

***
**
*

[1548] RAOULT D., « Coronavirus, analyse des données épidémiques dans le monde : diagnostiquer doit être la priorité », France, *IHU Méditerranée Infection YouTube*, 17 mars 2020.

[1549] RAOULT D., « Coronavirus : un risque de pandémie ? », France, *IHU Méditerranée Infection YouTube*, 25 février 2020.

[1550] Ibid.

[1551] RAOULT D., « Arrêtons d'avoir peur ! », France, *Michel Lafon*, 2016.

[1552] « Policy Brief: The Impact of Covid-19 onolderpersons », *Organisation des Nations unies*, mai 2020.

1 - LES POPULATIONS DU MONDE ENTIER ONT PEUR.

Lorsque le virus arrive en Italie, la peur s'empare des sociétés, et, s'accroît avec le traitement médiatique de la pandémie et les discours graves des dirigeants politiques.

L'épidémie de Covid-19 est synonyme de peur dans le monde entier. L'inquiétude face au virus s'amplifie lorsqu'il se répand en dehors de la Chine et arrive en Italie. À cet instant, l'Europe se sent en danger, car le virus est désormais sur son continent. Nous pouvons constater ce phénomène en France avec l'évolution de la médiatisation du virus. Lorsque celui-ci est en Chine, les médias français relaient surtout « le côté policier et très autoritaire du confinement[1553] », et non le problème sanitaire. Puis, lorsque l'Italie, pays voisin, est touchée par le virus, les médias passent « d'un problème presque politique, politico-militaire ou militaro-politique en Chine, à un vrai problème sanitaire[1554] ». Autre exemple : le journal suisse *Le Temps* et des chercheurs de l'École polytechnique fédérale de Lausanne s'intéressent aux effets « de ce nouveau coronavirus et de la pandémie qu'il provoque[1555] » au sein des moteurs de recherche, des médias et des réseaux sociaux. Ils analysent donc les « tendances sur Twitter, le volume des recherches sur Google et celui des articles publiés en ligne par les médias en France, en Allemagne, en Italie et en Suisse[1556] », faisant référence à ce virus. Leur étude démontre que « la flambée de cas en Lombardie a fait basculer la prise de conscience dans les pays voisins[1557] ». Lorsque, entre le 20 et le 22 février 2020, le nombre de contaminés passe de 3 à 62, les recherches Google et les Tweets à propos du Covid-19 augmentent à vue d'œil. Ainsi, ce n'est que lorsque l'Italie fait face à son tour à la pandémie, que ses voisins européens prennent conscience du risque sanitaire et commencent à avoir peur. Ce qui n'est pas le cas au départ, quand le virus est seulement localisé à Wuhan. On pourrait être tenté de dire : loin des yeux, loin de la peur ! De plus, le point presse du directeur général de l'OMS du 3 mars 2020 ne rassure pas les populations, puisque ce dernier explique « [qu'à] l'échelle mondiale, environ 3,4 % des personnes atteintes de la Covid-

---

[1553] ROMEYER H. Interviewée par QUINTON F., « Covid-19 : ''La médiatisation tend aujourd'hui à céder un peu plus à la panique'' », France, *La Revue des médias*, 9 mars 2020.
[1554] Ibid.
[1555] « Interactif.Comment la médiatisation de l'épidémie de Covid-19 a-t-elle évolué ? », France, *Courrier international*, 4 avril 2020.
[1556] Ibid.
[1557] Ibid.

19[1558], dont les cas ont été notifiés, sont décédées. À titre de comparaison, la grippe saisonnière tue généralement moins de 1 % des personnes infectées[1559] ». Toutefois, ce taux est à relativiser, puisqu'il s'agit du taux de létalité apparent, qui est « obtenu à partir du rapport entre le nombre de personnes mortes du Covid-19, et celles qui ont été testées positives pour cette maladie[1560] ». Il dépend donc « de la capacité de chaque pays à détecter des cas et à les prendre en charge correctement[1561] ». Ce qu'explique Michèle Legeas, enseignante à l'École des hautes études en santé publique : « Vous avez énormément de gens qui ne vont pas présenter de symptômes ou très peu. Plus vous augmentez la recherche des personnes qui ne présentent pas de signes, pour le même nombre de morts, vous baissez la létalité observée[1562] ». Il convient de différencier ce taux de létalité apparent du taux de létalité réel, qui lui, rapporte « le nombre de décès constatés à cause d'une maladie […] au nombre total de personnes qui ont eu cette maladie. Et plus seulement au nombre de cas confirmés par test[1563] ». Selon une prépublication de l'Institut Pasteur datant du 20 avril 2020[1564], le taux de létalité réel du Covid-19 serait donc de 0,53 %. Simon Cauchemez, épidémiologiste qui a travaillé sur cette étude, explique bien cette différence entre le taux de létalité apparent et le taux de létalité réel, permettant de comprendre pourquoi les résultats de l'OMS et ceux de l'Institut Pasteur sont différents : « L'OMS n'a regardé que les cas symptomatiques détectés (CFR[1565]), alors que nous prenons en compte les personnes infectées qui ne sont pas détectées, car elles ont des symptômes légers ou qu'elles sont asymptomatiques, grâce à des modélisations. C'est l'IFR[1566, 1567] ». L'OMS, qui selon Jean-Dominique

---

[1558] Dans cette citation, nous avons conservé le vocabulaire original de l'OMS « la Covid- 19 », bien que nous ayons choisi une règle différente pour notre livre : « le Covid-19 ».

[1559] ADHANOM GHEBREYESUS T., « Allocution liminaire du Directeur général de l'OMS lors du point presse sur la Covid-19 du 29 juin 2020 », Suisse, *Organisation mondiale de la santé*, 29 juin 2020.

[1560] LEBOUCQ F. et MOULLOT P., « Pourquoi LCI dit que la létalité du Covid-19 est passée de 3,5 % à 0,5 % ? », France, *Libération*, 26 mai 2020.

[1561] « Coronavirus : comment est calculé le taux de létalité ? », France, *Franceinfo*, 12 mars 2020.

[1562] Ibid.

[1563] LEBOUCQ F. et MOULLOT P., « Pourquoi LCI dit que la létalité du Covid-19 est passée de 3,5 % à 0,5 % ? », France, *Libération*, 26 mai 2020.

[1564] SALJE H., TRAN KIEM C., LEFRANCQ N., COURTEJOIE N., BOSETTI P. & al., « Estimating the burden of SARS-CoV-2 in France », France, *pasteur-02548181*, 2020.

[1565] CFR pour case fatality rate, correspondant au taux de létalité apparent. Il s'agit du « nombre de décès imputables à la maladie divisé par le nombre de cas connus, qui ne donne que peu d'information sur le risque associé à l'épidémie, car il est très dépendant du taux de dépistage ». Source : « Développement d'un modèle mécanistico-statistique pour calculer le taux de létalité réel du Covid-19 », *INRAE*, 12 mai 2020.

[1566] IFR pour infection fatality rate, correspondant au taux de létalité réel. Il s'agit du « nombre de décès imputables au Covid-19 divisé par le nombre de cas réels ». Source : « Développement d'un modèle mécanistico-statistique pour calculer le taux de létalité réel du Covid-19 », *INRAE*, 12 mai 2020.

Michel, a pour doctrine de « paniquer diligemment face à tout nouveau danger épidémique[1568] » parce « qu'il vaut mieux s'affoler trop tôt que trop tard[1569] », finit par jouer un rôle dans la peur du grand public face à l'épidémie, alors qu'au début, elle avait minimisé l'épidémie. Mais au-delà du rapprochement géographique du virus vers l'Europe, et du taux de létalité apparent annoncé par le directeur général de l'OMS, sans remise en perspective, la peur est également alimentée par le traitement médiatique de la pandémie. En effet, pas un jour ne passe sans que le Covid-19 ne soit présent au sein des médias. En France, par exemple, les chaînes d'information en continu sont comme en « édition spéciale permanente », notamment depuis l'intervention d'Emmanuel Macron annonçant la fermeture des écoles et des crèches, jeudi 12 mars à 20 heures[1570] ». Ainsi, du lundi 16 mars au dimanche 22 mars 2020, les chaînes d'information françaises consacrent « 74,9 % du temps d'antenne […] au coronavirus et à ses conséquences »[1571]. La médiatisation du Covid-19 est donc sans précédent dans l'histoire de l'information télévisée. Ce phénomène de surmédiatisation d'un événement s'appelle un « blast » : « Un événement qui "efface" tous les repères traditionnels, toutes les grilles, et presque toutes les autres infos[1572] ». L'omniprésence et le poids de la pandémie au sein des médias sont telles que les journalistes doivent user d'ingéniosité afin de faire entendre les autres informations. La rédaction internationale de *Radio France* décide donc de créer un format « destiné à mettre en avant "cinq infos du monde garanties sans Covid-19" : le "Par ailleurs", sous-titré "Le monde en bref sans Covid-19" [1573] ». Quant au grand public, il est réceptif à cette surmédiatisation. La preuve en est qu'au mois de mars 2020, la télévision française connaît une audience historique. Selon une étude de l'institut Médiamétrie, « Les Français ont regardé la télévision en moyenne 4 h 29 par jour au mois de mars, soit 44 minutes de plus qu'en mars 2019[1574] ». Avec une telle médiatisation du virus, et une aussi grande audience, il n'est donc pas étonnant que les gens prennent peur. C'est ce que pointe du doigt Stéphane Bern sur *RTL* : « Tous les soirs, par exemple, on a le décompte pays par pays, plus particulièrement de la France, du nombre de

[1567] LEBOUCQ F. et MOULLOT P., « Pourquoi LCI dit que la létalité du Covid-19 est passée de 3,5% à 0,5% ? », France, *Libération*, 26 mai 2020.
[1568] MICHEL J.-D., « Covid : anatomie d'une crise sanitaire », France, *humenSciences*, juin 2020.
[1569] Ibid.
[1570] BAYET A. et HERVÉ N., « ÉTUDE. Information à la télé et coronavirus : l'INA a mesuré le temps d'antenne historique consacré au Covid-19 », France, *La Revue des médias*, 24 mars 2020.
[1571] Ibid.
[1572] Ibid.
[1573] Ibid.
[1574] « Confinement : la télévision enregistre des audiences records en mars, avec 4 h 29 d'écran par jour et par Français », France, *FranceInfo*, 30 mars 2020.

personnes qui sont contaminées, du nombre de gens hospitalisés, en réanimation, et puis le nombre de morts. On égraine comme ça de jour en jour. […] J'ai un coup au cœur chaque soir quand j'entends les chiffres. Et comment relativiser, comment prendre le recul nécessaire pour accepter ?[1575] »

Enfin, la peur au sein des populations, est également une conséquence de la communication des responsables politiques. Durant l'épidémie, ces derniers essaient de gérer au mieux la crise en informant et donnant des consignes, comme la distanciation physique et le confinement. Pour mieux se faire entendre, ils n'hésitent pas à prendre un ton martial lors de leurs discours. Par exemple, l'Italie ouvre le bal. Lorsqu'il déclare, le 9 mars 2020, que le pays va être confiné, le président du Conseil des ministres, Giuseppe Conte, affirme : « C'est l'heure la plus sombre de notre Histoire[1576] ». D'ailleurs, Domenico Arcuri, en charge de l'urgence sanitaire liée à la pandémie en Italie, va même jusqu'à qualifier les fournitures médicales de « munitions » dont le pays a besoin pour gagner « cette guerre[1577, 1578] ». Même musique en France. Lors de son allocution télévisée du 16 mars 2020, Emmanuel Macron répète six fois que « nous sommes en guerre[1579] ». Il appelle donc les Français à la « mobilisation générale » contre un « ennemi […] invisible, insaisissable[1580] ». En Espagne, le chef du gouvernement espagnol, Pedro Sánchez, annonce le 22 mars 2020 le prolongement du confinement de deux semaines, et affirme que « La guerre est permanente[1581] ». Aux États-Unis, le président Trump se compare le 18 mars 2020 à « un président en temps de guerre[1582] », puis déclare sur Twitter le 27 mars 2020 que « le monde est en guerre contre un ennemi caché. Nous gagnerons[1583] ! ». Au Royaume-Uni, pour l'anniversaire de la capitulation de l'Allemagne nazie, Boris Johnson, le Premier ministre, compare la pandémie à la Seconde Guerre

---

[1575] SASTRE G., « Frédéric Lenoir : "Il y a une surmédiatisation du coronavirus qui fait que c'est anxiogène" », France, *RTL*, 25 mars 2020.

[1576] TOSSERI O., « Coronavirus : tout entière en quarantaine, l'Italie privilégie les déplacements professionnels », France, *Les Échos*, 10 mars 2020.

[1577] « Coronavirus et métaphore guerrière », France, *AgoraVox*, 13 avril 2020.

[1578] SPINELLI F., « "L'emergenza coronavirus come una guerra" : è davvero così ? », Italie, *Il Cirrico*, 16 avril 2020.

[1579] PIETRALUNGA C. et LEMARIÉ A., « » Nous sommes en guerre » : face au coronavirus, Emmanuel Macron sonne la « mobilisation générale » », France, *Le Monde*, 17 mars 2020.

[1580] Ibid.

[1581] GONZÁLEZ Á., « Pedro Sánchez anuncia 5 nuevas medidas contra el Covid-19 », Espagne, *As*, 22 mars 2020.

[1582] AFP, « Coronavirus : Trump se compare à un président "en temps de guerre" », Belgique, *Le Soir*, 18 mars 2020.

[1583] TRUMP DJ., [@realDonaldTrump] « The world is at war with a hidden enemy WE WILL WIN! » [Tweet], *Twitter*, 27 mars 2020.

mondiale, dans une lettre adressée aux vétérans : « En cet anniversaire, nous sommes engagés dans un nouveau combat contre le coronavirus qui exige le même esprit d'effort national que vous avez incarné il y a 75 ans[1584] ». Nous pouvons également mentionner Tedros Adhanom Ghebreyesus, directeur général de l'OMS, qui qualifie le Covid-19 « d'ennemi de l'humanité[1585] ». Autant de déclarations qui mettent en état d'alerte les populations du monde entier.

Cette peur laisse place à la panique, ce qui non seulement a des effets sur l'intégrité physique et psychologique de certaines personnes, mais aussi, augmente l'attrait du grand public pour les *fake news* et les théories complotistes.

La peur du virus, amplifiée par la surmédiatisation de la pandémie et des discours martiaux des dirigeants politiques, a de multiples conséquences. Tout d'abord, de nombreuses personnes peuvent être confrontées à des « réactions de stress, d'anxiété et de déprime[1586] », constate le gouvernement du Québec. Cela peut se traduire de différentes façons : « maux de tête », « difficultés de sommeil », « diminution de l'appétit », « de l'énergie », sentiment « d'insécurité », « difficultés de concentration », « irritabilité », « agressivité », « pleurs », « repli sur soi[1587] », etc.

Les populations sont donc effrayées et peuvent céder à la panique. C'est ce que nous constatons en France. À la suite de l'allocution du 12 mars 2020 du président de la République, les Français prennent peur et se ruent dans les supermarchés afin de faire des stocks de biens de première nécessité[1588, 1589]. Ils craignent en effet une pénurie, quand bien même les distributeurs affirment le contraire. Les rayons les plus convoités : les pâtes, le riz, la farine, le lait, etc. Mais les Français ne sont pas les seuls à faire preuve de comportements irrationnels. En Australie, c'est le papier toilette qui est ciblé par les consommateurs. Le phénomène est tel que le hashtag #toiletpaper revient en nombre sur Twitter le 14 mars

---

[1584] AFP, « Boris Johnson compare la lutte contre la Covid-19 à la Seconde Guerre mondiale », Canada, *Le Soleil*, 8 mai 2020.

[1585] Rédaction avec AFP, « Le patron de l'OMS qualifie le virus d'ennemi de l'humanité », France, *Le Figaro*, 18 mai 2020.

[1586] « Stress, anxiété et déprime associés à la maladie à coronavirus Covid-19 », Canada, *Gouvernement du Québec*, 21 mai 2020.

[1587] Ibid.

[1588] « Vidéos. Les supermarchés pris d'assaut en France, au lendemain des annonces de Macron », France, *Sud Ouest*, 13 mars 2020.

[1589] « Gironde : dans les hypermarchés, les rayons pâtes et riz pris d'assaut », France, *Sud-Ouest*, 13 mars 2020.

2020[1590, 1591]. Pire encore : à Hong Kong le papier toilette, devenu compliqué à trouver, incite trois hommes armés de couteaux à braquer un livreur [1592, 1593, 1594] !

La peur liée à l'épidémie favorise également la prolifération de *fake news* et de théories complotistes. Parmi les fausses informations, nombreuses sont celles véhiculant de faux traitements ou gestes préventifs contre le virus. À titre de prévention, il y a par exemple le docteur Henri Joyeux, qui explique que boire de l'eau chaude permettrait d'avaler le virus, s'il est présent dans la gorge, et donc de le détruire grâce à l'acidité de l'estomac[1595]. Ou encore, sur un blog, on explique qu'il est « très important de consommer durant la journée toutes les boissons chaudes possibles[1596] », car « le virus ne résiste pas à la chaleur et il meurt s'il est exposé à des températures de 26, 27 °C[1597] ». Un autre faux conseil : le fait de retenir sa respiration pendant 10 secondes pour savoir si on est infecté par le Covid-19. Si la personne termine le test « sans tousser, sans inconfort, étouffement ou oppression, cela prouve qu'il n'y a pas de fibrose dans les poumons, ce qui indique essentiellement aucune infection[1598] ». Toutes ces affirmations sont fausses. L'OMS n'a jamais formulé ces recommandations[1599]. D'ailleurs, l'affirmation prétendant qu'il faut boire de l'eau chaude au motif que le virus ne résisterait pas à la chaleur est fausse, car « le virus n'est plus viable à partir d'une exposition à 56 degrés pendant 20 à 30 minutes, ou à 65 degrés pendant 5 à 10 minutes[1600] ». Et il est impossible d'atteindre ces températures dans le corps humain en buvant une boisson chaude[1601, 1602]. Enfin, parmi de

[1590] Rédaction avec AFP, « Coronavirus : un braquage pour du papier toilette à Hong Kong », France, *Le HuffPost*, 17 février 2020.

[1591] ROZIÈRES G., « Le coronavirus entraîne une ruée vers le papier toilette, mais pourquoi ? », France, *Le HuffPost*, 4 mars 2020.

[1592] Rédaction avec AFP, « Coronavirus : un braquage pour du papier toilette à Hong Kong », France, *Le HuffPost*, 17 février 2020.

[1593] « Coronavirus : vol à mains armées à Hong Kong pour du... papier toilette », France, *LCI*, 17 février 2020.

[1594] Rédaction avec AFP, « Coronavirus : braquage de papier toilette à Hong Kong en pleine pénurie, deux hommes arrêtés », France, *Sud-Ouest*, 17 février 2020.

[1595] JOYEUX H., « Coronavirus : comment s'en protéger au quotidien ? », France, *Familles Santé Prévention*, s.d.

[1596] « Informations concernant le Coronavirus », s.l., *Les chroniques d'Arcturius*, 6 mars 2020.

[1597] Ibid.

[1598] AFP, « Non, boire de l'eau toutes les 15 minutes, ne protège pas du coronavirus », France, *AFP Factuel*, 9 mars 2020.

[1599] Ibid.

[1600] CONDOMINES A., « Boire du thé chaud est-il efficace contre le coronavirus ? », France, *Libération*, 10 mars 2020.

[1601] SÉNÉCAT A., « Non, boire des boissons chaudes ne « neutralise » pas le coronavirus », France, *Le Monde*, 10 mars 2020.

nombreuses fausses idées et fausses affirmations, nous pouvons citer celles relayées par Donald Trump. Sur un coup de tête, il déclare qu'il voit que « le désinfectant » assomme le virus « en une minute[1603] » et demande donc : « Y a-t-il un moyen de faire quelque chose comme ça, par injection à l'intérieur ou presque un nettoyage[1604] ? » Puis, il affirme « [qu'il] serait intéressant de vérifier ça[1605] ». À la suite de ces propos, « de nombreux Américains ont appelé les lignes d'assistance téléphonique pour en savoir plus[1606] ». Mais sa déclaration, jugée irresponsable, suscite de nombreuses critiques, comme celle du docteur Vin Gupta, pneumologue. « Cette notion d'injection ou d'ingestion de tout type de produit nettoyant dans le corps est irresponsable et dangereuse. C'est une méthode courante que les gens utilisent quand ils veulent se suicider[1607] ».

Quant aux théories conspirationnistes, Rudy Reichstadt, le fondateur de L'Observatoire du conspirationnisme, explique que « les premiers messages complotistes sont apparus dès le 20 janvier, quand on a appris que le virus pouvait se transmettre entre humains. Mais, depuis que les Français sont confinés, on assiste à une explosion. La vidéo du moindre inconnu buzze en quelques heures, dans des proportions inédites[1608] ». Même si nous avons déjà longuement parlé de ce sujet dans le chapitre 9 qui aborde la problématique du complotisme, nous pouvons citer plusieurs théories complotistes qui lient la 5G et le virus[1609] : « Le virus n'existe pas, la 5G est la cause de tous ces morts[1610] », « La 5G empoisonne le corps, qui donne alors naissance au virus[1611] », « La 5G affaiblit le système immunitaire, voire transmet le virus[1612] », et, « Il y a un lien entre les cas de Covid-19 en France et les antennes 5G[1613] ». À cause de ces idées, des antennes-relais sont incendiées au Royaume-Uni début avril 2020, affectant au passage le réseau téléphonique dont ont

---

[1602] « Non, tous ces remèdes ne soignent pas le coronavirus », France, *Paris Match*, 27 mars 2020.

[1603] « Coronavirus et désinfectant : ce que Trump a dit », Royaume-Uni, *BBC News*, 24 avril 2020.

[1604] Ibid.

[1605] Ibid.

[1606] SHILOH-VIDON T., « Théories du complot et "fake news" : combattre "l'infodémie" de Covid-19 », France, *France 24*, 28 avril 2020.

[1607] Ibid.

[1608] WOESSNER G., « Coronavirus : le virus « fake news » galope », France, *Le Point*, 27 mars 2020.

[1609] « Pourquoi certains pensent que la 5G propage le Coronavirus ? », Belgique, *RTBF.be*, 15 mai 2020.

[1610] ZAGDOUN B., « Ces théories du complot qui connectent la 5G et le coronavirus », France, *FranceInfo*, 11 avril 2020.

[1611] Ibid.

[1612] Ibid.

[1613] Ibid.

besoin les hôpitaux[1614]. Ainsi, le grand public a peur du Covid-19 et cherche par lui-même les réponses à ses questions, les scientifiques n'étant pour l'instant pas en mesure d'expliquer l'origine du virus ou de donner un traitement. C'est pourquoi, les populations peuvent être amenées à être influencées par toutes les fake news et théories complotistes qui semblent répondre à leurs interrogations et leurs doutes. Le directeur général de l'OMS déclare donc le 15 février 2020 que « nous ne combattons pas seulement une épidémie, nous combattons une ''infodémie''[1615] », c'est-à-dire, une surabondance d'informations sur le Covid-19, qui empêche de trouver les sources fiables.

La peur est également un obstacle à un retour à la normale, lorsque les pays entament le déconfinement. À la suite de cet isolement prolongé, de nombreuses personnes sont confrontées au « syndrome de la cabane », qui désigne « la peur de quitter un lieu d'enfermement pour retrouver la vie normale[1616] ». Ainsi, parce que le déconfinement apparaît comme risqué, contrairement au confinement qui est synonyme de protection face au virus, certaines personnes ont peur du retour à la vie en société. C'est ce qu'expriment un certain nombre d'individus en France. C'est le cas de Caroline, 42 ans, vivant en région parisienne et mère d'une petite fille, qui préfère ne pas quitter son appartement, même si cela signifie rester presque deux semaines sans nourriture au moment du confinement : « C'était pâtes et pâtes. L'essentiel était qu'il y ait du lait pour ma fille[1617] ». Nancy, une Parisienne de 28 ans, graphiste freelance et vendeuse dans une boutique de vêtements, joue également la carte de la prudence et va continuer à sortir le moins possible à la fin du confinement : « Si on m'invite quelque part, je dirai non. […] Je sais ce que moi j'ai fait, les précautions prises, mais les autres non[1618] ». Quant à Eugénie, 28 ans, consultante dans le secteur de la santé, elle a « peur de retourner à Paris[1619] » après être restée confinée en province : « Je me sentirai moins en sécurité. J'ai du mal à imaginer la distanciation sociale dans les transports en commun[1620] ». À en croire Marie-France Marin,

---

[1614] « Accusées de propager le coronavirus, des antennes 5G incendiées au Royaume-Uni », France, *L'Obs*, 7 avril 2020.

[1615] NGUYEN DANG J., « Coronavirus : comment les réseaux sociaux ont tenté de soigner le mal de la désinformation », France, *FranceInfo*, 27 juin 2020.

[1616] POMMIER F., « "Le syndrome de la cabane" : quand la peur du déconfinement pousse à rester chez soi », France, *France Inter*, 15 mai 2020.

[1617] Rédaction avec AFP, « Coronavirus. Quand la sécurité et les habitudes du confinement donnent finalement... peur de sortir », France, *Ouest-France*, 8 mai 2020.

[1618] Ibid.

[1619] BARRA M., « Covid-19 : après l'angoisse de l'isolement, la peur du déconfinement », France, *France 24*, 8 mai 2020.

[1620] Ibid.

professeure de psychologie à l'Université du Québec à Montréal, réapprendre à vivre sans avoir peur n'est pas pour tout de suite : « Si on apprend très vite la peur, l'éteindre, ensuite, prend vraiment, vraiment du temps[1621] ».

Il est important de préciser que la peur du Covid-19 touche toutes les sociétés dans le monde, y compris les peuples autochtones. Chez eux, l'arrivée d'une nouvelle épidémie « revivifie des souvenirs dramatiques[1622] ». Des réminiscences liées aux épidémies amenées par les « explorateurs, colonisateurs, soldats qui arrivaient d'Europe[1623] », explique Irène Bellier, anthropologue, directrice de recherches au Centre national de la recherche scientifique (CNRS), et vice-présidente du Groupe International de Travail pour les Peuples Autochtones (GITPA). D'ailleurs, lorsque la communauté comporte peu de membres, les décès sont une perte importante. D'autant plus lorsqu'il s'agit des aînés, qui « sont les détenteurs de la connaissance, de savoirs historiques, ou chamaniques, ou philosophiques[1624] ». La crainte est donc de « voir disparaître la sagesse, la mémoire et l'autorité du peuple[1625] », au sein de ces sociétés autochtones.

Cette peur panique est le résultat de l'inconnu et du sentiment de perte de contrôle auxquels la crise nous confronte.

Ainsi, l'infobésité[1626] autour de la crise sanitaire que nous vivons, ainsi que les discours des décideurs politiques, amplifient la peur du grand public vis-à-vis du virus. Et, cette peur, a, comme nous le remarquons, de nombreuses conséquences. Mais, s'il est évident que nos peurs sont exacerbées par les médias et la communication de crise, il semble que l'origine profonde de cette peur soit l'inconnu. « La réponse de stress est générée lorsqu'on est sans contrôle, et présentement on est dans l'inconnu, l'imprévisibilité, la totale. On se sent vraiment impuissants[1627] » explique la professeure Marie-France Marin. Toutefois,

---

[1621] MARIN M.-F. Interviewée par GUILLEMETTE M., « Il va falloir « désapprendre » la peur de la Covid-19 », Canada, *Québec Science*, 22 avril 2020.
[1622] BELLIER I. Interviewée par LAVAUD S., « Peuples autochtones face au Covid-19 : interview d'Irène Bellier », France, *Medscape*, 26 juin 2020.
[1623] Ibid.
[1624] Ibid.
[1625] Ibid.
[1626] Selon la définition du dictionnaire français Linternaute.com, « l'infobésité est issue de la contraction entre les termes "information" et "obésité". Elle désigne la surcharge d'informations à laquelle nous sommes tous les jours confrontés ».
[1627] POISSON C., « La peur de la Covid-19, cousine moderne de la peur des mammouths », Canada, *Radio-Canada*, 1er mai 2020.

notons que la peur n'est pas en elle-même dangereuse, et n'est pas forcément dépourvue de raison. Il s'agit d'une réponse normale face à un danger, afin de nous protéger[1628]. C'est une question de survie. La peur nous permet ainsi de nous protéger face au virus en respectant la distanciation physique, le port du masque, etc. Ce qui est dangereux en revanche, ce sont les surréactions qu'elle peut provoquer. En effet, la sensibilité de chacun face au danger, et face à la peur est différente. Certains vont sous-estimer le danger, tandis que d'autres vont le surestimer[1629]. Aussi, alors que certaines personnes réussissent à raisonner et à contrôler leurs émotions, d'autres, plus sensibles, laissent l'angoisse les envahir. L'angoisse, liée à un sentiment d'insécurité, est une émotion dépourvue de raison, et peut donc laisser place à des réactions susceptibles d'être dangereuses[1630].

Afin de ne pas sombrer dans une peur dénuée de raison, il est important de se déconnecter des médias, de se renseigner correctement sur la pandémie, et de prendre soin de soi.

Pour faire face à ce phénomène de peur globale, peut-être devrions-nous nous déconnecter du monde des médias et des réseaux sociaux, pour ne plus être constamment engloutis par les informations anxiogènes[1531]. C'est ce que fait, par exemple, le philosophe Frédéric Lenoir : « Je sais qu'il y a des morts, je sais qu'il y a de la souffrance, mais les regarder quotidiennement, voire, plusieurs fois par jour, c'est extrêmement anxiogène. Je pense qu'il faut prendre un peu de recul et aussi se consacrer à des activités positives[1632] ». Le gouvernement du Québec donne également ce conseil, et préconise de limiter « le temps passé à chercher de l'information au sujet de la[1633] Covid-19 et de ses conséquences, car une surexposition peut contribuer à augmenter vos réactions de stress, d'anxiété ou de déprime[1634] ». Toujours concernant l'information, le gouvernement québécois conseille de s'informer à partir de sources fiables et de se méfier des nouvelles douteuses. Il incite enfin, à prendre soin de soi afin de limiter le stress, par exemple en pratiquant

---

[1628] PELISSOLO A., CAUTRÈS B., WARD J. K., BIBARD L. et ZYLBERMAN P., « Pourquoi a-t-on peur face à l'épidémie ? Les réponses de 5 spécialistes », *Le Journal du dimanche*, 27 mars 2020.

[1629] Ibid.

[1630] JOSSE E., « L'épidémie de peur du coronavirus », Belgique, *Résilience PSY*, 6 mars 2020.

[1631] JOLY M., « Faut-il arrêter de suivre l'actualité pour être heureux ? », France, *GQ*, 21 juin 2020.

[1632] SASTRE G., « Frédéric Lenoir : "Il y a une surmédiatisation du coronavirus qui fait que c'est anxiogène" », France, *RTL*, 25 mars 2020.

[1633] Nous avons respecté la forme originale du texte.

[1634] « Stress, anxiété et déprime associés à la maladie à coronavirus Covid-19 », Canada, *Gouvernement du Québec*, 21 mai 2020.

une activité sportive, accepter l'aide des autres, se faire des petits plaisirs, etc. Pour finir, un dernier conseil : parce que nos peurs viennent de l'incertitude face à la pandémie, peut-être que « nous devrions apprendre à vivre dans l'incertitude[1635] », comme le pense Gerd Gigerenzer, professeur à l'institut Max-Planck à Berlin.

***

**

*

2 - LA PEUR DES POPULATIONS EST SOURCE D'EXCLUSION.

L'angoisse autour du virus entraîne un sentiment de défiance et des actes discriminatoires au sein des sociétés, notamment vis-à-vis de la communauté asiatique, de la communauté LGBTQ+ et des personnels soignants.

L'angoisse qui règne dans le monde, en raison de la pandémie de Covid-19, entraîne une augmentation des actes xénophobes. Les premières victimes de la xénophobie, désignant « les sentiments systématiques de crainte, d'hostilité, voire de haine envers les étrangers[1636] », sont les Chinois, et plus largement les Asiatiques, vus comme des pestiférés ramenant le virus au monde entier. Ce phénomène est tel qu'en France, le hashtag #JeNeSuisPasUnVirus prend de l'ampleur sur Twitter en janvier 2020, afin de dénoncer la xénophobie et le racisme contre la communauté asiatique[1637, 1638]. Nous pouvons recenser de nombreux exemples d'actes xénophobes à l'échelle mondiale : en Espagne, un bar en Andalousie interdit l'entrée à cinq étudiants chinois[1639]. En Nouvelle-Zélande, un parent d'élève d'origine chinoise reçoit un mail hostile : « [Nos] enfants kiwis ne veulent pas être dans la même classe que vos propagateurs de virus répugnants[1640] ». En Corée du

---

[1635] GIGERENZER G., « Opinion. Pourquoi le nouveau coronavirus nous fait-il aussi peur ? », France, *Courrier International*, 20 mars 2020.

[1636] « Xénophobie », France, *La Toupie*, s.d.

[1637] ROCHE M., « #JeNeSuisPasUnVirus : ils dénoncent les amalgames et le racisme liés au coronavirus », France, *LCI*, 27 janvier 2020.

[1638] AYA., [@_Tetsuya____] « Bonjour : Tous les Asiatiques ne sont pas chinois. Tous les Chinois ne sont pas nés en Chine et n'y sont jamais allés Un Asiatique qui tousse n'a pas le #coronavirus. Insulter un Asiatique à cause du virus, c'est comme insulter un musulman à cause des attentats #JeNeSuisPasUnVirus » [Tweet], *Twitter*, 28 janvier 2020.

[1639] « Coronavirus : el bar de Huelva que impidió el acceso a cinco jóvenes chinos puede ser clausurado "al menos" un mes », Espagne, *Qué!*, 3 février 2020.

[1640] LEWIS O., « Police investigating 'ignorant, arrogant' coronavirus email », Nouvelle-Zélande, *Stuff*, 4 février 2020.

Sud, un panneau sur la fenêtre d'un restaurant indique « Chinois interdits[1641] ». Au Brésil, un étudiant japonais est insulté dans le métro par une femme le traitant de « porc chinois » qui « transmet des maladies à tout le monde[1642] ». En République tchèque, un restaurant interdit l'entrée des clients chinois pour « protéger la santé publique[1643] », etc.

Cette peur à l'encontre des Asiatiques a parfois des conséquences dramatiques. En Australie, un homme de 60 ans d'origine chinoise en est mort de façon indirecte : après avoir fait un malaise à la sortie d'un restaurant, les passants refusent de réaliser un massage cardiaque de peur qu'il ait le virus[1644]. Les forces de l'ordre essayent à leur arrivée de le sauver. En vain. L'appellation « virus chinois[1645] » pour désigner ce nouveau coronavirus, au tout début de l'épidémie, n'aide pas à prévenir la xénophobie contre les Chinois. C'est pourquoi « les responsables de l'OMS ont intentionnellement donné au coronavirus un nom générique – Covid-19 – pour éviter de stigmatiser un pays ou un groupe particulier[1646] ». D'ailleurs, les touristes sont également victimes de discriminations, comme en témoignent les propos « Corona, Corona[1647] » adressés à un bus de touristes occidentaux par des locaux en Afrique du Sud.

Mais, la communauté asiatique n'est pas la seule à être victime du climat mondial de peur. En effet, la communauté LGBTQ+ est également visée[1648]. À Nîmes, en France, par exemple, Arnaud, âgé de 38 ans, reçoit une lettre homophobe après avoir proposé son aide à ses voisins durant le confinement[1649, 1650] :

[1641] PFANNER E., « Chinese tourists finding they are no longer welcome as fear over coronavirus takes hold », Japon, *The Japan Times*, 30 janvier 2020.

[1642] « Coronavirus outbreak stokes anti-Asian bigotry worldwide », Japon, *The Japan Times*, 18 février 2020.

[1643] Rédaction avec AFP, « Avec le coronavirus, incidents racistes et xénophobes se multiplient dans le monde », France, *L'Obs*, 6 février 2020.

[1644] « Craignant le coronavirus, des passants refusent de réaliser un massage cardiaque sur un homme à Sydney », France, *L'Obs*, 31 janvier 2020.

[1645] « Virus chinois : cinq minutes pour comprendre l'épidémie », France, *Le Parisien*, 22 janvier 2020.

[1646] « Coronavirus : les États doivent agir contre la xénophobie et la discrimination raciale (experte de l'ONU) », s.l., *ONU Info*, 24 mars 2020.

[1647] YORK G., « Coronavirus triggers xenophobia in some African countries », Canada, *The Globe and Mail*, 19 mars 2020.

[1648] « LGBTI : Les discriminations s'intensifient sous couvert du Covid-19 », France, *Amnesty International*, 17 avril 2020.

[1649] DE RAUGLAUDRE T., « A Nimes, encore un courrier homophobe lié au coronavirus : Arnaud témoigne », France, *Têtu*, 14 avril 2020.

[1650] Dans le texte et le dessin, nous avons respecté le texte original de la lettre avec ses fautes d'orthographe et de ponctuation.

« *Cher Monsieur, nous n'avons rien contre les homosexuels, mais nous savons que vous serez porteur avant les autres comme le sida l'a été. Vous faites ce que vous voulez avec vos mœurs bizarres, mais vous pouvez contaminer des jeunes enfants et des personnes fragiles. Donc, s'il vous plaît, évitez de toucher les portes, notamment en allant visiter l'ensemble de la résidence pour proposer votre aide (nous n'en voulons surtout pas), l'entrée de l'immeuble et le local poubelle. Quant au Digicode, vous avez normalement en votre possession un badge, afin d'éviter de toucher le clavier. Si tel n'était pas le cas, nous vous prions d'en faire la demande au syndic. Merci de votre compréhension et de votre attitude altruiste envers les autres.* »

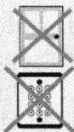

LETTRE ANONYME HOMOPHOBE

CHER MONSIEUR,

NOUS N'AVONS RIEN CONTRE LES HOMOSEXUELS MAIS **NOUS SAVONS QUE VOUS SEREZ PORTEUR AVANT LES AUTRES COMME LE SIDA L'A ÉTÉ**. VOUS FAITES CE QUE VOUS VOULEZ AVEC VOS MŒURS BIZARRES MAIS VOUS POUVEZ CONTAMINER DES JEUNES ENFANTS ET DES PERSONNES FRAGILITÉ ES.

DONC S'IL VOUS PLAÎT, **ÉVITER DE TOUCHER LES PORTES** NOTAMMENT EN ALLANT VISITER L'ENSEMBLE DE LA RÉSIDENCE POUR PROPOSER VOTRE AIDE (NOUS N'EN VOULONS SURTOUT PAS), L'ENTRÉE DE L'IMMEUBLE ET LE LOCAL POUBELLE.

QUANT AU DIGICODE, VOUS AVEZ NORMALEMENT EN VOTRE POSSESSION UN BADGE AFIN D'**ÉVITER DE TOUCHER LE CLAVIER.** SI TEL N'ÉTAIT PAS LE CAS NOUS VOUS PRIONS D'EN FAIRE DEMANDE AU SYNDIC.

MERCI DE VOTRE COMPRÉHENSION ET VOTRE ATTITUDE ALTRUISTE ENVERS LES AUTRES.

Source : Têtu

La stigmatisation de la communauté LGBTQ+ peut également être un frein pour certaines personnes de se faire tester pour le Covid-19. Elles ont peur que leur orientation sexuelle soit dévoilée au grand jour. C'est ce qui arrive en Corée du Sud, en mai 2020[1651]. « Si l'homosexualité n'est pas illégale en Corée du Sud, les discriminations demeurent fréquentes, ce qui conduit un nombre important d'homosexuels à cacher leur sexualité dans le cadre familial et professionnel[1652] ». Alors que le pays semblait avoir réussi à stopper l'épidémie, un nouveau foyer de contamination est

---

[1651] Rédaction avec AFP, « Coronavirus : l'anonymat du dépistage encourage les Sud-Coréens à se faire tester », France, *Le Figaro*, 13 mai 2020.
[1652] PALLIGIANO L., « En Corée du Sud, la crainte d'une nouvelle flambée de coronavirus », Corée du Sud, *Libération*, 11 mai 2020.

découvert dans le quartier prisé d'Itaewon, à Séoul. Cet endroit est connu pour sa vie nocturne avec ses bars et discothèques, et également, pour ses clubs gays. Alors que les services de santé tentent de retrouver les habitués de ce quartier pour les tester, de nombreuses personnes homosexuelles ont peur de se faire tester au risque d'être stigmatisées. C'est ce que déclare un homme âgé de 37 ans : « Je suis extrêmement inquiet. Je ne peux pas me présenter pour me faire tester et savoir si je suis infecté. Mon patron est ouvertement anti-gay. Je ne sais pas si je serai en mesure de faire face à l'humiliation sociale et professionnelle, qu'engendrerait la découverte de mon homosexualité[1653, 1654]. » Le maire de la capitale, Park Won-soon, promet donc de garder l'anonymat des personnes testées. Résultat : 8 300 tests sont réalisés le 13 mai 2020 contre environ un millier la semaine précédente. Park Won-soon affirme que « c'est la preuve qu'assurer l'anonymat encourage les dépistages volontaires[1655] ».

Enfin, n'oublions pas que les professionnels de la santé, qui sont en première ligne face à la maladie, subissent aussi des discriminations. Même s'il est vrai qu'ils sont vecteurs de la maladie, ils en ont conscience et font très attention, comme l'explique Charlotte, interne en anesthésie et réanimation au Grand hôpital de Charleroi, en Belgique. « Nous connaissons notre responsabilité à l'égard de la population, en dehors de l'hôpital[1656] ». Malgré leurs précautions, ils ne sont pas épargnés par les discriminations, comme en Belgique où un jeune médecin, assistant en chirurgie, qui pourtant n'est pas en contact direct avec les malades du Covid-19, est mis à la porte pendant le confinement par ses colocataires et amis qu'il connaît de longue date[1657]. Autre exemple : au Kenya, une infirmière réalise un test pour le Covid-19 sur un patient, test qui se révélera négatif. Mais l'affaire s'ébruite. Conséquences : les gens l'évitent, elle est appelée par des étrangers pour savoir où elle habite, et l'un de ses voisins lui dit : « J'ai entendu dire que vous faites partie de ceux qui ont attrapé le coronavirus[1658] ». En France, la plupart des

---

[1653] « Anti-gay backlash feared in South Korea after coronavirus media reports », Corée du Sud, *The Guardian*, 8 mai 2020.

[1654] GUIBERT C., « Coronavirus. À Séoul ou Paris, la peur met des populations en danger », France, *Ouest-France*, 13 mai 2020.

[1655] AFP, « Coronavirus : l'anonymat du dépistage encourage les Sud-Coréens à se faire tester », France, *Le Figaro*, 13 mai 2020.

[1656] BOUQUET J., « Le personnel soignant applaudi, mais aussi discriminé "pour les risques qu'ils font courir aux voisins" : punissable par la Loi », Belgique, *RTBF.be*, 31 mars 2020.

[1657] « Un médecin bruxellois mis à la porte par ses colocataires : ils ont eu peur qu'il ramène le virus à la maison », Belgique, *RTL Info*, 25 mars 2020.

[1658] MUTAHI B., « Coronavirus et stigmatisation : "On m'évitait par peur du coronavirus" », Kenya, *BBC News*, 16 mai 2020.

personnes expriment leur soutien et leur gratitude envers le personnel soignant, en applaudissant chaque soir à 20 heures. Mais certains ne font pas preuve d'une telle reconnaissance. À Toulouse, une aide-soignante découvre sur sa porte un message pour le moins désagréable : « En sachant votre profession, est-il possible, pour notre sécurité, de ne pas toucher les portes des parties communes ou peut-être, pour ces prochains jours, de loger ailleurs ? Et peut-être aussi de sortir votre chien plus loin ?[1659] »

Les personnes visées par ces comportements hostiles doivent donc faire face à une nouvelle source de stress, en plus de la crainte que suscite déjà le Covid-19.

Ces conduites inamicales ont pour conséquence de créer un sentiment de crainte au sein des communautés qui les subissent. Celles et ceux, considérés comme membre de ces collectivités victimes de discriminations, sont inquiets à l'idée d'en être eux-mêmes victimes, créant ainsi un climat de défiance au sein des populations. Alors que la situation nécessite de l'entraide, un stress supplémentaire à la crise s'ajoute donc au sein de ces groupes, comme chez les professionnels de la santé, qui doivent déjà gérer les malades.

D'ailleurs, les actes xénophobes contre la communauté chinoise semblent être l'une des raisons qui incitent les Chinois à montrer leur soutien, afin de calmer la situation. Par exemple, la communauté chinoise décide d'organiser une levée de fonds à Wenzhou, pour venir en aide à l'Italie. Plusieurs entreprises de la région de Zhejiang offrent ainsi au Piémont 6.000 paires de gants, 1.900 masques chirurgicaux et 660 paires de lunettes de protection[1660] pour aider le personnel soignant. Ou encore, en France, la communauté chinoise de la ville de Lyon, à travers ses représentants auprès de la chambre de commerce et d'industrie, décide de collecter un grand nombre de masques qu'ils ont fait venir de Chine pour pouvoir les remettre aux hospices civils. La société Wooyart[1661] participe très modestement à ce projet. Il n'y a probablement pas de lien direct entre la xénophobie et le fait que la communauté chinoise de Lyon décide de s'impliquer pour aider les hôpitaux et les hospices civils de Lyon. Néanmoins, on ne peut s'empêcher de se dire que la discrimination, et le rejet de la communauté chinoise pendant cette crise du Covid-19, peuvent

---

[1659] « Plusieurs soignants stigmatisés en raison du coronavirus et d'autres victimes de vol », France, *La Nouvelle République*, 26 mars 2020.
[1660] DUMONT A.-F., « Coronavirus : l'Italie s'enlise dans la peur », France, *Marianne*, 5 mars 2020.
[1661] Guy Courtois est l'un des cofondateurs de Wooyart.

y participer. Il ne s'agit bien sûr, ici, que d'un simple exemple. Mais, ce geste de la diaspora chinoise est loin d'être isolé. À travers le monde, nous retrouvons ce même type d'action de la communauté chinoise pour montrer son soutien auprès des habitants, des pays dans lesquels elle a émigré.

La recherche de boucs émissaires explique le rejet de ces communautés.

Il est évident que ces actes de discrimination et xénophobes sont alimentés par la peur. Cela s'explique par le fait que, durant une crise, les personnes inquiètes recherchent les sources du danger. Elles désignent donc des boucs émissaires afin de se sentir en sécurité[1662]. Mais cette volonté d'identification des causes du problème entraîne des raisonnements irrationnels, et des actions contreproductives. Finalement, cette tentative de désignation des coupables, ne fait qu'alimenter le stress général, et n'aide pas à faire face à la crise sanitaire.

Afin de lutter contre ces comportements irrationnels alimentés par la peur et l'ignorance, il est essentiel de s'informer convenablement sur cette crise mondiale pour faire preuve d'ouverture d'esprit.

Comme nous l'avons expliqué précédemment, l'inconnu fait peur, car il n'est pas possible d'être maître des événements qui s'imposent à nous. Mais surtout, l'ignorance qui accompagne cette situation de perte de contrôle, entraîne des réactions dénuées de raison. C'est pourquoi il convient de bien s'informer, afin que cette situation, ancrée dans l'inconnu, devienne plus intelligible. Une meilleure compréhension du problème permettra d'éviter les amalgames et d'obtenir de chacun d'entre nous des actions rationnelles face à la crise que nous vivons. D'ailleurs, l'acquisition des connaissances nécessaires sur la pandémie est une voie, afin de faire preuve d'ouverture d'esprit. En effet, grâce aux informations, nous nous rendons compte que nous sommes tous touchés par le virus, avec les mêmes peurs et les mêmes effets sur nos vies, ce qui peut inciter les personnes susceptibles d'être dans le rejet à faire preuve de bienveillance. Cette crise nous permet donc de comprendre l'importance de la recherche d'informations en période d'incertitude. Mais, bien sûr, toujours avec modération pour qu'elles ne deviennent pas une source de stress. Il convient de retenir ces leçons, car si nous devions un jour faire

---

[1662] JOSSE E., « L'épidémie de peur du coronavirus », Belgique, *Résilience PSY*, 6 mars 2020.

face à une nouvelle crise, nous saurions alors comment éviter les surréactions qui peuvent entraîner le rejet de l'autre.

***

**

*

3 - LA PRISE DE DÉCISION DES DÉCIDEURS POLITIQUES SE FAIT SUR FOND DE PEUR.

Les gouvernants sont influencés par les médias et les scientifiques. Ils véhiculent un sentiment de peur dans leur approche axée sur le pire.

Cette angoisse, liée à l'épidémie, n'épargne personne, pas même les responsables politiques qui se doivent pourtant d'être rationnels. Si nous ne pouvons pas affirmer qu'ils ont peur et que leurs décisions découlent de leurs émotions, nous pouvons toutefois penser que le climat de peur générale joue un rôle non négligeable dans les choix qu'ils font. En effet, il est difficile d'imaginer qu'ils ne prennent pas en compte ce qui se dit dans les médias, qui surmédiatisent de façon effrayante la pandémie. Surtout, ils ont sans doute vu, comme le grand public, les images macabres en Italie où, à Bergame, l'armée évacue les cadavres par camion. D'ailleurs, dans les églises, de nombreux cercueils reposent le temps que des prêtres disponibles viennent. Dans celle qu'on surnomme la « Wuhan italienne[1663] », le porte-parole de la mairie affirme qu'il y a « un enterrement toutes les 30 minutes[1664] ». Autre fait glaçant, cette fois-ci en Espagne : à Madrid, une patinoire est réaménagée en morgue, car les pompes funèbres municipales n'acceptent plus les victimes du Covid-19[1665]. Cette situation est liée au fait que les membres des pompes funèbres de Madrid manquent de moyens de protection. La patinoire semble donc être une solution, la préservation des corps pouvant se faire au mieux grâce au contact avec la glace, jusqu'au moment de leur inhumation et incinération.

Outre l'inquiétude qui découle des nouvelles relayées par les médias, les gouvernants doivent également prendre au sérieux les mises en garde des scientifiques, notamment à travers des modélisations épidémiologiques qui peuvent s'avérer inquiétantes. Ces dernières correspondent à des

---

[1663] « Coronavirus - Italie : l'armée évacue les cadavres par camions », France, *L'Indépendant*, 19 mars 2020.
[1664] Ibid.
[1665] MUSSEAU F., « A Madrid, une patinoire en guise de morgue », France, *Libération*, 24 mars 2020.

« simulations informatiques basées sur ce qu'on sait de la maladie au moment où on les réalise[1666] ». Pour ce faire, les simulations informatiques calculent « la diffusion d'un virus en "modélisant" les classes d'âge, les vulnérabilités, le nombre de contacts quotidiens, etc. [1667] ». Durant l'épidémie, un scientifique spécialisé dans la modélisation des épidémies se distingue : il s'agit de Neil Ferguson, épidémiologiste britannique à l'Imperial College, qui a un poids considérable dans la mise en place du confinement au Royaume-Uni, mais également en France et dans le monde. Ayant par le passé modélisé les épidémies de grippe aviaire, Ebola, Zika, SRAS, et de la grippe H1N1, il réitère l'opération pour le Covid-19. Dans ce contexte, l'une de ses études[1668] met en avant que si aucune mesure n'est prise pour ralentir l'épidémie en France, entre 300 000 et 500 000 personnes pourraient perdre la vie. Il convient toutefois de préciser que « ce scénario a été calculé en retenant les hypothèses de transmissibilité et de mortalité probables les plus élevées, et ce, en l'absence des mesures radicales de prévention et d'éloignement social[1669] ». Les chiffres permettent donc seulement de « comprendre la situation dans son ensemble[1670] » à un instant T, en montrant ce qui pourrait arriver dans le pire des scénarios. Mais, même si « les mathématiques ne permettent pas de prédire l'avenir[1671] », seulement de « simuler différents scénarios sous différentes hypothèses, qui peuvent être du domaine du plausible[1672] », les chiffres sont alarmistes. C'est pourquoi, après avoir pris connaissance de cette information le 12 mars 2020, via le Conseil scientifique[1673, 1674] créé un jour plus tôt, Emmanuel Macron annonce le soir même, dans une allocution télévisée aux Français, « la fermeture de tous les collèges, lycées, universités, écoles et crèches de France[1675] ». S'ensuit la fermeture, le 14 mars, « des commerces, cafés et

---

[1666] AFP, « Confinement : critiques sur "l'alarmisme" des modélisations », France, *Challenges*, 9 juin 2020.

[1667] AESCHIMANN E., « 10 choses à savoir sur Neil Ferguson, l'épidémiologiste que tout le monde écoute face au Covid-19 », France, *L'Obs*, 9 avril 2020.

[1668] HECKETSWEILER C. et PIETRALUNGA C., « Coronavirus : les simulations alarmantes des épidémiologistes pour la France », France, *Le Monde*, 15 mars 2020.

[1669] Ibid.

[1670] PEZET J., « Les prévisions de Ferguson, qui ont conduit de nombreux pays à se confiner, étaient-elles fantaisistes ? », France, *Libération*, 3 juin 2020.

[1671] Ibid.

[1672] Ibid.

[1673] Institué le 11 mars 2020, le Conseil scientifique Covid-19 est créé à la demande du président de la République Emmanuel Macron, « pour éclairer la décision publique dans la gestion de la situation sanitaire liée au Coronavirus ».

[1674] « Olivier Véran installe un conseil scientifique », France, *ministère des Solidarités et de la Santé*, 11 mars 2020.

[1675] CHAPUIS H., « Coronavirus : les prévisions sur la progression de l'épidémie de Covid-19 qui ont alarmé l'Élysée », France, *Sciences et Avenir*, 16 mars 2020.

restaurants[1676] ». Enfin, deux jours plus tard, le confinement général est annoncé à la suite du dernier avis du Conseil scientifique du 16 mars. Ce dernier alarme sur « la non-perception d'une partie de la population de la gravité de la situation », les comportements n'étant « pas suffisamment »[1677, 1678] modifiés.

N'oublions pas le rapport du 16 mars 2020[1679], autre étude de Neil Ferguson et de son équipe de l'Imperial College, qui a des effets importants sur les décideurs politiques, notamment, Boris Johnson. L'étude compare deux options de réponses à la crise qu'ont les gouvernements, et les applique au Royaume-Uni et aux États-Unis. La première option, dite de « mitigation », consiste à seulement réduire l'impact sanitaire, avec par exemple la distanciation sociale, la mise en quarantaine des malades ainsi que de leur famille, et la fermeture des écoles. L'objectif n'est donc pas d'interrompre complètement la circulation du virus. Mais, d'atteindre l'immunité collective de la population. Quant à la seconde option, dite de « suppression », elle fait référence au confinement, et a pour but d'empêcher la transmission du virus d'individu à individu afin de stopper l'épidémie. L'équipe de l'Imperial College imagine ensuite une stratégie qui consisterait à alléger, puis réinstaurer périodiquement cette option en fonction de la capacité de prise en charge des hôpitaux, jusqu'à la disponibilité d'un vaccin. Après avoir comparé ces deux options, l'étude fait des prévisions très sombres si l'option de « mitigation » est adoptée : environ 1,2 million d'Américains et 250 000 Britanniques succomberaient au Covid-19, à cause d'une « "submersion" du système de santé[1680] ». Si rien n'est fait, ce serait encore pire : 2,2 millions d'Américains et 510 000 Britanniques pourraient mourir. Neil Ferguson et ses collègues concluent donc que l'option de « suppression » est « la seule stratégie viable actuellement[1681] ». Nous reviendrons plus tard sur ces simulations plus qu'interrogeables. Et, une fois de plus, les chiffres alarmistes ont

---

[1676] MORIN H., BENKIMOUN P., HECKETSWEILER C., « Coronavirus : des modélisations montrent que l'endiguement du virus prendra plusieurs mois », France, *Le Monde*, 17 mars 2020.

[1677] « Avis du Conseil scientifique Covid-19 du 16 mars 2020 », France, *ministère des Solidarités et de la Santé*, 16 mars 2020.

[1678] MORIN H., BENKIMOUN P., HECKETSWEILER C., « Coronavirus : des modélisations montrent que l'endiguement du virus prendra plusieurs mois », France, *Le Monde*, 17 mars 2020.

[1679] FERGUSON NM., LAYDON D., NEDJATI-GILANI G., IMAI N., AINSLIE K. & al., « Report 9: Impact of non-pharmaceutical interventions (NPIs) to reduce Covid-19 mortality and healthcare demand », Royaume-Uni, *Imperial College London*, 16 mars 2020.

[1680] AFP, « Coronavirus : face au risque d'un scénario cauchemar, le Royaume-Uni change de cap », France, *Sud-Ouest*, 17 mars 2020.

[1681] MORIN H., BENKIMOUN P., HECKETSWEILER C., « Coronavirus : des modélisations montrent que l'endiguement du virus prendra plusieurs mois », France, *Le Monde*, 17 mars 2020.

énormément d'influence sur les décisions politiques. Le lendemain de la publication de ces résultats morbides, Boris Johnson qui misait au départ sur l'immunité collective, change de cap. Alors que les mesures au Royaume-Uni consistaient uniquement à « isoler les personnes présentant des symptômes ou revenant de zones à risques[1682] », le Premier ministre britannique demande désormais à la population « d'éviter tout contact et tout déplacement "non essentiel"[1683] » et recommande « aux personnes âgées et aux femmes enceintes de s'isoler pendant trois mois[1684] ». Une semaine plus tard, il impose un confinement général aux Britanniques[1685, 1686]. D'ailleurs, Donald Trump aurait également pu être influencé par l'étude du 16 mars de l'Imperial College, puisque le jour même de la publication de l'étude, il annonce que le Covid-19 est « un mauvais virus, un très mauvais virus. Il est extrêmement contagieux[1687] ». Puis, il donne des directives pour la première fois : « Les Américains, y compris les jeunes en pleine santé, doivent éviter tout rassemblement supérieur à dix personnes[1688] ». Enfin, il annonce deux jours plus tard « la fermeture de la frontière avec le Canada, puis celle avec le Mexique[1689] ».

En plus de favoriser la mise en place du confinement dans de nombreux pays, les conséquences des effets médiatiques et des annonces scientifiques s'ancrent dans le long terme.

Si l'influence des médias sur les décideurs politiques est hypothétique mais plausible, l'effet des scénarios catastrophes des scientifiques sur les gouvernants est, lui, évident, car il a des conséquences directes sur la gestion politique de la crise. Certains gouvernements décident, en effet, de confiner leur population, ce qu'ils n'auraient peut-être pas fait s'il n'y avait pas eu des chiffres aussi alarmistes. Mais, cette influence des médias et des scientifiques ne s'arrête pas au confinement. Les conséquences vont bien plus loin dans le temps. Il ne s'agit pas uniquement de conséquences de court terme, mais également de long terme. Il y aura certainement, dans les mois à venir, des contrecoups économiques et

---

[1682] Rédaction avec AFP, « Coronavirus : face au risque d'un scénario cauchemar, le Royaume-Uni change de cap », France, *Sud-Ouest*, 17 mars 2020.

[1683] Ibid.

[1684] Ibid.

[1685] STEWART H., MASON R. et DODD V., « Boris Johnson orders UK lockdown to be enforced by police », Royaume-Uni, *The Guardian*, 23 mars 2020.

[1686] DUCOURTIEUX C., « Coronavirus : le Royaume-Uni instaure à son tour un confinement de sa population », France, *Le Monde*, 23 mars 2020.

[1687] CORPET A., « Face au coronavirus, la défaillance de la première puissance mondiale », France, *Radio France international*, 10 mai 2020.

[1688] Ibid.

[1689] Ibid.

sociaux comme une augmentation du chômage, de la pauvreté, ou encore, des répercussions physiques et psychologiques sur les individus. Neil Ferguson et ses collègues, dans l'étude de l'Imperial College du 16 mars, en sont d'ailleurs conscients, puisqu'il est mentionné dans le rapport que pour parvenir à l'endiguement de l'épidémie, « les effets sociaux et économiques des mesures [...] seront profonds[1690] ».

La prise en compte de ce qui est véhiculé par les médias et les rapports scientifiques, n'est pas forcément la preuve d'un comportement irrationnel des gouvernements.

Si de nombreux gouvernements instaurent le confinement, cela est donc en partie dû au climat de peur alimenté par les médias et les mises en garde des scientifiques, qui envisagent le pire si les mesures prises pour freiner l'épidémie sont insuffisantes. Mais, si certains responsables politiques prennent en considération ces mises en garde en instaurant un confinement, cela ne signifie pas forcément qu'ils ont peur. Ou, du moins, s'ils ont peur, il ne s'agit pas d'une peur irraisonnée. En effet, dans une situation inédite comme celle de la crise du Covid-19, les décideurs politiques sont dans une situation de complète incertitude. Le principe de précaution s'est donc imposé. À tort ou à raison ? Nous y répondrons au chapitre 15 consacré au confinement.

De plus, n'oublions pas que la peur, au sein des sociétés, incite peut-être les gouvernements à mettre en place le confinement afin de rassurer les gens. Le confinement serait donc peut-être une mesure prise non pas parce que les décideurs politiques ont peur, mais peut-être parce qu'ils veulent canaliser la peur pour éviter les débordements. Didier Raoult exprime d'ailleurs cette idée lorsque Jean-Jacques Bourdin, dans une interview pour BFMTV, lui demande si les politiques ont eu peur : « Je ne sais pas s'ils ont cédé à la peur ou géré la peur ».

***

**

*

[1690] MORIN H., BENKIMOUN P., HECKETSWEILER C., « Coronavirus : des modélisations montrent que l'endiguement du virus prendra plusieurs mois », France, *Le Monde*, 17 mars 2020.

Didier Raoult avait raison de dire qu'il ne faut pas se laisser envahir par la peur.

En observant les conséquences que la peur peut avoir, nous pouvons affirmer que Didier Raoult a raison de dire qu'il faut s'en prémunir. Ou, pour être plus précis, il ne faut pas se laisser envahir par une peur panique. Cette dernière, contrairement à la peur rationnelle, qui permet de se protéger face à un danger, est contreproductive. Elle entraîne des conduites irrationnelles au sein des populations, ce qui n'améliore pas la situation et peut même s'avérer dangereux. D'ailleurs, la peur panique, présente au sein des sociétés, peut influencer les décisions politiques. Si, comme nous l'avons déjà expliqué, il est difficile de dire que les dirigeants politiques sont influencés par leurs propres émotions dans leurs décisions, ils sont probablement influencés par celles qu'éprouvent leurs citoyens, puisqu'ils semblent agir dans le but de les rassurer. Enfin, les médias et les prévisions alarmistes des scientifiques n'aident pas forcément les gouvernants à prendre sereinement des décisions, puisqu'elles sont prises dans un contexte d'incertitude et de perception catastrophique de l'avenir.

Il nous semble évident que si nous nous étions préparés à cette crise et si nous avions réfléchi aux différents moyens de faire face à une pandémie, nous aurions très certainement pu dompter notre peur. Si, par exemple, les dirigeants des nombreux pays, plutôt que de céder aux statistiques catastrophiques qu'on leur a présentées, avaient eu en tête l'existence d'une stratégie aussi simple à appliquer que celle de la méthode Raoult – 1-PROTÉGER, 2-TESTER, 3-ISOLER LES MALADES, 4-TRAITER –, alors peut-être auraient-ils réagi différemment. Car, nous le savons tous, la peur vient de l'inconnu. Si nous avions eu une stratégie claire, facilement compréhensible comme celle de la méthode Raoult, si nous avions déjà réfléchi à comment l'appliquer, si nous avions tout simplement pu en discuter, alors peut-être que nos dirigeants n'auraient pas confiné aussi longtemps. Peut-être qu'ils n'auraient pas cédé à la peur, peut-être qu'ils auraient tout simplement pensé à des stratégies alternatives.

Nous espérons humblement que ce livre permettra, à l'avenir, aux dirigeants du monde entier de ne pas céder à la peur, comme ils ont pu le faire pendant cette pandémie. Nous espérons qu'il leur permettra d'avoir une stratégie simple en tête, une stratégie qui devrait leur éviter de céder à une peur naturelle et leur éviter de surréagir.

Et surtout, l'existence d'une telle stratégie leur aurait permis de guider l'ensemble de la population et donc, de la rassurer. Mais pas seulement. Aussi de mettre toute la population et tous les services sanitaires en ordre de bataille autour de cette méthode simple à appliquer. Mais pour l'appliquer, encore fallait-il la connaître, l'avoir en tête, la comprendre, et savoir la décliner. Nous espérons très sincèrement que ce livre permettra cela dans le cas d'une prochaine pandémie.

Nous le verrons au prochain chapitre, mais il existait d'autres stratégies que le simple confinement. Hélas, la peur a tout emporté et n'a pas permis la mise en place de stratégies alternatives.

La peur qu'engendre la pandémie est probablement liée à notre rapport à la mort.

« La mort est moins cruelle que la crainte de la mort ».

Ovide, *Héroïdes, Épître X. Ariane à Thésée.*

Il semblerait que les réactions de peur que le Covid-19 suscite dans le monde entier, aient un lien avec notre rapport à la mort. Après tout, de quoi avons-nous vraiment peur, en dehors des conséquences économiques et sociales de la pandémie, si ce n'est pas du repos éternel ? Didier Raoult affirme d'ailleurs que « le risque réel [de cette épidémie], c'est la mort[1691] ». Alors, si la peur du virus est liée aux risques qu'il véhicule dans nos esprits, et que le seul danger est de passer de vie à trépas, cela veut dire que ce qui nous effraie véritablement, c'est de mourir. Nous avons peur de notre mort, mais aussi de celle de nos proches. L'historien Guillaume Cuchet, professeur d'histoire contemporaine à l'université Paris-Est, soulève le fait que « nous avons perdu l'habitude[1692] » de « l'imprévisibilité de la mort[1693] ». Cela expliquerait pourquoi nous avons peur de l'épidémie, car elle correspond « au retour d'une forme de mortalité extraordinaire, avec son stress spécifique[1694] ».

[1691] RAOULT D., « Coronavirus : un risque de pandémie ? », France, *IHU Méditerranée Infection YouTube*, 25 février 2020.
[1692] FONTON M., « "On ne sait plus ce qu'est une surmortalité à l'ancienne" », France, *Valeurs actuelles*, 19 avril 2020.
[1693] Ibid.
[1694] Ibid.

Néanmoins, le philosophe français André Comte-Sponville, rappelle que la « finitude et vulnérabilité font partie de notre condition[1695] », et donc que : « La mort est normale, la mort n'est pas une maladie[1696] ». C'est pourquoi il déclare que « tant qu'on n'accepte pas l'idée que la mort fait partie de la vie, on fait un contresens et sur la vie, et donc sur la médecine. Le but de la médecine, c'est de nous soigner, ce n'est pas de nous empêcher de mourir[1697] ». Il exprime aussi que la mort a toujours été inacceptable, mais « comme on y pense de moins en moins, on s'en effraie de plus en plus, lorsqu'elle s'approche[1698] ». Il critique d'ailleurs les médias qui, selon lui, semblent découvrir « que nous sommes mortels » avec leur « décompte des morts du Covid-19 » tous les soirs. Même si le Covid-19 est une « crise sanitaire majeure », il affirme que « ce n'est pas une raison pour ne pus parler que de ça, […], ni pour avoir en permanence "la peur au ventre" ». De cette peur de la mort, le philosophe pense que nous retirerons « l'amour de la vie ». Enfin, cette crise sanitaire nous met face à l'irrationalité de nos raisonnements et actions lorsque la peur panique l'emporte sur la raison. Pour nous aider à lutter contre ces travers de l'esprit et raisonner en période de crise, André Comte-Sponville nous propose de philosopher : la « philosophie peut nous aider en nous poussant à réfléchir, à prendre du recul, plutôt que de nous laisser emporter par nos émotions – à commencer par la peur – et le politiquement correct[1699] ». Ainsi, peut-être que nous pouvons commencer à réfléchir à ce qu'est l'incertitude, synonyme de perte de contrôle et créant en nous un sentiment de danger et de peur. Y réfléchir avec cette affirmation du philosophe : « Il suffit de vivre. L'incertitude, depuis toujours, est notre destin[1700] ».

***
**
*

[1695] COMTE-SPONVILLE A., Interviewé par BUSNEL F., « Quelles leçons philosophiques tirer de la crise ? », France, *La Grande Librairie YouTube*, 14 mai 2020.

[1696] Ibid.

[1697] Ibid.

[1698] COMTE-SPONVILLE A., Interviewé par BRUNFAUT S., « André Comte-Sponville : "J'aime mieux attraper le Covid-19 dans un pays libre qu'y échapper dans un État totalitaire" », France, *L'Écho*, 27 mai 2020.

[1699] Ibid.

[1700] Ibid.

AUDITION PARLEMENTAIRE DE DIDIER RAOULT

À Paris, le 24 juin 2020.

« Dans l'histoire de l'humanité, si les gens ont tellement peur des épidémies, c'est que les choses qui ont changé l'histoire de l'humanité, ce sont les guerres et les épidémies ».

« En Europe de l'Ouest, nous sommes devenus des sociétés très fragiles, très réactives aux crises, y compris quand ces crises ne sont pas réelles. Et que, si j'ai toujours tenté d'être rassurant, parce que je crois que la peur est très mauvaise conseillère. Je pense qu'il faut agir dans le calme, sans peur. [...] Et donc, chaque fois que j'ai parlé des choses, j'ai tenté de prendre l'hypothèse la plus basse, parce que je pense que c'est mieux, […] quitte à assumer, qu'on me dise "écoutez, c'est plus grave que ce que vous disiez", je l'assume entièrement. Mais si vous regardez le moment où effectivement le feu a été mis à la planète, c'est au moment où l'épidémie de Wuhan et puis de Hubei et puis un peu plus en Chine, en tout, ça fait à peu près 6 000 morts. À la fin de l'année, en Chine, si quelqu'un arrive à voir la différence avec 6 000 morts, il est fort. On ne verra pas la différence. Donc, il y a eu une surréaction de la Chine parce que la Chine avait été accusée, pendant longtemps à l'OMS, d'avoir caché le SRAS. […] Donc la Chine a réagi à ça en construisant des hôpitaux, des centres de recherche absolument hallucinants, extraordinaires. Et là, à mon sens, elle a eu une communication excessive, du fait de ce premier épisode de SRAS pour lequel elle a été accusée de dissimuler les faits, si vous voulez, en lançant une alerte qui, tout bien analysé, a posteriori, est totalement disproportionnée par rapport à la population. Vous savez, Hubei, c'est la population de la France. Et le nombre de morts, en Chine, c'est le nombre de morts dans l'Île-de-France. C'est ça, la réalité. Donc, si vous voulez, l'alerte initiale est une alerte qui est entièrement disproportionnée ».

***
**
*

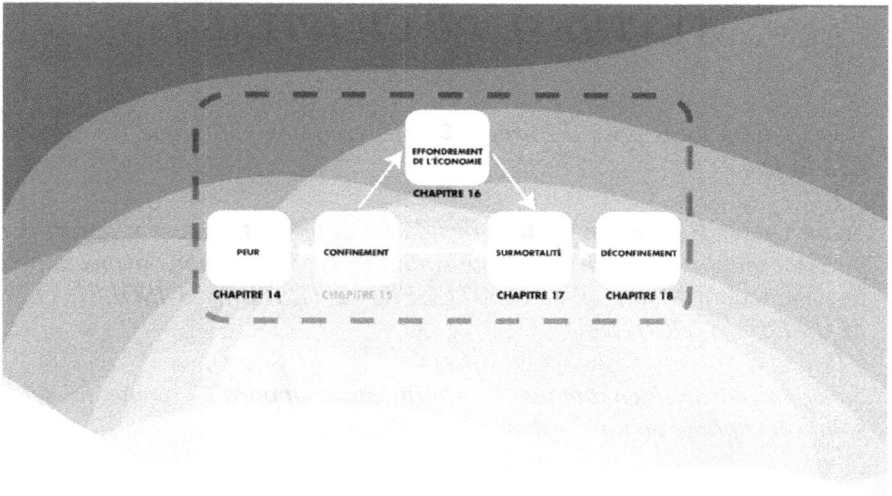

CHAPITRE 15

LE CONFINEMENT
VERSUS LA MÉTHODE RAOULT

« À l'époque actuelle, on doit faire autre chose ».

Didier Raoult

SYNTHÈSE DU CHAPITRE 15

Pourquoi certains pays d'Europe sont-ils confinés, alors que les Suédois font la fête ?

Selon Didier Raoult, on peut se demander si le confinement n'aurait pas pu être remplacé par un protocole sanitaire strict, que nous avons appelé la méthode Raoult : 1-PROTÉGER, 2-TESTER, 3-ISOLER LES MALADES, 4-TRAITER.

Sans préparation en amont, le confinement apparaît comme la seule solution capable de faire ralentir l'épidémie.

***

**

*

Le confinement a été présenté comme le seul moyen de faire face à l'épidémie.

Mais confiner pose problème, dans la mesure où cela favorise les contaminations au sein des foyers.

Il existait en fait quatre grandes solutions possibles définissables selon une approche matricielle simple.

De nombreux pays européens ont opté pour le confinement, car, tétanisés par la peur, ils pensaient que c'était le seul choix possible.

Mais ne rien faire, c'est-à-dire, ne pas mettre en place de confinement et ne pas appliquer la méthode non plus, apparaît comme un choix très risqué.

L'Allemagne, en réalisant plus de tests et ne mettant pas en place un confinement total, semble avoir une stratégie plus nuancée.

Face à une binarité du tout ou (presque) rien : l'exemple de pays asiatiques n'ayant pas mis en place de confinement et ayant adopté la méthode Raoult, ouvre de nouvelles perspectives.

Le Maroc, l'Algérie et le Sénégal ont adopté des stratégies différentes en combinant plus d'aspects de la méthode Raoult et des confinements plus ou moins totaux.

L'Inde utilise l'hydroxychloroquine en mode prophylactique, mais échoue sur les autres recommandations.

La Chine, premier foyer épidémique, reste un cas particulier dans la gestion de la crise. Sa gestion peut être considérée comme exemplaire, si l'on excepte les retards et mensonges initiaux.

Les États-Unis et le Brésil donnent l'impression d'une confusion immense quant à leur stratégie, mais sans doute, cela tient-il du fait qu'ils sont des grands pays fédéraux.

***
**
*

Didier Raoult avait raison, la stratégie du confinement de toute la population n'était pas l'unique, ni, probablement, la meilleure solution.

Le rôle de l'État, et l'état de nos libertés, se trouvent profondément changés pendant le confinement.

***
**
*

Pourquoi certains pays d'Europe sont-ils confinés, alors que les Suédois font la fête ?

Alors qu'une partie de la population trouve un certain plaisir à se confiner à la campagne, car elle sait s'organiser rapidement pour travailler à distance, les personnes âgées sont celles qui semblent le plus souffrir de cette privation de liberté induite par le confinement. Marie-Dominique Lewintre[1701] est l'une d'elles. Activiste de 76 ans, engagée au sein de nombreuses associations citoyennes, cette infatigable combattante en faveur des droits de l'homme et de l'Église catholique a vécu le confinement comme un coup d'arrêt : « Les vieux devront continuer à rester confinés, plus de petits enfants, plus de vie sociale, plus de bénévolat, et sans doute pas de vacances cet été. Jusqu'à présent, je m'accommodais très bien de mon âge, mais là, c'est le découragement absolu. Quelle tristesse de se sentir inutile... ». Elle fête d'ailleurs son anniversaire le 25 mars, toute seule, loin de ses enfants et de ses petits-enfants qu'elle aime tant. En France et dans le monde, ce sont des dizaines, des centaines de milliers de Marie-Dominique qui perdent, avec le confinement, ce qui les fait rester en vie : les liens sociaux[1702].

Loin du confinement rigoureux réalisé en Europe Occidentale, les Suédois continuent à mener une existence libre : bars, restaurants, cinémas, salles de sport, commerces et écoles restent ouverts[1703]. Seuls les universités et les lycées ferment leurs portes et instaurent un suivi à distance. Les rassemblements de plus de 50 personnes sont, eux aussi, interdits. Dans des rues certes plus vides qu'en temps normal, les jeunes Suédois continuent à faire la fête le week-end, à l'instar de Jennifer et Dorothea, 24 ans, qui chantent dans un bar de Stockholm. Au deuxième étage d'un karaoké du quartier de Södermalm, les paroles de la chanson *Välkommen in* de la chanteuse Veronica Maggio résonnent dans la capitale suédoise.

[1701] Les prénoms et noms de famille ont été changés afin de préserver la confidentialité des personnes.

[1702] YOUSSEF L., « Personnes âgées et confinement : « Mourir de solitude », Belgique, *RTBF*, 15 avril 2020.

[1703] HEINE T., « Malgré le Covid-19, la Suède reste ouverte », France, *Courrier International*, 6 avril 2020.

Selon Didier Raoult, on peut se demander si le confinement n'aurait pas pu être remplacé par une stratégie sanitaire simple, que nous avons appelée la méthode Raoult : 1-PROTÉGER, 2-TESTER, 3-ISOLER LES MALADES, 4-TRAITER.

Le Pr Raoult inscrit le confinement dans une histoire datée, passée d'âge, et qui a déjà fait preuve de son inefficacité lors des anciennes épidémies. À son sujet, il dit ceci : « Il y a les maladies infectieuses contagieuses dans le passé, on connaît très bien à Marseille, on traitait ça par la quarantaine, mais c'était plutôt [aux] XVe, XVIe siècles. La dernière fois qu'on a instauré un système de quarantaine, c'était pour le choléra à Marseille [en 1832][1704] et ça n'a pas marché. [...] Donc à l'époque actuelle, on doit faire autre chose[1705] ».

Le lendemain, dans une nouvelle vidéo, il appuie son argumentaire en prenant l'exemple des pays non confinés : « Pour ce que j'ai vu rapidement, les trois pays dont la situation n'est pas contrôlée actuellement, c'est l'Italie, la France et l'Espagne, donc ce ne sont probablement pas des modèles. Le confinement en Italie, ça n'empêche pas qu'ils continuent à avoir une évolution exponentielle, comme c'est le cas en France et en Espagne, et ces trois pays ont décidé de mettre au premier plan le confinement. On peut se poser la question s'il ne faut pas réfléchir, maintenant, accepter de changer d'opinion – [...] et repartir sur ce qu'a fait la Corée, c'est-à-dire multiplier les tests, traiter les gens et n'isoler que les gens positifs [...] et comme on ne peut pas isoler les gens positifs, si on ne les détecte pas, on est dans une situation où il n'y a pas d'issue, sauf à refaire ce qu'on faisait pour le choléra au XIXe siècle[1706] ». Sans demi-mesure, Raoult pointe du doigt la faiblesse de la réponse française concernant la protection, les tests, l'isolement et le traitement du Covid-19 en France et dans le reste du monde.

Au confinement long et généralisé, le professeur Raoult préfère le quadriptyque « 1-PROTÉGER, 2-TESTER, 3-ISOLER LES MALADES, 4-TRAITER », ce que nous avons appelé la méthode Raoult. Le seul capable d'endiguer l'épidémie, selon lui. « Donc, on est dans le XXIe siècle, les maladies contagieuses sont détectées, [il faut] isoler les gens qui sont contagieux le temps pendant lequel ils sont contagieux, et

---

[1704] ZANCARINI-FOURNEL M., « Les luttes et les rêves : Une histoire populaire de la France de 1685 à nos jours », France, *La Découverte*, 2016.

[1705] RAOULT D., « Coronavirus : diagnostiquons et traitons ! Premiers résultats pour la chloroquine », France, *IHU Méditerranée Infection*, 16 mars 2020.

[1706] RAOULT D., « Coronavirus, analyse des données épidémiques dans le monde : diagnostiquer doit être la priorité », France, *IHU Méditerranée Infection*, 17 mars 2020.

on doit raccourcir [ce] temps par les traitements qui les empêchent d'être contagieux[1707] ». Raoult reproche le temps, trop long selon lui, pendant lequel les patients non atteints sont retenus : « Quand ils ne sont plus contagieux, il faut leur fiche la paix, ce n'est pas la peine de les garder 14 jours s'ils sont négatifs au bout de 5 jours, c'est plus de la science, c'est de la science-fiction [...], il faut revenir à des choses simples, les maladies infectieuses et contagieuses, ça veut dire que quand il y a un microbe, on est contagieux ; quand il n'y en a pas, on n'est pas contagieux ; quand il y a un médicament, on use le médicament pour que les gens ne soient pas malades : ça, c'est la médecine[1708] ».

Toutefois, Didier Raoult, le reconnaît : « Si le confinement a permis d'éviter la panique générale, c'est bien [1709] ». Dans cette interview, il revient sur sa terreur personnelle de la débâcle de 1940. En comparant les deux situations, il en vient à dire : « Si les gens qui sont à la tête de ce pays ont considéré que la meilleure solution pour éviter qu'il y ait une panique générale, que tout le monde se mette à partir sur les routes, car je vous rappelle que la débâcle de 40, c'est plus de morts sur les routes que de soldats morts[1710] ». Si cette affirmation peut sembler contradictoire par rapport aux précédentes, elle révèle le fait que tout le monde semble apprendre, quasiment jour après jour, de nouvelles choses à propos du virus lui-même, des stratégies à adopter, des conséquences de celles choisies, etc.

Ainsi, le professeur Raoult ne se prononce pas sur l'efficacité d'un si long confinement. À Ruth Elkrief, qui lui demande son avis sur la stratégie du confinement choisie en France, il répond clairement : « Je ne sais pas, car le confinement répond à plusieurs questions à la fois, et pour certaines, je n'ai pas la compétence[1711] ».

Sans préparation en amont, le confinement apparaît comme la seule solution capable de faire ralentir l'épidémie.

Ils sont, toutefois, nombreux à s'interroger quant aux affirmations de Didier Raoult. Les pays européens, ainsi que ceux d'Occident, ne semblaient pas prêts à faire face à une telle pandémie. La France n'était pas prête et sa population non plus. En dépit des premières recommandations du Pr Raoult, ou de celles des pays non confinés, le

---

[1707] Ibid.
[1708] Ibid.
[1709] RAOULT D., « Didier Raoult répond aux questions de Ruth Elkrief et Margaux de Frouville », France, *BFMTV*, 3 juin 2020.
[1710] Ibid.
[1711] Ibid.

confinement s'est imposé comme une solution capable de faire ralentir l'épidémie. Chaque pays s'alignant sur l'autre : ne pas prendre de mesure de confinement était susceptible de susciter de l'indignation, de la colère et de l'irrespect. En effet, comme l'a déclaré Arnaud Fontanet, un des membres du Conseil scientifique, lors d'une audition parlementaire du 18 juin : « Toute l'Europe est passée par le confinement. Nous n'avions pas le choix. [...] Un nouveau confinement généralisé sera impossible et non souhaitable pour des raisons économiques et sociales[1712] ». À l'heure où l'épidémie touchait de plus en plus de monde, devions-nous réellement ne rien faire ? L'Italie, suivie du Danemark, avait décidé de confiner leur population. Si ces pays avaient opté pour cette stratégie, tous les pays devaient-ils en faire de même ?

Aujourd'hui, même le professeur semble ne pas vouloir se prononcer sur cette stratégie, alors que jusqu'ici, il avait pratiquement exposé son avis sur chacune des problématiques liées au Covid-19. Son propre embarras sur cette même question ne peut que nous interroger. Que penser de ce choix ? Était-ce le meilleur, ou au contraire le pire ?

***

**

*

Le confinement a été présenté comme le seul moyen de faire face à l'épidémie.

Mi-mars, l'Imperial College publie un rapport[1713] indiquant que le Covid-19 pourrait tuer près de 510 000 personnes au Royaume-Uni. Après les mesures annoncées en Italie le 9 mars 2020, suivies par celles imposées au Danemark le 13, et en Autriche et aux Pays-Bas le 16, le confinement est déclaré en France le 17 mars, comme en Allemagne, en Espagne et en Suisse[1714]. Ces perspectives funestes, ajoutées à l'état d'impréparation complet dans lequel se trouvait la France à cette époque, ont amené l'État français à prendre des mesures restrictives pour limiter la propagation du virus. Et leur choix semble être le meilleur, si l'on en croit la publication, le 26 mars, par des chercheurs de l'Imperial College, d'un rapport encore plus inquiétant : 1,8 million de personnes auraient pu

---

[1712] MICHALIK M.-L., « Commission d'enquête Covid-19 : revivez l'audition de Jean-François Delfraissy », France, *Le Figaro*, 18 juin 2020.

[1713] AFP, « Le coronavirus pourrait tuer 1,8 million de personnes dans le monde », France, *Le Point*, 26 mars 2020.

[1714] « Global Covid-19 Lockdown Tracker », Anguilla, *Auravision.ai,* 27 mai 2020.

mourir du Covid-19 en Europe[1715]. Mais que dire de telles projections ? Comment ont-elles été réalisées ? À partir de quelles hypothèses ? On peut tout de même s'interroger. Est-il vraiment possible de faire de telles projections ? Ont-elles une quelconque valeur ? Hormis le nom prestigieux "Imperial College", qui les publie ?

En outre, si les mesures de confinement ont été motivées par la réduction potentielle du nombre de morts, une raison rationnelle soutient également ce choix. Le confinement doit permettre un désengorgement des hôpitaux, en France par exemple, et une répartition plus dilatée du nombre de patients hospitalisés. Et effectivement, le confinement aurait évité 590 000 hospitalisations[1716], ce qui aurait été un véritable coup de glaive pour les hôpitaux publics déjà sous tension. Mais, là encore, sur quelles bases sont faites ces estimations ? On peut légitimement s'interroger. Tout au moins, on peut constater qu'elles s'avèrent fort utiles pour créer un vent de panique, tant auprès de nos gouvernants, que de la population qui voit les médias sans cesse relayer ces projections catastrophiques, mais, dont on aurait pu questionner un peu plus les hypothèses structurantes posées. Peu de personnes semblent avoir fait ce travail, qui est pourtant le b.a.-ba. Nos gouvernants se les sont-ils posées ?

En clair, la situation a été présentée selon une binarité très simple. Soit, nous ne prenions aucune mesure, auquel cas nous prenions le risque d'avoir un bilan humain effrayant. Soit, nous confinions l'ensemble de la population pour contrer cet effet, et s'assurer que le système hospitalier puisse tenir. C'est donc pour cette raison que, dans l'ensemble des pays occidentaux où un tel confinement a été appliqué, les populations se sont pliées aux mesures sans rechigner[1717].

[1715] « Le coronavirus pourrait tuer 1,8 million de personnes dans le monde », France, *L'Express*, 26 mars 2020.

[1716] GODELUCK S., « Coronavirus : plus de 60.000 vies sauvées par le confinement en France », France, *Les Échos*, 23 avril 2020.

[1717] AFP, « Coronavirus : 94 % des Italiens soutiennent les mesures de confinement », France, *Le Parisien*, 19 mars 2020.

**SEULES OPTIONS
PRESENTÉES COMME POSSIBLES**

NE RIEN FAIRE   CONFINER

MORTALITÉ
CONSIDÉRABLE   MORTALITÉ
CONTRÔLÉE

Source : Guy Courtois

L'objectif était aussi d'aplatir la courbe, ou, par abus de langage, aplanir la courbe. Il s'agit d'une stratégie de santé publique utilisée pour réduire la propagation du SARS-CoV-2 pendant la pandémie de Covid-19. La courbe qui s'aplatit est une courbe épidémique, une représentation du nombre de personnes infectées ayant besoin de soins au fil du temps. En effet, les systèmes de santé publics risquaient de s'effondrer si le nombre de personnes infectées dépassait leur capacité de prise en charge.

APLATIR LA COURBE

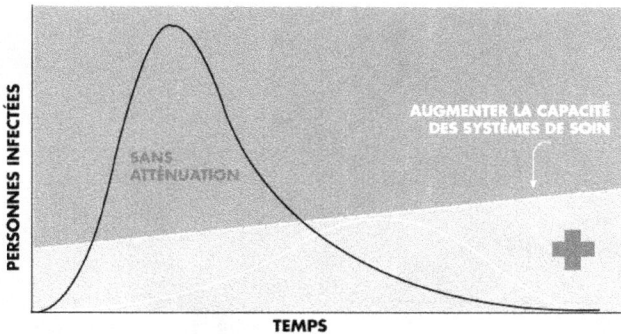

AUGMENTER LA CAPACITÉ
DES SYSTÈMES DE SOIN

SANS
ATTÉNUATION

PERSONNES INFECTÉES

TEMPS

Source : Wikipédia / RCraig09

519

Mais confiner pose problème, dans la mesure où cela favorise les contaminations au sein des foyers.

Nous en avons déjà amplement parlé au chapitre 3 *(Isoler les malades)*. À savoir, si vous n'isolez pas les malades, les personnes contaminées, en rentrant au sein de leur cellule de vie, que ce soit un foyer, un Ehpad, un couvent ou autre, risquent de contaminer l'ensemble des autres membres de cette cellule de vie. Des études montrent que la majorité des contaminations se font au sein du même foyer. Ainsi, le confinement sans tester et sans isoler les malades, est une mauvaise stratégie. C'est assurément le meilleur moyen de contaminer l'ensemble des personnes de la cellule de vie. Cela permet à la maladie de se propager, augmentant ainsi le nombre de malades, et donc aussi le nombre de morts. D'ailleurs, une étude montre que la principale source de contaminations pendant l'épidémie s'est faite au sein des foyers[1718]. Pour reprendre les propos de Jean-Dominique Michel : « Toute l'épidémiologie infectieuse nous montre que le confinement va à l'encontre de ce qu'il fallait faire. Il ne fallait surtout pas confiner l'ensemble de la population[1719] ».

Il existait en fait quatre grandes solutions possibles définissables selon une approche matricielle simple.

Cette présentation manichéenne de deux solutions possibles – soit ne rien faire, soit confiner – est trompeuse, et se trouve aujourd'hui critiquée. Les études menées par le britannique Neil Ferguson et ses équipes auraient notamment conduit de nombreux gouvernements à opter pour la solution du confinement[1720]. Il existait d'autres solutions possibles, notamment appliquer la méthode Raoult. Ainsi, nous voyons que nous avons maintenant trois options possibles et non plus seulement deux.

[1718] SANG MI C., « People are more likely to contract Covid-19 at home, study finds », Corée du Sud, *Reuters*, juillet 2020.

[1719] MICHEL J.-D., « Covid : anatomie d'une crise sanitaire », France, *HumenSciences,* 17 juin 2020.

[1720] PEZET J., « Les prévisions de Ferguson, qui ont conduit de nombreux pays à se confiner, étaient-elles fantaisistes ?», France, *Libération*, 3 juin 2020.

En fait, la réalité est encore plus complexe. Et au début de l'épidémie, quatre grands types de solutions s'offraient à l'ensemble des pays du monde :

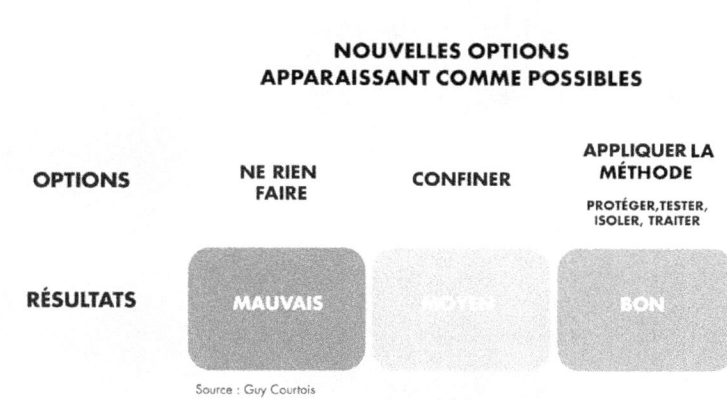

**NOUVELLES OPTIONS
APPARAISSANT COMME POSSIBLES**

OPTIONS	NE RIEN FAIRE	CONFINER	APPLIQUER LA MÉTHODE PROTÉGER, TESTER, ISOLER, TRAITER
RÉSULTATS	MAUVAIS	MOYEN	BON

Source : Guy Courtois

- Solution 1 : ne rien faire.
- Solution 2 : confiner et ne pas mettre en place la méthode Raoult.
- Solution 3 : confiner et mettre en place la méthode Raoult.
- Solution 4 : ne pas confiner et appliquer la méthode Raoult.

Bien sûr, il s'agit ici d'une simplification de tous les possibles, faite sous forme matricielle. Cela, afin de faciliter la compréhension des différentes approches qui ont été mises en place dans les différents pays du monde. D'ailleurs, en prenant soin de les étudier, on se rend compte que les pays ont parfois opté, de façon plus ou moins nuancée, pour l'une de ces quatre solutions.

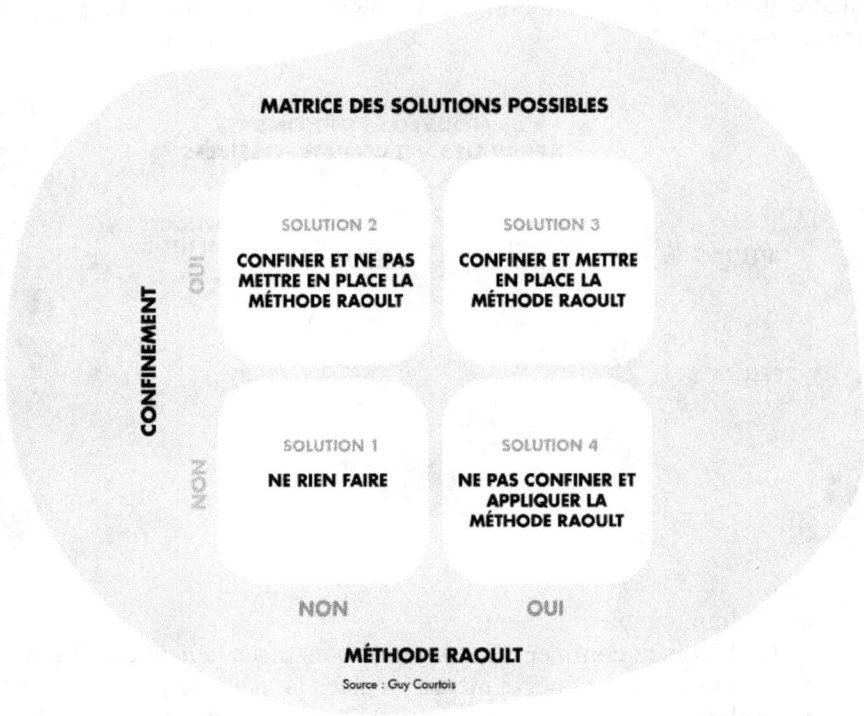

MATRICE DES SOLUTIONS POSSIBLES

	MÉTHODE RAOULT — NON	MÉTHODE RAOULT — OUI
CONFINEMENT OUI	SOLUTION 2 — CONFINER ET NE PAS METTRE EN PLACE LA MÉTHODE RAOULT	SOLUTION 3 — CONFINER ET METTRE EN PLACE LA MÉTHODE RAOULT
CONFINEMENT NON	SOLUTION 1 — NE RIEN FAIRE	SOLUTION 4 — NE PAS CONFINER ET APPLIQUER LA MÉTHODE RAOULT

Source : Guy Courtois

Pour chacun des pays, nous dirons si le confinement a été appliqué ou non, puis nous prendrons le soin de voir si la méthode Raoult a été mise en place ou non, et si oui, de quelle manière. Nous synthétisons rapidement le résultat par pays dans le schéma suivant.

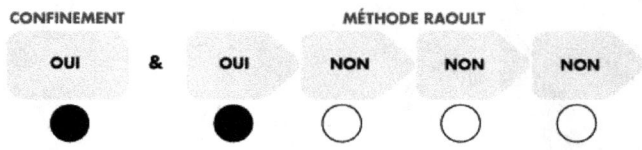

CONFINEMENT   MÉTHODE RAOULT

OUI & OUI   NON   NON   NON
●   ●   ○   ○   ○

Cela nous permettra de voir de façon très visuelle ce qu'a fait chacun des pays.

De nombreux pays européens ont opté pour le confinement, car tétanisés par la peur, ils pensaient que c'était le seul choix possible.

Le choix de nombreux pays européens et autres s'est donc naturellement tourné vers le confinement, et la mise en place d'autres mesures de restriction en amont. Le 16 mars a lieu une coordination entre la présidente de la commission européenne Ursula von der Leyen, le président du conseil européen Charles Michel, ainsi que le couple franco-allemand représenté par Angela Merkel et Emmanuel Macron.

❏ **ITALIE**

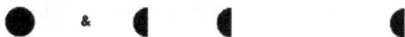

En Italie, dès le 9 mars, le confinement généralisé est mis en place, une première en Europe[1721]. Mais avant cela, quelques villes italiennes seulement sont concernées par la mesure[1722], les commerces et restaurants sont fermés, les écoles également, les sorties restreintes aux courses de première nécessité. Ces précautions, étendues par la suite au reste du pays, sont les plus contraignantes après celles de la Chine[1723]. Avant l'annonce officielle de ces mesures, les ordres du gouvernement ont fuité. Une panique s'est alors éveillée chez certaines personnes et des centaines de personnes se pressent dans les gares pour fuir Milan et les zones les plus affectées, des réactions que craignaient justement les médecins[1724]. Les systèmes de santé italiens n'étaient pas non plus prêts à faire face à une telle épidémie[1725, 1726], comme en témoigne leur état de débordement peu de temps après l'annonce de ce confinement[1727]. C'est aussi dans la crainte d'une rupture du système de santé que le pays a décidé de se barricader[1728].

[1721] BERROD N., « Coronavirus : le confinement est-il aussi strict chez nos voisins ? », France, *Le Parisien*, 3 avril 2020.

[1722] PAUL A., « What towns in Italy are on lockdown because of coronavirus? », Royaume-Uni, *Metro*, 25 février 2020.

[1723] « Coronavirus : Northern Italy quarantines 16 millions people », Royaume-Uni, *BBC News,* 8 mars 2020.

[1724] « Des Milanais fuient la ville en quarantaine », Belgique, *LN24*, 8 mars 2020.

[1725] DE SANTIS G., « Coronavirus le système de santé italien au bord de la rupture », France, *L'humanité*, 11 mars 2020.

[1726] MORANTE B., » Épidémie. Coronavirus : le système de santé italien peut-il faire face à la crise ? », France, *Courrier International*, 2 mars 2020.

[1727] Journal de 20H « Coronavirus : le système de santé italien au bord de la rupture », France, *TF1*, 14 mars 2020.

[1728] DE SANTIS G., « CORONAVIRUS LE SYSTÈME DE SANTÉ ITALIEN AU BORD DE LA RUPTURE », France, *L'humanité*, 11 mars 2020.

Au début du mois d'avril, le ministre de la Santé italien présente un plan de sortie de crise en rappelant l'importance de la distanciation physique. Et dans une situation tendue au niveau des masques, le pays n'envisage le port généralisé qu'à ce moment-là[1729].

Après avoir mis en place une politique de dépistage plutôt large, qui lui a d'ailleurs été reprochée, l'Italie est contrainte de diminuer le nombre de tests face l'évolution de son stade épidémique[1730].

Et pour compléter notre quadriptyque (1-PROTÉGER, 2-TESTER, 3-ISOLER LES MALADES, 4-TRAITER), comme en France les polémiques ont éclaté autour de la controversée hydroxychloroquine en tant que potentiel traitement du Covid-19 [1731, 1732]. Même si, au début de la crise, l'hydroxychloroquine n'a pas été prescrite, l'Italie a changé son fusil d'épaule en cours de route, permettant la prescription en ville de la molécule. Par exemple, les habitants de la ville de Turin pouvaient obtenir gratuitement des boîtes d'hydroxychloroquine lorsqu'ils se rendaient en pharmacie[1733]. Il est important de préciser que le système de santé italien n'est pas uniforme du fait de la grande autonomie des provinces dans leur gestion. Cette application partielle de la méthode Raoult ne s'est pas vraiment traduite dans les taux de mortalité par million d'habitants, pour de nombreuses raisons : premier pays touché de plein fouet, donc le moins préparé, application tardive et partielle de la méthode Raoult, et pas forcément sur l'ensemble du territoire.

❑ ESPAGNE

L'Espagne a été le deuxième pays européen à mettre en place, à partir du 15 mars, un confinement de même nature et quasi total[1734].
Même si les gestes barrières et la distanciation physique sont de mise au début de la crise, le port du masque ne devient obligatoire, dans tous les

---

[1729] « L'Italie pense à la sortie de crise », France, *Libération*, 5 avril2020 .

[1730] « Covid-19 : est-il vrai que la France teste davantage que l'Italie, comme l'affirme Olivier Véran ? », France, *Libération,* 10 mars 2020.

[1731] Cf. chapitre 5 (*L'utilité des antibiotiques*).

[1732] AFP, « France, Italie, Brésil... Le monde divisé sur l'utilisation de l'hydroxychloroquine », France, *L'Obs*, 1er juin 2020.

[1733] Interview réalisée par Guy Courtois avec un habitant de la ville de Turin souhaitant garder l'anonymat, Italie, juin 2020.

[1734] AFP, « Coronavirus : l'Espagne impose une quarantaine quasi-totale pour freiner l'épidémie », France, *Le Parisien*, 14 mars 2020.

espaces publics, qu'à partir du 20 mai[1735]. En effet, le port n'était conseillé qu'aux personnes infectées, et le gouvernement espagnol répondait aux associations qui demandaient sa généralisation, que le port du masque ne serait obligatoire que lorsqu'ils seront disponibles pour tout le monde[1736].

Les personnes ne sont, au début, pas systématiquement testées, mais suivies par téléphone[1737]. Une problématique similaire de manque de tests oblige l'Espagne à restreindre le dépistage aux malades avec des symptômes graves[1738].

Mais contrairement à la France, l'Espagne traite. Elle ne s'est pas appuyée sur les conclusions de la fameuse étude de *The Lancet* concernant l'hydroxychloroquine. L'agence espagnole des médicaments et des produits de santé (AEMPS) considère que les résultats de l'étude ne sont pas assez solides pour mettre fin à la prescription de la molécule[1739].

❑ **FRANCE**

● & ◖ ◖

Le président de la République française annonce, lors d'une allocution, un confinement général à compter du 17 mars, à midi. Prévu pour une durée initiale de 15 jours, il a été reconduit deux fois avant de s'achever le 11 mai. Pendant cette période, l'ensemble des déplacements doivent se limiter au strict nécessaire (courses alimentaires, soins et travail quand le télétravail n'est pas possible), les sorties doivent être proches du domicile (activité sportive individuelle, hygiène canine), les frontières de l'espace Schengen sont fermées. Pour tous ceux qui viennent à enfreindre ces mesures, des contraventions sont prévues par la police. Le 8 mars, Emmanuel Macron avait déjà interdit les rassemblements de plus de 1 000 personnes[1740], avant d'annoncer devoir fermer les crèches, écoles, collèges, lycées et établissements d'enseignement supérieur dans son allocution le 12 mars[1741]. Le second tour des municipales est, lui aussi, reporté *sine die*. Partout en France, le 17 mars, les employés ne peuplent plus les entreprises, les enfants ne sont plus dans les salles de classe, les

---

[1735] AFP et REUTERS., « Coronavirus : le port du masque devient obligatoire en Espagne dans les lieux publics », France, *Les Échos,* 20 mai 2020.

[1736] « Coronavirus », Espagne, *Cuidate plus*, 16 avril 2020.

[1737] WIEDER T. & al., « Coronavirus : en Europe, la pratique de dépistage du Covid-19 diffère d'un pays à l'autre », France, *Le Monde,* 21 mars 2020.

[1738] Ibid.

[1739] GÜELL O., « España seguirá usando la hidroxicloroquina frente al coronavirus pese a la prohibición de Francia y las dudas de la OMS », Espagne, *El país,* 27 mai 2020.

[1740] AFP, « Coronavirus : la France interdit les rassemblements de plus de 1 000 personnes », France, *Le Figaro,* 9 mars 2020.

[1741] LEPELLETIER P., « Blanquer annonce la fermeture des écoles « au moins jusqu'aux vacances de printemps », France, *Le Figaro*, 13 mars 2020.

lieux de divertissement et de restauration, les commerces : tout est fermé. Dans cette France en berne, en guerre contre un virus jusqu'ici inconnu, la mise en place de ce confinement aura été une claque pour notre société qui ne s'y attendait pas.

La mise en place des gestes barrières se fait très tôt en France, comme en témoigne l'apparition des premiers spots publicitaires demandant à toute la population de les respecter. Concernant les masques, les tests, et les politiques de traitement, la France a fauté sur de nombreux aspects, que nous avons déjà détaillés aux chapitres précédents.

En France, le maintien du premier tour des élections municipales le 15 mars 2020 a fait débat[1742]. Fallait-il le maintenir, alors que nous allions entrer en confinement ? Il semble que des raisons politiciennes en soient la première motivation[1743], probablement par peur de voir certains membres de l'opposition reprocher au gouvernement français un possible report. Quoi qu'il en soit, le maintien de ces élections a apporté de la confusion chez les Français qui, deux jours plus tard, entraient en confinement.

Alors que l'on anticipait de potentiels comportements déviants, les citoyens se sont sentis concernés par la crise qu'ils traversaient et ont respecté, pour une écrasante majorité d'entre eux, les mesures énoncées. En Italie, des sondages montrent qu'une large part de la population soutenait cette mesure[1744]. Même à Paris, où certains internautes critiques filmaient la rue Montorgueil le dimanche matin, remplie de monde, des critiques virulentes s'en sont suivies, tant dans la sphère politico-médiatique, que dans la population française elle-même. Toutefois, malgré ces écarts, les Franciliens sont ceux qui sont le moins sortis pendant le confinement, 59 minutes par jour en moyenne, alors que la moyenne nationale est de 1 h 09. En Bretagne, le chiffre s'élève même à 1 h 39[1745].

En résumé, la France n'a pas vraiment appliqué la méthode Raoult, sur aucune des quatre étapes : 1-PROTÉGER, 2-TESTER, 3-ISOLER LES MALADES, 4-TRAITER, hormis peut-être la première.

[1742] VOGEL O., « Coronavirus : deux maires décédés en Alsace, fallait-il maintenir le premier tour des municipales ? », France, *France Bleu*, 7 avril 2020.

[1743] GUICHOUX M., « La raison du maintien du premier tour des municipales est purement politique », France, *L'Obs*, 15 mars 2020.

[1744] S.CO., « Coronavirus : 94 % des Italiens soutiennent les mesures de confinement », France, *Le Parisien*, 19 mars 2020.

[1745] IPSOS, « Baromètre Covid-19 : les Français déclarent sortir 1 h 09 par jour », France, *Institut Ipsos*, 24 avril 2020.

En somme, dans ces pays européens, le confinement général a été privilégié afin, d'une part, de préserver les systèmes de santé et, d'autre part, de limiter le nombre de morts. Mais on constate aussi que la méthode Raoult a été imparfaitement mise en place, ou tardivement, élevant alors le confinement au rang de seule mesure possible pour faire face à la crise sanitaire. En France, un confinement de trois semaines à un mois était toutefois absolument nécessaire, car le pays n'était pas prêt.

La critique du confinement que nous faisons est sans aucun doute difficile à concevoir pour les personnels soignants, qui ont dû faire face à la saturation des hôpitaux et à des situations extrêmement tendues et stressantes. Cela s'entend parfaitement. Ils risquent de prendre cette analyse comme une insulte, mais elle n'en est pas une. Nous souhaitons exprimer notre profonde reconnaissance à toutes ces personnes, pour tous les sacrifices qu'elles ont consentis.

Le problème est ailleurs. La problématique du confinement, ou d'un non-confinement, est à remettre en perspective par rapport à l'enjeu d'une saturation des capacités hospitalières. Ces hôpitaux n'auraient pas dû subir une telle saturation si la méthode Raoult avait été appliquée, si la médecine libérale avait été impliquée, si tout le monde s'était mis en mode gestion de crise et résolution des problèmes sans attentisme.

❏ PORTUGAL ET GRÈCE

En Europe, nous aurions pu citer aussi le Portugal ou la Grèce qui ont également eu recours à l'hydroxychloroquine et aux antibiotiques[1746] et qui ont obtenu des résultats intéressants en termes de taux de mortalité par millions d'habitants. Nous ne pouvions malheureusement pas traiter tous les pays, c'est pourquoi nous avons préféré privilégier des pays d'Afrique, afin que l'ensemble des continents soit pris en compte.

[1746] Nous avons dû faire des choix lors de la rédaction de ce chapitre, car nous ne pouvions aborder tous les pays.

Mais ne rien faire, c'est-à-dire, ne pas mettre en place de confinement et ne pas appliquer la méthode non plus, apparaît comme un choix très risqué.

❏ **SUÈDE**

Le gouvernement suédois a, quant à lui, préféré informer et recommander, sans coercition, les mesures de distanciation physique. La population suédoise a toutefois pris la mesure de l'ampleur de la crise du Covid-19 : 90 % de déplacements en moins le week-end de Pâques, ainsi qu'une fréquentation significativement diminuée dans les bars et les restaurants[1747]. L'historien suédois Lars Trägårdh affirme : « Ici, nous avons une politique moins portée sur les restrictions, les interdictions et la criminalisation[1748]. » Cette volonté d'interrompre la propagation du virus sans interrompre la vie des citoyens, n'est possible qu'avec la responsabilité individuelle et le civisme de ces derniers.
En outre, la Suède a tout misé sur la stratégie de « l'immunité collective », selon laquelle « la propagation d'une maladie contagieuse peut être enrayée dans une population lorsqu'une certaine proportion des individus est immunisée[1749] ». Cette méthode ne convainc pas beaucoup d'autres pays, mais la Suède prétend l'atteindre dès le mois de mai[1750]. Était-ce un choix raisonné ? La stratégie de « confinement volontaire » en Suède a finalement eu des effets négatifs, avec une mortalité bien supérieure à celle de ses pays voisins, comme nous le détaillerons dans un prochain chapitre.
Les gestes barrières et les mesures de distanciation physique sont privilégiés[1751], mais le port du masque n'est pas conseillé[1752], car, selon Anders Tegnell, les connaissances scientifiques ne permettent pas de conclure à leur efficacité[1753].

[1747] PAHPY L., « Confinement : la leçon suédoise », France, *Slate*, 8 mai 2020.
[1748] Ibid.
[1749] « Définition : Immunité collective », France, *Psychomédia*, 29 mars 2020.
[1750] PEZET J., « Covid-19 : la Suède est-elle bientôt proche de l'immunité collective ? », France, *Libération*, 5 mai 2020.
[1751] DESZPOT T., « La Suède a-t-elle réussi à endiguer l'épidémie sans le moindre confinement ?», France, *LCI*, 9 mai 2020.
[1752] GIGAULT M., « Coronavirus en Suède : un taux de mortalité record dû au non-confinement ? », France, *RTL*, 28 mai 2020.
[1753] « Anders Tegnell om munskydd : "Kunskapsunderlaget är extremt svagt" », Suède, *SVT*, 7 mai 2020.

De même, les dépistages en Suède, ne concernent, une fois de plus, pas toute la population, les personnes arrivant à l'hôpital avec des problèmes respiratoires étant prioritaires[1754]. L'agence de santé publique suédoise va même jusqu'à déclarer que « comptabiliser le nombre de personnes contaminées n'est plus une priorité[1755] ».

Pour conclure sur les positions stratégiques suédoises, la prescription d'hydroxychloroquine a été rapidement stoppée dans les hôpitaux. La peur des effets secondaires et des manques de certitude à son égard, a été avancée pour expliquer ce choix[1756].

En résumé, la Suède n'a ni confiné ni appliqué la méthode Raoult.

❏ **ROYAUME-UNI**

◖ & ◖ ◖

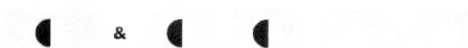

La situation semble encore plus catastrophique et chaotique au Royaume-Uni. Décidant, au début de l'épidémie, de suivre la même stratégie que la Suède et les Pays-Bas, basée sur l'atteinte de l'immunité collective[1757] et le refus d'un confinement strict[1758], le Premier ministre Boris Johnson a pourtant changé d'avis en cours de route. En effet, le 23 mars, le Royaume-Uni s'aligne sur les décisions de la majorité des autres pays européens, et décide d'instaurer un confinement national[1759]. Ce revirement de situation, a sans doute été motivé par les mêmes raisons que la France et l'Italie, à savoir la protection du NHS (National Health Service : le système de santé national), comme le remarque Jeremy Corbyn, adversaire politique de Boris Johnson[1760]. Mais l'on peut aussi supposer que les annonces de l'Imperial College ont pesé dans la balance, en annonçant la mort de centaines de milliers de personnes, ce qui a, de toute évidence, effrayé la population qui a demandé à cor et à cri le confinement.

[1754] WIEDER T. & al., « Coronavirus : en Europe, la pratique de dépistage du Covid-19 diffère d'un pays à l'autre », France, *Le Monde,* 21 mars 2020.
[1755] Ibid.
[1756] HIVERT A.-F., « Coronavirus : en Suède, les hôpitaux ont prescrit de l'hydroxychloroquine avant de rapidement s'arrêter », France, *Le Monde,* 9 avril 2020.
[1757] DUCOURTIEUX C., « La stratégie risquée du Royaume-Uni pour lutter contre le coronavirus », France, *Le Monde,* 14 mars 2020.
[1758] DUCOURTIEUX C., « Coronavirus : Boris Johnson refuse encore de prendre des mesures radicales pour le Royaume-Uni », France, *Le Monde,* 18 mars 2020.
[1759] DUCOURTIEUX C., « Coronavirus : le Royaume-Uni instaure à son tour un confinement de sa population », France, *Le Monde,* 23 mars 2020.
[1760] Ibid.

Les autorités publient rapidement des recommandations sanitaires pour faire face à la nouvelle épidémie[1761]. Le port du masque devient obligatoire, dans les transports publics uniquement, et seulement à partir du 15 juin, dans le cadre du plan de déconfinement[1762].

Pour compléter le panel, la politique de dépistage a été tout aussi brouillonne et indécise. Alors que les hôpitaux ne testaient pas le personnel hospitalier, la stratégie du gouvernement, qui faisait débat, a été reconsidérée[1763]. À la date du 18 mars, on ne comptabilisait que 50 000 Britanniques qui avaient pu être testés[1764]. Le Premier ministre a donc exprimé l'intention d'augmenter le nombre de tests effectués[1765].

Concernant les perspectives de traitement, le Royaume-Uni est à l'origine du controversé essai Recovery[1766], visant à savoir si l'hydroxychloroquine s'avère efficace pour lutter contre le Covid-19. Un sondage affirme même que le taux de prescription de la molécule aurait été de seulement 10 % entre le 6 et le 9 avril[1767].

En résumé, le Royaume-Uni n'applique pas la méthode Raoult, et a mis en place le confinement tardivement.

En bref, dans ces deux pays, la méthode Raoult n'a pas été appliquée de manière significative. Malgré cette absence de mise en œuvre d'une quelconque stratégie de prévention, comme peut l'être la méthode Raoult, la Suède a décidé de ne pas recourir au confinement strict de sa population et de miser sur la fameuse « immunité collective ». Tandis que le Royaume-Uni semblait s'inscrire dans cette même lignée, il a rapidement changé d'avis, a décidé de renoncer à cette immunité et a opté, à son tour, pour un confinement national. Ces deux stratégies se sont révélées fatales pour ces deux pays, comme nous le verrons dans un prochain chapitre.

[1761] « Coronavirus public information campaign launched across the UK », Royaume-Uni, *Gov.uK,* 2 février 2020.

[1762] « Le Royaume-Uni impose désormais le port du masque dans les transports en commun », France, *Le Figaro,* 12 juin 2020.

[1763] WIEDER T. & al., « Coronavirus : en Europe, la pratique de dépistage du Covid-19 diffère d'un pays à l'autre », France, *Le Monde,* 21 mars 2020.

[1764] Ibid.

[1765] Ibid.

[1766] Les enjeux et controverses autour de cette étude sont abordés dans le chapitre 8.

[1767] GAUDIAUT T., « Hydroxychloroquine : une prescription très variable selon les pays », France, *Statista,* 20 avril 2020.

L'Allemagne, en réalisant plus de tests et ne mettant pas en place un confinement total, semble avoir une stratégie plus nuancée.

❏ **ALLEMAGNE**

◖ & ◖ ● ◖

Dans cette crise, l'Allemagne a souvent été décrite comme un modèle. Disposant d'un système de santé plus performant, avec notamment plus de lits de réanimation[1768], et mettant en place un confinement relativement moins strict, elle semble avoir réussi son pari de gestion de crise sanitaire. À noter tout de même que la gestion administrative et politique diffère d'un pays comme la France, car l'Allemagne est un État fédéral. Ainsi, les mesures mises en œuvre peuvent varier d'un état fédéré à un autre. Dans la Sarre, par exemple, les mesures sont plus sévères que dans les autres régions : les réunions de plus de deux personnes sont interdites, en dehors du cadre familial, sous peine d'une amende de 200 euros[1769]. Les dépistages s'effectuent, en Allemagne, beaucoup plus massivement qu'en France, avec la mise en place de « drive-in sanitaires », mais restent réservés aux personnes vulnérables et présentant des symptômes. Les capacités de dépistage sont, en outre, plus importantes que celles de ses voisins, avec 160 000 tests par semaine[1770]. Le land de la Sarre dispose même de six centres de dépistage par million d'habitants[1771]. Une politique de dépistage plus précoce a permis d'identifier rapidement les personnes malades et de préciser le diagnostic de la maladie[1772]. Cela permet de mettre en place l'isolement des malades, comme le préconise la méthode Raoult, ce qui est aussi au cœur de la stratégie allemande.

Comme dans de nombreux pays, l'Allemagne a instauré le respect de la distanciation physique. En revanche, le port du masque n'est obligatoire qu'à partir du 27 avril dans les transports en commun, voire dans les commerces[1773].

Du côté des traitements, aussi, la mise en place de la méthode Raoult n'est pas optimale. L'Allemagne semble miser gros sur la recherche d'un

---

[1768] VERNET H., « Covid-19 : semi-confinement, dépistage massif... comment l'Allemagne combat l'épidémie », France, *Aujourd'hui en France,* 11 avril 2020.

[1769] Ibid.

[1770] WIEDER T. & al., « Coronavirus : en Europe, la pratique de dépistage du Covid-19 diffère d'un pays à l'autre », France, *Le Monde,* 21 mars 2020.

[1771] Ibid.

[1772] AFP, « Coronavirus : pourquoi si peu de morts en Allemagne ? », France, *La Voix du Nord,* 19 mars 2020.

[1773] RENAUD N., « A pois, en tissu vichy ou standard, les Berlinois adoptent le masque facial », France, *Les Échos,* 27 avril 2020.

vaccin. Si l'hydroxychloroquine n'est pas soumise aux mêmes restrictions qu'en France, les autorités de santé allemandes recommandent aux médecins de n'utiliser ce traitement que pour les cas graves[1774], alors que le Pr Raoult a plusieurs fois répété qu'il convenait d'utiliser cette molécule, en bithérapie avec l'azithromycine, dans les premières phases de la maladie[1775]. Toutefois, la liberté de prescrire existe et les médecins ne s'en privent pas. Mieux, les autorités sanitaires donnent des conseils aux médecins qui souhaiteraient prescrire la bithérapie. C'est là, une différence de taille avec la France.

Mais peut-on alors dire que l'Allemagne aurait trouvé la solution adéquate, c'est-à-dire pas de confinement aussi strict qu'en France, en Italie ou en Espagne, mais une application que partielle de la méthode Raoult ? Nous aurons l'occasion d'apporter des éléments de réponse dans un prochain chapitre où nous reviendrons sur les taux de mortalité enregistrés par l'Allemagne. Il semble, au regard des taux de mortalité, que cette stratégie se soit révélée gagnante. Mais nous pouvons déjà remarquer que l'Allemagne semble devoir remettre en œuvre des confinements[1776].

Face à une binarité du tout ou (presque) rien, l'exemple de pays asiatiques, n'ayant pas mis en place de confinement et adopté la méthode Raoult, ouvre de nouvelles perspectives.

❑ **CORÉE DU SUD**

Les exemples précédents tendraient donc à montrer que le confinement français n'était pas une si mauvaise décision, ce que n'ont pas manqué de répéter les médias français en soulignant les échecs suédois. Mais, le confinement n'est toujours pas la panacée. En effet, il nous était possible de sortir de cette opposition manichéenne, et ce, en nous inspirant des expériences de quelques pays asiatiques.

En Corée du Sud, où les citoyens sont plus accoutumés aux épidémies et à la présence de maladies virales sur leur sol que les Européens, ont été appliqués avec rigueur les gestes barrières et le quadriptyque de la

---

[1774] PEZET J., « Covid-19 : les médecins allemands peuvent-ils prescrire librement de l'hydroxychloroquine ? », France, *Libération*, 6 mai 2020.

[1775] Cf. Chapitre 7 (*L'hydroxychloroquine et le protocole de traitement Raoult*).

[1776] AFP, « Coronavirus : L'Allemagne reconfine 360.000 personnes à cause d'un cluster massif », France, *Le HuffPost*, 23 juin 2020.

méthode Raoult[1777]. Alors que l'Europe voyait rouge, de nombreux voyants étaient au vert dans la péninsule asiatique.

En Corée du Sud, le port du masque se généralise très vite[1778], une pratique plus ancrée dans les mœurs, tout comme le respect des mesures d'hygiène et de distanciation physique qui sont mises en place dès le début de la crise.

De plus, s'est mise en place une campagne de dépistage massif[1779], et le pays a réalisé 10 000 tests par jour. La détection des clusters est efficace, et des mesures très strictes de quarantaine pour les malades (allant jusqu'à la déportation dans le cas d'une personne étrangère)[1780].

Comme la Corée du Sud, Taïwan, Hong Kong et Singapour n'ont également pas effectué de confinement. Chacun d'entre eux a adopté une stratégie en phase avec le quadriptyque. Ces pays ont misé sur le *tracking*[1781] et le respect des gestes barrières. Il faut noter que la Corée du Sud et Singapour sont des pays denses, et sont la preuve que l'application stricte et rigoureuse des gestes barrières et de la distanciation physique, peut s'effectuer même sur un grand territoire, avec une population dense. La mortalité de ces pays est, on le verra, moins élevée que celle de nombreux pays. Cela nous amènera à devoir tirer des leçons de cette expérience, ce que nous aborderons également dans la quatrième partie de ce livre.

[1777] PALLIGIANO L., « Coronavirus. Voici les dix mesures qui ont permis à la Corée du Sud de contrer l'épidémie », France, *Ouest-France*, 29 mars 2020.

[1778] « Corée du Sud : des centaines de personnes font la queue pour acheter des masques », France, *BFMTV*, 24 février 2020.

[1779] « Coronavirus : et si la Corée du Sud avait trouvé la bonne stratégie ? », France, *France Culture*, 12 mars 2020.

[1780] PALLIGIANO L., « Coronavirus. Voici les dix mesures qui ont permis à la Corée du Sud de contrer l'épidémie », France, *Oues- France*, 29 mars 2020.

[1781] FALLETI S., « Covid-19 : en Chine et en Corée du Sud, deux conceptions du traçage », France, *Le Figaro*, 8 avril 2020.

Le Maroc, l'Algérie et le Sénégal ont adopté des stratégies différentes en combinant plus d'aspects de la méthode Raoult et des confinements plus ou moins totaux.

❏ MAROC

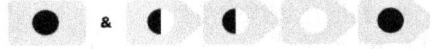

Le Maroc[1782] impose, dès le 19 mars, un confinement total et obligatoire[1783]. Un confinement qui devait se terminer le 20 avril, mais qui sera prolongé une première fois[1784], puis une seconde fois. La population doit attendre le 10 juin pour voir débuter un déconfinement progressif[1785].

Le 7 avril, le port du masque devient obligatoire[1786, 1787], et les gestes barrières sont unanimement respectés[1788].

Les tests ne sont pas fortement réalisés, même si le pays souhaite mettre en place une politique de dépistage plus massive, respectant alors la doctrine de l'OMS[1789]. Le Maroc a donc dû faire face à un manque important de tests, ce qui ne permettait pas de mettre en place l'isolement des seuls malades, comme le préconise la méthode Raoult.

Si les premières étapes ont été imparfaitement mises en œuvre, le Maroc fait partie des quelques pays qui ont décidé de faire confiance à la bithérapie hydroxychloroquine associée à l'antibiotique azithromycine, comme traitement du Covid-19[1790]. Des études menées par des scientifiques du pays sont, en ce sens, arrivées à des conclusions encourageantes vis-à-vis de ce traitement[1791].

[1782] Un suivi précis de la chronologie des évènements semble indispensable pour comprendre.

[1783] AFP, « Coronavirus : dans un Maroc en « état d'urgence sanitaire », le port du masque devient « obligatoire » », France, *Le Monde*, 7 avril 2020.

[1784] « Maroc : Prolongation de l'état d'urgence sanitaire jusqu'au 20 mai 2020 », Maroc, *2Mma*, 18 avril 2020.

[1785] AFP, « Coronavirus : le Maroc maintient le confinement jusqu'au 10 juin », France, *Le Monde*, 19 mai 2020.

[1786] « Officiel : le port du masque devient obligatoire à l'extérieur dès mardi », Maroc, *Media24*, 7 avril 2020.

[1787] REUTERS., « Officiel : le port du masque devient obligatoire à l'extérieur dès mardi », *Reuters*, 7 avril 2020.

[1788] « Enquête : Les Marocains unanimes à adopter des gestes barrières », Maroc, *Infomédiaire*, 19 mai 2020.

[1789] AFP, « Coronavirus : dans un Maroc en « état d'urgence sanitaire », le port du masque devient « obligatoire » », France, *Le Monde*, 7 avril 2020.

[1790] AFP, « Covid-19 : le Maroc mise sur la chloroquine pour soigner les personnes contaminées », France, *Le Monde*, 25 mars 2020.

[1791] KASRAOUI S., « Moroccan Scientist : Morocco's Chloroquine Success Reveals European Failures », Maroc, *Morocco World News*, 22 juin 2020.

❑ ALGÉRIE

En Algérie, la stratégie de confinement est plus complexe. En effet, le confinement du pays n'a jamais été total sur tout le territoire. Dès le 23 mars, le premier foyer d'épidémie du pays est placé en confinement total[1792]. Dans les autres wilayas (divisions administratives), le confinement est partiel et instauré à partir du 28 mars[1793]. Le 4 avril, cette mesure de confinement partiel (de 19 h à 7 h du matin le lendemain) est étendue à toutes les wilayas sauf à Blida, où il reste total. Dans certaines wilayas, les horaires du confinement sont élargis, du 5 au 19 avril, pour passer de 15 h à 7 h du matin le lendemain[1794]. Ces mesures seront prolongées jusqu'au 29 avril[1795]. Le 23 avril, cependant, est prononcée la levée du confinement total pour Blida, qui se plie à son tour à un confinement partiel de 14 h à 7 h, tandis que les autres wilayas voient aussi leur confinement s'alléger[1796]. Deux jours plus tard, certains commerces peuvent rouvrir[1797]. Ce confinement se verra finalement prolongé à plusieurs reprises[1798], avant qu'un déconfinement ne soit prévu, en plusieurs étapes. Une chronologie étrange, mais qui a sans doute eu le mérite d'offrir plus de liberté qu'en France, par exemple. Nous ne sommes pas encore à un isolement unique des malades, comme le recommande la méthode, mais il ne s'agit pas d'un confinement total, dont les effets sur l'économie auraient sans doute été plus délétères.

Dès le début, les grands rassemblements sont interdits pour limiter les contacts physiques, mais la préconisation du port du masque obligatoire a été annoncée assez tardivement, le 19 mai [1799, 1800].

Concernant les tests, les capacités de dépistage ont été faibles, même si, elles ont augmenté petit à petit. La méthode a mieux été appliquée qu'au

---

[1792] « Coronavirus en Algérie : confinement partiel de 9 autres wilayas à partir de demain », Algérie, *DZVID*, 27 mars 2020.

[1793] Ibid.

[1794] « Le confinement élargi à tout le pays et durci dans neuf wilayas », Algérie, *TSA*, 4 avril 2020.

[1795] OUAMAR M., « Algérie : Le confinement prolongé jusqu'au 29 avril », Algérie, *Observalgérie*, 18 avril 2020.

[1796] « Coronavirus : le confinement total levé à Blida, allégé dans 9 wilayas », Algérie, *TSA*, 23 avril 2020.

[1797] « Coronavirus : le gouvernement autorise la reprise de plusieurs activités commerciales », Algérie, *TSA*, 25 avril 2020.

[1798] « Covid-19 : le confinement prolongé de 15 jours supplémentaires », Algérie, *Algérie presse service*, 12 mai 2020.

[1799] AFP, « Coronavirus : l'Algérie rend obligatoire le port du masque », France, *Le Figaro*, 19 mai 2020.

[1800] AFP, « Coronavirus : en Algérie, le port du masque devient obligatoire dans l'espace public », France, *Le Monde*, 19 mai 2020.

Maroc, mais le système de santé fragile, et le manque de capacités du pays, ont freiné sa complète mise en œuvre.

Au début de la crise, le 23 mars, la chloroquine[1801] n'est prescrite que pour les cas graves, et son utilisation est limitée au service hospitalier[1802], une stratégie similaire à la française, jusqu'au 26 mai. Mais, une semaine plus tard, le traitement est élargi et la chloroquine est associée à un antibiotique, comme le suggère le protocole de traitement Raoult. Cette décision a, entre autres, été motivée par les difficultés du pays à faire face à l'épidémie. À compter de cette date, peut bénéficier de ce traitement « un cas positif au Covid-19 et dès que les premiers signes de gêne respiratoire font leur apparition, pour éviter l'aggravation de l'état de santé du patient[1803] ». Ainsi, l'Algérie respecte la préconisation de la méthode Raoult, sur l'étape 4-TRAITER. De plus, contrairement à d'autres pays, le pays ne renonce pas à l'hydroxychloroquine après la suspension des tests de l'OMS[1804]. Le docteur Bekkat en vient même à déclarer que ce traitement a permis d'empêcher l'apparition de cas graves[1805].

❑ SÉNÉGAL

Au Sénégal, le confinement total n'a pas été mis en œuvre, le pays préférant ainsi adopter une stratégie graduelle[1806] et mettre en place un couvre-feu. On peut supposer qu'une mesure de confinement total aurait été réellement préjudiciable dans un pays à l'économie assez fragile, et où encore de nombreuses personnes doivent sortir chaque jour pour se procurer des biens essentiels. « Il faut qu'on ait quelque chose dans le ventre pour pouvoir rester chez nous. Si on en arrive au confinement, l'État va devoir beaucoup nous aider », déclare un habitant de Dakar, la capitale sénégalaise[1807].

[1801] La chloroquine est différente de l'hydroxychloroquine, en particulier lié au fait que l'on atteint plus facilement les paliers de toxicité lors de la prise médicamenteuse de la chloroquine.

[1802] MEDDI A., « Coronavirus : l'Algérie adopte la chloroquine pour les cas graves », France, *Le Point*, 25 mars 2020.

[1803] DJAMA Y., « Coronavirus en Algérie : le traitement à la chloroquine élargi aux « cas bénins » prouvés », Algérie, *TSA*, 30 mars 2020.

[1804] AFP, « Coronavirus : l'Algérie ne compte pas renoncer à l'hydroxychloroquine », France, *Le Monde*, 27 mai 2020.

[1805] DJAMA Y., « Coronavirus en Algérie : quel bilan deux mois après les premières mesures de confinement ? », Algérie, *TSA*, 17 mai 2020.

[1806] PERELMAN M., « Macky Sall sur RFI : « Un couvre-feu élargi, mais pas de confinement » au Sénégal », France, *RFI*, 18 avril 2020.

[1807] JT France 2., « Confinement : la vie quotidienne à Dakar bouleversée », France, *FranceInfo*, 31 mars 2020.

Comme dans les autres pays, les écoles et les manifestations publiques sont prohibées[1808]. Le port du masque est obligatoire le 19 avril, presque un mois après la déclaration de l'état d'urgence[1809]. La politique de dépistage sera accélérée, mais tardivement[1810].

Toutefois, tout comme l'Algérie et le Tchad, le Sénégal fait le choix de ne pas renoncer à la chloroquine[1811] après les résultats de l'étude publiée par la revue médicale *The Lancet*. En effet, le président sénégalais, Macky, Sall semble faire confiance à ce traitement et affirme même que : « Depuis le 12 avril, le nombre de guéris dépasse le nombre de malades dans les hôpitaux. Pendant une crise, on peut se passer un peu de certains protocoles. Si l'on considère les bienfaits par rapport aux risques, la balance pèserait plutôt du côté des bienfaits [de la chloroquine][1812] ».

Même si en général, en Afrique, peu de tests ont pu être réalisés[1813], on voit que certains pays ont décidé de mettre en place, plus ou moins complètement, des éléments de la méthode Raoult et du protocole de traitement Raoult. Les liens qu'entretient ce dernier avec ces pays n'y sont peut-être pas étrangers[1814]. D'autant plus que de nombreux étudiants de ces pays sont venus étudier à son IHU[1815, 1816].

Les efforts semblent mener à des résultats significatifs, car la mortalité est beaucoup plus faible que ce qu'anticipaient de nombreux experts. Mais les choses sont plus complexes, nous y reviendrons.

[1808] « Coronavirus : manifestations publiques interdites et écoles fermées au Sénégal » France, *RFI*, 15 mars 2020.

[1809] « COVID-19 AU SÉNÉGAL : Le Gouvernement impose le port obligatoire de masque dans certains lieux durant l'état d'urgence », Sénégal, *Dakar actu*, 19 avril 2020.

[1810] OLLIVIER T., « Dakar va produire des tests rapides de dépistage du coronavirus à moins d'un euro », France, *Le Monde*, 13 avril 2020.

[1811] « Sénégal, Algérie, Brésil... Ces pays qui refusent de renoncer à la chloroquine », France, *L'Obs*, 28 mai 2020.

[1812] PERELMAN M., « Macky Sall sur RFI : ''Un couvre-feu élargi, mais pas de confinement'' au Sénégal », France, *RFI*, 18 avril 2020.

[1813] BBC AFRIQUE., « Dépistage au Covid-19 en Afrique : Entre espoirs et prudence », Sénégal, *Seneweb*, 27 mai 2020.

[1814] FORSON V., « Didier Raoult, au croisement de l'Afrique et de la science », France, *Le Point*, 18 avril 2020.

[1815] « Mission et objectifs », France, *IHU Méditerranée Infection* [consulté en ligne le 26 juin 2020].

[1816] « Les 10 points clés », France, *IHU Méditerranée Infection* [consulté en ligne le 26 juin 2020].

L'Inde utilise l'hydroxychloroquine en mode prophylactique[1817], mais échoue sur les autres recommandations.

❑ **INDE**

Le confinement en Inde aura été l'un des plus brutaux[1818] au monde, mettant en danger une économie très fragile, et où 90 % des travailleurs sont employés de manière informelle[1819]. Le 24 mars, le Premier ministre indien annonce la mise en place de la mesure pour trois semaines en affirmant qu'il n'y a « aucun autre moyen[1820] ». Le confinement sera, en outre, prolongé. Cette brutalité du confinement s'explique très certainement par la densité de la population dans les nombreuses grandes villes d'Inde, et la peur que cette densité, associée à ce virus, puisse se traduire par une mortalité catastrophique.

Le respect des gestes barrières et de distanciation physique n'est pas aisé dans ce pays où une vaste partie de la population est très pauvre et vit dans des conditions sanitaires précaires. Le port du masque sera obligatoire à Mumbai et à New Delhi. Tandis que dans le reste du pays, les recommandations faites depuis le 4 avril se limitent à se couvrir le visage en sortant du domicile, pour la population ne présentant pas de difficulté respiratoire[1821].

De même, le pays n'a pas pu appliquer une politique de dépistage massif en raison de manques. Malgré des efforts, l'Inde ne parviendra à réaliser que « 1,5 [test] pour 1 000 contre 6,5 pour 1 000 en Afrique du Sud, par exemple. Or, le dépistage est la meilleure façon d'identifier les " hot spots " et de les isoler, notamment dans les bidonvilles[1822] ».

En revanche, l'Inde décide d'utiliser l'hydroxychloroquine de manière préventive, c'est-à-dire en mode prophylactique, et assure n'avoir observé « aucun effet secondaire majeur[1823, 1824, 1825] ».

[1817] Prophylactique signifie « qui prévient la maladie ». On a ainsi recours au traitement pour ne pas tomber malade.

[1818] « En Asie du Sud, nouveau foyer majeur du coronavirus, le système de santé flanche », France, *Sciences et Avenir*, 17 juin 2020.

[1819] FARCIS S., « Un confinement dans l'indigence et la défiance en Inde », France, *Libération*, 27 mars 2020.

[1820] AFP, « Coronavirus : l'Inde décrète un confinement total du pays pour trois semaines », France, *L'Express*, 24 mars 2020.

[1821] « Coronavirus : le port du masque obligatoire à Mumbai et Delhi », France, *Le Petit Journal*, 9 avril 2020.

[1822] CHANDA T., « Coronavirus en Inde (1/2) : une « bombe à retardement » ? », France, *RFI*, 18 mai 2020.

[1823] AFP, « Chloroquine : son utilisation divise à travers le monde », France, *Ouest-France,* 1er juin 2020.

La Chine, premier foyer épidémique, reste un cas particulier dans la gestion de la crise. Sa gestion peut être considérée comme exemplaire, si l'on excepte les retards et mensonges initiaux.

❑ CHINE

◀ & ● ● ● ●

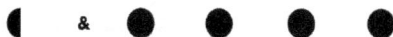

La Chine est le premier pays à avoir eu connaissance de ce nouveau coronavirus. Après avoir tout fait pour cacher aux yeux du monde l'épidémie grandissante, le pays est contraint de confiner l'épicentre, Wuhan, le 23 janvier 2020[1826]. Puis, les mesures s'étendent rapidement à toute la province de Hubei. Pour le reste du pays, on observe rapidement que de nombreuses villes se barricadent[1827], les mesures de confinement se répandent.

Au début de l'épidémie, de nombreuses métropoles chinoises ont su se protéger grâce au respect de la distanciation physique[1828]. Les masques sont obligatoires dans plusieurs régions, et des pénuries sont constatées en début de crise[1829].

La Chine a, en outre, pratiqué une politique plus coercitive de *tracking*, afin de détecter les personnes atteintes du Covid-19 et les contacts qu'elles ont noués[1830]. Au début de l'épidémie, les autorités sanitaires de Wuhan affirment pratiquer entre 6 000 et 8 000 tests par jour, sur les personnes « suspectes[1831] ». Mais il reste difficile de savoir combien de tests ont été réalisés dans l'ensemble du pays, et quelle politique a été mise en place, même si, dans la crainte d'une seconde vague, en juin, des villes comme Pékin ont décidé de tout de suite pratiquer un dépistage massif.

[1824] « Covid-19: India Recommends Hydroxychloroquine As Prophylaxis For Healthcare Providers, Patient Family Members», Inde, 23 mars 2020.

[1825] « Coronavirus : pays où l'hydroxychloroquine est recommandée », France, *IHU Méditerranée Infection*, 9 avril 2020.

[1826] LEPLÂTRE S., « Coronavirus : à Wuhan, confinement et isolement des malades ont permis d'endiguer l'épidémie », France, *Le Monde*, 19 mars 2020.

[1827] THOMET L., « La Chine étend les mesures de confinement », France, *Le Devoir*, 6 février 2020.

[1828] LEPLÂTRE S., « Coronavirus : à Wuhan, confinement et isolement des malades ont permis d'endiguer l'épidémie », France, *Le Monde*, 19 mars 2020.

[1829] AFP, « Virus : la Chine a besoin "d'urgence" de masques de protection », France, *L'Express*, 3 février 2020.

[1830] FALLETI S., « Covid-19 : en Chine et en Corée du Sud, deux conceptions du traçage », France, *Le Figaro*, 8 avril 2020.

[1831] AFP, « Coronavirus : comment se déroule le dépistage en Chine ? », France, *Sciences et Avenir*, 15 février 2020.

Par ailleurs, la Chine a plutôt bien mis en place l'étape d'isolement des malades, ce qui est particulièrement vrai à Pékin. On peut nuancer cette affirmation, car l'application des politiques sanitaires peut être effectuée de manière très différente au niveau local, bien que devant traduire les injonctions du Parti communiste chinois.

Le pays a été le premier à tester l'utilisation de l'hydroxychloroquine et de la chloroquine comme possible traitement du Covid-19[1832], lors d'essais cliniques[1833], et a formulé des recommandations à la suite de plusieurs études[1834]. Des études sur lesquelles s'est largement appuyé le Pr Raoult. Cela s'est traduit par une utilisation partielle de la bithérapie, chaque province ayant procédé différemment.

La Chine, n'a donc, elle non plus, pas appliqué la totalité des précautions recommandées par la méthode Raoult. On pourrait dire qu'elle a été prise de court. En tant que premier pays à devoir adopter en urgence des mesures, la Chine avait plus de chances de se tromper que d'autres. Mais il convient tout de même de garder en tête les différentes techniques de contrôle de l'information dont fait régulièrement usage le pays, et qui ont, encore une fois, été constatées pendant cette crise. Si bien que la Chine a accumulé un retard important qui aurait pu être évité. En niant devant le reste du monde la situation, et en n'écoutant pas les alertes internes, la Chine s'est empêchée de mettre rapidement en place une gestion plus adéquate de la crise. Et ce retard s'est répercuté sur les autres pays, car la Chine a tardé à avertir l'OMS, comme nous le verrons dans un prochain chapitre.

[1832] LEMAÎTRE F., « Coronavirus : la chloroquine testée avec prudence en Chine », France, *Le Monde*, 24 mars 2020.
[1833] « Pour ou contre ? Comment le monde se divise sur l'utilisation de l'hydroxychloroquine », France, *Le Progrès*, 1er juin 2020.
[1834] Gao, Jianjun & al., « Breakthrough: Chloroquine phosphate has shown apparent efficacy in treatment of Covid-19 associated pneumonia in clinical studies. », *Bioscience trends vol.* 14,1 (2020).

Les États-Unis et le Brésil, donnent l'impression d'une confusion immense quant à leur stratégie, mais sans doute cela tient-il au fait qu'ils sont de grands pays fédéraux.

❑ **ÉTATS-UNIS**

❑ **BRÉSIL**

Dans les deux pays, la gestion du confinement s'est faite par États[1835, 1836] et dans les deux pays, les personnalités à la tête de l'État ont fortement exprimé leur point de vue[1837].

Les autorités sanitaires étasuniennes publient rapidement des listes de recommandations et de gestes à respecter[1838]. De même, de nombreuses autorités locales au Brésil mettent en place des normes sanitaires et des règles de distanciation physique[1839].

Le port du masque est recommandé aux États-Unis, comme au Brésil, mais une fois de plus, Donald Trump et Jair Bolsonaro donnent l'exemple inverse à leur population, le dernier s'autorisant même des bains de foule sans protection du visage[1840]. Dans les deux pays, le masque, et le respect des gestes barrières deviennent des enjeux politiques et des sujets de tensions[1841].

La politique de dépistage étasunienne semble brouillonne et confuse, amenant même certaines personnes à parler de « fiasco[1842] », qui s'explique par « la décision de ne pas utiliser les tests fournis par l'OMS, la défectuosité de ceux mis au point par le Centre de contrôle et de prévention des maladies (CDC), la restriction des tests aux cas les plus

---

[1835] « États-Unis : les mesures de confinement diversement appliquées dans les États », France, *RFI*, 2 avril 2020.

[1836] AFP, « Coronavirus : Au Brésil, Jair Bolsonaro rejette le confinement qui menace, selon lui, de ruiner le pays », France, *Le Monde*, 25 mars 2020.

[1837] AFP, « Trump n'envisage pas de confinement pour l'ensemble des États-Unis », Canada, *La Presse*, 20 mars 2020.

[1838] « How to Protect Yourself & Others», , États-Unis, *CDC*, [Consulté en ligne le 27 juin 2020].

[1839] « Coronavirus : Jair Bolsonaro s'offre un bain de foule au Brésil, deuxième pays le plus touché », France, *LCI*, 25 mai 2020.

[1840] J.Cl., « Coronavirus : au Brésil, Bolsonaro fait son show et enlève son masque pour un bain de foule », France, *Le Parisien*, 25 mai 2020.

[1841] AFP, « Coronavirus : Les États-Unis recommandent le port du masque mais Trump ne l'utilisera pas », France, *20 minutes*, 5 avril 2020.

[1842] AUTRAN F., « Covid-19 : le fiasco des tests aux États-Unis », France, *Libération*, 29 mars 2020.

sévères, et la décision initiale de ne pas mobiliser le secteur privé pour augmenter les capacités de dépistage[1843] ».

Au Brésil, aussi, trop peu de tests sont réalisés[1844] : « 296 personnes ont été testées pour 1 million d'habitants, un chiffre dérisoire par rapport à l'Allemagne (15 730) ou même la France (5 114) et l'Iran (3 421) [1845] ».

Mais comme nous l'avons déjà dit dans un précédent chapitre, la polémique la plus discutée à travers le monde concerne l'hydroxychloroquine. Par ailleurs, Donald Trump a fait naître de vives polémiques lorsqu'il a annoncé prendre de l'hydroxychloroquine. Dès le mois de mars, il annonce que les États-Unis approuvent le traitement[1846] en prévention. Mais le 15 juin, l'Agence américaine du médicament retire l'autorisation de l'utilisation de la molécule [1847]. Comme Donald Trump, son homologue brésilien mise tout sur la chloroquine[1848]. Mais cette décision n'est pas anodine sur le plan politique au Brésil, et fait naître de graves dissensions entre le chef d'État et son ministre de la Santé, qui finira par démissionner[1849]. Toutefois, la molécule continue d'être distribuée à travers le pays[1850].

Ces deux pays se sont illustrés par une gestion confuse de la crise, une application partielle et donnant lieu à des controverses mondiales au sujet de la méthode Raoult, qui n'a pas incité les autres pays, notamment occidentaux, à appliquer cet ensemble de mesures.

Il faut toutefois nuancer, car cette approche, que certains ont qualifiée de « brouillonne », résulte beaucoup du fait qu'il s'agit de deux grands pays fédéraux. Ce qui veut dire que chaque État fédéré peut gérer différemment la crise sanitaire. De plus, comme nous l'avons vu dans un précédent chapitre, ces personnalités ont fortement alimenté le débat politique international, par leur comportement, leurs propos et leurs actions politiques. Il faut cependant leur reconnaître le fait d'avoir promu la

---

[1843] Ibid.

[1844] OGIER T., « Le Brésil s'enfonce dans la crise politique et sanitaire », France, *Les Échos*, 5 mai 2020.

[1845] J.Cl., « Coronavirus : au Brésil, les contaminations seraient quinze fois plus élevées que les chiffres officiels », France, *Le Parisien*, 16 avril 2020.

[1846] « Les États-Unis approuvent un traitement contre le Covid-19 », France, *Le Petit Journal*, 19 mars 2020.

[1847] PIGNOT M., « Coronavirus aux États-Unis : Les autorités sanitaires retirent l'autorisation d'utiliser en urgence de l'hydroxychloroquine », France, *20 minutes*, 15 juin 2020.

[1848] GENOT L., « Covid-19 : le Brésil mise sur la chloroquine, la pandémie loin d'être contenue », Canada, *La Presse*, 20 mai 2020.

[1849] AFP et REUTERS., « Coronavirus. Démission du ministre brésilien de la Santé, après des divergences avec Jair Bolsonaro », France, *Ouest-France*, 15 mai 2020.

[1850] POUJADE O., « Lutte contre le coronavirus : la chloroquine largement utilisée au Brésil, malgré les désaccords scientifiques », France, *FranceInfo*, 31 mai 2020.

bithérapie proposée par le professeur Raoult, leur choix résultant d'une analyse favorable bénéfices/risques.

***
**
*

Didier Raoult avait raison : la stratégie du confinement de toute la population n'était pas l'unique, ni, probablement, la meilleure solution.

Au début de l'épidémie – comme nous l'avons déjà dit – quatre solutions s'offraient à l'ensemble des pays du monde :

- Solution 1 : ne rien faire.
- Solution 2 : confiner et ne pas mettre en place la méthode Raoult.
- Solution 3 : confiner et mettre en place la méthode Raoult.
- Solution 4 : ne pas confiner et appliquer la méthode Raoult.

Bien entendu, cette approche matricielle et simpliste en quatre possibilités est dans la réalité, nous l'avons vu, beaucoup plus complexe. La méthode peut avoir été appliquée plus ou moins, et très souvent avec une grande diversité, selon les quatre étapes de cette méthode. Chaque pays a, en effet, appliqué sa propre approche, en fonction de son histoire, de ses contraintes géographiques et économiques, de ses moyens sanitaires, de ses rapports aux lobbies, de son fonctionnement politique, et du discours des médias.

Nous avons représenté ici, sur notre matrice, de façon indicative et non parfaite, le positionnement des pays, selon la stratégie qu'ils ont adoptée. Nous verrons, au chapitre 17 consacré à la surmortalité, l'impact, en termes de morts par million d'habitants, de chacune de ces stratégies.

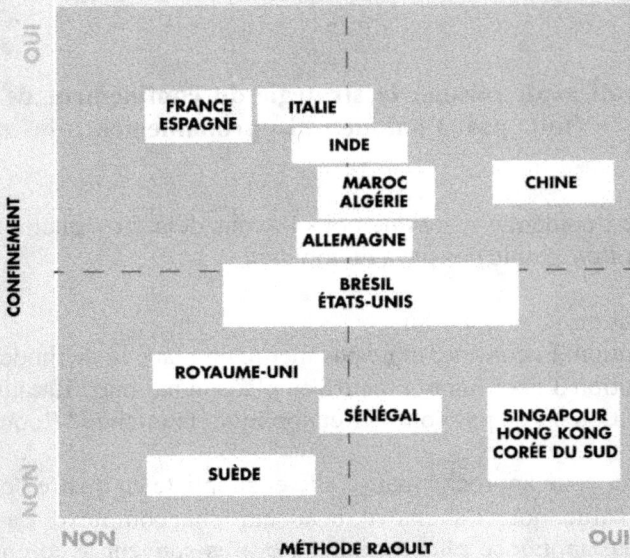

POSITIONNEMENT DES PAYS SUR LA MATRICE DES SOLUTIONS POSSIBLES

Source : Guy Courtois

Dans le premier cas, le nombre de morts attendu semblait élevé, jusqu'à 1,8 million selon l'Imperial College, ce qui a fait trembler l'Europe. Des estimations qui, nous l'avons déjà dit, ne veulent probablement pas dire grand-chose, tant nous ne savons pas quels modèles et hypothèses ont été pris en compte. Ces estimations ont d'ailleurs, si on y réfléchit bien, probablement fait plus de mal que de bien, en créant une peur irrationnelle dont nous avons parlé au chapitre précédent. Dans le deuxième cas, confiner permet, certes, de réduire probablement le nombre de cas et de morts, mais n'arrête pas la circulation du virus. L'option choisie en Europe, par la France, l'Italie, l'Espagne, et plus tardivement le Royaume-Uni, a été l'option 2 : le confinement sans appliquer la méthode Raoult.

Dans une certaine mesure, nous pourrions justifier la décision française par le manque de préparation, qui s'est avéré réel. En effet, comme le souligne Jean-Claude Samalens, qui a étudié finement les statistiques de mortalité en France, et qui a travaillé sur les statistiques de mortalité en France, « à partir du moment où l'on ne faisait pas le reste [c'est-à-dire l'application de la méthode Raoult], il n'y avait pas d'autres solutions[1851] ». S'il se garde de dire que ne pas mettre en place de confinement aurait été une meilleure solution, il rappelle tout de même qu'il a été indispensable en France. « Quand on voit les chiffres journaliers, on voit la cassure autour des 6-7 avril, où la mortalité a commencé à chuter d'une façon tout à fait importante. La courbe a vraiment changé d'allure à partir [de ce moment], parce qu'en fait, les décès des 6-7 avril étaient liés aux dernières contaminations d'avant le confinement ». De ce fait, la mise en place d'un tel confinement a freiné l'évolution de la courbe de contaminations, qui progressait à une allure exponentielle : « la contamination doublait tous les trois jours. […] Dans ces proportions-là, effectivement, très vite, on allait avoir 10, 15, 20 millions de contaminés. Après, on allait se retrouver avec 200, 300 000 décès ». Il ajoute même que sans le confinement, d'autres problèmes se seraient posés comme, nous l'avons évoqué, la « fracturation de l'outil hospitalier ». En revanche, selon lui, le confinement aurait pu avoir lieu « huit jours plus tôt ».

Mais, cela n'explique pas tout, car le gouvernement français ne s'est pas donné tous les moyens possibles pour faire face à la crise. Il a réussi, par exemple, sur le plan législatif, à agir sous des contraintes de crise, en établissant un état d'urgence sanitaire qui lui a permis de légiférer par décret. Et nous pensons que c'est une très bonne initiative, bien qu'elle soulève des questions démocratiques. Il a cependant échoué, dans la réquisition de l'ensemble des moyens disponibles, comme le montre l'exemple des tests, pour lesquels les tests vétérinaires ont été écartés au début de la crise[1852]. La France s'est enfermée dans une situation d'attentisme, sans laquelle elle aurait pu effectuer un confinement moins long, sans laquelle elle aurait pu déconfiner beaucoup plus rapidement, et de manière moins anxiogène, comme nous le verrons bientôt.

Ainsi, comme nous nous sommes attachés à le démontrer, de meilleures options étaient envisageables, et la méthode Raoult en faisait partie. Une méthode dont la France semble peu à peu s'inspirer, sauf en ce qui concerne le traitement. Finalement les exemples, coréens comme ceux de Hong Kong et de Singapour doivent inspirer l'ensemble des pays qui ont choisi le confinement comme ultime recours. Dans une certaine mesure, le professeur Raoult avait raison quand il évoquait le caractère non

---

[1851] SAMALENS J.-C., Interview réalisée par Guy Courtois, France, juin 2020.
[1852] Cf. Chapitre 2 (*Généraliser les tests*).

primordial du confinement dans l'endiguement d'une épidémie. Mais cet isolement n'aurait dû concerner que la population contaminée par le Covid-19, et cela n'aurait été possible que par l'application de la méthode Raoult, c'est-à-dire protéger la population, tester afin de pouvoir isoler les malades, et enfin traiter. Toutefois, cette décision de confiner la France entière n'a pas été aisée, comme Jean-François Delfraissy l'explique : « Je n'ai pas dormi pendant trois, quatre nuits à la suite de ça. C'est aucune certitude. C'est quelque chose de très difficile pour aider à prendre cette décision, en notre âme et conscience[1853] ». Nous ne doutons pas de ses propos.

Didier Raoult a anticipé, très tôt, l'ensemble des recommandations qui seront mises en place lors du déconfinement. Pour nombre de Français et de Françaises, le confinement représente la solution la plus efficace pour lutter contre le virus, alors qu'en réalité, il y avait d'autres options possibles, ou du moins, un confinement beaucoup moins long qui n'aurait pas autant frappé notre économie. Pourquoi pas trois semaines, voire un mois, le temps de se remobiliser ? Nous espérons que ce livre contribuera à cette réflexion. En revanche, si certains pays ayant pratiqué un confinement total, à l'instar de l'Inde ou de la France, ont mis en péril leur économie, d'autres pays, comme la Suède, ayant choisi la stratégie inverse, ne sont pas mieux lotis. En effet, du fait de son interconnexion très forte avec ses voisins, son ancrage dans l'économie mondialisée, le pays subit aussi les conséquences économiques de cette crise sanitaire.

Jean-François Delfraissy – président du Conseil scientifique français – l'assure déjà le 18 juin 2020 : « Un nouveau confinement généralisé sera impossible et non souhaitable pour des raisons économiques et sociales. Il faudra se poser la question de comment expliquer à nos populations qu'une population jeune a peu de risques, qu'elle peut travailler et aller à l'école. Et de l'autre côté, d'autres populations sont plus à risques, il faudra les protéger et conseiller à ces populations un confinement partiel. On peut imaginer aussi, d'ici à cette période, des avancées médicales, un médicament, mais pas de vaccin[1854] ». Nous ne pouvons que constater que Delfraissy devient, en quelque sorte, « Raoultien ».

[1853] MICHALIK M.-L., « Commission d'enquête Covid-19 : revivez l'audition de Jean-François Delfraissy », France, *Le Figaro*, 18 juin 2020.
[1854] Ibid.

En résumé, le confinement présente un avantage majeur :
- permettre de casser le développement exponentiel de l'épidémie pour les pays qui ne s'étaient absolument pas préparés à y faire face (manque de protections, manque de tests, manque de personnel…). Pour faire simple, éviter la stratégie du pire, à savoir, ne rien faire.

Toutefois, le confinement présente de nombreux désavantages :
- favoriser les contaminations intra-foyers si le confinement n'est pas accompagné de l'application de la méthode Raoult ;
- donner l'illusion qu'il suffit en lui-même pour faire face à l'épidémie ;
- provoquer un effondrement de l'économie ;
- créer une surmortalité non liée au Covid-19, nous y reviendrons.

Le rôle de l'État, et l'état de nos libertés, se trouvent profondément changés pendant le confinement.

« Ceux qui peuvent renoncer à la liberté essentielle pour obtenir un peu de sécurité temporaire, ne méritent ni la liberté ni la sécurité ».

Benjamin Franklin, *An Historical Review of the Constitution and Government of Pennsylvania.*

Si nos corps se sont confinés, nos libertés les ont suivis d'un seul et même pas. La dernière fois que la France était en état d'urgence, à partir des attentats de Paris survenus le 13 novembre 2015, le gouvernement en avait profité pour limiter un peu plus nos libertés individuelles[1855] : perquisitions administratives, assignations à résidence, couvre-feux, interdiction de se réunir, fermetures d'établissements... Probablement à juste titre, d'ailleurs, car probablement le seul moyen de lutter efficacement contre le terrorisme. Mais dans le cas qui nous concerne aujourd'hui, l'État a-t-il le droit de restreindre les libertés individuelles et institutionnelles à ce point ? Sous prétexte d'une menace, aussi grande soit-elle, les gouvernements peuvent-ils nous priver de certaines libertés fondamentales ? Si, comme l'indique le constitutionnaliste Jean-Philippe Derosier[1856], il n'y a, à ce jour, ni recours ni saisie juridique à l'encontre

---

[1855] DE TUGNY D., « Vrai ou faux : jusqu'où l'état d'urgence restreint les libertés publiques ? », France, *Le Figaro*, 23 décembre 2015.
[1856] BAROUD N., « Coronavirus : « Le confinement était-il constitutionnel ? », France, *Le Parisien*, 25 mai 2020.

du confinement, des voix s'élèvent contre le délit de non-respect de confinement. En effet, on peut constater des mécontentements, d'une part en raison de la zone d'ombre autour des termes « motif familial impérieux » ou « achat de première nécessité », qui permettent de justifier une sortie du domicile dans la période du confinement. Et d'autre part, à propos de la peine de 6 mois d'emprisonnement et des 3 750 euros d'amende en cas de violation, avec récidive, de ces règles. Dans le reste du monde, du Kansas à l'Ossétie, du Nord en Russie, du Niger au Brésil, et de Stuttgart à Tunis, des manifestations anti-confinement ont éclaté[1857]. Certes marginales, elles témoignent toutes de cette même envie de liberté citoyenne, qui ne semble pas accepter les mesures imposées par le confinement.

Le confinement a également soulevé un autre débat de société à propos de la restriction des libertés individuelles, qui protègent les aînés, mais sacrifient des jeunes générations, qui voient leur avenir s'obscurcir. Notamment en France, où coincés entre la crise financière des subprimes et la crise économique qui suit cette crise sanitaire, les jeunes qui arrivent sur le marché du travail ont de quoi s'inquiéter.

Cette dichotomie entre la protection des aînés et le sacrifice des jeunes générations, le philosophe André Comte Sponville l'explique de cette manière[1858] : « Quand allons-nous sortir du confinement ? Il faut, bien sûr, tenir compte des données médicales, mais aussi des données économiques, sociales, politiques, humaines ! Augmenter les dépenses de santé ? Très bien ! Mais comment, si l'économie s'effondre ? Croire que l'argent coulera à flots est une illusion. Ce sont nos enfants qui paieront la dette, pour une maladie dont il faut rappeler que l'âge moyen des décès qu'elle entraîne est de 81 ans. Traditionnellement, les parents se sacrifient pour leurs enfants. Nous sommes en train de faire l'inverse ! Moralement, je ne trouve pas ça satisfaisant ! ». En somme, si cette génération ne mourra pas du Covid-19, elle contracte déjà des problèmes concernant l'accès à l'emploi qui peuvent être difficiles. Le philosophe français ironise même : « Si l'espérance de vie a crû considérablement et c'est tant mieux, le taux individuel de mortalité, lui, n'a pas bougé depuis 200 000 ans. Il est toujours d'un sur un, donc de 100 % ! Bref, j'ai deux nouvelles à vous annoncer, une bonne et une mauvaise. La mauvaise, c'est que nous allons tous mourir. La bonne, c'est que l'énorme majorité d'entre nous

---

[1857] AFP, « Coronavirus. Ces pays où l'on manifeste contre le confinement », *Ouest-France*, France, 21 avril 2020.
[1858] LUGON L., « André Comte-Sponville : "Laissez-nous mourir comme nous voulons !" », France, *Le Temps*, 17 avril 2020.

mourra d'autre chose que du Covid-19 ! » Ce n'est pas par goût de la provocation que le philosophe français s'attaque au problème du confinement, mais par esprit de liberté, et surtout, pour défendre l'intérêt de ceux qui devront commencer leur vie active après le Covid-19. Même s'il adhère au confinement dans la mesure où il allège le flux dans les hôpitaux, il anticipe les répercussions socioéconomiques plus graves, qui pourraient découler de sa durée. Le pays d'Ambroise Croizat, père fondateur de la sécurité, a choisi aujourd'hui la santé au détriment de l'économie. Mais une mauvaise santé de l'économie peut, elle aussi, mettre en danger la santé de demain et coûter des vies futures.

***
**
*

AUDITION PARLEMENTAIRE
DE DIDIER RAOULT

À Paris, le 24 juin 2020

« [...] Une véritable question qui s'est posée pour moi. [C'est] cette question [de] la santé publique. C'est 70 à 80 % de politique et 20 à 30 % de sciences et de médecine. Et on a eu l'impression, [dans] un certain nombre de cas, que des décisions politiques, que je crois purement politiques, [comme] le confinement, [le port du] masque dans la rue, [...] sont des décisions politiques. Il n'y a pas de données scientifiques qui permettront [...] de prouver ça, parce que ce sont des notions d'écosystèmes, qui ont été déchargées sur des scientifiques, et des décisions médicales qui ont été préemptées par le politique, et sur lesquelles je suis vraiment [en] désaccord. Donc, je crois qu'il y a une vraie réflexion, à savoir, quelle est la part du politique, quelle est la part du médecin et quelle est la part du scientifique ».

« Il y a un point sur lequel je suis assez convaincu, je pense que les rassemblements, dans des situations telles que celle-là, sont déraisonnables. Après, [concernant] le confinement à la maison, [...] et je l'ai dit deux fois au président, c'est un domaine politique qui m'échappe, parce que c'est celui de la gestion de la population, de la crainte de la population. Est-ce que c'est plus grave d'être terrifié ? [...] D'avoir les deux tiers des gens qui partent des villes ? Donc, c'est une gestion politique sur laquelle je me suis interdit d'avoir une opinion ».

***
**
*

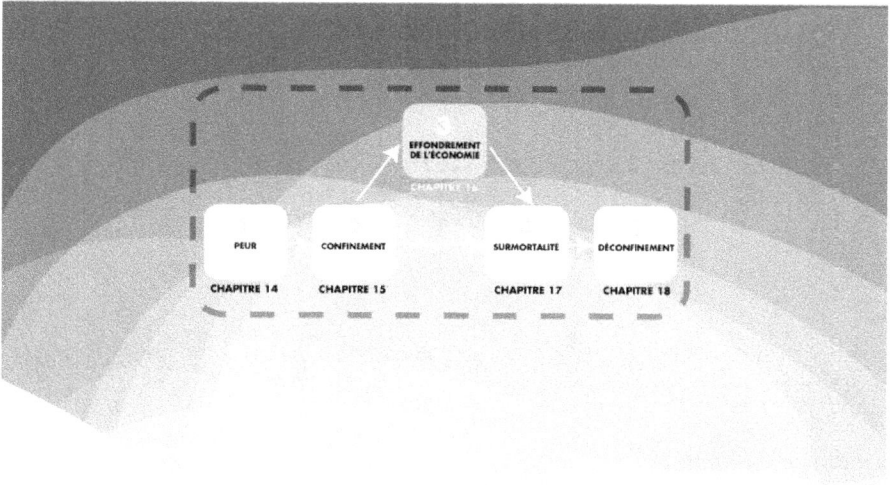

CHAPITRE 16

L'EFFONDREMENT DE L'ÉCONOMIE MONDIALE

« Les pays européens ont un capital et un patrimoine considérables, une population bien éduquée, qui est capable de faire face à une crise supplémentaire ».

Didier Racult

SYNTHÈSE DU CHAPITRE 16

La crise sanitaire a lourdement impacté les entreprises.

Le confinement est à l'origine de la crise économique.

***
**
*

1 - LE CONFINEMENT A EU DES IMPACTS PLUS OU MOINS FORTS SELON LES PAYS.

Le confinement a déclenché des chocs économiques négatifs simultanés.

Dans les pays disposant d'un matelas social, les effets de la crise économique ont été, pour partie, compensés par l'action de l'État.

Les pays ne disposant pas de matelas social et qui ont eu recours au confinement ont été davantage touchés par les effets économiques de la crise sanitaire.

***
**
*

2 - TOUS LES PAYS, MÊME CEUX N'AYANT PAS ADOPTÉ LE CONFINEMENT, SONT IMPACTÉS.

Les pays qui n'ont pas connu de confinement sont-ils, pour autant, protégés de la récession ?

L'exemple de la Suède montre que non.

L'exemple de la Corée du Sud souligne que ne pas avoir confiné lui a permis de protéger son économie.

La sortie de crise ne sera pas exempte de nouveaux défis économiques et sociaux.

***
**
*

Une stratégie s'appuyant sur l'application de la méthode Raoult aurait permis de davantage contenir la crise économique.

La crise sanitaire signe, a priori, le retour de l'État.

***
**
*

N. B. : nous aurions pu aborder de nombreux sujets concernant l'économie, mais nous avons voulu nous cantonner à un sujet qui est directement en lien avec l'histoire de notre livre : quelles sont les conséquences du confinement sur l'économie ? Cette question nous permettra de comprendre, dans le chapitre suivant, quelles seront les conséquences sur la surmortalité, à terme. Il est évident que les pays où les protections sociales sont faibles, seront plus enclins à tout faire pour maintenir l'économie à flot. L'analyse de la surmortalité causée par la crise économique sera faite en détail au chapitre suivant.

La crise sanitaire a lourdement impacté les entreprises.

Mary Booth[1859] tient un petit salon de thé dans une zone touristique britannique. Elle mise beaucoup sur sa première année d'activité pour amortir les dépenses qu'elle a engagées pour rénover son local. Toutefois, le confinement mis en place par le gouvernement britannique a stoppé net son activité. Elle a tenté de vendre ses pâtisseries à emporter, mais malgré une communication bien rodée, même les habitués du salon de thé n'ont pas passé ses portes. La population a peur, ne sort que pour les achats essentiels ; même avant l'annonce du confinement, Mary avait déjà vu son chiffre d'affaires diminuer, tant le Covid-19 éveillait des craintes. La fulgurante baisse de fréquentation de la petite ville où elle s'est installée est telle que Mary n'est même pas en mesure de dégager 10 % du chiffre d'affaires qu'elle avait projeté. Étant donné qu'elle a dépensé tout l'argent qu'elle avait épargné pour ouvrir son commerce, la survie du *Wonderland Tea Shop* repose uniquement sur les aides accordées par le gouvernement. Malheureusement, ces aides financières ne sont pas suffisantes pour payer à la fois son loyer et rembourser son crédit. Comme d'autres commerçants de la ville, elle craint de devoir mettre la clé sous la porte.

A contrario, l'entreprise de Thierry Ricci[1860] est l'une des rares à croître durant la pandémie. La PME NatéoSanté, qu'il a fondée voilà près de 10 ans, est spécialisée dans la qualité de l'air, d'où l'intérêt porté à son entreprise depuis le début de la crise. En effet, sa gamme de purificateurs d'air 100 % *made in France* peut aider à limiter la propagation aérienne du virus. Étant donné que l'entreprise de cet habitant de Sainte-Pazanne est l'une des rares sur ce marché, quand la crise arrive, elle est submergée de commandes. Les appels fusent du monde entier : des pays européens, latino-américains et asiatiques se bousculent pour garantir une bonne protection face au virus. Très vite, les stocks de l'entreprise ne sont plus suffisants pour faire face à la demande croissante de machines de traitement de l'air. Le rythme de production habituel ne serait même pas suffisant pour répondre à la demande.

Cette très forte augmentation des commandes est concomitante d'une situation très difficile en ce qui concerne les conditions de production. En effet, les usines étant localisées en France, les employés de Thierry sont

---

[1859] Interview réalisée par Guy Courtois. Les prénom et nom ont été changés afin de conserver leur anonymat, Royaume-Uni, avril 2020.
[1860] RICCI T., Interview de Thierry Ricci, Président fondateur de NatéoSanté, réalisée par Guy Courtois , Saint-Hilaire-de-Chaléons, France, juin 2020.

confinés. Dans une France à l'arrêt, comment augmenter ses capacités de production ? Heureusement, assez rapidement, l'entreprise est recensée par *French Healthcare*[1861] comme un acteur important pour lutter contre la pandémie. Cette reconnaissance permet de faire rouvrir les usines de Thierry. Le chef d'entreprise entre donc en dialogue avec ses employés, pour les rassurer quant à la sûreté de leurs conditions de travail, adaptées bien évidemment aux mesures de sécurité liées au contexte pandémique. L'usine tourne à plein régime, et l'entreprise est en mesure d'honorer ses engagements auprès de ses clients. L'entreprise parvient même à tripler le chiffre d'affaires de toute l'année 2019, en juste quelques mois, en conséquence de la crise sanitaire. Pour faire face à la demande, Thierry embauche même de nouveaux salariés, une mesure inédite dans un contexte de récession économique.

Une question se pose : comment l'entreprise de Thierry réussit-elle à mettre à profit la crise sanitaire ? Premièrement, elle est positionnée sur un produit qui répond à un besoin. Deuxièmement, l'entreprise a la réactivité et l'agilité nécessaires pour faire face à cette soudaine hausse de la demande. Le carnet de commandes de Thierry demeure bien rempli, et prévoit que l'intérêt pour ses produits ne déclinera pas : le Covid-19[1862] a mis en lumière son savoir-faire. En fournissant des produits de haute qualité, il répond au besoin immédiat de garantir la qualité de l'air dans les structures médicales, ou au sein des entreprises. Il s'est ainsi construit une solide réputation à l'échelle internationale. Ce chef d'entreprise considère que la crise du Covid-19 a provoqué une prise de conscience générale sur l'importance de la qualité de l'air. Il projette donc que le marché européen de la qualité de l'air va rapidement se développer. On le comprend bien, Thierry Ricci est rassuré sur la pérennité de son entreprise !

Le confinement est à l'origine de la crise économique.

Comme évoqué précédemment, une stratégie qui aurait mis en place la méthode Raoult 1-PROTÉGER, 2-TESTER, 3-ISOLER LES MALADES, 4-TRAITER, ne supposait pas le confinement généralisé de la population. Or, comme nous le verrons par la suite, c'est en grande partie ce type de confinement qui est à l'origine de la récession économique mondiale. Pour faire face à cette nouvelle crise, on peut

---

[1861] *French Healthcare* est une association initiée par le ministère des affaires étrangères français qui revendique l'excellence française dans le domaine de la santé.
[1862] Selon l'Académie Française, « Covid-19 » est un nom féminin. Nous avons privilégié l'usage courant de ce mot, le qualifiant au masculin.

s'inspirer de propos prononcés par Didier Raoult à propos de la crise de la dette de 2014 : « Les pays européens ont un capital et un patrimoine considérables, une population bien éduquée, qui est capable de faire face à une crise supplémentaire[1863] ».

***

**

*

1 - LE CONFINEMENT A EU DES IMPACTS PLUS OU MOINS FORTS SELON LES PAYS.

Le confinement a déclenché des chocs économiques négatifs simultanés.

La pandémie de Covid-19 a poussé de nombreux gouvernements à imposer un confinement strict à leur population, qui a pavé la voie à une crise économique d'ampleur exceptionnelle : *the great lockdown,* ou le grand confinement[1864]. Cette crise se distingue des dernières crises économiques que nous avons connues. Elle n'est pas la résultante d'un choc financier, ou même d'un déséquilibre économique, ou encore d'une crise sociale. Non, cette crise est due à un bouleversement sanitaire mondial, qui a pris par surprise la communauté internationale et les États la composant. Bien que certains pays aient été moins touchés que d'autres par la pandémie, c'est bien le système économique mondial tout entier qui a été bouleversé. Ainsi, même les États relativement épargnés par le Covid-19 subissent les conséquences économiques de la crise sanitaire mondiale, tant nos économies nationales sont connectées. Comme le remarque Gita Gopinath, c'est la première fois, depuis la Grande Dépression, que pays avancés et émergents entrent ensemble en récession[1865]. Les prévisions économiques sur l'ampleur de la crise ont de quoi faire pâlir : la récession s'annonce féroce. Le FMI (Fonds Monétaire International) estime que le PIB mondial se contractera de 4,9 % en 2020[1866]. Comme on peut le voir dans le graphique ci-dessous, 2020 est une année noire pour l'économie mondiale[1867].

[1863] RAOULT D., « Pourquoi il ne faut pas dramatiser la crise économique ! », France, *Le Point*, 3 mars 2014.

[1864] GOPINATH G., « The Great Lockdown: worst economic downturn since the Great Depression », *IMF Blog,* 14 avril 2020.

[1865] GOPINATH G., « Le Grand Confinement dans une perspective mondiale », *IMF Blog*, 16 juin 2020.

[1866] « Perspectives de l'économie mondiale », *FMI*, 24 juin 2020.

[1867] Ibid.

PRÉVISIONS DE CROISSANCE

En % du PIB

ÉCONOMIE GLOBALE

2,9 — 2019
-4,9 — 2020
5,4 — 2021

ÉCONOMIES DÉVELOPPÉES

1,7 — 2019
-8 — 2020
4,8 — 2021

MARCHÉS ÉMERGENTS ET ÉCONOMIES EN VOIE DE DÉVELOPPEMENT

3,7 — 2019
-3 — 2020
5,9 — 2021

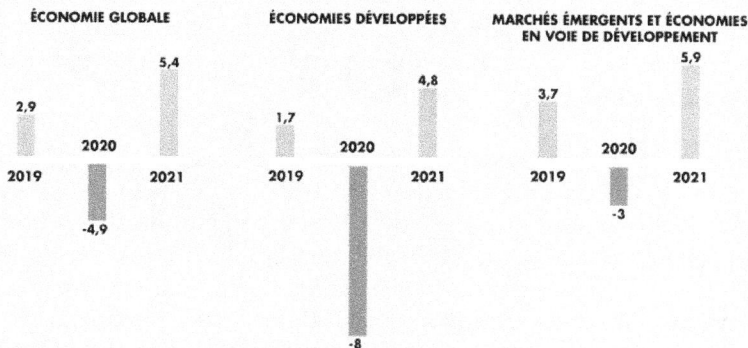

Source : Fonds monétaire international,
« Mise à jour des perspectives économiques mondiales », juin 2020.

Avant tout, nous nous attacherons à comprendre les mécanismes à l'œuvre derrière la crise économique. La crise que nous connaissons est d'abord due à un double choc négatif [1868] : un choc d'offre et un choc de demande négatifs simultanés. Pour mieux comprendre les mécanismes macroéconomiques et microéconomiques en jeu dans cette crise économique, il convient tout d'abord de rappeler à quoi correspondent ces chocs. Un choc d'offre se définit par une variation brusque des conditions de production. S'il est positif, la quantité de biens et services produits va augmenter ; par exemple, si un gouvernement baisse drastiquement les charges imposées aux entreprises, elles deviendront plus rentables et elles produiront donc davantage. Au contraire, si le choc est négatif, le volume de biens et services offerts va diminuer. Par exemple, si, du fait d'une catastrophe naturelle, une grande quantité d'usines est détruite, la production va de fait diminuer, ce qui constitue un choc d'offre négatif.

Un choc de demande est dû à une variation brusque de la demande globale, dont les composantes sont la consommation des ménages, l'investissement des entreprises, les dépenses publiques et la balance commerciale. Un choc de demande positif voit une ou plusieurs de ces composantes s'élever, alors qu'un choc de demande négatif est défini par

---

[1868] BALDWIN R. et WEDER DI MAURO B., « Economics in the time of Covid-19: A new eBook », *VoxEU.org*, 6 mai 2020.

la baisse d'au moins une de ces composantes. Par exemple, une augmentation massive des dépenses publiques, comme pendant la Grande Dépression aux États-Unis, est un choc de demande positif ; une diminution soudaine de la consommation constitue, elle, un choc de demande négatif. La crise induite par la pandémie est retentissante dans la mesure où elle combine à la fois un choc d'offre et un choc de demande négatif. Nous nous attacherons à comprendre comment le confinement a conduit à ces chocs économiques.

Premièrement, la période de confinement a causé un choc d'offre négatif du fait de l'arrêt de la production. En effet, à l'échelle mondiale, bon nombre d'entreprises ont été mises à l'arrêt pendant plusieurs semaines, voire plusieurs mois. Les travailleurs étant confinés chez eux, le volume de biens et services produits a mécaniquement diminué : bon nombre d'entreprises se sont retrouvées dans l'incapacité pure et simple de produire. Commerces et usines ont fermé leurs portes, leurs employés étant confinés à domicile. Bars, restaurants, musées et autres lieux culturels ont, eux aussi, cessé d'accueillir leurs clients, et ce, dans la plupart des pays du monde, ou du moins, ceux qui ont eu recours à un confinement partiel ou total. Par exemple, comme le note l'INSEE, à l'échelle de la zone euro, la production (hors construction) a chuté de près de 30 % par rapport à avril 2019[1869]. En outre, le ralentissement de la production industrielle mondiale, conjugué à la fermeture progressive des frontières, a profondément bouleversé les chaînes d'approvisionnement. La question de la souveraineté économique s'est donc frayé un chemin dans le discours politique français et européen[1870], rejoignant ainsi un débat déjà amorcé aux États-Unis quelques années auparavant.

Comme nous l'expliquerons prochainement, cette crise est l'occasion de repenser la manière dont notre monde fonctionne. Il est, notamment, possible de questionner la mondialisation telle qu'elle fonctionne aujourd'hui, en s'interrogeant sur la souveraineté relative de nombreuses nations. Par exemple, depuis le début de la crise sanitaire, l'Hexagone connaît des difficultés d'approvisionnement qui pénalisent les entreprises françaises. Le ministre de l'Économie et des Finances français, Bruno Le Maire a, par ailleurs, manifesté à de multiples reprises sa volonté de réduire la dépendance de la France à l'égard de la Chine[1871, 1872]. De

---

[1869] INSEE, *Développements internationaux*, France, 17 juin 2020.
[1870] PIETRALUNGA C. et TONNELIER A., « Avec la crise due au coronavirus, la souveraineté économique ne fait plus peur au gouvernement », France, *Le Monde*, 15 mai 2020.
[1871] LE MAIRE B., « Réunion sur le Coronavirus avec les acteurs économiques et sociaux », France, *ministère de l'Économie, des Finances et de la Relance*, 21 février 2020.
[1872] LE MAIRE B., « Le grand 7/9 », France, *France Inter*, 9 mars 2020.

même, la chaîne de production mondiale a été perturbée par les fermetures des frontières au fil de la propagation du virus, et bon nombre d'États ont vu leur approvisionnement en biens essentiels remis en question. Comme le rapportent les économistes Guillaume Gaulier et Vincent Vicard, le Covid-19 pose la question de la localisation des activités de production[1873]. Dans une économie très mondialisée, la moindre disruption dans les échanges internationaux peut profondément bouleverser l'approvisionnement en biens essentiels.

Deuxièmement, la crise sanitaire est à l'origine d'un fulgurant choc de demande négatif. Ce choc de demande négatif est dû à deux choses. D'abord, le confinement ; ensuite, la baisse de pouvoir d'achat des ménages, due elle-même à la baisse des activités économique. Effectivement, le confinement massif a été à l'origine d'une forte contraction de la consommation, qui constitue une grande partie de la demande intérieure. Au 30 mars 2020, ce sont au moins 2,63 milliards de personnes qui étaient strictement confinées à leur domicile[1874]. Même si une partie de ces personnes a pu bénéficier de mesures de protection sociale, pour une large majorité d'entre elles, confinement a rimé avec licenciement, et ces ménages ont vu leurs revenus diminuer. L'incertitude qui caractérise la crise sanitaire a également poussé les ménages à épargner plutôt qu'à consommer. En outre, la demande a surtout diminué du fait de l'impossibilité pure et simple de consommer, du fait de la fermeture des commerces non-essentiels. L'investissement s'est, lui aussi, vu diminuer.

Cette baisse fulgurante de l'activité économique pèse lourdement sur les entreprises qui, privées d'une partie de leur chiffre d'affaires, pourraient considérer, quand elles ne l'ont pas déjà fait, un gel des embauches et des licenciements, afin de ne pas sombrer dans la faillite. La forte hausse du taux de chômage mondial est également source d'inquiétude. Le Bureau international du travail estime que la baisse du nombre d'heures travaillées pendant la crise sanitaire équivaut à la disparition de 130 millions d'emplois à temps plein[1875]. Toutefois, l'intervention de l'État-providence à travers des mesures compensatoires comme le financement du chômage partiel, peut diminuer l'impact de la crise sur le marché du travail. En effet, le degré d'implication de l'État-providence dans la

---

[1873]GAULIER G. et VICARD V., « Le Covid-19, un coup d'arrêt à la mondialisation ? », *Billet du CEPII*, 17 avril 2020.

[1874] « Covid-19 : combien de personnes sont confinées dans le monde ? », France, *Libération*, 31 mars 2020.

[1875] « Observatoire de l'OIT : le Covid-19 et le monde du travail. 3e édition », *Bureau Internationa' du travail*, s.l., 29 avril 2020.

société détermine, en grande partie, les effets économiques et sociaux de la crise dans la société.

Dans les pays disposant d'un matelas social, les effets de la crise économique ont été, pour partie, compensés par l'action de l'État.

Confiner sans mettre à bas l'économie, protéger la santé tout en préservant l'économie : face à la crise du Covid-19, ces tâches s'approchaient d'une mission impossible. Or, dans les pays dont l'État-providence est très développé, l'existence d'un fort matelas social permet d'imposer un confinement généralisé tout en limitant les effets sociaux d'un désastre économique. En finançant des mesures de soutien à l'économie, comme les aides aux entreprises ou des prestations sociales exceptionnelles, un gouvernement est en mesure d'amortir les effets de la crise économique.

Ainsi, nous postulons que l'existence ou non d'un matelas social détermine les effets économiques et sociaux du confinement. Les États soutenant des mesures de protection de l'économie et de la société, peuvent mieux amortir les effets de la crise. La Chine est le premier État à ouvrir le bal avec la mise en place de mesures exceptionnelles de soutien à l'économie. En Europe, une Italie menée par une coalition hors-norme, mais sensible à la protection des plus précaires, est le premier pays européen à montrer la voie, vite suivie par d'autres pays, notamment la France. Le cas du chômage illustre cela. Un soutien économique généralisé aux entreprises peut permettre de « préserver l'emploi et l'investissement qui, à leur tour, soutiennent une reprise économique durable[1876] ». L'État remet de l'huile dans les rouages du système économique, lui permettant de fonctionner par lui-même à la suite de cette période d'assistance. Par exemple, la mise en place d'un chômage partiel, financé par les pouvoirs publics, permet de maintenir les revenus d'individus qui auraient potentiellement été licenciés sans intervention de l'État. Le maintien d'une grande part de leur revenu permet de nourrir la demande intérieure, qui elle-même redynamisera la production, et donc permettra de relancer la machine économique.

Dans une société à l'État-providence très développé, il est facile de déclencher une intervention étatique pour protéger des effets de la crise. Ainsi, on peut éviter que la crise économique ne se mue en crise sociale.

[1876] « Issue Note 3 : assessment of government crisis programmes to support businesses » *OECD Economic Outlook*, Volume 2020, Issue 1 : Preliminary version.

Les pertes de revenus des familles les plus précaires peuvent être compensées par des prestations sociales monétaires, tout comme les fermetures administratives des commerces peuvent être conjuguées à des aides étatiques, pour éviter la fermeture dudit commerce.

**IMPACT DE LA CRISE ÉCONOMIQUE
SELON LE TYPE DE PROTECTION SOCIALE**

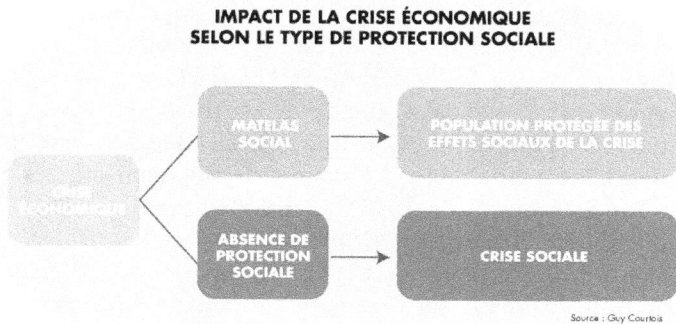

Source : Guy Courtois

À titre d'exemple, pour faire face à la situation, le gouvernement français a déployé de nombreux amortisseurs sociaux pour éviter une précarisation massive de la population française. Ainsi, l'État a mis en place de nombreuses aides aux entreprises. On peut notamment citer la prime aux entrepreneurs de 1 500 euros, le report des charges et loyers pour les entreprises en difficulté… Même si, pour une grande partie des commerçants, ces aides ne couvrent qu'une partie des frais de fonctionnement qu'ils engagent chaque mois, elles peuvent tout de même soulager leurs finances. De même, le chômage partiel[1877], bien que très coûteux pour l'État (au minimum 24 milliards d'euros[1878]), a permis de sauver de nombreux emplois. Par ailleurs, les plus précaires ont pu recevoir une aide exceptionnelle de solidarité pour les aider à traverser la crise[1879]. Enfin, les secteurs les plus fragilisés par la crise, comme celui de la culture, sont subventionnés par l'État central et les collectivités territoriales, pour réussir à se relever de la crise. Ainsi, les autorités régionales françaises ont injecté 100 millions d'euros pour aider le secteur culturel[1880].

[1877] France, Décret n°2020-325 du 25 mars 2020 relatif à l'activité partielle.
[1878] TONNELIER A. et BESSE DESMOULIÈRES R., « La facture du chômage partiel encore largement sous-estimée », *Le Monde*, 22 avril 2020.
[1879] France, Décret n°2020-519 du 5 mai 2020 portant attribution d'une aide exceptionnelle de solidarité liée à l'urgence sanitaire des ménages les plus précaires.
[1880] PIERRON V., « Les régions dégagent 100 millions d'euros pour secourir leur secteur culturel », *Le journal des arts*, 18 juin 2020.

L'Espagne a multiplié les mesures de soutien à l'emploi[1881]. De son côté, l'Italie a mis en place de nombreuses aides pour les ménages et les entreprises[1882], notamment ses PME[1883]. Il faut préciser que l'économie informelle est significative en Italie, et que les personnes travaillant au noir ont été les premières touchées.

Toutefois, le maintien d'un solide matelas social présente une contrepartie majeure : l'endettement massif de l'État. Par exemple, le ministre de l'Action et des Comptes publics français, Gérald Darmanin, estimait fin mai 2020 que la dette française atteindrait « sans doute » les 115 % du PIB brut en fin d'année[1884]. Cela signifierait que la dette publique française atteindrait pratiquement le double de l'objectif que les États de la zone euro avaient établi en 1992[1885]. En outre, selon le FMI, la dette publique mondiale va très certainement dépasser les 100 % du PIB mondial d'ici à la fin de l'année 2020[1886]. Quels effets ces endettements colossaux peuvent-ils avoir sur l'économie mondiale ? Et surtout, qui va payer cette dette publique ?

Face à l'endettement, plusieurs pistes peuvent être envisagées. Le président de l'Observatoire français des conjonctures, Xavier Ragot, évoque la possibilité de créer un impôt de reconstruction[1887] pour financer l'endettement. Toutefois, en augmentant les impôts, les États risquent de mettre un frein au redémarrage économique. En effet, en faisant peser un nouvel impôt sur les ménages, on diminue leur revenu disponible, et par conséquent, on risque de diminuer leur consommation. Or, alors que l'économie mondiale est plongée dans une récession, une relance de la demande globale, et donc de la consommation, peut être la clé de la reprise économique.

À titre d'exemple, toujours en France, l'exécutif ne semble pas vouloir emprunter la voie explorée par Monsieur Ragot. En effet, le président de

---

[1881] THIBAUD C., « Coronavirus : l'Espagne lance à son tour un plan choc pour les entreprises », *Les Échos*, 12 mars 2020.

[1882] TOSSERI O., « Coronavirus : l'Italie adopte un plan d'aide aux familles et aux entreprises de 7,5 milliards d'euros », *Les Échos*, 6 mars 2020.

[1883] GAUTHERET J., « L'Italie cherche à éviter l'effondrement de son tissu de PME », *Le Monde*, 11 juin 2020.

[1884] DARMANIN G., « Le grand jury », France, *RTL*, 24 mai 2020.

[1885] La pertinence des critères de convergence adoptés en 1992, et en particulier l'interdiction d'avoir une dette publique dépassant les 60 % du PIB, peut être questionnée tant ces critères paraissent désuets. La plupart des États de la zone euro les ont dépassés depuis plusieurs années déjà. Serait-il venu le temps de réévaluer les critères de convergence ?

[1886] « Perspectives de l'économie mondiale », *FMI*, 24 juin 2020.

[1887] DECHIR S., « Creusement de la dette publique : la France a-t-elle le choix ? », France, *Public Sénat*, 3 juin 2020.

la République française, Emmanuel Macron, s'est engagé, dans son adresse aux Français du 14 juin, à ne pas augmenter les impôts[1888]. Quelle autre possibilité les États peuvent-ils envisager ? Pour compenser l'endettement lié à cette période de relance budgétaire, les pouvoirs publics pourraient lui faire succéder une période de forte austérité budgétaire, où les dépenses publiques seraient drastiquement réduites. Toutefois, on risquerait une nouvelle contraction de la demande. Nombre d'États européens s'y refusent, notamment l'Italie et la France.

En outre, nous pouvons questionner l'importance donnée à la rationalisation des dettes publiques. En effet, même s'il paraît nécessaire de limiter la dette « laxiste[1889] » produite par une mauvaise gestion des fonds publics, celle dite dette « d'investissement[1890] » est à la clé de la remise en marche de l'appareil économique[1891]. Selon certains économistes, la question du remboursement ne se pose d'ailleurs même pas ! L'économiste français Patrick Artus, par exemple, est de ceux considérant qu'il n'y aura pas besoin de rembourser la dette[1892]. Pour lui, le contexte actuel permet de ne pas s'inquiéter de l'endettement : la monétisation des dettes, les taux d'intérêt très bas, ainsi que la forte épargne privée, permettent de s'endetter sans s'inquiéter du remboursement.

Les pays ne disposant pas de matelas social et qui ont eu recours au confinement, ont été davantage touchés par les effets économiques de la crise sanitaire.

En effet, certains pays ne disposent pas des amortisseurs sociaux nécessaires pour protéger leur population de la crise économique. On peut notamment penser aux pays faisant partie des systèmes libéraux, qui ne disposent pas d'un matelas social suffisant pour réellement contrer les effets économiques et sociaux de la crise sanitaire. Ces pays n'assurent qu'un niveau très faible de protection sociale, et n'ont pas les structures nécessaires pour supporter le choc d'une crise d'une telle ampleur. C'est

---

[1888] MACRON E., « Adresse aux Français sur la poursuite du déconfinement et les priorités économiques et sociales des deux prochaines années », France, *elysee.fr*, 14 juin 2020.

[1889] Une dette laxiste est une dette née de la mauvaise gestion des comptes publics, une dette qui en somme pourrait être évitée par les pouvoirs publics.

[1890] À l'inverse, une dette d'investissement est une « bonne » dette, dans la mesure où elle redynamise l'économie. Les investissements menant à l'endettement sont réellement utiles à l'économie, et permettent de lui redonner l'élan nécessaire à un fonctionnement indépendant d'une autre politique de relance publique.

[1891] DECHIR S., « Creusement de la dette publique : la France a-t-elle le choix ? », France, *Public Sénat*, 3 juin 2020.

[1892] ARTUS P., « Il ne sera pas nécessaire de rembourser la dette », *Le Point*, 30 mai 2020.

en partie cette raison qui explique la réticence du président indonésien, Joko Widodo, à imposer un confinement généralisé[1893] : en l'absence de forts amortisseurs sociaux, les effets de la crise sur l'économie indonésienne auraient été exacerbés. En effet, la reprise économique post-confinement est d'autant plus difficile à atteindre dans les pays dont l'État-providence est peu développé, voire absent.

La pandémie met donc en exergue les faiblesses ou forces des modèles de protection mis en place au sein d'un État.

La philosophe Nancy Fraser a analysé les effets sociaux de la crise sanitaire aux États-Unis[1894]. Selon elle, la situation prouve que « derrière la faiblesse des politiques d'assurance, nos infrastructures aussi sont défaillantes ». Aux États-Unis, la crise sanitaire révèle et exacerbe des injustices et inégalités qui traversent la société. *In fine*, les conséquences sociales de la crise sanitaire seraient-elles pires que celles du Covid-19 lui-même ?

Comme nous l'avons déjà évoqué, la crise sanitaire a mis en danger des centaines de millions d'emplois à travers le monde. Or, aux États-Unis, faute d'amortisseurs sociaux, de nombreux emplois n'ont pu être sauvés, comme ils l'ont été dans certains États européens grâce au chômage partiel. Même si les nouveaux demandeurs d'emploi ont pu recevoir des prestations sociales monétaires, pour les aider à surmonter cette période difficile, le retour à l'emploi s'annonce épineux. Les Étasuniens s'amassent devant les centres d'emploi. En moins de 10 semaines, plus de 40 millions d'entre eux se sont inscrits au chômage, du jamais vu depuis la Grande Dépression des années 1930[1895]. Le secteur des loisirs et de l'hôtellerie a été le plus touché par la crise : le taux de chômage atteint près de 40 %. Environ 4,8 millions de travailleurs auraient perdu leur emploi[1896].

Les États ne disposant pas d'un matelas social suffisant pour absorber les chocs économiques associés à la crise sanitaire, ont tenté de réduire au minimum la période de confinement généralisé. De fait, on pourrait percevoir l'intérêt porté par le président américain Donald Trump à

[1893] DE GRANDI M., « L'Indonésie divise par deux sa prévision de croissance pour 2020 », France, *Les Échos*, 1er avril 2020.

[1894] LAURENTIN E., BAILLE R., PRISSÉ M., « Nancy Fraser : Aux États-Unis, l'épidémie met en lumière les problèmes systémiques et structurels », France, *France Culture*, 8 avril 2020.

[1895] ARATANI L., « Jobless America: the coronavirus unemployment crisis in figures », Royaume-Uni, *The Guardian*, 28 mai 2020.

[1896] Ibid.

l'hydroxychloroquine[1897] comme une tentative de limiter un confinement trop long. Une fois un remède trouvé, le confinement n'est plus justifié et l'État n'aura pas besoin de s'impliquer autant dans l'économie. Jair Bolsonaro s'attache, lui aussi, à traiter avec la bithérapie, antibiotique et hydroxychloroquine. Il refuse de mettre à l'arrêt l'économie brésilienne, qui souffrirait très fortement d'un confinement, comme nous l'avons déjà évoqué précédemment. Mais l'histoire est encore en train de s'écrire au moment où nous écrivons ces lignes.

En outre, il est intéressant de noter que des États qui, d'ordinaire, ne sont pas très impliqués dans la régulation de la vie économique et sociale, se sont plus impliqués que jamais. Par exemple, aux États-Unis, soit un État pour le moins libéral, plus de 140 millions de personnes ont pu bénéficier d'un chèque de soutien de 1 200 dollars pour les aider à surmonter les difficultés financières induites par la crise[1898].

***
**
*

2 - TOUS LES PAYS, MÊME CEUX N'AYANT PAS ADOPTÉ LE CONFINEMENT, SONT IMPACTÉS.

Les pays qui n'ont pas connu de confinement sont-ils, pour autant, protégés de la récession ?

Alors, la solution viendrait-elle du fait de ne pas avoir eu recours au confinement, comme le laisserait penser l'analyse économique que nous avons évoquée jusqu'ici ? Nous pourrions le supposer. Les États ayant fait le choix de ne pas confiner leur population devraient déjà profiter d'une certaine stabilité économique. Cependant, dans une économie mondialisée, les exportations peuvent constituer une part élevée du PIB du pays. Si les partenaires commerciaux du pays connaissent une forte baisse de leur demande intérieure, le volume de leurs importations va, lui aussi, diminuer. Or, si les importations de ses partenaires commerciaux faiblissent, le pays en question verra ses exportations baisser. Ainsi, il risque également d'entrer en récession.

[1897] PARIS G., « Donald Trump à propos de l'hydroxychloroquine : "J'ai commencé à en prendre, j'ai entendu de bonnes histoires" », France, *Le Monde*, 19 mai 2020.
[1898] CONDOMINES A., « Combien d'Américains ont reçu le "chèque Trump" de 1 200 dollars ? », *Libération*, 22 mai 2020.

L'exemple de la Suède montre que non.

De fait, dans les États ayant fait le choix de ne pas imposer un confinement généralisé, l'impact économique de la crise sanitaire est moins fort. Toutefois, le pays peut difficilement éviter les effets de la crise mondiale, ainsi que l'entrée en récession. À cet égard, l'exemple de la Suède est saisissant. En effet, la Suède est l'un des rares États membres de l'Union européenne à avoir pris la décision de ne pas imposer de confinement généralisé à sa population. On aurait pu en conclure que, les activités économiques n'ayant pas cessé, la Suède ne serait pas profondément secouée par cette crise, justement nommée « le grand confinement ». En réalité, du fait de la faible demande extérieure, la Suède est plongée dans la plus grosse crise économique qu'elle ait connue depuis la Seconde Guerre mondiale[1899].

En outre, dans son analyse de l'état de l'économie suédoise de début juin[1900], le FMI émet l'hypothèse que, même si la stratégie de confinement très souple de la Suède a abouti à une contraction économique plus modérée au début de la crise, son avenir économique demeure très incertain. En effet, la santé économique du pays repose fortement sur sa demande extérieure, qui est en berne. Le mécanisme détaillé plus tôt entre en action. Les partenaires commerciaux de la Suède connaissant un fort déclin de leur demande intérieure du fait du confinement, leurs importations déclinent. Il en découle que la demande extérieure suédoise s'écroule. Sachant que plus de la moitié du PIB suédois provient des exportations du pays[1901], il y a une forte inadéquation entre l'offre et la demande de produits suédois. De plus, même non confinés, les individus peuvent changer leurs habitudes de consommation. Au-delà des réglementations, les changements volontaires de comportement jouent un rôle majeur dans la modification des comportements des consommateurs[1902]. Par peur du virus, la population peut être amenée à éviter les magasins, ou à épargner davantage si elle n'a pas confiance en la conjoncture économique. Ainsi, la demande intérieure

---

[1899] ROLANDER N., LINDEBERG R., LIMAN L., « Sweden in "very deep economic crisis" despite soft lockdown », États-Unis, *Bloomberg*, 19 mai 2020.
[1900] BRICCO J., MISCH F., SAKR K., SOLOVYEVA A., « Sweden: will Covid-19 economics be different? », États-Unis, *IMF*, 4 juin 2020.
[1901] Ambassade de France en Suède, « Le commerce extérieur de la Suède en 2018 », Décembre 2019.
[1902] BRICCO J., MISCH F., SAKR K., SOLOVYEVA A., « Sweden: will Covid-19 economics be different? », États-Unis, *IMF*, 4 juin 2020.

connaît également un déclin important. Paradoxalement, la Suède connaît, elle aussi, les effets du « grand confinement[1903] ».

Mais la Suède, qui a choisi de ne pas confiner sa population pour éviter le désastre économique qui l'accompagne, peut finir par avoir un plus grand nombre de victimes du Covid-19. Elle a également pris la décision de ne pas appliquer la méthode Raoult, comme nous l'avons évoqué dans le chapitre précédent. C'est pourquoi, hélas, la Suède a connu davantage de morts du Covid-19 que ses voisins d'Europe du Nord, le Danemark par exemple, qui ont fait le choix du confinement[1904].

L'exemple de la Corée du Sud souligne que ne pas avoir confiné lui a permis de protéger son économie.

Toutefois, il convient de souligner que, même si la Suède est presque autant impactée par la crise économique que ses voisins européens, ce n'est pas le cas de tous les États qui n'ont pas imposé un confinement généralisé.

Par exemple, la Corée du Sud a, elle aussi, choisi de ne pas imposer de confinement à sa population, et demeure substantiellement moins touchée par la crise économique. Nous pouvons émettre la supposition que c'est grâce à la stratégie adoptée par le pays face au Covid-19 : le gouvernement coréen a choisi de tester massivement sa population, mettant en place une approche similaire à ce que nous appelons la méthode Raoult, isolant seulement les individus contaminés[1905]. Si les écoles et installations publiques ont fermé leurs portes pendant le pic épidémique, le reste de la société coréenne n'a pas été mis à l'arrêt[1906]. Bien que les projections économiques confirment que son PIB risque de chuter de 2,1 % en 2020[1907], cette baisse est significativement plus basse que dans bien d'autres pays. C'est sûrement dû au fait que le ralentissement de la demande n'était pas aussi important en Corée qu'ailleurs.

[1903] MILNE R., « Sweden unlikely to feel economic benefit of no-lockdown approach », Royaume-Uni, *Financial Times*, 10 mai 2020.

[1904] Rédaction, « Coronavirus : la Suède dépasse les 5000 morts, le consensus national s'effrite », France, *Le Figaro*, 17 juin 2020.

[1905] McCURRY J., « Test, trace, contain: how South Korea flattened its coronavirus curve », Royaume-Uni, *The Guardian*, 23 avril 2020.

[1906] RHEE C. et THOMSEN P., « Emerging from the Great Lockdown in Asia and Europe », États-Unis, *IMF Blog*, 12 mai 2020.

[1907] OCDE, « Economic outlook: June 2020 », 10 juin 2020.

En résumé, ne pas confiner ne suffit pas à protéger son économie si l'on est très dépendant des pays ayant confiné.

La sortie de crise ne sera pas exempte de nouveaux défis économiques et sociaux.

Le risque principal encouru est une seconde vague de contaminations, puisque celle-ci nous conduirait potentiellement vers un deuxième confinement généralisé. Selon l'OCDE, cette deuxième vague aggraverait lourdement nos perspectives de reprise économique[1908]. Un nombre inquiétant de cas ont été déclarés aux États-Unis, où 38 000 personnes ont été détectées le 24 juin 2020[1909]. L'ombre menaçante de nouveaux clusters ou d'une seconde vague plane également au-dessus de la Corée du Sud[1910], la Chine[1911] ou encore l'Allemagne[1912]. De son côté, le Conseil scientifique français considère que l'arrivée d'une deuxième vague est « très probable[1913] ». Mais, nous l'avons vu, ces inquiétudes ne sont pas partagées par tous les scientifiques, notamment Didier Raoult, qui estime que le Covid-19 est probablement saisonnier. Quoi qu'il en soit, qui dit saisonnier dit risque qu'il revienne l'hiver prochain. Mais alors, avec quelle virulence le virus frapperait-il ? Quelles réponses apporterait-on à cette nouvelle vague ? Et quel impact celles-ci auraient-elles sur l'économie ?

Face à cette seconde vague, les États risquent-ils de confiner à nouveau leur population, quitte à sombrer plus profondément dans la récession ? Le secrétaire au Trésor étasunien, Steven Mnuchin, a affirmé début juin que l'administration ne pourrait « pas fermer l'économie de nouveau », estimant que les dégâts faits à l'économie seraient trop importants[1914]. Comme l'a solennellement énoncé le Président du Ghana, « nous savons ce qu'il faut faire pour redonner vie à notre économie. Ce que nous ne

---

[1908] Ibid.

[1909] LE BARS S., « "Nous allons dans la mauvaise direction et nous y allons à toute vitesse" : États-Unis, rebond inquiétant de la pandémie : aux États-Unis, rebond inquiétant de la pandémie », France, *Le Monde*, 25 mai 2020.

[1910] AFP, « Covid-19 : la Corée du Sud fait face à une "deuxième vague" depuis le mois de mai », France, *Le Parisien*, 23 juin 2020.

[1911] LEMAÎTRE F., « Coronavirus : la Chine confrontée à une deuxième vague », *Le Monde*, 15 juin 2020.

[1912] GASSY C., « Coronavirus : Chine, Portugal, Allemagne… Ces pays où la maladie resurgit après avoir presque disparu », *La Dépêche*, 16 juin 2020.

[1913] Note du Conseil scientifique, France, 21 juin 2020.

[1914] AFP, « En cas de deuxième vague épidémique, les États-Unis ne stopperont pas leur économie de nouveau », France, *Le Figaro*, 11 juin 2020.

savons pas faire, c'est ramener les gens à la vie[1915] ». Pour protéger à la fois la santé de la population et de l'économie, nous pourrions considérer la mise en place d'un confinement plus ciblé. Ce dernier permettrait de supprimer les clusters de contamination tout en évitant un nouvel arrêt complet de l'économie. L'Allemagne est l'un des pays ayant privilégié cette méthode en décidant de confiner deux de ses cantons clusters, Gütersloh et Warendorf. Mais surtout, il faudrait enfin apprendre de nos erreurs et appliquer la méthode Raoult. Elle sera un bien meilleur rempart au virus qu'un confinement strict qui donne l'illusion de protéger.

***
**
*

Une stratégie s'appuyant sur l'application de la méthode Raoult aurait permis de davantage contenir la crise économique.

L'application d'une stratégie sanitaire s'appuyant sur la méthode Raoult n'implique pas le confinement généralisé de la population. Une telle stratégie aurait pu limiter l'impact de la crise économique mondiale. Nous ne pouvons être sûrs que la simple application de celui-ci ait complètement évité l'entrée dans une période de récession économique. Néanmoins, l'ampleur de celle-ci aurait pu être réduite, comme nous l'avons vu à travers l'exemple de la Corée du Sud.

Nous l'avions détaillé dans le chapitre 11 *(La politisation du débat)* : les dirigeants du monde sont tiraillés entre deux grands objectifs qu'ils pensent, à tort, contradictoires : assurer la sécurité sanitaire et maintenir l'économie à flot. Or, nous avons démontré que l'absence de compréhension globale et stratégique de la problématique leur a fait penser qu'il n'y avait que deux options, confiner ou ne rien faire. C'est cette absence de compréhension des différentes options existantes qui a conduit à un confinement généralisé mondial, provoquant cette catastrophe économique majeure.

C'est bien dommage, comme nous l'avons démontré dans le chapitre précédent, car il existait d'autres options stratégiques possibles, à savoir, ne pas confiner et appliquer la méthode Raoult. Ou alors confiner partiellement et appliquer la méthode Raoult, comme cela a été fait par la Chine, qui n'a appliqué le confinement uniquement

---

[1915] AKUFO-ADDO W., *Adresse à la nation*, Ghana, *www.presidency.gov.gh*, 28 mars 2020.

dans les régions les plus touchées par l'épidémie. On comprend bien pourquoi les dirigeants de pays comme le Brésil ou les États-Unis ont tout fait pour ne pas confiner, afin de protéger leur économie.

Par ailleurs, il nous faut souligner qu'une majeure partie des États a diminué l'impact de la crise sur la société grâce à l'activation de mécanismes économiques amortissant les effets sociaux de la crise. En France, cela a pris la forme de prêts pour les entreprises, le financement du chômage partiel ou encore les aides aux autoentrepreneurs.

En outre, la capacité du professeur Raoult à penser à contre-courant de ses collègues du monde médical pourrait inspirer les économistes. En effet, pour se dépêtrer d'une crise au caractère exceptionnel, économistes et politiques gagneraient à se détacher des théories économiques purement théorique, et à davantage se pencher sur une analyse multifactorielle de l'économie[1916]. Ainsi, l'approche clinicienne prônée par Didier Raoult pourrait être appliquée au champ économique. Une approche empirique des questions économiques et sociales peut améliorer notre gestion de la crise que nous connaissons. Par exemple, l'économiste franco-américaine Esther Duflo, prix Nobel d'économie[1917], a beaucoup apporté à la manière dont on lutte contre la pauvreté, grâce à ses enquêtes de terrain[1918]. En économie comme en médecine, la méthode expérimentale est sujette à controverses. Pourtant, l'empirisme assumé de Didier Raoult ou d'Esther Duflo a été extrêmement enrichissant dans leurs champs d'étude respectifs. Lorsque le méthodologisme échoue, un retour à la base de toute recherche, l'expérience, peut apporter des solutions innovantes à la crise que nous connaissons.

Nous le savons tous : hélas, chaque crise économique, de par sa dureté et la force de ses effets sociaux, est toujours la cause de nombreux morts, que ces derniers soient tout simplement dus à un glissement[1919], ou encore, le fait de personnes qui ne sont pas allées se faire soigner, ou se sont tout simplement laissé aller. Ou alors même, dans des cas plus graves, à la suite de suicides. Par ailleurs, la précarisation pousse les

---

[1916] LAYE S., « Et si les économistes s'inspiraient du Professeur Raoult ? », France, *Capital*, 29 mai 2020.

[1917] En 2019, Esther Duflo a reçu le prix Nobel d'économie aux côtés de Abhijit Banerjee et Michael Kremer.

[1918] SAADI A. et HEUCLIN M., « Nobel d'économie : Esther Duflo, une manière radicale de lutter contre la pauvreté », France, *La Tribune*, 14 octobre 2019.

[1919] Le syndrome de glissement est défini par une détérioration rapide de l'état général survenant chez un sujet très âgé au décours, ou après un intervalle libre, d'une affection aiguë qu'elle soit médicale, chirurgicale ou psychique.

individus à moins se soigner, du fait des frais de santé à engager. Nous allons aborder en détail, au chapitre suivant, les conséquences du confinement et de l'effondrement de l'économie mondiale en termes de surmortalité.

La crise sanitaire signe, *a priori*, le retour de l'État.

« Tout État est évidemment une association ; et toute association ne se forme qu'en vue de quelque bien, puisque les hommes, quels qu'ils soient, ne font jamais rien qu'en vue de ce qui leur paraît être bon. Évidemment toutes les associations visent à un bien d'une certaine espèce, et le plus important de tous les biens doit être l'objet de la plus importante des associations, de celle qui renferme toutes les autres ; et celle-là, on la nomme précisément État et association politique ».

Aristote, Le Politique, Livre I

Faillites, chômage, pertes de revenus, précarisation. Face aux effets économiques et sociaux de la crise sanitaire, quel rôle pour l'État ? Pour faire très simple, au risque d'être caricatural, il existe dans le monde deux grands modèles d'État : un modèle protecteur, et un modèle plus libéral fondé sur l'idée que la compétitivité est fondatrice de richesses. Bien entendu, la réalité est beaucoup plus complexe que cela, mais notre propos est de faciliter la compréhension. Cela étant dit, on peut constater que les pays à l'approche plus protectrice ont été capables de mettre en place toutes sortes d'outils et mécanismes pour protéger leur population. Notamment, en assurant à l'ensemble des citoyens une protection dans la santé, mais aussi un accès à une assurance chômage. En période de crise, l'État est en mesure de mettre en place des amortisseurs sociaux. Un filet de sécurité permet aux individus de vivre dans une société socialement plus stable, plus sûre. On voit bien, à travers la crise sanitaire que le monde vient de vivre, comment s'est matérialisé ce système protecteur.

Si on se pose la question de l'accession au bonheur, le fait de conserver un revenu, la protection de la santé ou encore le besoin de stabilité et de sécurité apparaissent comme essentiels. La pyramide de Maslow[1920, 1921], qui hiérarchise les besoins fondamentaux des êtres humains, accorde une importance particulière au besoin de sécurité. Selon Maslow, pour ne pas

---

[1920] Abraham H. Maslow n'a jamais utilisé l'expression « pyramide des besoins » mais seulement « hiérarchie des besoins ».
[1921] MASLOW A. H., « Devenir le meilleur de soi-même : besoins fondamentaux, motivation et personnalité », États-Unis, *Motivation and personality,* 1954.

développer de psychopathologie – et nous pourrions ajouter se rapprocher de leur propre bonheur[1922] –, les êtres humains doivent répondre à leurs besoins fondamentaux. D'abord, à leurs besoins physiologiques : respirer, boire, manger... (premier niveau de la pyramide), mais aussi à un besoin fondamental de sécurité (deuxième niveau de la pyramide). Les systèmes étatiques protecteurs répondent, de manière très efficace, à ces deux premiers besoins fondamentaux mis en avant par Maslow. Bien que ces modèles de protection demeurent perfectibles, leur capacité à préserver le bien-être des citoyens qui en bénéficient a été prouvée pendant la crise du Covid-19. Les mécanismes de soutien aux personnes les plus frappées par cette crise ont plutôt bien répondu à leurs besoins fondamentaux. Pour être plus précis, nous aurions dû dire « plus ou moins bien répondu », cela en fonction de chacun des pays. Ainsi, les temps de crise soulignent l'importance de l'intervention de l'État ; les temps de crise semblent amorcer le retour de l'État.

Notons, que le redémarrage économique dans les pays peu protecteurs semble plus rapide, sûrement du fait de leur plus grande flexibilité, permettant un redémarrage rapide de l'économie. Cette reprise économique n'enlève rien aux traumatismes subis par les populations. Cette crise sanitaire, devenue crise économique, a un impact sur l'état général des citoyens. Le profond sentiment d'insécurité généré par la crise a un effet considérable sur leur bonheur, comme le souligne aujourd'hui la psychologie positive.

***
**
*

[1922] Abraham H. Maslow n'a pas vraiment mis en avant le concept de bonheur dans son livre. Ce qui l'intéressait, c'était de comprendre, quels besoins fondamentaux permettaient d'éviter de développer une psychopathologie.

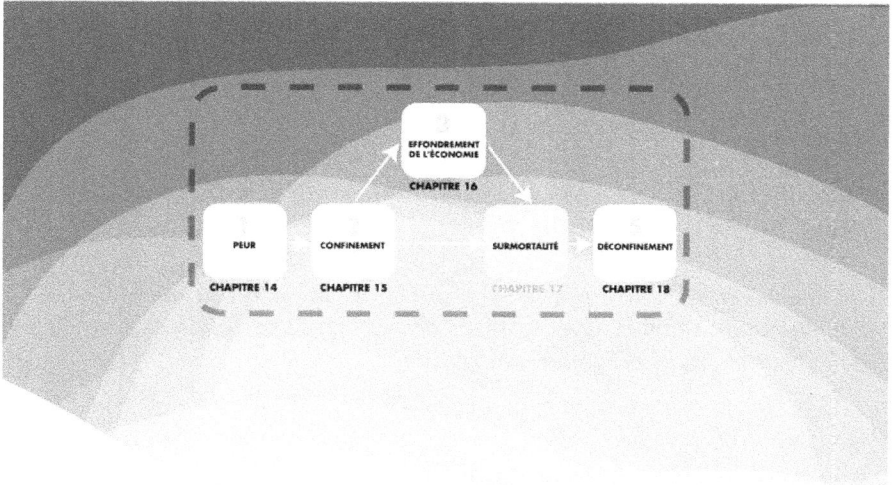

CHAPITRE 17

UNE SURMORTALITÉ ÉVITABLE ?

« Si on m'avait écouté, on aurait eu deux fois moins de morts ».

Didier Raoult

SYNTHÈSE DU CHAPITRE 17

Aurions-nous pu éviter tous ces morts ?

Didier Raoult en est certain : avec sa méthode, il y aurait eu moins de morts.

Mais Didier Raoult défend une position minoritaire au sein de la communauté scientifique, et tient des propos qui semblent, selon ses détracteurs, en décalage avec la réalité.

***
**
*

1 - LA SURMORTALITÉ EST D'ABORD LIÉE À LA MALADIE DU COVID-19.

Taux de létalité, de mortalité, et données confuses : de quoi parle-t-on exactement ?

L'Europe est le continent le plus endeuillé en termes de morts par million d'habitants.

La France, l'Italie et l'Espagne, qui avaient adopté des stratégies similaires, observent des taux quasiment similaires.

La Suède et le Royaume-Uni sont aussi très touchés.

L'Allemagne fait figure d'exception parmi ses voisins, avec des chiffres relativement bas.

Les dragons asiatiques ont les taux de mortalité les plus faibles au monde.

Le Maroc, l'Algérie, le Sénégal et l'Inde ont, pour le moment, de faibles taux de mortalité.

La Chine, foyer initial de l'épidémie, a un nombre de morts par million d'habitants parmi les plus bas au monde.

Les États-Unis et le Brésil sont dans des situations préoccupantes, mais encore difficiles à évaluer.

Au global, les pays qui ont de très loin le moins de morts par million d'habitants, sont ceux qui ont appliqué la méthode Raoult.

***
**
*

2 - LA SURMORTALITÉ EST ÉGALEMENT LIÉE À TOUTES LES CONSÉQUENCES DE LA CRISE.

Le confinement a eu de nombreux impacts sanitaires et pourrait induire une surmortalité future.

Les morts par « glissement » sont et seront la cause d'une surmortalité.

Certaines personnes ont renoncé à se soigner ou n'ont pas été soignées.

Les violences, dépressions et suicides vont probablement augmenter la mortalité.

***
**
*

3 - LA SURMORTALITÉ SERA-T-ELLE « COMPENSÉE » ?

Peut-on aussi s'attendre à une sous-mortalité future ?

Il est encore trop tôt pour y répondre.

***
**
*

Didier Raoult, s'était trompé en minimisant la mortalité du Covid-19, mais les données dont il disposait ont évolué. Et surtout, il avait raison sur l'approche stratégique sanitaire à appliquer pour éviter cette surmortalité.

Les gouvernements qui ont confiné ont tenu des discours intellectuellement malhonnêtes.

La surmortalité est la résultante de trois facteurs : les morts liés au Covid-19, les morts liés au confinement et à ses conséquences, et une éventuelle sous-mortalité future.

Il est intéressant de conclure par les dangers induits par la judiciarisation du politique.

***
**
*

N. B. : dans ce chapitre nous proposons un modèle d'analyse qui nous paraît être le plus fidèle à la réalité, et qui nous semble adéquat. En revanche, il est possible que certaines analyses menées sur des pays soient imprécises, voire incorrectes, compte tenu du manque d'informations, et surtout du manque de recul face à la situation.

DÉFINITIONS

Surmortalité : la notion de surmortalité décrit un taux de mortalité anormalement élevé ou supérieur à un autre jugé normal.

Sous-mortalité transitoire : selon l'Inserm, elle pourrait révéler qu'une fraction au moins de la surmortalité observée résulte de l'anticipation de quelques jours, semaines ou mois, de décès qui se seraient de toute façon produits en l'absence d'une crise[1923, 1924].

Taux de mortalité : le taux de mortalité désigne le pourcentage de morts (ici liés au Covid-19, mais pas seulement, nous le verrons) par rapport au nombre d'individus d'une population donnée dans une période donnée.

Taux de létalité : souvent dit « létalité », il s'agit de la proportion de décès liés à une maladie ou à une affection particulière, par rapport au nombre total de cas atteints par la maladie ou concernés par la condition particulière.

***

**

*

[1923] HÉMON D. et JOUGLA E., « Surmortalité liée à la canicule d'août 2003 », France, Rapport remis au ministre de la Santé et de la Protection Sociale, *Inserm*, 26 octobre 2004.
[1924] Cette définition n'a pas été faite par l'Inserm dans le cadre du Covid-19, mais dans celui de la canicule de 2003.

Aurions-nous pu éviter tous ces morts ?

Le 7 avril 2020, alors que le confinement perdure en France et en Italie, Claire apprend que son beau-père est décédé du Covid-19 dans un hôpital, près de Milan[1925]. Restée en France, Claire décide de rejoindre le défunt pour lui dire « adieu » dignement. Stoppée dans son élan, Claire ne peut quitter son pays et aller se recueillir sur la dépouille de son beau-père, ni aller à son enterrement. « La personne qu'on aime est morte seule… C'est violent », assène désespérément Claire. Elle ne pourra pas non plus soutenir sa mère, restée à Milan, dans cette épreuve difficile que constitue la perte d'un conjoint : « Ces jours-ci, je me sens impuissante par rapport à mon propre deuil, mais aussi par rapport à ma mère. J'aimerais la prendre dans mes bras, la consoler physiquement, et je ne peux pas ». Au-delà de la dimension spirituelle des enterrements, ils sont aussi et surtout un moyen de faire le deuil, de tourner la page, de concentrer physiquement en une journée celles et ceux qui comptaient pour le défunt. Claire ne pourra pas prendre sa mère dans ses bras, la consoler, lui dire qu'elle est là. Elle devra accepter la perte à distance, sans cérémonie ni instant de recueillement avec sa mère. Claire n'est pas la seule, et des milliers de personnes dans le monde n'ont pas eu la chance de dire « au revoir » à leurs proches.

Non loin de là, Amina et son ami Youness se prélassent sur leur canapé, devant la télé, ou plus précisément les chaînes d'information, débattant encore sur Didier Raoult, l'hydroxychloroquine, le confinement, les masques, les tests, etc.
Puis, le téléphone d'Amina sonne, elle vient de recevoir une notification de ses parents, qui lui transfèrent un audio accompagné d'un message : « écoute ça, c'est fou ! ». Interloquée, elle attrape la télécommande et coupe le son de la télé, Youness se retourne vivement et interroge Amina du regard. Alors, cette dernière invite son ami à venir écouter aussi le vocal[1926].
« Il y a quelque temps, nous sommes tous partis pour un mariage à Megève, en Haute-Savoie, l'un des lieux les plus contaminés par le Covid dès le départ. Nous y sommes allés un peu à contrecœur, mais c'était compliqué de ne pas y aller. Nous avons remarqué que les gens qui nous accueillaient au mariage portaient tous un masque et des gants, nous nous

---

[1925] COMETTI L., « Coronavirus : « La personne qu'on aime est morte seule… » Le deuil, plus terrible encore en période de confinement » », France, *20 Minutes*, 7 avril 2020.
[1926] Nous n'avons pu authentifier la véracité des propos. Mais nous les reprenons ici, tant ils ont circulé sur les réseaux et parce qu'ils racontent une histoire symbolique (Message audio qui a circulé en boucle sur les réseaux sociaux en avril 2020).

sommes dit "Tiens, ils sont prudents, ils ont bien raison, nous sommes un petit peu cons d'y être". Nous apprenons ensuite que la wedding planner est une Milanaise venue avec toute son équipe de Milan. Après que nous sommes tous rentrés, deux jours plus tard, nous avions tous les symptômes du Covid, nous étions tous positifs au Covid et nous avons donc tous développé des formes plus ou moins différentes. À savoir, que tous ceux qui étaient jeunes ont eu des formes plutôt légères, pas trop compliquées, avec de la toux pour certains, un peu plus de fièvre pour d'autres, certains ont certainement morflé un peu plus, mais personne n'a été particulièrement touché. En revanche, parmi les gens de notre génération, ceux qui ont 60 ans cette année, nous avons été beaucoup plus chicotés. Moi, j'ai eu la chance d'avoir une forme asymptomatique, c'est-à-dire que je n'ai pas toussé, j'ai juste eu de la fièvre, et même pas beaucoup, un petit 37,5, 38 au maximum, de grosses migraines et des courbatures comme si j'avais couru un marathon. Et mon mari, en revanche, qui est en surpoids, qui a un cœur plutôt fragile, qui a déjà un problème pulmonaire avant le Covid, lui, il a été très touché. Il a eu des fièvres de 41 °C qui ne cédaient pas au Doliprane, ni à l'Efferalgan, seuls produits autorisés. Il a quand même pris les antibiotiques ; cela n'a pas changé grand-chose. Et finalement, ce qui nous a tous sauvés, ce sont les recommandations de notre cher Pr Raoult, qui dit de prendre tout de suite de l'azithromycine (Zithromax) comme antibiotique et de la chloroquine, de la Nivaquine. Nous, Africains, avons pris de la chloroquine à haute dose, à dose journalière en tout cas, pendant 10 ans en prévention du paludisme. Et quand nous avions une crise malgré tout parce que les moustiques nous piquaient, nous en avalions des doses de 12 à 15 comprimés par jour. Je ne sais pas si vous imaginez ce que ça fait comme charge en chloroquine. Et notre cher Pr Raoult nous conseille donc de prendre l'équivalent de six Nivaquine par jour, pendant 10 jours, en plus de l'azithromycine. Eh bien on a suivi son traitement. Mon mari, qui avoisinait les 41 °C de fièvre sans pouvoir descendre et toussait beaucoup, malade comme pas possible, en trois jours, il s'est remis sur pied. Donc si vous avez la malchance d'avoir le coronavirus, si à tout hasard vous n'arrivez pas à l'éviter, voilà ce qu'il faut faire, parce que, nous, ça nous a tous sauvés. On décrie ce type en disant "mais ce n'est pas prouvé, pas ceci, pas cela", eh bien je regrette, mais on était 160 personnes, 160 personnes qui l'ont pris, et au bout de trois jours, on allait mieux. À vous de voir ! Tous ces nouveaux virologues, professeurs d'infectiologie, etc., n'ont rien à vous proposer, sauf critiquer ce que ce type a fait. Pour nous, ça a marché et je tenais à vous le dire ».

À la fin de ce témoignage, les deux amis se regardent, perplexes. L'un dit que ce n'est pas possible, tandis que l'autre émet de sérieuses interrogations. Que penser ? Encore un témoignage venant appuyer les dires de Didier Raoult. Sans plus dire un mot, Youness rallume la télé, pour écouter un journaliste et une immunologue se disputer à propos de cette hydroxychloroquine !

Didier Raoult en est certain : avec sa méthode, il y aurait eu moins de morts.

Le 14 janvier 2020, dans une vidéo postée sur la chaîne YouTube de l'IHU Méditerranée Infection[1927], le professeur Raoult explique que la France n'a pas à craindre une surmortalité, et dit sans concession : « Je pense que c'est une peur raisonnable. C'est-à-dire qu'effectivement, il y a eu huit morts dans un échantillon incomplet, simplement au CHU de Marseille, de tous âges. Il y a eu des enfants, il y a eu des sujets âgés, des gens d'âge moyen. C'est le groupe de virus dans lequel il y a eu les épidémies avec des nouvelles organisations de virus, qui ont eu des taux de mortalité extrêmement importants, et donc, c'est une vraie priorité en termes de réflexion, de travail, d'évaluation des moyens thérapeutiques. Il y a peut-être un antibiotique qui s'appelle l'azithromycine qui est un macrolide banal qui marche peut-être là-dessus, qu'il faut tester. Et la proportion des travaux consacrés à ces virus qui représente un danger et une fréquence très importante et très insuffisante eu égard du risque qu'il représente ».

Le 21 janvier 2020[1928], Didier Raoult réitère ses propos par le même moyen de communication : « Vous savez, c'est un monde de fous, moi, ce qui se passe, le fait que des gens soient morts de coronavirus en Chine, vous savez, je ne me sens pas tellement concerné, pour dire la vérité. Nous, on estime qu'il y a probablement six à sept morts par le coronavirus qui circule en Europe, à Marseille, par an. Comme on soigne environ 1 % de la population, ça veut dire qu'il y a probablement 600 personnes par an qui sont mortes en France… personne n'en parle… On vient d'avoir une réunion sur le virus respiratoire syncytial, qui tue en moyenne depuis quelques années 19 personnes par an, ce qui veut dire qu'il y a probablement 1900 personnes qui en meurent par an en France, et

---

[1927] RAOULT D., « Coronavirus : une peur raisonnable », France, *IHU Méditerranée Infection YouTube*, 14 janvier 2020.
[1928] RAOULT D., « Coronavirus en Chine : doit-on se sentir concerné ? », France, *IHU Méditerranée Infection*, 21 janvier 2020.

personne n'en parle. Et donc, c'est vrai que le monde est devenu complètement fou, c'est-à-dire qu'il se passe un truc où il y a trois personnes qui meurent et ça fait une alerte mondiale, l'OMS s'en mêle, ça passe à la radio... ».

On le comprend, Didier Raoult ne mâche jamais ses mots. Rétrospectivement, nous savons que le professeur marseillais a sans doute eu tort de minimiser les morts survenues au début de la crise sanitaire. Mais, une fois la tempête passée, cela ne l'empêche pas de clamer haut et fort qu'avec lui, les choses auraient été tout autres. En effet, il affirme : « Si on n'avait pas eu peur, on aurait eu deux fois moins de morts ; si on m'avait écouté, on aurait eu deux fois moins de morts[1929] ». Voilà qui est clair.

Mais Didier Raoult défend une position minoritaire au sein de la communauté scientifique, et tient des propos qui semblent, selon ses détracteurs, en décalage avec la réalité.

Des situations similaires à celles observées en France se sont produites un peu partout en Europe, dans un grand nombre de pays occidentaux. Comment peut-on imaginer que tous les pays se soient trompés en même temps ? Car, en effet, aucun pays européen n'a mis en place de manière complète ce que nous avons identifié comme la méthode Raoult : 1-PROTÉGER, 2-TESTER, 3-ISOLER LES MALADES, 4-TRAITER. Seuls des pays comme la Corée du Sud, Hong Kong, Singapour et Taïwan se sont démarqués de ce point de vue là. De ce fait, peut-on réellement se fier aux propos d'un seul homme, qui conteste vivement les politiques de crise choisies par l'ensemble des pays européens ? Selon ses détracteurs, cela ne semble pas crédible, du moins, difficilement envisageable. On peut, en outre, légitimement se demander à quel point cette certitude de Didier Raoult est valable, au regard de sa minimisation du taux de mortalité. Le 29 janvier, le professeur Raoult déclare : « La mortalité calculée du virus pour l'instant est surestimée parce que ce sont les cas graves qu'on teste en priorité. […] La mortalité[1930] [n'] est pas très élevée, de l'ordre de 2-2,5 %, ce qui est l'équivalent de ce que nous avons des autres coronavirus qui passent à l'hôpital, c'est la mortalité qu'on a, rien de dramatique, et la transmission, pour le moment, n'est pas différente ».

[1929] CHEVALIER J., « Didier Raoult : " si on m'avait écouté, on aurait eu deux fois moins de morts " du coronavirus », France, *BFMTV*, 23 juin 2020.
[1930] RAOULT D., « Coronavirus Chinois : Quelle place dans l'histoire des épidémies ? », France, *IHU Méditerranée Infection YouTube*, 29 janvier 2020.

Toutefois, comme nous allons tristement le montrer, les taux de mortalité, dans les différents pays, sont importants. Chaque jour, face au décompte angoissant du nombre de cas, du nombre de personnes admises en réanimation et du nombre de morts, pour chaque pays, on ne pouvait que penser que Didier Raoult se trompait lorsqu'il disait que nous exagérions l'étendue de cette épidémie. Mais, nous allons vite le voir, tout cela est beaucoup plus complexe.

***
**
*

1 - LA SURMORTALITÉ EST D'ABORD LIÉE À LA MALADIE DU COVID-19.

Taux de létalité, de mortalité, et données confuses : de quoi parle-t-on exactement ?

Des précisions sémantiques sont indispensables lorsque l'on veut évoquer les taux de mortalité et de létalité, car, oui, les deux termes ne sont pas synonymes. Un taux de mortalité se rapporte à la population dans sa globalité, alors qu'un taux de létalité, dans le cas d'une maladie, se rapporte à la population touchée par cette maladie[1931] et définit la probabilité, pour une personne touchée par la maladie, d'y succomber.

Ainsi, pour définir le taux de létalité, il faut connaître le taux de personnes atteintes par la maladie en question[1932]. Il n'est donc pas aisé de le définir dans le cas du Covid-19, car comme nous l'avons vu dans le chapitre traitant le sujet des tests, les politiques de dépistage mises en place, dans la plupart des pays du monde, ne permettent pas de connaître cette proportion.

Mais tous les taux de létalité ne sont pas identiques : « Le taux de létalité d'une infection représente la probabilité de mourir pour une personne infectée, qu'elle aille ou non à l'hôpital. Le taux de létalité des cas (sous-entendu « cliniques ») concerne, quant à lui, la probabilité de mourir pour une personne infectée qui est suffisamment malade pour se présenter dans un hôpital ou une clinique[1933] ». Par souci de simplification, car nous ne

---

[1931] « Mortalité ou létalité ? », France, *Le Monde*, 26 septembre 2013.
[1932] « Taux de mortalité ou de létalité : quelle différence ? », France, *Sciences qui peut*, 1er avril 2020.
[1933] BONI M.-F., « Le Covid-19 tue dix fois plus que la grippe », France, *The Conversation*, 12 mars 2020.

pouvons analyser que des données concrètes, nous nous pencherons, par la suite, essentiellement sur les taux de mortalité des différents pays.

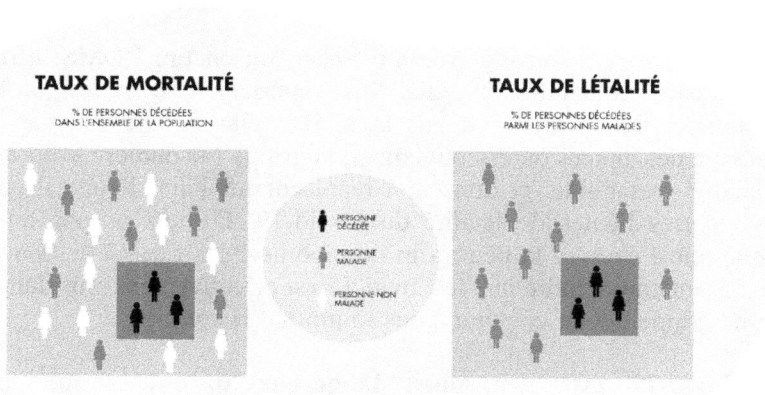

Outre ces difficultés liées aux termes employés, parfois confondus, les chiffres donnés sur ces taux diffèrent régulièrement, se révèlent faux et rendent la situation extrêmement confuse. Selon les premières données chinoises, le taux de létalité serait de l'ordre de 1,4-2 %[1934]. Selon Jean-Dominique Michel, anthropologue médical, les premières données de l'OMS estiment la létalité autour de 2,5 % à 3 %[1935]. En avril 2020, l'organisation affirme que la létalité est 10 fois plus élevée que pour la grippe[1936]. Mais les études s'enchaînent, et les taux de létalité avec. Une étude allemande, datant d'avril 2020, l'estime à 0,37 %[1937, 1938]. À la même période, des chercheurs à Los Angeles évaluent cette létalité à des taux compris entre 0,15 et 0,3 %[1939]. Le 20 mai 2020, le center for disease control affirme que le Covid-19 tue 1 personne infectée sur 400, donc un taux de létalité de 0,26 %[1940], mais ce taux s'élève à 0,4 % en comptant

---

[1934] BERENSON A., « Les vérités non dites sur le Covid-19 et le confinement : Partie I : Introduct on, Mortalité et Évaluation », *Talent Éditions*, 11 juin 2020.

[1935] MICHEL J.-D., « Covid-19. Anatomie d'une crise », *HumenSciences*, 21 mai 2020.

[1936] « Allocution liminaire du Directeur général de l'OMS lors de la réunion d'information pour les missions sur la Covid-19 », *OMS*, 9 avril 2020 .

[1937] BERENSON A., « Les vérités non dites sur le Covid-19 et le confinement : Partie I : Introduct on, Mortalité et Évaluation », *Talent Éditions*, 11 juin 2020.

[1938] REGALADO A., « Blood tests show 14% of people are now immune to Covid-19 in one town in Germany », États-Unis, *MIT Technology Review*, 9 avril 2020.

[1939] BERENSON A., « Les vérités non dites sur le Covid-19 et le confinement : Partie I : Introduct on, Mortalité et Évaluation », *Talent Éditions*, 11 juin 2020.

[1940] Ibid.

les personnes développant des symptômes. Finalement, pour Alex Berenson, qui a répertorié toutes ces études, le nouveau coronavirus chinois tuerait entre 1/650 et 1/250 personnes infectées, soit un taux de létalité compris entre 0,15 % et 0,4 %.

Nous pensons que lorsque Antonio Fauci, ou encore l'OMS, affirment que le taux de létalité est dix fois supérieur à celui de la grippe saisonnière, ils ne montrent pas la réalité telle qu'elle est. Car ils se réfèrent à des années où effectivement, la grippe saisonnière avait un taux de létalité très faible, et donc non représentatif. Par ailleurs, ils partent d'hypothèses hautes de létalité du Covid-19. De tels propos ont pour unique but d'éveiller la peur, afin de mobiliser les États à se bouger, en leur faisant comprendre que le Covid-19 est effectivement plus dangereux qu'une grippe. Et sur ce point, nous sommes d'accord.

Le Covid-19 est bien plus dangereux qu'une simple grippe saisonnière.

Le taux de létalité du Covid-19, estimé entre 0,15 % et 0,4 %, à supposer qu'il soit juste, est à peu près 2 fois supérieur à celui de la grippe saisonnière, à laquelle le nouveau coronavirus a beaucoup été comparé[1941, 1942].

Par ailleurs, nous avions évoqué au chapitre 3 *(Isoler les malades)*, **que le R0 du Covid-19 est estimé entre 2,6 et 3,3, c'est-à-dire qu'il est à peu près 2 fois supérieur à celui de la grippe saisonnière[1943].**

Compte tenu des incertitudes encore grandes, nous pourrions même admettre que le taux de létalité et le R0 soient supérieurs à ceux estimés ici, et soient même tous les deux 3 fois supérieurs à ceux de la grippe saisonnière[1944].

Par ailleurs, rappelons-le, le Covid-19 peut créer de graves séquelles (cérébrales ou pulmonaires, à titre d'exemples) dont nous ne

---

[1941] BONI M.-F., « Coronavirus : deux mois plus tard, que sait-on du taux de létalité du Covid- 19 ? », *The Conversation*, 12 mars 2020.

[1942] Nous avons analysé un grand nombre de taux de létalité de la grippe saisonnière. Les sources sont nombreuses et donnent toutes des résultats différents. Ce taux varie selon les années. Il semble raisonnable de le situer en moyenne entre 0,1 % et 0,2 %.

[1943] Cf. chapitre 3 *(Isoler les malades)*.

[1944] Par exemple, les estimations de l'Institut Pasteur en France sur le taux de létalité ont varié en fonction des dates ; un récent taux publié par cet institut était proche de 0,7 %, soit plus élevé que celui de nos analyses précédentes.

connaissons pas encore bien les conséquences. Ce dernier point atteste de la dangerosité de cette maladie[1945].

En plus de toutes ces approximations, quasiment contradictoires pour certaines, d'importants écueils résident dans la comptabilité même des morts. En effet, aux États-Unis, par exemple, les critères de décompte des morts pendant la période du Covid-19 ont fluctué, et étaient, au départ, vastes. Comme le précise Alex Berenson, « beaucoup d'États supposent que tous les individus décédés, testés positifs au coronavirus, ont succombé au virus, quelle que soit la véritable cause du décès ». Mais l'on peut très bien mourir d'autre chose et être, en même temps, positif au Covid-19. Ainsi, les méthodes de calcul diffèrent d'un pays à l'autre. L'INED (Institut national des études démographiques) rappelle que trois facteurs peuvent induire des différences méthodologiques entre les pays[1946]. Tout d'abord « le lieu du décès », c'est-à-dire que « la fréquence, l'enregistrement et la remontée selon ces lieux peuvent être différents d'un pays à l'autre ». De plus, pour de nombreux pays, les premiers décès comptabilisés concernent ceux survenus dans les hôpitaux. Ensuite, le « mode de collecte et le délai de remontée des décomptes » varient aussi entre les pays, avec parfois des « rattrapages » sur les retards des précédentes journées. En somme, « le cumul du jour ne comprend pas les décès du jour, qui ne sont pas encore remontés dans les statistiques nationales, et comprend des décès des précédents jours qui viennent d'être publiés ». Enfin, l'exemple des États-Unis souligne que « l'identification des décès par Covid-19 » n'est pas forcément identique.

Autant de facteurs qui peuvent avoir un impact final sur les taux de mortalité, et qui font qu'en France, notamment, les chiffres pourraient s'avérer bien plus élevés[1947]. Ou, au contraire, moins élevés, car la relation de causalité est difficile à établir en raison des biais dans les décomptes des morts liés ou non au Covid-19, comme nous l'avons expliqué précédemment. Toutefois, il faut noter la sous-évaluation de la mortalité au niveau des personnes âgées et des personnes mortes à domicile. Ces différentes problématiques révèlent alors la délicate mission attribuée aux démographes, qui verront leurs chiffres utilisés, après la crise, dans des joutes politiques[1948].

[1945] Cf. chapitre 21 (*Avoir une approche clinicienne*).

[1946] « Données et métadonnées », France, *Covid-19 Ined : La démographie des décès par Covid-19*, 28 juin 2020.

[1947] EL IDRISSI A., « Coronavirus : une mortalité sous-évaluée en France, faute d'avoir tiré les enseignements des crises précédentes », France, *FranceInfo*, 8 mai 2020.

[1948] LECLAIR A., « Le calcul de la surmortalité, un challenge pour les démographes », France, *Le Figaro*, 3 juin 2020.

RAPPEL : pour chaque pays, nous allons rappeler la stratégie mise en place et les différentes étapes de la méthode Raoult, appliquées, ou non appliquées. Cf. Chapitre 15 (Le confinement versus la méthode Raoult). Ci-dessous le schéma explicatif global qui sera repris pour ces différents pays.

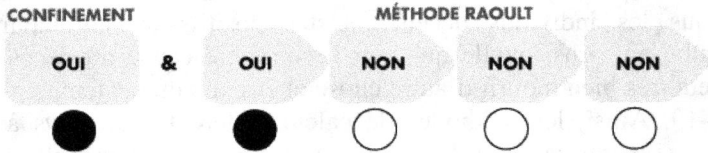

CONFINEMENT   **MÉTHODE RAOULT**

OUI	&	OUI	NON	NON	NON
●		●	○	○	○

Par la suite, pour chaque pays, nous mettrons en avant, le nombre de morts total lié au Covid-19 ainsi que le nombre de morts par million d'habitants. Tous ces chiffres sont à la date soit du 28 juin, soit du 29 juin 2020.

L'Europe est le continent le plus endeuillé en termes de morts par million d'habitants.

Avant de continuer, il convient d'expliquer ce que signifie le terme « surmortalité » qui sera utilisé par la suite. Le Centre National de Ressources Textuelles et Lexicales définit la surmortalité comme un « excès de mortalité par rapport à une norme ». Ainsi, lorsque nous parlerons de surmortalité liée à la maladie Covid-19, nous ferons référence à l'excès de mortalité observée, à cause du Covid-19, par rapport à la mortalité observée à la même période, les années précédentes.

La France, l'Italie et l'Espagne, qui avaient adopté des stratégies similaires, observent des taux quasiment similaires.

L'Italie, l'Espagne et la France ont adopté des stratégies similaires face à la crise sanitaire.

❏ **ITALIE**

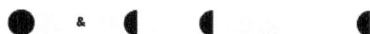

❏ **ESPAGNE**

❏ **FRANCE**

En Italie, en date du 28 juin 2020, on compte approximativement 34 000 morts, et le taux de mortalité est d'environ 574 morts par million d'habitants[1949].

En Espagne, 28 000 morts et 600 morts par million d'habitants. En France, 29 000 morts et 440 morts par million d'habitants. Un rapport de l'INSEE (Institut national de la statistique et des études économiques) indique qu'il y a eu « 26 % de décès supplémentaires entre début mars et mi-avril 2020[1950] ». En effet, « on enregistre d'ordinaire entre 11 000 et 13 000 décès par semaine en mars-avril.

En 2020, la dernière semaine du mois de mars a vu des pics de mortalité à 18 000 décès. Entre le 15 mars et le 12 avril, la surmortalité en France a fait un bond de près de 50 %, avec près de 21 000 décès supplémentaires[1951] ». De surcroît, on observe un pic de surmortalité, différent certes, mais survenant au même moment, c'est-à-dire à la 14e semaine de 2020[1952].

[1949] EL IDRISSI A., « Coronavirus : une mortalité sous-évaluée en France, faute d'avoir tiré les enseignements des crises précédentes », France, *FranceInfo*, 8 mai 2020.

[1950] GASCARD N., « 26 % de décès supplémentaires entre début mars et mi-avril 2020 : les communes denses sont les plus touchées », France, *Insee*, 11 mai 2020.

[1951] BIEGALA E., « D'un pays à l'autre, où meurt-on le plus du Covid-19 ? », France, *France Culture*, 8 mai 2020.

[1952] EuroMOMO.

Le Z-Score est une unité de mesure qui permet d'effectuer des comparaisons de mortalité sur des populations et des périodes différentes, son unité est l'écart type[1953]. Dans notre situation, il correspond, de manière simplifiée, à l'écart observé par rapport à une situation « normale ».

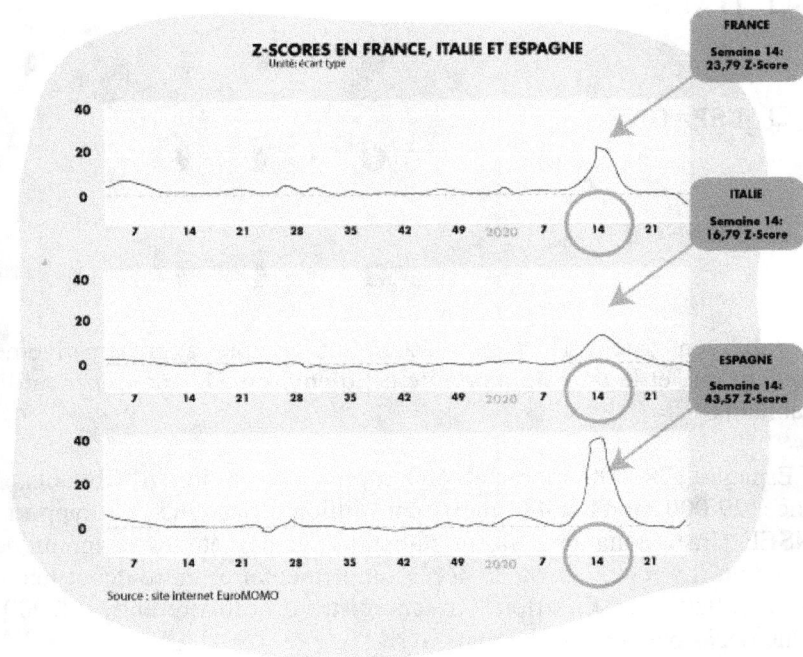

Z-SCORES EN FRANCE, ITALIE ET ESPAGNE
Unité : écart type

FRANCE
Semaine 14 :
23,79 Z-Score

ITALIE
Semaine 14 :
16,79 Z-Score

ESPAGNE
Semaine 14 :
43,57 Z-Score

Source : site internet EuroMOMO

Les taux de mortalité diffèrent en fonction des pays, et même des régions à l'intérieur des pays. Par exemple, il semble que les taux de mortalité entre la région de Marseille (où se trouve l'IHU du professeur Raoult) soient cinq fois plus faibles que ceux de la région parisienne[1954]. Entre le 1er mars et le 12 juin 2020, la surmortalité de Paris était de 37,6 %, tandis que pour les Bouches-du-Rhône, ce taux s'élevait à 11,5 %[1955]. Attention, toutefois, ces comparaisons doivent être traitées avec précaution, car on compare prosaïquement des chiffres, sans s'intéresser aux densités de population, aux caractéristiques sociologiques, etc., même si l'on

[1953] « What is a z-score », EuroMOMO.
[1954] « Covid-19 : Marseille 5 – Paris 1 juste les chiffres », France, *FranceSoir*, 20 mai 2020.
[1955] BRETEAU P. & al., « Coronavirus : âge, sexe, département… la hausse de la mortalité française en six graphiques », France, *Le Monde,* 30 juin 2020.

remarque qu'entre ces mêmes dates, la surmortalité semble être importante au niveau de la région parisienne et du Grand Est[1956]. Une différence qui pourrait s'expliquer par la mise en place de la méthode et du protocole de traitement Raoult, avec une mise en place par l'IHU d'une politique de dépistage plus vaste, et surtout, de la bithérapie azithromycine et hydroxychloroquine.

En outre, les caractéristiques démographiques, sociologiques, et les structures hospitalières des pays ne sont pas les mêmes. En Italie, la population est en moyenne plus âgée, et le système sanitaire est plus en difficulté[1957], ce qui peut aussi expliquer pourquoi le pays enregistre plus de pertes.

❑ **PORTUGAL ET GRÈCE**

Nous pouvons citer rapidement la Grèce et le Portugal, qui ont eu recours à la bithérapie (HCQ+ AZM) et ont obtenu un nombre de morts par million d'habitants relativement bas : 168 pour le Portugal et 18 pour la Grèce, des chiffres bien meilleurs que ceux de l'Italie, l'Espagne ou la France, en la date du 28 juin 2020[1958].

La Suède et le Royaume-Uni sont aussi très touchés.

❑ **SUÈDE**

&

La Suède fait plus de 5 000 morts, soit 518 morts par million d'habitants[1959].
Avec des chiffres presque similaires à l'Italie, l'Espagne et la France, on pourrait se dire que la stratégie du refus du confinement n'a pas été si fatale que cela. En revanche, si l'on compare ces chiffres avec ceux de ses voisins, les chiffres deviennent plus éloquents. La Norvège, qui a mis en place un confinement le 12 mars[1960], dénombre 249 morts et environ

---

[1956] Ibid.
[1957] DUPONT-BESNARD M., « Coronavirus : pourquoi l'épidémie est-elle plus grave en Italie qu'en France ? », France, *Numerama*, 11 mars 2020.
[675] BARUCH J. & al., « Coronavirus : visualisez l'évolution de l'épidémie en France et dans le monde », France, *Le Monde*, 28 juin 2020.
[1959] Ibid.
[1960] « Coronavirus : la Norvège en confinement depuis jeudi », France, *Norvège-Fr.com*, 13 mars 2020.

47 morts par million d'habitants[1961]. La Finlande, n'ayant pas mis en place de confinement total, mais ayant fermé de nombreux établissements, compte 328 morts et environ 60 par million d'habitants. Des chercheurs de l'université d'Oxford [1962] ont analysé le cas suédois et affirment que le pays a enregistré, du 14 mai au 20 mai, excepté deux jours, le taux quotidien de mortalité le plus élevé sur un plan international. Il y a 10 fois plus de morts en Suède[1963] qu'au Danemark, 20 fois plus qu'en Finlande. 30 personnes se sont même réunies « autour d'un cercueil fictif », en Suède, pour dénoncer la stratégie du gouvernement suédois. Stratégie qui, pour ces personnes, a fait grimper le nombre de morts[1964].

Pourtant, il n'est pas encore possible de conclure quant à la stratégie choisie par la Suède. En effet, certains pensent que le pays a exposé sa population au virus plus rapidement que les autres pays. Ainsi, le pays serait en « avance » par rapport aux taux de mortalité et les autres pays européens finiraient par la rattraper au fur et à mesure du temps. En outre, Anders Tegnell, épidémiologiste en chef de l'Agence de la santé publique suédoise[1965], insiste aussi sur le fait que la stratégie choisie par la Suède est encore largement incomprise par le reste du monde[1966]. L'OMS a également reconnu que des tendances positives pouvaient être constatées dans le pays, comme la baisse continuelle de nouveaux cas présentant des maladies sévères, une baisse aussi dans le nombre de patients admis en soins intensifs depuis le mois d'avril, et finalement, une baisse régulière du nombre de morts liés au Covid-19[1967]. Ainsi, il demeure impossible de conclure définitivement sur les éventuels bénéfices ou au contraire, aspects négatifs qui ont pu engendrer une telle stratégie. Cela même si elle nous semble *a priori* une mauvaise stratégie, du fait de ne pas avoir appliqué la méthode Raoult.

[1961] BARUCH J. & al., « Coronavirus : visualisez l'évolution de l'épidémie en France et dans le monde », France, Le *Monde*, 28 juin 2020.
[1962] FAUX F., « La Suède, qui ne s'est pas confinée, enregistre un taux de mortalité record », France, *Le Figaro*, 25 mai 2020.
[1963] PEZET J., « Covid-19 : la Suède est-elle bientôt proche de l'immunité collective ? », France, *Libération*, 5 mai 2020.
[1964] FAUX F., « La Suède, qui ne s'est pas confinée, enregistre un taux de mortalité record », France, *Le Figaro*, 25 mai 2020.
[1965] HIVERT A.-F., « l'épidémiologiste en chef de l'Agence de la santé publique suédoise », France, *Le Monde*, 21 avril 2020.
[1966] LIMAN L., « Swedish Covid Expert Says the World Still Doesn't Understand », États-Unis, *Bloomberg*, 28 juin 2020.
[1967] Ibid.

❏ ROYAUME-UNI

Le Royaume-Uni est encore plus endeuillé, avec plus de 43 000 morts et environ 655 morts par million d'habitants[1968]. Et l'on remarque un pic de surmortalité aux environs des 14e et 15e semaines, surtout en Angleterre, comme l'indiquent les graphiques suivants.

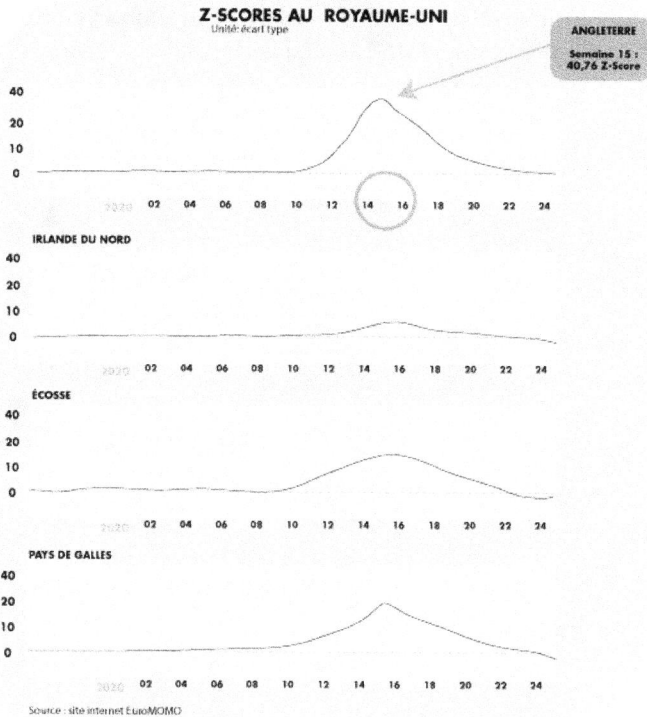

Source : site internet EuroMOMO

[1968] BARUCH J. & al., « Coronavirus : visualisez l'évolution de l'épidémie en France et dans le monde », France, *Le Monde*, 28 juin 2020.

L'Allemagne fait figure d'exception parmi ses voisins, avec des chiffres relativement bas.

❑ **ALLEMAGNE**

En Allemagne, le confinement a été moins strict et surtout, la politique de dépistage plus massive. Et la liberté de prescrire a permis aux médecins de prescrire la bithérapie, bien qu'elle n'ait pas été recommandée. Les chiffres sont nettement inférieurs à ceux de la France, du Royaume-Uni, de l'Espagne et de l'Italie. Un peu moins de 9 000 personnes sont décédées, et l'on compte 108 morts par million d'habitants[1969]. On remarque aussi qu'aux 14e et 15e semaines, pour établir une comparaison rapide qui n'est pas exempte de biais, la surmortalité est significativement plus basse[1970].

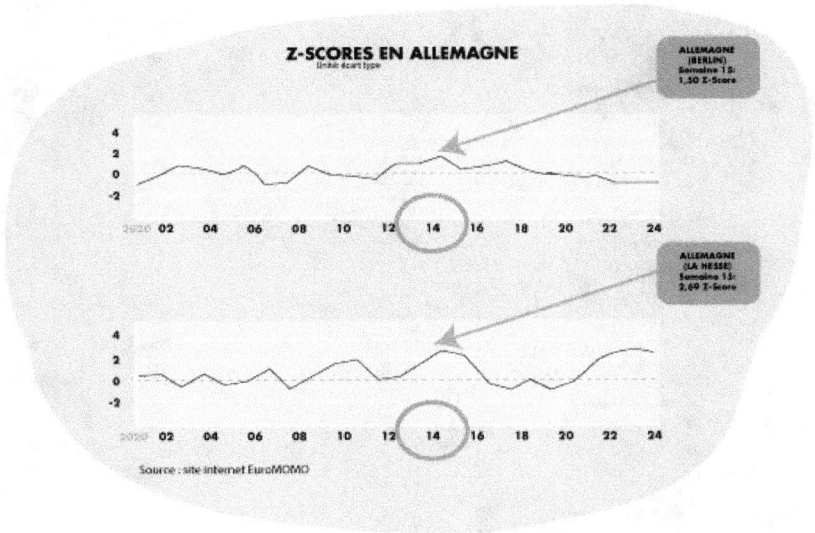

Source : site internet EuroMOMO

[1969] Ibid.
[1970] EuroMOMO.

Les dragons asiatiques ont les taux de mortalité les plus faibles au monde.

❏ **CORÉE DU SUD**

La Corée du Sud fait état de 282 morts et d'un taux de 5,5 morts par million d'habitants[1971], l'un des plus faibles au monde. À Singapour, on compte 26 décès et 4,6 morts par million d'habitants[1972]. Ces dragons asiatiques sont les pays dans lesquels l'ensemble des étapes de la méthode Raoult a été appliqué, et de manière assez complète, comme nous avons eu l'occasion de le détailler au chapitre 10. Ces pays avaient déjà vécu des épidémies de ce type, et ces précédentes crises leur ont permis de réfléchir à une méthode efficace, qu'ils ont été en mesure d'appliquer pour la crise du Covid-19. Ils deviennent ainsi des modèles pour le monde entier.

Le Maroc, l'Algérie, le Sénégal et l'Inde ont, pour le moment, de faibles taux de mortalité.

❏ **MAROC**

❏ **ALGÉRIE**

❏ **SÉNÉGAL**

Au Maroc, 221 personnes sont décédées, ce qui représente environ 6 morts par million d'habitants.

L'Algérie est plus meurtrie, avec près de 900 morts et 21 morts par million d'habitants[1973].

Le Sénégal compte une centaine de morts. Cela représente une moyenne de neuf morts par million d'habitants, soit un bilan excellent[1974].

[1971] BARUCH J. & al., « Coronavirus : visualisez l'évolution de l'épidémie en France et dans Le Monde », France, *Le Monde*, 29 juin 2020.
[1972] Ibid.
[1973] Ibid.
[1974] BARUCH J. & al., « Coronavirus : visualisez l'évolution de l'épidémie en France et dans le monde », France, *Le Monde*, 29 juin 2020.

Des chiffres similaires s'observent, pour le moment, sur l'ensemble du continent africain. Pourtant, beaucoup pensaient que l'Afrique serait le continent le plus endeuillé dans cette crise sanitaire[1975]. En effet, les systèmes de santé des différents pays africains sont dans un état problématique, et sont qualifiés de « défaillants[1976] ». L'Afrique est l'un des continents les moins touchés par l'épidémie, même si la faiblesse du nombre de tests réalisés ne permet pas de dire que le continent recense effectivement moins de cas[1977]. La faible densité de population, une population qui est globalement plus jeune, et le temps dont ont disposé les pays pour se préparer, permettent d'expliquer une partie de ce faible bilan[1978]. Mais on peut ajouter à cela le fait que l'Afrique ait décidé de continuer à miser sur le traitement à base de chloroquine ou d'hydroxychloroquine[1979], voire sur la bithérapie proposée par le professeur Raoult[1980].

Mais le continent fait face, en parallèle, à une autre menace : celle des crises alimentaires qui pourraient s'aggraver à cause de cette crise mondiale[1981]. En effet, « pénuries, hausses des prix des biens alimentaires cumulées à une baisse des revenus risquent de laisser des populations déjà vulnérables particulièrement démunies[1982] ». L'enjeu est de taille, car déjà avant la crise, plus de 135 millions de personnes se trouvaient en situation d'insécurité alimentaire[1983]. Le Programme alimentaire mondial a alerté sur ce point, en déclarant que la pandémie menaçait « 42 millions de personnes dans une douzaine de pays d'Afrique australe[1984] ». Pour de nombreuses populations dans ces pays, les conséquences de la crise sanitaire pourraient être très graves : les pays font face à de lourdes dettes et sont dans l'impossibilité de mettre en place les « investissements

---

[1975] GYLDÉN A., « Coronavirus : "La mortalité en Afrique sera plus élevée que partout ailleurs », France, *L'Express*, 23 mars 2020.

[1976] TILOUINE J., « Coronavirus : « Mortalité possible de 10 % et infection effrayante des soignants » en Afrique », France, *Le Monde*, 20 mars 2020.

[1977] DELUZARCHE C., « Coronavirus en Afrique : pourquoi la catastrophe annoncée n'a pas eu lieu ? », France, *Futura Santé*, 28 avril 2020.

[1978] Ibid.

[1979] SYLVESTRE-TREINER A., « Qu'importe l'OMS, l'Afrique ne renonce pas à la chloroquine », France, *Le Temps*, 29 mai 2020.

[1980] GBADAMASSI F., « Ces pays africains qui ont décidé de continuer à soigner le Covid-19 avec l'hydroxychloroquine », France, *FranceInfo*, 31 mai 2020.

[1981] RANTRUA S., « Covid-19 : crise alimentaire, l'autre menace qui plane sur l'Afrique », France, *Le Point*, 5 mai 2020.

[1982] Ibid.

[1983] Ibid.

[1984] « Covid-19 : plus 42 millions de personnes menacées par la faim en Afrique australe (PAM) », *ONU Infos*, 19 mai 2020.

sociaux » nécessaires[1985]. La faim est normalement quelque peu soulagée par les récoltes. Mais « les blocages et autres restrictions peuvent entraver l'accès des petits exploitants agricoles aux marchés ». De plus, bon nombre d'enfants bénéficiaient des repas quotidiens du Programme Alimentaire Mondial (PAM) de l'ONU lorsqu'ils allaient à l'école. Des écoles qui ont été fermées à cause de la pandémie[1986]. Ainsi, le PAM, déclare avoir « besoin de toute urgence de plus de 400 millions de dollars[1987] » pour pouvoir venir en aide à ces pays et ces populations déjà en difficulté.

❏ INDE

● & ◖ ◖ ●

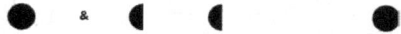

L'Inde est encore très peu touchée, avec plus de 16 000 morts, mais un chiffre par million d'habitants qui est plutôt bas : 12 morts par million d'habitants[1988]. Des images terrifiantes, de personnes décédées « emballées » dans des plastiques et reposant juste à côté de patients en cours de traitement, ont révélé l'ampleur des difficultés, pour le système de santé, à faire face à l'épidémie[1989]. Il semble encore trop tôt pour porter le moindre jugement sur ce pays.

La Chine, foyer initial de l'épidémie, a un nombre de morts par million d'habitants parmi les plus bas du monde.

❏ CHINE

◖ & ● ● ● ●

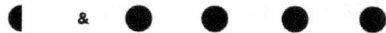

Un peu moins de 5 000 personnes seraient mortes du Covid-19 en Chine selon les sources officielles, ce qui équivaut à environ 3 morts par million d'habitants[1990]. Il s'agit des chiffres parmi les plus bas au monde, ce qui pourrait être paradoxal, au vu du fait que l'épidémie a touché ce pays en premier. Mais il faut rappeler que ces chiffres pourraient s'avérer bien plus importants, et sont de plus en plus contestés. Toutefois, même si ces

---

[1985] Ibid.

[1986] Ibid.

[1987] Ibid.

[1988] Ibid.

[1989] DHILLON A., « Shock in India at hospital footage of bodies lying next to Covid-19 patients », Royaume-Uni, *The Guardian*, 11 mai 2020.

[1990] BARUCH J. & al., « Coronavirus : visualisez l'évolution de l'épidémie en France et dans le monde », France, 29 juin 2020.

chiffres devaient être revus à la hausse et même significativement, ils resteraient néanmoins extrêmement faibles au regard de la population globale de la Chine. Et cela est dû au fait que la Chine a appliqué, avec rigueur, une méthodologie de gestion de crise forte et proche de ce que nous appelons la méthode Raoult. En outre, il y a certes eu un confinement strict, mais il s'est fait par province et non pas sur l'ensemble du pays. Il est toutefois vrai qu'une province en Chine équivaut souvent à un pays comme la France.

Les États-Unis et le Brésil sont dans des situations préoccupantes, mais encore difficiles à évaluer.

❑ **ÉTATS-UNIS**

❑ **BRÉSIL**

Au moment où nous écrivons ces lignes, les chiffres par million d'habitants de ces deux pays-continents restent plus bas que ceux observés dans les pays européens. Pourtant, l'épidémie continue de ravager ces pays et les chiffres ont tendance à augmenter, surtout pour les États-Unis. 125 000 personnes sont décédées, ce qui représente environ 380 morts par million d'habitants[1991]. Le système de santé aux États-Unis est beaucoup moins protecteur qu'en France, par exemple, et les soins pour certaines catégories de population restent parfois un luxe inaccessible.

Au Brésil, plus de 57 000 personnes sont mortes, soit 275 morts par million d'habitants[1992]. Pourtant, ce bilan pourrait être largement sous-estimé, et le gouvernement de Jair Bolsonaro a été accusé de mentir sur les chiffres de mortalité, en tentant de les dissimuler[1993].

Néanmoins, pour l'instant, ces chiffres traduisent peut-être la volonté présidentielle de traiter sa population coûte que coûte.

[1991] BARUCH J. & al., « Coronavirus : visualisez l'évolution de l'épidémie en France et dans le monde », France, *Le Monde*, 29 juin 2020.

[1992] Ibid.

[1993] FOUR J.-M., « Le grand trafic des chiffres sur la mortalité du coronavirus », France, *France Inter*, 10 juin 2020.

Au global, les pays qui ont, de loin, le moins de morts par million d'habitants sont ceux qui ont appliqué la méthode Raoult.

Selon une étude de l'Imperial College de Londres[1994], le confinement aurait évité trois millions de morts dans 11 pays européens (l'Allemagne, l'Autriche, la Belgique, le Danemark, l'Espagne, la France, l'Italie, la Norvège, le Royaume-Uni, la Suède et la Suisse). Mais, nous l'avons déjà dit dans un chapitre précédent, cette étude est fortement sujette à caution et les hypothèses mises en avant semblent plus alarmistes que crédibles. Une autre étude épidémiologique française[1995] réalisée plus tôt explique que le confinement aurait permis une diminution du nombre de décès de 83,5 %, soit 60 000 vies sur la seule période du 19 mars au 19 avril. Toutes ces études sont à relativiser.

Pourtant, malgré les mesures de confinement appliquées dans la plupart des pays européens, le continent européen est le plus touché au monde, et ce, depuis le début de la crise mondiale.

On remarque, alors, que les pays ayant le mieux et le plus rapidement appliqué la méthode Raoult – 1-PROTÉGER, 2-TESTER, 3-ISOLER LES MALADES, 4-TRAITER –, affichent les taux de mortalité par million d'habitants les plus faibles.

En Europe, les pays ayant au moins partiellement appliqué cette méthode figurent parmi les moins endeuillés, à l'instar de l'Allemagne. Le cas de la Suède démontre bien que refuser de confiner sans pour autant appliquer la méthode Raoult ne semble pas vraiment une stratégie payante.

La corrélation entre les morts et l'application ou non d'un confinement plus ou moins strict n'est pas aisée. Ainsi, nous avons tenté ici d'exposer des chiffres en les associant aux différentes stratégies mises en œuvre par les pays. Cela nous a permis d'établir la corrélation simplifiée et facile à vulgariser : application de la méthode Raoult = moins de morts.

De plus, le confinement n'exclut nullement la propagation du virus dans les cellules familiales et dans les espaces de vie partagés s'il n'est pas accompagné de l'application de la méthode Raoult. Et cela devient encore

---

[1994] AFP, « Le confinement a évité 3 millions de morts dans 11 pays européens », France, *Le Figaro*, 8 juin 2020.
[1995] GODELUCK S., « Coronavirus : plus de 60.000 vies sauvées par le confinement en France », France, *Les Échos*, 23 avril 2020.

plus vrai lorsqu'il s'agit de plusieurs dizaines de seniors confinés dans un seul et même Ehpad. Le 2 juin 2020, alors que la France entre en stade 2 du déconfinement, près de 45 % des Ehpad, selon le ministère, déclarent au moins un cas de Covid[1996]. Nous avons étudié ce sujet en détail au chapitre 3 *(Isoler les malades)*.

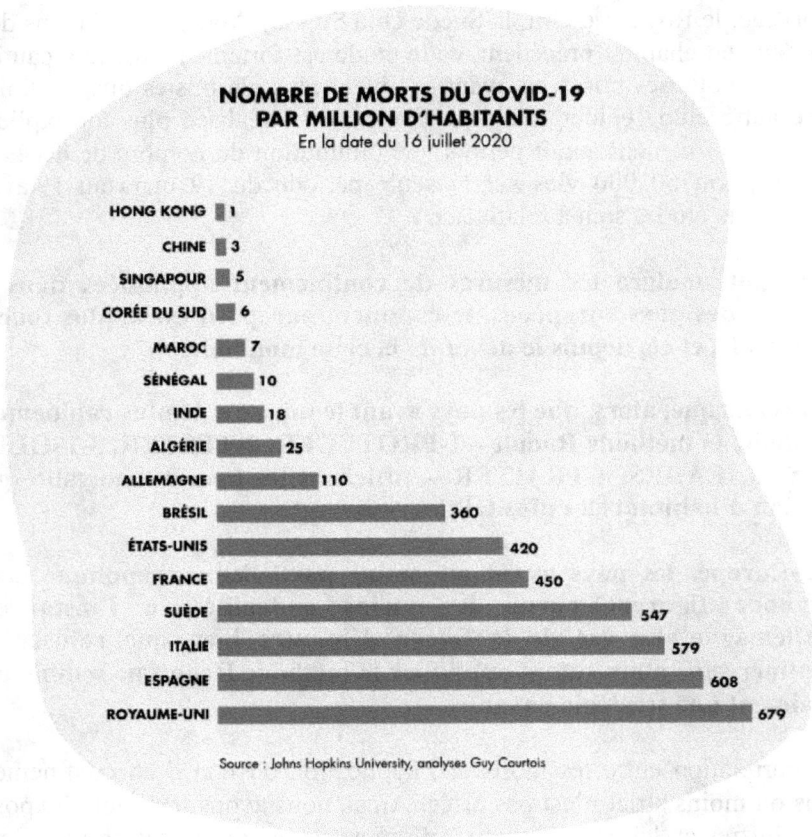

NOMBRE DE MORTS DU COVID-19 PAR MILLION D'HABITANTS
En la date du 16 juillet 2020

HONG KONG	1
CHINE	3
SINGAPOUR	5
CORÉE DU SUD	6
MAROC	7
SÉNÉGAL	10
INDE	18
ALGÉRIE	25
ALLEMAGNE	110
BRÉSIL	360
ÉTATS-UNIS	420
FRANCE	450
SUÈDE	547
ITALIE	579
ESPAGNE	608
ROYAUME-UNI	679

Source : Johns Hopkins University, analyses Guy Courtois

Voici les tout derniers chiffres du nombre de morts par million d'habitants sur l'ensemble des pays que nous venons d'étudier[1997]. Nous voyons, dans le graphique qui synthétise ces résultats, le contraste absolument saisissant entre les pays ayant appliqué la méthode Raoult, de Hong Kong à l'Allemagne, et ceux qui ne l'ont pas appliquée[1998], de la

---

[1996] « Le coronavirus en France : les conditions de visite en Ehpad assouplies à partir de vendredi », France, *Le Monde*, 1er juin 2020.
[1997] Chiffres bruts de Johns Hopkins University, analyses de Guy Courtois, 16 juillet 2020.
[1998] Nous précisons que ces données datent du 16 juillet 2020, soit 17 ou 18 jours après celles précédemment analysées dans notre livre.

France au Royaume-Uni. Le Brésil et les États-Unis étant dans un entre-deux, du fait de leur système fédéral et donc, d'une application très variable d'un État à un autre.

Pour rappel, nous avions représenté au chapitre 15[1999] *(Le confinement versus la méthode Raoult),* sur une matrice de façon indicative et non parfaite, le positionnement des pays, selon la stratégie qu'ils ont adoptée.

**POSITIONNEMENT DES PAYS
SUR LA MATRICE
DES SOLUTIONS POSSIBLES**

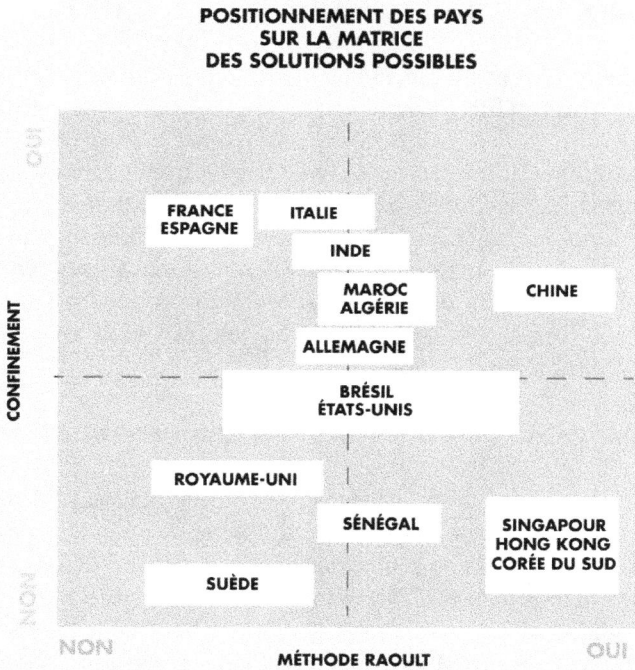

OUI

CONFINEMENT

FRANCE
ESPAGNE   ITALIE

INDE

MAROC
ALGÉRIE   CHINE

ALLEMAGNE

BRÉSIL
ÉTATS-UNIS

ROYAUME-UNI

SÉNÉGAL

SINGAPOUR
HONG KONG
CORÉE DU SUD

SUÈDE

NON

NON   MÉTHODE RAOULT   OUI

Source : Guy Courtois

[1999] Cf. Chapitre 15 *(Le confinement versus la méthode Raoult).*

Il convient de redéfinir l'utilité du confinement. Il ressort clairement qu'en l'absence de capacité à mettre en place la méthode Raoult ou tout simplement en l'absence de volonté, le confinement devient alors indispensable et permet de réduire significativement le nombre de morts. Mais il n'est clairement pas la meilleure solution.

***
**
*

2 - LA SURMORTALITÉ EST ÉGALEMENT LIÉE À TOUTES LES CONSÉQUENCES DE LA CRISE.

Le confinement a eu de nombreux impacts sanitaires et pourrait induire une surmortalité future.

Cette crise sanitaire aura fait bien plus de dégâts que les morts décomptés par les médias. La crise économique, le confinement, les séquelles du Covid-19 (que nous aborderons au chapitre 21 dédié à l'importance d'avoir une approche clinicienne) sont et seront tous sources de nouvelles morts. Les conséquences de cette crise sanitaire s'étalent sur plusieurs temporalités et secteurs de la vie. Et l'on pourrait bien en ressentir les effets pendant longtemps encore.

Les morts par glissement sont et seront la cause d'une surmortalité.

Le sentiment d'enfermement causé par le confinement a créé une vague de morts conséquente chez les seniors, qui se sont « laissé mourir ». Par exemple, une femme âgée se retrouvant veuve à cause du Covid-19 et qui se laisse « partir elle aussi ». On emploie souvent cette expression pour évoquer le syndrome du glissement[2000] à l'origine de ces morts. Il s'agit « d'un état de grande déstabilisation somatique et psychique d'évolution

---

[2000] MARTIN-DU-PAN REMY C., « Spécifique du grand âge, ce syndrome est défini par la détérioration rapide de l'état général avec anorexie, désorientation, accompagnée d'un désir de mort plus ou moins directement exprimé, un renoncement passif à la vie, un refus actif des soins, de l'alimentation. Il évolue vers la mort en quelques jours à quelques semaines. Il est déclenché par des événements physiques (maladies aiguës, opération, traumatisme) ou psychiques (décès d'un proche, abandon du domicile, déménagement, hospitalisation). Il toucherait 1 à 4 % des malades âgés hospitalisés. Son traitement consiste après traitement de la maladie aiguë en une réhydratation. Un traitement antidépresseur peut être envisagé si l'on estime que le désir du patient de mettre fin passivement à la vie relève d'un processus morbide et n'est pas l'expression de la volonté d'une personne qui n'attend plus rien de l'existence. », *Rev Med volume 4. 1781-1781*, Suisse, 2008.

gravissime pour une personne âgée[2001] ». En temps normal, ce syndrome ne touche que 1 à 4 % des personnes âgées[2002], mais cela a probablement évolué de manière significative avec l'éloignement causé par le confinement. Ayant quitté le marché du travail depuis quelques années, voire des décennies, les personnes âgées accordent une grande importance à leurs relations sociales. Une fois ces dernières rompues, arrive un sentiment d'abandon, renforcé constamment par l'illectronisme, phénomène qui rend compte de l'inaptitude numérique de 67,5 %[2003] des 75 ans et plus.

La situation des résidents des Ehpad (fermés, en France, dès le 16 mars) est tout aussi préoccupante. Selon Sylvain Meissonnier, directeur général adjoint de six Ehpad, ses résidents se laisseraient mourir. La psychologie des personnes âgées affecte leur santé physique. Des études[2004] établissent un lien entre la privation de lien social ou la faiblesse des liens sociaux, et le risque de mortalité ce dernier étant deux fois moins élevé lorsque l'on a des relations humaines fortes[2005]. Souvent, ces personnes comptent énormément sur le support psychologique que peuvent leur apporter leurs proches. Par exemple, une résidente peut décider de ne plus s'alimenter, car c'est la visite régulière de ses proches qui lui donnait cette force et cette envie de le faire. Finalement, dans certains Ehpad, l'éloignement crée plus de mortalité que le Covid lui-même : « À l'heure où je vous parle [16 avril 2020], nous n'avons pas de décès de Covid-19 dans nos Ehpad. Certains résidents sont classés ou considérés Covid-19. En revanche, nous avons des décès par glissement […]. Le glissement, c'est quand une personne âgée décide de se laisser mourir, et en ce moment, les causes de ces glissements sont l'ennui ou la solitude. On assiste dans nos Ehpad, aujourd'hui, à un nombre bien plus important de décès par glissement que celui lié au Covid-19[2006] ».

[2001]LEFEBVRE DES NOETTES V., « Confinement des personnes âgées : attention au syndrome de glissement », France, *The Conversation*, 27 avril 2020.

[2002] Ibid.

[2003] OBSERVATOIRE DES SENIORS, « 67 % des 75+ souffrent d'illectronisme », France, *Observatoire des seniors,* 22 novembre 2019.

[2004] HOLT-LUNSTAD J, SMITH TB, LAYTON JB., « Social relationships and mortality risk: a meta-analytic review », États-Unis, *PLoS Med*, 27 juillet 2010.

[2005] LESGARDS J.-F., Interview réalisée par Guy Courtois, France, fin juin 2020.

[2006] BOUCHARD M., « Confinement. Ce directeur d'Ehpad alerte sur « les résidents qui se laisseront mourir de solitude », France, *Actu.fr*, 20 avril 2020.

Certaines personnes ont renoncé à se soigner ou n'ont pas été soignées.

En raison du confinement, de nombreuses personnes atteintes d'une autre pathologie que le Covid-19 ont préféré ne plus suivre leur traitement, dans le but d'éviter les hôpitaux, supposément source de contagion pour ces derniers. Cette peur collective a agi sur les malades hors Covid-19[2007], à cause, notamment, de la submersion des hôpitaux qui empêchait un suivi aussi régulier et attentif, comme avant le confinement. Par exemple, les pathologies cardiaques aiguës ont augmenté, et la « fréquentation des urgences cardiaques dans neuf centres publics » a baissé de l'ordre de 40 %[2008].

Le développement d'autres virus passe sous les radars, en raison de l'obnubilation portée au Covid-19. En France, environ 20 millions[2009] de personnes sont atteintes d'une ou plusieurs pathologies chroniques, et requièrent ainsi un suivi régulier et constant, avec des soins et des consultations médicales. Parmi elles, environ 600 000 ont dû se rendre à l'hôpital pendant le confinement, soit en ambulance, soit par leurs propres moyens[2010].

Le nombre d'IVG réalisées a chuté pendant le confinement, ce qui a inquiété les corps juridique et médical[2011]. En France, des parlementaires, dont la sénatrice PS Laurence Rossignol, ont déposé une loi[2012] permettant d'allonger de « 12 à 14 semaines » le délai légal, car la période de confinement a rendu encore plus difficile l'accès à l'IVG[2013]. Mais, la loi est rejetée par le Sénat.

[2007] « Le coronavirus en France : les conditions de visite en Ehpad assouplies à partir de vendredi », France, *Le Monde*, 1er juin 2020.

[2008] MOLLARET G., « Confinement : l'inquiétante recrudescence des pathologies cardiaques aiguës », France, *Le Figaro*, 26 avril 2020.

[2009] ROSENWEG D., « Confinement : le défi du traitement des maladies chroniques », France, *Le Parisien*, 18 mars 2020.

[2010]DURAND M., « Confinement prolongé pour les personnes âgées : on vous explique la polémique », France, *Journal du Dimanche*, 18 avril 2020.

[2011] JULIA V., « IVG : les femmes, punies par le confinement ? », France, *Journal des femmes*, 13 mai 2020.

[2012] DURAND C., « Covid-19 : pourquoi il est urgent d'allonger les délais de l'IVG », France, *Marie Claire*, 20 mai 2020.

[2013] Ibid.

Les violences, dépressions, et suicides vont probablement augmenter la mortalité.

Dans l'ensemble des cas cités, le confinement aura été un facteur aggravant, socialement et médicalement. Mais il y a également eu des conséquences économiques dramatiques, que nous avons eu l'occasion d'évoquer au chapitre précédent. Des impacts économiques qui ont donc des conséquences sociales. Tout cela se traduira par une augmentation de la mortalité. Nombreuses sont les études démontrant des liens entre crise économique et augmentation des violences, des dépressions, des suicides, liés aux pertes d'emplois, à la précarité, etc.

Le fléau des violences conjugales et familiales s'est aussi accru, à cause de l'enfermement dans le foyer. Marlène Schiappa, secrétaire d'État française chargée de l'Égalité entre les femmes et les hommes, fait état d'une hausse de 38 % des violences conjugales pendant le confinement[2014]. Ces chiffres restent marginaux d'un point de vue statistique, mais il nous semble important d'en faire mention.

La perte d'emploi et les facteurs de stress financier sont des facteurs de risque de suicide bien connus[2015]. Les gouvernements devraient fournir des filets de sécurité financière (par exemple, de la nourriture, un logement et des aides au chômage). Ce sera sans doute plus grave dans les pays ne disposant pas d'un matelas social solide. En France, le président de l'association SOS Amitié l'affirme d'ailleurs clairement : « Les personnes qui vont perdre leur emploi, qui vont se trouver en rupture, d'une manière ou d'une autre, vont beaucoup souffrir et on ne s'attend pas à voir une diminution du nombre d'appels dans les mois qui viennent ». En effet, le groupe de bénévoles a reçu 40 % d'appels en plus « émanant de personnes songeant au suicide[2016] ». Pascale Dupas, présidente de *Suicide Écoute,* témoigne : « Au bout du fil, on remarque que ce confinement a un impact supplémentaire sur les personnes déjà angoissées qui, pour nombre d'entre elles, sont seules ou aux prises avec des difficultés de la vie quotidienne. Ça peut être lié au fait de ne pas pouvoir aller prendre un café sur la place du village le matin, ne pas pouvoir aller faire une promenade dans la forêt proche, ne pas pouvoir

---

[2014] AFP, « Confinement : les violences conjugales en hausse, révèle Schiappa », France, *Le Point*, 21 mai 2020.

[2015] Stuckler D. & al., 2009.

[2016]GAUDICHEAU G., « Alain Mathiot, président de SOS Amitié : "Au début du confinement, beaucoup plus de personnes parlaient du suicide" », France, *Marie Claire*, 19 juin 2020.

aller faire ses courses… Dans l'ensemble, le confinement aggrave les choses[2017] ».

Le ministre des Finances d'une région allemande, Thomas Schaefer, qui était « profondément inquiet » par rapport aux conséquences économiques de la crise, s'est donné la mort[2018]. Début avril 2020, c'est le médecin du club de foot du stade de Reims qui s'est suicidé en apprenant qu'il était détecté positif et se trouvait en quarantaine chez lui[2019]. Ainsi, le risque de suicide semble s'accroître pendant cette période troublée. L'histoire nous montre que pendant les crises sanitaires précédentes, les taux de suicide ont également augmenté, comme aux États-Unis pendant la pandémie de grippe de 1918-1919[2020] et chez les personnes âgées, à Hong Kong, pendant l'épidémie de SRAS de 2003[2021]. Les effets sur la santé mentale de la pandémie de la maladie à coronavirus 2019 pourraient être profonds[2022].

Les personnes souffrant de troubles psychiatriques peuvent présenter une aggravation des symptômes, et d'autres peuvent développer de nouveaux problèmes de santé mentale, en particulier la dépression, l'anxiété et le stress post-traumatique (tous associés à un risque accru de suicide)[2023, 2024]. La situation inédite, l'inconnu face à la maladie, le confinement, tout cela crée un sentiment d'angoisse et de peur qui peut affecter profondément la santé mentale des personnes[2025]. Cela pourrait s'avérer d'autant plus problématique pour les personnes déjà atteintes de maladie mentale, pour qui une telle peur, l'auto-isolement et

---

[2017] LOPEZ L-V., « La présidente de Suicide Écoute : avec le confinement, "certains disent que leurs démons reviennent" », France, *France Inter*, 10 avril 2020.

[2018] AFP, « Coronavirus : un ministre régional allemand s'est suicidé à cause de la crise économique », France, *BFMTV*, 29 mars 2020.

[2019] DÉCUGIS J.-M., « Atteint du Covid-19, le médecin du Stade de Reims s'est suicidé », France, *Le Parisien*, 6 avril 2020.

[2020] WASSERMAN I. M., « The impact of epidemic, war, prohibition and media on suicide: United States, 1910–1920 », États-Unis, *National Library of Medecine*, 1992.

[2021] CHEUNG YT., CHAU PH. et YIP P. S., « A revisit on older adults' suicides and severe acute respiratory syndrome (SARS) epidemic in Hong Kong », États-Unis, *National Library of Medecine*, 2008.

[2022] HOLMES E. A. et O'CONNOR R. C. et PERRY V. H., « Multidisciplinary research priorities for the Covid-19 pandemic: a call for action for mental health science », Royaume-Uni, *The Lancet*, 15 avril 2020.

[2023] GUNNELL D. et APPLEBY L. et ARENSMAN E, & al., « Suicide risk and prevention during the Covid-19 pandemic. Lancet Psychiatry. », 2020 ; 7(6):468-471.

[2024] LESGARDS J.-F., Interview réalisée par Guy Courtois, France, fin juin 2020.

[2025] HOLMES E. A. et O'CONNOR RC. et PERRY VH., « Multidisciplinary research priorities for the Covid-19 pandemic: a call for action for mental health science », Royaume-Uni, *The Lancet*, 15 avril 2020.

l'éloignement physique peuvent être beaucoup plus difficiles à vivre[2026, 2027].

De plus, « le stress psychologique prolongé affecte notre système immunitaire, donc la capacité de l'organisme à se défendre contre les virus[2028, 2029] ». Des études ont même démontré que « le stress psychologique diminuait les défenses antioxydantes et anti-inflammatoires de notre organisme autant que le tabagisme actif et régulier (plus de cinq cigarettes par jour)[2030, 2031] ». Aussi, il semble crucial, avant même de penser à prendre des substances médicamenteuses, de prendre soin de notre système immunitaire qui constitue une première défense contre les virus. Avoir une alimentation équilibrée, pratiquer une activité physique régulière, avoir les apports nécessaires en vitamines, sont autant de facteurs de prévention qui peuvent nous aider à faire face à certaines maladies[2032]. Or, on observe de plus en plus, dans les sociétés occidentales, des dégradations de notre hygiène de vie, que ce soit par la nourriture, par notre sédentarité et nos carences en diverses vitamines.

Nous avons évoqué, ici, des exemples français pour décrire ces phénomènes, mais ils sont observables dans tous les pays du monde qui ont été confrontés à la même situation.

***
**
*

2026 GUNNELL D. et APPLEBY L. et ARENSMAN E, & al., « Suicide risk and prevention during the Covid-19 pandemic », Royaume-Uni, *The Lancet*, 21 avril 2020.

2027 YAO H., ChEN J. H., XU Y. F., « Patients with mental health disorders in the Covid-19 epidemic », Royaume-Uni, *The Lancet*, 21 avril 2020.

2028 LESGARDS J.-F., Interview réalisée par Guy Courtois, France, fin juin 2020.

2029 KIECOLT-GLASER J. K., MCGUIRE L., ROBLES T. F., GLASER R., « Emotions, morbidity, and mortality: new perspectives from psychoneuroimmunology », Royaume-uni, *National Library of Medecinel*, 2002.

2030 LESGARDS J.-F., Interview réalisée par Guy Courtois, France, fin juin 2020.

2031 LESGARDS J.-F., DURAND P, LASSARRE M, STOCKER P, & al., « Assessment of lifestyle effects on the overall antioxidant capacity of healthy subjects », s.l., *Europe PMC*, 1er mai 2002.

2032 LESGARDS J.-F., Interview réalisée par Guy Courtois, France, fin juin 2020.

3 - LA SURMORTALITÉ SERA-T-ELLE « COMPENSÉE » ?

Peut-on aussi s'attendre à une sous-mortalité future ?

Comme nous le savons, la plupart des décès liés au Covid-19 concernent des personnes âgées, voire très âgées. En effet, le sujet a donné lieu à de nombreuses controverses et débats, comme de nombreux sujets liés à cette crise. Qui a le plus de risques d'être atteint par la maladie ? Qui a le plus de risques d'en mourir ? En France, l'INED publie des données issues de différents pays. À partir de ces données, les journalistes du journal *Le Monde* ont établi des graphiques qui montrent que dans la plupart des pays, la majorité des décès survenus dans les hôpitaux concernent des personnes âgées de plus de 60 ans, voire de plus de 70 ans[2033], même s'il faut rappeler que « les personnes mortes à leur domicile […] ne sont pas comptabilisées[2034] ». Alex Berenson établit aussi la liste des âges médians[2035] des personnes décédées du Covid-19. Les chiffres pour la France, l'Italie, l'Angleterre tournent autour d'un âge médian de 80 ans[2036].

Pouvons-nous, alors, supposer que les taux de mortalité des années prochaines seront plus bas ? Cette question s'est posée pour la canicule de 2003, qui avait provoqué la mort de nombreuses personnes âgées. Mais, comme le stipule le rapport, duquel est tirée la définition, il n'a pas été observé une telle situation après cet épisode de canicule en 2003.
Cette possible sous-mortalité traduirait ce qu'on appelle une sous-mortalité transitoire. Selon l'Inserm, elle « aurait pu révéler […] qu'une fraction au moins de la surmortalité observée pendant la vague de chaleur aurait résulté de l'anticipation de quelques jours, semaines ou mois, de décès qui se seraient de toute façon produits en l'absence de vague de chaleur[2037] ».

[2033] BARUCH J. & al., « Coronavirus : visualisez l'évolution de l'épidémie en France et dans le monde », France, 28 juin 2020.
[2034] Ibid.
[2035] La médiane est plus précise et significative que la moyenne car elle sépare une liste statistique en deux parts égales. Ici un âge médian de 80 ans signifie que la moitié des personnes décédées avaient moins de 80 ans, tandis que l'autre moitié avait plus de 80 ans.
[2036] BERENSON A., « Les vérités non dites sur le Covid-19 et le confinement : Partie I : Introduction, Mortalité et Évaluation », *Talent Éditions*, 11 juin 2020.
[2037] HÉMON D. et JOUGLA E., « Surmortalité liée à la canicule d'août 2003 », France, Rapport remis au ministre de la Santé et de la Protection Sociale, *Inserm*, 26 octobre 2004.

Il est encore trop tôt pour y répondre.

Par rapport à la crise sanitaire provoquée par le Covid-19, il est trop tôt pour le dire, mais on peut tout de même émettre l'hypothèse, en attendant des confirmations.

***

**

*

Didier Raoult, s'était trompé en minimisant la mortalité du Covid-19, mais les données dont il disposait ont évolué. Et surtout, il avait raison sur l'approche stratégique sanitaire à appliquer pour éviter cette surmortalité.

On peut constater, par l'analyse rapide de toutes ces données, que les pays ayant les taux de mortalité les plus faibles sont les pays qui ont le mieux appliqué la méthode Raoult : 1-PROTÉGER, 2-TESTER, 3-ISOLER LES MALADES, 4-TRAITER.

Christian Perronne affirme, à la suite de la publication de son livre, que la France aurait probablement pu éviter 25 000 morts si elle avait appliqué la méthode Raoult, en particulier si elle avait traité les malades avec la bithérapie proposée par Didier Raoult[2038]. Lorsque nous regardons les résultats de l'ensemble des pays du monde et que nous les comparons, cette hypothèse ne nous semble pas du tout saugrenue. Au contraire, toute l'analyse effectuée dans ce chapitre tend à démontrer que cette affirmation semble tout à fait possible. C'est, d'ailleurs, l'un des enjeux de ce livre. Démontrer comment une autre approche aurait pu sauver un grand nombre de vies.

Alors, même si ses propos semblent exagérés pour beaucoup, une part de vérité s'y cache. Didier Raoult avait raison, lorsqu'il affirme que beaucoup moins de personnes seraient mortes si on l'avait écouté. En effet, il y aurait eu sans doute moins de morts si la méthode Raoult avait été appliquée rigoureusement, comme peut en attester le succès de la Corée du Sud, qui a appliqué une méthode proche de ce que nous avons appelé la méthode Raoult. Et si plusieurs autres pays, à travers le globe, avaient adopté la même posture, la mortalité mondiale aurait sans doute été bien moindre.

[2038] MALHER T., « Christian Perronne : "Avec Didier Raoult, on a de l'estime mutuelle" », France, *L'Express*, 8 juillet 2020.

En tout cas, de façon tout à fait anecdotique, mais tout aussi symbolique, certaines personnes associent déjà la figure du professeur à celle d'un « saint... ». Dans le sud de la France, 700 bougies à son effigie ont été vendues[2039].

Les gouvernements qui ont confiné ont tenu des discours intellectuellement malhonnêtes.

Pendant la crise, le Covid-19 a souvent été comparé à la grippe saisonnière, et beaucoup ont avancé que le Covid-19 n'était pas plus dangereux que la grippe. Il n'est pas facile de répondre à cette problématique, qui est d'ailleurs essentielle dans l'analyse de la surmortalité. Il n'est pas facile d'apporter une réponse claire à cette problématique, car les chiffres de taux de contagion (R0) et de taux de létalité de la grippe varient d'une année à l'autre. Par ailleurs, les chiffres du Covid-19 varient d'une étude à l'autre. Toutefois, comme nous l'avons vu, après l'analyse d'un très grand nombre d'études sur les deux paramètres que sont le taux de contagion et le taux de létalité, nous sommes arrivés à la conclusion que les estimations de ces deux paramètres, pour le Covid-19, sont à peu près de deux fois supérieures.

Nous ne faisons pas partie des personnes qui considèrent que le Covid-19 s'apparente à la grippe. En aucun cas. Il est, nous venons de le dire, deux fois plus contagieux et deux fois plus létal, voire peut-être trois fois plus dans les deux cas. Par ailleurs, il faut tenir compte des séquelles dont est responsable le Covid-19, séquelles qui peuvent parfois être graves.

Le Covid-19 représente donc un danger bien plus sévère à nos yeux qu'une simple grippe saisonnière classique[2040]. Il est, d'ailleurs, intéressant d'analyser la surmortalité liée à la grippe saisonnière sur ces dernières années. En France, nous comptons un excès de mortalité attribuable à la grippe saisonnière depuis 2014[2041] :

- **8 100 morts pour l'hiver 2018-2019,**
- **13 000 morts pour l'hiver 2017-2018,**
- **14 400 morts pour l'hiver 2016-2017,**

[2039] FOURNY M., « La bougie du « saint » Pr Raoult s'arrache à Marseille », France, *Le Point*, 26 juin 2020.

[2040] Santé publique France.

[2041] « La mortalité liée à la grippe saisonnière en France : excès de mortalité attribuable à la grippe mesurée lors des saisons épidémiques depuis 2011 », France, *Santé publique France*, 2019.

- **0 mort pour l'hiver 2015-2016,**
- **et 18 300 morts pour l'hiver 2014-2015.**

Nous le voyons, l'excès de morts liés à la grippe saisonnière en France est très loin d'être négligeable, mais surtout très variable selon les années. Lorsque nous étudions le nombre de morts lié à la crise du Covid-19 en France fin juin 2020, soit près de 30 000, et que nous le comparons au nombre de morts lié à la grippe saisonnière ces dernières années, alors effectivement, il saute aux yeux que ce chiffre est largement supérieur, approximativement deux à trois fois supérieur selon les années. Ce sont ces analyses rapides qui ont mené nos dirigeants à tenir le discours suivant : « Regardez comme le Covid-19 est dangereux et mortel. C'est pourquoi nous devons confiner, car c'est le seul moyen d'endiguer cette spirale mortelle. Et d'ailleurs, heureusement que nous avons confiné, car sinon, nous aurions eu un nombre de morts bien plus élevé ».

Nous voulons attirer l'attention sur la malhonnêteté intellectuelle de ce type de raisonnement tenu par les gouvernements et les autorités sanitaires. Ces raisonnements sont intellectuellement malhonnêtes, dans la mesure où ils ne prennent pas en compte le fait que nous aurions pu appliquer la méthode Raoult. Mais cela n'a pas été fait.

Si tel avait été le cas, il est fort probable que le nombre de morts enregistré en France eut été largement inférieur, comme l'affirment Didier Raoult et Christian Perronne, ou du moins, qu'il ait pu être équivalent à celui d'une mauvaise grippe saisonnière, car il arrive que la grippe saisonnière soit parfois très meurtrière sans que l'on sache expliquer pourquoi. Par exemple, la grippe saisonnière de l'hiver 2014-2015 a fait – nous venons de le dire – 18 300 morts en France.

Selon nous, si la France avait appliqué la méthode Raoult, il est fort à parier qu'elle aurait certainement eu une surmortalité moindre que celle de cette grippe saisonnière de l'hiver 2014-2015.

Nous tenons à préciser que cette malhonnêteté a d'abord été dénoncée par Jean-Dominique Michel dans son livre *Covid : anatomie d'une crise sanitaire*[2042]. Toutefois, celui-ci avançait que les taux de létalité et de contagion liées au Covid-19 étaient probablement identiques à ceux de la

---

[2042] MICHEL J.-D., « Covid : anatomie d'une crise sanitaire », France, 17 juin 2020.

grippe saisonnière. Ce à quoi nous n'adhérons pas, pour le moment, au regard des analyses que nous avons menées jusqu'à maintenant.

Pour rappel, en France, à la mi-juillet 2020, nous en sommes à 450 morts par million d'habitants, soit près de 30 000 morts.

Pour rappel, nous avons vu le nombre de morts lié au Covid-19 par million d'habitants pour un grand nombre de pays[2043].

Si nous prenons comme référence le nombre de morts par million d'habitants des pays qui ont appliqué plus ou moins rigoureusement la méthode Raoult, nous pouvons voir que nombre d'entre eux auraient pu éviter un grand nombre de morts. Nous avons fait un focus, ci-après, sur le cas de la France[2044].

ESTIMATION DU NOMBRE DE MORTS ÉVITABLES EN FRANCE

Pays	Nombre de morts liées au Covid-19 par million d'habitants	Estimation du nombre de morts possibles en France à performance équivalente	Nombre réel de morts en France, en la date du 16 juillet 2020	Estimation du nombre morts évitables
Hong Kong	1	91	30 120	30 029
Chine	3	223	30 120	29 897
Singapour	5	321	30 120	29 799
Corée du sud	6	378	30 120	29 742
Maroc	7	484	30 120	29 636
Sénégal	10	660	30 120	29 460
Algérie	25	1 653	30 120	28 467
Allemagne	110	7 351	30 120	22 769
Brésil	360	24 142	30 120	5 978
États-Unis	420	28 184	30 120	1 936
France	450	30 120	30 120	-
Suède	547	36 716	30 120	(6 596)
Italie	579	38 859	30 120	(8 739)
Espagne	608	40 804	30 120	(10 684)
Royaume-Uni	679	45 553	30 120	(15 433)

Source : chiffres bruts de Johns Hopkins University, analyses de Guy Courtois, 16 juillet 2020.

[2043] Chiffres bruts de Johns Hopkins University, analyses de Guy Courtois, 16 juillet 2020.
[2044] Estimations faites par Guy Courtois, à partir d'une population française estimée à 67,1 millions d'habitants, les chiffres sont arrondis afin de faciliter la compréhension.

Ainsi, si la France avait performé comme Hong Kong, la Chine, Singapour, la Corée du Sud ou encore le Maroc ou le Sénégal, elle aurait pu avoir près de 29 000 à 30 000 morts de moins[2045].

Si la France avait performé comme l'Allemagne, elle aurait pu avoir près de 23 000 morts de moins[2046].

En revanche, si la France avait sous-performé comme le Royaume-Uni, elle aurait pu avoir 15 000 morts de plus[2047].

Il y a donc deux lectures possibles pour la France. Nous pouvons avoir celle du verre à moitié vide, qui critique vivement toutes les erreurs. Mais il peut aussi y avoir celle du verre à moitié plein, qui souligne que la France a fait beaucoup mieux que d'autres.

Nous avons pris la France comme exemple, mais le raisonnement est le même pour chacun des pays, qui peut ainsi facilement estimer le nombre de morts évitables le concernant.

Il nous semble possible d'affirmer que si la méthode Raoult avait bien été appliquée au niveau mondial, des centaines de milliers de personnes auraient pu éviter la mort.

Bien entendu, nous sommes conscients que tout n'est pas totalement comparable entre tous ces pays. Et que donc, ces estimations sont probablement à nuancer. Il existe une multitude de facteurs qui expliquent ces différences de performance. Par exemple, les différentes typologies de population ; celle, italienne, étant par exemple plus âgée et donc plus à risque. Ou, au contraire, le Sénégal, l'Algérie et le Maroc avec des populations particulièrement jeunes, donc moins à risque. Mais ces explications ne suffisent pas. La plupart de ces facteurs peuvent s'expliquer par l'application ou non de la méthode Raoult. Nous avons la conviction que ces chiffres traduisent relativement bien le nombre de morts évitables, si chacun des pays avait suivi la méthode Raoult. Soyons très clairs, nous ne parlons pas uniquement du fait d'avoir utilisé le protocole de traitement Raoult (azithromycine + hydroxychloroquine), mais bien d'avoir mis en place l'ensemble de la méthode Raoult : 1-PROTEGER, 2-TESTER, 3-ISOLER LES MALADES, 4-TRAITER.

[2045] Chiffres bruts de Johns Hopkins University, analyses de Guy Courtois, 16 juillet 2020. Estimations faites à partir d'une population française estimée à 67,1 millions d'habitants, les chiffres sont arrondis pour faciliter la compréhension.
[2046] Ibid.
[2047] Ibid.

Ainsi, dans le cas de la France, juste à titre d'exemple, les étapes 2, 3 et 4 ont particulièrement fait défaut. Nous pensons que l'Allemagne est un bon indicateur de la performance que la France aurait pu atteindre. En résumé, nous pensons que la France aurait pu éviter près de 23 000 morts, si elle avait appliqué la méthode Raoult dans son ensemble. Mais, comme nous l'avons vu, cela n'a hélas pas du tout été le cas.

Il nous semble bon de rappeler que des pays ou territoires comme la Corée du Sud, Hong Kong ou encore Singapour sont proches de la Chine, et avec des allées et venues importantes de personnes entre ces pays. Ils auraient donc normalement dû être parcticulièrement impactés, s'ils n'avaient rien fait.

Les sceptiques demanderont concrètement ce que la France aurait dû faire. Il suffit de relire les chapitres 1 à 6 et 8 (*Une impréparation patente*) ou encore le 15 (*Le confinement versus la méthode Raoult*) de ce livre pour y répondre. La réponse sera la même pour les autres pays. Juste un exemple, si la France avait testé toutes les personnes étrangères entrant en France, peut-être aurait-elle pu éviter le pire. À défaut d'être capable de pouvoir réaliser des tests, elle aurait pu fermer ses frontières avec les pays les plus à risque comme la Chine ou encore l'Italie. Ce qu'elle a refusé par idéologie... Elle aurait mieux fait de reconnaître ses lacunes dans sa capacité à tester, afin de tout mettre en œuvre pour y remédier, plutôt que d'affirmer que même les tests les plus basiques comme les contrôles de température n'étaient pas utiles aux aéroports ou aux frontières. C'est juste un exemple, pour bien faire comprendre le lien entre notre démonstration et l'application de la méthode Raoult. Un autre exemple est l'incapacité à tester les personnes dans les Ehpad. Là encore, lorsque l'on sait que près de 15 000 morts en France viennent d'Ehpad, soit près la moitié du nombre de morts total, on comprend combien de vies auraient pu être sauvées[2048]. L'impréparation, la gestion désastreuse par le ministère des Solidarités et de la Santé, mettant de côté les préfets, n'ont rien arrangé. L'approche bureaucratique prenant le pas sur le pragmatisme non plus. Ce ne sont que quelques rappels de ce que nous avons déjà vu dans les premiers chapitres de ce livre.

Et puis, nous en sommes convaincus, il y a aussi eu le refus de recourir au protocole de traitement Raoult. Il nous semble évident que cela a également eu un impact significatif sur ces résultats. Nous sommes

---

[2048] Chiffres arrondis afin de faciliter la compréhension, France, mi-juillet 2020.

convaincus que l'avenir confirmera nos analyses très préliminaires, mais robustes à nos yeux.

D'ailleurs, ces analyses pourraient être développées beaucoup plus loin, afin de trouver des corrélations fines entre des mesures spécifiques et la baisse du nombre de morts par million d'habitants, et ce, sur l'ensemble des pays. À titre d'exemple :

- Date de fermeture des frontières avec les pays à risque ;
- Types de tests effectués aux frontières ;
- Interdiction des rassemblements de plus de X personnes ;
- Date de la mise en place des gestes barrières ;
- Explication de ces gestes barrières ;
- Port du masque obligatoire dans les espaces publics ;
- Explication sur l'utilisation efficace d'un masque ;
- Généralisation des tests PCR ;
- *Tracking* systématique et obligatoire ;
- *Tracking* sur la base du volontariat ;
- Mesures de protections des personnes fragiles ;
- Mise en quarantaine des personnes à risque venant de l'étranger ;
- Isolement des malades ;
- Prise en charge rapide des personnes symptomatiques ;
- Traitement rapide à l'azithromycine + hydroxychloroquine ;
- …

En conclusion, Didier Raoult avait raison de dire que, bien gérée, cette crise n'aurait pas dû faire plus de morts qu'une mauvaise grippe saisonnière.

La surmortalité est la résultante de trois facteurs : les morts liés au Covid-19, les morts liés au confinement et ses conséquences, et une éventuelle sous-mortalité future.

La surmortalité est finalement liée à la maladie du Covid-19 en elle-même, mais aussi à toutes les conséquences induites par les gouvernements du monde pour endiguer l'épidémie. En résumé, la surmortalité est la résultante de trois facteurs.

Tout d'abord, les morts directement liés au Covid-19, ensuite les morts liés aux conséquences du confinement et de la crise économique, et pour finir, la prise en compte d'une éventuelle sous-mortalité future.

Il nous semble important de préciser que nous n'avons pas vraiment abordé le risque de morts futures liées au Covid-19, du fait des séquelles de toutes natures : neurologiques, respiratoires (fibroses pulmonaires), etc. Nous en savons encore trop peu à l'heure actuelle, mais il est probable que ce point vienne aggraver des statistiques déjà désastreuses.

Nous pouvons également souligner le fait qu'un confinement n'est pas antinomique avec l'application de la méthode Raoult, comme le souligne le cas de la Chine. Les deux cumulés peuvent donner des résultats tout à fait remarquables.

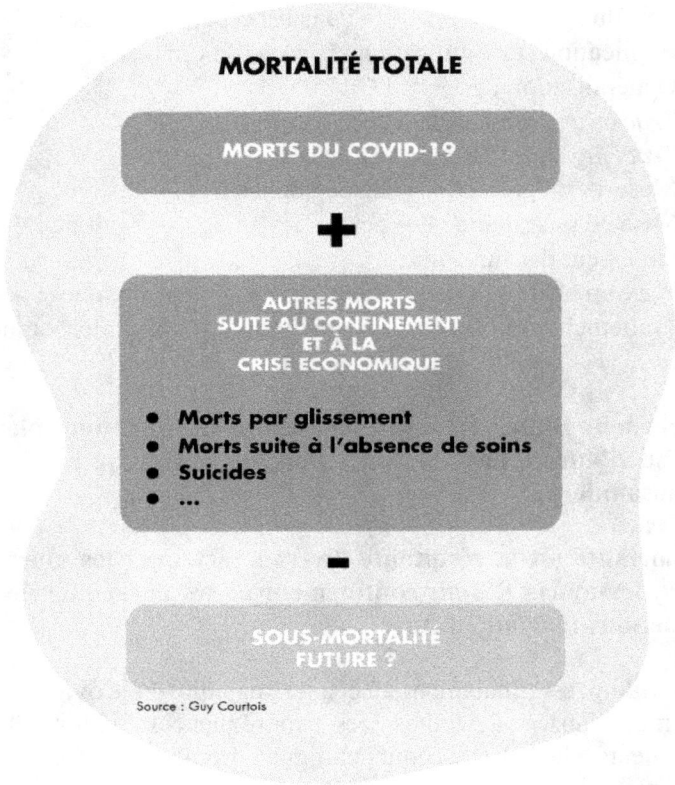

MORTALITÉ TOTALE

MORTS DU COVID-19

+

AUTRES MORTS
SUITE AU CONFINEMENT
ET À LA
CRISE ÉCONOMIQUE

- **Morts par glissement**
- **Morts suite à l'absence de soins**
- **Suicides**
- **...**

–

SOUS-MORTALITÉ
FUTURE ?

Source : Guy Courtois

Mais il s'agit alors de s'interroger sur les conséquences de ce confinement. En effet, nous n'avons regardé, jusqu'à maintenant, que le nombre de morts lié au Covid-19. Or, il est bien entendu indispensable de regarder le nombre de morts qui fait suite à une longue période de confinement. D'ailleurs, à nos yeux, cela pose une question fondamentale. Les pays du monde entier n'ont communiqué que sur le nombre de morts lié au Covid-19 et certains, comme la Chine, se sont félicités de leur excellent résultat. Mais la prise en compte des morts liés aux conséquences du confinement pourrait peut-être faire voir les choses un tout petit peu différemment. Si nous prenons le cas de la Chine, le confinement appliqué à la province qui inclut la ville de Wuhan a touché près de 60 millions de personnes. Ce confinement a été brutal et autoritaire, comme peut le faire un pays tel que la Chine. Bien entendu, nous ne saurons jamais le nombre de morts lié à ce confinement. C'est pourquoi il nous semble important d'aborder maintenant la problématique de la surmortalité dans son ensemble, et non pas seulement celle liée au Covid-19, mais bien en prenant en compte l'ensemble des autres causes de surmortalité.

Nous le voyons, la surmortalité globale est donc la résultante de trois facteurs. Les morts liés au Covid-19, les morts non liés au Covid-19 et la prise en compte d'une éventuelle sous-mortalité future.

Une telle approche va alors sensiblement changer le classement des pays tel que nous l'avons présenté, uniquement lié aux morts du Covid-19. En effet, les pays qui ont confiné vont voir leur performance s'affaiblir, et à l'inverse, ceux qui n'ont pas confiné vont voir leur performance s'améliorer.

Ainsi, la Chine, dont le confinement a été dur, enregistre probablement un nombre important de morts non lié au Covid-19. Que ce soit par glissement ou autre, ou tout simplement à la suite des conséquences économiques difficiles pour de très nombreuses personnes. Mais cela ne pose pas vraiment de problème aux autorités chinoises, car ces chiffres-là ne sont pas pris en compte dans les statistiques et ne viendront donc pas polluer les chiffres officiels, qui soulignent l'efficacité de la gestion chinoise, dont le pays a de quoi être fier. Chiffres, d'ailleurs, que Didier Raoult a qualifiés d'exemplaires.

À l'inverse, la Suède aura probablement un nombre assez faible de morts non lié au Covid-19, lui permettant ainsi de relativiser ses mauvais chiffres liés aux morts du Covid-19. L'absence de confinement n'aura pas engendré un nombre important de morts par glissement ou d'autre nature. Bien entendu, les pays en bas du classement seront des pays comme la France, qui ont cumulé un nombre important de morts lié au Covid-19. Ainsi que, probablement, un nombre important à la suite du confinement. Même si nous devons reconnaître que l'existence d'un matelas social fort dans ce pays permettra d'atténuer les choses. Nous n'en dirons pas autant du Royaume-Uni, où la crise a frappé beaucoup plus durement les classes populaires. Ce pays cumulera alors un fort taux de morts lié au Covid-19, et probablement un fort taux de morts non lié au Covid-19.

Enfin, ceux en haut du classement seront les pays comme ceux d'Asie Orientale qui, finalement, vont enregistrer très peu de morts liés au Covid-19, du fait d'une excellente application de la méthode Raoult. Mais également un très faible nombre de morts non lié au Covid-19 du fait qu'ils n'ont pas confiné.

En conclusion, nous le voyons, une analyse simple de la mortalité liée au Covid-19 est insuffisante. Il faut avoir une analyse plus holistique, beaucoup plus globale. Seule cette analyse permet de comprendre la complexité de la problématique. Seule cette analyse nous permet de comprendre et de juger, finalement, quelles étaient les meilleures stratégies à mettre en place. Il en ressort clairement que de nombreux pays occidentaux n'ont pas choisi la meilleure.

Il est intéressant de conclure par les dangers induits par la judiciarisation du politique.

« Le choix a été fait de pénaliser le politique [...]. Mais pourquoi ce procès au pénal[2049], pourquoi a-t-il fallu un scandale, sa prise en charge par la presse ? Parce qu'il y a carence des instances politiques – et notamment du Parlement – devant lesquelles les politiques devraient être amenés à rendre compte des faits de mal-gouvernance. Nous avons choisi Rousseau contre Montesquieu, le jacobinisme, les décisions discrétionnaires, le double emploi, le cumul, les chasses gardées, les féodalités... C'est dans la culture politique de ce pays de n'avoir pas de débats contradictoires [...] d'où le scandale au lieu du débat, d'où la pénalisation faute d'un traitement politique.

Aujourd'hui domine la crainte que si l'on ne punit pas, l'on cache et l'on couvre. Mais on laisse le système institutionnel sans remède et sans

---

[2049] Paul Ricœur - Propos rapportés.

amendement. Tout ce qui est de l'ordre de l'omission du faire devrait être pensé politiquement et non pas pénalement. Je rêve d'une instance d'investigation, de débats contradictoires, quelque chose comme une cour civique, qui soit le règne de la publicité contre l'opacité, de la célérité contre l'atermoiement, de la prospective contre un passé qui ne veut pas passer. Quelque chose au-delà du politique et du pénal [...].

Dans nos investigations, il y aura toujours de l'inextricable. Dans le malheur, il y aura toujours de l'irréparable ».

Paul Ricœur, lors du procès de l'affaire du sang contaminé.

Cette épidémie mondiale a beaucoup ému l'ensemble de la planète, mais malheureusement, il ne s'agit pas de la première crise sanitaire qui provoque une mortalité importante. L'épidémie de grippe de 1968, partie de Hong Kong avant de se répandre dans le monde entier, a fait près d'un million de morts. Pourtant, elle reste méconnue et un peu oubliée de nos jours. Au moment de la rédaction de ce livre, le Covid-19 a provoqué la mort de plus de 500 000 personnes dans le monde entier[2050]. Toutefois, le rapport à la mort de nos sociétés a beaucoup évolué depuis des décennies. Les médias, et plus encore les réseaux sociaux, diffusent désormais en temps réel les décomptes des morts, les témoignages des proches des victimes. Nous sommes, d'une certaine manière, aujourd'hui beaucoup plus sensibles, voire traumatisés par la mort des personnes que ne l'étaient probablement les générations précédentes.

C'est sans doute ce traumatisme qui peut expliquer l'ampleur des réponses attendues par les citoyens de la part de leurs gouvernements respectifs. En France, de nombreuses procédures ont été émises à l'encontre du gouvernement[2051]. « Plus de 60 plaintes ont été déposées contre le gouvernement pour sa gestion de la crise[2052] ». Le 16 juin 2020 ont débuté des commissions d'enquête. Elles sont l'occasion, pour le Parlement français, d'examiner la gestion de crise du Covid-19 par le gouvernement français. Elles se pencheront notamment sur la problématique des masques, des tests, des Ehpad, etc. La pénurie de masques, de tests, les morts dans les Ehpad, autant de questions auxquelles le gouvernement devra répondre. Autant d'erreurs qui sont

---

[2050] Rédaction terminée fin juin 2020 mais prise en compte de quelques éléments de juillet jusqu'au jour de sa publication.

[2051] AFP, « Coronavirus : le gouvernement sous pression judiciaire », France, *Sud Ouest,* 28 mars 2020.

[2052] « Luc Chatel : « Nous sommes entrés dans la société de la judiciarisation extrême », France, *Le Point*, 16 mai 2020.

critiquées par de nombreuses personnes[2053]. De plus, tout porte à croire que le gouvernement français est le plus sévèrement critiqué, en Europe, par sa propre population. Emmanuel Macron, président de la République française, est ainsi sur le podium des plus « mal classés », puisque 42 % des Français ne sont pas satisfaits de son action. La gestion par le gouvernement dans son ensemble laisse 62 % de la population insatisfaite[2054].

La proposition du Sénat français, pour garantir une certaine amnistie aux élus, surtout locaux comme les maires, dans le cadre des décisions prises pour le plan de déconfinement, a fait grincer beaucoup de dents. Elle révèle alors ce débat, de plus en plus prégnant dans nos démocraties, de la responsabilité politique.

Cette question des morts évitables soulève des enjeux plus larges que ceux relevant de la crise sanitaire. En effet, elle révèle la tendance de nos sociétés à la judiciarisation de plus en plus poussée du politique et de la politique en général. Cette notion de responsabilité des élus est extrêmement importante pour notre démocratie. Pour beaucoup, il faut que ces personnes puissent être jugées pour les actes commis, comme n'importe quel citoyen le serait. D'autant plus que dans le cadre de leur responsabilité, ces élus sont amenés à prendre des décisions qui peuvent avoir un impact sur un large pan de la société. Dans cette crise, rendre des comptes à la population semble inévitable pour nombre de gouvernements du monde. Qu'en a-t-il été des décisions politiques durant cette crise ? Ont-elles été influencées par la peur d'une procédure judiciaire ? Et si oui, dans le bon ou le mauvais sens ? Luc Chatel estime que cette « judiciarisation de notre société » finit par être un risque pour notre démocratie[2055], car la peur d'être jugé, puni rétrospectivement, ne pousserait plus personne à assumer le rôle d'élu. À l'inverse, d'autres estiment que cette notion de responsabilité, civile, pénale, ou politique, est une dimension essentielle de la vie politique des élus. Selon Florian Bachelier, premier questeur à l'Assemblée nationale française, « être élu, oui, c'est assumer ses positions et donc aussi analyser les erreurs, les siennes avant celles des autres, non pas pour en faire des procès, mais pour corriger l'action[2056] ».

[2053] COMETTI L. et LE GAL T., « Coronavirus : Quatre questions auxquelles les commissions d'enquête devront répondre », France, *20 minutes*, 16 juin 2020.

[2054] AFP, « Gestion du Covid-19 : Emmanuel Macron sévèrement jugé », France, *Le Point*, 2 mai 2020.

[2055] UBERTALLI O., « Luc Chatel : « Nous sommes entrés dans la société de la judiciarisation extrême », France, *Le Point*, 16 mai 2020.

[2056] « Florian Bachelier – Non à la déchéance de responsabilités », France, *Le Point*, 14 mai 2020.

N'y a-t-il pas une sorte d'effet pervers dans cette volonté, légitime, de vouloir judiciariser le politique ? Nous pourrions imaginer que le confinement généralisé, strict et large, dont nous avons vu qu'il n'était pas la meilleure option ni la meilleure décision, aurait pu être choisi justement pour ces mauvaises raisons. Ne peut-on pas imaginer que les hommes politiques aient finalement décidé de mettre en place un confinement long tout simplement parce qu'ils avaient peur ? Parce qu'ils avaient peur que l'on puisse leur reprocher, par la suite, de ne pas l'avoir fait ? Car un raisonnement basique et simple aurait tendance à laisser penser que confinement = protection = sauver des vies. Ainsi, prendre cette décision de faire un confinement long était probablement aussi, pour les responsables politiques, un moyen de se protéger contre une action judiciaire future. Avouons que cela est tout de même paradoxal. Mais c'est sans doute dans ce paradoxe que se trouve toute la complexité de cette crise. Il est, à notre avis, absolument indéniable que la peur des politiques d'être jugés par la suite a joué un rôle indéniable lors de leurs prises de décisions.

Finalement, doit-on prendre des décisions populaires pour satisfaire l'opinion publique changeante, ou l'intérêt général et la sécurité et le bonheur de l'ensemble de la société ? Le risque est de voir la première option systématiquement privilégiée, pour garantir la stabilité et la carrière politique de quelques personnes. Mais ces décisions ont généralement un impact dans un temps court, alors que les autres s'inscrivent plutôt dans une temporalité plus longue. Évidemment, il est plus qu'essentiel de conserver cette notion de responsabilité politique, car elle demeure essentielle au bon fonctionnement de nos démocraties, mais, aussi choquant que cela puisse paraître, une certaine immunité politique peut aussi s'avérer bénéfique. Celle-ci peut être essentielle, face à certaines décisions, pour garantir une sérénité d'esprit et prendre les bonnes décisions, sans crainte perpétuelle d'un jugement dans le cadre d'une judiciarisation d'exception. Loin d'apporter une réponse à cette question, nous voulions simplement soulever la complexité de ce débat qui risque de se poser, une fois cette crise terminée.

****
**
**

AUDITION PARLEMENTAIRE
DE DIDIER RAOULT

À Paris, le 24 juin 2020

« Premièrement, pour essayer de situer les choses : la mortalité. C'est très compliqué de parler de la mortalité parce que, voyez sur le Charles de Gaulle, il y a zéro mort, ils sont jeunes, on les prend en charge relativement tôt. Sur le Diamond Creek – je crois que c'est son nom –, il y a eu 2 % de morts, ce sont des sujets plus âgés. Donc on voit qu'il y a une variation dans la gravité, dans la sévérité, qui dépend de la population qui est touchée. C'est difficile de faire des généralités. Il faut savoir quelles sont les populations et la manière dont on les a pris en charge. Globalement, si on regarde ce qui s'est passé en Europe, il y a eu un peu moins de 200 000 morts, maintenant que l'on peut évaluer. La mortalité par tranche d'âge est un élément important, qui doit amener à réfléchir sur les stratégies de prise en charge thérapeutique. 10 % des personnes décédées en Europe avaient moins de 65 ans, et donc, 90 % avaient plus, et 50 % avaient plus de 85 ans ».

« [Ce sont] les données, qui sont [...] moyennes, que l'on a, [elles] permettent [...] d'évaluer, si on fait mieux, si on fait moins bien que la moyenne [...]. Il y a une disparité, donc moi, je crois beaucoup aux données chiffrées brutes. Je me méfie de tout, Husserl appelait ça "les méthodes mathématiques sont les habits des idées[2057]", donc je me méfie beaucoup de la manière dont on enrobe et on manipule les chiffres, et à la fin, on n'y comprend plus rien. J'aime bien les données brutes, même si, bien sûr, on doit les tempérer, [...] je pense qu'il y aura un effort de transparence totale à demander aux uns et aux autres, sur la mortalité. Il y a des différences sur les régions françaises. Il y en a qui sont liées à des phénomènes qu'on comprend mal, qui sont des phénomènes écologiques, ce sont des maladies d'écosystème ».

« La raison pour laquelle, dans le Grand Est, ça a été plus sévère qu'ailleurs... il y a un certain nombre de raisons, peut-être les rassemblements religieux, peut-être les conditions... On comprend très

---

[2057] EDMUND HUSSERL : « Les méthodes mathématiques ne sont que les vêtements des idées », France, *Les Jeudis de l'IHU*, 13 février 2020.

mal l'épidémiologie des maladies infectieuses depuis très longtemps. Tous les gens qui vous diront que c'est simple sont inconscients ou ignorants de leur ignorance. Et tous les gens qui vous feront des modèles projectifs sur des maladies qu'on ne connaît pas encore sont des fous. C'est mon idée, en tout cas, ils n'ont jamais raison, on n'a pas d'expérience de gens qui prédisent l'évolution d'une maladie qu'on ne connaît pas ».

« Il y a un travail pour lequel on a fait une opération grossière, qui vient d'être disponible à Paris, sur simplement le Plaquenil. Si vous voulez, sur 4 500 personnes, on a comparé. [...] 600 personnes [...] ont reçu du Plaquenil, les autres n'en ont pas reçu. Il y a une différence de mortalité de 20 %, on a calculé que ça faisait 150 personnes. [Ce sont] les calculs de leurs données, tout le monde peut le voir, c'est disponible online, et parmi les auteurs, il y en a qui ont beaucoup critiqué, mais enfin, la vie est malicieuse, c'est comme ça ».

« Avant d'avoir la connaissance de ce qu'il se passe, il faut être pondéré dans les commentaires pour pas se faire rattraper par l'histoire. Il y a deux éléments qui me paraissent inquiétants sur cette question. La proportion des gens qui sont morts qui ont moins de 65 ans à Paris, sur les données que j'ai, est de 17 %. Je vous rappelle qu'en Europe, elle est de 10 %. Donc il s'est passé quelque chose, ici, sur la prise en charge. La mortalité dans les réanimations, dans ce travail, toujours, est de 43 %. Chez nous, elle est de 16 %. Ce sont les mêmes malades, ils sont tous en réanimation ».

« [...] Il faut regarder la mortalité brute par million d'habitants, ce qui est un point, donc ça, c'est un phénomène qui est relativement indépendant des tests, qui dépend de l'épidémiologie. Mais j'ai dit quelque chose que je profite pour vous répéter. La structure de la mortalité est témoin de la qualité des soins, c'est-à-dire que si vous avez, dans un même échantillon de 100 personnes, 9 % ou 8 % de morts de moins de 65 ans ou s'ils avaient le double, ça signifie qu'il s'est passé quelque chose dans la qualité de la prise en charge et du soin. Et ça, c'est indépendant de la fréquence, c'est indépendant des tests, [...] on a ces données ».

« À la fin de l'année, en Chine, si quelqu'un arrive à voir la différence avec 6 000 morts, il est fort. On ne verra pas la différence. Donc, il y a eu une surréaction de la Chine parce que la Chine avait été accusée, pendant longtemps à l'OMS, d'avoir caché le SRAS. [...] Donc la Chine a réagi à ça en construisant des hôpitaux, des centres de recherche absolument hallucinants, extraordinaires. Et là, à mon sens, elle a eu une communication excessive, du fait de ce premier épisode de SRAS pour lequel elle a été accusée de dissimuler les faits, si vous voulez, en lançant une alerte qui, tout bien analysée, a posteriori, est totalement disproportionnée par rapport à la population. Vous savez, Hubei, c'est la population de la France. Et le nombre de morts en Chine, c'est le nombre de morts dans l'Île-de-France. C'est ça, la réalité. Donc si vous voulez, l'alerte initiale est une alerte qui est entièrement disproportionnée ».

***
**
*

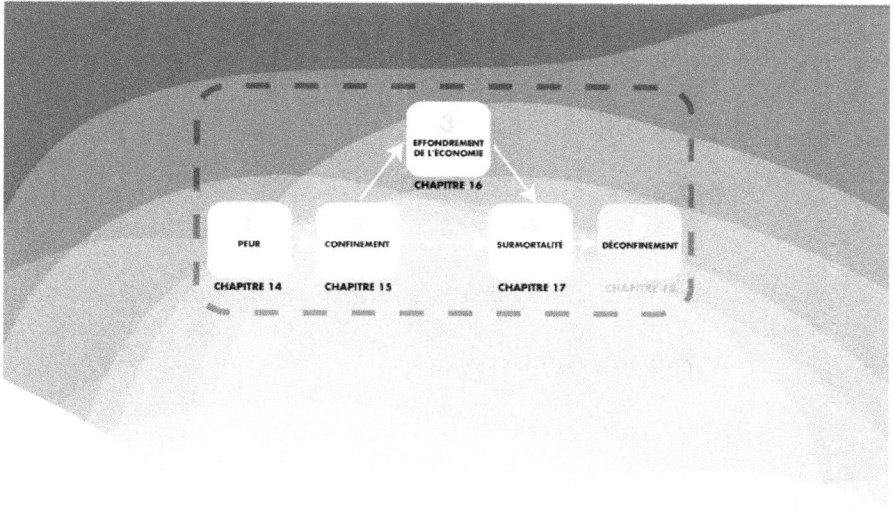

CHAPITRE 18

LA GESTION ANXIOGÈNE DU DÉCONFINEMENT

« Dans notre écosystème de pays tempéré, il n'y a pas de grippe pendant l'été [...]. C'est un cycle général, habituel, qui se reproduit assez souvent. Ça ne veut pas dire que chaque fois, il va se reproduire, mais pour cette maladie, dont on ne savait pas du tout comment elle se comporterait, on voit qu'elle se comporte comme ça ».

Didier Raoult

SYNTHÈSE DU CHAPITRE 18

Y aura-t-il une deuxième vague ? Que va-t-il se passer maintenant ?

Un virus saisonnier ? C'est ce que semble penser le professeur Didier Raoult.

L'analyse du professeur Raoult est pourtant immédiatement remise en question. Ses détracteurs expliquent, en particulier, que les courbes en cloche sont le fruit du confinement et non de la saisonnalité du virus.

***
**
*

1 - LE DÉCONFINEMENT FRANÇAIS EST ANXIOGÈNE ET LENT.

Les décisions prises concernant le déconfinement en France ne semblent pas en adéquation avec l'analyse de la saisonnalité du virus, et accentuent la peur.

Un autre discours, plus optimiste, était possible.

Le déconfinement lent a aggravé la situation économique déjà fragile.

***
**
*

2 - LE DÉCONFINEMENT FRANÇAIS SE FAIT AVEC UNE MISE EN PLACE ENCORE PARTIELLE DE LA MÉTHODE RAOULT.

Pour son déconfinement, la France applique enfin la méthode Raoult sur ses trois premières étapes, mais refuse toujours de mettre en place la quatrième : TRAITER.

De plus, la manière de tester reste discutable.

***
**
*

Finalement, le virus pourrait être saisonnier, ce qui pousse à s'interroger sur le déconfinement tel qu'il a été mené.

Mais n'était-il pas normal que l'on doute ? Probablement oui, et c'est même plutôt sain.

***

**

*

N. B. : nous écrivons ce chapitre en juin 2020, en plein déconfinement et il nous est donc impossible de prédire toutes les mesures de déconfinement qui seront prises à l'avenir. Nous avons fait un focus sur la France.

DÉFINITIONS

Déconfinement : « sortie d'une période de confinement (quand on reste dans un espace restreint), ce qui implique des mesures ou des stratégies de l'État[2058] ».

Seconde vague : nouvelle période de contaminations, qui pourrait arriver avant la saison suivante.

N.B. : par extension, on parle également de seconde vague ou de nouvelle vague, même quand cela arrive pendant la ou les périodes saisonniers suivantes. Mais il ne semble pas ue Didier Raoult l'ait entendu de cette manière

Saisonnalité : caractère saisonnier d'un virus. Le virus réapparaît toujours sur la même période de l'année, et disparaît le reste du temps.

***
**
*

[2058] GALLET L., « Coronavirus : le gouvernement envisage un « déconfinement régionalisé » et progressif », *Le Parisien*, 1er avril 2020 .

Y aura-t-il une deuxième vague ? Que va-t-il se passer maintenant ?

Alors que le déconfinement est effectif depuis déjà plus d'un mois, le climat général reste inchangé. Dans la rue, les gens tentent de se tenir à distance les uns des autres. Dans les métros, les bus, la moitié des sièges restent vides, quand cela est possible. Sur toutes les lèvres, dans tous les cafés qui rouvrent leurs terrasses, dans tous les trains, sur toutes les places, un seul sujet : le coronavirus. Une crainte demeure : la « seconde vague ». Celle-ci, annoncée depuis des semaines, ne quitte pas les esprits. Il faut faire attention, ne pas se réjouir trop vite, et surtout, respecter les gestes barrières. La distanciation physique ou encore le masque, sont devenus notre quotidien. On se lave les mains, on se désinfecte en espérant que ça suffise à éviter la maladie. On se tient bien, on fait des efforts, on ne va pas trop rendre visite aux personnes âgées, on ne fait plus la bise. Et on attend, patiemment, de savoir si le virus va revenir.

Mike Ryan, le responsable des urgences à l'OMS, rappelle, le 13 mai 2020, que le virus pourrait ne jamais disparaître. Bien que le nombre de cas diminue dans de nombreux pays, il reste important et augmente dans d'autres, notamment en Amérique du Sud, en Asie du Sud ou en Afrique[2059]. Ainsi, le déconfinement que tous attendaient devient une source de danger. Se pourrait-il que l'on aille trop vite ? L'OMS maintient sa position, en prévenant du danger futur[2060]. Il ne faut donc pas se réjouir trop vite, mais plutôt poursuivre les efforts. Les pays qui voudraient déconfiner trop vite, ou trop tôt, pourraient être punis d'un retour du virus, conduisant possiblement à un deuxième confinement. Personne ne saurait dire quand, ni où, mais la deuxième vague reste suspendue au-dessus de nos têtes, telle une épée de Damoclès. Le virus pourrait revenir à l'automne, ou à l'hiver, avec la saison des grippes.

Même en haut des montagnes du Vercors[2061], dans les refuges où se croisent les randonneurs retrouvant enfin la nature, le sujet ne peut être manqué. Tout en profitant de cette liberté insouciante que procure l'air frais, qui a manqué à tant de personnes, il faut se le rappeler : ce que l'on fait là n'est pas bon. Nous mangeons à la même table, nous dormons dans la même pièce, nous ne nous connaissons pas, et les blagues fusent alors : « On rigolera moins quand nous serons les responsables du retour du virus

---

[2059] WAGNER D., « Covid-19 : L'OMS met de nouveau en garde contre le risque d'une 2e vague », *Investing*, 28 mai 2020.
[2060] COFFRINI F., « L'OMS avertit qu'une deuxième vague est possible sans mesures pour s'en protéger », France, *CNEWS,* 26 mai 2020.
[2061] Interview réalisée par Guy Courtois, la personne a souhaité conserver l'anonymat, France, avril 2020.

dans le Vercors ! » ou encore « Ce n'est pas très sérieux tout ça, mets donc ton masque ».

Un virus saisonnier ? C'est ce que semble penser le professeur Didier Raoult.

Le 28 avril 2020, le Pr Didier Raoult, qui exerce à l'Institut hospitalo-universitaire (IHU) de Marseille, déclare : «Nous, on suit depuis très longtemps les gens qui font un pèlerinage à la Mecque et reviennent à Marseille, ils ont eu la grippe, mais il n'y a pas de cas secondaire, elle n'est pas transmissible ici, on ne sait pas pourquoi, ce n'est ni la chaleur parce qu'il y en a en Afrique, ni l'humidité parce qu'il y en a en Afrique... Ce sont des phénomènes d'écosystème. Dans notre écosystème de pays tempéré, il n'y a pas de grippe pendant l'été, en tout cas pas de grippe ordinaire. En revanche, il y a eu la grippe espagnole, la grippe H1N1, la grippe de Hong Kong qui se sont développées pendant l'été. C'est un cycle général, habituel, qui se reproduit assez souvent. Ça ne veut pas dire que chaque fois, il va se reproduire, mais pour cette maladie, dont on ne savait pas du tout comment elle se comporterait, on voit qu'elle se comporte comme ça[2062] ». Ainsi, il affirme que le nouveau coronavirus, apparu en Chine, est saisonnier, qu'il disparaîtra avec l'été, et pourrait revenir à l'hiver. Il illustre aussi cette affirmation, le 28 avril 2020, à l'aide de ce qu'il appelle « les courbes en cloche[2063] ».

Selon les prédictions de l'époque, dont elles sont l'illustration, le virus est amené à disparaître, en mai ou juin, dans un certain nombre de pays.

[2062] RAOULT D., « Point sur l'épidémie : risque-t-on vraiment une deuxième vague ? », France, *IHU Méditerranée Infection YouTube*, 28 avril 2020.
[2063] Ibid.

COURBES EN CLOCHE
Nombre de nouvelles contaminations

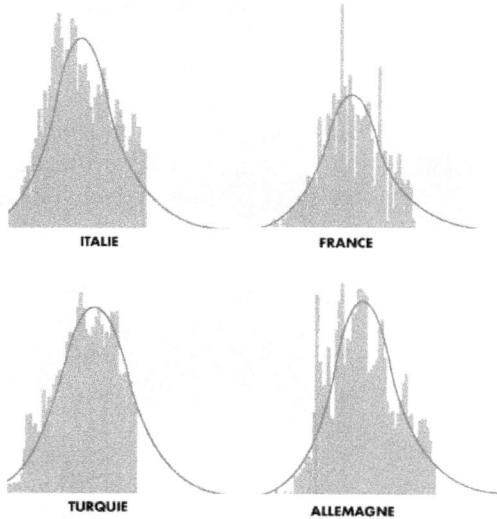

Source : DDI - Data-Driven Innovation

Pour donner suite à cette première affirmation, l'infectiologue reprend plusieurs fois cette même idée. Le 5 mai 2020, il dit alors : « Comme vous voyez, ça, c'est le nombre de cas hebdomadaires que nous, nous voyons ici à Marseille, qui a cette forme cloche très typique, mais qu'on a tous les ans avec la grippe, le virus respiratoire syncytial [qui provoque l'apparition d'un syncytium : "masse de cytoplasme limitée par une membrane, comportant plusieurs noyaux, et obtenue par fusion de plusieurs cellules[2064]]. Et donc, on pouvait toujours imaginer que cette maladie allait se comporter différemment mais en réalité, elle se comporte comme toutes les autres[2065] ».

Le 19 mai il ajoute : « Donc [l'épidémie] est en train de disparaître au milieu du printemps, comme c'était une possibilité non négligeable, que

---

[2064] *Le Larousse.*
[2065] RAOULT D., « Où en est le débat sur l'Hydroxychloroquine ? », France, *IHU Méditerranée Infection,* 5 mai 2020.

ça arrive[2066] ». Ses propos sont également appuyés par le professeur Jean-François Toussaint, qui explique, le 28 avril 2020, que « c'est entre 20 et 55 degrés que se concentre 90 % de la mortalité alors que l'ensemble du continent africain ne comptabilise que 1 490 décès pour 32 430 cas, ce 28 avril. L'hypothèse de la saisonnalité est donc à envisager[2067] ».

La saisonnalité du virus, annoncée par le professeur, permet de relativiser les conséquences du développement de cette maladie. Il implique également de réfléchir aux mesures qui ont été prises par les autorités publiques et sanitaires.

L'analyse du professeur Raoult est pourtant immédiatement remise en question. Ses détracteurs expliquent, en particulier, que les courbes en cloche sont le fruit du confinement et non de la saisonnalité du virus.

Les analyses de Didier Raoult s'appuient principalement sur des graphiques produits par des chercheurs de Singapour, les « courbes en cloche », comme il le répète à de nombreuses reprises. Beaucoup, notamment des médias, estiment que ces courbes sont la directe résultante du confinement. En effet, elles seraient provoquées par l'absence de contact entre les individus, ce qui permettrait donc de réduire significativement le taux de contamination et, avec celui-ci, le nombre de décès dus à la maladie. Ainsi, « cinq chercheurs travaillant pour le laboratoire EPIcx de l'Inserm ont justement cherché à évaluer les effets des différentes mesures de distanciation sociale [...]. Il ressort de leur étude, publiée le 14 mars, que la fermeture des écoles associée au télétravail pour 25 % des adultes pourrait entraîner une baisse de 40 % du pic épidémique, c'est-à-dire du nombre maximum de nouveaux cas quotidiens[2068] ».

Le débat sur un retour possible de la maladie est parasité, en mai 2020, par l'annonce d'un retour de la maladie en Chine. De nouveaux cas sont déclarés, les confinements semblent reprendre… C'est, pour beaucoup, un signe que la maladie ne partira jamais, du moins, pas sans vaccin. Il est évident que « le moindre soupçon de résurgence de la maladie incite à un

---

[2066] RAOULT D., « Comparaison des courbes épidémiques selon villes et pays », France, *IHU Méditerranée Infection*, 19 mai 2020.
[2067] AMSELEM J., « Coronavirus : et s'il n'y avait pas de deuxième vague ? », France, *Le Point,* 28 avril 2020.
[2068] BERROD N., « Coronavirus : comment le confinement permet d'aplanir la courbe de nouveaux cas », France, *Le Parisien*, 21 mars 2020.

retour à un verrouillage strict des déplacements de la population[2069] ». Face à l'ampleur de la maladie, aucun risque n'est pris. La Chine réagit rapidement face aux moindres doutes. C'est pourquoi, en mai, « les trains et bus ont de nouveau été mis à l'arrêt, les écoles fermées et des dizaines de milliers de personnes sont de retour en quarantaine[2070] » dans le pays.

La peur qui demeure tient aussi au fait que de nombreux pays sont toujours très touchés par le virus. Le nombre de cas ne cesse d'augmenter, notamment aux États-Unis et au Brésil, qui sont des pays dans lesquels la situation reste très délicate courant juin. Le Brésil « comptait, au mercredi 10 juin, plus de 772 000 cas positifs, près de 40 000 décès. Avec une moyenne dépassant les 1 000 victimes par jour, il est devenu [...], le premier pays au monde en termes de mortalité quotidienne et devrait dépasser [...] le Royaume-Uni en nombre de décès cumulés (41 128 morts), devenant ainsi officiellement, derrière les États-Unis, le deuxième pays le plus touché au monde par le Covid-19[2071] ». Le virus n'a donc pas disparu de la planète. Toujours présent, il continue de tuer, de contaminer et d'effrayer.

Voilà autant de raisons de douter de ce qu'affirme Didier Raoult. Comment le croire ? Comment ne pas continuer à avoir peur ?

***
**
*

[2069] ZHIFAN Liu., « Covid-19 : après de nouvelles contaminations, la Chine reconfine », France, *Libération*, 20 mai 2020.
[2070] La rédaction de LCI, « Chine : 108 millions de personnes de nouveau confinées dans le nord-est du pays », France, *LCI*, 18 mai 2020.
[2071] MEYERFELD B., « Le Brésil rétablit la publication des statistiques sur l'épidémie, qui continue sa mortifère progression », France, *Le Monde,* 11 juin 2020.

1 - LE DÉCONFINEMENT FRANÇAIS EST ANXIOGÈNE ET LENT.

Les décisions prises concernant le déconfinement en France ne semblent pas en adéquation avec l'analyse de la saisonnalité du virus, et accentuent la peur.

Depuis que le 16 mars 2020, Emmanuel Macron, président de la République française, a déclaré que « nous sommes en guerre[2072] » contre le virus, l'angoisse n'a cessé de grandir. Le déconfinement et la manière dont il a été mené n'ont pas permis de calmer cette peur au sein de la population, bien au contraire. Durant le confinement, les bilans quotidiens, concernant le nombre de cas, le nombre de décès ou encore le nombre de lits occupés, n'ont fait qu'aggraver la psychose autour de la pandémie. Après avoir passé deux mois confinée, la population a cru retrouver sa liberté et un peu de répit, avec le déconfinement. Il en a été tout autrement.

La peur de la seconde vague s'est imposée et a été alimentée, encourageant la population à bien se conduire, à maintenir les mesures de distanciation physique, notamment. En France, le 11 mai, les restaurants, bars et hôtels … sont tous restés fermés, alors que c'était la date officielle de la fin du confinement. Personne ne savait vraiment ce qu'il était bon ou pas de faire. Dans le doute, beaucoup sont restés enfermés. Le 5 mai 2020, le magazine *Le Point* titrait « Pour Macron, il est trop tôt pour dire si on pourra avoir des vacances ». Ainsi, les Français étaient plus ou moins libres de se déplacer, selon leur lieu d'habitation. Mais dans quel but ? Jusqu'à quand ?

Une chose est sûre, ils étaient relativement libres, mais dans la peur. Les discours anxiogènes n'ont cessé de s'accumuler. Le 20 mai 2020, Andrea Ammon, la directrice du Centre européen de prévention et de contrôle des maladies, déclarait dans *The Guardian*[2073] que « le virus est autour de nous, circulant beaucoup plus qu'en janvier et février[2074] », attisant, une fois de plus, la crainte et l'angoisse. Dans chaque nouveau cas, on voit le symbole d'une résurgence de l'épidémie. Le déconfinement

---

[2072] MACRON E., « Adresse aux Français du président de la République Emmanuel Macron », France, 16 mars 2020.
[2073] BOFFEY D., « L'Europe devrait se préparer à une deuxième vague, déclare le chef du coronavirus de l'UE », Belgique, *The Guardian,* 20 mai 2020.
[2074] AFP, « Coronavirus : l'Europe connaîtra une deuxième vague épidémique », France, *Le Point,* 21 mai 2020.

a été annoncé plusieurs fois, sous conditions[2075], selon les chiffres. Puis, il y a eu, en France, la date fatidique du 2 juin, que tous attendaient : les Français s'étaient-ils bien comportés ? Pouvait-on continuer à vivre, ou allait-il falloir se reconfiner ? La peur est maintenue par ce discours anxiogène, sur la non-disparition du virus et sur l'absence de traitement efficace, en particulier de vaccin. Ce discours n'a fait que créer de la peur. Cette dernière se traduit alors par un maintien de la distanciation physique, qui a aussi un impact moral et psychologique important.

En France, comme dans d'autres pays où le déconfinement est lent et anxiogène, la peur conduit à l'isolement. Ainsi, de nombreux parents décident de retirer leurs enfants des colonies de vacances ou des accueils collectifs de mineurs pour l'été 2020. Les grands-parents se tiennent à l'écart de leur famille. Des étudiants n'osent pas rentrer chez leurs parents, de peur de les contaminer, bien qu'il soit compliqué de rester dans leur appartement, souvent exigu. La situation est la même dans les Ehpad. La peur modifie les comportements. Par exemple, beaucoup refusent de revoir des amis, de sortir sans masque, de serrer la main ou de faire la bise.

Nous sommes donc face à une population libre de ses mouvements, mais dont les membres conservent la volonté de rentrer chez eux pour se protéger des autres, de leurs contacts, qui pourraient s'avérer mauvais pour leur santé. La situation est compliquée, la peur est réelle et néfaste sur de nombreux points, notamment pour l'intégrité physique et psychologique des personnes, ainsi que pour l'économie des pays. La peur n'est que le résultat direct des discours qui n'ont jamais été rassurants. Une absence de confiance dans les pouvoirs publics et sanitaires conduit tout le monde à se méfier des annonces, et à continuer à craindre pour sa santé. Il aurait fallu une réelle volonté d'ouverture, et non pas, comme on a pu le sentir, une sorte de cadeau accordé au pays. En effet, le déconfinement et la possibilité de déplacement ont semblé être offerts aux Français, et non pas pensés comme logiques face à un virus qui disparaissait petit à petit.

Un autre discours, plus optimiste, était possible.

Par exemple, en Allemagne, le déconfinement a commencé les 2 et 3 mai, aux bords de la mer Baltique. Les restaurants ont rouvert dès le 9 mai, en respectant certaines conditions, comme la mise en place d'une distance de

---

[2075] BEAUMONT O., MEREO F. et MARI E., « Olivier Véran : "La date de levée du confinement pourrait être remise en question " », France, *Le Parisien,* 2 mai 2020.

sécurité entre les tables[2076]. La reprise de l'économie a été bien plus rapide, donnant au déconfinement des allures de réelle reprise du cours de la vie. Ce discours optimiste et ces politiques visant à reprendre le cours normal de la vie, à la fois parce que la maladie disparaît progressivement et parce que l'économie le nécessite, sont essentiels aujourd'hui. Les discours anxiogènes ont desservi, en créant de l'angoisse. Ils ont poussé à un déconfinement qui n'a pas été efficace, dans de nombreux pays, pour relancer l'économie.

C'est cet optimisme qui a poussé plusieurs pays vers un déconfinement rapide. Ainsi, le 14 avril au matin, les petits commerces d'Autriche ouvraient leurs portes. Le reste des magasins ne suivra que le 4 mai 2020 et enfin, l'opéra de Vienne a de nouveau accueilli le public à partir du 8 juin 2020[2077]. Depuis le 14 avril 2020, l'idée d'une seconde vague semble complètement oubliée en Autriche. La vie reprend son cours, rapidement. Les lieux de culture rouvrent déjà, symboles d'un déconfinement réussi. La maladie est peu à peu oubliée, les gens se remettent à fréquenter leurs lieux de vie habituels, pouvant ainsi laisser, petit à petit, la peur d'un retour de la maladie s'évaporer.

Pour éviter de créer cette peur, qui domine encore les rapports dans de nombreux pays lors du déconfinement, le discours aurait dû être bien moins anxiogène. Par exemple, en Suisse, un discours très positif a été véhiculé au sein de la population, le pays a donc réouvert rapidement, les gens sont ressortis bien plus vite qu'en France. Le confinement n'y avait pas été très dur, mais le déconfinement a été mené dans une énergie rassurante, qui a permis de réellement déconfiner la population, plutôt que de la laisser dans un entre-deux : dehors, mais angoissée.

Le déconfinement lent a aggravé la situation économique déjà fragile.

Ainsi, le déconfinement n'a pas été aussi efficace et bénéfique qu'on aurait pu l'espérer en France. En effet, l'économie, déjà fragile, a été particulièrement touchée par la crise sanitaire. De plus, le déconfinement ne lui a pas permis de redémarrer aussi vite qu'il l'aurait fallu. Mais ce problème n'est pas spécifique à la France et s'est retrouvé dans plusieurs pays. Le déconfinement a été très lent dans certains pays.

En France, le déconfinement a – nous l'avons vu – été long, lent et laborieux. Loin de permettre une reprise des activités, il rend la situation

---

[2076] « Allemagne : un déconfinement plus rapide que prévu ? », France, *FranceInfo,* 6 mai 2020.

[2077] AFP, « Coronavirus : quels pays amorcent le déconfinement ? », France, *TV5MONDE,* 16 juin 2020.

encore plus précaire pour de nombreuses entreprises. Les mesures de distanciation physique obligent certains magasins à ne pas faire appel à tout leur personnel, puisque l'espace ne le permet pas. La régulation de la circulation des personnes dans les boutiques entraîne également une perte de clients. Il a été compliqué, pour les magasins notamment, de voir réapparaître des clients qui sont, à la mi-juin, toujours rares en France.

L'économie est particulièrement affaiblie, également, par le retard de l'ouverture des restaurants, des bars, ou encore des hôtels, ainsi que des lieux de culture tels que les musées, les cinémas, les bibliothèques… La fermeture de ces lieux implique le maintien d'une partie non négligeable de la population au chômage partiel, sans compter les nombreux CDD (contrats à durée déterminée) qui ne seront pas renouvelés, ou encore les contrats saisonniers qui ne seront probablement pas signés cet été[2078]. La situation économique, très délicate avec le confinement, ne semble donc pas se rétablir avec ce type de déconfinement. Pire, nous pouvons affirmer qu'un tel déconfinement n'a fait qu'affaiblir un peu plus l'économie. Ce sont des millions d'entreprises qui en paieront les conséquences avec un chômage sur le long terme.

Au Maroc, alors que le pays ne recense officiellement que « 8 455 contaminations et 210 décès[2079] », le confinement reste en vigueur en juin 2020. Particulièrement dans la zone qui englobe « la capitale Rabat, le cœur économique du pays Casablanca, la principale destination touristique Marrakech ou le grand port de Tanger[2080] ». Ainsi, le déconfinement, qui n'est effectif que dans les petites et moyennes villes, ne permet pas de redresser l'économie. Le tourisme contribue à 7 % du PIB du pays, déclare le 27 février 2020[2081] Nadia Fettah Alaoui, ministre du Tourisme, de l'Artisanat, du Transport aérien et de l'Économie sociale. En ne déconfinant pas Marrakech, il apparaît alors que le pays se place dans une situation économique délicate, se privant d'une grande partie de ses revenus liés au tourisme, alors que les vacances d'été approchent. Puisque le déconfinement n'a pas été opéré rapidement et efficacement, « on ne sait [d'ailleurs] toujours pas quand le véritable déconfinement

---

[2078] MADELINE B., « Coronavirus : pour les saisonniers, " le manque de visibilité est terrible" », France, *Le Monde,* 12 mai 2020.

[2079] « Le Maroc entame un très prudent déconfinement », France, *Le Point Afrique,* 12 juin 2020.

[2080] Ibid.

[2081] « Nadia Fettah Alaoui : Le tourisme contribue de 7 % au PIB national », *Challenge,* 28 février 2020.

aura lieu[2082] », l'économie pourrait ne jamais s'en remettre, ou alors difficilement et non sans conséquences durables.

Nous le voyons, avec ces deux exemples, un déconfinement lent ne fait qu'affaiblir un peu plus l'économie, contrariant les espoirs qu'il avait pu créer. Pour éviter une telle situation, il aurait, fallu que le déconfinement soit réel, c'est-à-dire que l'ouverture du pays soit effective dès l'annonce d'une remise en route de l'économie. Sachant que le virus disparaît, il aurait fallu rouvrir toutes les industries et les entreprises, que chacun puisse retourner au travail et que la consommation soit relancée. Pour ce faire, un déconfinement rapide et rassurant aurait été nécessaire.

***
**
*

2 - LE DÉCONFINEMENT FRANÇAIS SE FAIT AVEC UNE MISE EN PLACE ENCORE PARTIELLE DE LA MÉTHODE RAOULT.

Pour son déconfinement, la France applique enfin la méthode Raoult sur ses trois premières étapes, mais refuse toujours de mettre en place la quatrième : TRAITER.

En France, le plan de déconfinement a été annoncé le 28 avril 2020 par Édouard Philippe, le Premier ministre français[2083]. Ce plan prévoit la protection, avec un accent mis sur le port du masque, les tests, puisque Édouard Philippe précise « qu'à chaque nouveau cas correspondra, en moyenne, le dépistage d'au moins 20 à 25 personnes l'ayant croisé dans les jours précédents ». Outre la protection et des tests, l'isolement est mis en valeur, avec un maintien des distanciations physiques, notamment, et la mise en place de l'application StopCovid[2084].

Le grand absent de ce plan, c'est le traitement. C'est ce que dénonce Martine Wonner, lorsque le même jour, elle vote contre le plan de déconfinement. C'est la seule députée de La République En Marche à s'opposer à ce plan. Elle s'explique dans un communiqué, où elle dit regretter « l'absence d'une quelconque stratégie thérapeutique [...] visant

---

[2082] DELEPHINE G. et AZALBERT X., « Le confinement, tout ce que l'on ne vous a pas dit : aberration humaine, sanitaire, économique », France, *FranceSoir,* 10 juin 2020.

[2083] « Annonces d'Édouard Philippe : déconfinement par département, tests massifs et déplacements limités », France, *Le Monde,* 28 avril 2020.

[2084] BIENVAULT P. & al., « Plan de déconfinement, les principales mesures », France, *La Croix,* 28 avril 2020.

à soigner précocement les personnes testées Covid+[2085] ». Elle se positionne depuis le début de la crise pour le traitement, notamment pour le recours à l'hydroxychloroquine[2086] et, nous l'avons déjà vu précédemment, elle lutte pour le rétablissement de la liberté de prescription qui a été retirée aux médecins[2087]. Il est essentiel, selon elle, mais également selon Didier Raoult, de traiter les patients, de les traiter tôt afin de lutter contre la diffusion de la maladie[2088]. Ce point semble essentiel pour réussir le déconfinement, mais n'a pas été mis en place en France, où les traitements, en juin 2020, ne sont toujours pas fournis aux patients atteints du Covid-19. Cette étape cruciale, l'étape 4-TRAITER de la méthode Raoult, a donc été négligée par les autorités politiques et sanitaires françaises, avec, nous y reviendrons dans un prochain chapitre, des conséquences sanitaires importantes qui auraient pu être évitées.

Il nous semble tout de même légitime de nous interroger sur les raisons qui ont poussé le gouvernement français à une telle obstination. À refuser un traitement dont l'étude, réalisée par l'association *Laissons les médecins prescrire*, souligne l'efficacité. Mais ces raisons, nous les connaissons et nous les avons vues aux chapitres 7 à 13 de ce livre : guerres d'ego avec Didier Raoult, rôle des lobbies et de l'OMS, orthodoxie méthodologiste…

De plus, la manière de tester reste discutable.

D'après Catherine Hill, épidémiologiste[2089], en ne testant que « les cas les plus probables », la France n'a pas largement testé sa population, contrairement à la Corée du Sud, par exemple. Le problème, selon elle, repose sur le fait que « la moitié des contaminations proviennent d'un contact direct avec une personne asymptomatique[2090] », alors « la moitié des personnes infectées par le Covid-19 » sont précisément asymptomatiques. Ainsi, ne tester qu'en cas de symptômes ne permet pas, en réalité, de limiter la propagation du virus. Il manque donc un traitement, mais pas seulement. Les tests sont effectivement mis en place, mais au début du déconfinement. Au mois de mai, ils sont largement insuffisants pour prévenir une nouvelle contamination à grande échelle.

[2085] RASO A., « L'Alsacienne Martine Wonner, seule députée LREM à avoir voté contre le plan de déconfinement », France, *France Bleu Alsace,* 29 avril 2020.

[2086] AFP, « Après son vote contre le plan de déconfinement, Martine Wonner convoquée », France, *Le Point,* 29 avril 2020.

[2087] Cf. Chapitre 4 *(Traiter et laisser prescrire).*

[2088] Ibid.

[2089] WOESSNER G., "Tests : les trois erreurs du gouvernement", France, *Le Point,* 16 mai 2020.

[2090] Ibid.

Mais « on ne peut évidemment pas réaliser 67 millions de tests par semaine[2091] » ; Catherine Hill propose donc plusieurs solutions utilisées à l'étranger, notamment la vérification des « eaux usées[2092] » : si le virus ne se trouve pas « dans les égouts à la sortie d'une petite ville, c'est probablement qu'aucun habitant n'est positif[2093] ». Une autre possibilité est « de faire des tests groupés : on prélève des échantillons. Par exemple, chez 20 personnes, on divise chaque prélèvement en deux, et ensuite, on rassemble les prélèvements n° 1 de chaque personne dans un seul tube et c'est dans ce tube que l'on recherche le virus. Si le résultat est négatif, chacune des 20 personnes est présumée négative ; si le résultat est positif, on peut tester un par un les échantillons n° 2[2094] », ce qui réduit le nombre de tests nécessaires.

Avec le déconfinement, la nécessité de tester est évidente, mais les méthodes sont évolutives, afin de gagner du temps et de l'argent, pour tester en masse la population. C'est ce qu'a fait la Chine, qui a testé massivement après son confinement[2095]. Un rebond épidémique est observable par endroits dans le pays. Plus particulièrement, des cas ont été observés dans le plus gros marché alimentaire d'Asie, dans le sud de Pékin. À la suite de la détection de quelques cas, les 8 000 vendeurs ont été dépistés, ainsi que l'entièreté du quartier, c'est-à-dire environ 50 000 personnes. Lorsqu'un cas est détecté, la personne est mise en isolement et les personnes se trouvant dans un périmètre proche d'elle sont immédiatement dépistées. Afin d'éviter un rebond dramatique de l'épidémie, la Chine teste et isole donc massivement.

***
**
*

[2091] Ibid.

[2092] Ibid.

[2093] Ibid.

[2094] Ibid.

[2095] ANDRÉ D., correspondante en Chine, Interview réalisée par Guy Courtois, Beijing, Chine, juin 2020.

Finalement, le virus pourrait être saisonnier, ce qui pousse à s'interroger sur le déconfinement tel qu'il a été mené.

Ces courbes « en cloche[2096] » sont une illustration de la diminution, puis de la disparition du virus au sein de la population. Le laboratoire de gestion des données (SUTD) de l'Institut de technologie et de conception de Singapour est à l'origine de ces graphiques, qui montrent que de nombreux pays observent la fin de l'épidémie courant mai-juin. On peut toutefois remettre cette analyse en question, notamment en ce qui concerne les États-Unis, puisque l'épidémie y progresse encore fin juin 2020. Mais, il s'agit d'un pays-continent, il est donc difficile d'y voir un écosystème global et commun à l'ensemble du pays. On retrouve la même situation dans tous les grands pays comme la Russie, le Brésil, la Chine et l'Inde. Cependant, dans d'autres pays, en Europe par exemple, de telles courbes en cloche ont été observées. La présence du virus a diminué, et aujourd'hui, on n'enregistre presque plus de nouveaux cas, hormis quelques résurgences de petits foyers sous contrôle.

Pour conclure, en observant ces courbes et en analysant le discours du Pr Didier Raoult, il apparaît qu'il était prédictible – mais pas certain, il faut le reconnaître – que la situation allait s'arranger, que le nombre de cas allait diminuer. Autrement dit, un discours dramatisant et suscitant la peur au moment du déconfinement n'était donc pas utile, ni même recommandable, dans la plupart des cas. Un déconfinement efficace aurait pu être mis en place, et de nombreuses erreurs auraient pu être évitées si les politiques s'étaient fiés à ce type de discours. Mais il y a eu une gestion anxiogène du déconfinement dans de nombreux pays, en particulier la France, où nous pouvons dire qu'il a été mal initié et mis en œuvre de manière erronée, surtout au regard de ce qu'on connaissait d'un point de vue médical sur le sujet. Pourquoi avoir refusé de mettre en place l'étape 4-TRAITER de la méthode Raoult ? Pourquoi s'être privé d'un moyen qui aurait permis de réduire la peur ?

Si la France avait appliqué, pendant le déconfinement, la méthode Raoult sur l'ensemble de ses quatre étapes – 1-PROTÉGER, 2-TESTER, 3-ISOLER les malades, 4-TRAITER –, si la France et de nombreux autres pays avaient suivi l'optimisme du Pr Raoult, la situation aurait probablement été bien différente.

[2096] LUO J., « Predictive Monitoring of Covid-19 », Singapour, *Data-Driven Innovation Lab Singapore University of Technology and Design,* 14 mai 2020.

Le long discours télévisé de déconfinement était un exercice de style peu aisé. Et même plutôt réussi selon beaucoup. Mais il faisait l'impasse à nouveau sur des choses essentielles : TESTER massivement, mais surtout TRAITER. Par dogmatisme, par difficulté d'accepter les erreurs passées ? De par l'influence des membres tous liés à REACTing-Inserm ? Qui sait ? C'est bien dommage.

Ainsi, nous le voyons, il a manqué à la France, mais aussi à plusieurs autres pays, une vision stratégique simple, claire et optimiste. Il la fallait simple et facile à expliquer, tant à l'ensemble des membres de l'appareil exécutif, qu'aux acteurs en charge de la lutte contre le Covid-19 dans tous les secteurs d'activité, qu'à la population. Or, avoir une vision stratégique simple et claire semble indispensable pour plusieurs raisons. Parmi ces nombreuses raisons, nous pouvons en citer trois à titre d'illustration.

La première est de bien faire comprendre à la population l'importance des consignes qu'on lui demande de suivre. Car comment faire suivre des consignes à une population si elle n'a pas conscience de l'importance de celles-ci ? Comment lui faire porter un masque si elle n'en voit pas l'intérêt ? Comment lui demander de respecter les gestes barrières si elle n'en voit pas l'intérêt ? Il est possible de lui demander tout cela si l'ensemble de ces demandes s'inclut dans une stratégie globale, simple et facile à comprendre. C'est grâce à ce type de stratégie que l'on maximise le taux d'adhésion aux consignes et, par conséquent, à la stratégie mise en place. Nous pensons sincèrement que cela a manqué à la France.

La deuxième, avoir une vision stratégique clairement énoncée, semble indispensable pour faire face aux éventuelles difficultés qui pourraient se présenter. Sachant que l'été arrive, il est souvent synonyme de canicule. Or, qui dit « canicule » dit « risque de surmortalité », comme nous l'avons vu au chapitre 17 *(Une surmortalité évitable ?)*. Une canicule exige de recourir à la climatisation, ou encore, d'aller dans des zones où il fait plus frais. Mais cela peut être contradictoire avec les exigences liées à la protection contre le Covid-19. Il semble difficile de porter un masque lorsqu'il fait très chaud. Il semble difficile d'éviter la diffusion du virus au sein d'un lieu fermé avec l'air conditionné. Ce simple exemple illustre la nécessité d'avoir les idées claires pour pouvoir faire face aux éventuelles difficultés qui pourront se poser.

Troisièmement, qui dit « été » dit également « vacances » et « tourisme ». Comment faire face aux touristes qui viendront sur un territoire ? Comment s'assurer que les citoyens qui quittent un pays pour aller à l'étranger ne reviennent pas porteurs du virus ? Des questions anodines auxquelles il est difficile d'apporter des éléments de réponses clairs. Or, il le faut, si on veut éviter une catastrophe économique pour l'industrie du tourisme. Ainsi, avoir une stratégie clairement énoncée et simple à décliner devrait permettre à l'ensemble des acteurs liés au tourisme de pouvoir la décliner de façon efficace. Faire des tests de température corporelle dans les aéroports, mettre en place un *tracking* et un suivi spécifique des personnes venant des zones les plus à risque, et tester justement ces personnes lorsqu'elles arrivent sur le territoire. En assurer un suivi durant tout leur voyage. Éventuellement, mettre en isolement les personnes testées positives, par exemple dans des hôtels réquisitionnés à cet effet. Les traiter également. Mettre en place des règles de protection simples au sein des hôtels et des zones touristiques : limitation à deux personnes maximum par ascenseur, port des gants et de la visière pour le personnel touristique, et mise à disposition de gel hydroalcoolique dans tous les espaces…

Aussi anxiogène qu'il ait été dans de nombreux pays, le déconfinement a aussi été porteur d'espoirs. Dans le monde entier, et particulièrement en Occident et en Europe, le déconfinement s'est accompagné de nombreuses espérances, d'un réel désir de changement. C'est ce que certains ont nommé « le monde d'après ». Nous aurons l'occasion d'analyser ces attentes de changements, les perspectives d'avenir qui s'offrent à nous, et la possibilité de leur mise en place au prochain chapitre.

Mais n'était-il pas normal que l'on doute ? Probablement, oui, et c'est même plutôt sain.

Ce déconfinement semble l'occasion de s'interroger sur la place du doute. N'était-il pas normal de douter ? Didier Raoult, lui-même, ne commençait-il pas toutes ses affirmations par « Je ne suis pas devin » ? Laissant entendre que lui-même doutait. Alors, comment reprocher réellement aux gouvernants d'avoir douté ? Comment, nous-mêmes, pouvons-nous affirmer ne pas avoir douté ? Le doute permet de se prémunir d'erreurs, de se protéger et d'éviter certains dangers. En cela, il est possible de faire une analogie avec la peur. Le doute est sain, il permet de prendre du recul, de réfléchir et de ne pas agir de manière purement impulsive face à des situations inédites. Le doute vise à laisser le temps à l'esprit d'observer et d'analyser une situation en pesant toutes les issues possibles. Ainsi, douter nous permet de mieux réagir, de choisir ce qui nous convient le mieux, ce qui nous permet d'être probablement plus en sécurité dans de nombreuses situations.

Ne dit-on pas que gouverner, c'est prévoir ? Et prévoir, n'est-ce pas anticiper tous les scénarios, y compris le pire ? Alors, pouvons-nous vraiment reprocher aux gouvernements des pays occidentaux et autres d'avoir douté et d'avoir anticipé le pire ? Finalement, il semble difficile de critiquer les gouvernements sur le doute qui les a guidés, notamment dans leur stratégie de déconfinement. Le doute a été leur boussole. La peur des populations, certainement aussi.

D'ailleurs, à fin juin 2020, il nous est bien difficile de prévoir ce qu'il va advenir. Y aura-t-il une seconde vague, comme pourrait le laisser penser l'émergence de nombreux petits clusters dans plusieurs pays ? Ou bien, le Covid-19 reviendra-t-il lors de la prochaine saison ? Seul l'avenir nous le dira. Il est certain que les États se doivent d'être très vigilants, pour éviter une nouvelle catastrophe.

Mais là où nous pouvons les blâmer, c'est de ne pas avoir voulu suivre la méthode Raoult dans son entièreté : 1-PROTÉGER, 2-TESTER, 3-ISOLER LES MALADES, 4-TRAITER. Pour comprendre pourquoi certains gouvernements ont agi ainsi, les commissions d'enquête parlementaires qui se mettent en place dans de nombreux pays tenteront de répondre à cette question.

***
**
*

Pour en revenir au doute, il apparaît de manière presque systématique face à l'inconnu, face à une situation inédite, comme celle que connaissent l'ensemble des pays du monde depuis l'apparition de cette pandémie. Douter s'impose face à ce type de situation. On ne sait plus quoi penser, ni comment se comporter. Nous pouvions douter des affirmations optimistes de Didier Raoult. Mais paradoxalement, douter, c'est aussi être amené à se poser des questions vis-à-vis de ce que ses détracteurs nous disent. Douter des discours politiques, douter des discours de l'OMS ou encore douter des discours des autorités sanitaires. Car le doute vient aussi de la diversité des discours qui sont tenus. Les avis ont divergé, voire ont changé. Parfois, des mensonges ont été dits. Ceci ne permet pas aux citoyens d'avoir un sentiment de confiance, et aussi, instaure le doute. Chacun s'est forgé un avis sur de nombreuses questions, qu'il s'agisse du déconfinement ou de bien d'autres. Et, très souvent, le doute a été au cœur de toutes nos réflexions. Cependant, le doute peut être limité si on s'entoure de bons conseillers, de personnes compétentes auxquelles on peut faire confiance.

Le doute que fait planer cette maladie nous remet face à notre condition humaine. L'être humain n'est pas immortel et n'est qu'un élément de la biodiversité. Nous ne sommes que des individus finis, ne connaissant pas toute la complexité du monde. Nous ne pouvons ni déterminer, ni décider du déroulement de tout ce qui advient. Nous ne savons pas tout. Nous ne pouvons pas tout prévoir.

Le Covid-19 nous met face à ces faiblesses : notre manque de connaissance dans certains domaines et notre incapacité à tout maîtriser. Cette pandémie est une magnifique illustration de ce qu'est un cygne noir, cette puissance de l'imprévisible, pour reprendre le titre du livre publié par le philosophe, statisticien et épistémologue Nassim Nicholas Taleb[2097]. Cette pandémie nous rappelle que nous ne pouvons pas tout prévoir, et que le vouloir est vain.

***
**
*

[2097] TALEB N. N., « "The Black Swan" (Le Cygne noir : la puissance de l'imprévisible) », États-Unis, *Random House*, 2007.

AUDITION PARLEMENTAIRE
DE DIDIER RAOULT

À Paris, le 24 juin 2020.

« [...] Il y a quatre autres coronavirus qui sévissent depuis longtemps, qui font 8 à 10 % des infections respiratoires dans l'année, [...] mais qui sévissent pendant la saison froide, qui commencent entre janvier et mars, et qui vont jusqu'à avril ou mai. Donc, la courbe est la même. Parmi les hypothèses possibles, il y a une hypothèse que cette maladie devienne une maladie saisonnière, comme les autres coronavirus, qu'elle disparaisse comme le SRAS, purement et simplement à la fin de l'épidémie ou toute autre hypothèse ».

« Les deux hypothèses les plus plausibles étant que cela disparaisse complètement : ça va dépendre du nombre de porteurs chroniques. [...] Ce qui entretient les infections de l'hémisphère nord, c'est leur circulation dans l'hémisphère sud. [...] J'ai dû le réexpliquer, je pense que ce n'est pas clair. L'hémisphère sud a une inversion des saisons [...]. Et comme la Nouvelle-Zélande a une latitude qui est la même que la nôtre sur l'hémisphère sud, [...] s'il y a une épidémie de coronavirus actuellement en Nouvelle-Zélande qui débute, on peut se dire : "mon Dieu, il est bien possible que nous en reprenions et qu'elle devienne saisonnière l'année prochaine, pendant la saison froide". Est-ce que c'est clair ? Donc je ne vais pas parler ni de rebond, ni prononcer le mot deuxième vague qui est un mot que je réserve à ceux qui l'utilisent et je ne l'ai jamais utilisé, sauf pour vous répondre ».

« [...] Tout ce qu'on sait, c'est que les épidémies, dans l'histoire de l'humanité [ont] toujours commencé, puis [se sont] arrêtées à un moment, même les pires qu'on connaît. On a l'impression, maintenant, que c'était tout le temps. Mais ce n'est pas tout le temps, il y a eu des vagues épidémiques, [comme pour] la variole. Il y a eu des vagues épidémiques [et] on ne sait pas pourquoi. Après, tout le monde peut avoir une explication en disant "c'est le niveau de l'immunité général, etc.", mais en réalité, on n'en sait rien. C'est une vraie question ».

« Je n'ai pas beaucoup de sentiments [...] sur l'avenir. Ce n'est pas ma nature. [...] Je crois que si j'ai un talent dans la science, c'est l'observation, je suis un bon observateur. Je vois les choses là où les gens ne voient [rien]. Mais je ne suis pas prophète du tout, donc je ne prophétise pas ce qui va se passer. Je n'en sais rien, même sur quelque chose qui est aussi bête que la grippe, si vous voulez, on n'arrive pas à savoir si on va avoir une épidémie de grippe H1N1 ou de H2N3, et parfois, il n'y a [rien] du tout, […] C'est d'une complexité ! L'évolution des maladies infectieuses est très grande ».

« Il y a une immunité croisée, en particulier avec le virus. Enfin… pour l'instant, on n'a pas de modèles expérimentaux, mais on a pris des gens qui avaient fait des infections par des virus Corona (on a plus de 2 000 cas) et chez qui on avait [injecté], par hasard, un sérum pour regarder s'ils avaient des anticorps contre. Avec ce que l'on voit, ce qui est significatif, c'est [que] celui qui est le plus près et qui s'appelle HKU a plus souvent des anticorps contre le Covid que tous les autres. On a ça, pour l'instant. […] Mais à notre surprise ou pour des raisons que je comprends mal, en tout cas qui n'est pas l'hypothèse que j'avais au départ, on n'a pas plus. Si on fait de la sérologie en général, on n'a pas plus d'anticorps chez les enfants qu'on en a chez les sujets âgés […].
Donc, il y a des réactions croisées maintenant. Est-ce que l'immunité des enfants n'est pas détectée ? C'est bien possible, puisque le premier papier qui a été publié montrait l'immunité. Elle est trouvée entre 40 et 70 %, ce qui est beaucoup plus que nous. Et regardez l'immunité cellulaire des lymphocytes mémoires. Ceux qui ont le plus de mémoire dans notre corps […] sont les lymphocytes mémoires, et on peut trouver mémoire chez eux, bien sûr, en regardant simplement les anticorps, même avec des tests très subtils ».

***
**
*

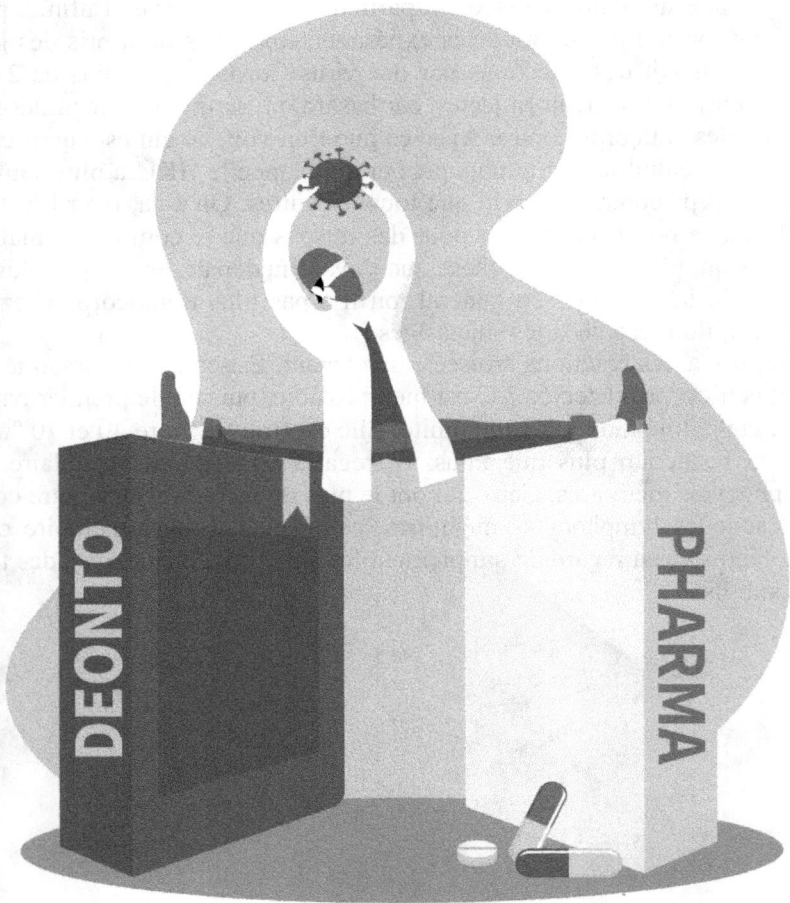

4 GRANDES SOLUTIONS

UN MONDE AVIDE DE CHANGEMENTS	**APPROCHE CLINICIENNE**
CHAPITRE 19	CHAPITRE 21
PRÉPARATION	**LUTTE CONTRE LES LOBBIES ET LES PEURS**
CHAPITRE 20	CHAPITRE 22

QUELS CHANGEMENTS ET SOLUTIONS POUR L'AVENIR ?

Nous l'avons vu, il y avait une méthode Raoult : 1-PROTÉGER, 2-TESTER, 3-ISOLER LES MALADES, 4-TRAITER. Cette dernière étape se réalisant grâce au protocole de traitement Raoult fondé sur la bithérapie antibiotique - hydroxychloroquine. Mais comme nous avons tenté de l'expliquer, ces deux facettes d'une même stratégie n'ont pas été mises en place, pour de multiples raisons. Une partie de l'explication tient à la personnalité de Didier Raoult lui-même. Mais, cela s'explique aussi du fait de l'impréparation et surtout, du rôle tenu par d'autres forces, comme les lobbies pharmaceutiques, l'OMS, les politiques ou encore les médias. Les conséquences en ont été dramatiques : la peur, le confinement, un effondrement de l'économie, une surmortalité, et un déconfinement anxiogène. Désormais, il convient de nous poser la question suivante : quels changements et solutions pour l'avenir ?

Il est en effet facile de juger les décisions prises, et de porter un regard critique, *a posteriori*, sur une situation aussi difficile que celle qui s'est présentée à l'ensemble des chefs d'État dans le monde. Nous ne saurions insister sur le fait que, même s'ils portent tous une grande part de responsabilité, il est nécessaire de reconnaître le fait qu'ils n'avaient pas été préparés à une telle crise. En dépit de leur gestion, qui nous semble souvent catastrophique, il faut se souvenir qu'ils ont probablement, pour la plupart, essayé de faire du mieux qu'ils pouvaient, avec les moyens et les connaissances disponibles. Et qu'ils ont probablement aussi été très mal conseillés.

Alors, pour s'assurer, dans le futur, que les choses se passent différemment et surtout mieux, il nous faut réfléchir aux solutions pour l'avenir. Nous en retiendrons plusieurs qui nous paraissent fondamentales.

***
**
*

Cette quatrième partie du livre se veut plus succincte que les précédentes. Cela, avec un développement rapide des solutions envisagées pour bâtir un monde nouveau après la crise. En ce sens, il ne s'agit que de quelques pistes, qui permettront, nous l'espérons, d'ouvrir la réflexion. Mais l'étendue de ces problématiques, les portes ouvertes par chacune des solutions, ne sauraient être développées de manière exhaustive dans cet unique ouvrage. Ces solutions mériteraient d'être évoquées dans un livre entièrement dédié à cela.

CHANGEMENTS ET SOLUTIONS

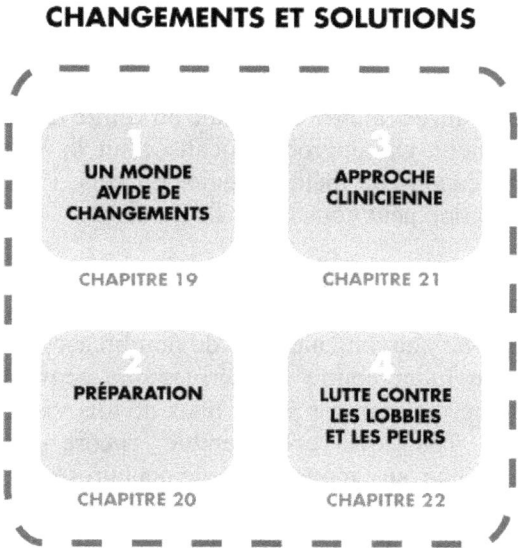

1 UN MONDE AVIDE DE CHANGEMENTS	3 APPROCHE CLINICIENNE
CHAPITRE 19	CHAPITRE 21
2 PRÉPARATION	4 LUTTE CONTRE LES LOBBIES ET LES PEURS
CHAPITRE 20	CHAPITRE 22

En premier lieu, nous verrons comment un monde avide de changements se met à rêver de nombreuses solutions. De toutes les conséquences de la pandémie étudiées précédemment naît un traumatisme fort, ressenti par beaucoup à travers le monde. Mais de ce traumatisme émerge un espoir tout aussi grand. Un espoir de changement global, porté sur plusieurs thématiques structurantes de nos modes de vies contemporains. De cette crise, des bouleversements conséquents sont envisagés par certains : dans notre relation au travail ou encore, notre rapport aux inégalités. On espère aussi voir émerger un monde plus centré sur l'humain avant d'autres intérêts, le développement d'un mode de croissance et d'économie différent et plus respectueux de l'environnement.

Le chapitre suivant abordera la préparation à une prochaine pandémie. Il faudra, à l'avenir, être prêt et définir une méthode claire à suivre en cas de nouvelle épidémie. Cette méthode nous la connaissons déjà, c'est celle adoptée par la Corée du Sud, par Singapour, et par Hong Kong. C'est celle que nous appelons, dans notre livre, la méthode Raoult. Cette préparation ne peut se faire sans une collaboration efficace à l'international, sans une restauration de l'hôpital public, en lui fournissant plus de moyens et plus de reconnaissance, mais pas seulement comme nous le verrons. Enfin, il faudra se préparer à appliquer la méthode Raoult dans toutes les sphères de la société (écoles, transports en commun…), afin d'être très réactif si, un jour, une autre épidémie arrive.

En troisième lieu, il faudra s'atteler à adopter une approche plus clinicienne, c'est-à-dire remettre le malade au centre de la problématique. Et non pas seulement, une approche focalisée sur la recherche, et sur le respect strict des canons de méthodologie. En cela, l'exemple de l'IHU Méditerranée Infection peut nous servir de modèle.

Dans le dernier chapitre, et cela nous semble important, nous évoquerons la mise en place d'un encadrement plus strict de l'action des groupes d'influence. Nous ne pouvons nier que de nombreuses solutions ont déjà été apportées pour lutter contre les dérives que peuvent provoquer les actions de lobbying, notamment par le biais de lois visant à amener plus de transparence. Toutefois, cela semble encore insuffisant, et il conviendra de réfléchir aux moyens supplémentaires dont nous pourrions nous doter, mais aussi aux réformes que nous devons engager, notamment celle de l'OMS. Il nous faudra aussi apprendre à lutter contre nos peurs et retenir les leçons de cette crise sans précédent, que la quasi-totalité des pays sur la planète a traversée.

Nous pourrions conclure en soulignant qu'il s'agit sans doute de l'occasion de réfléchir à l'ensemble des grands fléaux, qui tuent bien plus que la pandémie, que nous venons d'affronter. Le paludisme fait partie d'une longue liste non exhaustive des enjeux sanitaires que nous devons absolument mieux appréhender, si nous rêvons d'un monde meilleur.

***
**
*

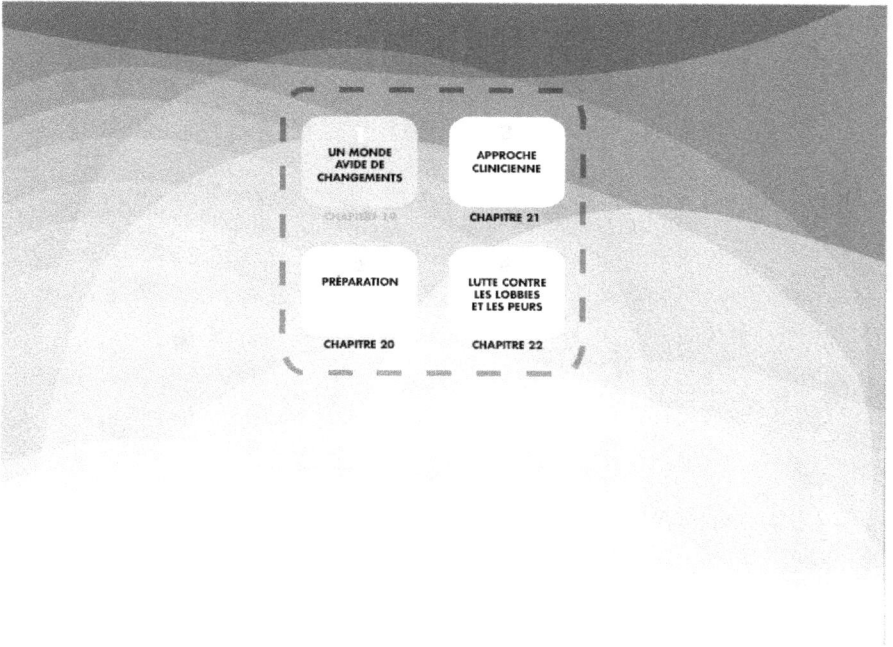

CHAPITRE 19

UN MONDE AVIDE DE CHANGEMENTS

« On nous affole avec les bactéries résistantes, alors que certains vieux antibiotiques restent actifs mais n'étaient plus "rentables", ne sont plus commercialisés. À l'hôpital, on redoute les maladies nosocomiales, qui seraient beaucoup plus rares si… les médecins se lavaient les mains et posaient moins de tuyaux ».

Didier Raoult

SYNTHÈSE DU CHAPITRE 19

Le changement, c'est maintenant ?

Didier Raoult n'a pas exprimé d'espoirs particuliers mais il délivre des analyses permettant de réfléchir au monde de demain.

Mais sommes-nous à l'aube de grands changements ? Beaucoup en doutent.

***
**
*

1 - LE MONDE D'APRÈS SE FONDE SUR DE NOUVEAUX ESPOIRS.

La crise met en exergue des inégalités et pousse à réfléchir à la perspective d'un monde plus juste.

Le confinement a été une pause pour nombre de personnes, qui s'est accompagnée de réflexion sur soi, et sur ce qui importe le plus.

Après avoir été privés de nature, d'espaces verts, les espoirs d'un nouvel urbanisme, d'une nouvelle relation à la nature, s'esquissent.

***
**
*

2 - UNE NOUVELLE RELATION AU TRAVAIL S'ESQUISSE-T-ELLE ?

D'abord, la crise sanitaire a ouvert la voie à une généralisation du télétravail.

Mais cette généralisation du télétravail semble encore difficile.

Certains rêvent d'une réduction du temps de travail qui permettrait d'esquisser un « rééquilibrage des temps sociaux ».

Cette crise a été l'occasion, pour certains, de rêver d'un autre monde. Un monde sans travail ?

***
**
*

3 - *LES ESPOIRS D'UN NOUVEAU MODE DE CROISSANCE SONT RAVIVÉS PAR LA CRISE DU COVID-19.*

Renouer avec la croissance est l'objectif commun des États membres de l'Union européenne. Cet objectif est d'autant plus prégnant au sortir de cette crise.

Cette crise profonde que nous venons de traverser est, pour beaucoup, l'occasion de repenser notre mode de croissance.

***
**
*

Les optimistes et les pessimistes se disputent les prédictions sur l'avenir.

Lorsque l'irrationnel prend le dessus, l'être humain a besoin de donner du sens à ce qui lui arrive.

***
**
*

Le changement, c'est maintenant ?

« Plus rien ne sera comme avant », « construisons ensemble le monde d'après ». Nous avons, tous et toutes, entendu ces phrases inlassablement répétées dans nos familles, dans les médias. Nous sommes avides de changement, car ce monde a, une fois de plus, montré ses failles. Pourquoi devrions-nous continuer à évoluer dans un modèle qui ne fonctionne pas ? En tout cas, pas pleinement, et surtout pas pour tout le monde.

Le confinement, que la moitié de la planète a vécu, a été inédit. Inédit, car jamais encore, nous n'avions vécu une telle situation, partagée par la moitié de l'humanité. Inédit, car il a donné à beaucoup de gens l'occasion de réfléchir. Réfléchir à quoi pourrait ressembler ce fameux « monde d'après ». Et quand les gens ont du temps, les idées fusent. C'est ainsi qu'est né ce poème, intitulé « In the Time of Pandemic », dont nous avons choisi des extraits :

> *And the people stayed home.*
> *[...] And the people began to think differently.*
> *[...] And when the danger passed, and the people joined together again,*
> *they grieved their losses, and made new choices, and dreamed new*
> *images, and created new ways to live and heal the earth fully[...]* [2098, 2099].

L'espoir que fait naître ce poème ne peut nous laisser de marbre. Évidemment, personne, ou presque personne, ne souhaite la guérison à l'identique du monde qui a été ébranlé par cette crise sanitaire. Ce poème a fait le tour du monde. Il a d'abord été diffusé comme s'il avait été écrit 100 ans auparavant, telle une prophétie, puis la vérité a très vite été rétablie. Le poème date de mars 2020, et a été écrit par Catherine M. O'Meara. Mais au-delà de ces polémiques, le poème traduit ce désir de changement, d'évolution, de progrès, et d'apprentissage de nos erreurs.

En 2010, lorsque le volcan Eyjafjallajökull entre en éruption, les cendres se répandent dans le ciel européen et bloquent une bonne partie du trafic

---

[2098] O'MEARA C., « In the Time of Pandemic », États-Unis, *YouTube, 16* mars 2020.
[2099] Traduction française :
Et les gens restèrent chez eux.
[...] Et les gens commencèrent à penser différemment.
[...]Et quand le danger passa, et que les gens se réunirent de nouveau, ils pleurèrent leurs pertes ensemble, et firent de nouveaux choix, firent de nouveaux rêves, inventèrent de nouvelles manières de vivre, de guérir complètement la terre [...].

aérien[2100]. De très nombreuses entreprises, en Europe notamment, sont impactées sur leur chaîne d'approvisionnement, puisqu'elles ne peuvent plus recevoir ce dont elles ont besoin. C'est alors que de nombreux directeurs de la *supply chain* prennent conscience de la fragilité de leur système d'approvisionnement global. Beaucoup, à ce moment-là, évoquent l'idée d'un monde d'après, l'idée qu'il s'agit d'une occasion rêvée de repenser complètement notre modèle de production et d'approvisionnement. Certains se mettent à rêver d'une relocalisation d'un certain nombre de produits en Europe. Mais hélas, une fois la crise passée, la vie a vite repris le dessus et tous ces espoirs de changements ne se sont, en fait, pas matérialisés[2101]. Cet exemple montre que, malheureusement, une fois la crise terminée, les espoirs d'un monde nouveau sont rapidement balayés, laissant derrière eux de nombreuses déceptions.

Didier Raoult n'a pas exprimé d'espoirs particuliers, mais il délivre des analyses permettant de réfléchir au monde de demain.

Nous n'avons pas d'affirmations particulières de Didier Raoult concernant les espoirs de changements et de solutions pour un nouveau monde. Néanmoins, il nous est possible d'affirmer certaines choses, à travers l'ensemble des publications passées dont il est l'auteur, en particulier son livre *Mieux vaut prévenir que guérir : l'avenir des êtres vivants est imprévisible. Agissons au présent*, publié aux éditions Michel Lafon. On peut notamment y lire des idées simples de changements, mais qui auraient de très grandes conséquences si elles étaient réellement appliquées. À titre d'exemple, la lutte contre les maladies nosocomiales. On le cite : « On nous affole avec les bactéries résistantes, alors que certains vieux antibiotiques restent actifs, mais n'étaient plus "rentables", ne sont plus commercialisés. À l'hôpital, on redoute les maladies nosocomiales, qui seraient beaucoup plus rares si... les médecins se lavaient les mains et posaient moins de tuyaux[2102] ».

Nous pouvons dire qu'il accorde beaucoup d'importance à une analyse factuelle et qu'il s'attache à analyser ce que nous pouvons faire concrètement pour rendre meilleur le monde de demain. Par ailleurs, il ressort de façon évidente, à travers toutes les lectures que nous avons faites, que Didier Raoult est un véritable optimiste, comme le traduit son

---

[2100] RACLE O., Interview d'Olivier RACLE, directeur digital de Céline, (LVMH), réalisée par Guy Courtois, Paris, France, juin 2020.
[2101] Ibid.
[2102] RAOULT D., « Mieux vaut guérir que prédire », France, *Michel Lafon*, 2017.

amour pour Marseille, qu'il semble aimer plus que tout : « En pratique, pour moi, Marseille est donc la ville la plus moderne de France, vivante, désordonnée, active, sale, joyeuse, bruyante. Elle a un équivalent dans le nouveau monde : New York ».

Mais sommes-nous à l'aube de grands changements ? Beaucoup en doutent.

Les crises s'enchaînent et peu de choses bougent. Pourquoi les choses seraient différentes pour celle-ci ? C'est la conclusion, pessimiste ou réaliste, que l'on peut tirer des crises précédentes. Qu'avons-nous appris de la crise financière de 2008 ? Les choses ont-elles été profondément changées depuis lors ? La réponse est non. Nous avions de nombreux espoirs à l'époque, l'espoir de voir se construire un nouveau modèle économique, moins susceptible de s'effondrer et de plonger toutes les économies dans des crises profondes et durables. Mais plus de 10 ans après, force est de constater que ce modèle a persisté. « Les différentes enquêtes menées sur le long terme depuis 2008 ont montré qu'il n'y avait pas eu de modifications profondes des préférences économiques ou politiques des citoyens, et ce, dans la plupart des pays occidentaux. Autrement dit, l'anticapitalisme latent de 2008 n'a pas eu de lendemains qui chantent au sein de l'opinion[2103] ».

Pendant cette crise, nous avons été émotionnellement bouleversés. Certains traumatismes vécus ont poussé à l'introspection, à la réflexion, et à réfléchir aux thématiques du changement. Mais notre empathie, parfois moteur de notre générosité, de notre volonté d'agir, est fluctuante. Les exemples des crises syriennes, afghanes, ou yéménites, qui sont malheureusement toujours d'actualité, nous le rappellent bien. Nous nous émouvons volontiers d'images d'enfants affamés, tombés sous les bombes dans leur propre pays, mais que faisons-nous réellement pour que cela change ? Notre empathie envers ces populations nous pousse à demander à nos gouvernements respectifs d'agir… du moment que la crise est médiatisée. Il en va de même pour les raisonnements écologiques. Nous sommes choqués, perturbés, émus, et parfois même révoltés face à certaines décisions ou non-décisions. Mais rien ne change vraiment. En tout cas, pas assez vite.

Nous avons été personnellement touchés dans cette crise, la couverture médiatique a été intense. Mais allons-nous garder cet intérêt longtemps ?

[2103] BRISTIELLE A. et GUERRA T., « La crise de 2008 nous enseigne qu'il n'y aura probablement pas de "monde d'après" », France, *Marianne*, 19 mai 2020.

Allons-nous passer à la prochaine crise en oubliant de tirer les leçons de celle-ci ?

***

**

*

1 - LE MONDE D'APRÈS SE FONDE SUR DE NOUVEAUX ESPOIRS.

La crise met en exergue des inégalités et pousse à réfléchir à la perspective d'un monde plus juste.

Avec la crise, le quotidien de nombreux Occidentaux a été bouleversé. Alors qu'en France, une grande partie des personnes se sont retrouvées confinées chez elles, contraintes de télétravailler ou d'arrêter de travailler, d'autres n'ont pas eu la même destinée. De nombreux métiers, jusque-là « invisibilisés », peu valorisés, sont brusquement réapparus aux yeux de la population : agents d'entretien, de salubrité, hôtes et hôtesses de caisse, et bien sûr, l'ensemble du personnel soignant. Ces professions ont tout simplement été essentielles dans la résolution de cette crise. Qui nous aurait permis de faire nos courses, qui aurait nettoyé nos rues, nos hôpitaux, et qui nous aurait soignés, si toutes ces personnes s'étaient arrêtées de travailler ? Ce sont toutes ces tâches, auxquelles nombre d'entre nous ne portons plus attention, qui se sont révélées nécessaires à notre survie, nécessaires à la sortie de cette crise sanitaire.

Cela amène alors des perspectives de changement, de réflexion. Légitimement, toutes ces personnes souhaitent voir perdurer cet élan de soutien, tant en France que dans de nombreux autres pays, pour celles et ceux qu'on a communément désignés comme les héros et héroïnes du quotidien. Pour le personnel soignant, par exemple, les applaudissements depuis les balcons, tous les soirs à 20 heures, en Italie puis en France, ont été un véritable soutien dans cette période difficile et stressante. Mais désormais, il est nécessaire de penser le changement au-delà de cette reconnaissance citoyenne. Des applaudissements ne suffiront pas à sauver l'hôpital public. La reconnaissance doit aussi, et surtout, être financière et organisationnelle. Comme pour les autres métiers, certains se sont mis à penser un monde plus juste, où les inégalités seraient combattues. Les salaires seraient revalorisés, les modes de rémunération repensés. Certains se demandent pourquoi ne pas établir des nouvelles grilles salariales, en s'appuyant sur des échelles de valeur des métiers ? En s'appuyant sur l'apport pour l'intérêt général des métiers ? C'est ce qu'exprime la sociologue Dominique Méda : « L'enseignement principal, c'est que la hiérarchie des salaires et de la reconnaissance sociale est complètement en contradiction avec la hiérarchie de l'utilité sociale[2104] ». Beaucoup l'ont constaté, certains métiers ne semblent pas aussi indispensables que d'autres. Cela amène même certains à dire que : « La crise provoquée par la pandémie de Covid-19 met en avant à la fois les "jobs de merde", indispensables mais mal payés et mal considérés, et les "jobs à la con", inutiles et superflus[2105] ».

Emmanuel Macron, président de la République française, l'a lui aussi affirmé : il a profondément été « ébranlé » par cette crise[2106]. Les conséquences économiques de celle-ci, comme nous l'avons déjà abordé, pourront s'avérer autrement plus difficiles que la période que nous venons de traverser. C'est alors l'occasion de penser, selon certains, à un nouveau modèle économique, à de nouvelles manières de penser la richesse, et surtout la redistribution des richesses. Pour l'économiste Thomas Piketty », cette crise, malheureusement, exprime très clairement la violence des inégalités sociales qui traversent nos sociétés, renforce encore plus le besoin de réduire les inégalités et de trouver un autre modèle économique, tout simplement. De changer notre système économique[2107] ». Bien avant la crise, l'économiste pointait du doigt les défaillances de notre système économique, et les inégalités qui se creusaient toujours plus.

Le confinement a été une pause pour nombre de personnes, qui s'est accompagnée de réflexion sur soi, et sur ce qui importe le plus.

Dans le « monde d'après », les personnes vont-elles donner plus d'importance à des choses plus simples ? Pour certaines personnes, le confinement a non seulement bouleversé leur quotidien, mais aussi leur perception de ce dernier. Qu'est-ce qui semble le plus important ? Cette question pourrait bien se retrouver au centre des nouvelles préoccupations. Le confinement, en France notamment, a été une occasion rêvée, pour certaines personnes, de se « recentrer sur l'essentiel », redécouvrir les bienfaits des moments passés en familles,

---

[2104] AFP, « Coronavirus : quand l'échelle de reconnaissance des métiers vole en éclats », France, *Sud Ouest*, 23 avril 2020.

[2105] Ibid.

[2106] GUBERT R. et MAHRANE S., « EXCLUSIF. Emmanuel Macron : « Ce moment ébranle beaucoup de choses en moi », France, *Le Point*, 17 avril 2020.

[2107] CARON P.-L. et PRUDENT R., « GRAND ENTRETIEN. Thomas Piketty, économiste, dessine l'après-coronavirus : "Il faudra demander un effort aux plus aisés" », France, *FranceInfo*, 27 mai 2020.

redécouvrir la valeur du temps, des moments simples. En effet, dans un monde et une société fonctionnant et s'ancrant toujours plus sur la rapidité et la productivité, le confinement a marqué un coup d'arrêt brutal et une perception différente des journées. Déjà, en 2019, « 73 % des Français étaient d'accord avec l'affirmation suivante : " J'aimerais revenir à l'essentiel, me concentrer sur ce qui compte vraiment pour moi"[2108] », mais le manque de temps venait contrecarrer ces plans. Pendant, le confinement, certaines personnes ont eu la chance d'avoir du temps. Ce qui a remis au cœur de leurs pensées cette question des nécessités, du recentrage sur soi et sur des valeurs simples, dans un monde qui leur apparaissait superficiel. Le fait d'être coupé de leurs familles, de leurs proches, a créé un manque chez de nombreuses personnes, qui ont tenté de garder le lien grâce aux outils numériques dont elles disposent. Mais qui envisage à l'avenir de prendre plus souvent des nouvelles de ses proches ?

Il ne faut pas oublier que ce confinement n'a pas été positif pour toute la population. Nous l'avons déjà évoqué, les violences conjugales et intrafamiliales ont explosé en France et dans le monde pendant cette période. La charge mentale, qui pèse déjà fortement sur les femmes, s'est accrue et est devenue un peu plus visible aux yeux de leurs conjoints. Mais aussi aux yeux de celles qui en sont victimes : « Le confinement marque la fin d'un mensonge entre moi et moi-même. Avant, je me persuadais que s'il ne faisait rien à la maison, c'était parce que le boulot le fatiguait ou qu'il était rarement là. Maintenant, qu'il est au chômage technique et qu'il n'en fait pas une, la vérité m'éclate à la tronche », déclare Aline, mère de famille[2109]. La charge mentale est définie par la chercheuse Nicole Brais de l'Université Laval de Québec[2110] comme « ce travail de gestion, d'organisation et de planification qui est à la fois intangible, incontournable et constant, et qui a pour objectifs la satisfaction des besoins de chacun et la bonne marche de la résidence ». Avant de pouvoir réaliser ces changements, et se concentrer et réfléchir sur ces nouvelles valeurs, il faut préalablement s'assurer qu'elles ne portent préjudice à personne, ce qui est malheureusement loin d'être le cas.

[2108] OUDGHIRI R., « Après le coronavirus, notre société va changer et confirmer 6 tendances », France, *Le Huffington Post LIFE*, 18 mars 2020.
[2109] DELMAS J.-L., « Coronavirus : Comment le confinement accroît la charge mentale des femmes », France, 20 minutes, 10 avril 2020.
[2110] TÔN E., « La "charge mentale", le syndrome des femmes épuisées "d'avoir à penser à tout" », France, *L'Express*, 10 mai 2017.

Après avoir été privés de nature, d'espaces verts, les espoirs d'un nouvel urbanisme, d'une nouvelle relation à la nature, s'esquissent.

Enfin, la privation de nature, vécue essentiellement par les citadins et citadines, fera-t-elle évoluer la conception de l'urbanisme ? Tout le monde n'a, en effet, pas eu la chance de passer le confinement dans un pavillon de banlieue avec un jardin, ou au milieu de la nature, à la campagne dans un endroit calme et paisible. Et cette peur de se retrouver confiné dans des espaces privés de verdure s'est bien matérialisée dans la fuite de nombreux urbains vers les campagnes[2111], et cela dans l'ensemble des grandes villes du monde. Un véritable exode urbain que le gouvernement français a tenté de limiter et que bon nombre de personnes ont sévèrement critiqué. Cette ruée vers le vert et les deux mois de confinement, seront-ils suffisants pour pousser ces urbains à changer complètement de vie ? En tout cas, cela a sans doute permis à certaines personnes de s'interroger sur le rapport qu'elles entretiennent avec la nature, et le monde en général[2112]. Le confinement a donc été difficile, en particulier pour celles et ceux restés vivre dans les centres urbains très denses où il y a peu de végétation. Ajoutez à cela la chaleur avec un temps magnifique, en Italie en Espagne et en France en particulier, et l'on comprend pourquoi certains se sont mis à rêver d'un nouvel urbanisme. De nouvelles idées ont émergé. Notamment, celles d'introduire plus de nature dans les villes, de les rendre plus vertes, moins denses et de favoriser un lien plus simple entre l'humain, la ville, et la nature.

Mais bien entendu, nous le savons, changer une ville n'est pas simple, loin de là. Ce sont néanmoins quelques pistes de réflexion que les urbanistes du futur pourront développer. En outre, les villes pourraient voir se développer massivement l'utilisation du vélo, devenu, une fois de plus, symbole d'une sortie de crise[2113]. À titre d'exemple, la région Île-de-France a notamment promis une généreuse enveloppe de 300 millions d'euros « pour soutenir la création d'un réseau régional cyclable (RER-vélo)[2114] ». La solution du vélo a été envisagée dans le cadre du déconfinement, pour éviter les transports en commun et toute la promiscuité que cela engendre. Il se pourrait que ce mode de transport

---

[2111] AFP, « Coronavirus : des Parisiens s'exilent à la campagne, le gouvernement veut limiter l'exode », France, *Sud Ouest*, 17 mars 2020.
[2112] NOVEL AS., « Sept pistes pour le « monde d'après » le coronavirus pour ne pas redémarrer comme avant », France, *Blog Même pas mal - Le Monde*, 6 mai 2020.
[2113] HÉRAN F., « De 14-18 au coronavirus, comment le vélo est devenu un symbole de sortie de crise », France, *Ouest-France*, 13 mai 2020.
[2114] Ibid.

doux se démocratise davantage[2115]. Les pistes cyclables temporaires mises en place dans de nombreuses métropoles, et ce dans de nombreux pays, seront-elles plus durables que prévu initialement[2116] ?

Même si l'enthousiasme de ces espoirs peut paraître, au mieux concrétisable, au pire utopiste, il n'en reste pas moins qu'il est un puissant engrais pour des changements dont nous avons besoin. Hubert Védrine, ancien ministre des Affaires étrangères français, écrit d'ailleurs, à propos de ce monde d'après, que « si tout ne va pas changer, rien ne sera exactement comme avant[2117] ».

***

**

*

2 - UNE NOUVELLE RELATION AU TRAVAIL S'ESQUISSE-T-ELLE ?

D'abord, la crise sanitaire a ouvert la voie à une généralisation du télétravail.

Pour réduire les risques de contamination durant la pandémie, les travailleurs ont été invités à travailler, dans la mesure du possible, depuis leur domicile. Ainsi, le Covid-19 a induit la généralisation du télétravail. En France, le ministère de l'Économie définit le télétravail comme « toute forme d'organisation du travail dans laquelle un travail qui aurait également pu être exécuté dans les locaux de l'employeur, est effectué par un salarié hors de ces locaux de façon volontaire, en utilisant les technologies de l'information et de la communication[2118] ». Ce mode de travail a transformé la vie professionnelle de plus d'un salarié. Dans *Et après ?*, Hubert Védrine, établit que le bouleversement provoqué par le Covid-19 « modifiera durablement les habitudes et les organisations[2119] ». Le monde d'après, dont on parle tant, pourrait-il être celui de la révolution des modes de travail ?

[2115] COMPAGNON S., « Déconfinement : découvrez la carte des pistes cyclables temporaires dans le Grand Paris », France, *Le Parisien*, 4 mai 2020.

[2116] CHAUVIN H., « Covid-19 : un accélérateur du développement du vélo en ville ? », France, *Actu Environnement*, 15 avril 2020.

[2117] VÉDRINE H., « Et après ? », France, *Fayard*, 24 juin 2020.

[2118] Ministère de l'économie, « Entreprises, ce que vous devez savoir sur le télétravail », France, *Bercy Infos*, 7 novembre 2019.

[2119] VÉDRINE H., « *Et après ?* », France, *Fayard*, 24 juin 2020.

QUI A FAVORISÉ
LA TRANSFORMATION DIGITALE ?
ET LE TÉLÉTRAVAIL ?

☐ **LE PRÉSIDENT**

☐ **LE CTO**

☐ **UN CABINET DE CONSEIL**

✓ **LE COVID-19**

Dans le monde entier, la pandémie a poussé de nombreuses entreprises à adopter le télétravail. Effectivement, confinement oblige, elles n'ont pu faire autrement que de faire évoluer leur mode de travail. En France, selon une étude de la direction de l'animation de la recherche, des études et des statistiques (Dares), à la fin mars 2020, un quart des salariés était en télétravail[2120]. Selon la psychologue du travail Guilaine Royer, pendant le confinement, les télétravailleurs ont « découvert l'amélioration de leur vie au quotidien » grâce à ce mode d'organisation du travail[2121]. Toutefois, le télétravail va-t-il se pérenniser ? Les travailleurs et employeurs y trouvent-ils leur compte ?

[2120] Direction de l'animation de la recherche, des études et des statistiques., « Activité et fonctions d'emploi de la main-d'œuvre pendant la crise sanitaire Covid-19 », France, 17 avril 2020.
[2121] RACAPÉ A., « Coronavirus : vers une génération télétravail en Côte-d'Or », France, *France Bleu*, 24 juin 2020.

C'est, en tout cas, ce que laissent présager les nombreux sondages sur le sujet. Une étude DESKEO, menée à la mi-avril, a montré que 62 % des Français voulaient faire plus de télétravail après le confinement, pour gagner du temps dans les transports (38 %), pouvoir travailler au calme (27 %) et s'organiser plus librement (19 %)[2122]. En ce qui concerne les employeurs, le télétravail peut apporter beaucoup au bon fonctionnement de leurs entreprises. En effet, selon un rapport commandé par la direction générale des entreprises, la production et la productivité augmentent de 5 à 30 % grâce au télétravail[2123]. Toutefois, il importe de noter que les conditions dans lesquelles le télétravail a été mis en place durant la pandémie, sont très particulières. Elles ne reflètent pas les réelles conditions de travail selon ce mode d'organisation. Ce télétravail a été imposé à des travailleurs dont le domicile n'est pas forcément adapté. Par exemple, bon nombre d'entre eux ne disposaient pas d'un espace de travail séparé des zones communes. De même, leur connexion internet, leur environnement de travail, voire leur mobilier, n'était tout simplement pas adapté au télétravail. De nombreux travailleurs ont rapporté subir de forts maux de dos, dus à une mauvaise configuration de leur bureau ou au manque d'ergonomie de leur espace de travail[2124]. Le manque de matériel informatique personnel a également détérioré leurs conditions de travail. Toutefois, si le télétravail venait à se pérenniser, les employeurs pourraient remédier à ces difficultés matérielles. Et l'augmentation de la productivité des travailleurs pourrait compenser des investissements faits par l'entreprise pour le bien-être de ces derniers.

Mais cette généralisation du télétravail semble encore difficile.

Néanmoins, si le télétravail est aussi bénéfique aux entreprises, pourquoi n'était-il pas déjà plus étendu ? Dans l'Union européenne, seuls un à deux salariés sur dix ont recours au télétravail[2125]. Premièrement, peut-être parce que la révolution technologique prend du temps à s'étendre jusqu'à l'organisation même du travail. On remarque que des entreprises comme Gitlab, qui se passent de bureaux[2126], fleurissent depuis quelques années. Le télétravail se généralise au fil du temps, le Covid-19 ayant donc

---

[2122] Deskeo., « L'avenir des bureaux », France, 14 avril 2020. (Sondage effectué selon la méthode des quotas).

[2123] Étude commandée par le ministre en charge de l'Industrie, de l'énergie et de l'économie numérique. « Le télétravail dans les grandes entreprises françaises : comment la distance transforme nos modes de travail », France, mai 2012.

[2124] Staff Reporter, « Remote working takes a shocking toll on our health », *Tech Times*, 13 juin 2020.

[2125] Télétravailler.fr (site créé par le Commissariat général à l'égalité des territoires français), « Le télétravail dans le monde : un phénomène récent et une grande diversité de situations », France.

[2126] LESNIAK I., « Ces entreprises qui ont déjà renoncé au bureau », France, *Les Échos*, 14 mai 2020.

simplement permis d'accélérer des changements amorcés depuis longtemps.

Toutefois, il est intrigant que la société IBM, spécialisée dans le domaine informatique, après avoir favorisé le télétravail pour 40 % de ses employés pendant quelques années, ait choisi de les rappeler au bureau en 2017[2127]. Le télétravail n'a pas que des avantages. IBM aurait pris cette décision pour accélérer le rythme de travail de ses employés. La difficulté de séparer la vie professionnelle et la vie familiale, lorsque l'on télétravaille, est flagrante. Sur le long terme, elle peut à la fois diminuer la productivité des travailleurs, qui jongleraient entre leur emploi et leur famille sur leur temps de travail, ou mener au surmenage de ceux qui sacrifient leur vie personnelle au profit de leur vie professionnelle. C'est d'autant plus vrai pour les femmes, qui portent la plus grande partie de la charge mentale[2128]. Un rapport conjoint de l'Organisation internationale du travail et d'Eurofund souligne la tendance du télétravail « à induire un allongement de la durée du travail, à créer un chevauchement entre le travail salarié et la vie privée, et à entraîner une intensification du travail[2129] ». La difficulté de dissocier vie privée et vie professionnelle est donc un frein majeur à la généralisation du télétravail. Comme le note la philosophe Dominique Méda, « le télétravail forcé et exclusif brouille considérablement les frontières entre travail et hors travail[2130] ». La difficulté à partager son temps entre vie personnelle et professionnelle pose la question de la place à accorder au travail dans la vie de chacun.

Le désir de se « recentrer sur l'essentiel », qui a notamment émané des périodes de confinement, renouvelle la réflexion sur le temps à accorder au travail. Au moment du déconfinement, après avoir profité de moments en famille, les travailleurs sont naturellement poussés à repenser l'équilibre qu'ils accordent d'ordinaire à leur vie personnelle. Cette période est le moment rêvé pour entreprendre ce que Dominique Méda appelle le « rééquilibrage des temps sociaux[2131] », permettant de redonner une place substantielle à la vie privée de l'individu.

[2127] STREITFELD D., « The long, unhappy history of working from home », États-Unis, *The New York Times*, 29 juin 2020.

[2128] « La charge mentale des femmes explose en confinement », France, *Paulette Magazine*, 24 avril 2020.

[2129] Organisation Internationale du Travail et Eurofund., « Travailler en tout temps, en tous lieux : les effets sur le monde du travail », 15 février 2017.

[2130] BOUCLIER J., « Face au coronavirus "nous redécouvrons l'utilité immense des métiers invisibles", explique la sociologue Dominique Méda », France, *20 Minutes*, 11 juin 2020.

[2131] MEDA D., « Le travail : une valeur en voie de disparition ? », France, *Flammarion*, 1995.

Certains rêvent d'une réduction du temps de travail qui permettrait d'esquisser un « rééquilibrage des temps sociaux ».

Finalement, quelle place accorder au travail ? Le changement d'équilibre entre vie personnelle et professionnelle, amorcé par le confinement, nous donne des pistes de réponse à cette grande question. Le confinement a « forcé », en un sens, le rééquilibrage entre ces deux pans de la vie sociale. Les individus confinés ont, de fait, été en mesure d'accorder plus de temps à leur vie privée, puisque le temps requis par leur vie professionnelle a été réduit. *A contrario*, d'autres ont vu leurs vies professionnelles et personnelles fusionner, tant ils devaient jongler entre les deux. La réduction du temps de travail pourrait-elle permettre de retrouver un équilibre sain entre travail et vie privée ?

Il paraît assez clair qu'une diminution du temps de travail augmenterait le temps accordé par chacun à sa vie privée. Comme nous l'avons vu précédemment[2132], le confinement a mis un coup d'arrêt à l'économie mondiale. Politiques et économistes cherchent donc des pistes pour sortir de la récession. Une diminution du temps de travail ne semble pas propice à ce contexte délicat. Ainsi, nombreux sont ceux qui proposent que l'on augmente le temps de travail pour venir à bout de la crise[2133]. Paradoxalement, afin de stimuler la consommation et le tourisme, la Première ministre néo-zélandaise, Jacinda Ardern, se prononce en faveur de la semaine de quatre jours[2134]. Jacinda Ardern fait le pari que la création de la semaine de quatre jours inclinerait les Néo-Zélandais à prendre de longs week-ends, à davantage voyager dans le pays, et donc à consommer plus que d'ordinaire. Cette relance de la demande intérieure pourrait être salvatrice pour le secteur touristique. Mais cela peut-il s'appliquer à tous les pays ? Nous n'avons pas la réponse.

Cette crise a été l'occasion pour certains de rêver d'un autre monde. Un monde sans travail ?

Nos sociétés sont fondées sur le travail ; mais la réduction du nombre de jours ouvrés à quatre, pourrait enclencher une révolution copernicienne : la société pourrait être fondée sur le loisir plutôt que le travail. Sur le long terme, les gains de productivité accumulés dans le travail, pourraient même permettre de passer à une semaine de trois jours de travail. La

---

[2132] Cf. Chapitre 16 (*L'effondrement de l'économie mondiale*).
[2133] MARTINOT B., « Rebondir face au Covid-19 : l'enjeu du temps de travail », France, *Institut Montaigne*, mai 2019.
[2134] « En Nouvelle-Zélande, la semaine de quatre jours à l'étude pour relancer l'économie », France, *FranceInfo*, 20 mai 2020.

réduction du temps de travail amorcée au XIXe siècle pourrait être renforcée. L'économiste John Maynard Keynes prévoyait qu'en 1930, nous profiterions d'un océan de temps libre. Il ne tient qu'à nous de choisir cette voie. Le temps libéré pourrait également être utilisé pour mettre en place une forme plus poussée de la démocratie. Dans une société progressivement libérée du travail, les citoyens auraient suffisamment de temps libre pour se consacrer à l'exercice du pouvoir. L'avènement de la démocratie participative serait donc le corollaire d'une répartition plus juste du temps de travail.

En outre, on sait que les progrès technologiques et de productivité font que les êtres humains n'ont plus autant besoin d'efforts pour produire les biens qui leur sont vitaux. Mais, plutôt que de se satisfaire de ces seuls biens vitaux, les humains se sont inventé de nouveaux besoins, qui les ont poussés à continuer à travailler autant qu'auparavant, sacrifiant « leur temps libre sur l'autel du consumérisme[2135] », selon Rutger Bregman. Or, s'ils limitaient leur consommation et s'émancipaient du modèle consumériste, il n'y aurait plus besoin de produire autant et donc, de travailler autant. Ainsi, l'abandon partiel du consumérisme permettrait à tout le monde de moins travailler, et de se consacrer davantage aux autres piliers de leur existence : amis, famille et loisirs.

Dès lors, selon ces idéalistes « d'utopies réalistes », il n'y aurait plus besoin de chercher à revenir à un plein-emploi de la force de travail comme le laisseraient penser les politiques d'incitation à l'emploi mises en place depuis la fin de la crise sanitaire. Dans *Qu'est-ce que la richesse ?*, Dominique Méda écrit que « la croissance est devenue le veau d'or moderne[2136] ». En cessant d'idolâtrer la croissance continue de la production, nos sociétés pourraient se libérer progressivement de l'emprise du travail. De même, la progressive « fin du travail » pourrait, peu à peu, réduire la place du travail dans la vie de chacun. Daniel Cohen explique que le nombre d'emplois créés par la révolution numérique ne compense pas ceux détruits par l'automatisation[2137]. Ainsi, la thèse de la destruction créatrice de Schumpeter[2138], est remise en question en l'absence d'une création d'emplois proportionnelle au nombre d'emplois détruits par l'innovation technologique. De ce fait, l'hypothèse de la fin du travail paraît de plus en plus crédible. Mais dans la réalité des faits, il semble qu'une telle hypothèse soit irréalisable, ou en tout cas, très

---

[2135] BREGMAN R., Pays-Bas, *Utopies réalistes*, 2014.

[2136] MEDA D., « *Qu'est-ce que la richesse ?* », France, *Flammarion*, 2000.

[2137] COHEN D., « Le revenu universel, un droit à la paresse ? Non ! », France, *L'Obs*, 3 février 2017.

[2138] SCHUMPETER J., États-Unis, *Capitalisme, socialisme et démocratie*, 1942.

difficilement adaptable au mode de fonctionnement de cette société. Si tout le monde arrête de travailler, on l'a vu, nos rues ne seront plus aussi propres, nous ne pourrons plus nous soigner, nous éduquer, faire nos courses, etc.

Nous le voyons, cette crise du Covid-19 a été l'objet de bien des rêves, de bien des utopies. Que restera-t-il de ces dernières ? Qui peut prétendre le savoir avec certitude ?

***

**

*

3 - LES ESPOIRS D'UN NOUVEAU MODE DE CROISSANCE SONT RAVIVÉS PAR LA CRISE DU COVID-19.

Renouer avec la croissance est l'objectif commun des États membres de l'Union européenne. Cet objectif est d'autant plus prégnant au sortir de cette crise.

« L'Europe se fera dans les crises et elle sera la somme des solutions apportées à ces crises ».

Jean Monnet, *Mémoires*, 1976.

Alors que l'Union européenne est plongée dans la récession, se pose la question de la reconstruction économique européenne. L'Union sera-t-elle capable de se relever de cette crise, voire d'en sortir grandie ? Les crises qui ont traversé l'Union, bien qu'ayant mis en danger son unité, lui permettent toujours d'approfondir les liens entre les États qui la composent. Comme l'indique un rapport d'information du Sénat, la crise du Covid-19 est un « test d'efficacité et de crédibilité pour l'Europe[2139] ». Les rapporteurs déplorent : « La réunion en visioconférence des chefs d'État et de gouvernement de l'Union européenne le 26 mars dernier, pour tenter de coordonner leurs réponses à la crise du coronavirus, n'a malheureusement pas permis de donner une telle image de solidarité, en reportant de deux semaines les décisions à prendre dans le domaine financier, alors que l'urgence imposait une réponse rapide ». On pourrait donc douter du possible approfondissement du projet européen dans cette crise d'ampleur inédite.

[2139] GUERRIAU J. et KE GLEUT R. et CONWAY-MOURET H., Rapport d'information n° 500 fait au nom de la commission des affaires étrangères, de la défense et des forces armées, 10 juin 2020.

Toutefois, le nouveau couple franco-allemand, formé par Emmanuel Macron et Angela Merkel[2140], a su redonner une impulsion à l'Union européenne. Le président de la République française et la chancelière allemande ont développé une initiative franco-allemande pour la relance européenne face à la crise du Covid-19 à la mi-mai 2020[2141], un plan de relance européen de 500 milliards d'euros. Leur proposition historique ne fait pas l'unanimité, notamment auprès des « quatre frugaux[2142] » que sont l'Autriche, le Danemark, les Pays-Bas et la Suède. Mais cet élan franco-allemand a tout de même permis une avancée dans la résolution de la crise. La Commission européenne a d'ailleurs proposé un plan de relance de 750 milliards[2143], empruntés en commun par les États membres de l'Union, qui est relativement inspiré de la proposition franco-allemande. Se pose désormais la question de l'attribution du plan de relance : pourrait-il être utilisé pour financer la transition écologique[2144] ?

Cette crise profonde que nous venons de traverser est, pour beaucoup, l'occasion de repenser notre mode de croissance.

Relancer la croissance, oui, mais à quel prix ? La protection de l'environnement sera-t-elle davantage prise en compte dans le fameux « monde d'après » ? La relance économique sera-t-elle grise ou verte ? Comme le note le journal *Le Monde*, « Après la crise financière de 2008, la mobilisation des États a permis de relancer tant bien que mal la machine économique, mais elle a aussi fait monter en flèche les émissions de CO_2[2145] ». Bien que les émissions de CO_2 aient été relativement réduites en 2020, grâce au confinement, la baisse de 8 % de ces émissions[2146] n'est pas suffisante pour compenser une relance économique qui ne tiendrait pas compte de l'environnement. *Greenpeace*, l'organisation non gouvernementale internationale de lutte pour la protection de l'environnement, met notamment en garde contre les effets

---

[2140] GAILLARD B., « Les couples franco-allemands, ciments de la construction européenne », *Toute l'Europe*, 30 juin 2020.

[2141] Initiative franco-allemande pour la relance européenne face à la crise du coronavirus, 18 mai 2020.

[2142] FRACHON A., « Plan de relance européen : pour une fois, les "frugaux" ne prennent pas mesure de l'enjeu et vont à l'encontre de leur intérêt », France, *Le Monde*, 28 mai 2020.

[2143] MALINGRE V., « La Commission européenne propose un plan de relance de 750 milliards, empruntés en commun », France, *Le Monde*, 27 mai 2020.

[2144] MALINGRE V., « La France et l'Allemagne proposent un plan de relance européen de 500 milliards d'euros », France, *Le Monde*, 18 mai 2020.

[2145] Éditorial, « Climat : gare à la relance "grise" », France, *Le Monde*, 28 avril 2020.

[2146] ROPERT P., « Grâce au confinement, les émissions vont baisser de 8 % en 2020… et ça ne changera rien », France, *Le Monde*, 14 mai 2020.

du report de rendez-vous internationaux essentiels, comme la COP26[2147]. Des rendez-vous qui sont clés dans la mise en œuvre de l'accord de Paris, signé en 2016, sur la réduction de gaz à effet de serre.

L'ancien Président étasunien, le républicain George Bush, considérait qu'en ce qui concerne l'environnement, « la croissance n'est pas le problème, c'est la solution ». Néanmoins, quelle croissance peut-elle protéger l'environnement ? Les effets négatifs de la croissance sur l'environnement ne sont plus à démontrer : la courbe environnementale de Kuznets ne se vérifie pas dans la réalité. Kuznets avait émis l'hypothèse que même si la croissance provoquait, dans un premier temps, une hausse de la pollution, elle finirait par décliner grâce aux investissements écologiques permis par la hausse de la croissance. Toutefois, la croissance du PIB ne s'accompagne pas d'une baisse de la pollution. Un rapport sénatorial met en lumière l'inadéquation des hypothèses formulées par Kuznets en 1955[2148]. Les effets négatifs de la croissance sur l'environnement ne sont plus à démontrer. Dès lors, comment rendre la protection de l'environnement compatible avec la croissance ?

Sans toutefois rechercher la décroissance, une croissance verte permettrait d'allier reprise économique et protection de l'environnement. La récession provoquée par la crise du Covid-19 offre une chance de faire les choses différemment, d'aboutir à une croissance plus verte et plus juste. La participation à une croissance verte est une question de volonté politique. Et une forte volonté politique porte ce discours depuis quelque temps déjà. La Commission européenne avait, notamment, proposé un Green New Deal en décembre 2019, qui prévoit une neutralité carbone de l'Union d'ici à 2050[2149]. 17 ministres de l'environnement européens ont appelé les gouvernants européens à « reconstruire notre économie et à mettre en place les plans de relance nécessaires » à l'économie, tout en ne « perdant pas de vue la crise climatique et écologique persistante[2150] ». De son côté, dans son adresse aux Français du 13 avril 2020, Emmanuel Macron a annoncé vouloir atteindre la « sobriété carbone[2151] ». Le « verdissement » de la croissance sera rendu possible par la somme des efforts collectifs pour réduire l'empreinte de l'homme sur son environnement. La Convention citoyenne pour le climat, à travers

---

[2147] Greenpeace., « Covid-19, climat et environnement : 5 questions à poser », 24 mars 2020.

[2148] LEPELTIER S., Rapport d'information n° 233 fait au nom de la délégation du Sénat pour la planification, 3 mars 2004.

[2149] « A European Green Deal », *European Commission*, 1er juillet 2021.

[2150] Tribune., « European Green Deal must be central to a resilient recovery after Covid-19 », *Climate Change News*, 9 avril 2020.

[2151] MACRON E., *Adresse aux Français*, Paris, France, 13 avril 2020.

ses 149 propositions[2152], donne des pistes concrètes pour aboutir à ce changement, qui passera notamment par une nouvelle hiérarchisation de nos priorités. Des propositions auxquelles le Président français a, d'ailleurs, répondu le 29 mars 2020, au lendemain du second tour des élections municipales qui ont vu le triomphe du parti écologiste. L'avenir nous dira quel sera l'impact concret de ces mesures.

Par ailleurs, une croissance plus respectueuse de l'environnement supposerait d'être davantage territorialisé, pour limiter les déplacements polluants des marchandises. La question de la limitation de la mondialisation se pose avec d'autant plus d'acuité avec la crise sanitaire que la multiplication des déplacements internationaux, des biens comme des personnes, facilite la propagation des épidémies. Le spécialiste des risques infectieux, Jean-François Guégan, considère qu'une économie plus territorialisée, c'est-à-dire une économie de proximité, constituerait un pare-feu efficace contre les développements de maladies infectieuses[2153].

Finalement, la recherche d'une croissance verte supposerait de cesser de rechercher à tout prix un fort taux de croissance. Comme le résume l'écologiste indienne Vandana Shiva, « le temps est venu d'aller au-delà de l'économie de la croissance illimitée et de la cupidité sans limites[2154] ». Une croissance plus verte gagnerait donc aussi à être plus juste.

Toutes ces idées, qui ont occupé les esprits de beaucoup pendant la crise du Covid-19, donneront-elles lieu à des changements concrets ?

***

**

*

Les optimistes et les pessimistes se disputent les prédictions sur l'avenir.

Cette crise a malheureusement donné lieu à beaucoup de souffrances. Beaucoup ont perdu des proches, ont été confinés et angoissés. Cependant, le sentiment de souffrance est toujours synonyme d'espoir.

[2152] Rapport final de la Convention citoyenne pour le climat, France, 26 juin 2020.
[2153] GUEGAN J.-F., « Comment nos modes de vie déclenchent des pandémies », France, *Konbini*, 2 mai 2020.
[2154] Tribune, « Sebastiao Salgado, Vandana Shiva, Valérie Masson-Delmotte… : les propositions de neuf personnalités pour l'après-coronavirus », France, *Le Monde*, 6 mai 2020.

C'est au moment des épreuves que l'on se met à réfléchir : qu'est-ce qui nous arrive ? Pourquoi doit-on subir une pandémie ? Comment construire un monde différent et meilleur ? L'espoir entraîne l'optimisme, et il donne lieu à toutes les idées vues précédemment. En effet, nous rêvons d'un monde plus juste, d'une nouvelle organisation du travail, d'une croissance et d'un mode de vie différents.

Malheureusement, certaines personnes sont assez pessimistes. Le 3 mai 2020, Augustin Trapenard lit, à l'antenne de *France Inter*, une lettre écrite par le philosophe et écrivain Michel Houellebecq[2155]. Ce dernier refuse catégoriquement l'idée de l'avènement d'un monde nouveau, d'un monde meilleur, après la crise du Covid-19 : « Nous ne nous réveillerons pas, après le confinement, dans un nouveau monde, ce sera le même, en un peu pire ». En effet, l'épidémie de coronavirus, estime le romancier, « devrait avoir pour principal résultat d'accélérer certaines mutations en cours » dont, notamment, « la diminution des contacts humains ». Il regrette également le silence des morts, qui se réduisent à des chiffres que l'on additionne tous les jours, en faisant les comptes des victimes du Covid-19. Enfin, il critique la vision de plus en plus décomplexée de la valeur de la vie dans nos sociétés. Il serait à présent la norme de penser qu'une personne âgée mérite moins d'être réanimée qu'un jeune. Alors que les idéalistes aspirent à une transformation en profondeur du monde après la crise du Covid-19, Michel Houellebecq est à contre-courant et se montre sceptique en livrant cette vision sombre du « monde d'après ».

À l'heure où nous écrivons ces lignes, dans un certain nombre de pays, la crise semble plus ou moins se terminer, mais hélas, pas dans tous. Nous constatons que le monde n'évolue pas, il imite celui d'avant. En réalité, ce sont les conséquences dramatiques de la crise économique, qui se feront ressentir dans les mois et années qui viennent, qui répondront à nos questions. Il est actuellement trop prématuré pour dire ce qu'il risque réellement d'arriver, et si notre monde va évoluer positivement. Néanmoins, ce que nous pouvons d'ores et déjà souligner, c'est que ces événements vont profondément accélérer la digitalisation de notre organisation quotidienne. Cela passe par la digitalisation des entreprises, via, notamment, le modèle du télétravail. Beaucoup ont changé de regard sur le télétravail. Nous assistons à une prise de conscience, il est possible d'intégrer une touche de télétravail dans nos vies, cela peut apporter un confort et bien-être pour le salarié, sans dégrader la productivité de l'entreprise. Cette digitalisation passe également par les nouvelles manières de consommer. Nous sommes témoins d'une véritable

---

[2155] HOUELLEBECQ M., « Je ne crois pas aux déclarations du genre rien ne sera plus jamais comme avant », France, *France Inter*, 4 mai 2020.

démocratisation des courses en ligne, que ce soit via des sites comme Amazon en Occident, ou encore Alibaba en Chine.

Finalement, seul l'avenir nous indiquera qui, des optimistes ou pessimistes, avait raison.

Lorsque l'irrationnel prend le dessus, l'être humain a besoin de donner du sens à ce qui lui arrive.

« Le sens de la vie est la plus pressante des questions », disait Albert Camus. Donner un sens à tout ce que l'être humain traverse est un besoin fondamental, et cela n'est pas nouveau. Sans cette quête de sens, le sentiment de l'absurde dont parle Albert Camus apparaît[2156]. C'est un sentiment qui « naît de la confrontation de l'appel humain avec le silence déraisonnable du monde ». C'est, notamment, ce besoin de sens qui est la cause des mythologies passées, mais également de l'avènement des grandes religions monothéistes. Ce besoin profondément humain de se raconter des histoires, et de les transmettre aux générations suivantes, nous caractérise.

Cela s'exprime d'autant plus, à chaque fois que l'irrationnel prend le dessus dans nos vies. Or, pour certaines personnes, une telle pandémie, qui tue des centaines de milliers de personnes à travers le monde, semble être le comble de l'irrationnel. Beaucoup se posent des questions auxquelles, même les scientifiques, ne sont pour le moment pas en mesure de répondre. Répondre aux interrogations multiples est une tâche extrêmement difficile, car nombre de faits liés au Covid-19 résultent probablement d'un enchaînement de choses non prévisibles. Ce que l'on appelle communément le fruit du hasard. Cependant, présenter ces événements comme quelque chose qu'on devrait simplement accepter, sans pouvoir y donner du sens, est pour beaucoup inacceptable.

Et c'est pour cela que tous les êtres humains, de quelque pays qu'ils soient, ont éprouvé le besoin de donner du sens à ce qui nous est collectivement arrivé, et donc, de se projeter dans un avenir meilleur. Lorsqu'il est confronté à une situation de souffrance, l'être humain a effectivement besoin de rêver et de construire des utopies pour garder espoir. Se projeter dans un monde meilleur est la seule chose qui peut atténuer cette souffrance. C'est pourquoi ce besoin de rêver, et de s'imaginer des utopies, est intrinsèque à la nature humaine, lorsqu'elle

---

[2156] BONFILS A., « Le sens de la vie », France, *Mieux Penser*.

souffre. Cela donne lieu au désir inéluctable de rêver d'un monde meilleur, mais également de chercher des solutions concrètes, afin que ces événements tragiques ne se reproduisent plus.

C'est probablement comme cela que naissent des « utopies réalistes » et réalisables.

***
**
*

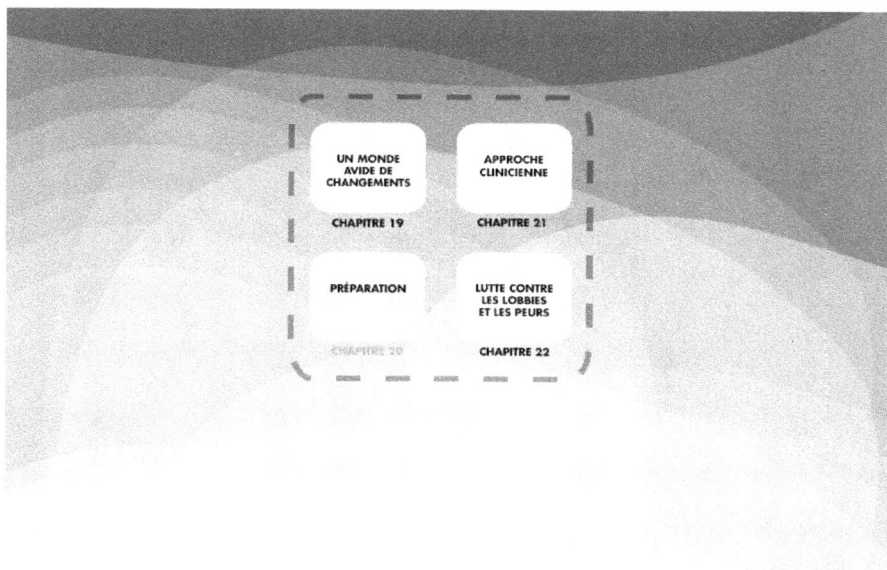

UN MONDE
AVIDE DE
CHANGEMENTS

APPROCHE
CLINICIENNE

CHAPITRE 19

CHAPITRE 21

PRÉPARATION

LUTTE CONTRE
LES LOBBIES
ET LES PEURS

CHAPITRE 20

CHAPITRE 22

CHAPITRE 20

SE PRÉPARER À LA PROCHAINE ÉPIDÉMIE

*« Il y a un danger incontestable de voir apparaître un nouveau virus [...]
qui se répandrait extrêmement rapidement par les voyages et serait
susceptible d'entraîner une épidémie aux conséquences incalculables de
plusieurs millions de morts. La préparation à une telle hypothèse doit être
renforcée ».*

Didier Raoult

SYNTHÈSE DU CHAPITRE 20

C'est l'heure du bilan : quelles leçons sont-elles à retenir dans le contexte post-épidémique ?

Les pays d'Asie orientale qui appliquent la méthode Raoult sont vus comme des exemples.

***
**
*

1 - Il EST NÉCESSAIRE DE COOPÉRER À L'INTERNATIONAL.

Anticiper une épidémie de façon coordonnée à l'échelle internationale s'impose.

❏ *Solution N° 1 - Coopérer à l'international.*

❏ *Solution N° 2 - Réformer l'OMS.*

❏ *Solution N° 3 - Coopérer au niveau de la Communauté européenne.*

❏ *Solution N° 4 - Se coordonner, à l'échelle européenne, au niveau de la collecte de données.*

❏ *Solution N° 5 - Prévenir la communauté internationale dès qu'un pays détecte les premiers cas avérés.*

❏ *Solution N° 6 - Faire de la recherche continue sur les maladies infectieuses.*

❏ *Solution N° 7 - Éduquer les populations concernant l'importance des gestes barrières.*

***
**
*

2 - IL FAUT RESTAURER L'HÔPITAL.

Dans de nombreux pays, l'épidémie de coronavirus ne fait que mettre en lumière un problème ancien : il devient urgent de restaurer l'hôpital public en crise pour aborder sereinement l'avenir.

- ❑ *Solution N° 8 - Restaurer l'hôpital public.*

- ❑ *Solution N° 9 - Réguler le déséquilibre entre cliniques privées et hôpital public.*

- ❑ *Solution N° 10 - En France, reconsidérer la loi HPST de 2009.*

- ❑ *Solution N° 11 - Maintenir les budgets tout en réorganisant les systèmes de soins.*

- ❑ *Solution N° 12 - Reconsidérer une logique de stocks versus une logique de flux.*

- ❑ *Solution N° 13 - Développer le système de santé publique français.*

***
**
*

3 - FORMALISER UNE MÉTHODE EST AUSSI TRÈS IMPORTANT.

Toutefois, les moyens ne suffisent pas en cas d'épidémie : une stratégie claire et une méthode générale sont nécessaires.

- ❑ *Solution N° 14 - Formaliser une méthode claire, facile à mettre en place et acceptée par tous.*

- ❑ *Solution N° 15 - Lors d'une épidémie, appliquer la méthode Raoult : 1-PROTÉGER, 2-TESTER, 3-ISOLER LES MALADES, 4-TRAITER.*

- ❑ *Solution N° 16 - Faire des stocks adéquats de matériel de protection : masques...*

❑ *Solution N° 17 - Mettre en place une stratégie opérationnelle immédiatement déployable sur les tests.*

❑ *Solution N° 18 - Avoir des applications de tracking efficaces et votées démocratiquement.*

❑ *Solution N° 19 - Expliquer à tous l'intérêt d'isoler les malades.*

❑ *Solution N° 20 - Traiter au moment de l'épidémie, en utilisant le meilleur traitement disponible selon l'état actuel de la science.*

❑ *Solution N° 21 - Constituer immédiatement des stocks de médicaments identifiés pour de possibles traitements.*

❑ *Solution N° 22 - Impliquer la médecine libérale et renoncer à l'hospitalo-centrisme.*

❑ *Solution N°23 - Sacraliser la liberté de prescrire et reconnaître le droit, à un patient éclairé, de choisir ce qui lui convient le mieux.*

***
**
*

4 - ET IL FAUT DÉCLINER CETTE MÉTHODE.

La méthode générale, fournissant les grandes règles, doit se décliner dans toutes les sphères de la vie sociale.

❑ *Solution N° 24 - Décliner cette méthode générale à l'ensemble des secteurs d'activité.*

❑ *Solution N° 25 - Mettre en place des outils de suivi de déclinaison.*

❑ *Solution N° 26 - Favoriser une gestion Bottom up.*

❑ *Solution N° 27 - Favoriser la décentralisation en donnant davantage de pouvoir aux IHU.*

❑ *Solution N° 28 - Favoriser les initiatives de terrain.*

❑ *Solution N° 29 - En France, nommer un IHU référent national épidémique, reconnu par tous.*

***
**
*

Il faut se préparer à la prochaine épidémie en tirant les leçons du passé.

❑ *Solution N° 30 - Repartir des rapports déjà écrits.*

❑ *Solution N° 31 - Apprendre de ses erreurs.*

❑ *Solution N° 32 – Apprendre de nos réussites.*

❑ *Solution N° 33 - Retenir qu'il faut se mettre en mode « guerrier » et ne pas rester dans l'attentisme.*

❑ *Solution N° 34 - Faire un travail de vérité sur cette crise.*

❑ *Solution N° 35 - Ne plus attendre et passer à l'action pour se préparer.*

***
**
*

N. B. : les quelques idées exposées dans ce chapitre ne sont que de simples pistes de réflexion et d'ouverture qui demandent, bien évidemment, à être approfondies. Au vu de la complexité du sujet, dont nous sommes bien conscients, ce chapitre mériterait l'écriture d'un livre à lui seul.

C'est l'heure du bilan : quelles leçons sont-elles à retenir dans le contexte post-épidémique ?

Mathilde Weiser[2157] est une expatriée française à Hong Kong. Dès le début de l'épidémie, elle est frappée par la réactivité de la mégalopole, qui a agi vite et fort[2158]. Quatre jours après l'identification du premier malade[2159], soit dès le 27 janvier, les écoles et les crèches ferment déjà[2160]. Le même jour, Mathilde est étonnée de voir qu'en dépit des consignes gouvernementales, qui n'ont pas recommandé tout de suite l'usage du masque, les Hongkongais ont, dans leur grande majorité, le réflexe d'en porter un[2161]. Sans doute le souvenir douloureux de l'épidémie de SRAS de 2003 plane-t-il encore sur cette région, et pousse-t-il les personnes à s'auto-responsabiliser. Après un court épisode initial de pénurie, toutes les pharmacies sont en mesure de proposer des masques à l'ensemble de la population[2162]. Mathilde Weiser remarque que la vie sociale s'est organisée rapidement autour de l'épidémie, avec la mise en place de mesures de protection : entre distanciation physique, dépistage massif et traçage des cas. Même si elle a trouvé ces mesures un peu drastiques au départ, elles semblent pourtant porter leurs fruits[2163].

Si Mathilde Weiser se plie à ce nouveau mode de vie sans se plaindre, elle s'interroge tout de même sur ce qu'il convient de faire. La gestion de la crise en Europe, et plus particulièrement en France, semble décidément très différente. En lisant le journal, elle tombe sur cette déclaration du président de la République française, Emmanuel Macron, faite au journal *le Point* : « Je refuse de recommander le port du masque pour tous et jamais le gouvernement ne l'a fait[2164] », ce qui lui semble surréaliste. En effet, à Hong Kong, depuis l'épidémie de SRAS, et plus globalement en cas de maladie, tout le monde porte un masque, afin de protéger les

---

[2157] Interview réalisée par Guy Courtois. Les prénom et nom ont été changés afin de respecter la confidentialité de la personne, Hong Kong, avril 2020.

[2158] GABRIEL O., « Coronavirus : comment Hong Kong a réagi à la crise sanitaire et gère la deuxième vague », France, *20 minutes*, 30 mars 2020.

[2159] DE CHANGY F., « Coronavirus : la prise en charge rapide des malades a permis d'éviter la crise sanitaire à Hong-Kong », France, *Le Monde*, 7 mai 2020.

[2160] COWLING B. et LIM W., « They've contained the Coronavirus. Here's How. », États-Unis, le *New York Times*, 13 mars 2020.

[2161] LASSUS B., « Tribune | La gestion de la pandémie à Hong Kong, une leçon pour nous, Occidentaux », France, *Les Échos*, 2 avril 2020.

[2162] GABRIEL O., « Coronavirus : Comment Hong Kong a réagi à la crise sanitaire et gère la deuxième vague », France, *20 minutes*, 30 mars 2020.

[2163] Ibid.

[2164] MAURER P., « Coronavirus : Emmanuel Macron 'assume totalement' le choix d'avoir maintenu les municipales », France, *Le Figaro*, 15 avril 2020.

autres[2165]. Mathilde a aussi entendu parler du manque généralisé de matériel dans les hôpitaux et de la pénurie de masques[2166], ce qui la laisse dubitative : elle avait pourtant lu, dans le rapport Global Health Security Index de 2019, que la France était le 11ᵉ pays le mieux préparé à l'épidémie[2167]. Elle se demande comment expliquer un tel contraste, entre les mesures de protection de Hong Kong et celles des pays occidentaux, et quels enseignements sont à retenir pour de potentielles prochaines épidémies, au vu des bons résultats des pays d'Asie orientale.

Les pays d'Asie orientale qui appliquent la méthode Raoult sont vus comme des exemples.

Les outils de politique publique, mis en œuvre dans le cadre de la pandémie de coronavirus dès janvier 2020 dans les pays d'Asie orientale – tels que le Japon, la Corée du Sud, Taïwan Singapour ou encore Hong Kong –, sont riches d'enseignements. En effet, les mesures qui y ont été appliquées durant la gestion du coronavirus sont souvent assimilées dans la presse à des modèles, à des exemples à suivre, au regard de leur efficacité et des bons résultats obtenus dans la gestion de l'épidémie[2168]. Même si, comme le rappelle l'Institut Montaigne, il ne faut pas oublier que ces pays n'ont pas de recette magique pour éradiquer la crise[2169], cela n'empêche pas de s'inspirer largement de certaines mesures clés, mises en place lors de cette pandémie de coronavirus, en vue de potentielles prochaines épidémies. Ces mesures clés recoupent ce que nous appelons la méthode Raoult dans la première partie de notre livre : 1-PROTÉGER, 2-TESTER, 3-ISOLER LES MALADES, 4-TRAITER.

[2165] WESTBROOK L., « Coronavirus exposes cultural divide in Hong Kong as some expats shun masks and shrug off social distancing », Hong Kong, *South China Morning Post*, 25 mars 2020.

[2166] « Coronavirus : masques, surblouses… du matériel manque toujours dans les hôpitaux », France, *Le Monde*, 2 avril 2020.

[2167] John Hopkins Center for Health Security (CHS), Nuclear Threat Initiative (NTI) et Economist Intelligence Unit (EIU), "Global Health Security Index", Etats-Unis, *Nuclear Threat Initiative*, octobre 2019.

[2168] GABRIEL O., « Coronavirus : Comment Hong Kong a réagi à la crise sanitaire et gère la deuxième vague », France, *20 minutes*, 30 mars 2020.

[2169] DUCHÂTEL M. et GODEMENT F. et ZHU V., « Covid-19 : l'Asie orientale face à la pandémie », France, *Institut Montaigne*, avril 2020.

**SOLUTIONS POUR SE PRÉPARER
À UNE PROCHAINE ÉPIDÉMIE**

COOPÉRER À
L'INTERNATIONAL

RESTAURER
L'HÔPITAL

FORMALISER
UNE MÉTHODE

DÉCLINER
CETTE MÉTHODE

Source : Guy Courtois

L'objectif est d'établir, sur cette base, une approche générale à suivre en cas d'épidémie : c'est le cœur de ce chapitre sur la préparation.

Ce chapitre expose quatre solutions afin de se préparer en vue d'une prochaine épidémie. Elles ne sont pas les seules. Il y en a beaucoup d'autres. Il nous semble important de rappeler que les quelques idées exposées ici ne sont que de simples pistes de réflexion et d'ouverture qui demandent, bien évidemment, à être approfondies.

Afin de se préparer correctement, il y a tout d'abord un véritable impératif : celui de restructurer et de redonner des moyens à l'hôpital public, faute de quoi aucune méthode ne saurait être opérationnelle…

***

**

*

1 - IL EST NÉCESSAIRE DE COOPÉRER À L'INTERNATIONAL.

Anticiper une épidémie de façon coordonnée à l'échelle internationale s'impose.

❑ **Solution N° 1 - Coopérer à l'international.**

Afin de comprendre la nécessité vitale de se coordonner à un niveau international, nous pouvons reprendre à notre compte les mots d'Hugues, de l'université Emory : « Ce qui est un problème pour un pays reculé dans un coin du globe est un souci pour le monde entier[2170] ». Cette coopération peut se faire, nous semble-t-il, via l'OMS, mais aussi à un niveau continental. Par exemple, pour le continent asiatique, ou encore africain, qui font face plus régulièrement que les autres à des épidémies, mais aussi au niveau européen, et en particulier au niveau de la Communauté européenne.

La coopération internationale, ou multilatéralisme, est une collaboration entre plusieurs pays sur un sujet donné. En temps de crise, elle est particulièrement indispensable. Lors d'une pandémie, il est contreproductif que chaque pays agisse dans son coin, sans en informer les autres. Par exemple, les Nations unies ont réalisé un sondage dans 186 pays depuis le début de l'année. Ces données indiquent un soutien important de l'opinion publique mondiale à la coopération internationale,

---

[2170] SWEAT R., « Se préparer à la prochaine épidémie », France, *vision.org*, hiver 2006.

avec une augmentation significative depuis que le Covid-19 a commencé à se répandre à travers le monde. 95 % des personnes interrogées sont convenues de la nécessité, pour les pays, de travailler ensemble pour gérer les défis mondiaux[2171].

❑ **Solution N° 2 - Réformer l'OMS.**

Nous avons beaucoup parlé de l'OMS. De nombreux dysfonctionnements ont été soulignés dans le chapitre qui lui est consacré. Il est temps de réformer en profondeur cette institution.

Comme nous l'avons vu dans le chapitre consacré à l'OMS, il s'agit d'une organisation uniquement de conseil. Elle peut formuler des recommandations aux pays sur ce qu'il faut faire pour améliorer la santé de leurs citoyens et prévenir l'apparition de maladies. Elle ne peut pas les obliger à appliquer ces recommandations. Nous comprenons la potentielle faiblesse d'une organisation qui ne peut ni obliger ni sanctionner. La bonne volonté des États membres est donc le principe socle de l'OMS. Au lieu d'imposer des recommandations en termes de santé publique, l'OMS se retrouve souvent dans un rôle diplomatique, coincée entre les intérêts divergents des États membres.

Nous aborderons quelques pistes en détail au chapitre 22[2172].

❑ **Solution N° 3 - Coopérer au niveau de la Communauté européenne.**

Nous l'avons vu, la coordination européenne a été un véritable fiasco. Peu de décisions communes sur les fermetures de frontières. Pas de méthodologies communes sur les contrôles aux aéroports. Absence de méthodologie commune. Absence de mode de calcul commun des morts. Batailles âpres sur l'acquisition des masques. Entraide limitée, voire entrave à la bonne gestion des pays voisins : il suffit de penser à la France, qui avait réquisitionné honteusement les stocks de masques destinés à l'Italie…

Face à l'impréparation constatée de l'Union européenne, et pour répondre à une éventuelle prochaine menace épidémique, certains dirigeants

---

[2171] « En pleine crise du Covid-19, la coopération internationale plébiscitée par l'opinion publique », France, *ONU Info*, 20 avril 2020.
[2172] Cf Chapitre 22 (Lutter contre les lobbies et les peurs).

européens – dont Angela Merkel et Emmanuel Macron – ont exprimé la volonté de se coordonner à l'échelle européenne[2173].

❏ **Solution N° 4 - Se coordonner à l'échelle européenne au niveau de la collecte de données.**

Se coordonner à l'échelle européenne au niveau de la collecte de données semble indispensable, pour qu'elles puissent être comparées d'un pays à l'autre[2174].

Dans le même esprit, trois mesures vitales sont mises en avant par des chercheurs[2175], afin de limiter les risques de pandémie mondiale (solutions 5, 6 et 7).

❏ **Solution N° 5 - Prévenir la communauté internationale dès qu'un pays détecte les premiers cas avérés.**

Tout d'abord, chaque pays devrait prévenir immédiatement la communauté internationale dès qu'il détecte les premiers cas avérés, afin que les services médicaux des autres pays puissent s'organiser et se préparer à contenir la maladie.

C'est une règle de bon sens, mais elle a fait défaut pendant cette pandémie.

❏ **Solution N° 6 - Faire de la recherche continue sur les maladies infectieuses.**

Ensuite, la recherche continue doit être une priorité, afin que les chercheurs puissent mieux comprendre les facteurs liés à l'apparition des maladies infectieuses, et ainsi développer des traitements et des techniques de prévention.

[2173] « Coronavirus : Macron et Merkel appellent l'Union européenne à se préparer à une prochaine pandémie », France, *Les Échos*, 10 juin 2020.
[2174] Ibid.
[2175] SWEAT R., « Se préparer à la prochaine épidémie », France, *vision.org*, hiver 2006.

❑ **Solution N° 7 - Éduquer les populations concernant l'importance des gestes barrières.**

La dernière mesure concerne l'éducation des populations concernant l'importance des gestes barrières, notamment en voyage, afin d'éviter de propager une maladie. Ce sujet est traité au premier chapitre du livre.

***

**

*

2 - IL FAUT RESTAURER L'HÔPITAL.

Dans de nombreux pays, l'épidémie de coronavirus ne fait que mettre en lumière un problème ancien : il devient urgent de restaurer l'hôpital public en crise pour aborder sereinement l'avenir.

❑ **Solution N° 8 - Restaurer l'hôpital public.**

En France, comme dans nombre d'autres pays européens, la pandémie a mis en exergue les difficultés structurelles que connaît l'hôpital public depuis au moins trois décennies[2176] : « Ce que la crise exige de nous, c'est que nous prenions les mesures nécessaires pour déverrouiller un système bloqué depuis des lustres », constate le Premier ministre Édouard Philippe, dans son discours du 25 mai 2020[2177]. Ainsi, il apparaît comme indispensable de redonner des moyens aux hôpitaux, et pas seulement dans le but d'affronter une potentielle nouvelle épidémie.

[2176] DOUKHAN D. et ROSENWEG D., « Hôpital : Emmanuel Macron en première ligne », France, *Le Parisien*, 19 mai 2020.

[2177] Discours de Monsieur. Édouard Philippe, Premier Ministre à l'occasion du lancement du « Ségur de la Santé, *ministère des Solidarités et de la Santé*, 25 mai 2020.

Nous nous attarderons ici sur l'exemple français. Afin de répondre à ce défi et à la colère des agents hospitaliers[2178], le gouvernement français a mis en place, le 25 mai 2020, le Plan Ségur[2179]. Il s'agit d'un vaste plan d'investissement, promis par Emmanuel Macron le 25 mars 2020[2180], qui vise à trouver des pistes pour améliorer le système de soins dans sa globalité, et pas seulement l'hôpital public. Selon eux, le but est de « tirer collectivement les leçons de l'épreuve traversée […] pour bâtir les fondations d'un système de santé encore plus moderne, plus résilient, plus innovant, plus souple et plus à l'écoute de ses professionnels, des usagers et des territoires, avec des solutions fortes et concrètes[2181] ». Quatre groupes de travail mènent des négociations sur le temps de travail, les revalorisations salariales et l'organisation globale, qui tend à être simplifiée. Plus concrètement, si les conclusions sont attendues pour mi-juillet 2020, un projet d'accord entre les syndicats et Nicole Notat – la présidente du Comité Ségur national – prévoit une hausse générale des salaires « des personnels non médicaux », possiblement dès le 1er juillet[2182]. Ainsi, si ce plan est attendu au tournant par le personnel hospitalier, il suscite aussi l'espoir que les choses se passent mieux à l'avenir, puisqu'il signifie la mise en place de conditions préférentielles pour l'édification d'une méthode générale en cas d'une nouvelle épidémie.

En parallèle de ce plan Ségur, nous pouvons noter quelques pistes pour améliorer le système de santé, en France et dans les pays qui rencontrent les mêmes difficultés.

❑ **Solution N° 9 - Réguler le déséquilibre entre cliniques privées et hôpital public.**

Premièrement, certains médecins pointent du doigt les cliniques privées, qui récupèrent les malades les plus intéressants, – dans le sens de « rentables » – en laissant les malades trop onéreux et aux pathologies

---

[2178] BEAUMONT O., « Hôpitaux, Gilets jaunes… Emmanuel Macron face au risque du réveil social », France, *Le Parisien*, 17 mai 2020.

[2179] Cabinet Olivier Véran, Communiqué de presse - Lancement du Ségur de la santé, France, 25 mai 2020.

[2180] Discours d'Emmanuel Macron, « À Mulhouse, aux côtés des femmes et des hommes mobilisés pour protéger les Français du Covid-19 », France, *Emmanuel Macron YouTube*, 25 mars 2020.

[2181] Cabinet Olivier Véran, Communiqué de presse - Lancement du Ségur de la santé, France, 25 mai 2020.

[2182] AFP, « 'Ségur de la santé' : Un projet d'accord prévoit une hausse des salaires dès juillet et une refonte des primes en 2021 », France, *20 minutes*, 20 juin 2020.

complexes à l'hôpital public[2183]. Cette situation se retrouve dans de très nombreux pays. Et ce déséquilibre coûte cher à l'hôpital public : il faudrait trouver un moyen de réguler cette situation.

❑ **Solution N° 10 - En France, reconsidérer la loi HPST de 2009.**

Deuxièmement, il faudrait reconsidérer la loi HPST (Hôpital, patients, santé et territoire) de 2009 en France, très critiquée par certains. Globalement, ses détracteurs dénoncent une loi qui participe à transformer l'hôpital public en hôpital-entreprise, alors géré selon les mêmes règles[2184]. Nombre de médecins mettent en avant le fait qu'ils n'ont plus leur mot à dire au niveau de la direction de l'hôpital. Le directeur est le seul à décider du mode de direction, tandis que les médecins ne peuvent donner qu'un avis consultatif[2185]. Le sociologue Frédéric Pierru dénonce « la chaîne de pouvoir qui va du ministère de la Santé jusqu'au directeur d'hôpital, en passant par le directeur des ARS, établie pour contourner les intérêts locaux et médicaux[2186] ». Ainsi, les médecins, qui subissent une perte d'influence, craignent que la logique économique supplante la logique médicale, d'où l'expression d'hôpital entreprise[2187]. Par ailleurs, la loi connaît de nouvelles critiques en 2017, puisqu'elle est tenue responsable de l'augmentation des suicides parmi le personnel hospitalier[2188]. Cette loi est aussi controversée au niveau de son aspect financier, vis-à-vis des suppressions d'emplois qu'elle engendre, dans le but de réduire les dépenses[2189]. Nous pouvons donner comme exemple les propos de William Dab, médecin et ancien directeur général de la Santé, qui déclare avoir été chargé d'une mission, auprès de Santé publique France, pour organiser la fusion des départements Santé Travail avec les départements Santé Environnement. Il remarque que les ressources de l'Agence ont considérablement diminué, alors que ses missions sont restées identiques. Il s'agit donc d'un pilotage par les moyens et non d'un

---

[2183] PERRONNE C., « Y a-t-il une erreur qu'ils n'ont pas commise ? », France, *Albin Michel*, 17 juin 2020, Scandale 10.

[2184] BENKIMOUN P., « La qualité de l'hôpital public mise en accusation », France, *Le Monde*, 30 décembre 2008.

[2185] BACHELOT-NARQUIN R. - ministre de la santé et des sports et ANASTASY C. - directeur général de l'ANAP, « La loi HPST à l'hôpital : les clés pour comprendre », *solidarites-sante.gouv.fr*, France, 2009.

[2186] PRIEUR C., « La loi Hôpital, patients, santé, territoires, "c'est un peu la réforme de trop" », France, *Le Monde*, 28 avril 2009.

[2187] BENKIMOUN P., « La qualité de l'hôpital public mise en accusation », France, *Le Monde*, 30 décembre 2008.

[2188] LEOUFFRE I., « Suicides à l'hôpital, mourir pour être entendu », France, *Paris Match*, semaine du 9 au 15 novembre 2017, pages 137-140.

[2189] BIZARD F. et PAPIERNIK E., « Loi Bachelot : le risque d'achever l'hôpital public », France, *Le Figaro*, 23 août 2008.

pilotage par les objectifs. Malheureusement, peu de réflexions sont engagées sur l'adéquation entre les missions et les moyens[2190]. Nous pouvons constater que si cette loi a pu participer aux difficultés actuelles de l'hôpital public, il serait intéressant dans le contexte actuel, de la remettre en question.

❑ **Solution N° 11 - Maintenir les budgets tout en réorganisant les systèmes de soins.**

Troisièmement et plus généralement, la solution serait peut-être d'arrêter de faire des coupes budgétaires dans les systèmes de santé, qui rendent les organisations inefficaces. Nous venons de le voir avec cette pandémie : le coût final d'une gestion serrée de l'hôpital public se révèle très supérieur, pour l'ensemble de la société, à ce qu'il aurait dû être si nous avions plus investi.

Par ailleurs, il faudrait faire comme chez certains de nos voisins européens, qui n'investissent pas forcément plus que la France dans leur système de santé, mais qui ont mis en place des réformes importantes, afin de réorganiser leur système de soins[2191]. Ainsi, en rationalisant le système de santé, le Danemark et la Suède – perçus comme des exemples – désengorgent leurs hôpitaux à l'aide d'un numéro qui redirige les patients les moins graves vers des médecins généralistes. Le résultat ? Deux fois moins de passages aux urgences au Danemark qu'en France[2192]. Nous ne reviendrons pas sur la France qui a fait l'inverse, pendant cette pandémie, en écartant la médecine de terrain[2193]. Ainsi, la France – entre autres – pourrait s'inspirer de ces réformes, qui limitent la pression sur l'hôpital public. Cela pourrait être une solution viable, sachant que les capacités d'investissement sont relativement limitées, en partie au vu de la protection sociale des Français, celle-ci étant élevée : les dépenses à l'hôpital sont de 7 % pour les Français contre 13 % pour le Royaume-Uni, ou encore 18 % pour la Belgique[2194]. Il y a moins de budget à consacrer aux hôpitaux, ce qui peut se traduire par une dégradation des services et moins de marges de manœuvre pour investir dans l'hôpital public. Il faut cependant nuancer ce propos pour la France, car force est de constater que sur de nombreux territoires, il n'y a déjà pas assez de médecins de ville

---

[2190] DAB W., Audition parlementaire de William Dab, ancien directeur général de la Santé, France, 23 juin 2020.
[2191] BIANCHI F., « Crise à l'hôpital : comment font nos voisins européens ? », France, *BFMTV*. 14 novembre 2019.
[2192] Ibid.
[2193] Cf. Chapitre 4 *(Traiter et laisser prescrire)*.
[2194] Ibid.

□ **Solution N° 12 - Reconsidérer une logique de stocks versus une logique de flux.**

Quatrièmement, et cette solution découle de la précédente, il faudrait pouvoir, en cas de crise, « planifier une activité à géométrie variable[2195] ». En effet, il faut pouvoir faire en sorte d'isoler les malades au sein de l'hôpital, car si les services sont saturés, la contamination peut vite se propager dans tout l'établissement. Ce qui nécessite alors de prévoir, par exemple, plus de lits dans l'optique de cette éventualité, ou plus d'espace à investir en période d'épidémie. Comme le dit un membre du collectif Inter-Hôpitaux, il faut « accepter de laisser des lits vides à l'hôpital[2196] ». Pourquoi ? Sinon, en cas d'épidémie, le service hospitalier ne dispose pas de toute la souplesse qu'il faudrait pour absorber tous les patients. Il faut rappeler que nombre de lits doit être assorti à un personnel hospitalier en adéquation. Car un lit seul ne veut rien dire. Augmenter le nombre de lits sans le personnel adéquat peut engendrer une augmentation du nombre d'erreurs médicales.

Il s'agit donc de sortir de cette logique de rentabilité qui veut que tous les lits soient occupés. Il faut comprendre qu'une logique de flux tendu (par rapport à une logique avec du stock) ne permet pas d'être préparé au mieux en cas d'épidémie, car il n'y a alors plus de marge de manœuvre.

□ **Solution N° 13 - Développer le système de santé publique français.**

« Tout notre objectif national de dépense lié au secteur médico-scientifique est curatif et non préventif, et l'ARS sert uniquement à la gestion de budget et non à la santé publique[2197] ».
Pour y remédier, il faut investir dans le secteur de la santé publique, afin de le développer. Il faut raisonner en mode préventif et arrêter d'être dans un mode uniquement curatif.
Comme le souligne William Dab, épidémiologiste et ancien directeur général de Santé, « il y a en France une ambiguïté autour de ce que veut dire le terme "santé publique"[2198] ». Il explique que « l'intervention de

---

[2195] PERRONNE C., « Y a-t-il une erreur qu'ils n'ont pas commise ? », France, *Albin Michel*, 17 juin 2020, Scandale 10.
[2196] PASQUESOONE V. et BERNARD M.V., « 'La santé, c'est la priorité des priorités' : après l'épidémie de Covid-19, onze idées pour repenser notre système de soins », France, *FranceInfo*, 5 mai 2020.
[2197] Interview réalisée par Guy Courtois d'une gastro-entérologue et hépatologue Maladies infectieuses, la personne a souhaité garder l'anonymat, Paris, France, juillet 2020.
[2198] DAB W., épidémiologiste et ancien directeur général de Santé, interview réalisée par Rémy Buisine, France, *BRUT*, 17 avril 2020.

l'État dans le domaine de la santé […] est une erreur, car ni les médecins ni les patients ne veulent voir l'État s'immiscer dans ce domaine[2199] ». Une infirmière anesthésiste, que nous avons interrogée, nous affirme que « les études d'infirmière et de médecine ne mettent pas assez l'accent sur le rôle préventif et éducatif du patient vis-à-vis de la santé », mais souhaite nuancer les propos de William Dab, en affirmant que « la France a progressé ces dernières années sur la prévention, notamment en proposant des pics de rappel sur des actes de contrôle[2200] ».

De ce fait, le développement du secteur public ne veut pas dire que l'État doit intervenir dans le secteur. L'État se doit de développer le secteur mais surtout, de redéfinir les obligations des ARS, en leur accordant plus de responsabilité à l'échelle régionale. Cela permettrait ainsi une meilleure gestion du système de santé publique et, par conséquent, une meilleure gestion des futures crises.
Comme nous l'avons vu, les défis à relever, pour l'hôpital public, sont importants.

***

**

*

3 - FORMALISER UNE MÉTHODE EST AUSSI TRÈS IMPORTANT.

Toutefois, les moyens ne suffisent pas en cas d'épidémie : une stratégie et une méthode générale sont nécessaires.

❑ **Solution N° 14 - Formaliser une méthode claire, facile à mettre en place et acceptée par tous.**

Nous l'avons vu dans la première partie de notre livre, il est indispensable d'avoir une méthode générale qui définisse des règles simples et claires

---

[2199] Ibid.

[2200] DANGLETERRE I., interview réalisée par Guy Courtois, Beaumont-sur-Oise, France, juin 2020.

en cas d'épidémie, afin de pouvoir anticiper et réagir vite sans céder à la panique.

Mais surtout, il faut que cette méthode soit comprise et acceptée par tous, car elle sera tant le fil conducteur de la préparation à une future épidémie, que le processus à suivre lors de l'épidémie.

❑ **Solution N° 15 - Lors d'une épidémie, appliquer la méthode Raoult : 1-PROTÉGER, 2-TESTER, 3-ISOLER LES MALADES, 4-TRAITER.**

Cette méthode, c'est ce que nous avons identifié comme la méthode Raoult, qui a fait ses preuves dans les pays qui ont appliqué une méthode similaire. En particulier, les pays d'Asie orientale ont utilisé cette méthode sans faire référence à l'infectiologue français. Nous nous permettons de rappeler que cette expression est le fruit de nos analyses des travaux de Didier Raoult et n'est pas de son fait. D'autant plus que ce n'est pas lui qui est, à proprement parler, à l'origine de cette méthode. Il s'agit d'une méthode simple et de bon sens que recommandent de nombreux infectiologues à travers le monde.
Nous nous sommes attachés à définir cette méthode en première partie de notre livre. La méthode Raoult, c'est un quadriptyque simple, que nous avons évoqué aux quatre premiers chapitres.

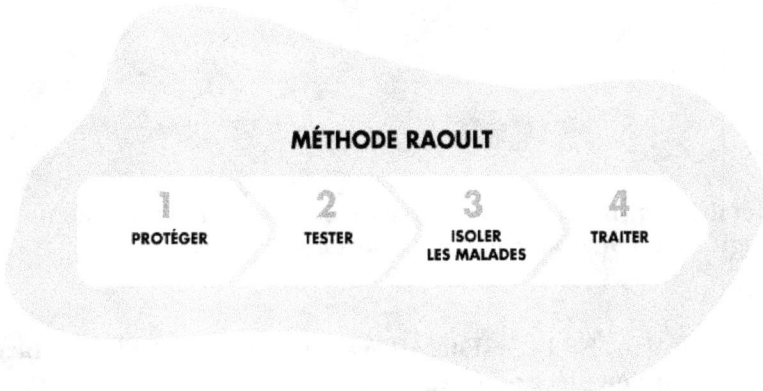

MÉTHODE RAOULT

1	2	3	4
PROTÉGER	TESTER	ISOLER LES MALADES	TRAITER

❑ **Solution N° 16 - Faire des stocks adéquats de matériel de protection : masques...**

À travers notre chapitre traitant de la protection[2201], qui constitue un premier volet de la méthode, nous avons vu qu'il était essentiel de respecter les règles d'hygiène et les gestes barrières. C'est ce qu'a fait la population hongkongaise spontanément, participant à réduire l'impact de la pandémie pendant les deux premiers mois, avec seulement quatre morts jusqu'à la mi-mars[2202]. Le gouvernement français a eu une bonne communication autour des gestes barrières dans les médias. Le problème se situe plus, sans surprise, au niveau du stock de masques. Ainsi, il faudrait, dans l'idéal, ne pas céder à l'orthodoxie budgétaire, en particulier dans le domaine de la santé, et renouveler les stocks de matériel dont ceux des masques, car les maladies infectieuses et les épidémies sont des phénomènes imprévisibles. Cela permettrait d'éviter les situations de dépendance à un marché mondial, saturé en pleine pandémie.

❑ **Solution N° 17 - Mettre en place une stratégie opérationnelle immédiatement déployable sur les tests.**

Dans le chapitre concernant la problématique des tests[2203], qui est le deuxième volet de la méthode Raoult, nous avons vu qu'il fallait procéder à un dépistage massif, afin de pouvoir isoler efficacement les malades. D'un point de vue logistique, il faudrait pouvoir réquisitionner tous les types de laboratoires sur le territoire, ou toutes les grandes enseignes qui peuvent dépister du monde, ou encore produire des tests. D'un point de vue législatif, il faudrait régler toutes les entraves de quelque nature qu'elles soient : possibilité de recourir à des tests vétérinaires…

Il faudrait, par ailleurs, équiper les aéroports de machines performantes pour tester les températures, comme l'ont fait de nombreux pays, notamment la Chine, et mettre les procédures adéquates qui vont avec. Par exemple, vous ne pouvez pas prendre l'avion pour la Chine si votre température est élevée. Nous l'avons déjà souligné au chapitre 2, mais il nous semble intéressant de le redire ici. Didier Raoult imagine même d'équiper les avions pour réaliser des tests PCR pendant la durée du vol. Il déclare : « demain, détecter les gens dans un avion directement et leur

---

[2201]Cf. Chapitre 1 (*Se protéger et protéger les autres*).
[2202] GABRIEL O., « Coronavirus : Comment Hong Kong a réagi à la crise sanitaire et gère la deuxième vague », France, *20 minutes*, 30 mars 2020.
[2203]Cf. Chapitre 2 (*Généraliser les tests*).

rendre leurs résultats, prendra moins de deux heures. Donc ces outils technologiques sont extrêmement importants, à condition que la loi créée pour valider les diagnostics […] soit changée pour pouvoir être utilisable quand on a besoin de tests rapides, parce qu'il y a une crise, il faut qu'on puisse très rapidement les utiliser et que l'on sorte de la régulation habituelle pour répondre à cette question. Donc je trouve que cette épidémie est l'occasion de montrer le retard intellectuel et technique des décideurs du monde, que ce soit l'OMS [ou] l'Europe. Il est temps de basculer dans la modernité, dans le diagnostic moléculaire de masse, qui est extrêmement facile[2204] ».

Le dépistage a un autre intérêt, qui a été pris en compte par le gouvernement allemand. Les données récoltées permettent d'avoir du recul sur l'ensemble de la population infectée et d'en connaître plus sur le virus. Ainsi, elles sont précieuses pour l'élaboration d'un potentiel vaccin et pour identifier ce qui est vraiment efficace.

❑ **Solution N° 18 - Avoir des applications de *tracking* efficaces et votées démocratiquement.**

Comme nous l'avons vu dans le chapitre dédié à cet enjeu, mettre en place ce genre de dispositif via le contrôle numérique et le *tracking* peut faire partie des solutions d'avenir. Bien qu'on puisse en questionner les principes éthiques, en particulier dans un régime démocratique, elles ont été très utiles dans les pays d'Asie orientale. Sans doute, serait-il possible d'encadrer leur usage par des lois, et de concilier cette utilisation avec nos démocraties. Mais un tel débat mérite d'être posé et discuté de façon démocratique avec tous les citoyens et citoyennes. Il risque donc d'être long et mérite, en conséquence, d'être mené avant une période épidémique, afin que les lois soient votées et acceptées, et qu'elles puissent être mises en place.

Et d'ailleurs, pourquoi ne pas réfléchir à une solution européenne ? Cela ferait plus sens dans la mesure où les citoyens européens se déplacent d'un pays à l'autre, que ce soit pour le travail ou pendant les vacances. Certes, arriver à une solution européenne sera certainement plus complexe, car il faudra tous se mettre d'accord sur la meilleure option, et chaque pays a très certainement ses propres contraintes et ses propres exigences. Mais n'est-ce pas là, justement, l'occasion de tester l'unité européenne ? Le combat est clairement identifié pour tous : il s'agit de

---

[2204] RAOULT D., France, *IHU Méditerranée Infection YouTube,* 17 février 2020.

vaincre la pandémie. Alors n'est-ce pas l'occasion de travailler ensemble et d'arriver à quelque chose de constructif ? Il faudra, dans ce cas, prendre le soin d'expliquer à l'ensemble des citoyens européens la démarche suivie et le résultat obtenu.

Pour aller plus loin, nous pourrions même nous poser la question d'y inclure d'autres pays du monde occidental : le Canada, Les États-Unis… mais il est probable que la difficulté soit trop grande, car les problèmes de sécurité et de risque de surveillance liés à un tel projet feraient très certainement obstacle.

❑ **Solution N° 19 - Expliquer à tous l'intérêt d'isoler les malades.**

Le troisième volet découle du dépistage massif : il s'agit de privilégier – à la manière des pays d'Asie orientale à divers degrés[2205] – la quarantaine individuelle au confinement généralisé. Cela n'est pas possible sans la mise en place des solutions précédentes, mais cela exige aussi d'expliquer à la population, aux médias et à tous les acteurs, l'intérêt de cette stratégie par rapport à un confinement généralisé et strict. Tout au moins, comment les deux peuvent être combinés, de façon transitoire, le temps d'être prêts.

C'est seulement si elle est comprise que cette stratégie pourra efficacement être mise en place, car on exécute rarement ce que l'on ne comprend pas, ou que l'on n'accepte pas.

❑ **Solution N° 20 - Traiter au moment de l'épidémie, en utilisant le meilleur traitement disponible selon l'état actuel de la science.**

Dans le chapitre sur la nécessité de traiter[2206], il a été vu qu'il fallait utiliser le meilleur traitement disponible en l'état actuel de la science, la priorité étant de soigner les malades et de ne pas laisser leur cas s'aggraver. Cette méthode générale, qui a été mise en place de manière similaire, et à divers degrés dans les pays d'Asie orientale ou dans certains autres pays du monde, peut se dupliquer à de nombreux pays. Elle constitue une première base, mais elle ne suffit pas…

[2205] DUCHÂTEL M., GODEMENT F. et ZHU V., « Covid-19 : l'Asie orientale face à la pandémie », France, *Institut Montaigne*, avril 2020.
[2206] Cf. Chapitre 4 *(Traiter et laisser prescrire)*.

❑ **Solution N° 21 - Constituer immédiatement des stocks de médicaments identifiés pour de possibles traitements.**

Avant ou pendant l'épidémie, il faut constituer immédiatement des stocks de médicaments identifiés pour de possibles traitements. C'est d'ailleurs ce qu'a fait le ministère des Armées en commandant immédiatement de la chloroquine, sans savoir si elle était efficace ou non, mais dans une logique de prévention. La France, et beaucoup d'autres pays, ne l'ont pas fait, ce qui a posé un problème pour les pays qui ont voulu traiter. Ce n'est pas le cas de la France avec l'hydroxychloroquine, mais le pays s'est vu obligé de contingenter l'azithromycine, probablement, nous l'avons vu, à cause d'une pénurie de stocks.

Ainsi, une bonne gestion épidémique exige de constituer, le plus rapidement possible, des stocks. Et tant pis, si ces derniers finissent à la poubelle, comme cela a été le cas avec Roselyne Bachelot. Au moins, la France aurait été prête si l'épidémie était arrivée jusque-là.

❑ **Solution N° 22 - Impliquer la médecine libérale et renoncer à l'hospitalo-centrisme.**

Nous ne pourrions parler de traitement sans évoquer la nécessité de s'appuyer sur les médecins libéraux. Ils constituent le maillage de premier rang sur tout le territoire. Il semble impensable de les écarter lors d'une épidémie. Nous pouvons d'ailleurs souligner une idée qui tend à résoudre cette équation, d'une façon différente et novatrice. Par exemple, William Dab, ancien directeur général de la Santé, l'explique lors de son audition parlementaire : « Je pense que la distinction entre la ville et l'hôpital n'a plus de sens. Tous les médecins devraient être affiliés à un centre hospitalier. Avec les progrès de l'ambulatoire et de la télémédecine, la distinction entre la médecine de ville et celle pratiquée à l'hôpital n'est plus d'actualité. Cependant, les mécanismes de financement sont totalement différents. Il faudrait parvenir à unifier les financements du secteur hospitalier et ceux de la médecine de ville. C'est un chantier à ouvrir[2207] ».

[2207] DAB W., Audition parlementaire de William Dab, ancien directeur général de la Santé, Paris, France, 23 juin 2020.

❑ **Solution N° 23 - Sacraliser la liberté de prescrire et reconnaître le droit, à un patient éclairé, de choisir ce qui lui convient le mieux.**

C'est aussi la liberté de prescription des médecins qui est en jeu. Comment oublier ce droit fondamental, qui existe depuis Hippocrate ? Comment leur faire renoncer à leur serment ? Enfin, comment nier à un patient, éclairé par son médecin, sa liberté de choisir ce qu'il pense lui convenir le mieux ? Nous touchons alors à la liberté individuelle fondamentale de chaque citoyen, et il nous semble impensable de la remettre en question, surtout lorsqu'il s'agit de vie ou de mort.

***

**

*

4 - ET IL FAUT DÉCLINER CETTE MÉTHODE.

La méthode générale, fournissant les grandes règles, doit se décliner dans toutes les sphères de la vie sociale.

❑ **Solution N° 24 - Décliner cette méthode générale à l'ensemble des secteurs d'activité.**

Pour être efficace, la méthode générale doit balayer l'ensemble de la société, que ce soient les écoles, les Ehpad, les transports... Chaque secteur de la vie en société, chaque entité, doit s'en approprier les grandes règles, et les adapter selon les situations, ce qui implique donc d'y avoir déjà réfléchi. En effet, quand l'épidémie arrive, tout le monde saurait exactement comment réagir et comment s'organiser. Ainsi, adopter de bons réflexes, de manière précoce, permet d'éviter les mauvaises décisions dues à la panique.

Pour ne donner qu'un exemple d'adaptation de la méthode générale à un secteur en particulier, le cas des écoles, en Corée du Sud, est très parlant. Plus de deux mois après leur fermeture, les écoles rouvrent avec toutes les précautions[2208] nécessaires et une organisation millimétrée. Dans certaines classes et à la cantine, des parois en plexiglas séparent les élèves, et des circuits fléchés sont mis en place, pour que les élèves ne se croisent pas[2209]. Des thermomètres, pour la prise de température, sont disponibles à l'entrée, pour vérifier systématiquement la température corporelle. Et, bien sûr, les mesures de distanciation physique sont de mise.

Nous le comprenons, cette solution exige que celle que nous avons évoquée précédemment « Formaliser une méthode claire, facile à mettre en place et acceptée par tous » soit effectivement mise en place. Car comment décliner une méthode dans tous les secteurs d'activité de la vie d'un pays, si elle n'est pas claire et pas acceptée par tous ?

❑ **Solution N° 25 - Mettre en place des outils de suivi de déclinaison.**

Il ne suffit pas de décréter les choses, car bien souvent, cela est synonyme de lettre morte. Il faut ensuite s'assurer de mettre en place des outils de suivi pour vérifier que la méthode est effectivement bien déclinée.

Cela exige des équipes compétentes et des moyens. Mais évitons de confier cette tâche à des fonctionnaires déconnectés de l'hôpital. Confions-la à de vrais spécialistes.

❑ **Solution N° 26 - Favoriser une gestion *Bottom up*.**

En France, on constate que la gestion se fait de manière générale, sur la base d'un système *Top down*[2210]. La gestion de cette crise sanitaire s'est décidée au plus haut niveau hiérarchique, et a été appliquée par l'ensemble du pays. Or, dans les pays où la prévention, la prise en charge et le traitement contre le Covid-19 ont été efficaces, le système de gestion est extrêmement centralisé et quasi-autoritaire, par exemple en Corée du Sud. En Allemagne, le gouvernement a favorisé la responsabilisation individuelle et la décentralisation. Les décisions ont été prises par les

---

[2208] AFP, « La Corée du Sud rouvre ses écoles, grâce au recul de l'épidémie », France, *Challenges*, 20 mai 2020.
[2209] OJARDIAS F., « Corée du Sud : "avec les masques, c'est difficile de lire le visage de mes élèves" », France, *Rfi*, 28 mai 2020.
[2210] « Expression utilisée pour décrire une stratégie ou un plan global, décidé(e) au plus haut niveau hiérarchique, et destiné(e) à être appliqué(e), par l'ensemble de l'entreprise », Def. 1e., *Dictionnaire Larousse*, 2020.

länder[2211]. La gestion a été décentralisée pour être au plus près du terrain. Cela a permis à chacun des 16 länder d'adapter la gestion de la crise sanitaire en fonction des besoins de sa population, privilégiant ainsi un système de type *Bottom up*[2212].

En France cela n'a pas pu être le cas. Les ARS étaient démunies, car elles ont été vidées de leur substance au lieu d'être responsabilisées. On observe un vrai problème de perte, non seulement pour les hôpitaux publics, mais aussi pour tous les services publics[2213].

Afin d'éviter une gestion « médiocre[2214] » des prochaines épidémies, s'il ne faut pas renoncer au Top down, il faut développer le système de santé publique[2215]. Pour être efficient, il faut surtout mettre en place un système *Bottom up*, en acceptant de déléguer au maximum la prise des décisions, quitte à ensuite faire des péréquations[2216].

Favoriser également le recours aux soins de proximité que représentent les médecins généralistes et penser à la prise de décision au niveau régional en responsabilisant les ARS, permettrait probablement d'éviter un autre épisode comme celui de la gestion de la crise sanitaire liée au Covid-19[2217].

❑ **Solution N° 27 - Favoriser la décentralisation et ainsi donner davantage de pouvoir aux IHU.**

La crise actuelle révèle la nécessité, en France, de décentraliser davantage les systèmes institutionnels, et d'accorder une plus grande autonomie aux territoires. En effet, la gestion de l'épidémie par les collectivités territoriales, qui sont au plus près du terrain et les plus aptes à sélectionner les meilleures pratiques en fonction des particularités de chaque territoire, peut constituer une solution à une future crise. « Cet été, après cette mission (le Conseil scientifique), il sera, entre autres, essentiel, de rendre

---

[2211] Terme pour une division administrative utilisé dans les pays de langue allemande (comparable à une région française).

[2212] « Se dit d'une démarche procédurale hiérarchiquement ascendante, qui va du bas vers le haut, analyse les détails ou les cas particuliers pour généraliser », Def. 1e., *Dictionnaire Larousse,* 2020

[2213] Interview réalisée par Guy Courtois d'une gastro-entérologue et hépatologue Maladies infectieuses, la personne a souhaité garder l'anonymat, Paris, France, juillet 2020.

[2214] BERTHELIER A., « Coronavirus : la gestion de l'épidémie "médiocre" pour William Dab », France, *Huffington Post,* 14 avril 2020.

[2215] Interview réalisée par Guy Courtois d'une spécialiste des maladies infectieuses, la personne a souhaité garder l'anonymat, Paris, France, juillet 2020.

[2216] Ibid.

[2217] Ibid.

la gouvernance entre l'échelon central et les territoires plus fluides qu'elle ne l'a été jusqu'à présent[2218] ».

Les IHU de province sont également un atout majeur pour la recherche médicale et le système hospitalier français. Il est important de favoriser des pôles d'excellence en province. Nous traiterons ce sujet plus en détail au chapitre suivant.

❏ **Solution N° 28 - Favoriser les initiatives de terrain.**

Il est important d'encourager et faciliter les actions des personnes sur le terrain, notamment les médecins. Nous avons vu émerger, durant la crise, de multiples associations de médecins et centres éphémères de tests. Nous pouvons prendre pour exemple le docteur Bernard Giral, président de la CPTS (Communauté professionnelle territoriale de santé) du Pays d'Arles, qui a mis en place un dispositif de tests au sein d'une salle polyvalente dans sa commune[2219]. Ce judicieux système permet d'éviter de saturer le centre d'appels du SAMU et sépare les éventuels cas de coronavirus des autres malades. Ces actions de terrains ne sont pas forcément le résultat d'une demande des institutions comme l'ARS, mais sont des initiatives individuelles qui peuvent participer à la sécurisation des populations.

❏ **Solution N° 29 - En France, nommer un IHU référent national épidémique, reconnu par tous.**

Tout cela ne peut être mis en place s'il n'y a pas une tête pensante pour le penser, le structurer, le réaliser et le suivre.

Nommer un IHU référent national épidémique, reconnu par tous, serait probablement la meilleure solution. Il faudra choisir un IHU qui a une approche clinicienne et qui met au cœur de son approche le patient, qui lui a remis sa confiance.

***
**
*

[2218] DELFRAISSY J.-F., président conseil scientifique Covid-19, auditions parlementaires, paris, France, 18 juin 2020.
[2219] GIRAL B., Interview de Bernard Giral, médecin généraliste à Fontvieille et président de la CTPS du Pays d'Arles réalisée par Guy Courtois, fin juin 2020.

Il faut se préparer à la prochaine épidémie en tirant les leçons du passé.

❑ **Solution N° 30 - Repartir des rapports déjà écrits.**

Nous avons listé ici un grand nombre de solutions que nous avons très succinctement détaillées. Elles ne sont que des pistes.

Il ne faut pas oublier que des rapports ont déjà été publiés dans le passé, comme nous l'avons souligné. Par exemple, le rapport rédigé par Didier Raoult en 2003[2220]. Ce rapport sur le bioterrorisme et comment s'y préparer faisait tout de même 380 pages. Même s'il n'est pas très récent, il y a sûrement de très nombreuses bonnes idées à y reprendre. Notons qu'il comportait 120 propositions détaillées sur 10 pages.

LISTE DES RECOMMANDATIONS

Source : rapport de 2003 sur la lutte contre le bioterrorisme

---

[2220] RAOULT D., « Rapport sur le bioterrorisme », France, *ministères de la Santé, de la Famille, et des Personnes Handicapées*, 1er juillet 2003.

Et pourquoi se limiter à ce rapport et ne pas les chercher tous ? Qu'ils soient en France ou ailleurs. Pourquoi ne pas traduire les rapports qui ont été rédigés dans les pays d'Asie orientale ? Pourquoi ne pas lire les rapports rédigés en Corée du Sud, à Hong Kong, à Singapour ? Et nous pourrions citer bien d'autres pays : la Chine, les États-Unis… La plupart de ces rapports sont probablement publics. Il suffit donc de les chercher et de les traduire. Encore faut-il des équipes référentes et compétentes pour le faire. Ce qui nous renvoie à l'une des solutions précédentes.

❑ **Solution N° 31 - Apprendre de ses erreurs.**

Didier Raoult avait donc raison, et comme nous l'avons déjà évoqué dans le chapitre sur l'impréparation[2221], il avait déjà alerté le ministre de la Santé, dans son rapport de 2003 que nous venons de citer, sur l'impréparation de la France : « Notre préparation face à ces événements chaotiques est faible ». Il précise ensuite : « Il y a un danger incontestable de voir apparaître un nouveau virus [...] qui se répandrait extrêmement rapidement par les voyages et serait susceptible d'entraîner une épidémie aux conséquences incalculables de plusieurs millions de morts. La préparation à une telle hypothèse doit être renforcée[2222] ».

Une méthode similaire à ce qu'il préconise déjà dans ce rapport a été mise en place dans les pays d'Asie orientale, et ils sont aujourd'hui reconnus pour leur bonne gestion de la crise. Il faut toutefois se prémunir de conclusions hâtives et trop tranchées, car aucune méthode n'est parfaite et ne permet d'éradiquer complètement l'épidémie. Mais certaines mesures sont clés, et ont permis de remporter de petites victoires : rien n'empêche, alors, de s'en inspirer. Même si cela n'est pas suffisant pour comprendre la gestion de la crise en Asie orientale, la bonne réactivité de certains pays, comme Hong Kong, met en lumière la force qui vient du vécu. C'est l'expérience douloureuse du SRAS à Hong Kong, et du MERS en Corée du Sud, qui a permis aux populations – avant toutes mesures gouvernementales – de prendre elles-mêmes en charge leur sécurité, et celles des autres, par l'intériorisation des gestes barrières. À ce titre, la fracture culturelle qui s'observe, par exemple à Hong Kong, entre certains expatriés occidentaux et les locaux, est parlante : « Les Occidentaux ne portent pas de masque[2223] ! », s'indigne le journal *Apple Daily*.

[2221] Cf. Chapitre 8 *(Une impréparation patente)*.

[2222] RAOULT D., « Rapport sur le bioterrorisme », France, *ministères de la Santé, de la Famille, et des Personnes handicapées*, 1er juillet 2003.

[2223] Courrier expat' Paris, « Polémique. Port du masque : à Hong Kong, la communauté expatriée sur la sellette », Hong Kong, *Courrier international*, 29 mars 2020.

❑ **Solution N° 32 – Apprendre de nos réussites.**

Il serait injuste de ne pas souligner les réussites, que ce soit en France ou dans d'autres pays. La première d'entre elles, et qui nous semble évidente, est la déclaration de l'état d'urgence sanitaire. Une telle déclaration a permis à l'État français de gérer la crise avec beaucoup plus de réactivité que ce qui aurait été fait dans le cas contraire. Toutefois, il aurait fallu une meilleure coordination avec le ministère de l'Intérieur et les préfets.
Une deuxième réussite tient à la mobilisation exceptionnelle de l'ensemble du corps médical. Son implication, les nombreuses heures passées sur le terrain. Sa capacité à avoir repensé et réorganisé un très grand nombre de choses. Le dialogue qui s'est instauré entre le public et le privé. La capacité à rester mobilisé malgré toutes les difficultés rencontrées. Nous leur rendons ici un immense hommage.

Une troisième réussite tout à fait significative de nombreux pays occidentaux tient, comme nous l'avons vu dans le chapitre sur l'économie, à la mise en place de mesures socioéconomiques, afin d'amortir la crise. Ces mesures ont été essentielles pour permettre à la population de ne pas en subir les conséquences catastrophiques qu'ont malheureusement endurées les populations où ces mécanismes de matelas sociaux n'existent pas. Il nous semble évident que de tels mécanismes devraient être mis en place, à nouveau, dans le cadre d'une prochaine crise de quelque nature qu'elle soit. Et il faudra réfléchir à leur financement.

Il nous semble important de savoir reconnaître nos réussites et de savoir capitaliser dessus, afin de nous préparer au mieux pour la prochaine épidémie.

❑ **Solution N° 33 - Retenir qu'il faut se mettre en mode « guerrier » et ne pas rester dans l'attentisme.**

C'est l'une des grandes leçons de cette crise. L'attentisme a sans doute été l'erreur la plus fatale à la France, mais aussi à de très nombreux autres pays dans le monde, en particulier au Royaume-Uni, dont l'inconstance et l'attentisme dans sa gestion de crise se sont révélés fatals.

En période épidémique, il faut se mettre en mode « combattant » et faire feu de tout bois. C'est le seul moyen de ne pas être pris de court. La mise en place d'un état d'urgence sanitaire permettant de gouverner par décret en est une bonne illustration. Cette décision a été une bonne chose en

France, mais ce n'était pas suffisant. Il aurait fallu beaucoup plus de réactivité. Face au Covid-19, le gouvernement a dû activer le plan « Pandémie grippale », qui avait le mérite d'exister, mais qui datait de 2011. Une préparation plus active et la répétition d'exercices dans les années précédentes, auraient peut-être permis d'éviter cela[2224]. En effet, pour le risque de guerre, nous avons une armée. Elle se prépare et s'entraîne. Il devrait en être de même pour le risque pandémique.

C'est, sans aucun doute, l'une des grandes leçons à tirer de la longue liste d'erreurs qui ont été commises.

❏ **Solution N° 34 - Faire un travail de vérité sur cette crise.**

Le seul moyen d'apprendre de ses erreurs est de faire un travail de vérité. Or, sur cette crise, il y a beaucoup à dire. Nombre d'inepties ont été dites, et ce, à tous les niveaux : par l'OMS, par les gouvernements du monde entier, par les autorités sanitaires de nombreux pays, par de nombreux médecins liés à certains laboratoires pharmaceutiques ou tout simplement incompétents, par les médias, par Wikipédia, par les réseaux sociaux et enfin, par la population, et probablement par chacun d'entre nous. Cela fait beaucoup.

Alors, faire un travail de vérité semble indispensable. C'est ce à quoi prétend modestement cet ouvrage, auquel ont collaboré plus de 35 personnes.

❏ **Solution N° 35 - Ne plus attendre et passer à l'action pour se préparer.**

Pour finir sur une note d'espoir, il faut espérer, à la manière de ces pays, capitaliser l'expérience passée, afin de tirer des leçons de cette épidémie et puiser dans notre vécu la force de nous préparer. S'il est normal de commettre des erreurs, car c'est le propre de la nature humaine, il est essentiel d'apprendre de ces dernières, afin de faire au mieux, car elles constituent une opportunité de s'améliorer. Ainsi, ne pas donner de réponse à une erreur est la véritable erreur. C'est le sens d'une citation parfois attribuée à Sénèque : « Errare humanum est, Sed perseverare diabolicum[2225] », ce qui signifie que « l'erreur est humaine, mais

---

[2224] HOUSSIN D., Compte rendu n° 27 audition parlementaire, Paris, France, 24 juin 2020.

[2225] BARRUEL A., « Collection ecclésiastique, ou recueil complet des ouvrages faits depuis l'ouverture des états généraux, relativement au clergé, à sa constitution civile, décrétée par l'assemblée nationale, sanctionnée par le roi », *Crapart*, 1er janvier 1971, page 353.

persévérer [dans son erreur] est diabolique ». Deux infectiologues basés à Hong Kong concluent que « ces endroits [Taïwan, Singapour, Hong Kong] étaient mieux équipés pour faire face à une épidémie du nouveau coronavirus que beaucoup d'autres[2226] ».

***

**

*

Il y a beaucoup d'autres solutions possibles, que nous n'avons pas évoquées ici, notamment certaines solutions que nous avons évoquées en creux au chapitre 8 *(Une impréparation patente)*. Parmi ces différentes solutions, nous pourrions citer les suivantes :

- Créer un ministère de la Protection civile, comme l'ont fait certains pays. En effet pour être efficace la gestion d'une crise d'ampleur doit mobiliser un directeur unique, un commandement des opérations uniques et des conseillers techniques. Cela a été évoqué dans le livre blanc dont nous avons parlé au chapitre 8. Il ne faut pas confier la gestion de crise à des conseillers techniques, et il faut éviter de faire travailler en silo des administrations, ce qui ne peut que rendre difficile la mise en place d'une stratégie sanitaire.
- Se mettre dans une attitude de gestion de crise, et faire feu de tout bois. À titre d'exemple : ne pas avoir peur d'acheter du matériel sous prétexte qu'il pourrait peut-être ne pas répondre complètement aux normes, car en situation de crise, il faut aller vite. C'est ce qu'ont compris les Américains, par exemple, lorsqu'ils achetaient tout ce qu'ils trouvaient sur le marché, sans avoir vraiment pris le temps de tout vérifier. Et c'est ce que nous n'avons pas su faire, très souvent par peur. Peur justifiée, d'ailleurs, car à n'en point douter, nous aurions eu des associations pour lancer des procédures, ou encore l'opposition pour clouer au pilori, ou même la population indignée par les erreurs commises. Nous le voyons, il faut une véritable révolution des mentalités pour mettre en place cette solution.
- Réfléchir à l'amélioration des procédures de marchés publics, ou plutôt à la formation des acheteurs publics sur les procédures

---

[2226] COWLING B. et LIM W., « They've contained the Coronavirus. Here's How. », États-Unis, Le *New York Times*, 13 mars 2020.

dérogatoires, afin de permettre aux acheteurs publics de passer des marchés très rapidement, hors procédure et sans peur.

- Réfléchir à une relocalisation des produits sanitaires considérés comme essentiels à la nation : fabrication de masques, mais aussi des matières premières de médicaments, voire des médicaments eux-mêmes…

Cette liste mériterait d'être enrichie et elle le sera très probablement par les propositions de la Commission parlementaire. Cette Commission parlementaire qui s'ouvre en France, en juin 2020, souhaite résolument tirer des leçons de la gestion de la crise par le pays. Reste à voir si les conclusions de l'enquête donneront lieu à des actions concrètes et rapides…

Il ne faut plus attendre et passer à l'action !

***
**
*

AUDITION PARLEMENTAIRE
DE DIDIER RAOULT

À Paris, le 24 juin 2020

« L'État doit se saisir de cette affaire des épidémies, mais [je l'ai vu] quand j'étais chargé de mission chez Mattei, chez le haut fonctionnaire de défense, et l'INRA disait non, et [L'Institut] Pasteur disait non. Ce qui fonctionne jour et nuit, ce sont les gros CHU. Là, vous avez du personnel ; là, vous pouvez mobiliser des gens ; là, vous pouvez vous organiser ; [et] là, vous avez des machines. Et donc je crois que dans ces gros CHU, [il] faut regrouper les médecins infectiologues et les microbiologistes qui sont capables de faire [de] la biologie moléculaire. Ça doit former un ensemble qui répond [de] manière unanime ».

« Je trouve qu'il n'y a plus que les gens d'Extrême-Orient qui ont un niveau scientifique compétitif. […] Je ne vois plus, en Europe et aux États-Unis, de structure qui ait ce niveau-là. Ils ont un niveau compétitif technologique qui est impressionnant ».

« Il faut pouvoir avoir de la culture virale, il faut pouvoir avoir de quoi faire du séquençage massif, il faut pouvoir avoir de la microscopie électronique [...]. Moi, je ne tiens pas du tout à ce que nous ayons un monopole de la recherche sur les maladies.
Il ne faut pas que l'État laisse faire une autogestion des maladies infectieuses dans ce pays, avec quelques tout petits centres nationaux de référence. Ça ne marche pas ».

« Il y a des choses qui sont des responsabilités humaines directes, et il y a des choses qui sont structurelles. Je pense que si on maintient un système de petits centres nationaux de référence, vous développerez des personnalités de niche, des blaireaux dans leur terrier qui mordent si on s'en rapproche.
Ce sont des humains, ils sont territoriaux et ils considèrent qu'une maladie est leur territoire. Je vous le dis, c'est comme ça, parce que c'est l'expérience de l'âge, il faut bien que ça serve à quelque chose de vieillir. En tout cas, je sais ça : si vous constituez des territoires dans la République pour des problèmes généraux, vous aurez des difficultés considérables ».

« Le problème n'est pas résolu, le problème reviendra. Si vous refaites un groupe et que vous dites : "pour faire la recherche médicale, on va prendre les gens de l'Inserm et puis les gens de Pasteur, et puis ils vont se partager la manière de réfléchir et ce sont eux qui vont gérer le problème des hôpitaux, plus deux ou trois personnes qui travaillent avec l'industrie pharmaceutique exclusivement", je vous le dis, vous tomberez dans la même crise. Voilà ».

« Tout le monde s'est tourné vers la Chine. D'ailleurs, là aussi je ne veux pas faire de malice parce que je pense que ce n'est pas vrai, mais enfin, je pense que le plus grand bénéficiaire de la crise au monde, c'est la Chine, parce qu'on a tout acheté là-bas. Comme on ne sait pas faire de manufacture, on a tout acheté en Chine ».

« On est dans un monde de découvertes qui est génial, qui est extraordinaire. C'est ça que je regrette, c'est que la course, ce n'est pas nous qui la faisons en tête. On est compétitif avec les Chinois, mais au prix d'un équipement massif, d'une stratégie d'usage des outils actuels, de ce qui est en train de sortir maintenant. C'est ce que je disais tout à l'heure, il est sorti un appareil PCR qui fait les PCR en 20 minutes, il vient de Corée. Alors qu'actuellement, il nous faut 2 h 40.
Si on accepte de regarder ce qui est en train de se passer dans le monde et la vitesse à laquelle ça se développe, vous aurez des génomes humains ; demain, on fera le génome entier pour 100 dollars. C'est un autre monde, c'est un monde fou, de vitesse, de technique, c'est intéressant, et si les médicaments qu'on utilise sont vieux, ce n'est pas très grave ».

***
**
*

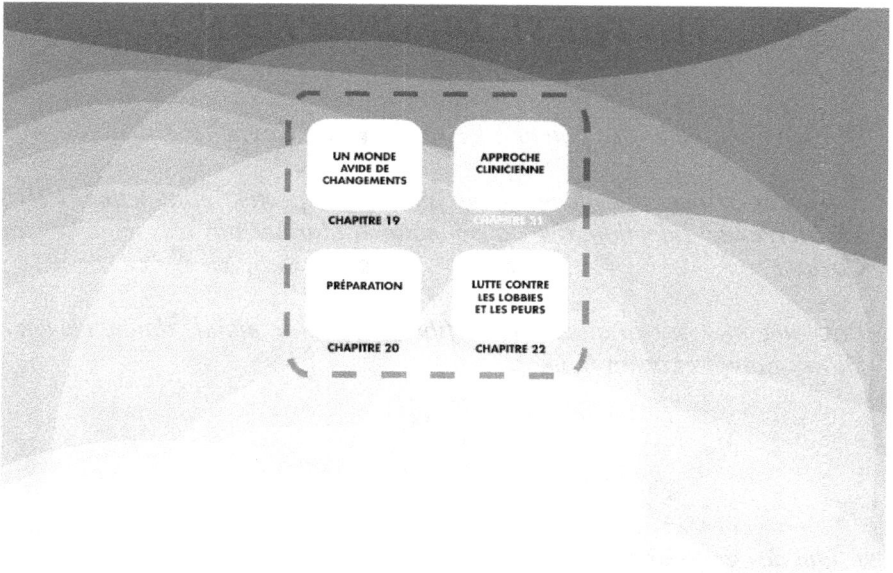

CHAPITRE 21

AVOIR UNE APPROCHE CLINICIENNE

« Le fond du serment d'Hippocrate, c'est de traiter chacun comme si c'était son propre fils ».

Didier Raoult

SYNTHÈSE DU CHAPITRE 21

Doit-on s'inquiéter des potentielles séquelles du Covid-19 ?

À travers la mise en place d'une véritable expertise clinicienne, l'IHU Méditerranée Infection tire la sonnette d'alarme sur les séquelles du Covid-19.

Pour une fois, sur la question des fibroses, tout le monde donne raison à Didier Raoult et à son IHU.

***
**
*

L'une des grandes leçons de cette crise est qu'il faut avoir une approche clinicienne.

L'IHU Méditerranée Infection est un IHU de province qui applique avec force cette approche clinicienne.

De plus, l'IHU Méditerranée Infection parvient à appliquer cette approche au cœur même de la crise.

Grâce à cette approche, l'IHU Méditerranée Infection a vite détecté les potentielles séquelles du Covid-19.

L'expertise et la volonté d'agir en clinicien constituent, à nos yeux, une solution pour faire face aux futures crises sanitaires.

***
**
*

Il est temps de remettre l'humain au cœur du système hospitalier.

***
**
*

N. B. : dans ce chapitre, nous avons pris le parti de faire un focus sur l'IHU Méditerranée Infection, afin de souligner en quoi avoir une approche clinicienne est une solution d'avenir pour faire face à une future pandémie.

Doit-on s'inquiéter des potentielles séquelles du Covid-19 ?

L'Hôpital universitaire George Washington, à Washington District, aux États-Unis, reçoit son premier patient positif au Covid-19 le mercredi 18 mars 2020. L'homme, âgé d'une cinquantaine d'années, est transféré vers un autre hôpital à la suite de l'aggravation fulgurante de ses symptômes. « Ce que nous constatons, c'est que les poumons ont été rapidement et progressivement endommagés, de sorte qu'il a eu besoin d'un soutien plus important de la part du respirateur[2227] », déclare le docteur Keith Mortman, chef de la chirurgie thoracique à l'hôpital George Washington. Le docteur Keith Mortman utilise ensuite la technologie de la réalité virtuelle, afin d'observer les poumons de ce patient. Ce qu'il observe, sur cette vidéo en 3D, est assez inquiétant[2228]. « Il existe un contraste saisissant entre le poumon anormal infecté par le virus, et le tissu pulmonaire adjacent plus sain. Et c'est d'un tel contraste que vous n'avez pas besoin d'être un grand médecin pour comprendre ces images. Il s'agit de lésions graves aux deux poumons. Cela pourrait avoir un impact sur la capacité de quelqu'un à respirer à long terme[2229] ». Selon Keith Mortman, c'est donc un problème national et mondial.

Il y a bien des séquelles après avoir contracté le Covid-19[2230, 2231], peu de médias en parlent en France, mais l'IHU Infection Méditerranée met déjà en place des protocoles pour détecter ce genre de séquelles[2232]. L'IHU marseillais dépiste dans tous les cas, et s'il prend en charge les patients atteints, il s'intéresse aussi par la suite aux séquelles du Covid-19 sur ces derniers. D'après le professeur Raoult, après un scanner, 65 % des patients asymptomatiques reçus à l'IHU présentaient des lésions pulmonaires. L'infectiologue encourage la pratique de scanners « *low dose*[2233] », c'est-à-dire peu irradiants pour surveiller aussi les patients qui

---

[2227] MORTMAN K., « Podcast: GW Hospital Uses Innovative VR Technology to Assess Its First Covid-19 Patient », États-Unis, *The George Washington University Hospital*, 23 mars 2020.

[2228] « Dr. Mortman GWUH - Covid-19 Patient VR Flythrough 2 », États-Unis, *Surgical Theater YouTube*, 26 mars 2020.

[2229] Ibid.

[2230] « Asymptomatiques et guéris du Covid-19 : des séquelles importantes sont possibles », France, *Les Crises*, 28 mars 2020.

[2231] YANG X. & al., « Clinical course and outcomes of critically ill patients with SARS-CoV-2 pneumonia in Wuhan, China: a single-centered, retrospective, observational study », Chine, *The Lancet Respiratory Medicine*, mai 2020.

[2232] RAOULT D., « Où en est le débat sur l'hydroxychloroquine ? », France, *IHU Méditerranée Infection YouTube*, 5 mai 2020.

[2233] Le scanner thoracique à faible dose, dit « *low dose* », est une technique d'imagerie bénéficiant de l'efficacité du CT-scan (technique d'imagerie médicale qui consiste à mesurer l'absorption des rayons X par les tissus, puis, par traitement informatique, à numériser et enfin reconstruire des images en 2D) et d'un niveau de radiation nettement plus bas.

ne présentent pas de symptômes. « Aujourd'hui, nos études se portent sur l'après, nous suivons les personnes guéries pour analyser les séquelles, notamment au niveau pulmonaire[2234] ».

Ces deux exemples nous montrent que, dans certains hôpitaux, on traite les patients, on s'occupe d'eux, et on s'intéresse au suivi de ces derniers. En bref, cette approche est typique du clinicien, et non du chercheur, et c'est une des leçons que nous pouvons tirer de cette crise sanitaire. Cette approche doit devenir centrale si nous souhaitons des solutions pour l'avenir.

À travers la mise en place d'une véritable expertise clinicienne, l'IHU Méditerranée Infection tire la sonnette d'alarme sur les séquelles du Covid-19.

L'IHU Méditerranée Infection, après avoir soigné et suivi un bon nombre de patients, affirme désormais que nombre de personnes, symptomatiques et asymptomatiques, développent de fortes lésions dans les poumons après avoir contracté le Covid-19[2235]. Il est donc possible que des personnes qui n'ont même pas eu conscience d'avoir été atteintes par le Covid-19 développent des lésions pulmonaires[2236]. Il s'agit d'une altération du tissu qui enveloppe les alvéoles, par lesquelles l'oxygène entre dans les vaisseaux sanguins. Lorsque ce tissu se rigidifie, il provoque une rétractation de ces alvéoles et donc, une diminution de la capacité respiratoire. Dans les cas les plus graves, cela peut aboutir à un SDRA (Syndrome de Détresse Respiratoire Aigu). Dans ce cas, les alvéoles se remplissent de liquide, et cela peut conduire, *in fine,* à des cicatrices pouvant causer des problèmes respiratoires à long terme[2237].

Ainsi, il faut impérativement tester la population, sérologiquement, et le plus rapidement possible, afin d'identifier les personnes qui ont été malades. Réaliser des scanners de leurs poumons permet d'indiquer si elles souffrent de lésions[2238]. Cela démontre la nécessité d'assurer un suivi continu des malades dans les hôpitaux, au risque de découvrir trop tard une surmortalité anormale. L'IHU Méditerranée Infection l'a bien compris en pratiquant régulièrement le scan des poumons des patients,

---

[2234] Ibid.

[2235] Ibid.

[2236] « Guérir du coronavirus, et après : quelles sont les séquelles laissées par le Covid-19 ? », France, *AFP*, 19 avril 2020.

[2237] « Fibrose pulmonaire », *Wikipédia*, consulté le 15 juin 2020.

[2238] MARTIN N., « Quelles séquelles pour les malades du Covid ? », France, *France Culture*, 9 mars 2020.

afin de vérifier l'évolution encore méconnue de l'infection[2239, 2240]. Nous pouvons affirmer qu'ils sont en avance sur bon nombre d'hôpitaux, car par le biais de ce suivi, ils agissent en tant que cliniciens avec leurs patients : « Notre prochaine étape, c'est d'essayer de faire le point sur les séquelles, de les détecter, de voir s'il y a des traitements à leur donner, parce que c'est ça, la suite de l'histoire[2241] ».

Pour une fois, sur la question des fibroses, tout le monde donne raison à Didier Raoult et à son IHU.

Nous l'avons vu au cours des différents chapitres, les détracteurs de Didier Raoult ne cessent de douter de ses affirmations, notamment sur les problématiques liées à la saisonnalité et celles liées à la bithérapie. Alors pourquoi ne pas douter également sur ce sujet ? En effet, il existe des inconditionnels « anti-Raoult », qui doutent et douteront toujours de lui, quoi qu'il dise. Son approche clinicienne, notamment, fait débat. Il est encore critiqué par de nombreux sceptiques qui préconisent une approche rigoureuse et méthodologique, même en temps de crise. Ces débats ont déjà été évoqués précédemment, en particulier au chapitre 4 sur la nécessité de traiter les malades en cas d'épidémie, mais aussi au chapitre 12 sur les essais et études médicales.

Cependant, une fois n'est pas coutume, Didier Raoult crée le consensus, comme l'exemple des séquelles du Covid-19 nous le montre. Il est surprenant, presque inhabituel, qu'aucune personnalité publique ou média n'ait encore émis de doutes concernant ces séquelles. Didier Raoult est, depuis début de la crise, constamment remis en question. Mais cette fois-ci, la communauté et les médias se sont rapidement rangés de son côté en lui donnant raison sur ces fibroses. Pour une fois, son travail d'infectiologue et son expertise ne sont pas remis en cause.

[2239] RAOULT D., « Où en est le débat sur l'hydroxychloroquine ? », France, *IHU Méditerranée Infection YouTube*, 5 mai 2020.
[2240] « L'épidémie aiguë passée, le Pr Raoult s'inquiète des séquelles du Covid-19 », France, *L'Indépendant*, 5 mai 2020.
[2241] Ibid.

L'une des grandes leçons de cette crise est qu'il faut avoir une approche clinicienne.

Au cours de cette enquête, nous avons pu tirer des leçons des événements, et dégager des solutions qu'il nous faudra appliquer en cas de nouvelle crise sanitaire. L'une des clés essentielles est l'adoption d'une approche clinicienne. Mais de quoi s'agit-il ?

Une approche clinicienne consiste, tout d'abord, en l'adoption d'une méthode établie à laquelle on puisse se référer constamment. Lors de la crise du Covid-19, la méthode Raoult – 1-PROTÉGER, 2-TESTER, 3-ISOLER LES MALADES, 4-TRAITER – s'est largement démarquée. Nous avons traité de la pertinence de cette méthode en première partie de ce livre. Une approche clinicienne correspond également à la nécessité de traiter les malades selon les meilleures connaissances que peut nous apporter la science à ce moment. C'est ce que Didier Raoult a tenté de faire avec la bithérapie. L'approche clinicienne consiste également à ne pas céder aux conflits d'intérêts et à la pression des lobbies pharmaceutiques en temps de crise. Cela, en gardant en ligne de mire l'intérêt général et la santé publique. Résister à la pression médiatique et aux pressions des personnalités et organismes politiques, est aussi essentiel. Enfin, une telle approche consiste à ne pas faire d'essais médicaux au détriment de ses patients. Toujours placer les malades au cœur de ce qui nous préoccupe est fondamental. Le clinicien traite son patient comme s'il s'agissait de quelqu'un de sa propre famille. C'est d'ailleurs ce que s'efforce de faire Didier Raoult tout au long de cette crise sanitaire. Il explique sa manière d'agir dans le cas où il n'y a pas de traitement ayant vraiment fait la preuve de son efficacité : « J'applique la méthode de Tom, Tom est mon fils ». Le principe de cette méthode est, selon Didier Raoult, « le fond du serment d'Hippocrate » : « traiter chacun comme si c'était son propre fils[2242] ».

En France, lors de la crise sanitaire du Covid-19, un IHU s'est particulièrement démarqué par une approche clinicienne : l'IHU Méditerranée Infection.

[2242] AFP, « Pour Didier Raoult, appliquer la méthode de Tom est le fond du serment d'Hippocrate », France, *Le Huffpost*, 26 février 2020.

L'IHU Méditerranée Infection est un IHU de province qui applique avec force cette approche clinicienne.

L'IHU Méditerranée Infection représente, pour certains, la critique de la vision jacobine[2243], selon laquelle tout serait centralisé à Paris. De très bons centres hospitaliers peuvent se trouver en province, et cet IHU en est la preuve. Jean-Christophe Cambadélis, l'ancien premier secrétaire du PS, donne son avis sur cette vision jacobine : « Raoult est la nouvelle figure emblématique de la contestation des élites, du parisianisme, des appareils d'État verticaux. Il s'agit de la manifestation sanitaire de ce qu'ont déjà dit les Gilets jaunes. C'est ce qui me renforce dans l'idée de changer le paradigme "France-État jacobin". Le peuple ne supporte plus le monarque républicain, sa cour et ses affidés, tout autant que les politiques libérales qui lui sont imposées depuis des années. On ne doit pas prendre Raoult pour ce qu'il dit, mais ce pour quoi il est devenu le nouveau Robin des bois de la médecine[2244] ». Ce clivage entre Paris et la province, Didier Raoult l'a bien compris, et l'alimente même[2245] : « Ce n'est pas parce que l'on n'habite pas à l'intérieur du périphérique parisien qu'on ne fait pas de science. Ce pays est devenu Versailles au XVIIIe siècle[2246] ! » Cette critique du « parisianisme » est exacerbée par le fait que Didier Raoult ne vient pas de n'importe quelle ville de province, mais de Marseille, dont la rivalité avec la Capitale est historique.

Calquer le modèle que propose l'IHU Méditerranée Infection sur les autres hôpitaux serait probablement une bonne décision. Didier Raoult n'a eu de cesse de revendiquer une approche clinicienne, qui comprend la volonté de soigner tous les patients. Didier Raoult et d'autres l'affirment, il y a eu cinq fois moins de morts à Marseille qu'à Paris[2247, 2248]. Même si cette information est à nuancer, l'IHU n'y est sûrement pas pour rien. La différence du taux de mortalité parisien par rapport à celui de Marseille pourrait s'expliquer par le dépistage massif qu'a organisé l'IHU, permettant d'isoler les malades et de les traiter avec la bithérapie.

[2243] DA SOIS J., « Le débat sur Didier Raoult, symbole de l'opposition entre Paris et la province ? », France, *Cnews*, 31 mars 2020.

[2244] CAMBADÉLIS J.-C., « Raoult est devenu le nouveau Robin des bois de la médecine », France, *Le Point*, 9 mai 2020.

[2245] COIGNARD S., « Didier Raoult, dégagiste en blouse blanche », France, *Le Point*, 27 mai 2020.

[2246] RAOULT D., « Pour traiter le Covid-19, tout le monde utilisera la chloroquine », France, *Le Parisien*, 22 mars 2020.

[2247] RAOULT D., « Comparaison des courbes épidémiques selon les villes », France, IHU *Méditerranée Infection YouTube*, 19 mai 2020.

[2248] « Covid-19 : Marseille 5 – Paris 1 juste les chiffres », France, *France Soir*, 20 mai 2020.

Ces chiffres sont tout de même à relativiser[2249]. La densité à Paris étant beaucoup plus élevée qu'à Marseille, le virus y a sûrement davantage circulé. De plus, nombre de Français se rendent dans les hôpitaux parisiens. La mortalité à Paris n'est pas forcément celle des gens qui habitent Paris[2250]. Enfin, parce que le virus ne s'y est pas propagé avec la même intensité du fait de la mise en place du confinement, et qu'il existe plusieurs jours, voire une ou deux semaines de décalage, d'une région à une autre[2251]. Mais s'il faut retenir une chose, c'est cette approche hyperréactive de l'IHU Méditerranée Infection.

De plus, l'IHU Méditerranée Infection parvient à appliquer cette approche au cœur même de la crise.

L'IHU Méditerranée Infection s'est démarqué par sa méthode et ses résultats lors de la crise sanitaire en France. L'IHU a pu gérer cette crise en protégeant, testant, isolant les malades, et soignant un grand nombre de patients.

❏ 1 - PROTÉGER

Dès le début de l'épidémie, l'IHU Méditerranée Infection a tenu à la protection des soignants et patients. Pour ce faire, l'IHU a pu compter sur de nouvelles technologies déjà ou nouvellement mises en place au sein du service d'infectiologie[2252] : un système de confinement intégré aux locaux à haut niveau de contagion (chambres d'isolement, laboratoires, insectariums, souchothèque), avec un système de dépression atmosphérique à l'intérieur de la zone de confinement, mais également des portiques infrarouges installés à l'accueil pour détecter les personnels et patients malades. Enfin, l'installation de puces RFID pour une traçabilité en temps réel des déplacements de soignants, pour une prévention maximale du risque de contagion[2253]. La mise en place d'un protocole, élaboré et précis, a donc fortement aidé à réduire la transmission du Covid-19 au sein même des locaux.

[2249] LEBOUCQ F., « Covid-19 : la mortalité par habitant est-elle cinq fois plus importante à Paris qu'à Marseille ? », France, *Libération*, 27 mai 2020.

[2250] « Coronavirus : le Pr Raoult dit-il vrai en affirmant que la mortalité à Paris est plus de cinq fois supérieure à celle de Marseille ? », France, *FranceInfo*, 23 mai 2020.

[2251] MANELLI S., « Coronavirus : pourquoi meurt-on moins du Covid-19 en Paca ? », France, *La Provence*, 8 avril 2020.

[2252] « IHU Méditerranée Infection », France, *IHU Méditerranée Infection YouTube*, 5 avril 2018.

[2253] « La Fondation, des locaux spécialement conçus pour prévenir et gérer des crises épidémiques », France, *site internet IHU Méditerranée Infection*, consulté le 22 juin 2020.

❑ **2 - TESTER**

L'IHU Méditerranée Infection a également, très tôt, compris l'importance du test massif sur la population, puisque comme nous l'avons vu précédemment, plus de 130 000 tests y ont été réalisés[2254]. Selon Philippe Douste-Blazy, médecin et ancien ministre de la Santé français, environ 6 % de la population marseillaise a été testée[2255]. En témoignent également les files d'attente, dont nous avons déjà parlé, devant l'IHU lors de la pandémie[2256]. L'IHU Méditerranée Infection a testé le plus de personnes possible, pour tenter d'endiguer la contagion et soigner au plus vite les malades du Covid-19.

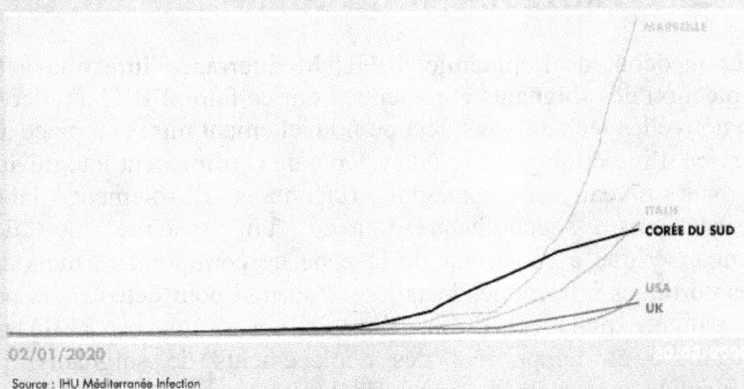

**NOMBRE TOTAL DE DÉPISTAGES AU COVID-19
PAR MILLION D'HABITANTS**

MARSEILLE

ITALIE

CORÉE DU SUD

USA
UK

02/01/2020

Source : IHU Méditerranée Infection

[2254] « Southern France Morning post, SARS-CoV-2 », France, *IHU Méditerranée Infection site internet*, consulté le 22 juin 2020.
[2255] DOUSTE-BLAZY P., « Covid-19, panique sociale, scientifique et politique ? », France, *Thinkerview YouTube*, 27 mai 2020.
[2256] HAROUNYAN S., « À Marseille devant l'IHU du Pr Raoult : "On attend que ça passe et au pire, on meurt ?" », France, *Libération*, 23 mars 2020.

❏ **3 - ISOLER LES MALADES**

L'IHU a su particulièrement bien gérer l'isolement des malades. Il faut dire qu'il possède la structure pour. Mais cela, la plupart des hôpitaux de France l'ont plutôt bien fait également. Ce qui distingue l'IHU, c'est qu'avoir testé massivement les populations lui a permis de dire aux gens de s'isoler au sein de leurs propres foyers, afin de ne pas contaminer les autres.

❏ **4 - TRAITER**

Ce qui a vraiment démarqué cet IHU, des autres centres hospitaliers, est la volonté de soigner les patients dès qu'ils tombaient malades. C'est en invoquant le serment d'Hippocrate que les professeurs de cet IHU ont décidé de faire bénéficier à leurs patients de la meilleure prise en charge pour le diagnostic et le traitement, notamment en utilisant l'azithromycine et l'hydroxychloroquine[2257]. Ce traitement, nous l'avons vu, a fait débat au sein de la communauté scientifique[2258]. Cependant, ce qui ne peut pas être remis en question, c'est l'indéniable volonté de soigner dont ont fait preuve Didier Raoult et son équipe : « À l'IHU, nous allons mettre en place un protocole thérapeutique. Nous, ce qu'on veut, c'est soigner les malades. Il y a des gens qui arrivent avec une maladie grave[2259] ». De toute évidence, ils n'ont pas fait d'*evidence-based medicine* avec une vision dogmatique et bornée, comme nous l'avons déjà expliqué, mais ont été de vrais cliniciens.

Ce que nous pouvons retenir de cette approche, c'est que l'IHU Méditerranée Infection était vraisemblablement davantage prêt à faire face à une pandémie, par sa méthode, sa volonté de tester et surtout de soigner immédiatement et sans attendre. Cette approche nous parle d'autant plus quand on la met en perspective avec la non-préparation de la France, mais également avec les mesures prises par le Conseil scientifique tout au long de la pandémie. « Laissons la médecine aux médecins, cliniciens et soignants. La curieuse composition du fameux Conseil scientifique, qui impose semaine après semaine des mesures aberrantes, dictées en partie par ses conflits d'intérêts majeurs, devrait vous

---

[2257] REPONTY R., « Test au Covid 19 : une immense file d'attente à l'IHU de Marseille », France, *Maritima Média*, 23 mars 2020.
[2258] Chapitres consacrés à ces deux sujets : Cf. Chapitre 5 (*L'utilité des antibiotiques*) et chapitre 6 (*L'hydroxychloroquine et le protocole de traitement Raoult*).
[2259] RAOULT D., « Ce serait une faute médicale que de ne pas donner de chloroquine contre le virus chinois », France, *20 minutes*, 26 février 2020.

interpeller[2260] ». Les malades ont davantage besoin de médecins de terrain, et non pas de personnes dictant des règles déconnectées de la réalité. S'inspirer de l'IHU Méditerranée Infection, écouter ses conseils, et reproduire ses modes de fonctionnement pour endiguer les maladies et mieux traiter les patients, serait l'une des solutions pour mieux faire face à une future épidémie.

Grâce à cette approche, l'IHU Méditerranée Infection a vite détecté les potentielles séquelles du Covid-19.

Cette même approche clinicienne est appliquée au sein de l'IHU Méditerranée Infection en ce qui concerne les potentielles séquelles du Covid-19. Comme nous venons juste de le voir, certaines personnes ne savent pas qu'elles ont développé des lésions aux poumons. Des lésions peuvent possiblement évoluer en maladie grave. Il est dangereux et irresponsable de ne mettre en place aucun suivi. Certains médecins alertent sur cette potentielle gravité : « Il va y avoir un réel problème de capacité, une fois le pic de l'épidémie passé, on va être sous l'eau avec ceux qui vont revenir[2261] ». L'ARS d'Île-de-France affirme également que certains patients ne sont pas complètement remis de la maladie[2262]. Même les personnes asymptomatiques peuvent présenter des dommages pulmonaires. Une récente étude universitaire prévoit que 30 à 45 % d'entre eux en développeront[2263]. Les médias en parlent peu depuis l'atténuation de la crise sanitaire, cependant les pouvoirs publics doivent mettre en place un suivi systématique, et le traitement des potentielles fibroses. Le docteur Raherison l'a compris. Ce pneumologue appelle le gouvernement à mettre en place « un plan d'urgence de suivi des patients ayant survécu au Covid, y compris parmi les cas peu sévères[2264] ».

Dans ce contexte, il est indispensable de s'inspirer du pragmatisme de l'IHU Méditerranée Infection. La force de la recherche clinicienne de cet institut réside dans cette capacité à analyser le terrain, réagir rapidement, et même anticiper. Le service du professeur Jacquier au sein de l'IHU déclare, au 22 juin, avoir réalisé 5 000 scanners thoraciques « *low dose* », c'est-à-dire peu irradiants, dans le but de détecter de potentielles fibroses

---

[2260] DELEPINE N., « Les Contes de Ségur, revus et corrigés par O. Véran. Communication ou véritable réforme ? », France, *FranceSoir*, 31 mai 2020.

[2261] DE SEZE C., « Covid-19 : inquiétude des médecins concernant les séquelles des patients guéris », France, *L'Express*, 7 avril 2020.

[2262] Ibid.

[2263] ORAN D-P. et TOPOL E. J., « Prevalence of Asymptomatic SARS-CoV-2 Infection », États-Unis, *Annals of Internal Medicine, American College of Physician Journal*, 17 juin 2020.

[2264] FERNEY F., « Coronavirus : des séquelles encore incertaines », France, *La Croix*, 5 mai 2020.

pulmonaires[2265]. L'avenir nous dira si Didier Raoult et toutes ses équipes ont encore eu raison sur ce point. Il l'affirme lui-même : « Je ne suis pas devin, je suis praticien[2266] ». L'IHU Méditerranée Infection se fonde sur l'expérience acquise auprès des patients, met en place des moyens de détection, observe la maladie et ses conséquences et enfin, propose un protocole de soin.

L'expertise et la volonté d'agir en clinicien constituent, à nos yeux, une solution pour faire face aux futures crises sanitaires.

Selon Didier Raoult, on meurt moins du Covid-19 à l'IHU Méditerranée Infection que dans le reste de la France[2267]. Sur sa page Twitter, il publie trois cartes de France, représentant les hospitalisations, les admissions en réanimation, et le nombre total de décès liés au Covid-19[2268]. On constate, sur ces cartes, que le département des Bouches-du-Rhône, où officie l'infectiologue, se distingue par un nombre encore faible de décès et d'hospitalisations. Il compte également parmi les départements dans lesquels les services de réanimation ne sont pas encore saturés[2269]. Il ajoute : « Dans la série des gens qui ont été traités dans l'IHU, avec notre traitement ou sans notre traitement, il n'y a pas de mort en dessous de 60 ans, il y en a deux de moins de 70 ans[2270] ». Comme vu précédemment, ces affirmations sont tout de même à relativiser. Cependant, il est légitime de parler d'une véritable force de l'IHU Méditerranée Infection. Il symbolise le triomphe de l'approche clinicienne, une méthode défendue par Didier Raoult qui se fonde sur l'expérience du terrain, la proximité avec les patients, l'auscultation précise et la découverte progressive de ce que peut être une maladie nouvelle. Cette approche s'oppose à celle des chercheurs méthodologistes. Didier Raoult confirme ce contraste : « Le médecin peut et doit réfléchir comme un médecin, et non pas comme un méthodologiste[2271] ». Jean Roudier, professeur de rhumatologie à la Faculté de médecine de Marseille, explique cet affrontement. Selon lui, ce conflit actuel n'est pas le refus basique des essais thérapeutiques, mais

---

[2265] « Chiffres clés au 22 juin », France, *IHU Méditerranée Infection site internet*, consulté le 22 juin 2020.

[2266] RAOULT D., Interview réalisée par Apolline de Malherbe, France, *BFMTV*, 30 avril 2020.

[2267] Ibid.

[2268] RAOULT D., [@raoult_didier], « Cartes des hospitalisations, des décès et de l'utilisation des capacités de réanimation par département en France, dans le cadre de l'épidémie à Covid-19. » [Tweet], *Twitter*, 30 mars 2020.

[2269] LAVENU G., « Suivi du Covid-19 en France », France, *Santé Public France*, 30 mars 2020.

[2270] RAOULT D., « Comparaison des courbes épidémiques selon villes et pays », France, *IHU Méditerranée Infection YouTube*, 19 mai 2020.

[2271] RAOULT D., Tribune, France, *Le Monde*, 25 mars 2020.

plutôt le refus de laisser les méthodologistes envahir tout l'espace de la médecine et de la recherche médicale. Cela au détriment des patients individuels, qui deviendraient seulement des participants anonymes dans des protocoles randomisés[2272]. Philippe Douste-Blazy l'affirme également : « Raoult n'a pas agi en tant que chercheur, mais en tant que médecin[2273] ».

La force de cet IHU Méditerranée Infection ne réside pas seulement dans la personne de Didier Raoult, mais dans toute son équipe. Le professeur Pierre-Édouard Fournier, directeur du laboratoire de tests diagnostiques à l'IHU, a réussi à réaliser plus 136 000 tests PCR du Covid-19 tout au long de la crise[2274]. Ce laboratoire de tests diagnostiques est parvenu à ce chiffre par le biais d'aides de sociétés vétérinaires qui, elles, avaient une énorme capacité de tests : « Ce qui nous a aidés le plus, c'est d'être réactifs dans cette histoire[2275] ». Ce n'est pas tout. Jean-Christophe Lagier, chef de service des maladies infectieuses et tropicales à l'IHU Méditerranée Infection, souligne, lui aussi, la force de cet IHU : « L'ensemble des personnels de l'IHU n'ont compté ni leurs heures, ni leurs efforts [...], les personnels sont régulièrement entraînés à respecter les protocoles d'isolement[2276] ». Enfin, l'IHU Méditerranée Infection a réalisé plus de 5 000 prélèvements au sein du laboratoire P3, dont l'analyse de 2 000 souches virales, qui a notamment permis à l'établissement de déterminer à quel moment le patient n'était plus contagieux[2277]. Ce chiffre exceptionnel n'est pas le fruit du hasard : « On a mis au point des techniques de cultures complètement nouvelles, au cours des années qui précèdent, et paradoxalement, nous, on était prêts, on était peut-être les seuls en France, mais nous, on était vraiment prêts[2278] ».

***
**
*

[2272] MUCCHIELLI L., « Crise du Covid et querelle sur la méthode : interview exclusive du prof. Jean Roudier », France, *Mediapart*, 18 avril 2020.

[2273] DOUSTE-BLAZY P., « Raoult n'a pas agi en tant que chercheur mais en tant que médecin. », France, *Sud Radio*, 20 mai 2020.

[2274] FOURNIER P.E., « 136 000 tests PCR Covid : l'envers du décor », France, *IHU Méditerranée Infection YouTube*, 4 juin 2020.

[2275] Ibid.

[2276] LAGIER J.C., « Prise en charge clinique des patients à l'IHU : ce que nous avons fait », France, *IHU Méditerranée Infection YouTube*, 6 juin 2020.

[2277] LASCOLA B. et LEVASSEUR A., « Plateformes de culture et de génomique : au cœur des secrets du coronavirus », France, *IHU Méditerranée Infection YouTube*, 8 juin 2020.

[2278] Ibid.

En conclusion, nous pouvons dire que l'approche clinicienne de Didier Raoult, de ses équipes et de son IHU, a fait ses preuves. Didier Raoult, et surtout l'ensemble de son IHU, auront donc probablement, une nouvelle fois, raison avant tous les autres. Si, demain, une autre épidémie plongeait à nouveau le monde dans la panique, cette approche clinicienne constituerait une solution fondamentale.

Nous nous sommes concentrés sur l'IHU Méditerranée Infection pour souligner notre démonstration, mais il nous semble indispensable de rappeler qu'il existe de nombreux centres hospitaliers en France et dans le monde, dont les médecins partagent et adoptent cette approche clinicienne pour mettre toujours le patient au cœur de leurs efforts. Ils sont nombreux ! Heureusement ! En effet, les médecins hospitaliers qui traitent chaque patient comme leurs propres enfants sont, très certainement, majoritaires[2279]. Si nous devions en citer un seul, nous citerions le centre hospitalier de Garches, en région parisienne, où travaille Christian Perronne.

Il est temps de remettre l'humain au cœur du système hospitalier.

« Aimer les autres et prendre soin d'eux, c'est agir avec humanité ».

Confucius

L'une des leçons que nous pouvons tirer de cette crise est l'importance de la relation soignant-patient dans le système hospitalier. Les chercheurs, déconnectés de la réalité du terrain, ne peuvent évaluer tous les facteurs à prendre en compte dans un protocole de soins et de traitements. Le médecin, directement présent sur place, le peut plus facilement. Mais encore faut-il qu'il soit disponible pour chaque patient. Nous comprenons facilement comment, petit à petit, le manque de moyens humains est devenu une routine au sein de l'hôpital public français, comme nous l'avons dit au chapitre précédent. Mais cela n'est pas uniquement le cas de la France. On retrouve des problématiques similaires dans de nombreux pays. Dans une logique de rentabilité, et également à cause d'une coupe des budgets, la prise en charge des patients s'est dégradée[2280]. Ainsi, c'est l'utilisation abusive de l'évaluation quantitative qui s'est rapidement installée dans le monde hospitalier, au détriment de la qualité de soin, du suivi des patients et surtout, du temps pour l'écoute. Par

---

[2279] Nous affirmons cela sur la base de l'ensemble des interviews que nous avons menées.
[2280] HELMAN A., « L'hôpital compétitif. Et l'humain, dans tout ça ? », *Revue du MAUSS*, vol. 41, ־ 1, p. 35-40, 2013.

exemple, La tarification à l'activité, dénommée T2A, est une méthode mise en place à partir de 2004 dans le cadre du plan « Hôpital 2007 ». Son objectif est de redéfinir le mode de financement des établissements de santé. Elle repose sur la mesure et l'évaluation de l'activité effective des établissements, et permet de déterminer les ressources allouées. Isabelle Dangleterre, infirmière anesthésiste, nous précise que « cette approche ne prend pas en compte le temps passé auprès du patient. Temps pourtant extrêmement nécessaire, si l'on veut remettre l'humain au cœur du système hospitalier[2281] ». Elle ajoute que « cela ne permet pas la prise en compte de la continuité des soins, c'est-à-dire que l'on fait un acte à un patient, or, cet acte nécessite une préparation, une explication au patient et à la famille, et une surveillance, du temps d'écoute… Autant d'éléments qui ne sont pas codifiés dans la T2A et qui, donc, ne sont pas pris en compte dans le financement de l'hôpital, ce qui pousse les gestionnaires à mettre moins d'emphase sur ces questions pourtant essentielles[2282] ».

Remettre l'humain au cœur des soins est urgent. Restaurer une politique de santé publique avec une approche préventive l'est tout autant.

La crise sanitaire doit être l'occasion de réfléchir à une refonte en profondeur du système hospitalier, peut-être sur le modèle des IHU : « Les IHU, j'en suis convaincu, sont le bon chemin pour la médecine française dans toutes ses dimensions, car ils sont le chemin vers une médecine plus efficace et plus humaine. Ils constituent déjà une part importante de cet effort de recherche, qu'il nous faudra maintenir coûte que coûte à un niveau suffisant pour continuer de rivaliser avec les meilleures équipes internationales dans tous les domaines de la médecine et de la science[2283] ».
Les professionnels et consommateurs doivent s'interroger sur le modèle de vie que nous voulons pour nos sociétés. Cela ne concerne pas seulement les hôpitaux, il s'agit d'un modèle de course à la rentabilité que nous mettons en place au quotidien, parfois au détriment des relations humaines. Cette volonté de rentabilité excessive génère des mutations dans nos manières de travailler et de consommer. Nombreux sont les exemples, nous pouvons citer les centres d'appels, au sein desquels les salariés sont minutés, les chaînes de restauration rapide, les plateformes d'achats en ligne telles qu'Amazon… Ces modèles de travail et de consommation ont leur justification dans notre monde actuel, il ne faut

[2281] DANGLETERRE I., interview réalisée par Guy Courtois, Beaumont-sur-Oise, France, juin 2020.
[2282] Ibid.
[2283] VAUDOIT H., « L'IHU méditerranée infection - Le défi de la recherche et de la médecine intégrées », France, Michel Lafon, 2018.

pas les caricaturer. Cependant, nous pouvons nous interroger sur les sociétés que nous voulons construire et la pertinence de ces modèles au sein de nos vies.

***
**
*

AUDITION PARLEMENTAIRE
DE DIDIER RAOULT

À Paris, le 24 juin 2020.

« Il y a des gens qui, actuellement, se plaignent d'avoir des troubles de la concentration et des troubles de la mémoire comme séquelles. C'est toujours, comme vous le savez, très difficile, les données subjectives et peu mesurables, de voir si elles sont affectées ou pas, et là, on a des outils et je peux vous dire ça. J'ai téléphoné hier pour le dire au ministère de la Santé : « Regardez, voilà les premières données qu'on a sur les séquelles possibles », comme j'avais téléphoné pour dire : « Écoutez, voilà, dans les scans *low dose*, on voit maintenant 30 % de fibroses, [chez] les gens qui sont partis en réanimation ».

« Chez nous, dans l'IHU, je pense qu'il y a eu la plus grande concentration de malades de France, au moins l'une des plus grandes concentrations du monde. Environ 5 000 personnes infectées qui sont passées là-dedans quand même en deux mois et demi. Le taux d'infection du personnel est plutôt inférieur à celui de la ville entière, donc le personnel n'a pas été infecté. Il n'y a eu qu'un seul médecin, non un médecin en interne, qui a été infecté à l'IHU, donc avec des moyens qui sont, bien entendu, toutes les précautions directes de contacts. Mais le masque est indispensable pour les soignants, et sinon, on se passe les mains à l'alcool 100 fois par jour, on a des distributeurs d'alcool partout ».

« Donc à l'avenir, je crois qu'il faut réfléchir, mais pour pouvoir le faire, il faut avoir des tests, pour pouvoir faire les tests, il faut avoir des endroits, et nous, c'est ce que nous faisions à l'IHU : on avait déterminé sur la PCR... La PCR ne prédit pas très précisément en infectivité, mais nous, on a des moyens de culture considérables. Donc on a isolé 2 000 souches, je ne sais pas s'il y a un autre laboratoire dans le monde qui ait isolé 2 000 souches, on a les séquences. Et ça faisait deux fois plus que le reste [de la] France. Donc on n'est peut-être pas un centre national de référence [mais on a] vraiment fait beaucoup ».

« [...] On sait qu'à partir d'un certain seuil, il reste des acides nucléiques du virus, mais que le virus est mort, il n'est plus cultivable, donc ils ne

726

sont plus contagieux. Donc tous les jours, avec un staff à 8 heures, un staff à 10 h 30, on faisait sortir tout ce qui n'était plus contagieux pour le mettre dans d'autres services de l'assistance publique. Et ça veut dire que tous les jours, on en faisait sortir 25 % de l'IHU. Et donc c'est comme ça qu'on gère. Ils [ne] sont plus contagieux, on les fait sortir. Tant qu'ils sont contagieux, on les garde et généralement, en moyenne au bout de trois, quatre jours, ils ne sont plus contagieux ».

« On n'a pas commencé à faire de la médecine depuis un siècle, ça fait très longtemps. [En] médecine : on donne quelque chose, on soigne les malades. D'ailleurs, ce ne sont pas seulement des médicaments, c'est tout le soin qui est autour. Si on fait la saturation à l'oxygène et qu'on voit que les gens ont une saturation qui est en dessous de 95 % ou en dessous, [et] bien on les prend à l'hôpital, on les oxygène ou on les oxygène à la maison. On fait quelque chose, on n'attend pas qu'ils soient en détresse respiratoire, parce qu'ils ne le sentiront pas qu'ils sont en détresse respiratoire ».

« Il faudra bien réaliser qu'il faudra faire de la médecine et de la recherche médicale, avec les médecins, dans les hôpitaux. Et que ceux-ci ne soient pas préemptés par des gens dont ça n'est plus leur métier. Je crois que c'est ça ».

« Ce que nous faisons très précisément, pour éviter qu'il y ait des problèmes, c'est que nous faisons systématiquement un électrocardiogramme. Nous nous sommes mis d'accord avec l'un des neuf ou dix professeurs de cardiologie de Marseille, dont celui qui est spécialisé dans l'analyse du rythme. Avec son équipe, ils nous ont analysé tous les électrocardiogrammes pour être sûrs qu'il n'y ait pas de bêtises ».

« Concernant l'IHU, si vous avez globalement, vous savez à mon âge, ce n'est pas un mystère, j'ai 68 ans. Ma carrière est derrière moi. Ça a mis très longtemps, et le nombre d'obstacles qu'il y a pour faire quelque chose qui était entièrement nouveau. Vous savez, on n'avait pas fait d'institut de recherche en maladies infectieuses depuis l'institut pasteur. [...] Le nombre d'oppositions a été absolument gigantesque à toutes les étapes, tout a été difficile. Donc je suis content si, à la fin, on arrive à faire la preuve de concept qu'il faut faire ça, ce n'est pas juste une lubie de Didier Raoult et je serai satisfait, je pense que j'aurai fait mon devoir.
À côté du fait qu'il s'est passé une chose tout à fait extraordinaire. C'est que le personnel entier s'est senti investi d'une mission incroyable, les gens comme ailleurs applaudissent tous les soirs le personnel de soins à 8

heures en tapant sur des tambours, les gens étaient fiers de travailler là. Le CHU de Marseille avait été beaucoup critiqué ces dernières années, mais le CHU entier a participé à ça, les gens se sont sentis revalorisés, on n'a eu pratiquement [aucun] absentéisme, et les gens ont eu une volonté de faire quelque chose qui était spectaculaire. Et pour l'IHU, ça a été une très grande chose pour nous. [...] Et donc, si vous voulez, oui, je crois que ça a été très bon pour le personnel, le personnel hospitalier très fragile en ce moment. Le personnel hospitalier a été rassuré sur sa mission, a considéré qu'il faisait sa mission, qu'il était heureux de la faire, et ils n'ont pas compté leurs heures ».

« J'informe les gens quand on a un papier qui est en train d'être publié qui devient public, donc je n'ai pas de raison de ne pas informer des travaux que nous avons faits et qui sont publics. [...] Donc il faut faire attention quand on annonce les choses, qu'on les annonce au moment où le papier est accepté ou est déposé quelque part. On le dépose sur notre site, de manière à ce que les gens puissent vérifier ce que vous dites. Donc il faut que le papier maintenant soit disponible, que les gens puissent voir l'abstract de ce que vous avez fait au moment où vous l'annoncez. C'est dans nos mœurs, c'est un principe scientifique ».

***

**

*

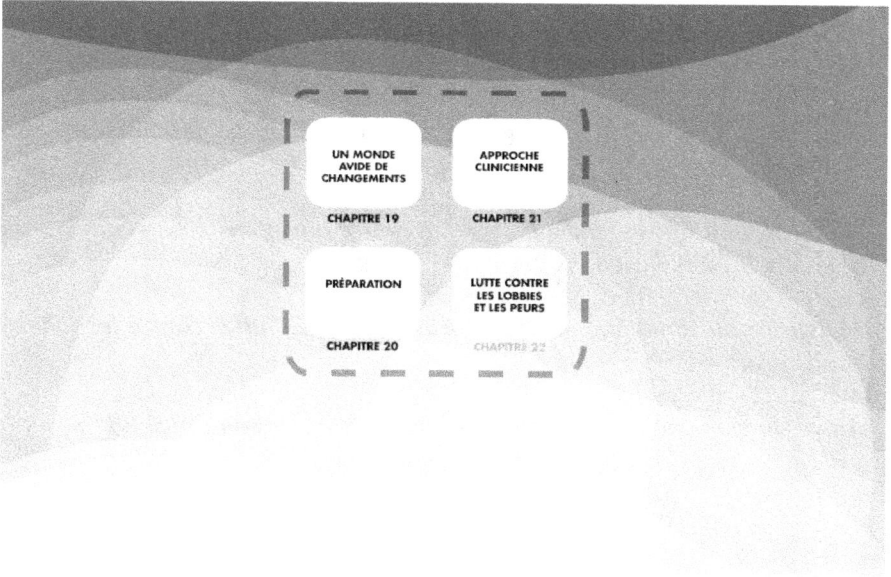

CHAPITRE 22

LUTTER CONTRE LES LOBBIES ET LES PEURS

« L'homme a toujours eu peur du changement. Une aubaine pour les penseurs sans aucune référence scientifique qui nous promettent le pire ».

Didier Raoult

SYNTHÈSE DU CHAPITRE 22

La peur en temps de crise et la surreprésentation des lobbies sont-elles contreproductives ?

Didier Raoult affirme qu'il faut lutter contre les influences négatives, que ce soient les lobbies ou les peurs.

Mais certains doutent que nos priorités soient de lutter contre les lobbies et nos peurs.

Au vu du contexte actuel, doit-on réellement lutter contre les lobbies et la peur ?

***
**
*

1 - IL EST NÉCESSAIRE DE LUTTER CONTRE LES LOBBIES.

RÉGULER LES ACTIONS DES LOBBIES, AFIN D'ARRIVER À UN LOBBYING ÉTHIQUE.

❏ *Solution N° 1 - Améliorer la transparence.*

❏ *Solution N° 2 - Limiter les avantages perçus par an.*

❏ *Solution N° 3 - Privilégier le conseil d'experts indépendants au service du bien commun.*

❏ *Solution N° 4 - Interdire le pantouflage et les portes tournantes.*

❏ *Solution N° 5 - Empêcher les conflits d'intérêts avant qu'ils se produisent.*

❏ *Solution N° 6 - Agir contre le culte du secret et favoriser les ''open data''.*

❏ *Solution N° 7 - Faire du contre-lobbying.*

RÉFORMER L'ORGANISATION MONDIALE DE LA SANTÉ (OMS)

L'OMS a besoin d'être réformée, afin d'être mieux préparée à la gestion d'éventuelles crises sanitaires.

- ❏ *Solution N° 8 - Dépolitiser l'OMS.*

- ❏ *Solution N° 9- Limiter le rôle de l'OMS.*

- ❏ *Solution N° 10 - Créer une Organisation européenne de la santé.*

- ❏ *Solution N° 11 - Revenir à une réelle coopération entre les États membres.*

RENFORCER LA DÉMOCRATIE.

Renforcer le système démocratique actuel en accordant plus de place à la volonté citoyenne permettrait une meilleure régulation du lobbying et des influences néfastes qui peuvent en résulter.

- ❏ *Solution N° 12 - Remettre plus de démocratie et de pluralisme dans les systèmes de prise de décision.*

- ❏ *Solution N° 13 - Instaurer un modèle démocratique plus direct.*

- ❏ *Solution N° 14 - Protéger les lanceurs d'alerte.*

RÉGULER LES ÉTUDES MÉDICALES.

Le Lancet Gate et le New England Gate sont la preuve que le système actuel de publication est biaisé et sujet aux conflits d'intérêts.

- ❏ *Solution N° 15 - Revenir aux fondamentaux de l'EBM.*

- ❏ *Solution N° 16 - Favoriser les preprints.*

***
**
*

2 - IL NOUS FAUT AUSSI LUTTER CONTRE NOS PEURS.

Comme vu précédemment, l'épidémie de Covid-19 a été source d'angoisse pour beaucoup. Le discours médiatique et politique n'a pas aidé à l'apaisement, en France comme à l'étranger. Comment ne pas tomber dans la peur absolue, lors d'une prochaine pandémie ?

❏ *Solution N° 17 - Avoir un gouvernement qui se montre serein.*

❏ *Solution N° 18 - Ne pas recourir au sensationnalisme du type décompte quotidien du nombre de morts.*

❏ *Solution N° 19 - Lutter contre les fake news.*

❏ *Solution N° 20 - Recruter des journalistes médicaux spécialisés.*

❏ *Solution n° 21 - Créer des pôles collaboratifs entre journaux sur les questions médicales.*

❏ *Solution n° 22 - Enseigner la méditation à l'école.*

N'oublions pas les grands enjeux actuels qui concernent le monde, et replaçons le Covid-19 dans son contexte.

❏ *Solution n° 23 - Relativiser cette crise par rapport aux grands fléaux mondiaux.*

***
**
*

Comment trouver le bon équilibre entre une dramatisation excessive et une minimisation irresponsable ?

À présent, l'Occident pourrait lutter contre la « loi de proximité ».

***
**
*

N. B. : les quelques idées exposées dans ce chapitre ne sont que de simples pistes de réflexion et d'ouverture qui demandent, bien évidemment, à être approfondies.

La peur en temps de crise et la surreprésentation des lobbies sont-elles contreproductives ?

En 2009, après sept ans de carrière en tant que lobbyiste à Washington D.C., Clark Thompson[2284] démissionne « par dégoût[2285] ». Il dénonce les années de « corruption légalisée[2286] » auxquelles il assiste durant sa carrière. Thompson avoue qu'il était exposé aux pires éléments du fonctionnement politique de son pays, et ajoute que même son salaire « d'un demi-million par an[2287] » ne suffisait pas à alléger sa conscience. Aujourd'hui, Clark Thompson travaille en tant que contre-lobbyiste[2288]. Son objectif est de lutter contre le lobbying, qui est à l'origine de la corruption qui sévit au sein du congrès étasunien. Thompson précise que « le lobbying est parfaitement légal, mais c'est un droit dont on abuse[2289] ». Nous l'évoquions dans le chapitre sur le lobbying, en France, les dispositifs mis en place par le gouvernement dans un effort de régulation, sont limités et n'empêchent aucunement les dérives. Afin de mieux se préparer aux éventuelles crises, une meilleure régulation du lobbying s'impose.

Le 5 février 2020, dans le Morbihan, Julie[2290], une Française de 16 ans, d'origine vietnamienne, a été violemment frappée et insultée, en plein jour, à son retour du lycée. Son agresseur lui a demandé si elle était chinoise et a ensuite affirmé que c'était la Chine qui avait « ramené le virus Corona ». Sept jours d'ITT (Incapacité temporaire de travail) lui ont été prescrits[2291]. La peur du Covid-19 entraîne le rejet de l'autre et la xénophobie. Cela n'a pas été arrangé par le discours médiatique qui, à plusieurs reprises, n'a pas manqué d'attiser la peur. Par exemple, la une du quotidien *Le Courrier Picard* a choqué de nombreuses personnes. On pouvait notamment y lire « Alerte jaune », ainsi qu'un éditorial intitulé « Le péril jaune ? », afin de traiter l'actualité du coronavirus. Les termes

---

[2284] Le nom a été modifié par soucis d'anonymat. Le nom Williams est celui de l'auteur de l'article mais pas du personnage dont il parle dans l'article. Le personnage reste anonyme même si l'article est à la première personne.
[2285] WILLIAMS J., « I was a lobbyist for more than 6 years. I quit. My conscience couldn't take it anymore. », États-Unis, *Vox*, 5 janvier 2018.
[2286] Ibid.
[2287] Ibid.
[2288] Le fait d'utiliser les outils du lobbying afin de contrer le lobbying délétère et corrompu.
[2289] WILLIAMS C., « I was a lobbyist for more than 6 years. I quit. My conscience couldn't take it anymore. », États-Unis, *Vox*, 5 janvier 2018.
[2290] ALAIN C., « Coronavirus : Une lycéenne bretonne d'origine asiatique agressée », France, *20 minutes*, 1er mars 2020, le prénom a été modifié.
[2291] ZEMOURI A., FREYNET A. et LE PLONGEON M., « Coronavirus : ce qu'ont dit les services de renseignements à Macron », France, *Le Point*, 28 février 2020.

« jaune » et « péril jaune » font historiquement allusion à des clichés racistes ciblant la communauté asiatique[2292]. Dans ce climat anxiogène, la raison des personnes est mise à mal. Des comportements extrêmes et offensants peuvent se manifester. Beaucoup de gestes, de propos hostiles, et même racistes, envers des personnes que l'on stigmatise, ont été reportés aux autorités de police. Hélas, du fait de leur apparence et de leur origine ethnique, les Asiatiques ont directement été assimilés à des porteurs du virus.

Didier Raoult affirme qu'il faut lutter contre les influences négatives, que ce soient les lobbies ou les peurs.

Lors d'un face-à-face avec Jean-Jacques Bourdin, Didier Raoult, affirme que « quand on reçoit de l'argent d'une industrie dont on va parler des produits, on doit impérativement le mentionner, renoncer à faire partir du groupe qui est le conseiller de l'État sur des médicaments avec qui on a des relations et ce ne sont pas que des relations financières […][2293] ». Il ajoute : « Ça veut dire que si on est marié à quelqu'un qui est directeur de l'industrie pharmaceutique, on n'est pas qualifié pour parler de ça parce qu'on a des liens[2294] » Ces affirmations sont lancées un jour après que le professeur Raoult a encouragé les députés à « enquêter sur Gilead[2295] » en référence aux liens d'intérêts entre certaines autorités de santé et le géant de l'industrie pharmaceutique. Le professeur se positionne donc en lanceur d'alerte sur ces liens entretenus par les lobbies pharmaceutiques, encourageant ainsi la lutte contre ces lobbies qui auraient joué un rôle considérable dans la débâcle de cette crise sanitaire.

Didier Raoult publie son livre *Arrêtons d'avoir peur !* en 2016. Il nous paraît très actuel. « Il s'agit, ici, de considérer les événements avec un esprit scientifique. Or, la science ne fait ni prédictions ni promesses. Elle constate et a l'obligation de prouver. Ce qui permet à cet ouvrage de remettre les choses en place, en balayant nombre d'idées reçues, souvent anxiogènes et génératrices de division, voire de haine[2296] ». Examiner les faits, les chiffres, et replacer chaque pandémie dans son contexte scientifique, est primordial pour Didier Raoult. Là est l'effort que nous

---

[2292] « Le Courrier picard s'excuse après sa une raciste sur l'Alerte jaune », France, *L'Obs*, 27 janvier 2020.
[2293] BOURDIN J.-J., BFMTV « Didier Raoult face à Jean-Jacques Bourdin en direct », France, *YouTube*, 25 juin 2020.
[2294] Ibid.
[2295] KAGNI M., WIELS J., MESLET A., « Face aux députés, Didier Raoult livre sa vision de la gestion de l'épidémie de coronavirus », France, *LCP*, 24 juin 2020.
[2296] RAOULT D., « Arrêtons d'avoir peur ! », France, *Michel Lafon*, 2016.

devons réaliser, si nous souhaitons analyser sereinement les événements et prendre des décisions efficaces.

Pourtant, comme nous l'avons amplement démontré, un vent de panique généralisé a vite balayé le monde. La pandémie de Covid-19 inquiète au point de générer, chez certains, les symptômes de la maladie infectieuse. Mais, derrière la toux et la gêne respiratoire, se cache parfois une simple crise d'angoisse. Certains psychothérapeutes regrettent cette situation d'angoisse généralisée[2297]. Didier Raoult tire la sonnette d'alarme sur cette situation : « Il y a une surréactivité, une émotion qui m'inquiète. Si, à chaque fois qu'il y a quelque chose qui se passe, un drame, on change les lois, etc. Je suis très dubitatif sur notre hyperréactivité et sur la peur qui saisit les gens, et qui est disproportionnée par rapport au risque réel. Cela témoigne d'une fébrilité et une fragilité sociale sur laquelle il faudra bien réfléchir[2298] ».

Mais certains doutent que nos priorités soient de lutter contre les lobbies et nos peurs.

Pourquoi lutter contre les lobbies pharmaceutiques alors que c'est, pour nombre de personnes, le seul moyen de financer le développement de nouveaux médicaments ? Lutter contre eux n'équivaut-il pas à mettre un frein à la recherche médico-scientifique ? Finalement, n'est-ce pas contreproductif ? Contre l'intérêt général ? Pourquoi vouloir accabler les laboratoires pharmaceutiques, qui doivent déjà faire face à la problématique de voir un grand nombre de leurs médicaments devenir des génériques ? Enfin, toutes les lois sur la transparence du lobbying ne sont-elles pas suffisantes ? Autant de questions souvent mises en avant pour ne pas faire de la lutte contre le lobbying une priorité !

Par ailleurs, concernant la lutte contre la peur, Didier Raoult a donné, à de multiples reprises, son avis sur l'évolution de l'épidémie, sur la chaîne YouTube de l'IHU Méditerranée Infection ou dans des médias. Il a minimisé l'épidémie à ses débuts, par le biais d'hypothèses trop optimistes. La crise s'est avérée plus grave et meurtrière que prévue. Ces affirmations peuvent nous faire douter de ce qu'il dit. Devait-il réellement relativiser cette pandémie ? La méfiance de certains, leur tendance à relativiser cette pandémie mondiale est compréhensible.

[2297] LEPOIVRE A., « Tout est réuni pour stresser : les Français somatisent leur peur du virus », France, *BFMTV*, 25 mars 2020.
[2298] RAOULT D., « Finalement, la chloroquine … », France, *IHU Méditerranée Infection YouTube*, 23 juin 2020.

Au vu du contexte actuel, doit-on réellement lutter contre les lobbies et la peur ?

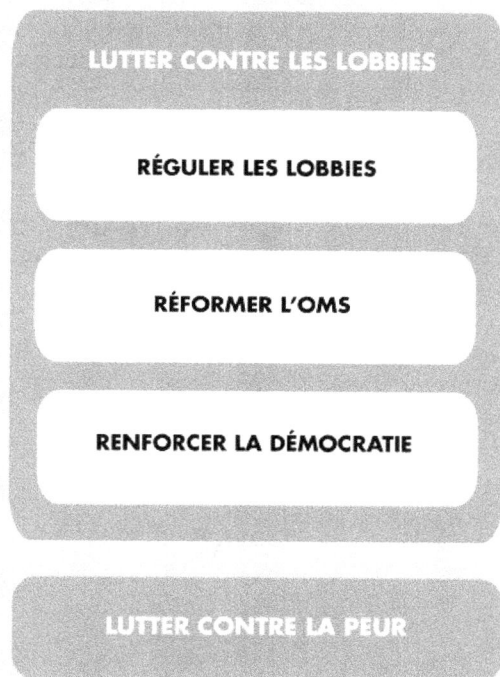

LUTTER CONTRE LES LOBBIES

RÉGULER LES LOBBIES

RÉFORMER L'OMS

RENFORCER LA DÉMOCRATIE

LUTTER CONTRE LA PEUR

Source : Guy Courtois

Afin de lutter efficacement contre les lobbies, il faudra s'appuyer sur la bonne foi des autorités en lien avec les lobbyistes. On ne peut faire une loi et mettre en place les processus de gestion adéquats qu'en établissant un dialogue avec ceux qui sont concernés, et en tenant compte des réalités liées à leur métier. Réguler l'action des lobbyistes signifie également agir avec discernement et en faisant en sorte que chacune des parties concernées puisse effectuer son travail dans les meilleures conditions. Le but n'est pas de dénoncer, ni d'empêcher l'action des groupes d'intérêts, mais plutôt de les rendre éthiques, afin d'empêcher une corruption normalisée. La pratique du lobbying n'est pas néfaste en soi ; ce sont plutôt les débordements de certains lobbyistes contre lesquels il faut lutter.

Cette épidémie a paralysé de nombreux pays. Avec des mots alarmistes, Emmanuel Macron a souligné la gravité de la pandémie. Il l'a même élevée au rang de la « plus grave crise sanitaire qu'ait connue la France depuis un siècle[2299] ». Lorsque le gouvernement français tient ce genre de discours, la peur n'est-elle pas naturelle ? Comme nous l'avons vu tout au long de ce livre, cette crise ne sera pas sans conséquences pour l'avenir, tant sur le plan économique, social, qu'en termes de mortalité.

Cependant, les conséquences désastreuses de cette pandémie mondiale, ne doivent pas nous empêcher d'esquisser une réflexion autour des peurs et influences négatives dans nos sociétés. Il faut les maîtriser pour mieux répondre aux situations de crise. Ce chapitre conclut les propositions de potentielles solutions pour l'avenir. Concrètement, que peut-on faire pour mieux affronter une prochaine épidémie ? Comme nous l'avons précédemment évoqué, il est impératif de mieux se préparer. Il faut également adopter une approche rigoureusement clinicienne. Cependant, tout cela n'est pas suffisant si on ne prend pas le soin de lutter contre les lobbies, et contre nos propres peurs.

***

**

*

Afin de mieux affronter une prochaine pandémie : la lutte contre les liens d'intérêts est un impératif, l'OMS doit être réformée et les études médicales mieux régulées.

2299 MACRON E., « Allocution présidentielle », France, 12 mars 2020.

1 - IL EST NÉCESSAIRE DE LUTTER CONTRE LES LOBBIES.

RÉGULER LES ACTIONS DES LOBBIES, AFIN D'ARRIVER À UN LOBBYING ÉTHIQUE.

Comme préalablement mentionné dans le chapitre sur les lobbies pharmaceutiques, la transparence exigée par le gouvernement ne suffit pas à réguler le lobbying. Peut-être faudrait-il examiner le problème autrement. En effet, toute action des groupes d'intérêts n'est pas néfaste. Par exemple, l'association WWF[2300] poursuit des actions de lobbying auprès des institutions et des gouvernements. Elles consistent en la sensibilisation du public et des entreprises, et du développement de projets concrets en faveur de l'environnement[2301]. Toutefois, on constate des actions de lobbies qui sont à la limite de la corruption.

Comment lutter contre les dérives liées au lobbying ?

❑ **Solution N° 1 - Améliorer la transparence.**

En France, le lobbying a une image négative, en effet 79 % des Français considèrent que les responsables politiques sont trop influencés par les lobbies[2302]. Cela peut s'expliquer par l'amalgame entre lobbying et corruption. « Aux États-Unis […], le lobbying est mieux accepté, ce qui permet une plus grande transparence des actions des entreprises en la matière[2303] ». À l'inverse, au sein de l'Union européenne et en France, les actions des groupes d'intérêts sont mal encadrées, trahissant ainsi la volonté de transparence.

Dans un effort d'amélioration de la transparence des relations entre lobbies et autorités décisionnelles, il faudrait accorder aux citoyens et

---

[2300] World Wildlife Fund (WWF) est une organisation non gouvernementale internationale vouée à la protection de l'environnement et au développement durable.

[2301] LEBEL D. et DESFORGES D., « Les ONG de défense de l'environnement », *Regards croisés sur l'économie, vol. 6, n° 2*, 2009, p. 59-61.

[2302] Sondage IFOP pour WWF & Transparency International.

[2303] TEZENAS DU MONTCEL B., « Phébé – Les secrets du bon lobbying », France, *Le Point*, 2 novembre 2018.

citoyennes la possibilité de savoir quels sont les sujets sur lesquels les lobbies exercent leur influence, dans quel sens, et avec quels moyens[2304].

Les responsables politiques devraient rendre publiques leurs rencontres avec les lobbyistes. Ces rencontres doivent être déclarées à l'avance, retranscrites, filmées et archivées sur une base de données publique pour utilisation ultérieure[2305]. Ces deux additions aux lois existantes sur la transparence, permettraient une meilleure régulation de l'action des lobbies. Afin de renforcer cette régulation, la loi devrait ordonner aux lobbyistes de signer un registre permettant de savoir qui est payé par qui pour faire du lobbying, sur quelles questions et combien ils ont été payés[2306]. Ces informations doivent être accessibles sur une base de données publique.

❏ **Solution N° 2 - Limiter les avantages perçus par an.**

Afin de réduire l'influence des lobbies sur les pouvoirs publics, certains suggèrent d'interdire tous les cadeaux, voyages, repas, taxis et autres avantages, à toute personne en charge d'une politique publique, réduisant ainsi le lobbying à un échange d'informations. Cela assure que les décisions prises par les pouvoirs politiques ne sont pas influencées par des avantages.
Ainsi, plafonner les dépenses liées au lobbying des firmes, permettrait de réguler les avantages perçus par les autorités décisionnelles[2307]. Cela faciliterait la régulation des actions des lobbies, car les avantages émis seraient amoindris, mettant fin à la surrémunération. Les avantages et autres rémunérations seraient ainsi à la hauteur du travail effectué, et non au-delà.

❏ **Solution N° 3 - Privilégier le conseil d'experts indépendants au service du bien commun.**

Pourquoi l'État doit-il se tourner vers des entreprises privées, afin de recevoir des conseils et des informations concernant l'ensemble des citoyens ?
Les expertises sont de plus en plus fournies, par les industries, à l'État. Il faudrait créer et renforcer les laboratoires autonomes d'expertises. La mise en place d'un organisme public qui fasse ces contrôles, tests et

---

[2304] WWF & Transparency International.
[2305] « How to better regulate the lobbyists », États-Unis, *Washington Post*, 12 septembre 2020.
[2306] Ibid.
[2307] BARRE D., « Lutte anti-lobbys en France : où en est-on ? », France, *Le Vent se lève*, 14 mai 2020.

vérifications, limiterait l'influence des groupes d'expertises privés qui ont tendance à favoriser leurs intérêts aux dépens de celui de la population[2308].

❑ **Solution N° 4 - Interdire le pantouflage et les portes tournantes.**

On parle de « pantouflage » lorsqu'un haut fonctionnaire décide de travailler au sein d'une entreprise privée[2309] au détriment de la sphère publique.

Quand il ne se fait pas dans la plus grande transparence, le pantouflage pose des problèmes déontologiques et éthiques, car le mélange des sphères privées et publiques, des sphères de l'intérêt général et des intérêts particuliers, est souvent source de situations de conflits d'intérêts[2310]. Ainsi, il faudrait interdire aux hauts fonctionnaires d'exercer, sur une période de cinq ans, dans les établissements privés qu'ils ont supervisés dans le cadre de leurs missions politiques. Beaucoup de choses sont déjà faites dans ce sens, mais force est de constater que cette question mérite d'être encore discutée.

❑ **Solution N° 5 - Empêcher les conflits d'intérêts avant qu'ils se produisent.**

Afin de réduire les conflits d'intérêts entre les instances décisionnelles et les lobbies, il faudrait être capable de juger ces conflits d'intérêts rapidement. Cela permettrait d'empêcher les décisions biaisées.

Pour ce faire, certaines personnes considèrent que l'institutionnalisation de commissaires aux conflits d'intérêts, compétents dans leurs domaines (santé, travaux publics, bancaire...), capables de s'autosaisir de dossiers et de recevoir les plaintes des citoyens et associations, serait une bonne initiative. Ces commissaires devraient émettre des avis rapidement dans le cas où une personne doit être dessaisie d'une fonction politique ou d'un dossier particulier, pour cause de conflits d'intérêts.

[2308] Cf. Chapitre 9 *(Du lobbying au complotisme)*.
[2309] ALBERT-LEVY et PINET G., « L'argot de l'X illustré par les X » France, 1894.
[2310] DURAND J., « Opération « tricoche » pour anciens flics », *Libération*, 2 mai 2005.

❑ **Solution N° 6 - Agir contre le culte du secret et favoriser les "open data".**

Le terme "open data" fait référence aux données ouvertes, soit des données accessibles par tout le monde. Réguler l'action des lobbies signifie lutter contre le culte du secret. Ouvrir de plus en plus les bases de données gouvernementales au public, pour les dossiers non confidentiels, permettrait aux citoyens, aux associations et aux journalistes d'accéder aux données primaires, sans devoir passer par des intermédiaires garantissant une information complète et non influencée. Si elle n'est pas simple, cette solution mérite d'être discutée.

❑ **Solution N° 7 - Faire du contre-lobbying.**

La mise en place de cellules de contre-lobbying permettrait de contrecarrer le lobbying pernicieux. Theodore Roosevelt disait : « Contrecarrez le lobbying que vous n'aimez pas par un lobbying que vous préférez[2311, 2312] ».

Dans le cadre de la crise sanitaire, les professionnels de santé ayant des liens d'intérêts auraient dû être interdits d'émettre des avis, voire de prendre des décisions sur ce qui peut soulever des conflits d'intérêts. Ces professionnels conseillent, notamment, les hautes instances décisionnelles et des États membres de l'OMS.

Nous constatons que sans régulation, les dérives peuvent avoir des répercussions à l'échelle internationale. Cette crise sanitaire est la preuve que l'OMS n'est pas suffisamment équipée pour faire face à une pandémie.

[2311] Lors d'un discours prononcé par le 26e Président des États-Unis, Théodore Roosevelt, à Westfield, Mass. 2 septembre 1902.
[2312] LACROIX J.-M., « Histoire des États-Unis » France, 2006, p. 306.

RÉFORMER L'ORGANISATION MONDIALE DE LA SANTÉ[2313].

L'OMS a besoin d'être réformée, afin d'être mieux préparée à la gestion d'éventuelles crises sanitaires.

Violaine Guérin, endocrinologue, gynécologue et cofondatrice du collectif « Laissons les médecins prescrire » explique : « Une nouvelle OMS doit voir le jour, citoyenne, et non pilotée par les conflits d'intérêts[2314] ».

Deux jours après que le président étasunien, Donald Trump, a annoncé la suspension de la contribution des États-Unis à l'agence onusienne[2315] en raison de « sa mauvaise gestion de la pandémie[2316] », les membres du G7 s'entendent pour prôner la réforme de l'OMS, tout en l'épaulant pour combattre la pandémie du Covid-19[2317]. En effet, l'OMS se doit de réaffirmer son rôle de coordinatrice des crises sanitaires mondiales.

❑ **Solution N° 8 - Dépolitiser l'OMS.**

Afin de reformer l'OMS, il faudrait, dans un premier temps, la dépolitiser. Malgré son caractère intrinsèquement politique, l'OMS devrait encadrer les États plutôt qu'être encadrée par ces derniers[2318]. Kelley Lee, titulaire de recherche sur la gouvernance de la santé mondiale à l'université Simon Fraser, en Colombie-Britannique[2319], précise : « Celui qui paie le joueur de cornemuse, joue la mélodie [...]. Vous avez tous ces intérêts acquis en achetant, en gros, ce que fait l'OMS[2320] ». Afin d'y remédier, il faudrait mettre en place un moyen de financement qui empêche la valorisation

---

[2313] Cf. Chapitre 19 *(Un monde avide de changements)*.
[2314] GUÉRIN V., « Comment l'industrie pharmaceutique a vendu son âme... Acte III », France, *FranceSoir*, 25 juin 2020.
[2315] « Le G7 réclame une réforme de l'OMS, annonce la Maison-Blanche », Canada, *CBC Radio Canada*, 16 avril 2020.
[2316] « Coronavirus: Trump's WHO de-funding "as dangerous as it sounds" », Royaume-Uni, *BBC*, 15 avril 2020.
[2317] AFP, « Les dirigeants du G7 appellent à un examen et une réforme de l'OMS » France, *Le Figaro*, 16 avril 2020.
[2318] MINISSIAN G. et SEMO M., « Multilatéralisme : ''L'OMS est encadrée par les États bien plus qu'elle ne les encadre'' », France, *Le Monde*, 24 avril 2020.
[2319] Canada
[2320] KIRBY J., « How to fix the WHO, according to an expert », États-Unis, *Vox*, 29 mai 2020.

d'un État membre au détriment des autres, et une meilleure régulation des fonds de provenance privée.

❑ **Solution N° 9- Limiter le rôle de l'OMS.**

Tout d'abord, il est question de permettre à l'organisation de définir ses priorités sans donner l'impression de favoriser un État plus qu'un autre. Ainsi, le rôle de l'OMS devrait être limité à un rôle de détection des pandémies et d'échanges standardisés de données médicales. À l'échelle des pays membres, cela permettrait de réformer leur système de santé en étant guidé par l'OMS.

❑ **Solution N° 10 - Créer une Organisation européenne de la santé.**

L'OMS étant tiraillée par ses financements privés, et étatiques, l'échelon européen apparaît pertinent. Celui-ci pourrait travailler en collaboration avec l'OMS sur de nombreux points. La création d'une organisation européenne de la santé, qui régirait les problèmes sanitaires à l'échelle européenne sous l'égide de l'OMS, permettrait une meilleure coordination de la gestion de problèmes sanitaires au sein de l'Union européenne, mais également à l'échelle mondiale. Cela permettrait également de lutter contre les dérives des lobbies pharmaceutiques en assurant une meilleure gestion des liens d'intérêts entre les autorités de santé et les laboratoires pharmaceutiques au sein de l'Union européenne.

❑ **Solution N° 11 - Revenir à une réelle coopération entre les États membres.**

Enfin, il pourrait être intéressant de réformer l'OMS en une organisation à gouvernance multilatéraliste, qui « [accorde] une place sincère à la société civile et au secteur privé. Une agence qui redevient "l'agence technique en santé" qu'ont souhaitée ses fondateurs en 1948[2321] ». La crise appelle à un multilatéralisme concis et ordonné, car celle-ci ne saurait être résolue nation par nation[2322]. En effet, toutes ces solutions sont caduques si les États ne reviennent pas à un multilatéralisme sincère. Les États membres devront renoncer à quelques prérogatives de leur souveraineté, au profit

---

[2321] THINK-TANK SANTÉ MONDIALE, « » L'Organisation mondiale de la santé que nous voulons pour demain », France, *Le Monde*, 29 avril 2020.
[2322] KIRBY J., « How to fix the WHO, according to an expert », États-Unis, *Vox*, 29 mai 2020.

de l'accès à la santé[2323]. Cela se fera une fois que les équilibres anciens et la division Nord-Sud seront dépassés, donnant ainsi plus de place aux pays émergents et aux pays aux ressources limitées. Le président de la République française, Emmanuel Macron, le rappelle : « Nous devons construire ensemble, autour de l'OMS, une initiative forte sur les diagnostics [...]. Coordination. Accélération. Justice. Pour sauver des vies[2324] ».

RENFORCER LA DÉMOCRATIE.

Renforcer le système démocratique actuel en accordant plus de place à la volonté citoyenne, permettrait une meilleure régulation du lobbying et des influences néfastes qui peuvent en résulter.

❑ **Solution N° 12 - Remettre plus de démocratie et de pluralisme dans les systèmes de prise de décision.**

Il est toujours plus difficile de corrompre une assemblée qu'une seule personne, et il est encore plus difficile de corrompre toute une population. C'est en cela que le pluralisme au sein des systèmes de décisions, est important. Par exemple, en Suisse, la présidence est tournante entre sept personnes, et les Suisses peuvent voter sur les sujets qui les intéressent, afin de promulguer ou d'abroger des lois[2325].

Même si cela semble ambitieux comme système à l'échelle de la France ou d'un autre pays, c'est une piste à explorer selon certains avec qui nous avons échangé. Ce n'est pas une thématique nouvelle. Comment réintroduire plus de démocratie participative dans les décisions ? Nous sommes bien conscients que nous n'apportons pas de vraie réponse, mais certaines personnes que nous avons interrogées ont insisté pour mettre

---

[2323] THINK-TANK SANTÉ MONDIALE, « » L'Organisation mondiale de la santé que nous voulons pour demain », France, *Le Monde*, 29 avril 2020.
[2324] MACRON E., [@EmmanuelMacron] « Nous devons construire ensemble, autour de l'OMS, une initiative forte sur les diagnostics, les traitements et les vaccins accessibles à tous. Coordination. Accélération. Justice. Pour sauver des vies. » [Tweet], *Twitter*, 16 avril 2020.
[2325] « ''Le système politique en Suisse - Vue d'ensemble'', Démocratie directe en Suisse », Suisse, *Swissworld*, 2005.

cette idée en avant, ce que nous faisons, justement, par souci du pluralisme.

Pourquoi ne pas réfléchir à l'introduction de plus de proportionnalité lors des élections ? Certes, elle rend probablement plus complexe le vote des lois, mais elle a l'intérêt majeur de représenter toute la population et de ne pas en écarter une partie d'une représentation politique.

❑ **Solution N° 13 - Instaurer un modèle démocratique plus direct.**

La démocratie directe est l'une des formes premières de la démocratie. Ce type de régime politique permet au peuple d'exercer directement le pouvoir politique[2326].

Renforcer le système démocratique implique une forme de démocratie plus directe. En cela, des initiatives citoyennes devraient permettre d'ouvrir des débats parlementaires sur des sujets choisis par les citoyens et les citoyennes. Éventuellement, si un nombre important de signatures est réuni, des référendums d'initiatives citoyennes devraient permettre de voter ou d'abroger des lois, accordant ainsi aux citoyens une place plus importante dans la prise de décision.

Nous savons le débat complexe, mais il nous semblait important de le soulever. D'autant plus que dans de nombreux pays, il nous semble qu'une grande partie de la population ne se sent plus représentée par les gouvernements en place. Si nous voulons éviter les risques d'explosion sociale, il nous semble important de réfléchir à tous les moyens à notre disposition pour mieux donner la parole à tous ceux qui ne se sentent plus représentés depuis longtemps.

❑ **Solution N° 14 - Protéger les lanceurs d'alerte.**

Les lanceurs d'alerte jouent un rôle essentiel au sein de notre démocratie, car ils signalent les états de fait, mettant en lumière des comportements illicites, voire dangereux, qui constituent une menace pour l'humain, l'économie, la société, l'État ou l'environnement[2327]. Ils représentent le

---

[2326] GALITA N., « Pourquoi la France n'est pas (et n'a jamais été) une démocratie ? », *Medium*, 27 août 2019.
[2327] *Sciencescitoyennes.org*

dernier recours lorsque les contrôles sont défaillants, et jouent donc un rôle fondamental dans la lutte contre la corruption[2328].

Renforcer le statut de lanceur d'alerte au niveau juridique encouragerait plus de personnes à dénoncer les délits et autres malversations. Un individu pourrait, par exemple, demander à obtenir ce statut au préalable d'une dénonciation, à la justice, de faits semblant nuire à l'intérêt général.

RÉGULER LES ÉTUDES MÉDICALES.

Le Lancet Gate et le New England Gate sont la preuve que le système actuel de publication est biaisé et sujet aux conflits d'intérêts.
Dans le cadre de la lutte contre les influences négatives, une redéfinition du système des études médicales s'impose.

❑ Solution N° 15 - Revenir aux fondamentaux de l'EBM.

On le rappelle, L'*evidence-based medicine*[2329] ou la médecine fondée sur les faits, se caractérise par « l'utilisation consciencieuse, explicite et judicieuse des meilleures données disponibles pour la prise de décision concernant les soins à prodiguer à chaque patient, [...] une pratique d'intégration de chaque expertise clinique aux meilleures données cliniques externes issues de recherches systématiques[2330] ». Pour l'EBM, une décision se base sur trois piliers :

1. L'expertise du clinicien
2. Les préférences des patients
3. Les meilleures données cliniques externes[2331].

Dans le cadre d'une prochaine pandémie, il faudra que les décideurs s'en souviennent et n'écartent pas ces trois piliers de décision.

❑ Solution N° 16 - Favoriser les *preprints*.

Comme nous l'avons préalablement étayé, la débâcle autour des études fallacieuses de *The Lancet* et du *New England Journal of Medicine*, met en exergue un circuit de publications perverti. « La presse médicale doit se ressaisir pour être crédible et être également représentative des

---

[2328] « Qu'est-ce qu'un lanceur d'alerte ? », France, *Amnesty International*, 2020.
[2329] Cf. Chapitre 12 *(Les polémiques sans fin des essais et études)*.
[2330] SACKETT D.L. & al., « *evidence-based medicine* : what it is and what it isn't », *British Medical Journal, vol. 312 n° 7023,* janvier 1996.
[2331] Ibid.

différents pays[2332] ». Mais, pour le moment, les médecins « aux mains propres [2333] » devraient plutôt favoriser le système des *preprints*, c'est-à-dire des prépublications, des manuscrits qui n'ont pas encore été soumis à une revue. Dans le cadre de la crise due au Covid-19, beaucoup ont eu recours à la plateforme medRxiv[2334] qui a été créée en juin 2019, afin de permettre aux médecins de partager leurs essais et études à l'international, sans avoir à passer par les revues médicales.

Au premier abord, ces solutions peuvent paraître idéalistes. Néanmoins, la crise nous aura dévoilé les limites du système actuel, et comme le soutient Kelley Lee : « Il faut y remédier […], il faut réévaluer les priorités [2335] ». Et surtout, ne pas céder à la panique ou la peur, car il n'y a qu'ainsi que l'on sera mieux préparé face aux futures crises éventuelles.

Les *preprints* doivent s'accompagner d'une prise de conscience de leurs limites, ce qui veut dire que les médias doivent s'éduquer sur ces questions avant de les relayer sans aucune analyse (cf. Solution N° 20 - Recruter des journalistes médicaux spécialisés).

***
**
*

[2332] GUÉRIN V., « Comment l'industrie pharmaceutique a vendu son âme… Acte III », France, *FranceSoir,* 25 juin 2020.

[2333] LAISSONS LES MÉDECINS PRESCRIRE, « Lettre ouverte à la direction de L'ANSM sur la Pharmacovigilance de L'hydroxychloroquine et du Remdesivir », France, *StopCovid-19,* 29 juin 2020.

[2334] Prononcé Med-archive, MedRxiv est une archive de prépublications consacrée à la recherche médicale créée en juin 2019.

[2335] KIRBY J., « How to fix the WHO, according to an expert », États-Unis, *Vox,* 29 mai 2020.

2 - IL FAUT AUSSI LUTTER CONTRE NOS PEURS.

Comme vu précédemment, l'épidémie de Covid-19 a été source d'angoisse pour beaucoup. Le discours médiatique et politique n'a pas aidé à l'apaisement, en France comme à l'étranger. Comment ne pas tomber dans la peur absolue, lors d'une prochaine pandémie ?

❏ **Solution N° 17 - Avoir un gouvernement qui se montre serein.**

L'acteur le plus important, dans la lutte contre la peur face à une crise, est sans doute le gouvernement, et ce, car l'exemple vient du haut. Comment ne pas avoir peur si ceux qui nous dirigent ont peur ? Toutes les études psychologiques soulignent l'importance de l'exemplarité ! Les autorités gouvernementales doivent, en effet, rassurer la population et non attiser la panique. Cela n'a pas été la politique préconisée par le gouvernement français, ni par de nombreux autres gouvernements. En témoigne la fameuse phrase prononcée par Emmanuel Macron lors d'une allocution présidentielle : « Nous sommes en guerre[2336] ». Le vocabulaire utilisé lors de cette allocution a plusieurs fois été remis en question[2337], et à juste titre. Le but d'une telle communication est probablement de rallier la population au gouvernement, de recréer une sorte d'union sacrée qui stopperait les débats. Cependant, cela n'a pas eu l'effet escompté. Ces connotations belliqueuses, employées par le président de la République française, ont également suscité l'émergence d'un comportement de guerre de la part de la population : peur, fuite vers la campagne et dépouillement des magasins de produits de première nécessité, stockage de denrées alimentaires... Selon nous, la communication alarmiste du gouvernement français n'a pas été une bonne réponse à l'inquiétude de sa population. Les médias et le gouvernement devraient davantage mettre en perspective les événements.

Cette stratégie alarmiste n'a pas été le choix de tous les gouvernements, d'autres ayant préféré rassurer leur population. Le gouvernement

---

[2336] Ibid.

[2337] MARTIN-GENIER P., « Dire que nous sommes en guerre n'a-t-il pas aggravé la crise ? », France, *Huffpost*, 25 mars 2020.

allemand, par exemple, a opté pour une stratégie de communication totalement différente. En annonçant lors d'une allocution : « Non, cette pandémie n'est pas une guerre[2338] », le président de la République fédérale allemande, Frank-Walter Steinmeier, montre son vif désaccord avec ce type de vocabulaire.

❏ **Solution N° 18 - Ne pas recourir au sensationnalisme du type décompte quotidien du nombre de morts.**

Il est tout d'abord important de rappeler à quel point cette crise a été couverte médiatiquement, en France et dans le monde : « La médiatisation du Covid-19 et de ses conséquences est un phénomène absolument inédit dans l'histoire de l'information télé[2339] ». Une étude de l'INA (Institut National de l'Audiovisuel) révèle une véritable saturation de l'espace médiatique[2340]. En effet, sur les chaînes d'information françaises, du lundi 16 mars au dimanche 22 mars 2020, 74,9 % du temps d'antenne ont été consacrés au coronavirus et à ses conséquences. Cela représente un volume horaire quotidien moyen de 13 heures et 30 minutes par jour et par chaîne d'information[2341]. Nous comprenons, alors, l'état de peur généralisé que cette couverture médiatique peut provoquer.

Patrick Rateau, spécialiste des peurs collectives et professeur de psychologie sociale à l'université de Nîmes, analyse cette situation : « Nous vivons une situation d'incertitude qui nous pousse à chercher de l'information, et qui encourage aussi les médias à en fournir, voire à consacrer des éditions spéciales et un nombre de pages considérable au coronavirus. Le simple fait de voir le sujet si présent dans les journaux, les radios, les télés, lui donne de l'importance et les gens se disent : "Si on en parle tant, c'est que c'est grave !" Par ailleurs, quand on annonce un doublement des cas de Covid-19 ou le déclin de l'économie, au lieu d'apaiser les angoisses, les informations relayées par les médias les attisent. On se trouve donc dans un cercle vicieux, dans lequel la peur et les médias se nourrissent l'un l'autre[2342] ». Cette auto-alimentation entre médias et population est néfaste, elle favorise un climat d'inquiétudes, parfois irrationnelles. L'exemple le plus probant est, nous l'avons vu, le

---

[2338] « Gestion de la crise du coronavirus : France vs Allemagne », France, *Brut*, 17 avril 2020.

[2339] HERVÉ N., « Coronavirus - Étude de l'intensité médiatique », France, *Institut National de l'Audiovisuel - Service de la recherche*, 30 juin 2020.

[2340] Ibid.

[2341] MARCHAND L., « Coronavirus : une couverture médiatique sans précédent dans l'histoire », France, *Les Échos*, 26 mars 2020.

[2342] RATEAU P., « La peur se propage encore plus vite que l'épidémie », France, *L'Humanité*, 17 mars 2020.

décompte quotidien de morts. Les médias et les gouvernements devraient proscrire cette pratique, tout en suivant un devoir de transparence. Qui n'a pas, encore aujourd'hui, en tête, en France, les points presse quotidiens de Jérôme Salomon ? Mais, il faut l'avouer, cela n'est pas simple, car ne pas le faire, c'est prendre le risque d'être accusé de cacher la vérité.

❑ **Solution N° 19 - Lutter contre les *fake news*.**

Il faut également lutter quotidiennement contre la propagation de *fake news*. Souvent alarmantes, elles participent à répandre l'angoisse en temps de crise. Elles peuvent même, parfois, être sources de comportements dangereux. Nous l'avons observé, notamment pendant le confinement, beaucoup d'informations ont circulé sur les réseaux sociaux : le virus a été créé en Chine[2343], de surcroît par un laboratoire français[2344], il faut laver ses aliments à la javel[2345], la 5G est la cause de la propagation du virus…[2346] Toutes ces affirmations et rumeurs alimentent fortement le climat de défiance et d'anxiété, et poussent même certains à adopter des comportements nocifs pour leur propre santé. Mais pour lutter efficacement contre les *fake news*, les médias doivent être armés pour. Pour cela, les journalistes doivent être mieux rémunérés pour produire un contenu de meilleure qualité, avec une totale indépendance. Les médias et les réseaux sociaux font déjà beaucoup, mais là encore, il y a des pistes de réflexion à approfondir. Par ailleurs, nous avons pu constater que certaines rubriques de journaux de type "Fact Checking" étaient particulièrement orientées et ne permettaient donc pas l'apparition de la vérité.

[2343] ROUGERIE P., « Virus inquiétant créé en Chine : cinq questions sur cet article qui vous intrigue », France, *Le Parisien*, 12 avril 2020.
[2344] AUDUREAU W., « L'étrange obsession d'un quart des Français pour la thèse du virus créé en laboratoire », France, *Le Monde*, 31 mars 2020.
[2345] MOUCHON F., « Coronavirus : l'hygiène d'accord, mais attention aux intoxications aux désinfectants », France, *Le Parisien*, 3 avril 2020.
[2346] ALVAREZ B., « 5G et coronavirus : d'où vient cette théorie fumeuse qui se répand dans le monde entier ? », France, *Ouest-France*, 22 avril 2020.

□ **Solution N° 20 - Recruter des journalistes médicaux spécialisés.**

Il faudrait recruter des journalistes spécialisés sur des questions scientifiques, plus aptes à comprendre et à analyser des études et publications médicales. Nous l'avons vu, les journaux français ont plus fréquemment repris les dépêches de l'Agence France-Presse, au lieu de vérifier les informations, au sein des sources primaires que constituent les nombreuses études publiées. Cela est sûrement le résultat d'un manque de temps, de moyens et d'effectifs. Ce phénomène n'est pas nouveau, déjà en 2017, la Fédération nationale de l'information médicale (FNIM) alertait sur ces pratiques dangereuses : « On observe, depuis quelques années, un phénomène de dérives médiatiques de plus en plus fréquentes. [...] La dérive médiatique repose sur une information réelle, authentique, mais traitée de manière incomplète, erronée ou biaisée, par la grande majorité des médias pendant quelques jours ».

Cette information va être reprise dans le monde entier sans recul, sans mise en perspective et sans analyse critique. Ces dérives peuvent également contribuer à accroître la méfiance, voire la défiance de l'opinion envers les émetteurs de l'information : chercheurs, médecins, politiques, institutions et médias[2347, 2348] ». Nous devons, à présent, reconnaître que des mesures sont nécessaires, afin d'éviter que l'information diffusée, concernant la santé publique, ne devienne imprécise.

□ **Solution N° 21 - Créer des pôles collaboratifs entre journaux sur les questions médicales.**

Développer des pôles collaboratifs entre les différents journaux permet de mutualiser les moyens et d'avoir des idées de journalistes et de chercheurs de différents pays. Cela peut constituer une solution innovante et pratique, en particulier lorsque les médias traitent de sujets complexes comme les questions médicales. Par exemple, le journal *Le Point* a créé Phébé en 2017, une veille d'idées internationale collaborative. Phébé s'appuie sur un réseau international de chercheurs, dont le rôle est d'identifier les

---

[2347] CHEVREL S., « Peut-on encore croire à l'information médicale et scientifique », Interview réalisée par BRIQUET D., France, *Fédération nationale de l'information médicale*, 25 octobre 2017.
[2348] CHEVREL S., « Cancer et hasard. Une dérive médiatique passée au crible », *Les Tribunes de la santé*, vol. 53, n° 4, 2016.

publications universitaires récentes et originales à travers le monde, et de les restituer dans des articles accessibles pour le grand public[2349].

❑ **Solution N° 22 - Enseigner la méditation à l'école.**

Voir une telle solution dans ce livre en fera probablement sourire certains, mais méditer est sans aucun doute le meilleur moyen de lutter contre la peur. C'est un moyen d'éviter à chacun de se laisser envahir par des émotions négatives. L'enseignement du MBSR (Mindfulness-based stress reduction), c'est-à-dire la réduction du stress fondée sur la pleine conscience, peut grandement nous aider à réduire nos stress et angoisses. Ce mélange de méditation et de yoga permet de cultiver sa propre conscience de soi, ce qui nous donnerait l'opportunité d'avoir plus de choix et de pouvoir prendre des décisions plus sages.
En cette période d'angoisse généralisée, la méditation nous offre effectivement des outils sérieux pour diminuer nos peurs. David Sorin, professeur de méditation et thérapeute, explique qu'il est important d'envoyer des messages apaisants à son corps et à son esprit : « De la même manière que vous allez prendre soin de votre corps, en mangeant bien, et de votre intérieur en le rendant agréable à vivre, vous avez intérêt à prendre soin de votre esprit, afin de le soulager de cette tension constante qui nuit à votre bien-être[2350] ».

Certains penseront que cette dernière solution est hors sujet, mais nous ne le pensons pas. Sans doute faut-il l'avoir pratiquée pour en comprendre les enjeux. Nous pensons profondément que l'enseignement de la méditation permettrait de construire une société plus harmonieuse et moins sujette à la peur. En soulignant ce point, nous nous inscrivons dans un temps long. Nous en avons bien conscience.

N'oublions pas les grands enjeux actuels qui concernent le monde, et replaçons le Covid-19 dans son contexte.

La crise que nous traversons n'est pas semblable à l'apocalypse. Il faut savoir analyser et relativiser chaque actualité pour l'aborder plus sereinement. Les chiffres, l'étude de l'histoire, la mise en perspective, peuvent également nous permettre d'examiner la portée exacte du phénomène que nous vivons. Il existe actuellement d'autres crises méritant autant, si ce n'est plus, d'attention de notre part.

[2349] LinkedIn de Phébé, consulté en juin 2020.
[2350] GADENNE A., « Trois méditations guidées pour apaiser son stress et ses peurs », *Doctissimo Méditation*, 1er avril 2020.

□ **Solution N° 23 - Relativiser cette crise par rapport aux grands fléaux mondiaux.**

Relativiser le nombre de morts par rapport aux autres grandes maladies de ce monde est primordial. Nous ne pouvons bien analyser une crise sans la comparer, que ce soit en termes de mortalité, de contexte, d'époque et de dangerosité. Lorsque le président de la République française déclare que nous traversons « la plus grave crise sanitaire qu'ait connue la France depuis un siècle[2351] », cela n'aide pas à l'apaisement de la population. Anne-Marie Moulin, directrice de recherche au CNRS, invite à remettre l'épidémie actuelle en perspective sur le plan historique, afin de ne pas paniquer[2352]. « Des désastres sanitaires, on en a connu, du sida à la canicule de 2003 qui a fait 15 000 victimes, selon la façon dont on comptabilise les morts ». Il faut remettre cette crise en perspective avec d'autres grands enjeux actuels. Par exemple, L'OMS a averti que le nombre de décès causés par le paludisme en Afrique subsaharienne pourrait doubler pour atteindre 769 000 morts, car les efforts pour lutter contre la maladie sont perturbés par la pandémie de coronavirus[2353]. En effet, nombre de parents hésitent à visiter des centres de santé avec leurs enfants, par peur de contracter le Covid-19. De plus, la fermeture des frontières de nombreux pays africains a retardé les livraisons de matériel médical indispensable pour lutter contre le paludisme.

***
**
*

Comment trouver le bon équilibre entre une dramatisation excessive et une minimisation irresponsable ?

Didier Raoult a encore raison ! Dans le cas d'une nouvelle épidémie, il faut impérativement lutter contre l'emprise de certains lobbies, mais également contre nos propres peurs, qui nous poussent à des comportements irrationnels[2354].

[2351] Ibid.

[2352] MAHLER T., « Faut-il relativiser le coronavirus au regard de l'Histoire ? », France, *L'Express*, 18 mars 2020.

[2353] « Covid-19 et paludisme, la double peine pour le continent africain », France, *Le Point*, 27 avril 2020.

[2354] GIGERENZER G., « Why What Does Not Kill Us Makes Us Panic? », Allemagne, *Project Syndicate*, 12 mars 2020.

La réalité est telle que l'on ne peut pas réellement lutter contre le lobbying, car c'est l'expression d'un droit fondamental, régi par la Constitution. Ainsi, préconiser un lobbying plus éthique, qui répond à une déontologie précise, et qui est régulé par des institutions, semble être le meilleur moyen de minimiser, voire d'empêcher les dérives et autres influences négatives au sein des instances décisionnelles telles que l'OMS. Cette régulation permettra aussi d'avoir une presse médicale digne de confiance, et libérée des liens d'influence.

C'est par le biais d'un discours médiatique réfléchi et construit qu'une analyse de la crise pourra être faite. Le rôle du discours étatique n'est pas à négliger. Il a sa responsabilité dans la propagation de l'angoisse. Les mots ont un sens, la communication doit être faite à bon escient. Il ne faut ni dramatiser, ni minimiser, mais analyser scientifiquement les faits, et ainsi apporter les meilleures réponses en termes de santé publique.

À présent, l'Occident pourrait lutter contre la « loi de proximité[2355] ».

L'exemple, donné plus tôt, concernant le paludisme, n'est pas un cas isolé. L'humanité réagit quand les choses la touchent de près et dans l'instant, que ce soit géographiquement ou par le biais des croyances et valeurs fondant son identité. En témoigne l'incendie de Notre-Dame de Paris, à la suite duquel beaucoup de dons ont été enregistrés. Pourquoi des morts, éloignées de chacun d'entre nous, quel que soit le pays dans lequel nous habitons, ne nous intéressent-elles pas autant ?

Une première réponse à cette réflexion sur la valeur perçue de la vie humaine est l'importance de la couverture médiatique[2356]. Les morts géographiquement proches sont, en effet, plus couvertes médiatiquement que les morts à l'étranger. Les décès survenant dans un pays développé, sont plus couverts médiatiquement que ceux au sein des pays en voie de développement. Et c'est triste à dire, mais les morts blancs, caucasiens, sont plus couverts que les morts de personnes racisées[2357]. Cette hiérarchisation des morts, ou encore cette loi du mort kilométrique, biaise la vision du monde des pays riches.

Alors que l'actualité est largement dominée par l'épidémie mondiale du Covid-19, d'autres épidémies continuent de sévir actuellement : le virus

---

[2355] AGNES Y., « Manuel de journalisme », *La Découverte*, 2002.
[2356] KARPF A., « Anne Karpf: The hierarchy of death », Royaume-Uni, *The Guardian*, 28 novembre 2001.
[2357] GREENSLADE R., « A hierarchy of death », Royaume-Uni, *The Guardian*, 19 avril 2007.

Ebola a fait plus de 450 000 morts depuis 2014. Le paludisme, nous l'avons vu, tue plus de 400 000 personnes par an. À présent, l'Occident doit réfléchir sur le moyen de mieux prendre en compte les grands fléaux de ce monde, qu'il ignore car ils sont loin de lui. L'Occident doit réfléchir à ce que signifie une telle hiérarchisation des morts. Le monde occidental pourrait et devrait se pencher davantage sur les grandes épidémies et crises meurtrières qui ébranlent les autres continents. Mais, force est de reconnaître que cette affirmation est bien personnelle et que tous ne sont pas obligés de la partager.

***
**
*

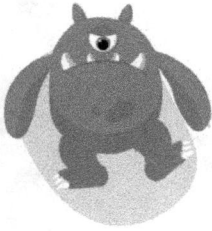 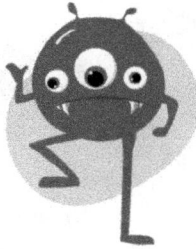 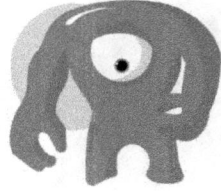

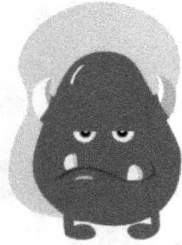 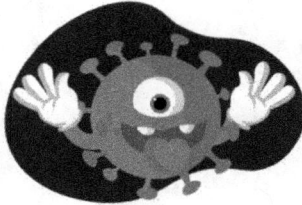 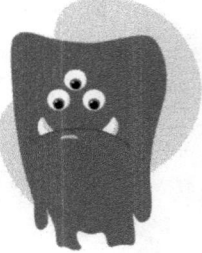

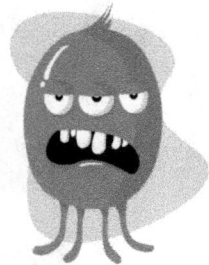 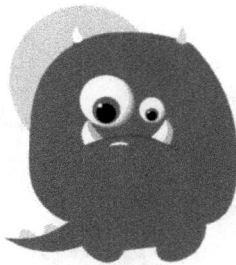 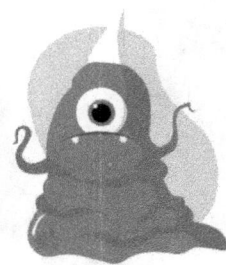

CONCLUSION

« Les seules choses qui sont impossibles à finir sont celles que l'on ne commence pas ».

Lynn Johnston

Pour conclure l'ouvrage, nous commencerons par rappeler la grande question à laquelle il a tenté d'apporter une réponse.

Et si Didier Raoult avait raison ?

Nous aurions pu répondre à cette question par un simple « oui » ou « non », mais cela n'était pas le but de ce livre. Nous voulions apporter une réponse développée, claire et complète. Ainsi, répondre à cette question aura, vous l'avez constaté, pris quelques centaines de pages. Sans doute aurait-on pu en écrire plus, tant les sujets sont importants, tant les controverses sont intenses.

Mais pour cette conclusion, nous irons droit au but. Oui, Didier Raoult avait raison sur 90 % des sujets que nous avons abordés.

Vous nous demanderez certainement à quoi correspondent les 10 % restants. On sait qu'il s'est trompé sur 5 % des sujets. Il avait tort de minimiser les risques concernant cette épidémie et l'ampleur que celle-ci prendrait dans le monde, tort de considérer qu'elle n'était pas grave, tort d'avoir minimisé l'importance du port généralisé du masque et enfin, tort d'affirmer que la Chine et l'OMS ont surréagi face à la crise. Nous pensons le contraire. Initialement, l'OMS et la Chine ont toutes les deux minimisé la pandémie et ses risques.

En ce qui concerne les 5 % de sujets restants, il est difficile d'affirmer ou d'infirmer qu'il avait raison, car nous n'avons pas encore de réponses fiables. À propos de la bithérapie, il y a un très grand nombre de faisceaux convergents laissant penser qu'elle fonctionne. Cependant, il est trop tôt pour porter un jugement définitif sur l'hydroxychloroquine, même si nous sommes convaincus, à partir de l'ensemble de nos analyses, que l'avenir lui donnera très certainement raison. Il a aussi affirmé que le Covid-19 est probablement saisonnier. Même si au moment d'écrire ces lignes (fin juin 2020), les faits semblent lui donner raison, seul le temps permettra de savoir s'il avait raison ou tort. Enfin, on ne peut clairement pas dire que ce soit une erreur scientifique, mais nous pensons qu'il s'est probablement trompé dans sa façon de communiquer avec les médias. Cette communication a empêché un débat apaisé. Néanmoins, Didier Raoult est avant tout un professeur en médecine et il a du tempérament. Son rôle est d'abord de soigner. Le clivage qu'il a éveillé n'a pas facilité une analyse de fond. Son côté très humain ôtait, a de nombreuses personnes qui ont pris position pour lui, le recul nécessaire pour juger le fond de ses affirmations. À l'opposé, ses détracteurs manquaient de ce même recul nécessaire pour juger le fond de ses affirmations. Nous avons tenté d'apporter des réponses, tant aux uns qu'aux autres, afin de dépassionner le débat.

Toutefois, il avait raison sur la très grande majorité des choses. À travers ses préconisations, égrenées tout au long de la crise, nous avons pu identifier une méthode en quatre étapes simples, qui, si elle avait été appliquée, nous aurait permis de mieux faire face à cette crise sanitaire mondiale.

En tout cas, il faut le rappeler, cette méthode relève du bon sens et nombre d'infectiologues la partagent sans nul doute. Mais en Occident, peu de pays l'ont réellement appliquée.

Nous aurions dû 1-PROTÉGER, 2-TESTER, 3-ISOLER LES MALADES, et enfin 4-TRAITER. Force est de constater que ces étapes ont presque toujours été défendues par le professeur marseillais.

Avoir une méthode comprise par tous permet de s'assurer qu'elle est déclinée avec intelligence à tous les niveaux, que ce soit au niveau des autorités internationales, étatiques, territoriales et sanitaires, que ce soit au niveau de tous les secteurs d'activité d'une nation dans son ensemble, hôpitaux, transports, écoles... ou encore, que ce soit au niveau la famille ou tout simplement avec ses amis.

On le voit, avoir une méthode simple, claire et partagée par tous, permet de s'assurer qu'elle est déclinée à tous les niveaux. Elle permet de mobiliser tous les acteurs dans une même direction. Elle devrait éviter les mensonges de circonstance. Enfin, elle permet également un dialogue intelligent entre tous.

Nous avons expliqué la méthode et compris pourquoi elle n'a pas été appliquée, nous avons analysé les conséquences de cette non-application, et enfin, nous avons identifié des changements et des solutions qui pourraient servir à l'édification de l'avenir.

Alors peut-être devrions-nous, comme le recommande Renaud Muselier, accorder un prix Nobel à ce professeur marseillais[2358].

***

**

*

L'un des grands enjeux de cet ouvrage se trouve dans les explications apportées à la question de la non-application de la méthode et du protocole de traitement Raoult. En somme, dans la plupart des erreurs, des manquements qui ont été commis, on constate deux grands problèmes : l'impréparation et l'attentisme des gouvernements d'un côté, et les failles induites par le lobbying pharmaceutique de l'autre. Dans tous les pays d'Occident, il fallait agir très rapidement et ne pas rester dans cet attentisme. Il fallait avancer, aller de l'avant, et trouver des solutions coûte que coûte, même si cela sortait des cadres réglementaires.

Notre manque de préparation, en France comme dans de nombreux autres pays, résulte entre autres de l'incapacité à résister à une sorte d'orthodoxie budgétaire, qui oublie l'approche clinicienne. Des règles qui, en l'occurrence, se sont avérées néfastes pour notre santé. Si nous n'avions pas assez de masques en France, c'est notamment pour la simple raison que cela « coûtait trop cher ». Les stratégies nationales de santé doivent-elles être tributaires des logiques budgétaires ? Ce qui nous amène à penser que, finalement, notre impréparation l'était d'abord et surtout au niveau politique. La série de décisions qui ont été prises durant cette crise, les erreurs, les retards accumulés, résultent de cette incapacité du politique, de nos politiques, à faire face à ce genre de crise.

Concernant le lobbying, les politiques, les autorités sanitaires et les instances médiatiques jouent, dans nos sociétés, des rôles absolument fondamentaux. Ils sont censés être des contrepouvoirs efficaces et indépendants face aux dérives induites par le lobbying pharmaceutique. Et nous constatons, malheureusement, que ce rôle n'a pas toujours été accompli. Par ailleurs, comme nous l'avons expliqué dans le chapitre consacré aux lobbies, il ne faut pas tomber dans le piège du complotisme, et ne pas associer le mot « lobby » à des pratiques obscures et

---

[2358] MUSELIER R., « Renaud Muselier adoube Didier Raoult : ''Nobélisable, génial et exceptionnel'' », France, *Public Sénat*, 13 mai 2020.

systématiquement immorales. Oui, le lobbying doit se faire dans une plus grande transparence. Mais il n'est pas à écarter de manière catégorique. Il faut se détacher de nos prénotions, et ne pas assimiler toutes les pratiques de lobbying à des échanges peu moraux et dénués de toute éthique. De nombreuses ONG, associations et collectifs citoyens peuvent être amenés à exercer du lobbying dans sa définition première, à savoir défendre des intérêts. Reste à clarifier les intérêts qu'il est acceptable ou non de défendre.

Il faut aussi se demander quelles sont les raisons profondes de cette incapacité à résister au lobbying, aux règles du libéralisme, c'est-à-dire aux dysfonctionnements de certaines structures qui sont préexistants à la crise du Covid-19. Même s'il faut le rappeler : il est bien plus facile d'effectuer un jugement rétrospectif que de prendre des décisions justes et éclairées en temps de crise. Nous avons tenté de dresser un panel, évidemment non exhaustif, de tous les défauts quasi structurels, inhérents à certaines instances, comme le sous-financement de l'OMS, et la dépendance vis-à-vis des États et des donateurs privés qui en résulte. Mais aussi, les liens d'intérêts de certaines personnes issues du monde politique, médical et médiatique.

En fait, cette question du lobbying est absolument centrale pour comprendre la tragédie qui s'est déroulée. Car c'est lui qui explique pourquoi le protocole de traitement Raoult n'a pas été donné par de nombreux pays d'Occident. Or, une simple analyse de la balance bénéfices/risques de ce traitement aurait dû nous conduire à le donner immédiatement. Mais ce système d'influences, d'allégeances, a fait pencher la balance du mauvais côté.

De surcroît, il apparaît clairement aujourd'hui qu'une autre explication de la non-application de la méthode Raoult réside dans la figure même du professeur. Son côté polémique, ses propos, son franc-parler, son manque de tact aussi parfois, n'ont pas aidé à créer un capital confiance auprès de ses détracteurs. Mais il faudrait que les gouvernements, les autorités sanitaires avouent leurs erreurs et accordent au professeur le fait qu'il avait identifié les clés de résolution de cette crise sanitaire. Or, si l'on en croit les accusations de faux témoignage émises à l'encontre de Didier Raoult, par l'AP-HP[2359] (Assistance publique - Hôpitaux de Paris), on peut se demander si cela arrivera un jour. Ce manque de volonté de reconnaître ses torts, ou même de les accepter, est particulièrement visible avec le cas du Pr Christian Perronne. Un médecin courageux qui s'est

---

[2359] AFP, « L'AP-HP accuse Raoult de faux témoignage lors de son audition devant les députés », France, *Le Point*, 1er juillet 2020.

battu en France pendant toute la crise du Covid-19, pour faire connaître la vérité et donner un éclairage différent de celui porté par le gouvernement. En effet, son livre sur la crise, intitulé *Y a-t-il une erreur qu'ILS n'ont pas commise ?*, n'a pas plu à certains médecins, qui ont vivement critiqué l'ouvrage et en ont même appelé à la convocation de Christian Perronne auprès de l'Ordre des médecins, pour qu'il lui rende des comptes[2360].

Il serait injuste de ne pas souligner un point qui nous semble important. En Europe, et en particulier en France et en Italie, il nous faut reconnaître certaines réussites. En particulier, le fait que les gouvernements respectifs de ces pays ont, par exemple, plutôt bien géré les amortisseurs économiques et sociaux de cette crise. C'est loin d'être banal pour le bien-être de très nombreux citoyens.

***

**

*

Expliquer pourquoi de telles dérives peuvent se produire et identifier des solutions durables, ne sont pas dans le champ de nos capacités. Nous avons souhaité apporter des clés de lecture et de compréhension, des outils aussi, pour faire naître des solutions, pour pousser à la réflexion. Et, nous avons également proposé quelques pistes. La France, à ce titre, n'est pas le seul pays à souffrir de ces failles, et l'on constate des mécanismes similaires à l'œuvre dans de nombreuses structures, de nombreux États, à travers le globe. Notre recherche de solutions n'est donc pas isolée.

Toutes les erreurs qui ont conduit à la situation que nous avons connue – en France comme ailleurs –, et que nous avons décrites ici, sont la résultante d'un ensemble de décisions qui sont parfaitement légales. Il nous faut donc réfléchir aux solutions, aux cadres à apporter ou à renforcer pour que la légalité puisse être mieux définie, et que certaines pratiques soient clairement dénoncées comme contraires à l'éthique, et contraires à la loi. Nous avons abordé ces pistes de réflexion dans quatre chapitres, en évoquant les désirs de changements ressentis dans le monde, puis des recommandations pour qu'à l'avenir, nous soyons davantage préparés à ce genre de crise. Nous avons aussi abordé la thématique de l'approche clinicienne qui nous semble particulièrement importante pour l'avenir, en replaçant les besoins des malades au cœur de la médecine. C'est l'approche que défend avec ferveur le professeur Raoult, qui

---

[2360] « Propos inacceptables du Pr Perronne : l'ordre des médecins doit réagir », France, *Change.org*, [consulté en ligne le 1er juillet 2020].

s'attache à pratiquer une médecine plus humaine, par laquelle chaque médecin soignerait son patient comme s'il s'agissait de son propre enfant. Enfin, nous avons proposé des solutions pour que nous puissions lutter de manière efficace contre les dérives induites par le lobbying pharmaceutique, ainsi que contre nos peurs si répandues dans nos sociétés occidentales.

Une question essentielle ressort à travers l'exposition de toutes ces solutions. Comment concilier la protection des libertés individuelles et la gestion d'une crise ? Cette question, on peut se la poser à travers la problématique de la limitation de la liberté de prescrire des médecins, à travers la question du confinement total, l'interdiction d'assister à la mort et à la cérémonie funéraire de nos proches, et aussi à travers les applications de *tracking* pour identifier les porteurs du virus. Il nous est possible de comprendre les enjeux liés à l'interdiction d'assister aux enterrements, au suivi des malades par le biais d'une application, ou bien à l'obligation de rester chez soi pour endiguer l'épidémie. En revanche, nous pouvons condamner la remise en cause d'une des missions fondamentales des médecins, que représente la liberté de prescription. Mais tous ces exemples évoquent les questionnements, les débats, autour des libertés individuelles. Il faut veiller à ne pas porter atteinte à nos libertés individuelles pour garantir la « sécurité », comme Harry Truman a cru bon de le faire dans les années 1950 aux États-Unis, pendant la période dite de la « chasse aux sorcières », autrement dit du maccarthysme.

Le monde d'après verra-t-il l'avènement de ces solutions ? Impossible de le dire, mais nous espérons grandement que cet ouvrage pourra servir à nourrir les réflexions, à ouvrir les discussions, à étayer les arguments. En bref, nous espérons avoir apporté notre contribution à la discussion citoyenne.

***
**
*

HISTOIRE DU LIVRE

Le conseil en stratégie et le journalisme d'investigation ne sont pas deux mondes aussi différents que nous pourrions, *a priori*, le penser.

En effet, il convient de se pencher sur les réalités que recouvre le conseil en stratégie.

1 - Il s'agit tout d'abord d'écouter la problématique de son client, de la comprendre, et de la reformuler avec lui. Le but : être certain d'avoir bien défini les enjeux de ce qui représentera la mission de conseil, qui se fera avec et pour le client.

2 - Une fois les objectifs clarifiés, le directeur de projet constitue une équipe avec laquelle il va s'atteler à construire une analyse de la problématique. Cela ne vous dit probablement rien, mais une telle analyse consiste à poser sur le papier toutes les hypothèses qui nous semblent être vraisemblables et qui permettent de répondre à la problématique du client. Bien entendu, poser ces hypothèses exige une grande expérience et une grande compréhension des problématiques proches de celles du client.

3 - Il s'agit, par la suite, d'effectuer des recherches sur l'ensemble des sources, des éléments et preuves permettant de vérifier si les hypothèses formulées lors de la phase précédente peuvent être confirmées ou infirmées. Ainsi, le directeur de projet, avec son équipe, répartit l'ensemble des analyses qui ont besoin d'être menées entre les différents consultants qui travaillent sur le projet. Chaque consultant se voit attribuer la tâche d'aller rechercher l'ensemble des sources possibles (documentation, interviews, analyse de terrain, analyses quantitatives et qualitatives…). À partir de l'ensemble de ces sources, le consultant va pouvoir ensuite mener toutes les analyses nécessaires lui permettant d'apporter une réponse claire et précise à la problématique. Cela, dans le périmètre spécifique qui lui était imparti.

4 - C'est, par la suite, en rassemblant l'ensemble des réponses de tous les consultants sur la mission, qu'il est possible de donner une réponse claire à la problématique initiale posée par et avec le client.

5 - Mais tout cela n'est pas possible sans le directeur de projet, qui fait le lien entre le client et le cabinet de conseil, et qui s'assure que tout se

déroule bien. Mais surtout, qui s'attache à ce que les analyses et la réponse apportée soient les plus qualitatives possible.

On le constate, le conseil en stratégie, c'est d'abord poser une problématique et ensuite, mener les analyses pour y répondre. Des analyses fondées sur une approche de vérification des faits (*fact checking*).

***
**
*

Ceux qui connaissent le milieu du journalisme d'investigation comprennent immédiatement que le conseil en stratégie n'est pas si éloigné. Car qu'est-ce que le journalisme d'investigation ? Si ce n'est faire la même chose, non avec une problématique issue d'un client, mais avec une problématique générale que l'on s'est posée comme mission d'investigation. La démarche est la même.

1 - On définit clairement la problématique que l'on souhaite étudier. Ici, nous avons choisi de comprendre pourquoi la méthode Raoult n'a pas été appliquée et quelles en ont été les conséquences.

2 et 3 - On constitue une équipe. Le projet a sollicité pas moins de 40 personnes, que nous souhaitons chaleureusement remercier.

Tout d'abord, les sourceurs, soit une équipe de 15 personnes : Dominique André (Chine) ; Xavier Azalbert (*FranceSoir*) ; Virginie Fernandez (Brésil) ; Jean-François Lesgards, Pierre Leclerc, Bernard Giral (président de la Communauté professionnelle territoriale de santé du Pays d'Arles), ainsi que 9 personnes qui ont souhaité garder l'anonymat pour des raisons évidentes. La plupart étant du milieu médical. Tous les sourceurs ont collecté et fourni des sources précieuses à la rédaction de ce livre. Certains d'entre eux ont aussi participé activement aux relectures.

Ensuite, des investigateurs et des rédacteurs : une équipe de 11 personnes. Leur rôle a été d'analyser et de comprendre le plan qui leur était proposé, d'écouter les quelque 50 heures d'enregistrements audio dictés par Guy Courtois, d'analyser l'ensemble des sources collectées et de les compléter par de nouvelles recherches. Cela leur a permis de rédiger de façon collaborative, avec Guy Courtois et leurs collègues, les chapitres dont ils avaient la charge, tout en disposant des connaissances nécessaires afin d'analyser finement les diverses problématiques : Méline (chapitres 3, 4, 5, 10, 15, 17, 19) ; Tristan (chapitres 5, 6, 11) ; Lou Pretti (chapitres 12, 20) ; Rose Beau (chapitres 1, 3, 16, 19) ; Mey Fassi Fehri (chapitres 2, 3) ; Sabrine Hervé (chapitres 7, 19, 21, 22) ; Nolwenn Le Pape (chapitres 8, 18) ; Nadia Gbané (chapitres 6, 8, 9, 17, 20, 22) ; Mélissa Salé (chapitres 13, 14) ; Daniel Arboleda (chapitre 9, transcription de l'audition parlementaire de Didier Raoult) ; Aymeric de Tarlé (chapitre 15). Plusieurs ont participé également au travail de relecture finale, en particulier Méline Pulliat et Nadia Gbané. Par ailleurs, Xavier Azalbert, de *FranceSoir,* a rédigé la postface.

Puis viennent les relecteurs, soit une équipe de 5 personnes : Lionel Réveillère, Virginie Fernandez, Jean-Luc Boutin (professeur de philosophie), Florian Levy[2361] (relecteur-correcteur expert) et une cinquième personne à la direction de plusieurs cliniques, qui a souhaité garder l'anonymat. Leur rôle a été essentiel, puisqu'ils ont vérifié la cohérence globale de l'histoire racontée. Mais aussi, ils ont contribué à ce que le document final soit irréprochable, tant en termes d'orthographe que de présentation.

Enfin, l'équipe de publication, composée de 10 personnes. Elle s'est chargée de la mise en page, des illustrations, des infographies, de la couverture et, bien sûr, de la publication. Cette équipe a été supervisée par Guillaume Grenier, le président d'Art Fine Prints. L'équipe compte : Salomé Charnal (relations presse) ; Lucie Chesné (Facebook) ; Alexia Repetto (Instagram) ; Lucile Linares et Lou Orru (Twitter) ; Doria Tarakli et Leslie Lemoine (illustratrices) ; Maureen Colomar (infographiste) ; Oyekola Sodiq Ajibola (couverture), Riki Hadiansyah (dessin de Didier Raoult).

Il faut également remercier les sociétés Art Fine Prints et Wooyart pour leur aide précieuse. Sans toutes ces personnes, ce livre n'aurait jamais vu le jour. Il convient donc de toutes les remercier très chaleureusement. D'autant plus qu'elles viennent toutes d'horizons différents (étudiants, salariés, entrepreneurs, retraités), et qu'elles ont toutes participé à ce projet de façon bénévole, hormis les prestataires d'Art Fine Prints.

4 - Ensuite, on rassemble le tout et on conclut. On s'assure que les réponses apportées soient globalement cohérentes, fassent sens et répondent bien à la question posée. Nous la rappelons à nouveau :

[2361] Champion du monde de Scrabble® francophone en 2000, président du comité de rédaction de *L'Officiel du Scrabble®* (Larousse) depuis 2006, auteur du site *N'ayons plus peur des mots.*

pourquoi la méthode Raoult n'a pas été appliquée, et quelles en ont été les conséquences ? On s'assure aussi que l'histoire est plaisante à lire dans son ensemble.

5 - Et bien entendu, l'auteur, qui n'est autre qu'un directeur de projet, est en charge du tout. Il lance le projet en effectuant un grand nombre de recherches, afin de définir la problématique. Il constitue son équipe et s'assure que chacun prenne plaisir au projet. Il trouve des sourceurs et travaille en continu avec eux. Il rassemble des investigateurs et leur transmet la problématique, les périmètres d'analyse, un plan détaillé de près de 60 pages sur les 22 chapitres. Puis, il guide les investigations, recherches, interviews, analyses. Il guide et parfois dicte la rédaction. Le directeur de projet relit et retravaille profondément le tout, afin de s'assurer de la cohérence des analyses, de l'histoire et du style. Il accompagne aussi les relecteurs. Pour finir, il travaille également avec les illustrateurs et l'infographiste, ainsi que le reste des équipes : marketing et édition.

***
**
*

Il y a néanmoins des différences. Dans le conseil en stratégie, l'objectif n'est pas de prévenir les dérives d'un système ou de démasquer un scandale, mais de répondre de façon précise à la problématique de son client. Dans le journalisme d'investigation, il faudra toujours garder en tête l'enjeu de démasquer la vérité, mais aussi de séduire le lecteur final, avec l'histoire qu'on va lui raconter. En outre, dans le conseil en stratégie, on remet très souvent un document PowerPoint. Dans le journalisme, on peut écrire un article ou un livre. Mais dans les deux cas, l'histoire que l'on raconte procède des mêmes mécanismes. C'est-à-dire, d'abord, de la recherche de la vérité, puis d'une structuration claire et précise des problématiques et de l'enchaînement des idées.

Si un consultant en stratégie, tout comme un journaliste d'investigation, doivent partager les mêmes qualités, à savoir la curiosité et la rigueur de l'analyse, ils ont des atouts qui diffèrent. Un consultant a la capacité de mobiliser des équipes nombreuses très rapidement. Ce n'est pas rien. Dans le cas présent, ce livre a été écrit en tout juste deux mois, même si le travail de préparation et de maturation a pris quelques mois de plus. Le consultant a aussi la capacité de structurer visuellement les problématiques, afin de les rendre facilement compréhensibles, ce qui simplifie grandement la lecture. À l'inverse, un journaliste a souvent beaucoup plus de temps pour ses recherches d'investigation. Ce temps vaut de l'or. Cela lui permet d'affiner son travail de recherche avec de nouvelles informations. Alors qu'en général, le consultant – et c'est en partie le cas dans ce livre – s'appuie en grande partie sur des éléments déjà existants et documentés, qu'il va compléter par des entretiens et des recherches spécifiques. Par ailleurs, le journaliste d'investigation saura solliciter plus facilement les personnalités, et pourra avoir accès à un grand nombre de personnes à interviewer, de par son statut de journaliste.

Une autre différence est la formulation de recommandations par le consultant. C'est ce qui est fait dans ce livre. Car s'il est facile de dénoncer des erreurs, il est bien plus intéressant d'apprendre de ces dernières et de proposer des solutions.

***
**
*

POSTFACE

Cet ouvrage s'inscrit dans la digne lignée des livres d'enquêtes, retraçant, à date, tous les aspects de la crise du Covid-19. Orson Welles avait comme talent d'imaginer, de décrire et d'écrire sur le futur. Ce livre, qui sort alors que l'épidémie est encore là, que la poussière n'est pas encore retombée, tient encore quelques secrets de fabrication. Le collectif a permis à l'auteur de produire cet ouvrage complet en peu de temps. Mais revenons un peu sur sa genèse, et surtout, sur les forces qui ont permis à Guy Courtois de gravir cette montagne qu'est la réalisation d'un ouvrage.

L'histoire prend sa source quelques années en arrière, puisque chez *FranceSoir*, nous travaillons à un modèle de média collaboratif depuis plusieurs années. Une approche basée sur le collectif et la mutualisation de moyens, à tel point que la société qui détient *FranceSoir* a porté le nom de Mutualize, s'inspirant des thèmes mutualistes de Joseph Proudhon.

L'épidémie du Covid, avec le confinement, créera une conjonction de forces uniques, qui ont permis à l'approche collaborative de trouver sa place dans l'univers des Français. Tout d'abord, sans le monde digital, le confinement aurait pris une tout autre saveur. Ce digital, si souvent décrié ou repoussé dans les entreprises, s'est trouvé propulsé au-devant de la scène comme étant le liant entre les Français, confinés chez eux. De la vidéoconférence professionnelle à l'apéro Zoom, en passant par l'usage des outils collaboratifs, même les plus récalcitrants se sont trouvés confrontés à la digitalisation de leur activité. L'information tournait en boucle sur toutes les chaînes de télévision et les réseaux sociaux avec une qualité qui n'a pas été au rendez-vous, car très vite, les Français cherchèrent au-delà des sources officielles, qui devinrent interrogeables. La parole nationale semblait contraire aux intérêts des Français, avec des polémiques qui ne manquèrent pas d'éclater : les masques, les tests, les essais cliniques, les « pro » versus les opposants à Didier Raoult. Les Français avaient du temps, et surtout, la science et la médecine furent propulsées en avant sur toutes les chaînes de télévision. Ce n'étaient plus les querelles d'Église mais de méthodologie que l'on avait à 20 heures, avec en plus le triste égrenage des morts à la place de la météo.

C'est par cette recherche d'information de qualité que nous nous rencontrions, avec Guy Courtois, autour d'une recherche d'information sur les études. De fil en aiguille, en utilisant cette approche collaborative mise en place et qui prenait toute sa valeur, un nouveau collectif s'est créé autour de Guy. Et ce, pour rédiger la première enquête sur l'étude Discovery, qui donnera lieu à un dossier important. Un travail de titan, plus de 500 députés contactés, plus de 100 journalistes, des échanges sans fin, plus de 40 sources auscultées de manière chirurgicale, pour comprendre ce qu'il se passait avec ce grand essai clinique. Aujourd'hui, nous avions raison de nous poser ces questions, car aucune information n'est encore sortie. Nous avons donc travaillé avec Guy, puis d'autres personnes, sur l'approche de ce média collaboratif. Souvent tôt le matin ou tard le soir, mais les 120 jours qui nous séparent du début du confinement furent riches en enseignement en tous genres sur l'information, la pauvreté de sa qualité et surtout, sur la complexité qui existe à décrypter l'information scientifique. Les lecteurs se sont mis à attendre les articles du Collectif Citoyen, dont Guy fait partie, avec Corinne Pierre, Jean-François, Mounir, Dominique, Christian, Jean-Yves, Mouad, Nicolas, Loïc, et Arthur, pour n'en nommer que certains, car la liste est longue. Au total, plus de 500 personnes sont impliquées. Difficile de suivre les contre-tendances sans se faire taxer de complotiste, d'aller contre ce qui s'apparente à la pensée unique qui prévalait dans les médias traditionnels. De décrypter l'étude de *The Lancet* le jour même, ou celle de Recovery le lendemain de leur parution. Difficile, car la réaction intuitive et la facilité seraient de faire confiance à la dépêche AFP, et faire une reproduction de quelques mots. Le Collectif Citoyen s'est érigé en une forme de résistance à la pensée unique en se basant sur l'analyse collective. De toutes origines, de toutes confessions, la recherche de la vérité prévaut à tout moment. Un travail collectif en équipe pour fournir des articles, où le fond parfois prime sur la forme. Ce que l'on a pu reprocher à l'approche du collectif.

Un collectif, c'est avant tout des différences, des points de vue modulables, des expériences variées. Quand on voit la puissance et la rapidité du décryptage des études médicales, cela est presque devenu un « jeu » ; une analyse rapide, l'identification des biais ou des questions, une interview avec un guide d'entretien écrit parfois avec 10 mains (chacun y va de sa question clé dans son domaine de compétence) et après une exécution. Il y a aussi la phase de synthèse ou la validation des hypothèses, et surtout, la hiérarchisation des points importants. En soi, rien de terriblement important, si ce n'est quand on regarde en arrière et que l'on se rend compte du chemin parcouru. Plus de 200 articles écrits collaborativement, collectivement, avec des contributeurs d'origines diverses. Attaquées par la cellule *fact checking* des médias traditionnels, les réponses sont faites de manière prompte et structurée. L'objectif, encore une fois, est la production d'informations, afin d'informer nos concitoyens.

***

**

*

Cette forme, Guy a su très bien la gérer et a fait usage d'un tel modèle collaboratif pour mener à bien cet ouvrage. Et l'on retrouve cette recherche de la vérité, cette approche factuelle, qui sait se démener de la pensée dominante pour aller chercher les faits, et rien que les faits. L'information apportée par ce livre s'inscrit dans une démarche de participation citoyenne. Nourrir le débat, le désenclaver, lui ôter toute forme de préjugés, l'enrichir, pour parvenir à apprendre des erreurs qui ont été commises durant cette crise. Cet ouvrage est un concentré de tous les enjeux, de tous les débats, de toutes les polémiques, que vous aurez pu entendre ou lire dans les médias. Mais, il a la volonté d'apporter un point de vue éclairé, le plus large possible, pour permettre à chacun et chacune de mieux comprendre les événements qui se sont déroulés. Comprendre toutes les décisions qui ont été manquées, les décisions qui n'auraient pas dû être prises, les pratiques qui auraient pu être utiles pour nos sociétés.

Au-delà d'une rencontre amicale, c'est avant tout la recherche de la vérité qui prévaut, le décryptage d'une autre manière. Et comme nous a dit un lecteur, « vous nous écoutez avant de nous demander de vous écouter ». Ce livre est la genèse de tout cela.

Xavier AZALBERT
Directeur de la publication *FranceSoir*

LEAKS ET TÉMOIGNAGES

À nouveau, si vous souhaitez nous livrer des informations confidentielles, des témoignages, que vous jugez particulièrement pertinents et qui pourraient venir enrichir notre réflexion, vous pouvez nous contacter à l'adresse e-mail suivante :

enquetecovid@gmail.com

Nous publierons tous vos témoignages sur notre site internet, voire dans un éventuel prochain ouvrage. Nous rappelons que nous souhaitons lutter activement contre toute forme de complotisme et contre toutes les *fake news* et que, bien entendu, nous exclurons tout texte qui s'en approche.

www.enquetecovid.com

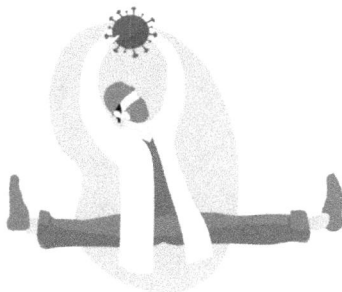